DER MENSCHLICHE KÖRPER

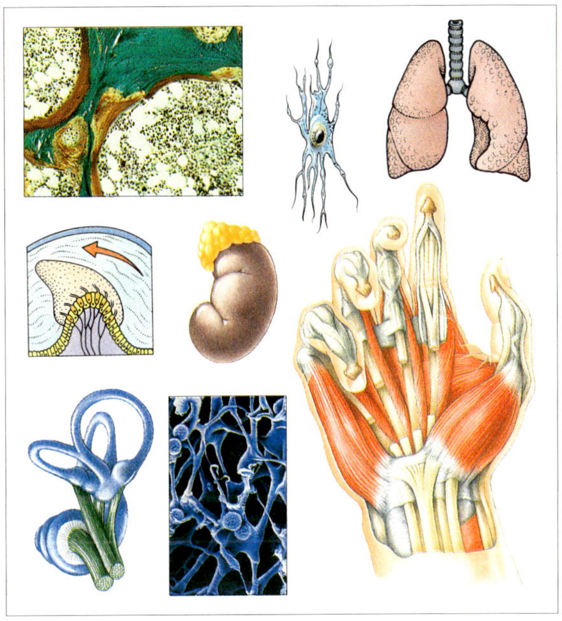

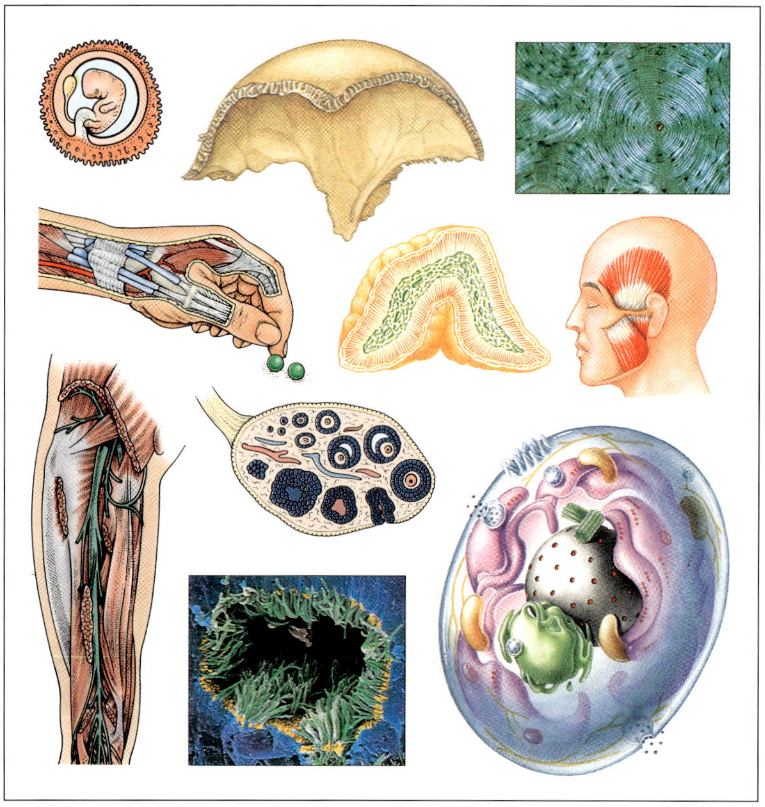

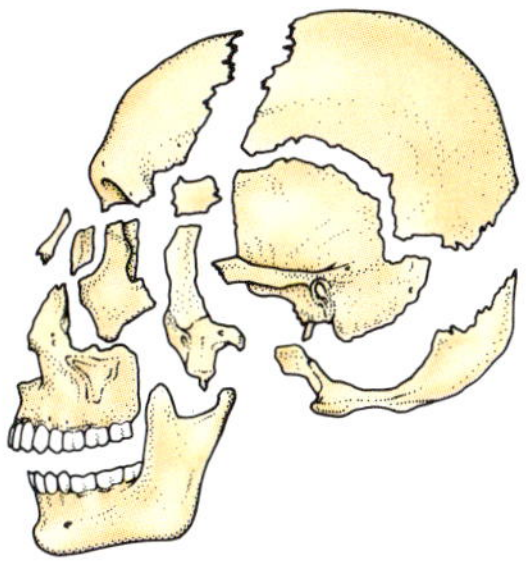
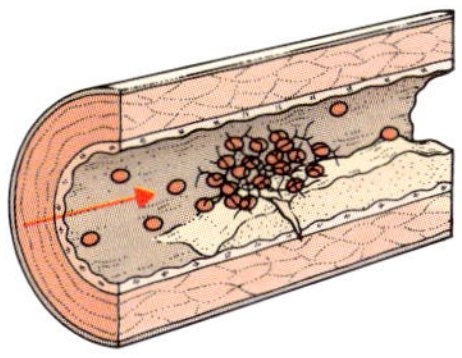
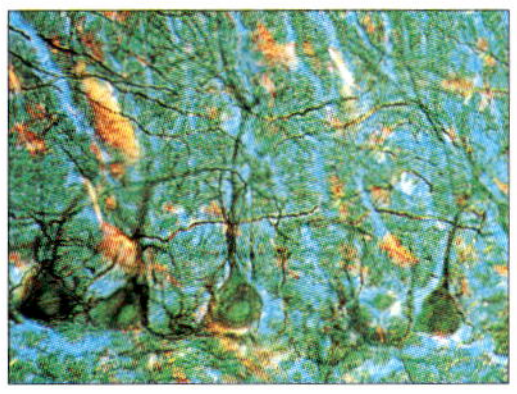
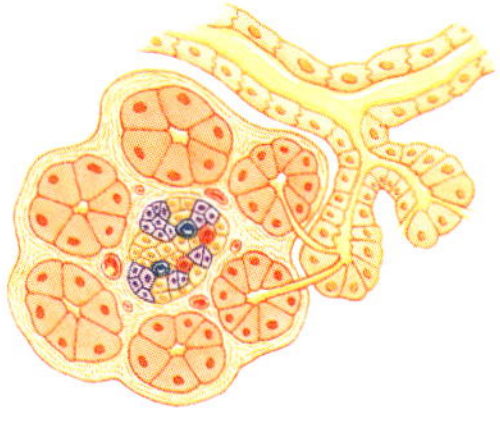
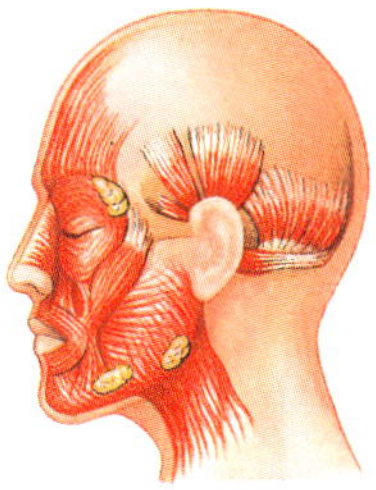
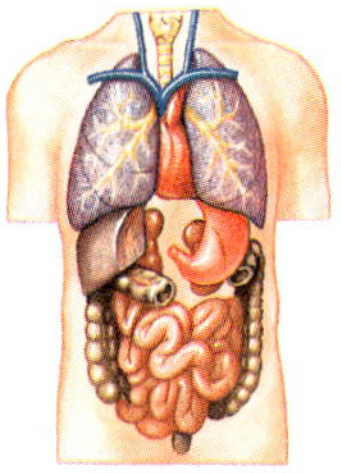
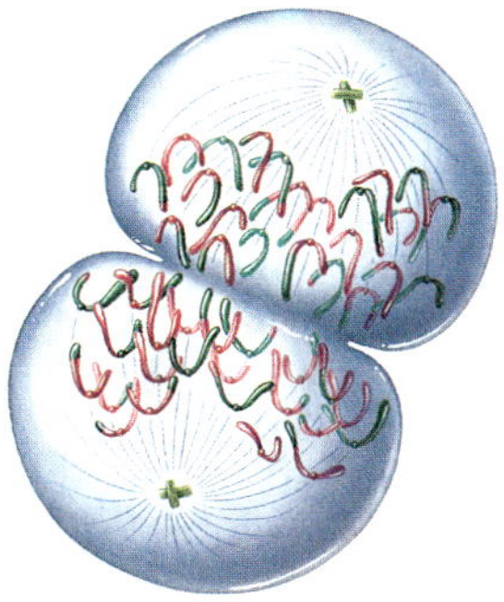

DER MENSCHLICHE KÖRPER

AUFBAU, FUNKTION, STÖRUNGEN
EIN BILDATLAS

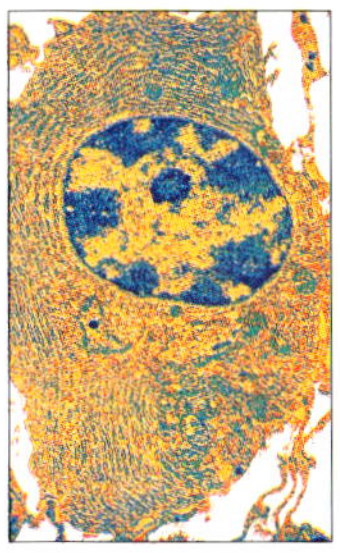
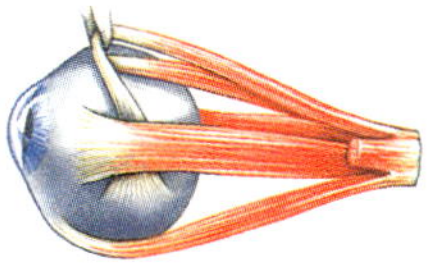

DR. TONY SMITH

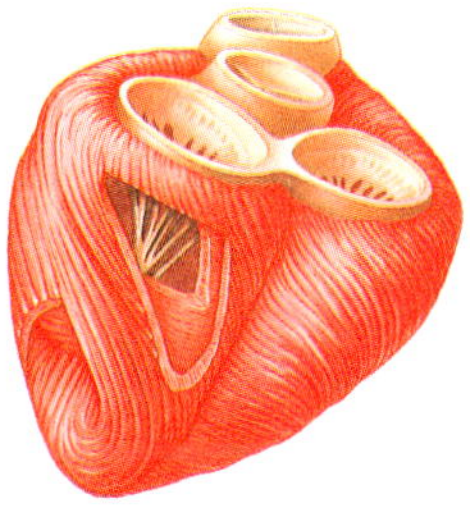
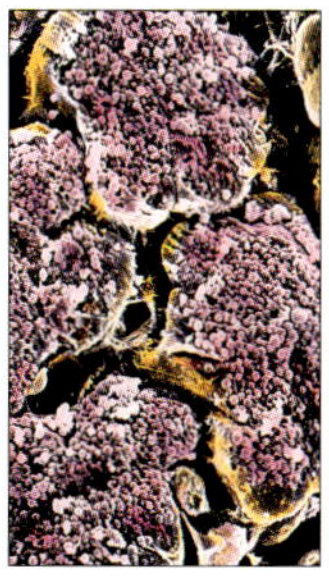
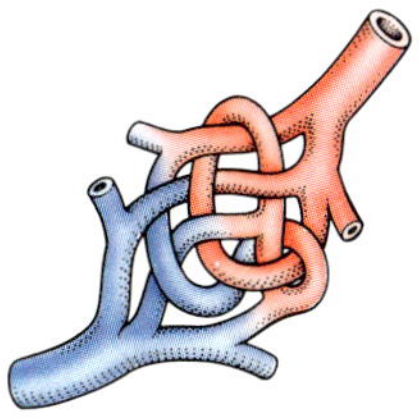

MIDENA

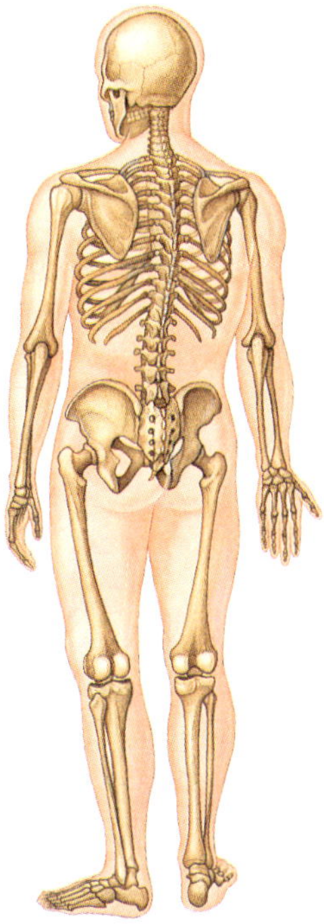
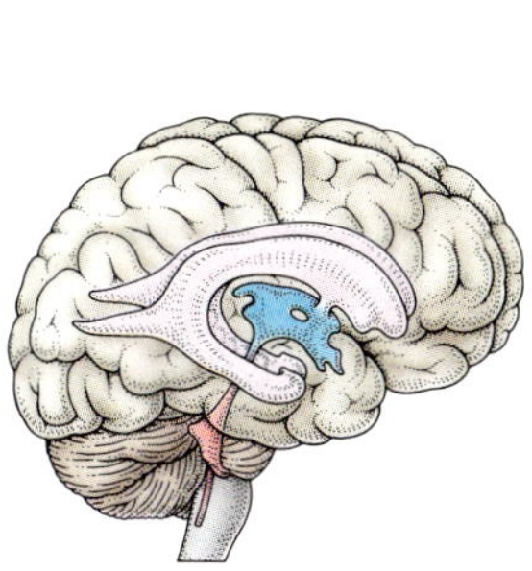
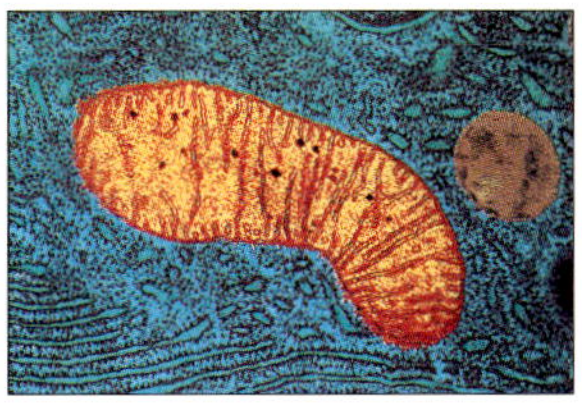
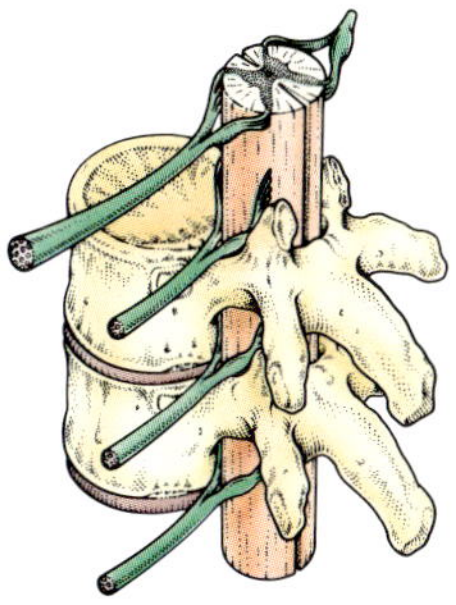
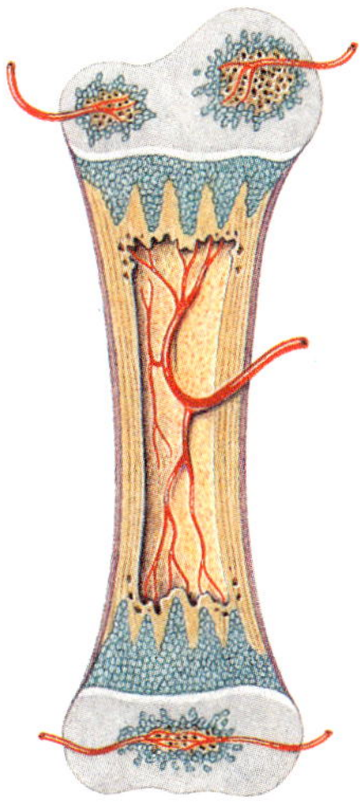

EIN DORLING KINDERSLEY BUCH
TITEL DER ENGLISCHEN ORIGINALAUSGABE: THE HUMAN BODY

Die Deutsche Bibliothek – CIP-Einheitsaufnahme
Der **menschliche Körper** : Aufbau, Funktion, Störungen : ein Bildatlas / Tony Smith.
– Augsburg : Midena, 1997
Einheitssacht.: The human body <dt.>
ISBN 3-310-00405-8

Midena Verlag, Augsburg

Übersetzung: Gabriele Klarholz

Medizinische Beratung: Dr. Ulrich Zimpfer

Herstellung: Hampp-Verlag, Würzburg

Satz: Hirschmeier und Partner GmbH, Aidlingen

Korrektur: Petra Hirschmeier, Aidlingen

Umschlaggestaltung: Atelier Bachmann, Reischach

Reproduktion: Colourscan, Singapur

Druck und Bindung: Artes Graficas, Toledo

ISBN 3-310-00405-8

Printed in Spain

VORWORT

Schon seit jeher nehmen Ärzte und Naturwissenschaftler zum eigenen Verständnis und für ihre Vorlesungen Bilder des menschlichen Körpers zu Hilfe. Frühe anatomische Studien von Künstlern wie z. B. Leonardo da Vinci sind nicht nur anerkannte, ästhetische Meisterwerke, sondern auch erstaunlich präzise. Heutzutage wird der Körper nicht mehr von lebenden Modellen oder mit Hilfe von Autopsieproben abgezeichnet, jetzt stehen neue Techniken zur Verfügung: Computeranalysen von Röntgenbildern, Kernspintomographie, Ultraschall und andere Techniken liefern Bilder von oftmals atemberaubender Schönheit, die die inneren Organe und Strukturen mit erstaunlicher Deutlichkeit darstellen.

Die großen Fortschritte auf dem Gebiet der Bildschirmtechnik in den vergangenen zwanzig Jahren bilden den Hintergrund für unser einzigartiges Projekt: Eine optische Reise in den menschlichen Körper, die auf den neuesten wissenschaftlichen Erkenntnissen beruht. „Der menschliche Körper" zeigt wunderschöne Illustrationen von Künstlern, die sich diese Erkenntnisse zunutze gemacht haben und nun Details der menschlichen Anatomie mit einer bislang nicht möglichen Genauigkeit darstellen können. Die neuen, fortschrittlichen Techniken ermöglichen Zeichnungen, die durch lebendige Computerbilder und mikroskopische Darstellungen ergänzt werden.

„Der menschliche Körper" bietet dem Leser die bisher anspruchsvollste Darstellung der Anatomie und Funktionsweise des menschlichen Körpers bis ins kleinste Detail. Das Buch enthält über 1000 Bilder, die uns den Körperaufbau zeigen und scheinbar einfache Vorgänge verdeutlichen, wie die Atmung und den Herzschlag, die wir als selbstverständlich hinnehmen. Außer der normalen Anatomie und den Körperfunktionen werden auch die Ursachen, Symptome, Diagnose- und Behandlungsverfahren – sowie viele übliche operative Strategien – eines breiten Spektrums an Krankheiten dargestellt und beschrieben.

Trotz der Fortschritte in der Medizin sind Bilder immer noch der einfachste Weg, den Aufbau des Körpers und seiner möglichen Krankheiten zu verstehen. Wir glauben, daß die Illustrationen in „Der menschliche Körper" ebenso wie die faszinierenden Bilder früherer Künstler auch in Zukunft ihren Wert beibehalten werden.

Dr. Tony Smith

INHALTSVERZEICHNIS

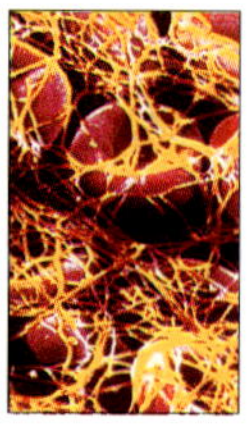

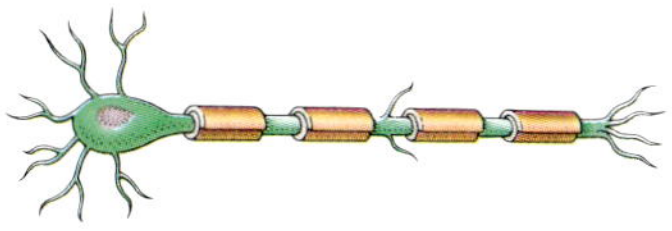

Menschlicher Körper im Bild

Die komplizierten Strukturen des menschlichen Körpers werden mit Hilfe vieler verschiedener Darstellungen verdeutlicht. Zum einen werden ganze Körperregionen abgebildet, wie das Nervensystem rechts mit seinem komplizierten Netzwerk aus Nervensträngen, zum anderen auch winzige Details dargestellt. Die neuesten Techniken ermöglichen mikroskopische Abbildungen und computererstellte Bilder, die zumeist farbverstärkt sind.

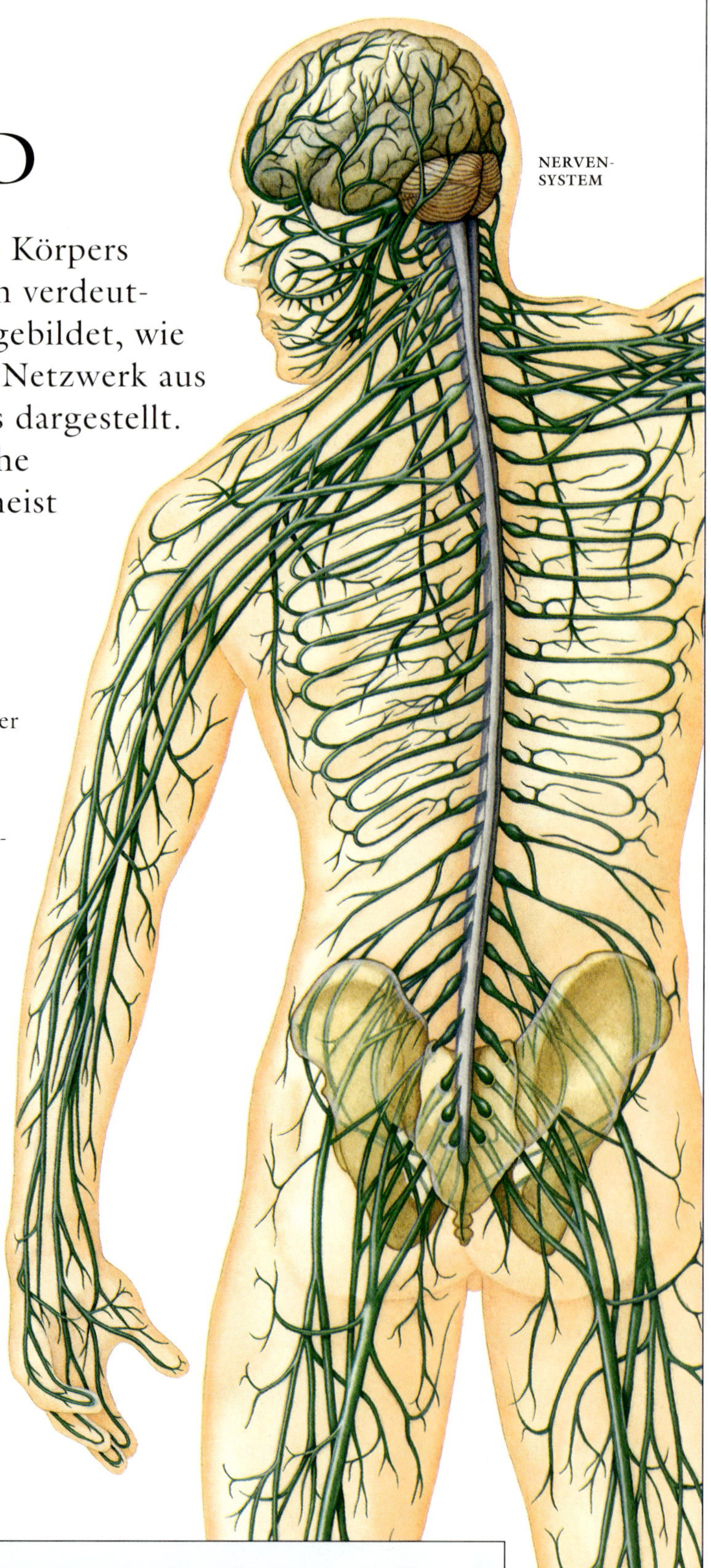

NERVENSYSTEM

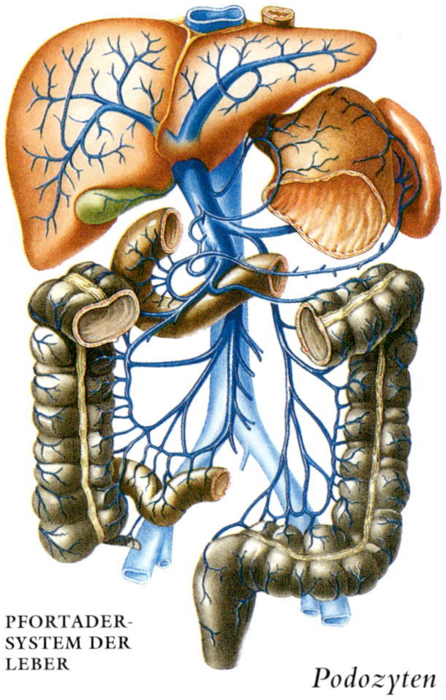

PFORTADERSYSTEM DER LEBER

Teile des Körpers

Nach einem Überblick wird jedes Körpersystem genauer anhand von Illustrationen kleinerer Bereiche oder einzelner Organe erklärt. Links ist das Pfortadersystem, die spezielle Blutzufuhr zur Leber, abgebildet. Die einzelnen Schichten sind entweder Schritt für Schritt dargestellt, oder es werden Schnitte gezeigt, welche die tieferen Gewebe und Strukturen detaillierter freilegen.

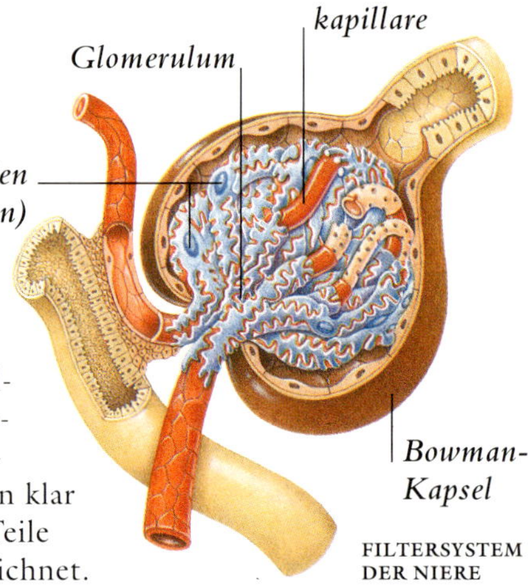

FILTERSYSTEM DER NIERE

Feinstruktur

Einige Darstellungen zeigen winzig kleine Körperteile. Rechts ist eine der über eine Million mikroskopisch kleiner Filtereinheiten der Niere in Vergrößerung, so daß die einzelnen Zellen klar zu sehen sind. Die wichtigsten Teile einer Darstellung sind gekennzeichnet.

Dynamischer Prozess

Im Diagramm werden Vorgänge gezeigt, die im Körper ablaufen. Dabei kann es sich um normale Funktionen wie die Verdauung handeln, um Störungen oder um Krankheitsabläufe. In einigen Fällen sind der Text und die Illustrationen in einzelne Schritte aufgeteilt. Rechts wird gezeigt, wie sich Blutgerinnsel in einer durch Fettablagerungen geschädigten Arterie (Atherom) bilden können.

1 Wenn die Innenwand einer Arterie durch Atherome beschädigt ist, können chemische Stoffe durch Blutplättchen freigesetzt werden.

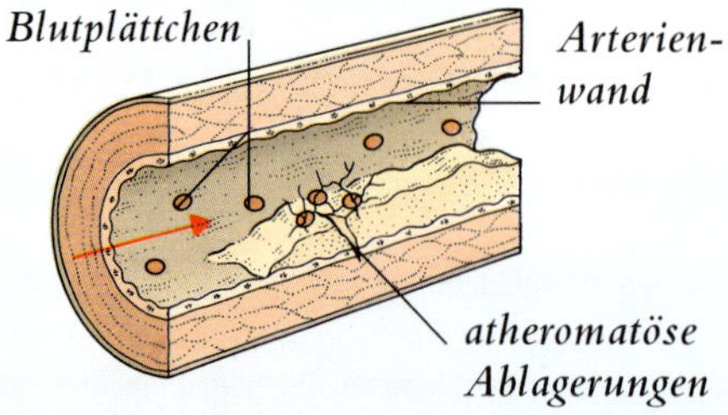

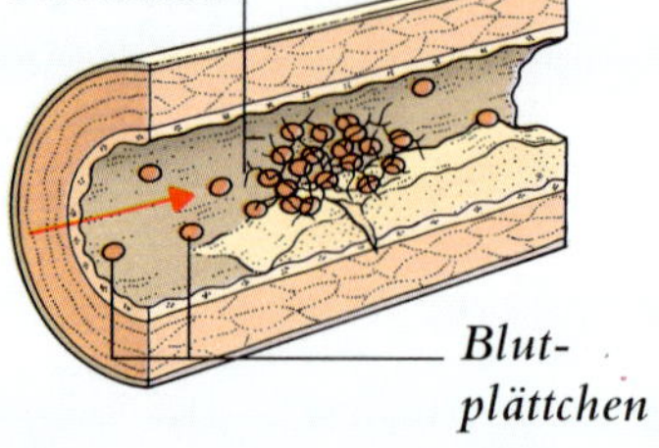

2 Diese chemischen Stoffe wandeln das Bluteiweiß in Bindegewebswucherungen um, die dann ein Gerinnsel bilden

·EWEBE: DER STOFF, AUS DEM DER KÖRPER IST

Körper besteht aus Gewebe – ein Verband gleichartiger, differen-
ter Zellen mit typischen Funktionen. Man unterscheidet 5 verschie-
e Gewebsarten: Muskel- und Nervengewebe; Blut; Epithelgewebe
n Schutz oder zur Drüsenbildung; Bindegewebe (einschließlich
Knochen), das Organe stützt und ihnen Halt gibt. Sämt-
e Kategorien werden noch weiter unterteilt, mit ihren
eils typischen Funktionen. Die Untersuchung der
webe unter dem Mikroskop nennt man Histologie.

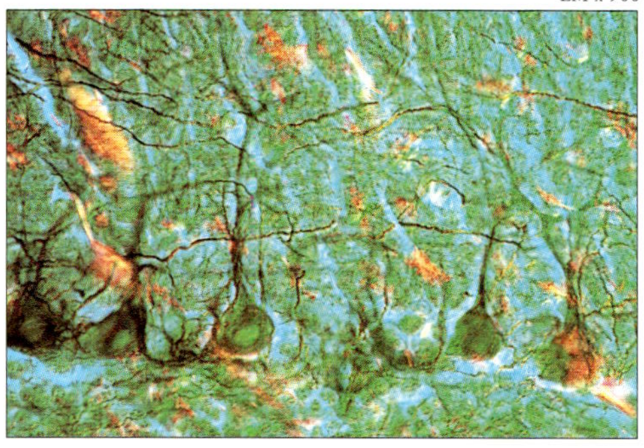

Mikroskopische Ansicht von Nervengewebe aus dem Kleinhirn
Diese Probe aus dem Kleinhirn zeigt eine Reihe birnenförmiger Nervenzellen (Purkinje-Zellen). Dünne, fadenförmige Fortsätze erstrecken sich aus den Purkinje-Zellen ins Kleinhirn.

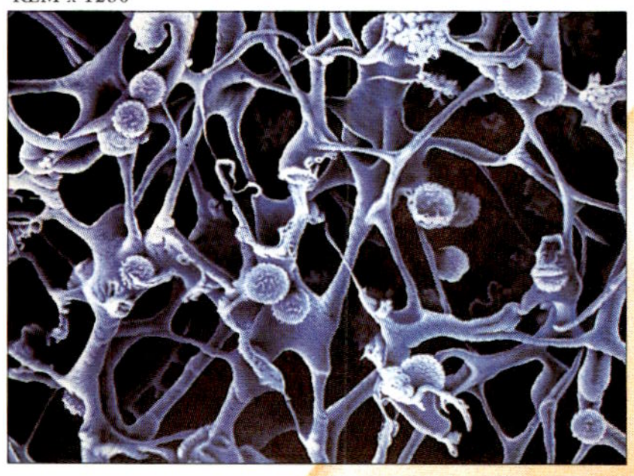

roskopische Ansicht des Lymphgewebes
Aufnahme eines Lymph- beteils in einem Lymph- ten mit dem Elektronen- roskop ergibt ein dünnes rnetz. Weiße Blutzellen, eine entscheidende Rolle munsystem spielen, sind em Netzwerk verknüpft.

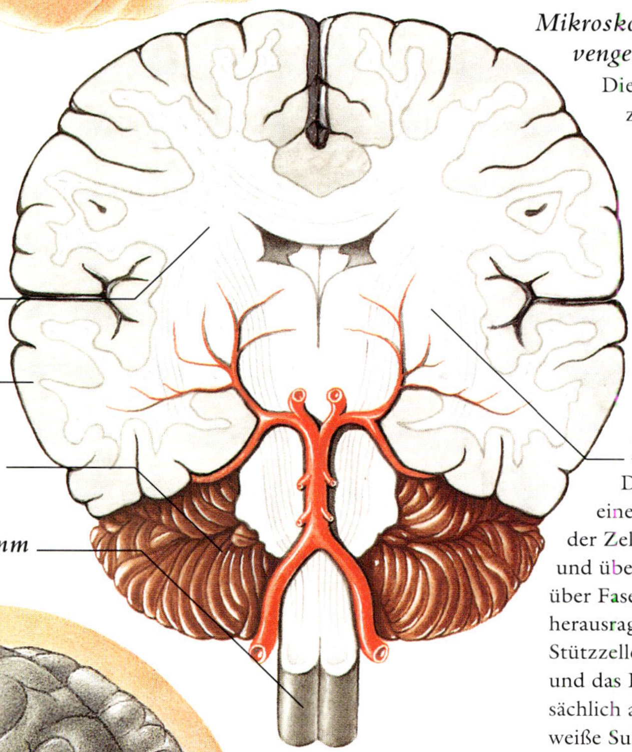

Nervengewebe
Das Nervengewebe besteht aus einem Netz zweier grundlegender Zellarten. Neuronen empfangen und übermitteln elektrische Impulse über Fasern, die aus dem Zellkörper herausragen. Gliazellen fungieren als Stützzellen. Die graue Gehirnsubstanz und das Rückenmark bestehen hauptsächlich aus Nervenzellkörpern, die weiße Substanz aus Nervenfasern.

phgewebe
ymphgewebe besitzt sowohl Eigen- en des Bindegewebes wie auch des Blu- s bildet einen Teil des Immunsystems – bwehr des Körpers gegen Infektionen. eidet die Lymphknoten aus, die Milz, Thymus und die Wände des Ver- ngs- und Atemsystems.

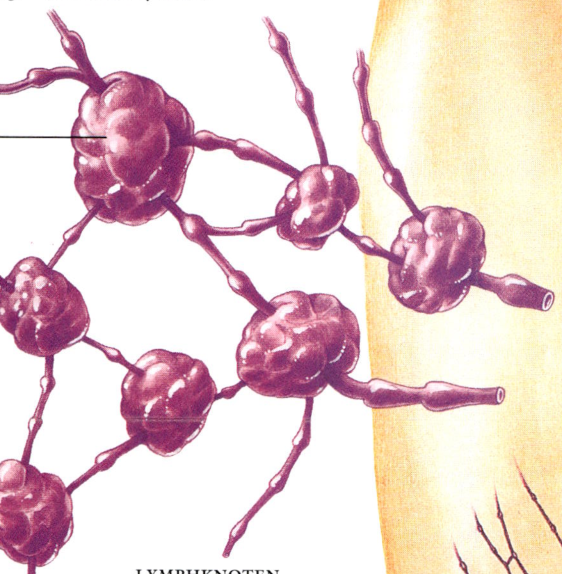

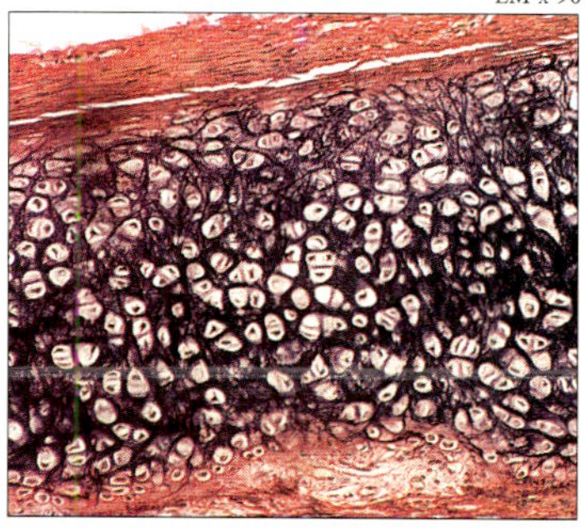

Mikroskopische Darstellung von elastischem Knorpel
Bei dieser Bindegewebsart sind Chondrozyten (Knorpelzellen) und Bündel dehnbarer Elastinfasern in eine klare Substanz eingebettet.

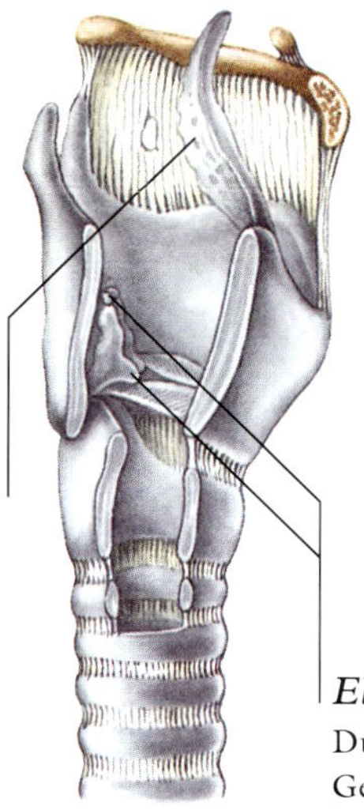

Elastischer Knorpel
Durch dieses halb-flexible, elastische Gewebe können sich Schwingungen im Kehldeckel und Knorpelgewebe des Kehlkopfes, das an den Stimmbändern befestigt ist, ausbreiten.

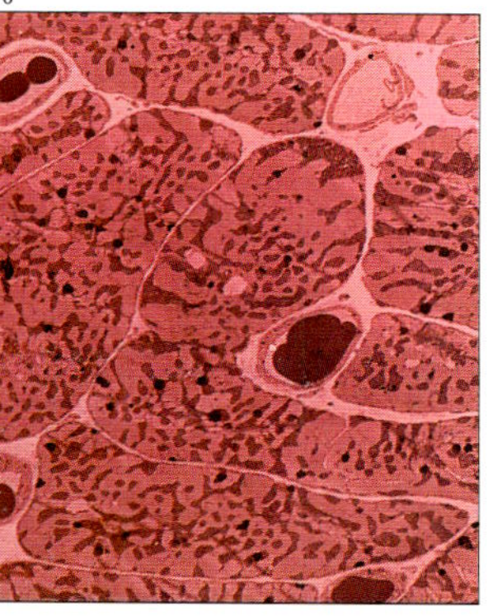

oskopische Darstellung Herzmuskelgewebes
Aufnahme eines Faserbündels Herzmuskelgewebe zeigt als rze Ovale die Kapillaren, Blutgefäße, die den uskel mit Blut versorgen.

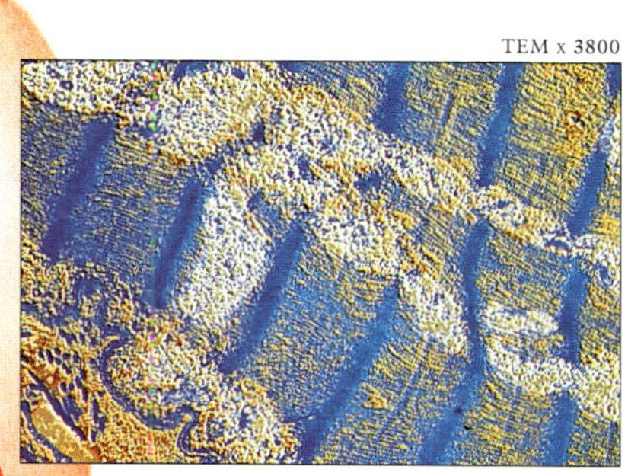

Mikroskopische Ansicht eines Skelettmuskels
Die regelmäßige Anordnung von Proteinen in den Fasern der Skelettmuskeln erzeugt ein streifenförmiges Muster. Deshalb werden Skelettmuskeln auch quergestreifte Muskeln genannt.

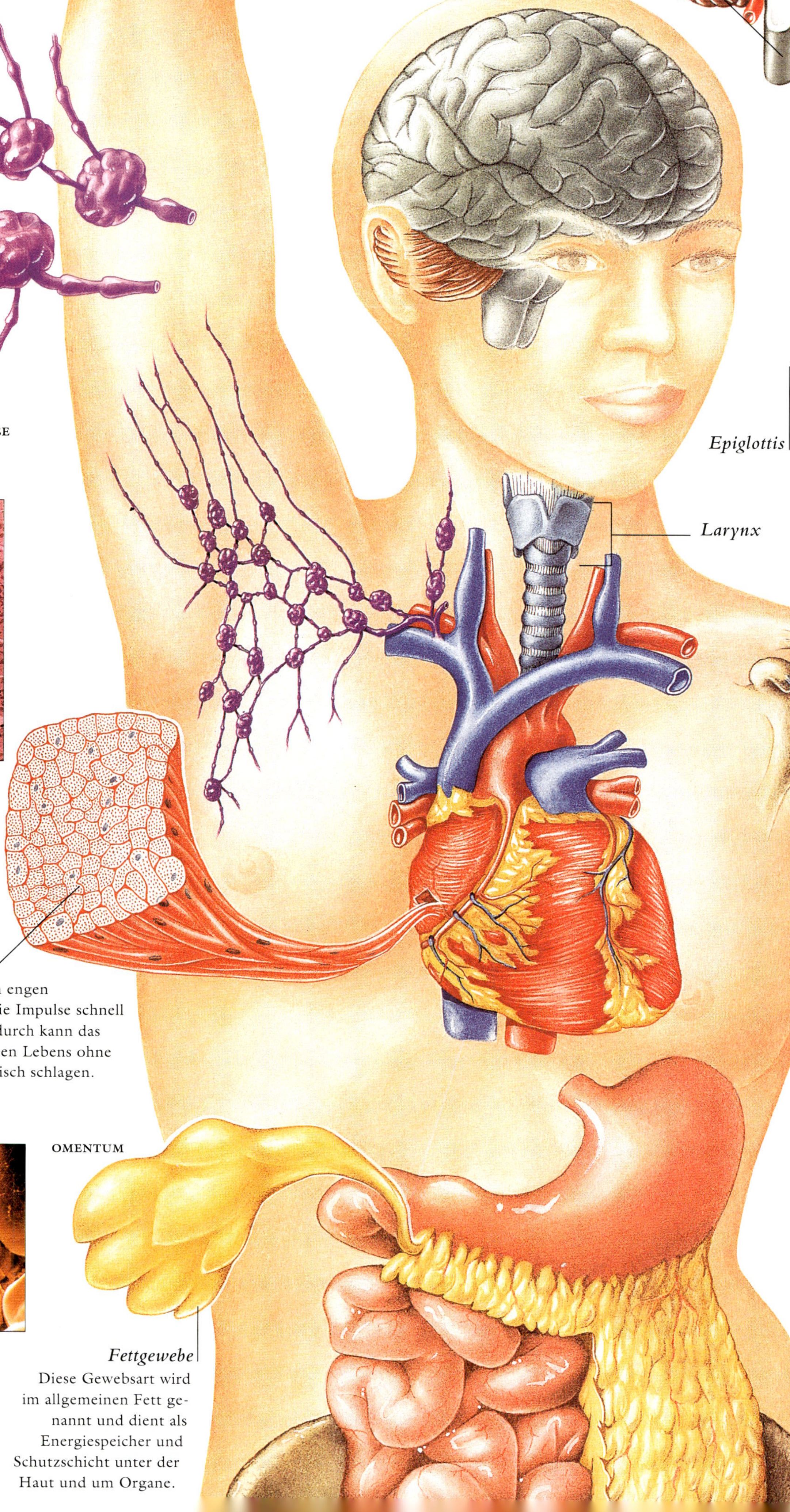

Herzmuskelgewebe
Die Fasern bilden einen engen Verband, in dem sich die Impulse schnell ausbreiten können. Dadurch kann das Herz während des ganzen Lebens ohne Unterbrechung rhythmisch schlagen.

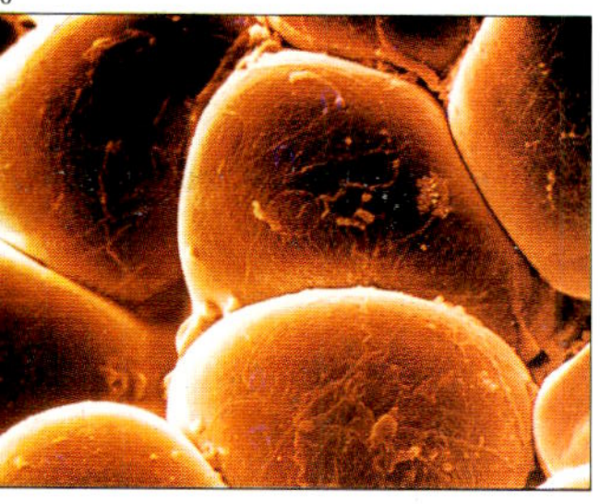

oskopische Darstel- des Fettgewebes
Gewebsart besteht aus Adi- n (Fettzellen). In jeder Adi- ist ein einzelnes Fetttröpf- ingelagert, welches gegen rn und das Zellplasma stößt.

Fettgewebe
Diese Gewebsart wird im allgemeinen Fett genannt und dient als Energiespeicher und Schutzschicht unter der Haut und um Organe.

Skelettmuskel
Diese Muskelart besteht aus langen, bündelartig angeordneten, kontraktilen Zellen, den Muskelfasern. Diese Muskeln steuern die willkürlichen Bewegungen.

Beim einfachsten Mikroskopierverfahren werden gebündelte Lichtstrahlen und Lupen verwendet. Proben, die durch ein Lichtmikroskop – im Buch LM genannt – betrachtet werden, können bis zu 1500mal vergrößert werden. Techniken, die statt Licht Elektronenstrahlen verwenden, entweder mit einem Transmissionselektronenmikroskop (TEM) oder einem Rasterelektronenmikroskop (REM), ermöglichen stärkere Vergrößerungen.

TEM EINES HAUTABSCHNITTES

Extrem dünne Schichten einer Probe unter dem Transmissionselektronenmikroskop. Ein Elektronenstrahl wird durch die Probe und dann auf einen Film gelenkt. Die Bilder können bis zu fünf Millionen mal vergrößert werden.

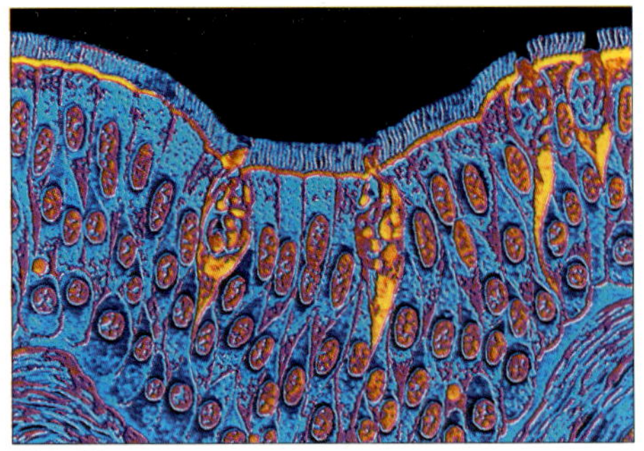

TEM x 700

REM EINER LEPTOSPIRA-BAKTERIE

Für eine Aufnahme mit einem Elektronenrastermikroskop wird die Oberfläche mit einer sehr dünnen Goldschicht überzogen, über die ein Elektronenstrahl gescannt wird. Sekundärelektronen prallen ab. Das Emissionsmuster erzeugt ein 3-D-Bild, das bis zu 100.000mal vergrößert wird.

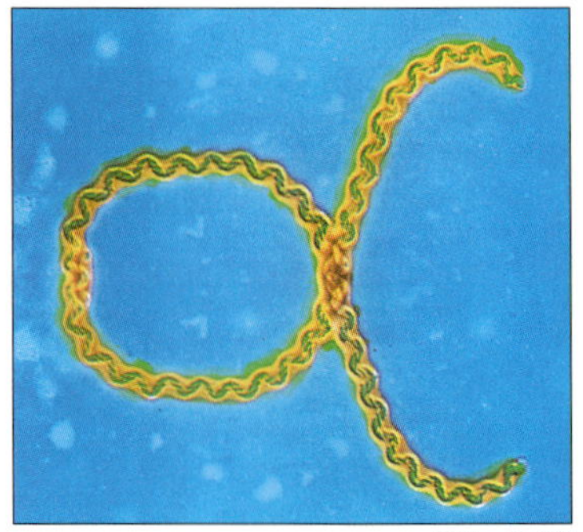

REM x 33 000

EINFACHE RÖNTGENSTRAHLEN

Röntgenstrahlung ist kurzwellige, elektromagnetische Energie. Die Strahlen werden durch den Körper geschickt und erzeugen Schattenbilder. Dichtes Gewebe absorbiert mehr Röntgenstrahlen und erscheint weiß, während weiches Gewebe in verschiedenen Grautönen erscheint.

RÖNTGENAUFNAHME

Die farbverstärkte Röntgenaufnahme des Brustwirbels zeigt schwere Deformierungen als Folge von Osteoporose.

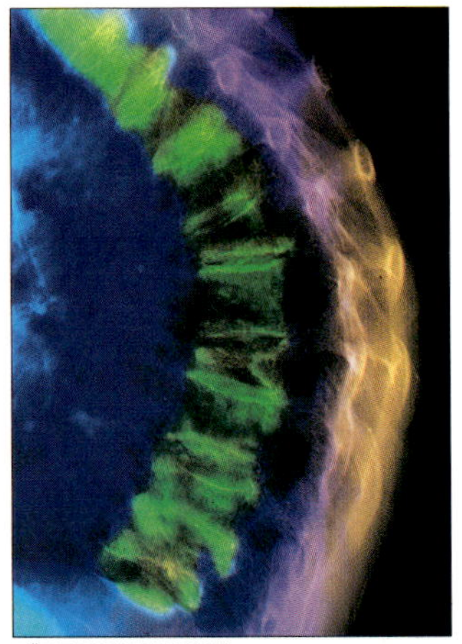

RÖNTGENAUFNAHME

KONTRASTDARSTELLUNG

Durch hohle oder flüssigkeitsgefüllte Körperteile muß ein Kontrastmittel eingeführt werden, um ein klares Bild zu erhalten. Bei einer Angiographie wird das Kontrastmittel in die Blutgefäße eingespritzt. Bei der Untersuchung des Verdauungsapparates schluckt der Patient eine Bariumsulfatmischung oder erhält einen Bariumeinlauf.

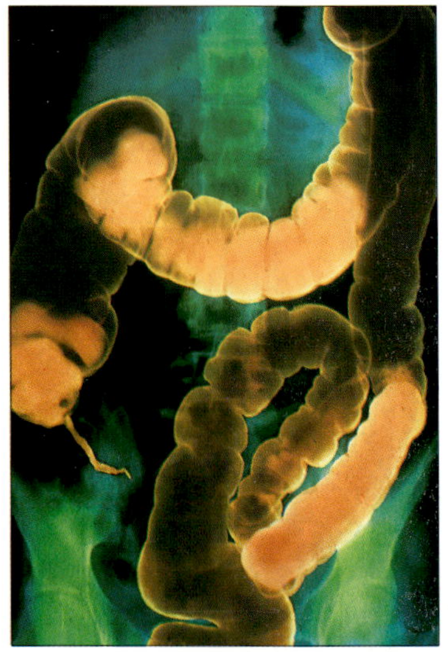

BARIUM RÖNTGENAUFNAHME

RÖNTGENKONTRASTUNTERSUCHUNG DES DICKDARMS

Dieser gesunde Dickdarm wurde nach einem Bariumeinlauf aufgenommen.

Bei der Computertomographie (CT) rotiert ein Röntgenstrahler um den Patienten, und ein Computer errechnet die Menge an Röntgenstrahlen, die von unterschiedlich dichten Geweben absorbiert wird. Mit diesen Daten lassen sich Schnittbilder des Körpers („Scheiben") erstellen.

CT-AUFNAHME: SARKOM

CT-Aufnahmen sind ein besonders nützliches Hilfsmittel zur Diagnose von Verletzungen oder von anormalen Geschwulsten. Das Bild zeigt einen Weichteiltumor, ein Sarkom, im rechten Knie (links).

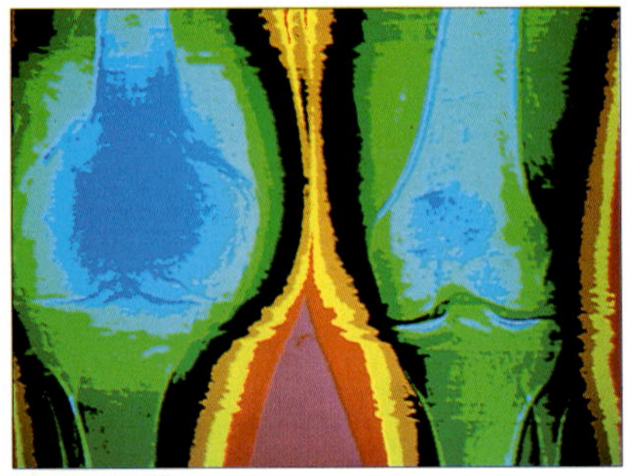

CT-AUFNAHME

PET-SCANNING

Bei der Positronenmissionstomographie (PET) werden chemische Stoffe verwendet, die radioaktive Teilchen (Positronen) abgeben. Die Bilder liefern Informationen über Funktion und Aufbau von Organen.

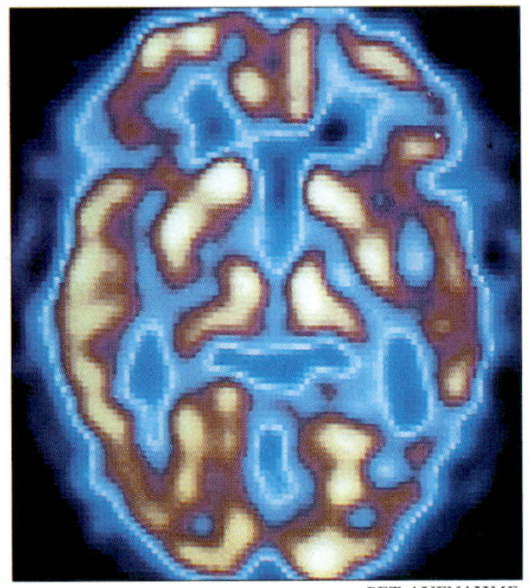

PET-AUFNAHME

PET-AUFNAHME: GEHIRN

Ein radioaktiver Tracer zeigt Areale hoher (gelb) und geringer (blau) Gehirnaktivität.

ULTRASCHALLDIAGNOSTIK

Schallwellen mit extrem hoher Frequenz werden von einem Schallkopf ausgesandt, der über den zu untersuchenden Teil des Körpers geführt wird. Die Schallwellen werden zum Schallkopf reflektiert, und das Echo kann dann vom Computer analysiert werden.

ULTRASCHALLAUFNAHME EINES FÖTUS

Diese Technik ist eine gefahrlose und sichere Methode zur Untersuchung eines Fötus.

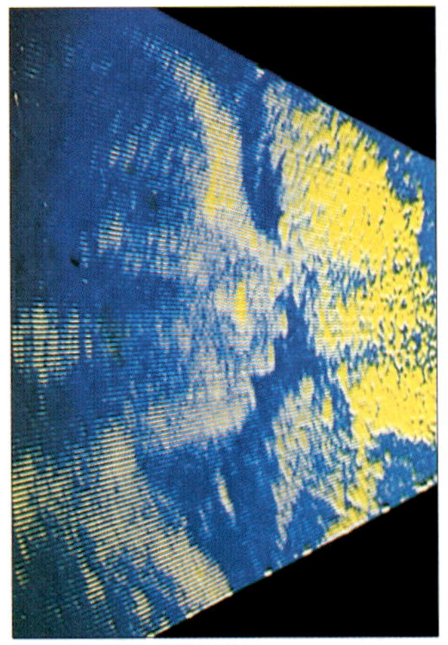

ULTRASCHALLAUFNAHME

MRT

Bei der Kernspintomographie liegt der Patient in einem Elektromagneten, der alle Wasserstoffatome im Körper in eine Richtung ordnet. Radiowellen stören die Ausrichtung. Die Atome werden dann wieder ausgerichtet und erzeugen elektromagnetische Signale, die der Computer in ein Bild umwandelt.

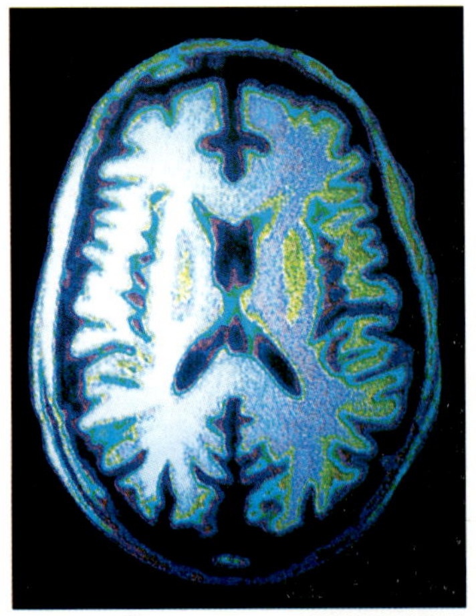

MRT-AUFNAHME

MRT-AUFNAHME: GEHIRN

MRT-Aufnahmen eignen sich besonders für Gehirn und Rückenmark.

ORGANSYSTEME

DER MENSCHLICHE KÖRPER hat eine wesentliche biologische Aufgabe – die der Fortpflanzung und der Sicherung des Überlebens der Nachkommen. Dies ist jedoch nur dann gewährleistet, wenn alle Körpersysteme so zusammenarbeiten, daß die Gesundheit erhalten bleibt. In diesem Buch wird beschrieben, wie jedes System als eigenständige Einheit funktioniert und wie jedes System auf die physikalische und biochemische Unterstützung der anderen Systeme angewiesen ist, wenn es als Ganzes gut funktionieren soll.

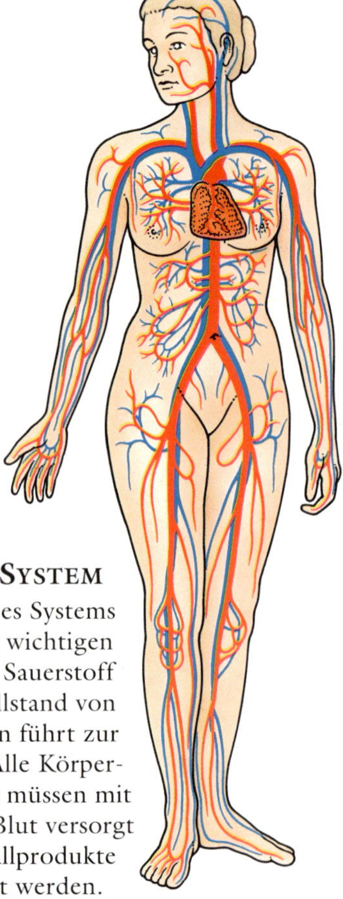

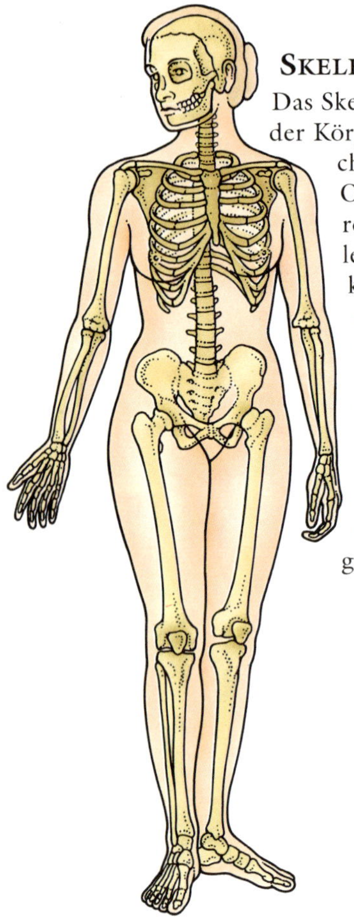

SKELETT

Das Skelett ist das Gerüst, auf dem der Körper aufgebaut ist. Die Knochen sind auch für andere Organsysteme wichtig: Die roten und weißen Blutzellen wachsen und entwickeln sich in einem inneren Fettgewebe, dem roten Knochenmark. Die Mineralien, die sich in den Knochen ablagern, besonders Kalzium, werden bei Bedarf an den Organismus abgegeben.

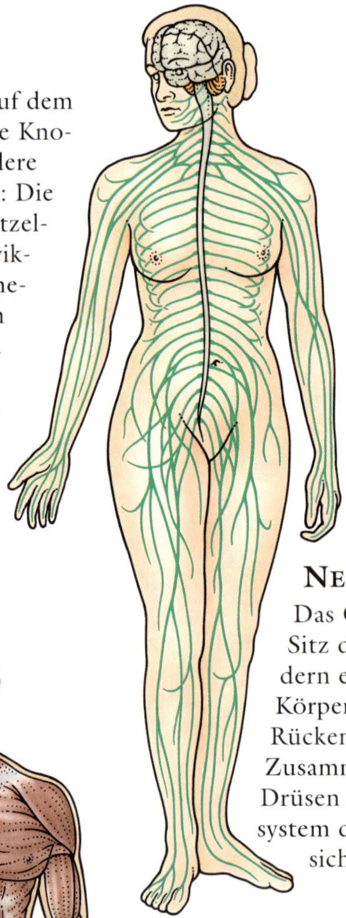

HERZ-KREISLAUF-SYSTEM

Die Hauptaufgabe dieses Systems ist, den Körper mit wichtigen Nährstoffen und mit Sauerstoff zu versorgen. Ein Stillstand von nur ein paar Sekunden führt zur Bewußtlosigkeit. Alle Körperorgane und -gewebe müssen mit sauerstoffreichem Blut versorgt werden, und Abfallprodukte müssen beseitigt werden. Diese Versorgung wird dem Bedarf angepaßt.

NERVENSYSTEM

Das Gehirn ist nicht nur der Sitz des Bewußtseins, sondern es steuert auch sämtliche Körperbewegungen über das Rückenmark und die Nerven. Zusammen mit den endokrinen Drüsen reguliert das Nervensystem die anderen Systeme und sichert deren Funktion.

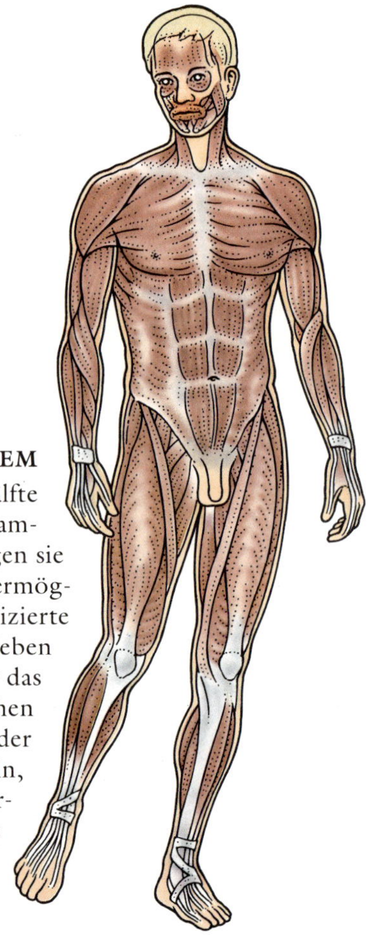

MUSKELSYSTEM

Die Muskeln machen die Hälfte der Körpermasse aus. Zusammen mit dem Skelett erzeugen sie die Bewegungsenergie und ermöglichen präzise und komplizierte Handbewegungen, das Heben von Gegenständen und sogar das Sprechen. Die unwillkürlichen Muskeln, einschließlich der spezialisierten Herzmuskeln, liefern die notwendige Energie für das Atmungs-, das Herz-Kreislauf- und das Verdauungssystem.

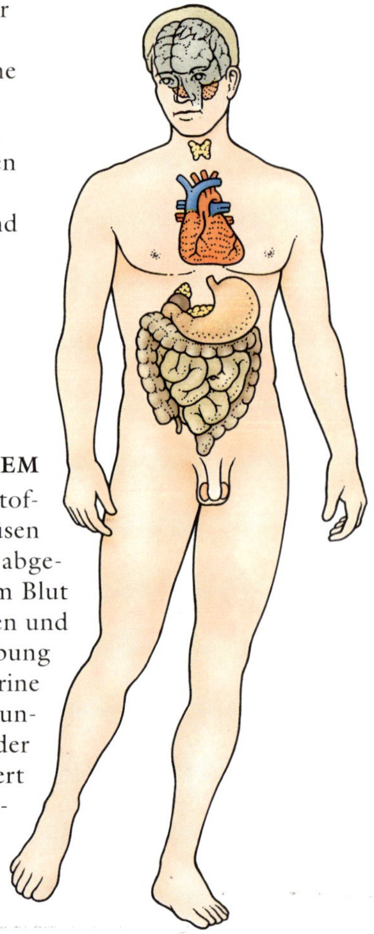

ENDOKRINES SYSTEM

Hormone sind chemische Botenstoffe, die von den endokrinen Drüsen und einigen anderen Organen abgesondert werden. Sie zirkulieren im Blut und in anderen Körperflüssigkeiten und tragen zu einer optimalen Umgebung im Körperinneren bei. Das endokrine System setzt z. B. die Veränderungen in Gang, die während der Pubertät stattfinden, und steuert viele Alterungsprozesse einschließlich der Menopause.

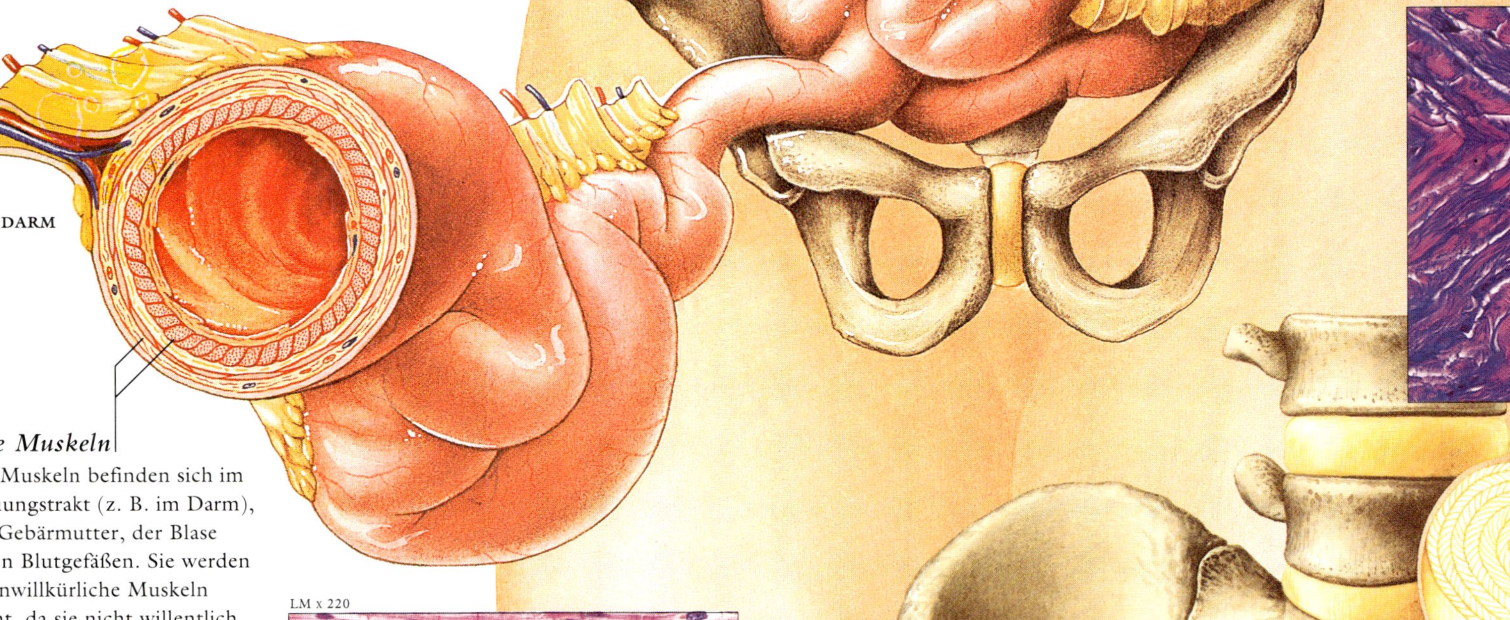

… Muskeln
… Muskeln befinden sich im …ungstrakt (z. B. im Darm), … Gebärmutter, der Blase … n Blutgefäßen. Sie werden … nwillkürliche Muskeln …t, da sie nicht willentlich …rt werden können.

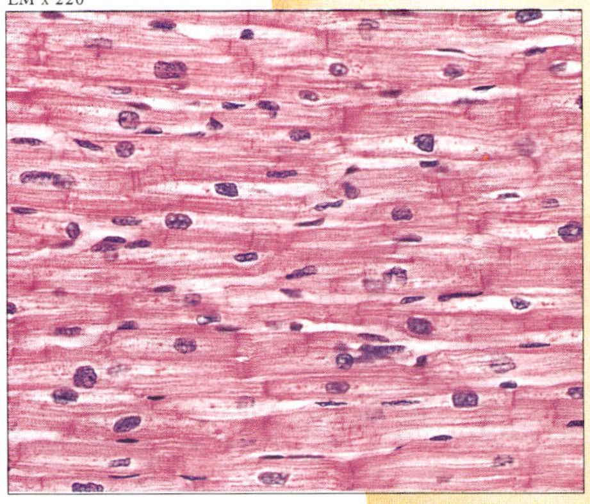
LM x 220

…kroskopische Darstel… eines glatten Muskels
…atten Muskeln bestehen aus …delförmigen Zellen, die sich …einen, unregelmäßigen Bün…ln anordnen. Die Kerne der …kelzellen sind in dieser Dar…ellung als dunkle Flecken zu …n. Die glatten Muskeln sind …gestreift (s. Skelettmuskeln).

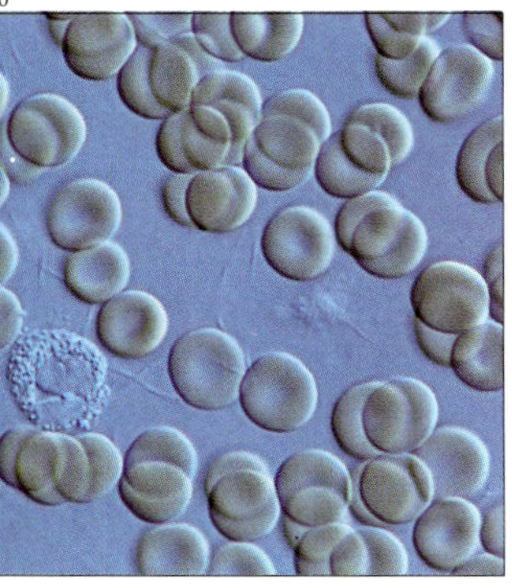

Mikroskopische Darstellung des Blutes
Eine Masse roter Blutzellen mit glatter, konkaver Oberfläche nimmt den größten Teil in diesem Bild ein. Sie umgeben eine einzige weiße Blutzelle, die eine gekörnte Struktur hat.

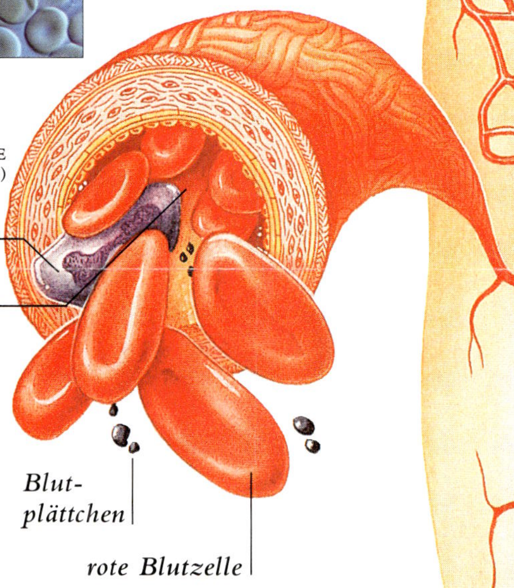

Blut
…besteht aus einer Reihe …rschiedener Zellen und …ne in einer klaren Flüs…it, dem Serum. Es gibt …auptarten von Blutzel… Weiße Blutzellen schüt…gegen Infektionen, rote …utzellen transportieren …stoff, Blutplättchen tra… zur Blutgerinnung bei.

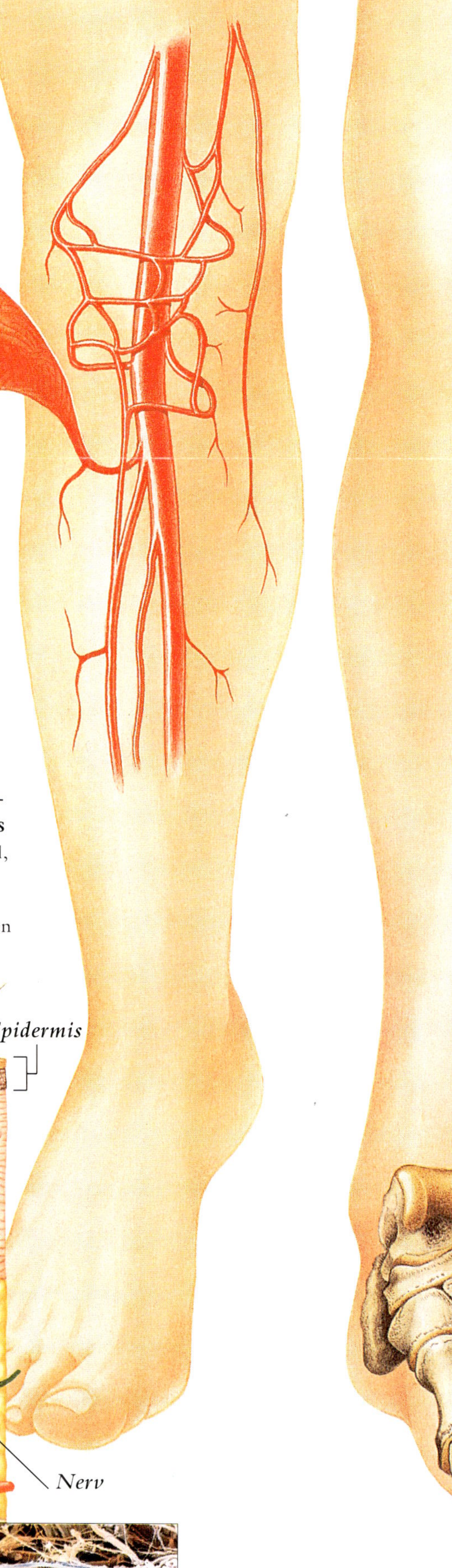

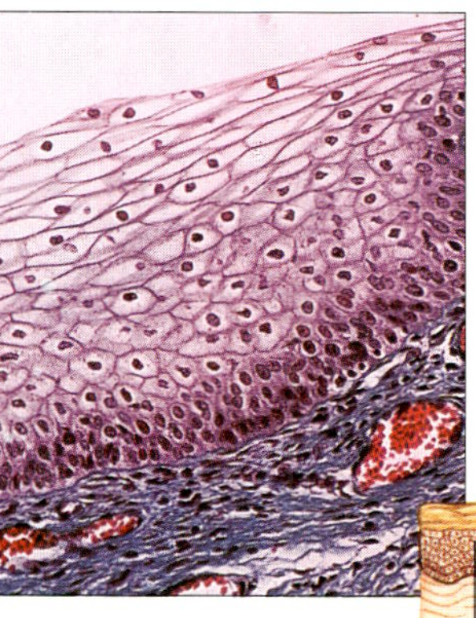

Mikroskopische Darstellung des Epithelgewebes
Mehrschichtiges Plattenepithel, das hauptsächlich als Schutz dient. Die Zellen am Gewebsboden sind kubisch und werden flach, wenn sie nach oben wandern.

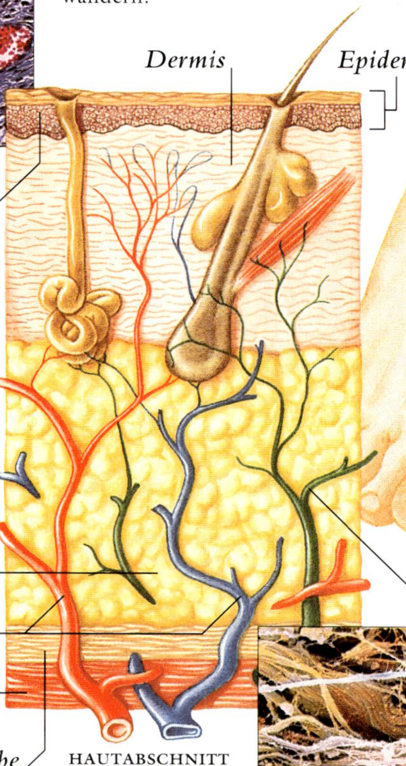

Epithelgewebe
…ie Epidermis besteht aus …rschichtigem Plattenepi…hel, das hauptsächlich als …äußere Schutzschicht für …örper dient. Es gibt ver…dene Arten von Epithelgewebe, die jeweils eine …anz bestimmte Funktion ausüben, wie z. B. den …mpfang von Sinnesreizen, …kretion oder Absorption.

Lockeres Bindegewebe
…s Gewebe befindet sich unter …aut, es umgibt und verbindet …webe und Organe und stützt … Auskleidungen von Röhren. …bildet die Grundsubstanz der Blutgefäße und Nerven.

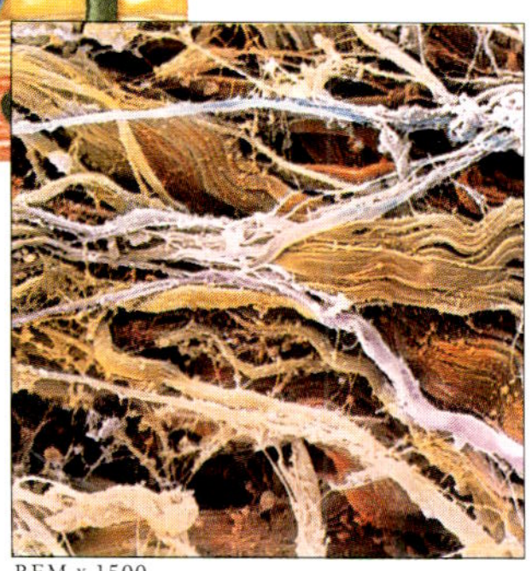
REM x 1500

Mikroskopische Darstellung lockeren Bindegewebes
Geflecht aus wellenförmigen Kollagenbündeln und Elastinfasern, das locker in eine transparente Substanz, die Grundsubstanz, eingebettet ist. Kollagenfasern verleihen der Zelle Halt, Elastinfasern sorgen für Elastizität.

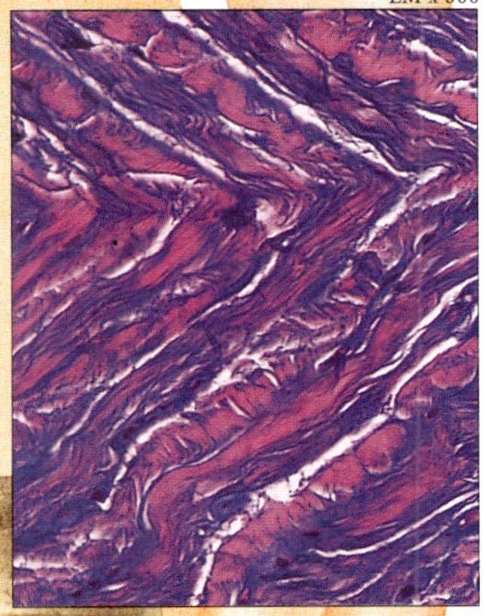

Mikroskopische Darstellung eines Faserknorpels
Kollagenfaserbündel und Knorpelschichten ergeben ein regelmäßiges Muster. Die Ausrichtung der Fasern hängt davon ab, in welche Richtung das Gewebe belastet wird.

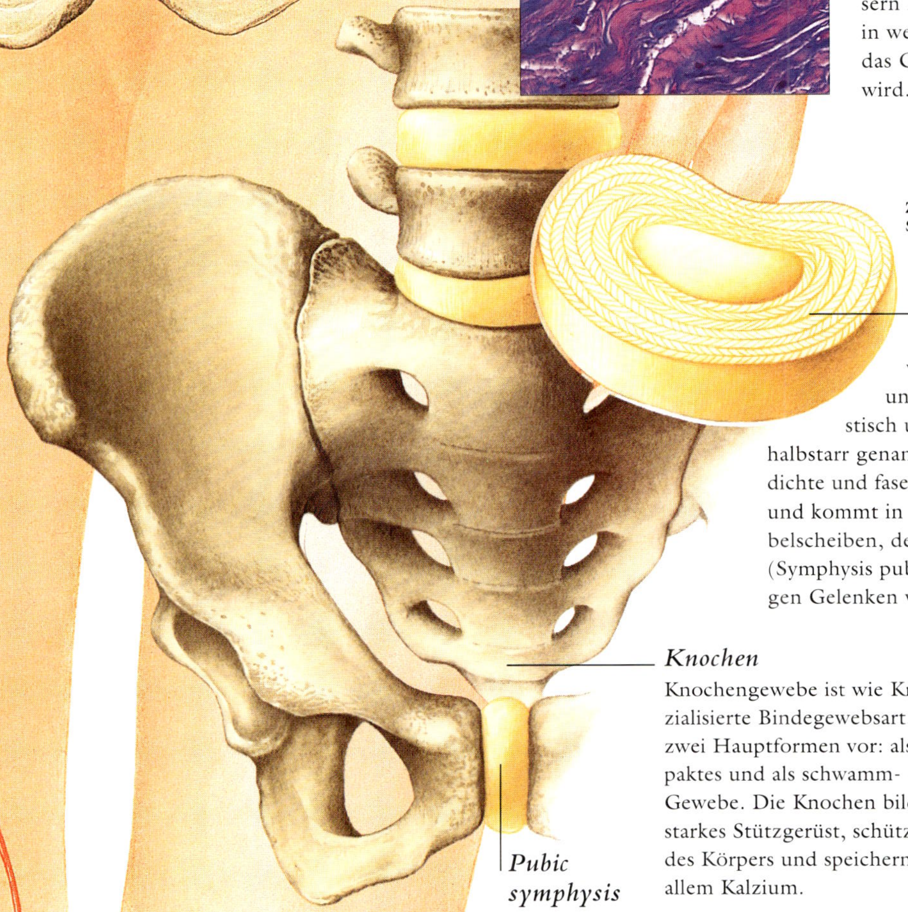

Faserknorpel
Diese Bindegewebsart ist zäh und trotzdem elastisch und wird deshalb halbstarr genannt. Sie hat eine dichte und faserartige Konsistenz und kommt in den Zwischenwirbelscheiben, der Schambeinfuge (Symphysis pubica) und in einigen Gelenken vor.

Knochen
Knochengewebe ist wie Knorpel eine spezialisierte Bindegewebsart. Es kommt in zwei Hauptformen vor: als dichtes, kompaktes und als schwamm- oder wabenartiges Gewebe. Die Knochen bilden ein festes und starkes Stützgerüst, schützen die Weichteile des Körpers und speichern Mineralien, vor allem Kalzium.

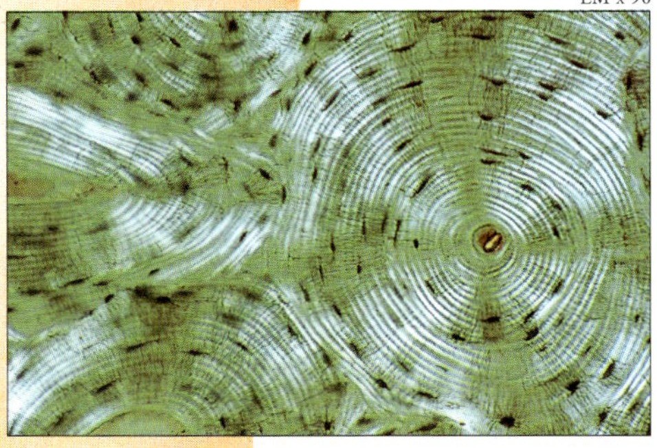
LM x 90

Mikroskopische Darstellung von Knochengewebe
In dieser Probe aus dichtem Knochen bedeuten die kreisförmigen Schatten konzentrische Zylinder aus verkalktem Material. Im Zentrum eines jeden Zylinders befindet sich ein Nerven- und Gefäßgang. Die verstreuten dunklen Punkte stellen die Löcher dar, in denen die Osteozyten liegen (die eigentlichen Knochenzellen).

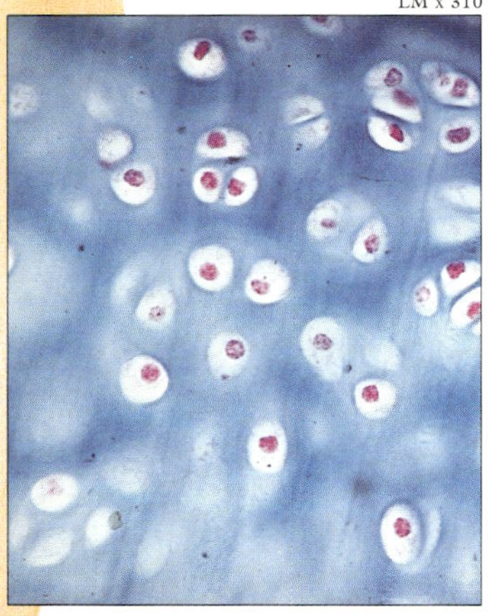
LM x 310

Mikroskopische Darstellung von hyalinem Knorpel
Die Knorpelzellen (Chondrozyten) sieht man hier als klare Zwischenräume mit einem rosa Kern in der Mitte. Bei dieser Knorpelart – nach dem griechischen Wort „hyalos“ benannt, was „Glas“ bedeutet – sind die Chondrozyten in einer glatten, konturlosen, glasartigen Matrix eingebettet, die von den Zellen selbst abgesondert wird.

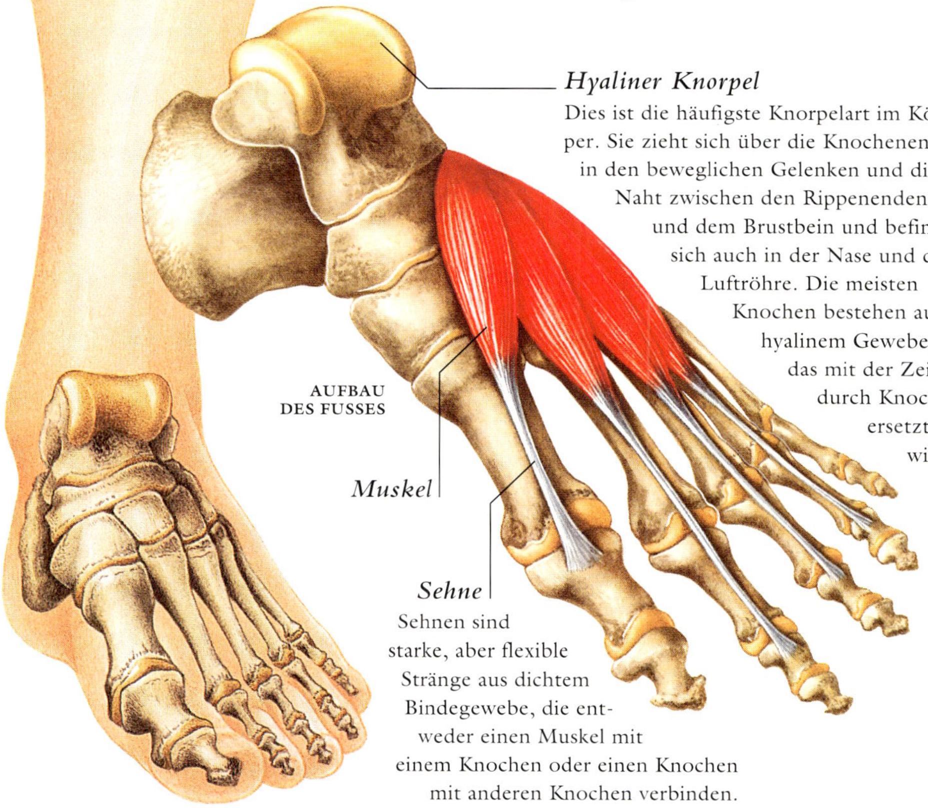

Hyaliner Knorpel
Dies ist die häufigste Knorpelart im Körper. Sie zieht sich über die Knochenenden in den beweglichen Gelenken und die Naht zwischen den Rippenenden und dem Brustbein und befindet sich auch in der Nase und der Luftröhre. Die meisten Knochen bestehen aus hyalinem Gewebe, das mit der Zeit durch Knochen ersetzt wird.

Sehne
Sehnen sind starke, aber flexible Stränge aus dichtem Bindegewebe, die entweder einen Muskel mit einem Knochen oder einen Knochen mit anderen Knochen verbinden.

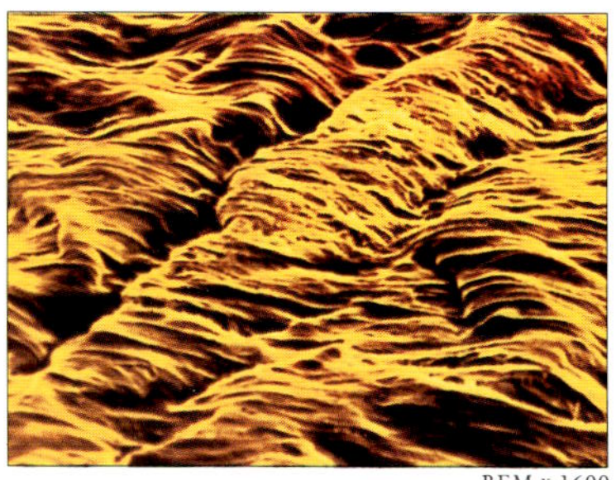
REM x 1600

Mikroskopische Darstellung dichten Bindegewebes
Eng aneinander liegende Kollagenfaserbündel geben diesem Gewebe starken Halt, besonders, wenn die Fasern regelmäßig angeordnet sind. Dichtes Bindegewebe findet sich in Sehnen, Bändern und der Lederhaut.

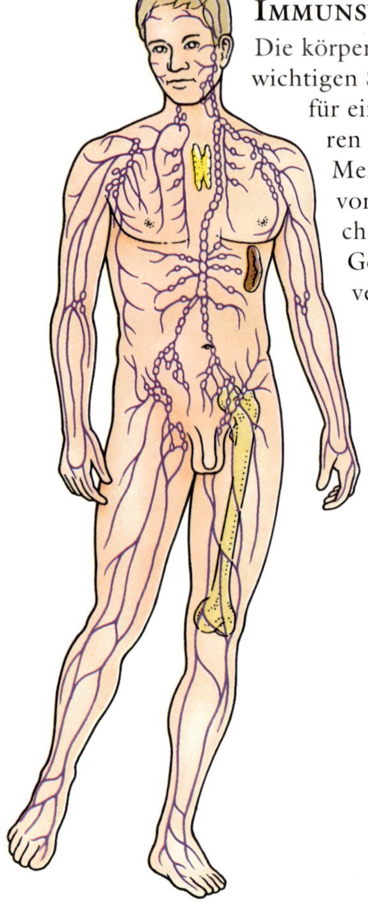

IMMUNSYSTEM

Die körpereigenen Abwehrkräfte bieten einen wichtigen Schutz vor Infektionen und sorgen für eine störungsfreie Funktion der inneren Körpersysteme. Bei einem gesunden Menschen schützt das Zusammenspiel von physikalischen, zellulären und chemischen Abwehrkräften vor vielen Gefahren. Eine schlechte Konstitution verringert die Widerstandskräfte.

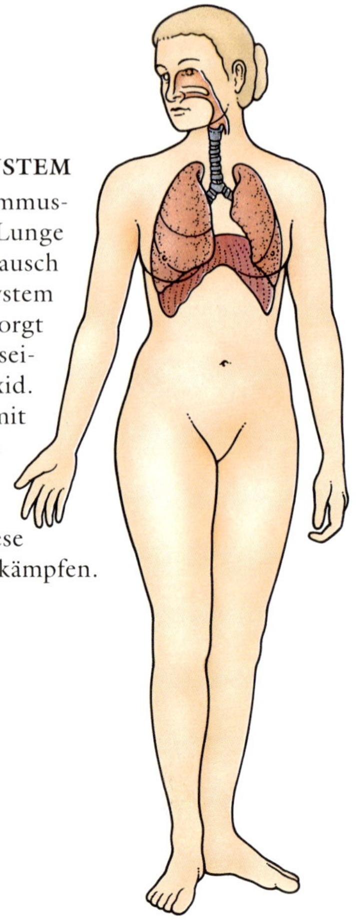

ATEMSYSTEM

Die Luft wird mit Hilfe der Atemmuskeln durch die Atemwege zur Lunge transportiert, wo der Gasaustausch stattfindet. Das Herz-Kreislauf-System transportiert diese Gase; es versorgt die Zellen mit Sauerstoff und beseitigt das Abfallprodukt Kohlendioxid. Die Luft, die wir einatmen, ist mit einer Reihe von Viren, Bakterien und chemischen Stoffen verunreinigt. Die Hauptaufgabe unseres Immunsystems besteht darin, diese „Eindringlinge" zu bekämpfen.

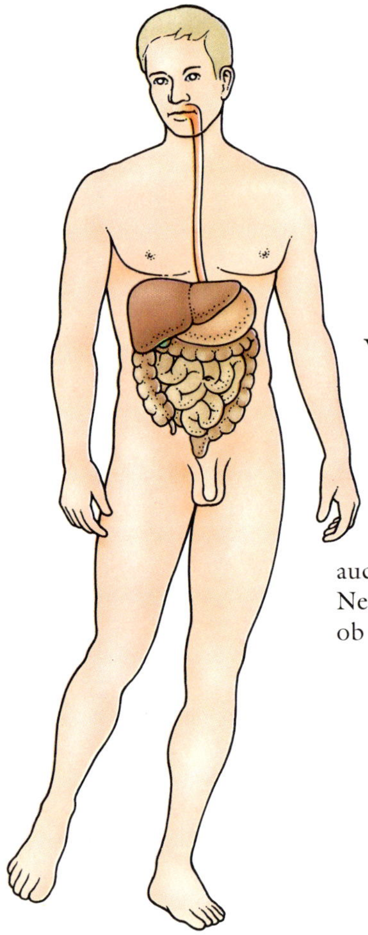

VERDAUUNGSSYSTEM

In diesem röhrenförmigen, 9 Meter langen Gebilde zwischen Mund und Anus wird die Nahrung gespeichert und verdaut, Abfallprodukte werden beseitigt und Nährstoffe optimal verwertet. Eine gesunde Verdauung hängt auch davon ab, ob das Immun- und das Nervensystem richtig funktionieren und ob das seelische Wohlbefinden stimmt.

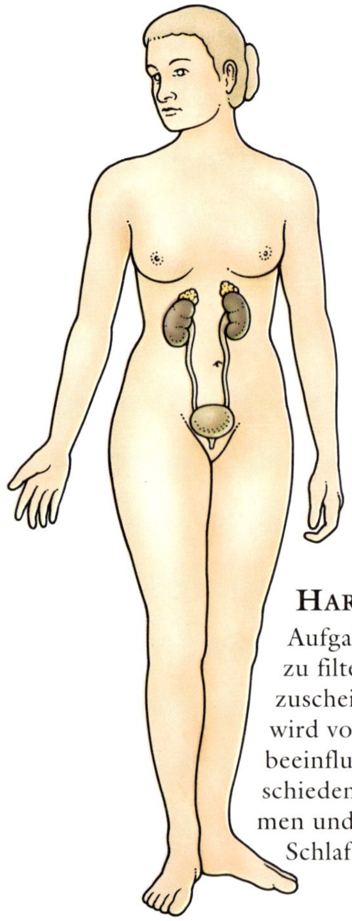

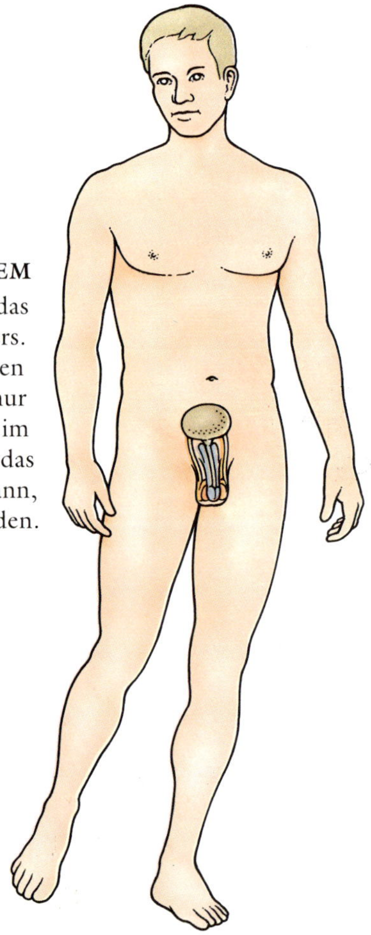

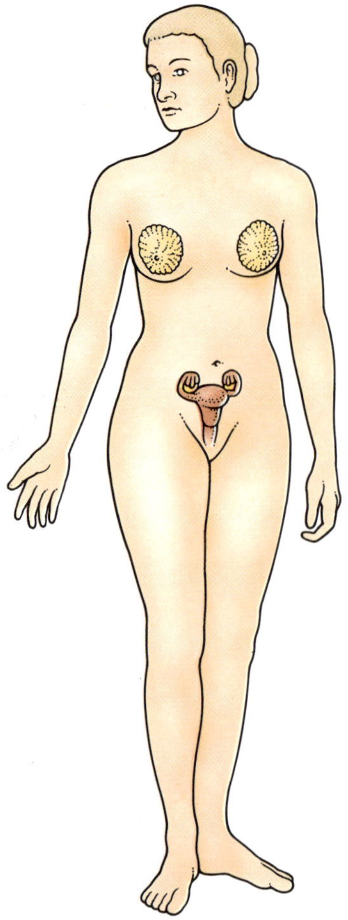

FORTPFLANZUNGSSYSTEM

Das Fortpflanzungssystem ist das biologische Mittelstück des Körpers. Im Gegensatz zu den anderen Systemen funktioniert es nur während einer bestimmten Zeit im Leben. Es ist das einzige System, das operativ entfernt werden kann, ohne das Leben zu gefährden.

HARNSYSTEM

Aufgabe der Nieren ist es, das Blut zu filtern und Abfallprodukte auszuscheiden. Die Harnproduktion wird vom Blutfluß und Blutdruck beeinflußt, von Hormonen und verschiedenen allgemeinen Körperrhythmen und -kreisläufen, wie z. B. dem Schlaf-Wach-Rhythmus.

1. KAPITEL

ZELLEN, HAUT UND EPITHEL

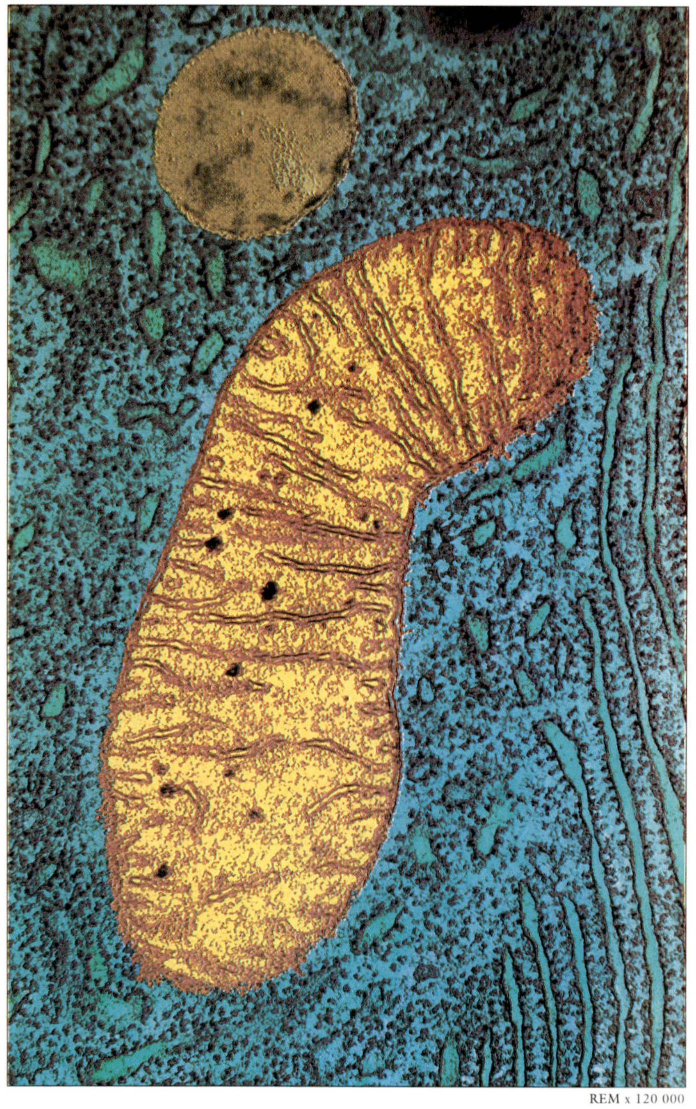

Ein Mitochondrium, das Kraftwerk der Zelle.

EINLEITUNG

Der Mensch beginnt sein Leben als einzelne Zelle. Wie jede Zelle mit einem Kern enthält die befruchtete Zelle sämtliche Anweisungen für ihr zukünftiges Wachstum und ihre Entwicklung. Der Begriff „Zelle" wurde zuerst im 17. Jh. von dem Wissenschaftler Robert Hooke eingeführt, der die innere Struktur eines Stükkes Kork mit den „Zellen" verglich, die von den Mönchen in einem Kloster bewohnt wurden. Zellen besitzen die Fähigkeit, sich zu reproduzieren, zu atmen, sich zu bewegen, auf äußere Reize zu reagieren und zur Erfüllung ihrer Aufgaben Energie bereitzustellen und zu verwenden. Im Laufe der Evolution haben sich viele Zellen immer weiter spezialisiert. Ein Beispiel dafür ist die Netzhaut des Auges, wo es zwei Arten von Zäpfchenzellen gibt, eine, die auf rotes Licht, und eine, die auf blaues oder grünes Licht reagiert. Ein Verband aus ähnlichen Zellen bildet Gewebe, wie das Epithelium, das einen Schutzüberzug für die Körperoberflächen und die Auskleidungen der Lunge und des Darms bildet. Die Außenschicht der Haut (die Epidermis) besteht ebenfalls aus Epithelgewebe. Es unterliegt ständiger Belastung. Obwohl es sich bis zu einem gewissen Grad selbst heilen kann, ist es für Krankheiten, von kleineren Ausschlägen bis hin zu Krebs, anfällig.

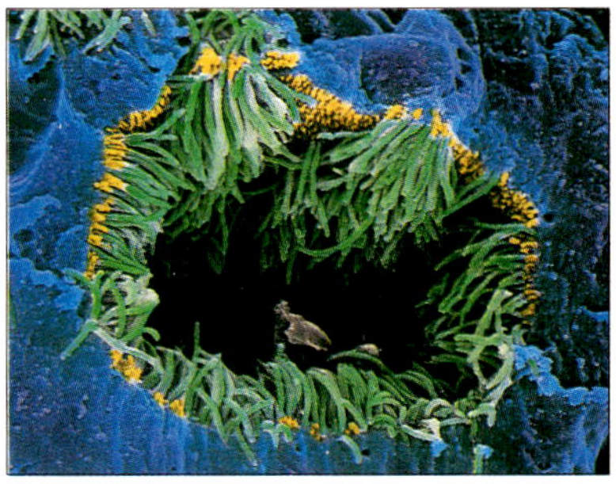

REM x 3170

Epithelgewebe kleidet die Luftröhre aus.

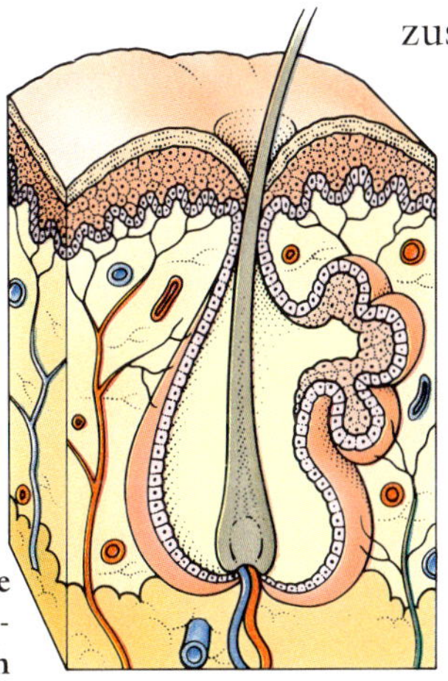

Eitrige Talgdrüse im Haarwurzelbereich

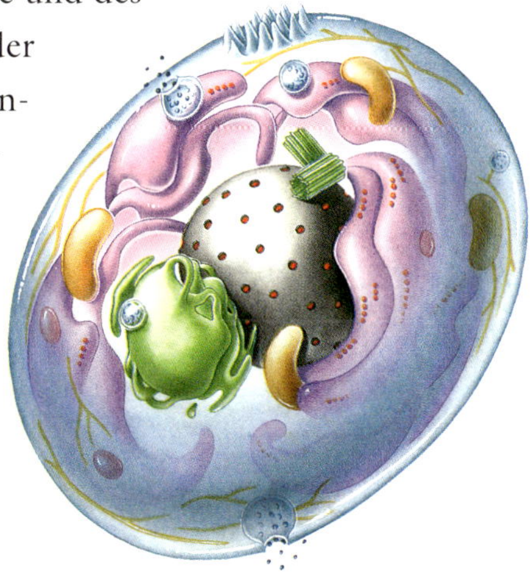

Strukturen und Organellen der menschlichen Zelle

STRUKTUR DER ZELLE

DIE ZELLE IST DIE GRUNDEINHEIT DES LEBENS. Sie ist die kleinste Einheit des Körpers, die sämtliche Vorgänge ausführen kann, die zum Leben gehören, wie Atmung, Bewegung, Verdauung und Fortpflanzung – auch wenn nicht jede Zelle alles kann. Die meisten Zellen kann man nicht mit dem bloßen Auge sehen. Auch die größte Zelle im Körper, die weibliche Geschlechtszelle, ist nur so groß wie der Punkt am Ende dieses Satzes. Größe und Form der Zelle hängen von ihrer jeweiligen Funktion ab.

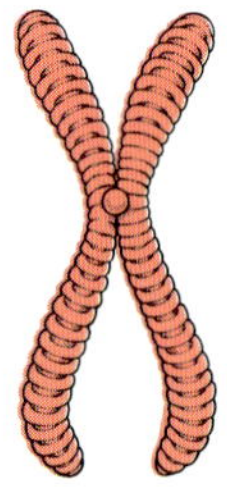

Chromosomen
Vor der Teilung verdoppelt sich das Erbmaterial der Zelle, das Chromatin, und rollt sich zu stäbchenförmigen Gebilden auf, die sich zu den X-förmigen Chromosomen verknüpfen.

MERKMALE DER ZELLE

Die meisten menschlichen Zellen enthalten kleinere Untereinheiten, die Organellen („kleine Organe"), die jeweils auf eine ganz bestimmte Funktion spezialisiert und meistens mit einer Membran umgeben sind. Die Organellen schwimmen im Zytoplasma, einer gallertartigen Substanz, die zu 90 Prozent aus Wasser besteht und Enzyme, Aminosäuren und andere Moleküle enthält.

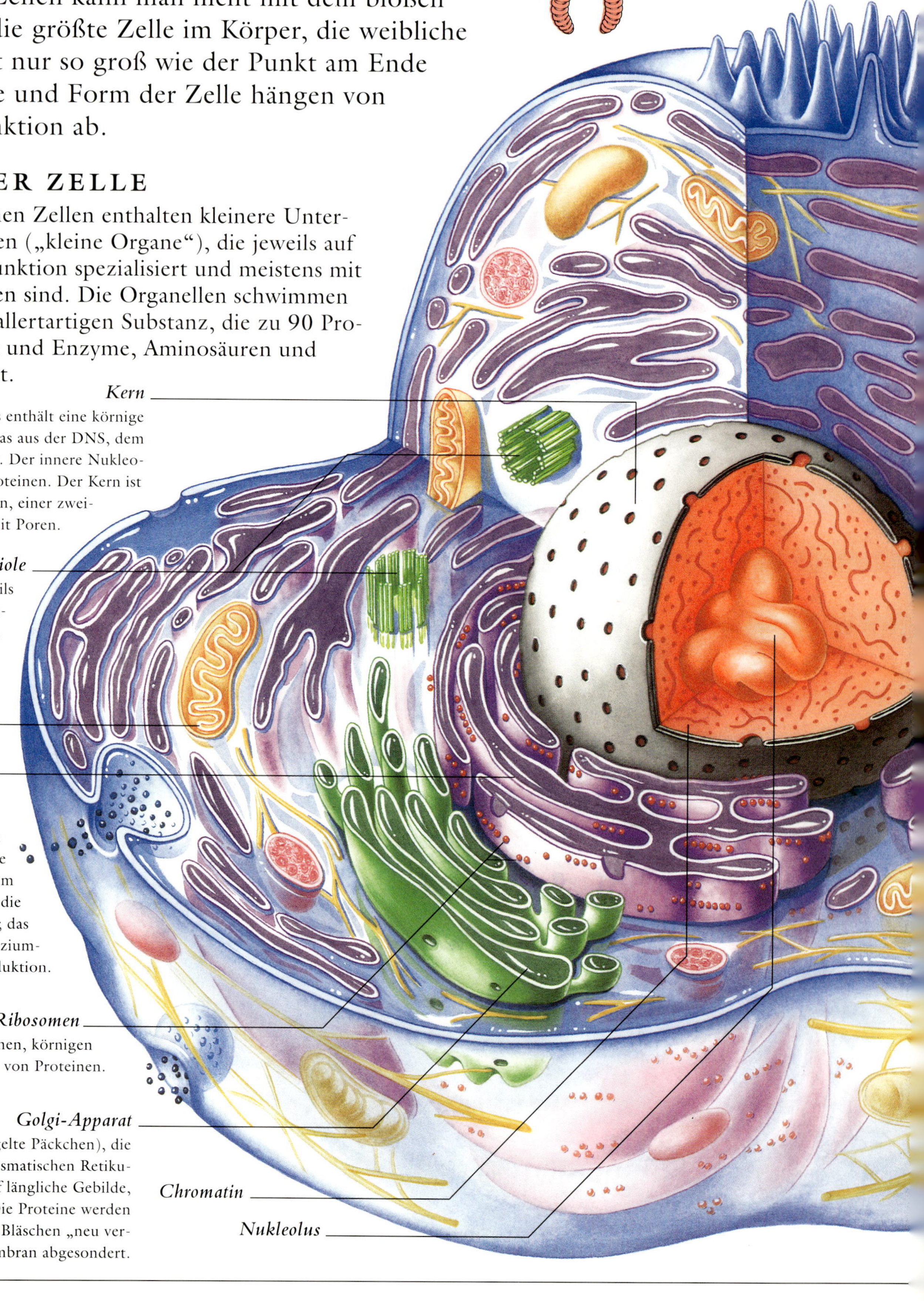

Kern
Die Steuerzentrale des Kerns enthält eine körnige Substanz – Chromatin – das aus der DNS, dem Erbmaterial der Zelle besteht. Der innere Nukleolus besteht aus RNS und Proteinen. Der Kern ist von der Kernhülle umgeben, einer zweischichtigen Membran mit Poren.

Zentriole
Diese beiden Strukturen, die jeweils neun Röhrchenpaare bilden, befinden sich neben dem Zellkern. Die Zentriole spielt eine wichtige Rolle bei der Zellteilung.

Mitochondrien

Endoplasmatisches Retikulum
Dieses Netzwerk aus Röhrchen und gekrümmten Körperchen transportiert Stoffe durch die Zelle. Am rauhen Retikulum haften Ribosomen, die für die Eiweißsynthese bedeutsam sind; das glatte Retikulum dient als Kalziumspeicher und zur Fettproduktion.

Ribosomen
Die Aufgabe dieser kleinen, körnigen Strukturen ist der Aufbau von Proteinen.

Golgi-Apparat
Proteinbläschen (versiegelte Päckchen), die aus dem rauhen Endoplasmatischen Retikulum kommen, treffen auf längliche Gebilde, die sie weiterverarbeiten. Die Proteine werden umgewandelt, in größeren Bläschen „neu verpackt" und an der Zellmembran abgesondert.

Chromatin

Nukleolus

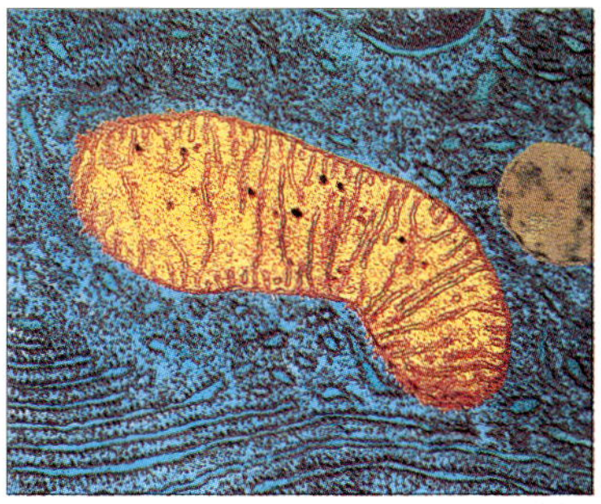

TEM x 12 000

Mitochondrien
Diese Organellen bilden das Kraftwerk der Zelle. Hier finden die Atmung und der Abbau von Fetten und Zucker statt, wodurch Energie gewonnen wird. Die inneren Falten enthalten Adenosintriphosphat (ATP), den Energiespeicher für viele Zellfunktionen.

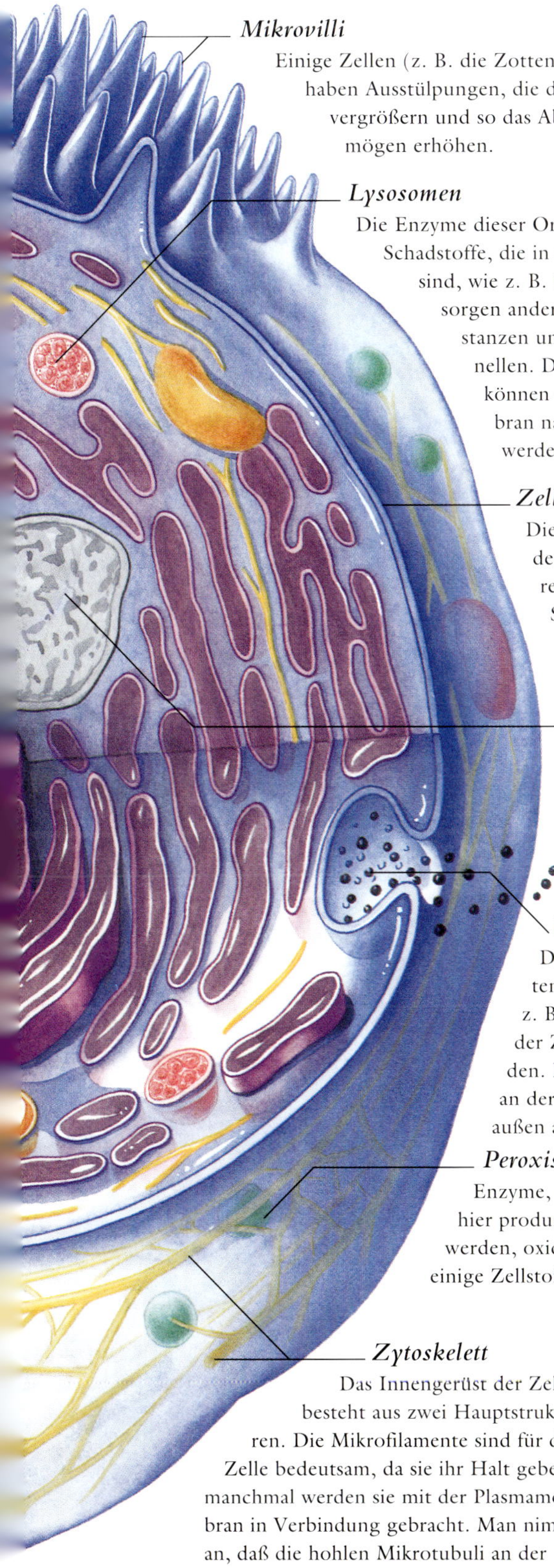

Mikrovilli
Einige Zellen (z. B. die Zotten im Dünndarm) haben Ausstülpungen, die die Oberfläche vergrößern und so das Absorptionsvermögen erhöhen.

Lysosomen
Die Enzyme dieser Organelle zersetzen Schadstoffe, die in die Zelle gelangt sind, wie z. B. Bakterien, und entsorgen andere unerwünschte Substanzen und verbrauchte Organellen. Die Abbauprodukte können über die Zellmembran nach außen abgestoßen werden.

Zellmembran
Die Membran umschließt den Zellinhalt und reguliert den Fluß von Substanzen in die Zelle und aus der Zelle.

Vakuole
In diesem Hohlraum werden Stoffe, Abfallprodukte und Wasser aufgenommen, gespeichert und transportiert.

Vesikel
Diese Bläschen enthalten verschiedene Stoffe, z. B. Enzyme, die von der Zelle produziert werden. Diese Stoffe werden an der Zellmembran nach außen abgesondert.

Peroxisomen
Enzyme, die hier produziert werden, oxidieren einige Zellstoffe.

Zytoskelett
Das Innengerüst der Zelle besteht aus zwei Hauptstrukturen. Die Mikrofilamente sind für die Zelle bedeutsam, da sie ihr Halt geben; manchmal werden sie mit der Plasmamembran in Verbindung gebracht. Man nimmt an, daß die hohlen Mikrotubuli an der Bewegung von Substanzen durch das wässrige Zellplasma beteiligt sind.

TRANSPORTMECHANISMEN

Die Zellmembran bestimmt, welche Substanzen in die Zelle hinein- und aus ihr hinausfließen. Da nur bestimmte Substanzen die Membran passieren dürfen, spricht man von selektiver Permeabilität. Zellmembranen können verschiedene Arten von Rezeptorproteinen enthalten, die jeweils auf ein spezifisches Molekül reagieren. Einige Membranproteine heften sich aneinander und bilden so Verbindungen zwischen den Zellen.

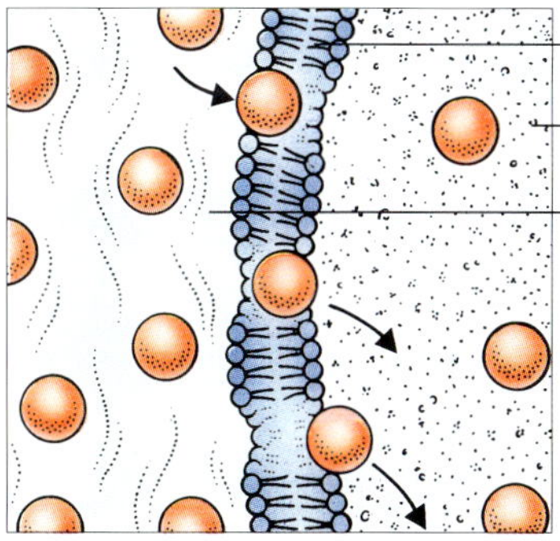

Diffusion
Diffusion ist die Abwanderung von Molekülen aus Gebieten hoher Konzentration in solche niedriger Konzentration. Flüssigkeiten und Gase bewegen sich meist durch Diffusion.

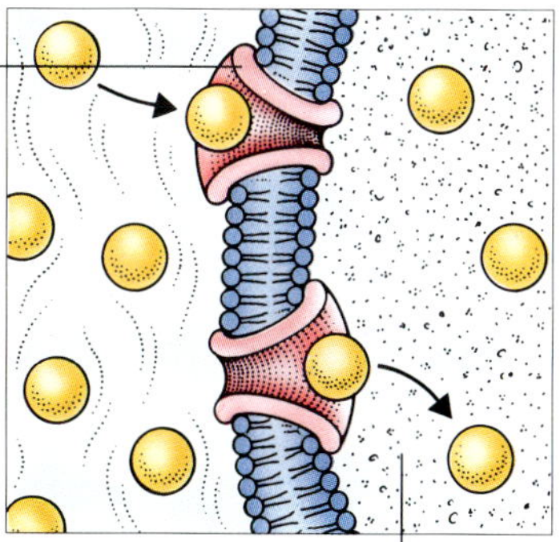

Erleichterte Diffusion
Ein Trägerprotein verbindet sich zeitweilig mit großen Molekülen außerhalb der Zellmembran. Es ändert dann seine Gestalt und gibt die Substanz ins Zellinnere ab. Jede Substanz wird von einem spezifischen Protein befördert.

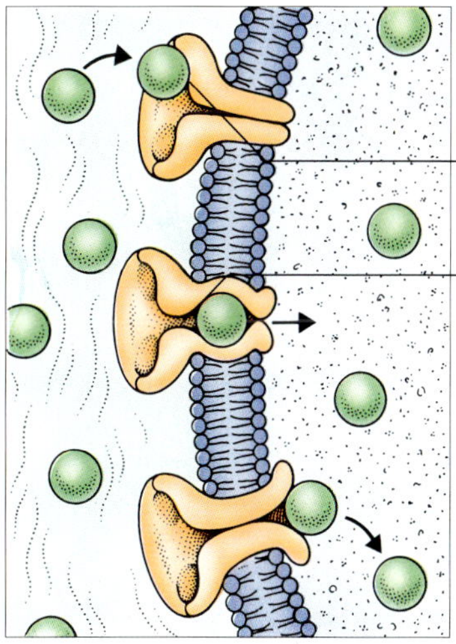

Aktiver Transport
ATP dient als Energielieferant, wenn Substanzen aus Gebieten niedriger Konzentration in Gebiete hoher Konzentration transportiert werden sollen. Moleküle binden sich an die Zellmembran, ein Protein bildet daraufhin einen Kanal, durch den die Moleküle transportiert werden.

ZELLTYPEN

Nervenzellen besitzen Axone, an denen Nervenimpulse weitergeleitet werden. Weiße Blutzellen haben eine flexible Membran und können sich durch winzige Räume zwischen den Kapillaren quetschen. Spermien besitzen Schwänze, mit denen sie sich durch den Genitaltrakt bewegen können. Muskelzellen können ihre Länge ändern und sich verschieden stark zusammenziehen.

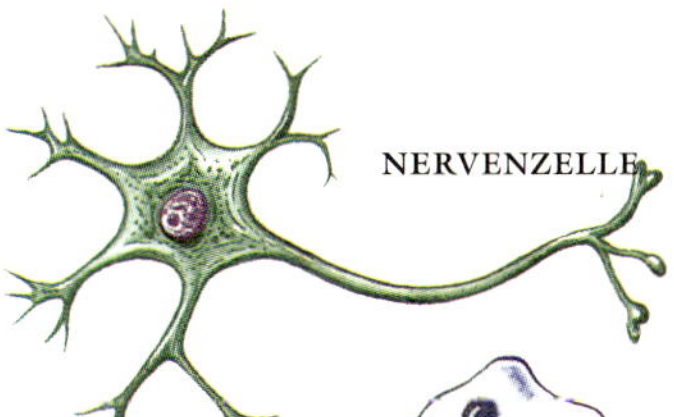

NERVENZELLE

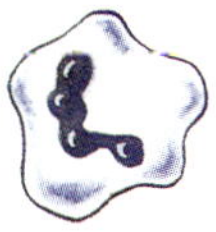

WEISSE BLUTZELLE

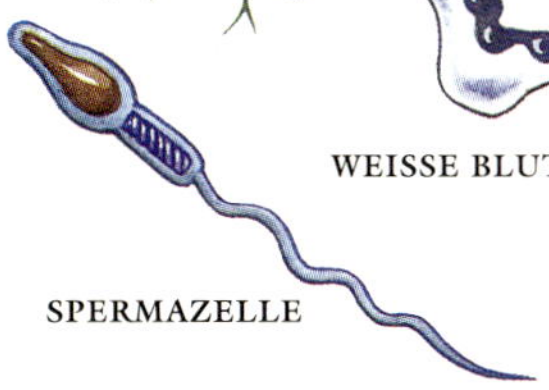

SPERMAZELLE

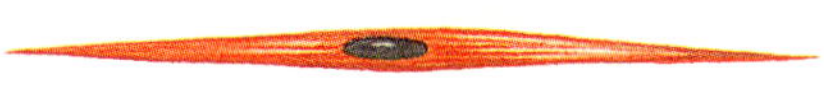

GLATTE MUSKELZELLE

DNS: Steuerung der Zellaktivität

DIE DNS (DESOXYRIBONUKLEINSÄURE), das Material, aus dem die Chromosomen eines Zellkerns aufgebaut sind, reguliert und steuert die gesamten Lebensprozesse. Hier wird der Vorgang gezeigt, wie chemische Verbindungen nach den Anweisungen der DNS die Proteine bilden oder synthetisieren, welche spezifische Zellfunktionen steuern. Die Proteinsynthese beginnt, wenn sich die DNS zeitweise an bestimmten Stellen entspiralisiert.

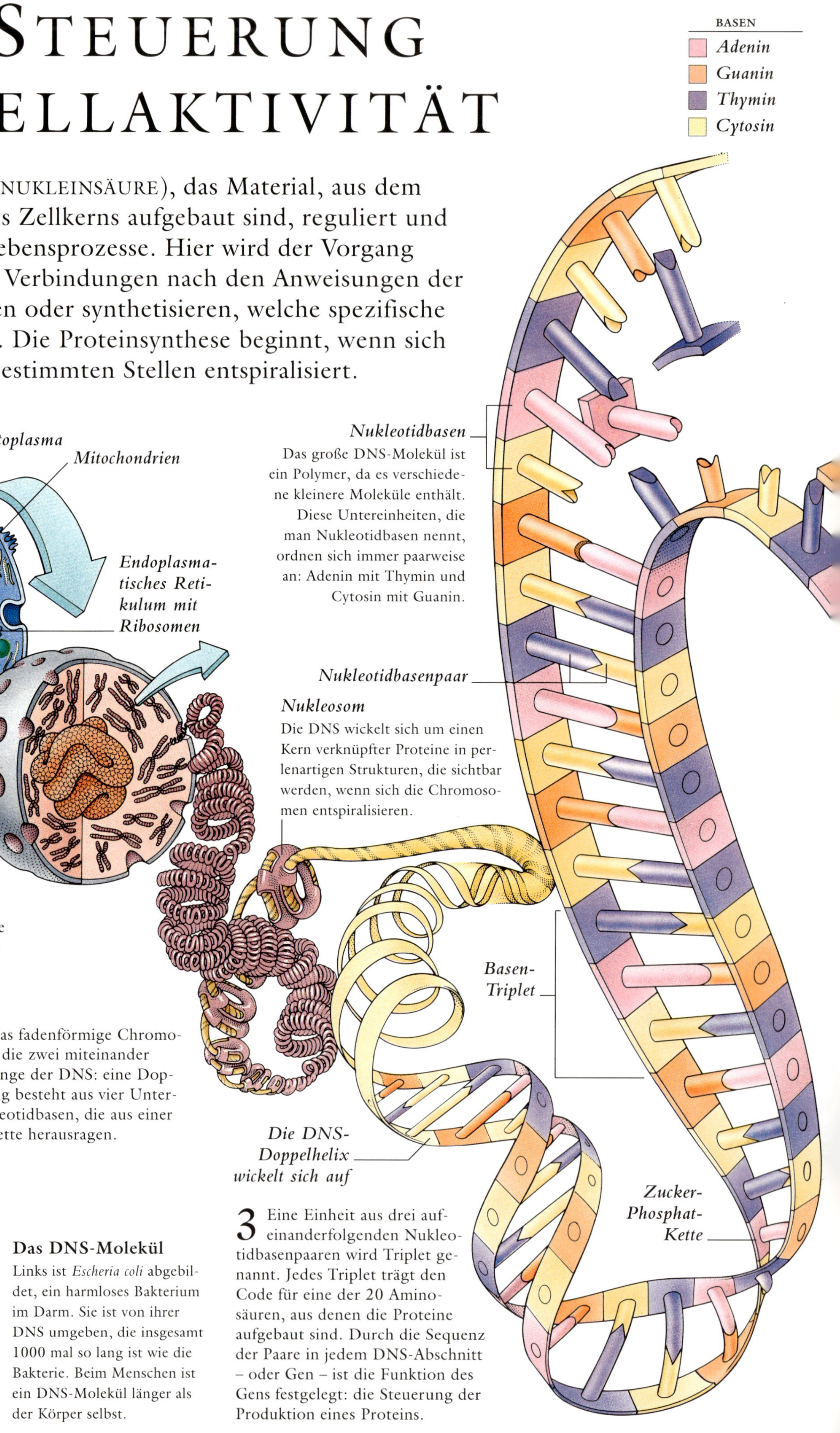

Nukleotidbasen
Das große DNS-Molekül ist ein Polymer, da es verschiedene kleinere Moleküle enthält. Diese Untereinheiten, die man Nukleotidbasen nennt, ordnen sich immer paarweise an: Adenin mit Thymin und Cytosin mit Guanin.

Nukleosom
Die DNS wickelt sich um einen Kern verknüpfter Proteine in perlenartigen Strukturen, die sichtbar werden, wenn sich die Chromosomen entspiralisieren.

1 Der Kern jeder menschlichen Zelle enthält 46 Chromosomen – jedes ein langes, verdrilltes DNS-Molekül – mit etwa 100 000 Genen. Jedes Gen ist ein winziger DNS-Abschnitt, der die Synthese eines spezifischen Proteins steuert.

2 Entwirrt man das fadenförmige Chromosom, sieht man die zwei miteinander verschlungenen Stränge der DNS: eine Doppelhelix. Jeder Strang besteht aus vier Untereinheiten, den Nukleotidbasen, die aus einer Zucker-Phosphat-Kette herausragen.

3 Eine Einheit aus drei aufeinanderfolgenden Nukleotidbasenpaaren wird Triplet genannt. Jedes Triplet trägt den Code für eine der 20 Aminosäuren, aus denen die Proteine aufgebaut sind. Durch die Sequenz der Paare in jedem DNS-Abschnitt – oder Gen – ist die Funktion des Gens festgelegt: die Steuerung der Produktion eines Proteins.

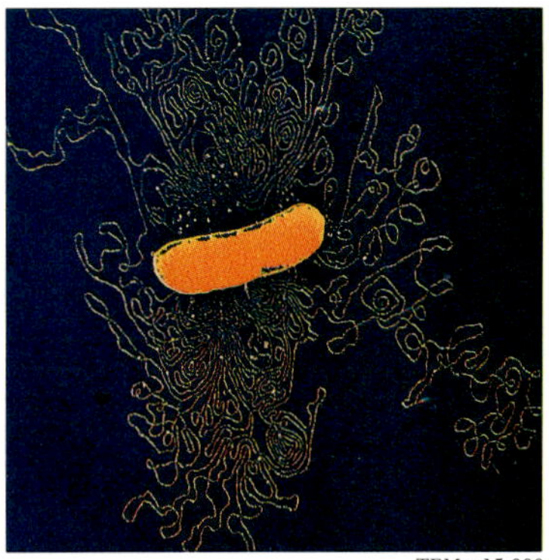
TEM x 15,000

Das DNS-Molekül
Links ist *Escheria coli* abgebildet, ein harmloses Bakterium im Darm. Sie ist von ihrer DNS umgeben, die insgesamt 1000 mal so lang ist wie die Bakterie. Beim Menschen ist ein DNS-Molekül länger als der Körper selbst.

PROTEINE HABEN VIELE AUFGABEN

Proteine werden zur Entwicklung und zum Wachstum benötigt und üben lebensnotwendige, chemische Funktionen im Körper aus. Einige Proteine bestimmen die Entwicklung der Haare, andere fungieren als Antikörper, Hormone oder Enzyme, oder befördern wie Hämoglobin Substanzen im Körper.

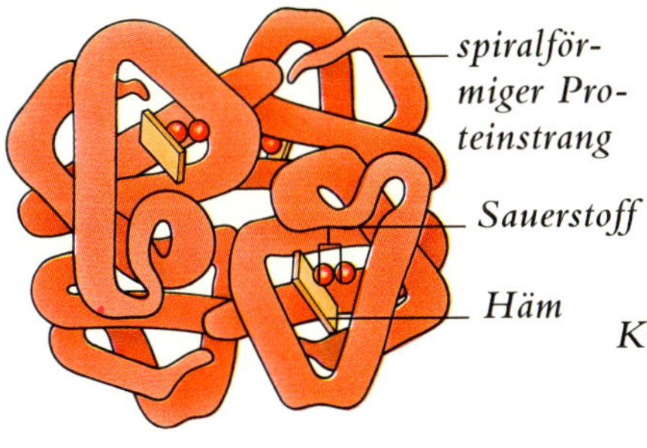

HÄMOGLOBINMOLEKÜL

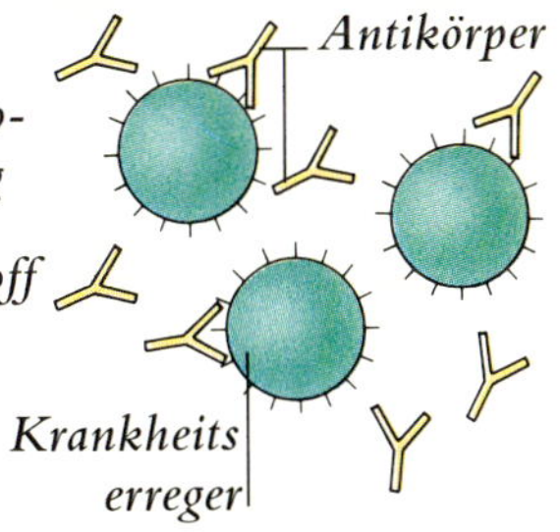

ANTIKÖRPER GREIFEN KRANKHEITSERREGER AN

4 Wenn ein Gen die Anweisung zur Synthese eines Proteins erteilt, trennen sich die DNS-Stränge zeitweise entlang des betreffenden Gens. Nur ein Strang trägt den genetischen Code und agiert als Vorlage für die Bildung der Boten-Ribonukleinsäure (mRNS). Der Vorgang, bei dem aus einem DNS-Molekül ein mRNS-Molekül hergestellt wird, heißt Transkription.

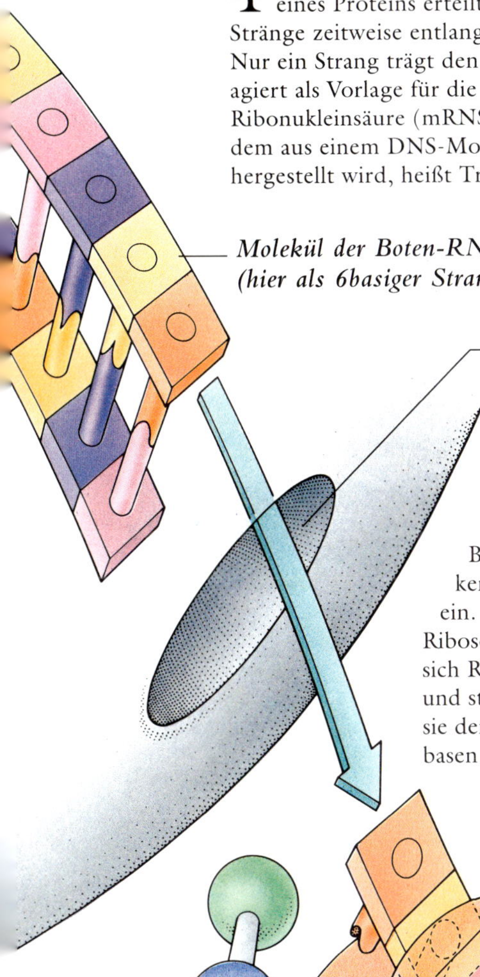

5 Sobald sich die Boten-RNS gebildet hat, vereinigen sich die DNS-Stränge wieder. Die Boten-RNS verläßt den Zellkern und dringt ins Zytoplasma ein. Dort heftet sie sich an die Ribosomen; Ribosomen machen sich Rohstoffe der Zelle zunutze und stellen das Protein her, indem sie der Sequenz von Nukleotidbasen in der Boten-RNS folgen.

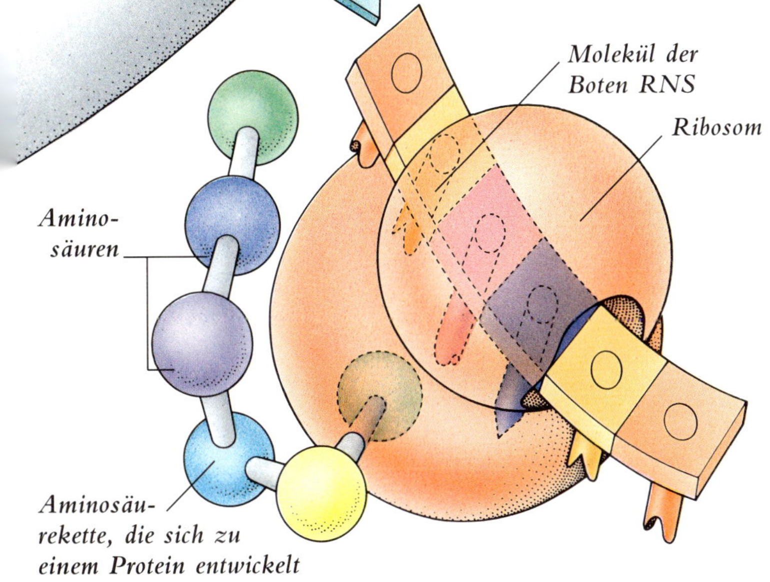

MITOSE

Die Mitose ist ein Kopiervorgang, bei dem die DNS während der Zellteilung verdoppelt und neu verteilt wird. Sie findet während des gesamten Wachstums statt und auch, wenn der Körper verbrauchte Zellen ersetzt. Während dieses Vorgangs teilt sich eine Zelle in zwei Tochterzellen, die eine identische Kopie der Mutterzelle sind. Die Zellen eines Embryos und des Gewebes von Erwachsenen vermehren sich durch Mitose.

REM x 2760

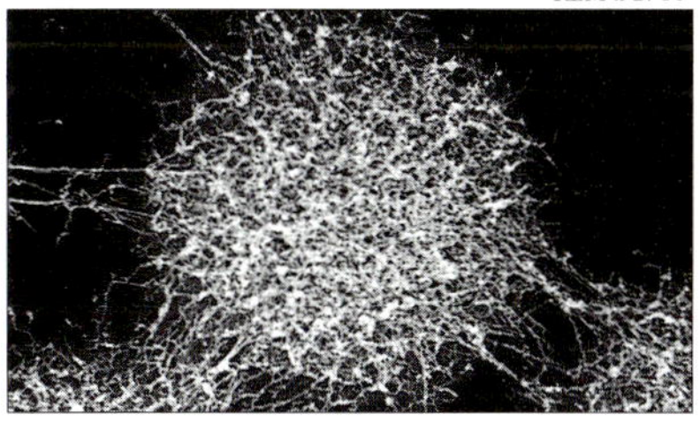

Chromatin
Die Phase zwischen zwei Zellteilungen heißt Interphase. Während dieser Zeit sind DNS-Moleküle lose zu einem Netzwerk verlängerter Filamente, dem Chromatin, angeordnet.

Prophase
DNS-Stränge teilen sich und bilden spiralförmige Fäden, die Chromatiden, die sich an die Zentromere binden. Diese Fäden verdichten sich und bilden 46 X-förmige Chromosomenpaare.

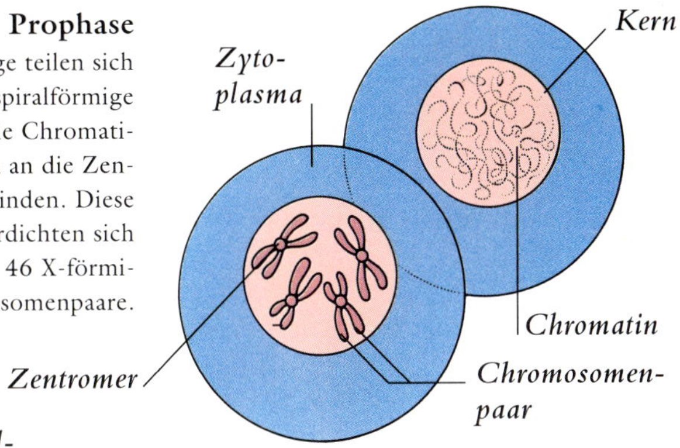

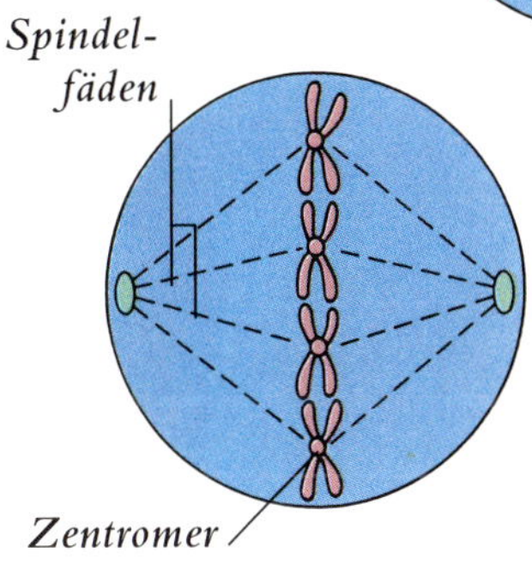

Metaphase
Die Chromosomenpaare ordnen sich in der Mitte der Zelle in einer Ebene an. Fadenförmige Fasern bilden die Spindel, die das Zentromer eines jeden Chromosomenpaares mit den gegenüberliegenden Polen der sich teilenden Zelle verbindet.

Anaphase
Jedes Zentromer teilt sich und trennt somit die Chromosenpaare. Es entstehen 92 einzelne Chromosomen. Die Hälfte dieser Tochterchromosomen, also 46, wandert zu jeder Seite der Zelle.

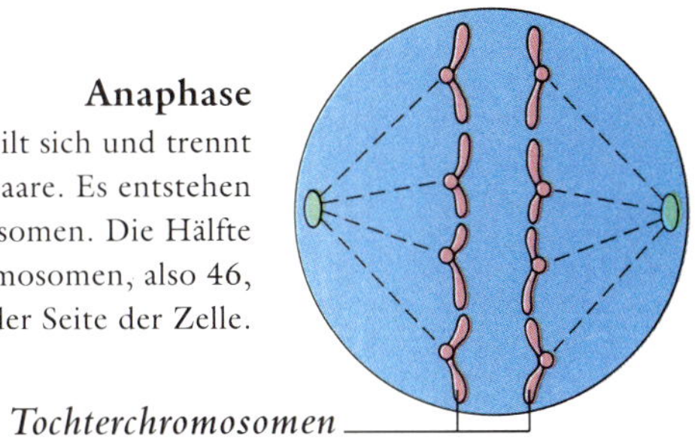

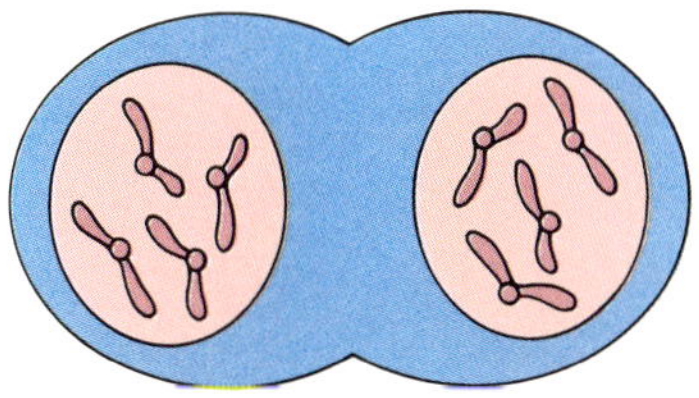

Telophase
Die Spindelfasern verschwinden, eine Kernmembran legt sich um jeweils 46 Tochterchromosomen. Die Zelle schnürt sich in der Mitte durch, und die Chromosomen spulen sich ab.

Späte Telophase
Das Zytoplasma beginnt sich zu teilen, zwischen den beiden Chromosomengruppen bildet sich eine Zellplatte, und die Zelle teilt sich in zwei Hälften. Die je 46 Chromosomen werden wieder zu Chromatinfäden.

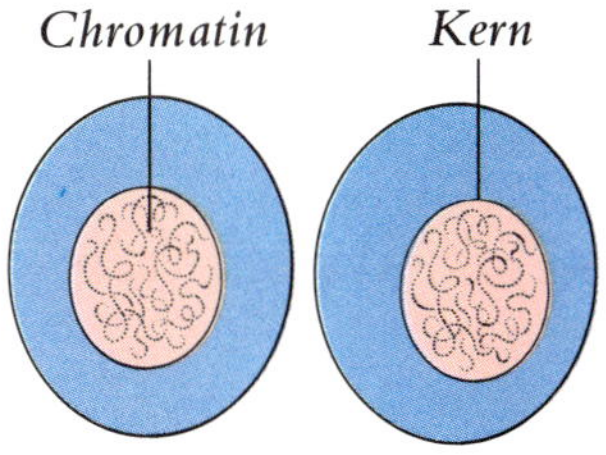

AUFBAU DER HAUT, EPITHELGEWEBE

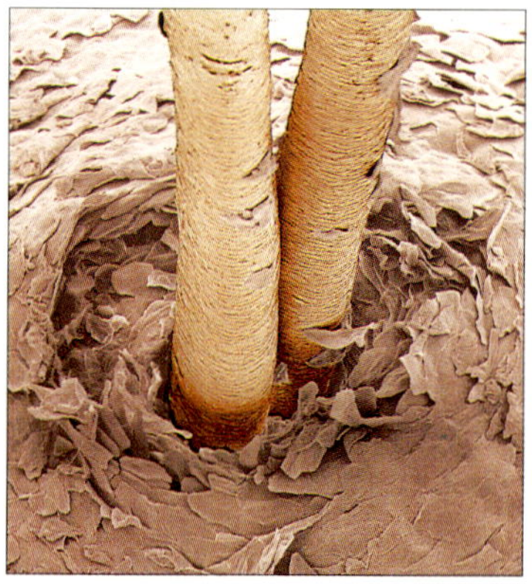

Kopfhaar
Die Haare wachsen aus Follikeln auf der Dermis. Die schuppigen Zellen, die jedes Haar bedecken, werden von Talgdrüsen geschmeidig gehalten.

DIE HAUT IST DIE ÄUSSERE SCHUTZSCHICHT DES KÖRPERS. Sie ist das größte Organ des Körpers und enthält eine Vielfalt von Sinnesrezeptoren. Die Haut spielt eine wichtige Rolle bei der Regulierung der Körpertemperatur. Ihr Aussehen hängt vom seelischen Befinden und vom allgemeinen Gesundheitszustand ab, sie kann Symptome vieler verschiedener Krankheiten widerspiegeln.

DER AUFBAU DER HAUT

Die Haut besteht hauptsächlich aus zwei Gewebearten. Das äußere Plattenepithel ist aus Zellschichten aufgebaut, die zur Oberfläche hin flacher und schuppiger werden. Die innere Lederhaut enthält faseriges und elastisches Gewebe, das von Blutgefäßen, Nervenfasern, Haarfollikeln und Schweißdrüsen durchsetzt ist; die tiefste Schicht verbindet die Haut mit dem darunterliegenden Gewebe.

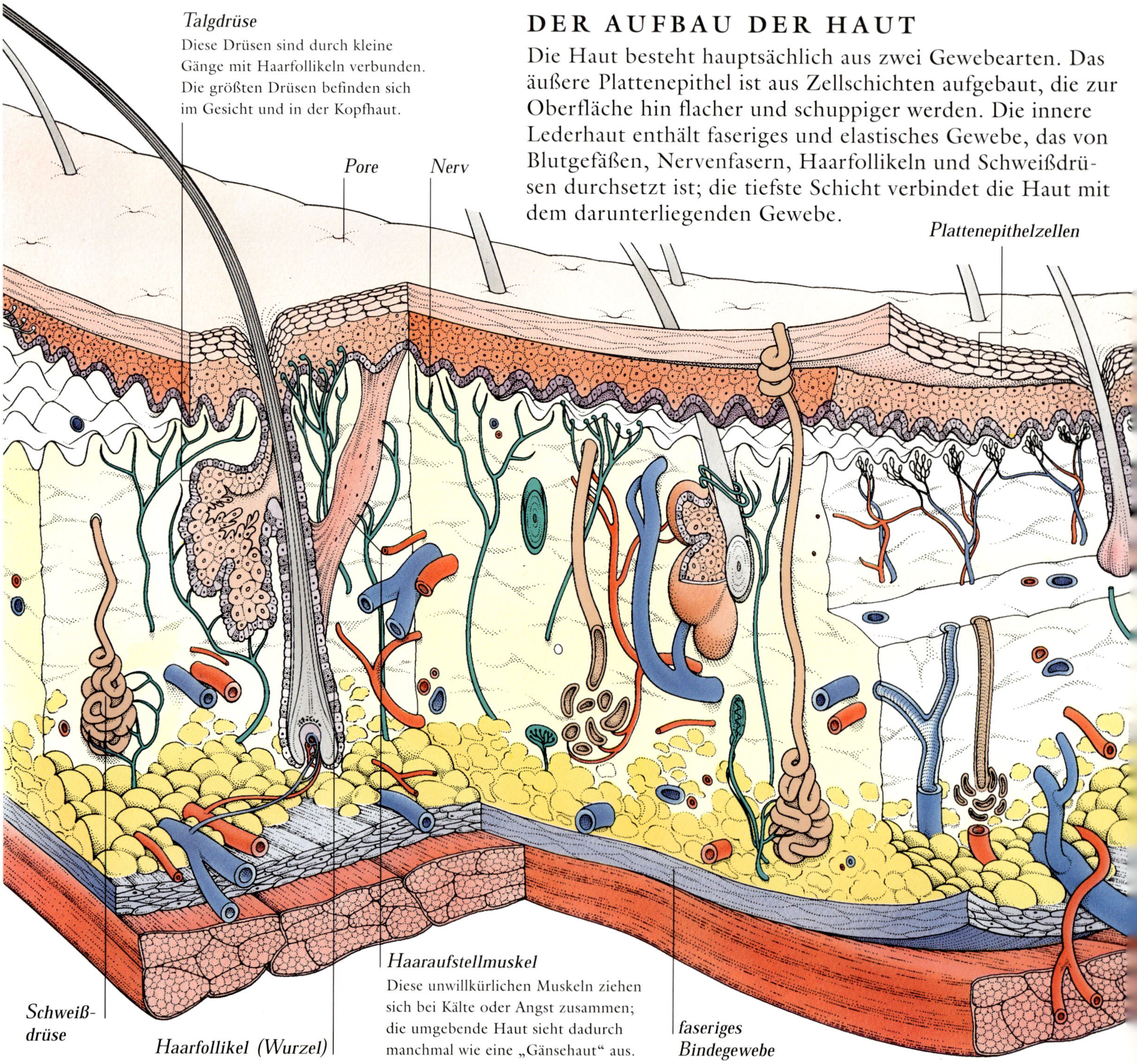

Anatomie des Nagels

Nägel bestehen aus Keratin, einem harten, faserigen Protein, das auch Hauptbestandteil des Haares ist. Sie liegen in einem Bett, das von Blutgefäßen versorgt wird, was ihnen die rosa Farbe verleiht; sie wachsen aus einer Matrix aktiver Zellen unter Hautfalten an der Basis und den Seiten.

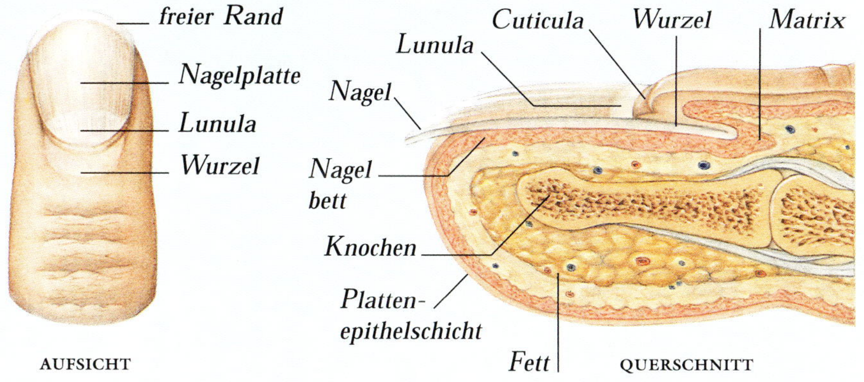

Pseudomehrschichtiges Epithel

Diese zylindrische Epithelart besteht aus einer einzigen Schicht von Zellen, die unterschiedlich hoch sind. Manchmal sind die größeren Zellen spezialisiert; es sind entweder Becherzellen, die Schleim absondern, oder Flimmerzellen, die winzige Oberflächenhaare haben, mit denen sie Fremdkörper einfangen können.

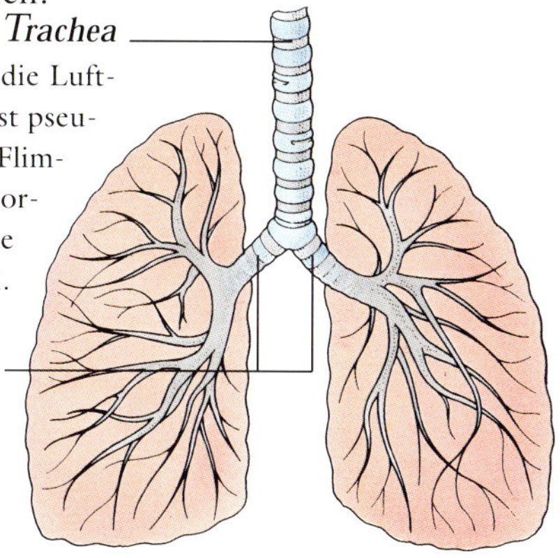

Trachea

Das Epithel, das die Luftröhre auskleidet, ist pseudomehrschichtig. Flimmerzellen transportieren eingeatmete Staubpartikel.

Hauptbronchien

Sie sind mit pseudomehrschichtigem Epithel ausgekleidet.

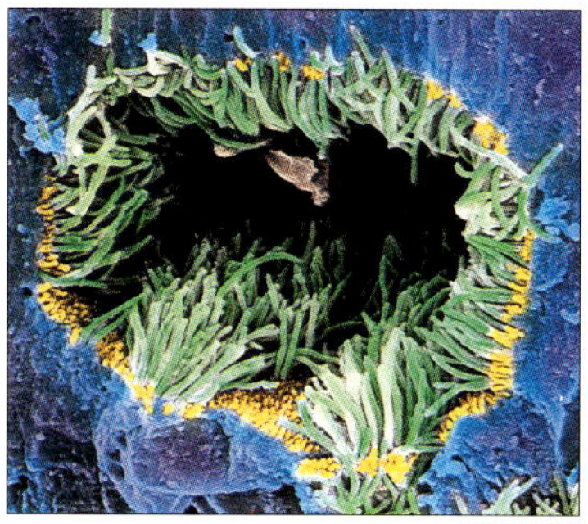

REM x 3170

Luftröhrenepithel

Zilien, die aus Luftröhrenepithel herausragen, erscheinen hier grün. Schleimabsondernde Becherzellen zwischen den Zilien besitzen winzige Mikrovilli (gelb).

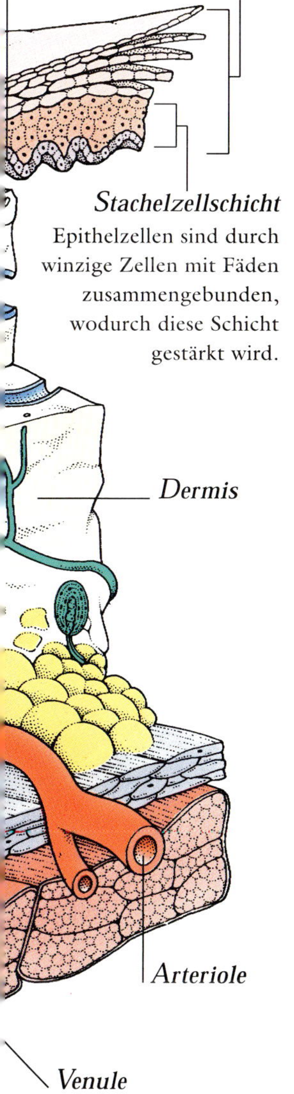

Basalzellschicht

In dieser Schicht teilen sich ständig Zellen. Die neuen Zellen drängen zur Oberfläche und ersetzen abgestorbene oder verbrauchte.

Epidermis

Stachelzellschicht

Epithelzellen sind durch winzige Zellen mit Fäden zusammengebunden, wodurch diese Schicht gestärkt wird.

EPITHELGEWEBE

Epithelgewebe ist ein wichtiges Strukturelement; es dient als Auskleidung oder Überzug für andere Körpergewebe. Man kann es nach Zelltyp und nach Zellanordnung in einer oder mehreren Schichten klassifizieren. Es ist auf Schutz, Absorption oder Sekretion spezialisiert.

Einschichtiges und mehrschichtiges Epithel

Einschichtiges Epithel besteht aus einer einzigen Schicht von Zellen, die plattenartig oder abgeflacht, würfelförmig oder lang und dünn sind. Es befindet sich oft an Stellen, die Stoffe leicht passieren lassen müssen. Plattenepithel besteht aus einer oder mehreren schützenden Schichten.

Das Auge

Im Auge gibt es zwei Epithelarten. Einschichtiges, kubisches Epithel befindet sich in der pigmentierten Schicht der Netzhaut, mehrschichtiges Plattenepithel in der äußeren Hornhaut.

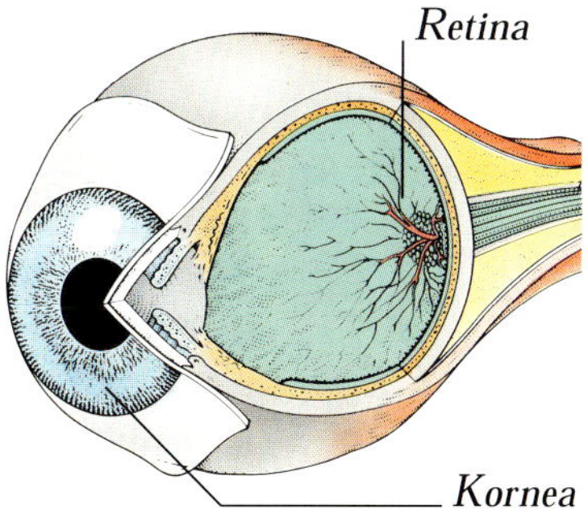

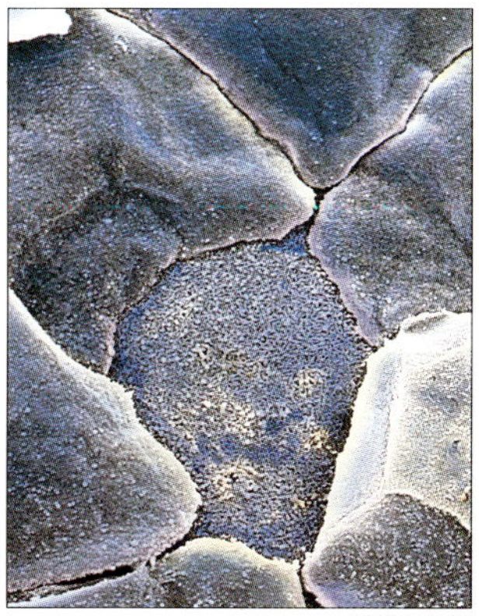

REM x 1170

Die Kornea

Die Kornea wird von etwa fünf Schichten übereinanderliegender Plattenepithelzellen überzogen, die durchsichtig sind und Lichtstrahlen ins Auge dringen lassen. Winzige Rillen, die Mikropliken (an der Oberfläche der Zelle im unteren Zentrum) enthalten eine Flüssigkeit, durch die eindringende Lichtstrahlen gebrochen werden.

Übergangsepithel

Diese Epithelart gleicht dem mehrschichtigen Plattenepithel, aber sie kann sich dehnen, ohne zu reißen. Sie ist ideal für die Ausscheidung. Zunehmend runder werdende Oberflächenzellen bedecken die Zylinderzellen an der Basis, die abflachen oder schuppiger werden, wenn sie sich dehnen.

Ureter

Die Zellen in der Harnleiterwand können ihre Form ändern; sie sondern Schleim ab, der die Harnleiter vor dem säurehaltigen Urin schützt.

Innere Schleimhaut der Blase

Eng verpackte, abgerundete, biegsame Zellen, die sich dehnen können, wenn sich die Blase füllt.

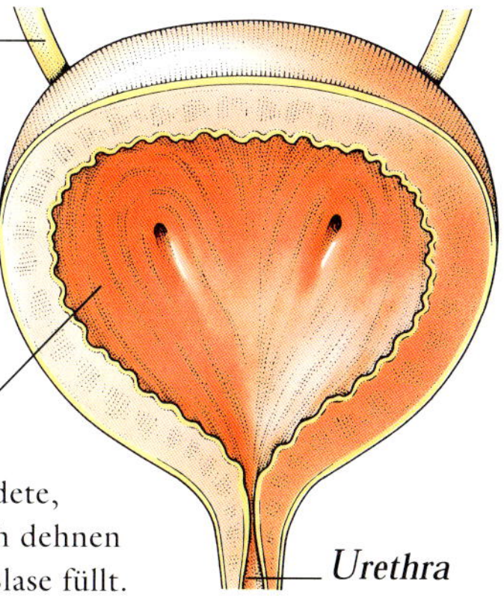

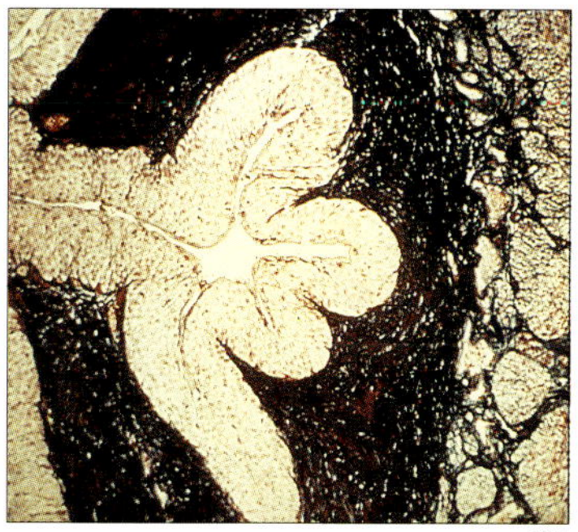

LM

Das Innere eines Harnleiters

Wenn sich die Muskeln entspannen, sehen die Epithelzellen in der Schleimhaut gefaltet aus; sie legen sich um das sternförmige, weiße Innere des entspannten Harnleiters.

HAUTKRANKHEITEN

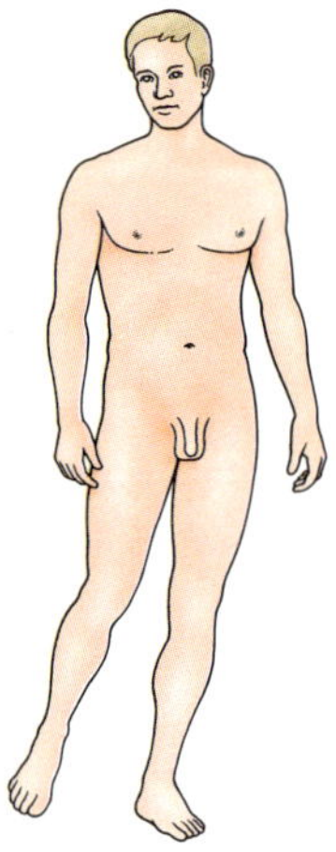

DIE HAUT HAT UNTER VERSCHIEDENEN KRANKHEITEN ZU LEIDEN. Sie ist anfällig für physische Verletzungen oder chemische Schäden, für Infektionen durch Viren, Bakterien, Pilze und Protozoen, und kann von Milben und anderen Parasiten befallen werden. Die Haut kann auch Tumoren bilden und unter unzureichender Durchblutung leiden. Die Drüsen, Blutgefäße und Nerven der Haut können erkranken, und sie kann verschiedene allergische Reaktionen entwickeln. Ausschläge und Hautverfärbungen weisen möglicherweise auf Krankheiten im Körper hin.

HÄUFIGE SCHWELLUNGEN

Hautschwellungen können kleine, entzündete, eitergefüllte Stellen sein, die man Pusteln nennt, oder größere Furunkel. Eine Ansammlung von Furunkeln kann sich zu einem Karbunkel verbinden. Andere Schwellungen können die Folge eines lokalen Anstiegs der Zellen sein wie bei Warzen, Muttermalen oder Tumoren. Schwellungen können auch bei Akne, Allergien oder Frostbeulen auftreten.

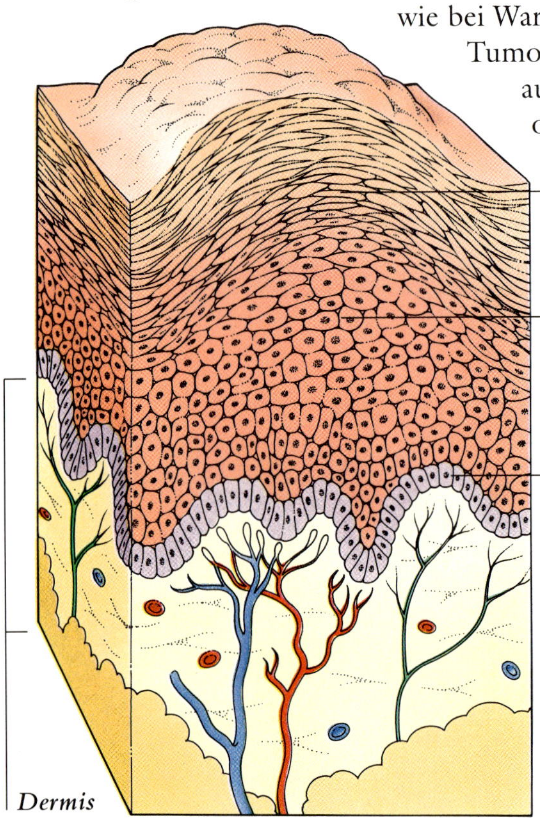

Warze

Warzen sind die Folge von Hautinfektionen durch das humane Papilloma-Virus, das Zellwucherungen in den Stachelzell- und Hornschichten der Epidermis hervorruft. Überschüssige Zellen werden nach oben geschoben und bilden einen sichtbaren Wulst.

Muttermal

Ein Muttermal oder Nävus ist eine Ansammlung von Pigmentzellen (Melanozyten) oder winzigen Blutgefäßen. Sie sind selten bösartig; ändert sich jedoch ihre Größe, Form oder Farbe, sollte man den Arzt aufsuchen.

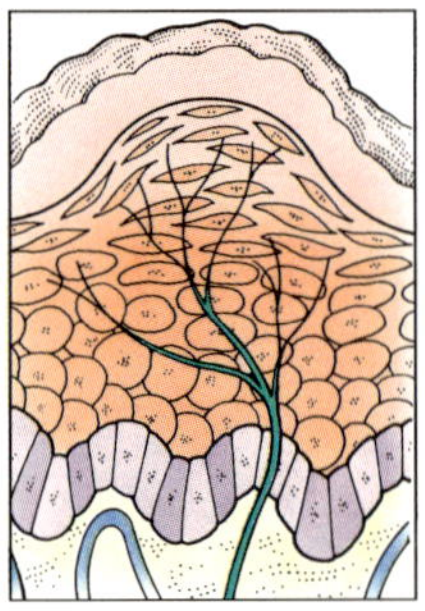

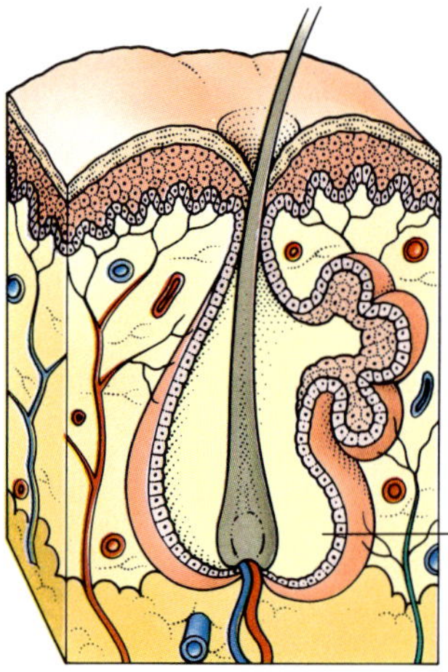

Eiterbeule

Die Ansammlung von Eiter in einem Haarfollikel oder einer Schweißdrüse ist meistens die Folge einer Infektion durch Staphylokokken, die eine akute Entzündung hervorruft.

Zyste

Zysten sind umkapselte Hohlräume mit dünn- oder dickflüssigem Inhalt. In der Haut sind mit Talgabsonderungen gefüllte Zysten am häufigsten.

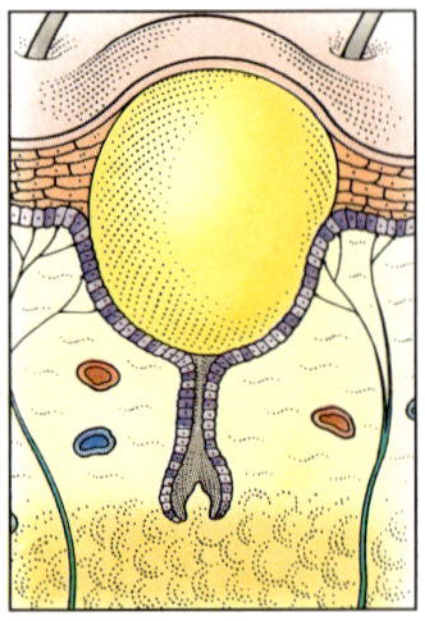

ACNE VULGARIS

Bei Akne sezernieren die Talgdrüsen vermehrt eine ölige Substanz, den Talg. Er oxidiert und bildet einen schwärzlichen Pfropf in der Hautpore. Steckengebliebener Talg, tote Zellen und bakterielle Infektionen verursachen eine Entzündung der betroffenen Stelle, und es kann sich eine Pustel bilden. Akne kann mit Hautsalben oder durch oral verabreichte Medikamente behandelt werden.

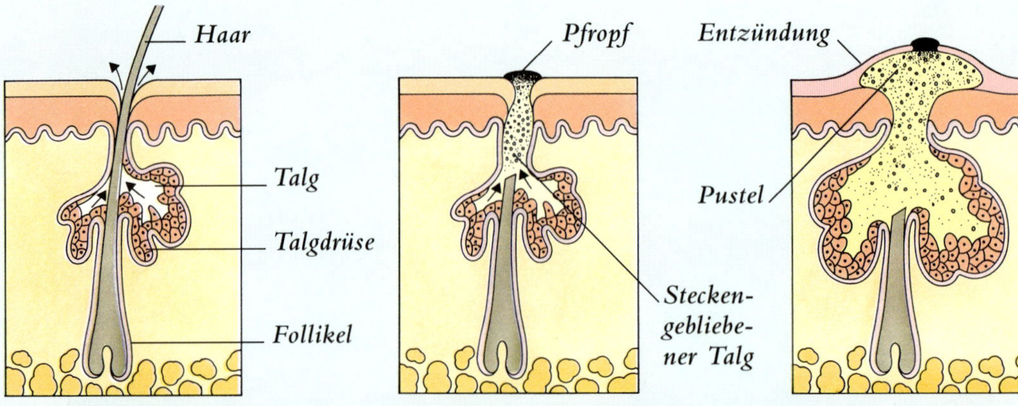

Normaler Haarfollikel | **Mitesser** | **Infizierter Follikel**

WUNDEN

Wunden sind unterschiedlich tief reichende Beschädigungen eines Teils der Hautoberfläche durch einen Unfall oder eine Operation. Ob eine Wunde gut heilt, hängt davon ab, ob sich ihre Ränder glatt schließen und keine Infektion auftritt. Gut verschlossene, saubere Wunden heilen nach ein paar Wochen, während offene langsamer heilen und wulstige Narben hinterlassen.

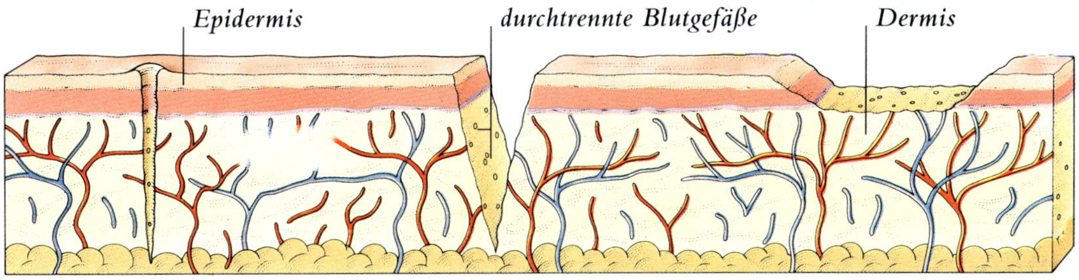

Kleine Stichwunden
Kleinere Stichwunden heilen zwar schnell, aber es können Infektionen auftreten. In der Regel sollte gegen Tetanus geimpft werden.

Schnittwunden
Tiefe Schnittwunden müssen oft genäht werden, da sich sonst Narben bilden. Bei sauberen Schnittwunden bilden sich nur winzige Narben.

Schürfwunden
Bei Schürfwunden ist nur die Epidermis verletzt, und die Haut heilt normalerweise ohne Narbenbildung.

AUSSCHLÄGE

Ausschläge sind entzündete Hautstellen oder eine Ansammlung von Flecken. Sie können begrenzt sein oder große Teile des Körpers befallen. Die Hauptursachen sind Hautkrankheiten wie Ekzeme und Psoriasis, Infektionskrankheiten und allergische Reaktionen. Mitunter kommt es zu Fieber oder Juckreiz.

Ekzem
Der Begriff Ekzem umfaßt verschiedene Hautentzündungen mit allgemeinen Symptomen wie Juckreiz, roten Flecken, Bläschen, die aufplatzen und die Haut nässen. Die häufigste Form, das atopische Ekzem (Neurodermitis), tritt oft im 1. Lebensjahr auf.

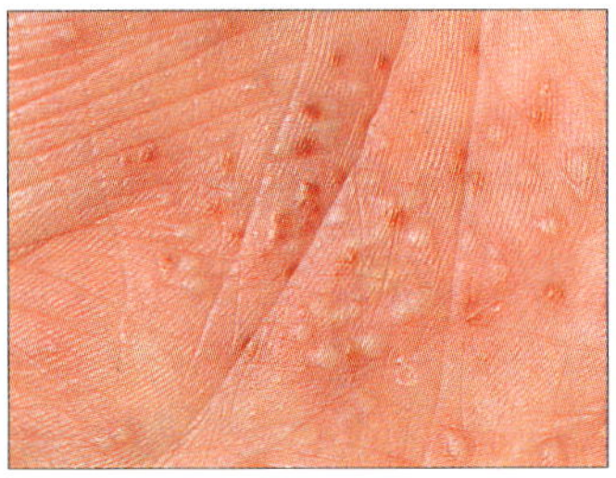

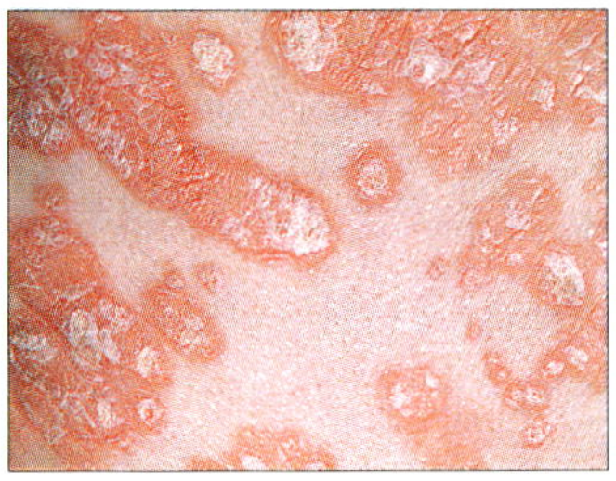

Psoriasis (Schuppenflechte)
Die Ursache dieser häufigen, nicht infektiösen Hautkrankheit ist unbekannt. Die Symptome sind scharf umrissene, hell- oder blaßrote, trockene Erhebungen mit Schuppungen, die nicht jucken. Am häufigsten sind Ellbogen, Knie, Schienbein, Kopfhaut und Rumpf betroffen.

INFEKTIÖSE AUSSCHLÄGE

Häufige Infektionskrankheiten, wie Masern, Röteln und Windpocken – und seltenere Krankheiten, wie Typhus und Scharlach – üben eine toxische Wirkung auf die Haut aus, mit einem charakteristischen, temporären Ausschlag. Auch durch Organismen in der Haut oder durch Gifte, die sie absondern, kann Ausschlag verursacht werden.

Ausschlag bei Windpocken
Rechts auf dem Foto ist eine Nahaufnahme eines typischen Windpocken-Ausschlags zu sehen. Die Flecken sind juckende, flüssigkeitsgefüllte Bläschen, die austrocknen und nach ein paar Tagen verschorfen. Der Ausschlag ist am Rumpf am dichtesten und hat einen leichten Temperaturanstieg zur Folge.

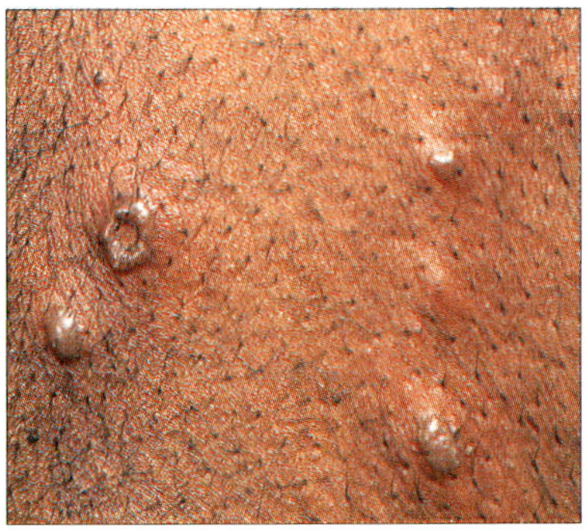

HAUTKREBS

Hautkrebs entsteht oft durch übermäßige Sonnenbestrahlung. Ultraviolettes Licht kann die DNS schädigen und das Erbmaterial der Zelle verändern. Die häufigste Form ist das Basaliom, das sich nur lokal an ganz bestimmten Körperstellen ausbreitet. Das Stachelzellkarzinom und das seltenere maligne Melanom sind gefährlicher. Hautkrebs kann mittels Exzision (Herausschneiden), Bestrahlung oder Kryokauterisation (Vereisen) behandelt werden.

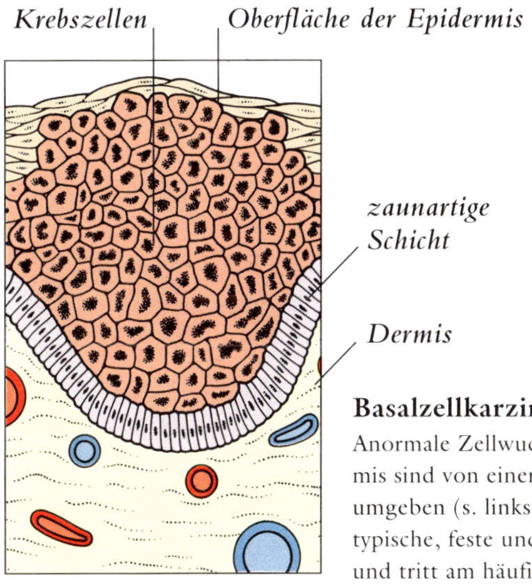

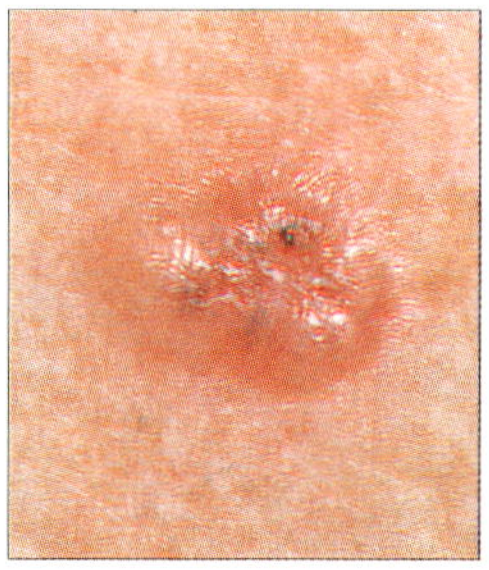

TYPISCHES ERSCHEINUNGSBILD

Basalzellkarzinom
Anormale Zellwucherungen in der Epidermis sind von einer zaunartigen Zellschicht umgeben (s. links). Der Tumor hat eine typische, feste und perlförmige Struktur und tritt am häufigsten im Gesicht auf.

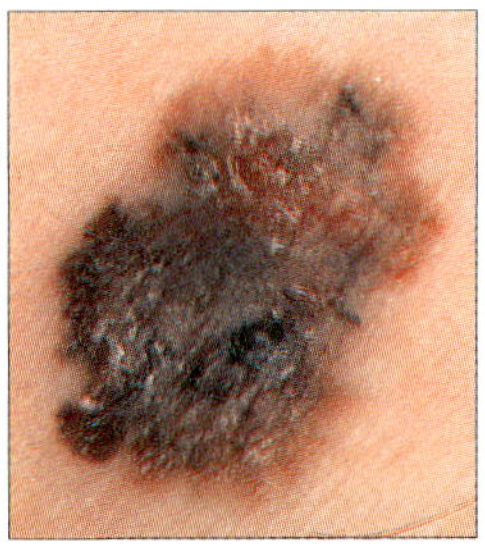

TYPISCHES ERSCHEINUNGSBILD

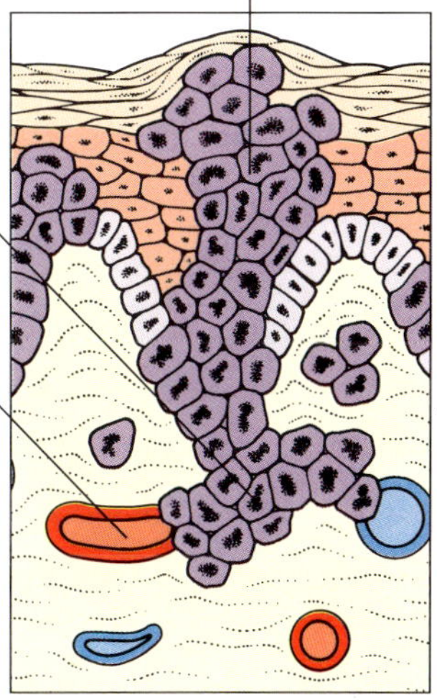

Malignes Melanom
Diese Hautkrebsart entwickelt sich in den Pigmentzellen (Melanozyten). Tumorzellen dringen immer tiefer in die Hautschichten (s. rechts) ein. Ein malignes Melanom hat oft eine sehr dunkle Färbung und ist asymmetrisch, ohne deutlich erkennbaren Rand.

2. KAPITEL

SKELETT-SYSTEM

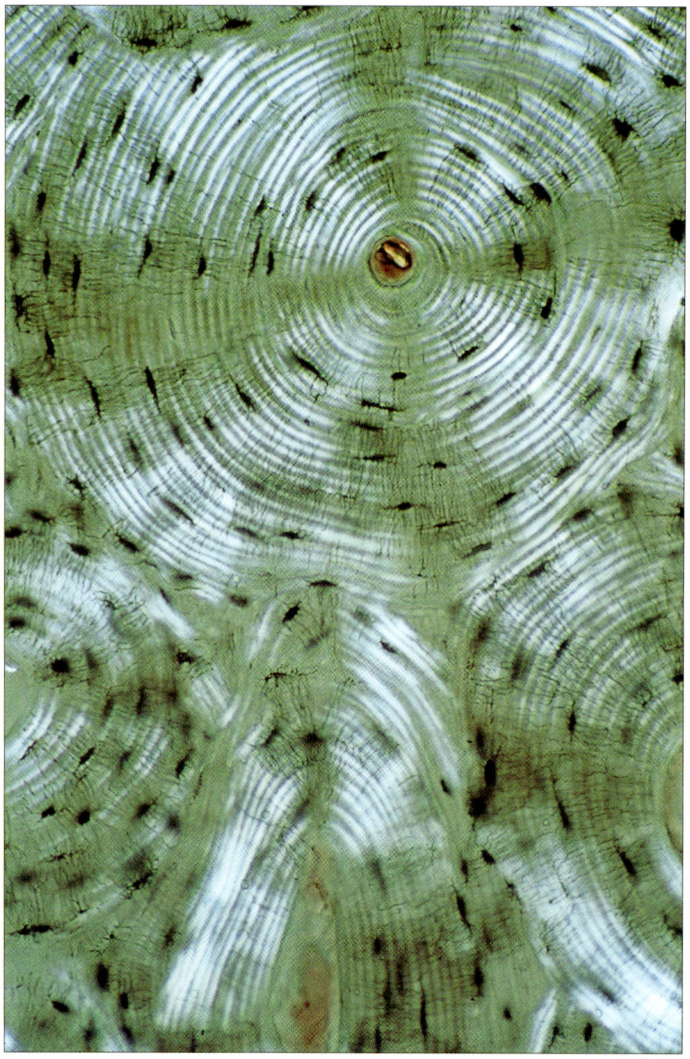
LM x 210

Der Aufbau eines harten Knochens

EINLEITUNG

Es steckt mehr Leben in einem Knochen, als die meisten Menschen vermuten. Das Skelett ist ein hartes, aber flexibles Gerüst, durch das Blut fließt und das ständig wächst und sich erneuert. Sogar die Knochen, die von Archäologen gefunden wurden, erzählen eine Geschichte: Sie geben oft Aufschluß über Alter, Geschlecht, Größe, Gewicht und die Aktivitäten eines toten Menschen und verraten uns, ob es sich um einen Fleischesser oder einen Vegetarier gehandelt hat. Fossile Knochen sind ein klarer Beweis dafür, daß es auch zu früheren Zeiten Knochenkrankheiten wie Rachitis und Arthritis gegeben hat. Erkrankungen der Knochen und Gelenke sind die häufigste Ursache für einen schlechten Gesundheitszustand und für Behinderungen, besonders bei älteren Menschen. Viele dieser Erkrankungen sind jedoch vermeidbar, da die Knochenmasse und -stärke im späteren Leben entscheidend vom Gesundheitszustand im frühen Erwachsenenalter abhängt. Übergewicht erhöht z. B. das Risiko, an Arthrose zu erkranken, während eine kalziumreiche Kost, in Verbindung mit mäßiger, aber regelmäßiger sportlicher Betätigung, das Risiko einer ganzen Reihe von Knochenkrankheiten vermindert. Die Entwicklung künstlicher Ersatzteile für viele Gelenke im Körper ist seit kurzem ein wichtiger Fortschritt in der Behandlung von Arthritis und anderen Knochenkrankheiten. Wissenschaftler erforschen das komplizierte Wechselspiel zwischen den menschlichen Genen und den Umweltfaktoren, um herauszufinden, warum manche Knochenkrankheiten nur einen kleinen Teil der Bevölkerung betreffen.

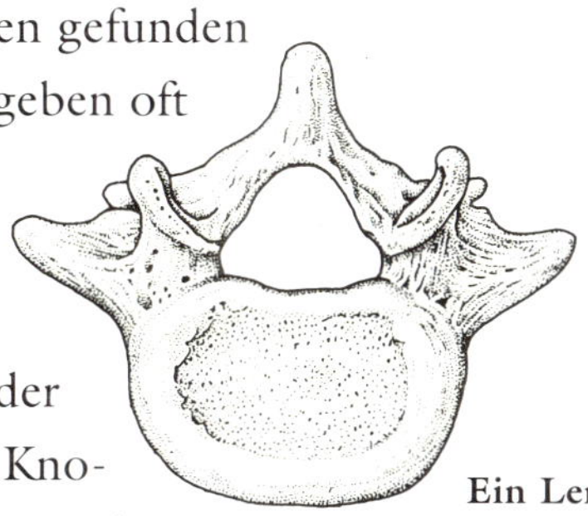

Ein Lendenwirbel

RÖNTGENAUFNAHME

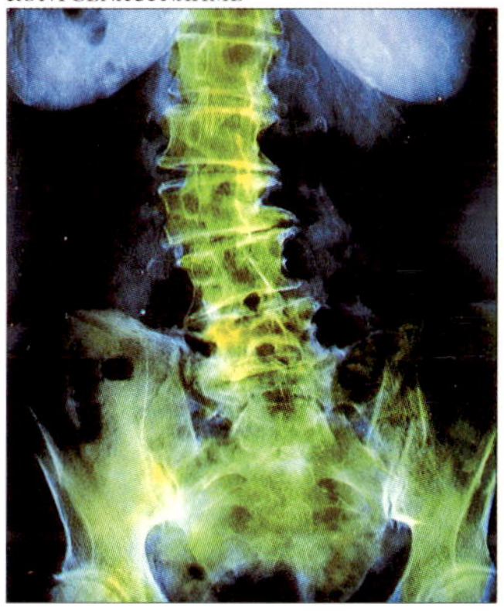

Osteoarthritis der Lendenwirbel

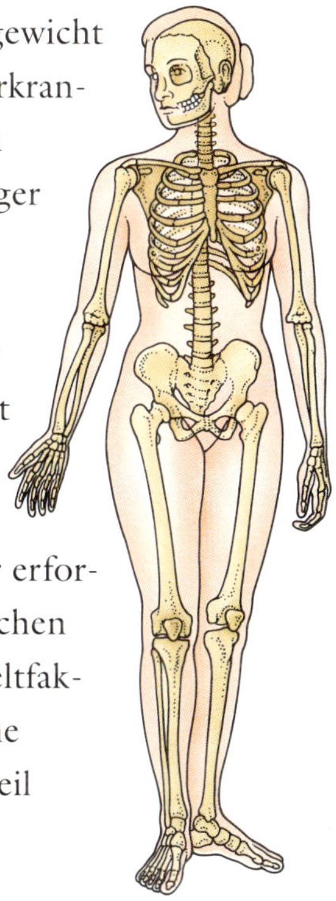

Das Skelettsystem

Knochen des Körpers I

Unsere Knochen sind einerseits so stabil, daß sie unser Gewicht tragen, und andererseits doch so leicht, daß wir uns bewegen können. Sie bieten Schutz für die inneren Organe und speichern den größten Anteil an Kalzium, Phosphor und einigen anderen Mineralien wie Magnesium. In einem Museum sehen die Knochen trocken und starr aus, aber lebende Knochen sind in Wirklichkeit feucht, und in ihnen läuft eine Fülle an Aktivitäten ab. Im Knochenmark werden die roten und einige weiße Blutzellen produziert.

Das Skelett

Das Skelett eines erwachsenen Menschen besitzt im Durchschnitt 206 Knochen unterschiedlicher Form und Größe. Das Skelett besteht aus zwei Teilen: Die zentralen Knochen des Schädels, der Rippen, der Wirbelsäule und des Brustbeins bilden das Achsenskelett, die Knochen der Arme und Beine, mit dem Schulterblatt, dem Schlüsselbein und dem Becken bilden das Gliedmaßenskelett.

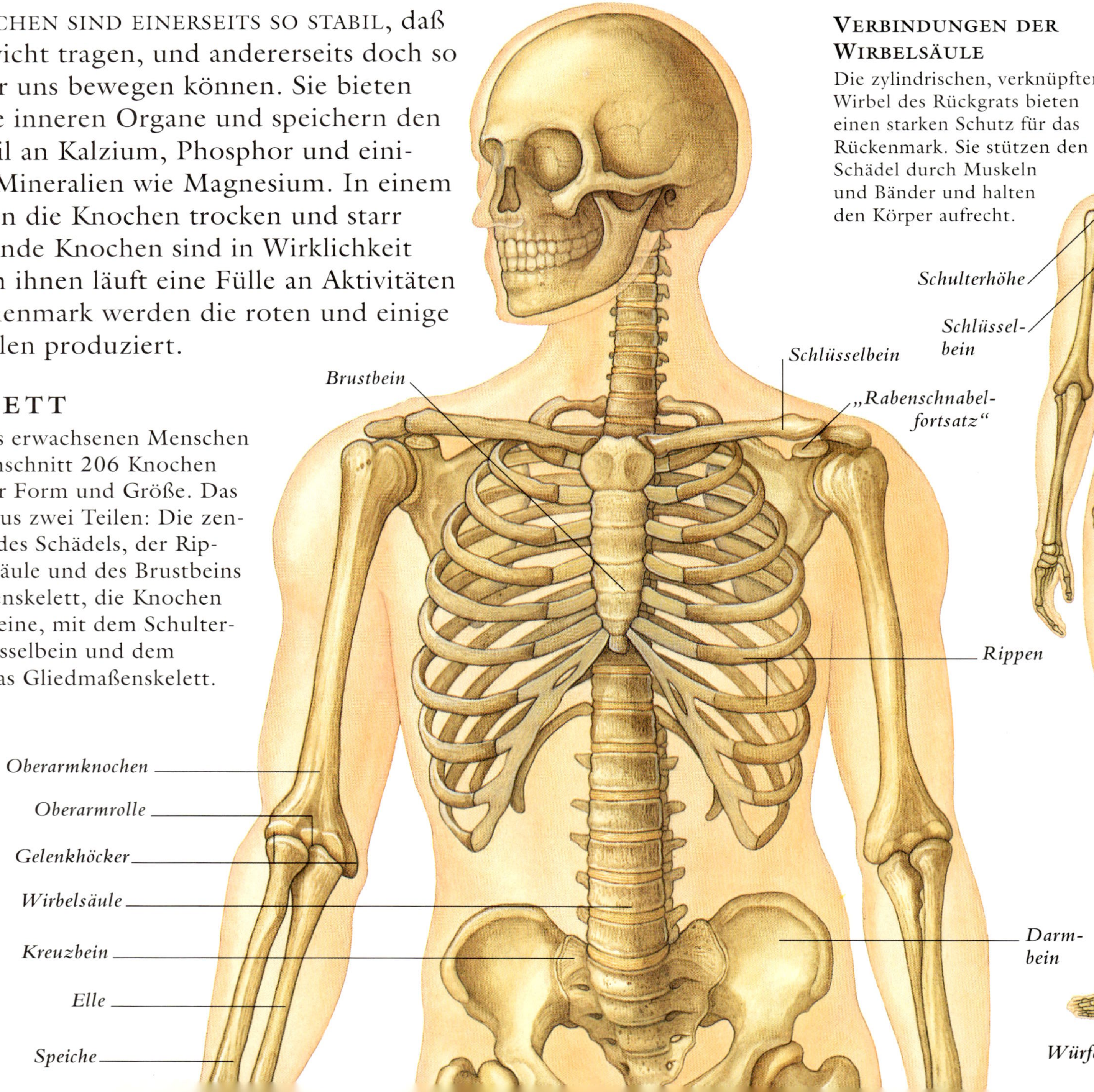

Verbindungen der Wirbelsäule

Die zylindrischen, verknüpften Wirbel des Rückgrats bieten einen starken Schutz für das Rückenmark. Sie stützen den Schädel durch Muskeln und Bänder und halten den Körper aufrecht.

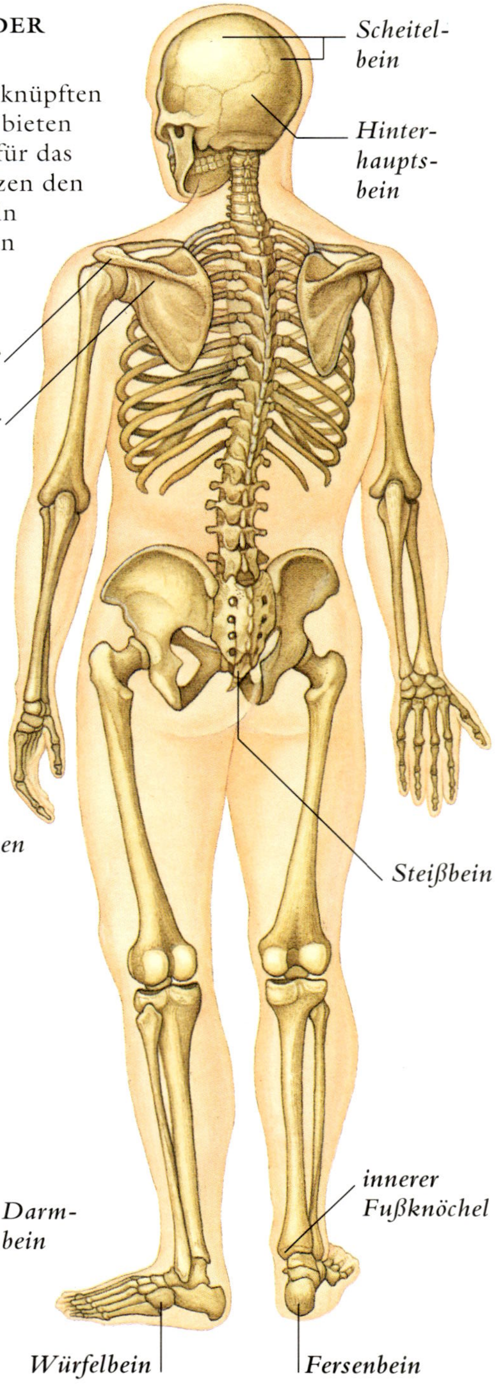

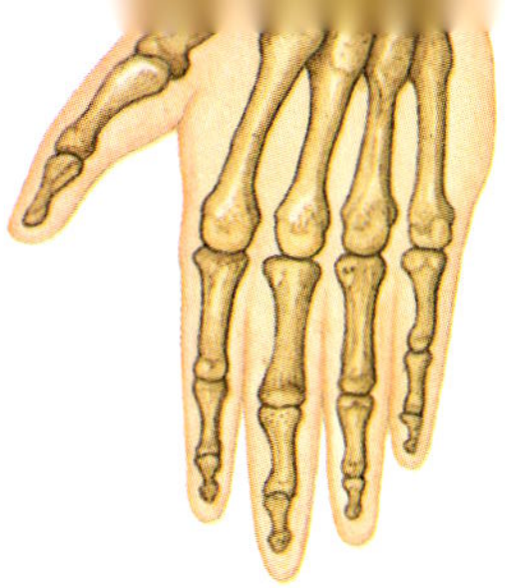

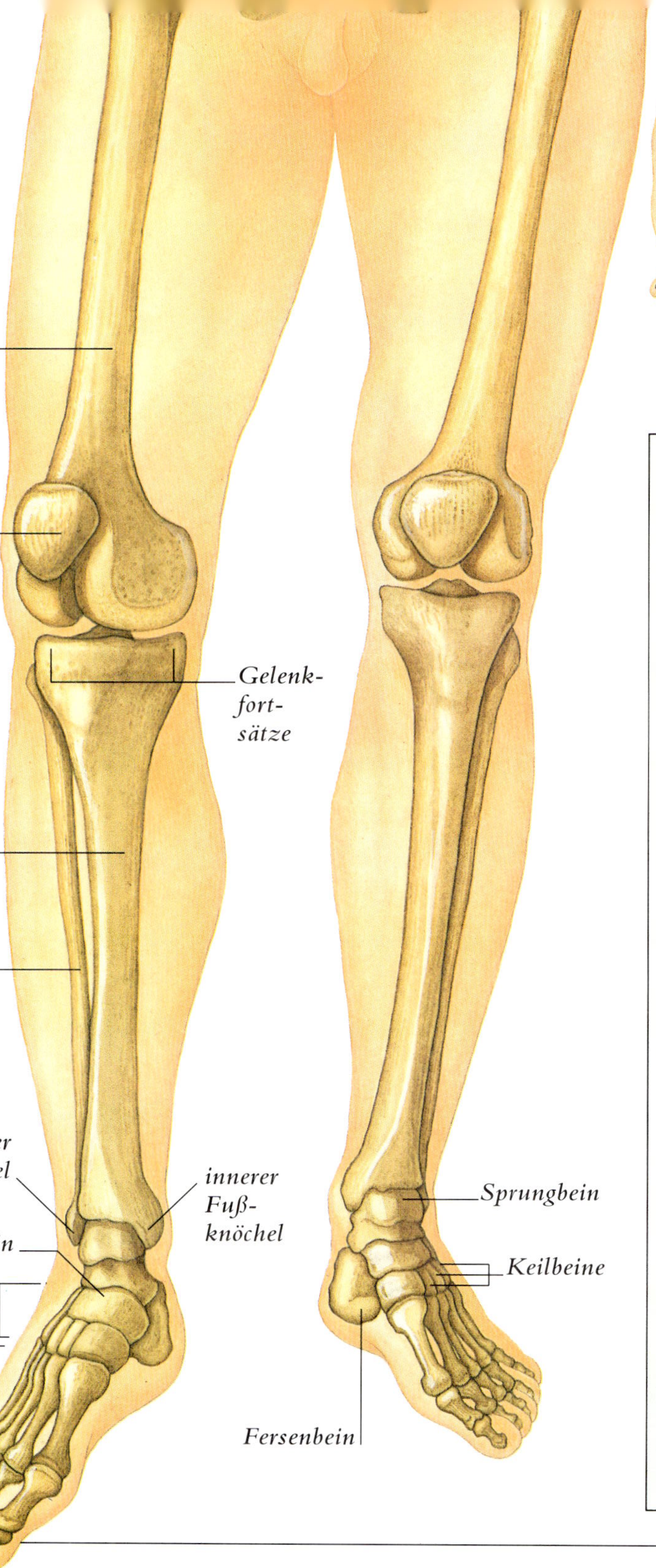

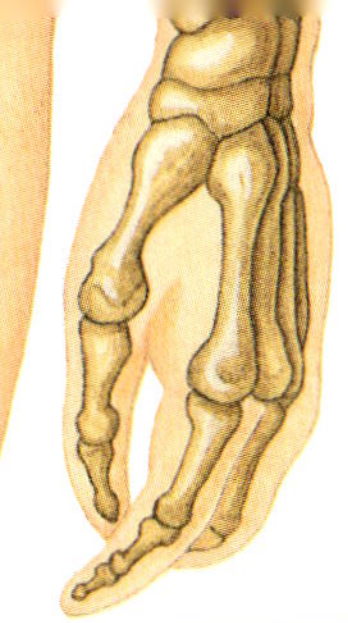

GESCHLECHTLICHE UNTERSCHIEDE

Das männliche und das weibliche Becken sehen im Prinzip gleich aus, aber das weibliche Becken ist flacher und breiter und somit dem Geburtsvorgang angepaßt. Die Beckenknochen sind miteinander verwachsen und bilden einen Ring, der den Oberkörper abstützt und Teile des Fortpflanzungs-, des Verdauungs- und des Harnsystems schützt.

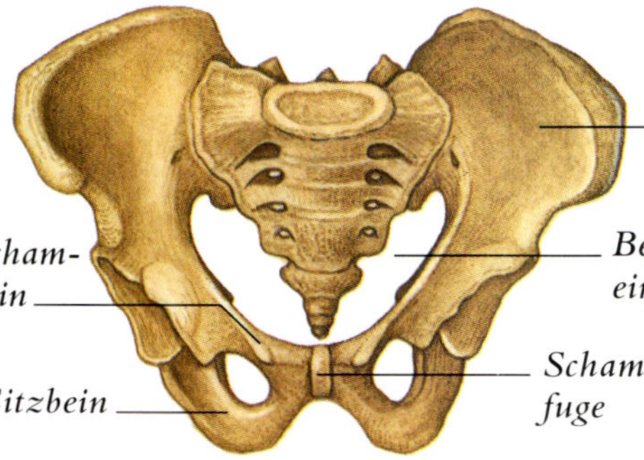

MÄNNLICHES BECKEN

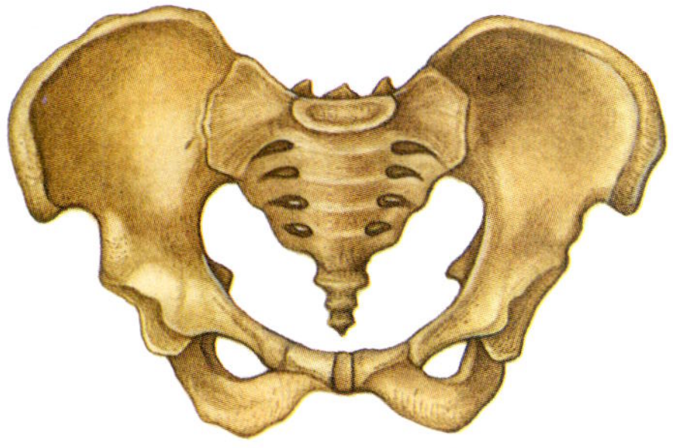

WEIBLICHES BECKEN

KNOCHENFORMEN

Die Form der Knochen deutet auf ihre spezielle Aufgabe im Körper hin. Lange Knochen wirken als Hebel, kurze als nützliche Brücken und flache als effektive Schutzhülle. Die kleinen, runden Sesambeine sind in Sehnen oder Gelenkkapseln eingebettet. Unregelmäßige Knochen sind die Wirbelsäule, das Darmbein und einige Gesichtsknochen.

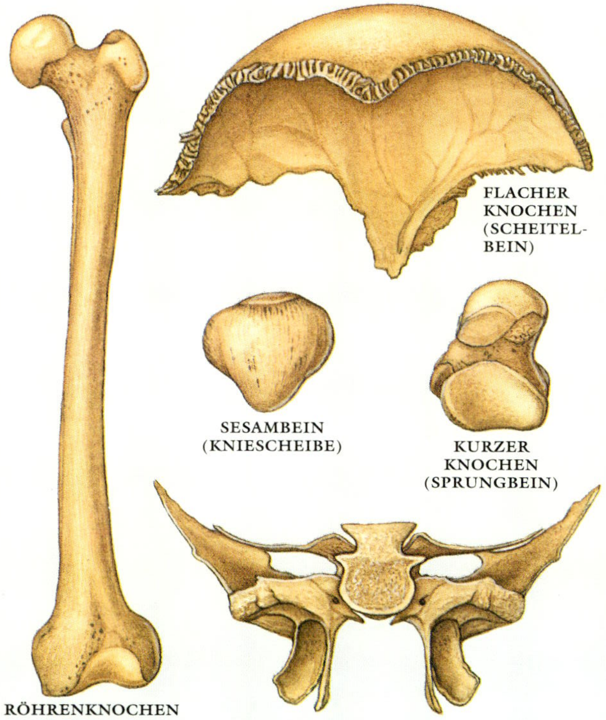

KNOCHEN DES KÖRPERS II

AM BRUSTKORB, einem Knochenkäfig, erkennt man sowohl die Schutz- wie auch die Stützfunktion des Skeletts. Die Rippen und ihre Muskeln bilden die Brustkorbwand und schützen lebenswichtige innere Organe wie Herz, Lunge und Leber. Die meisten Menschen haben zwölf Rippenpaare, aber ca. 5 Prozent haben von Geburt an eine oder mehrere Rippen mehr. Menschen, die am Down-Syndrom leiden, haben ein Rippenpaar weniger.

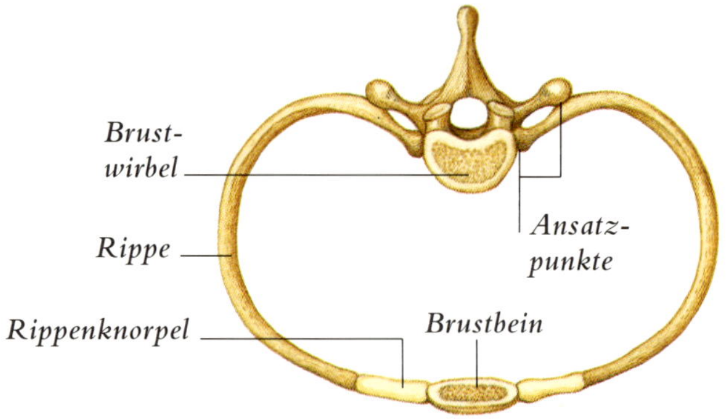

RIPPENVERBINDUNGEN
Jede Rippe verbindet sich mit dem dazugehörigen Brustwirbel an zwei Stellen. Flexibler Rippenknorpel verbindet einige Rippen mit dem Brustbein: Der Brustkorb kann sich beim Atmen bewegen.

DIE RIPPEN

Die zwölf Rippenpaare sind mit der Wirbelsäule verbunden. Die oberen sieben, die „echten" Rippenpaare, sind durch Knorpel direkt mit dem Brustbein verbunden. Knorpel verbindet auch die nächsten zwei bis drei „falschen" Rippen mit der jeweils nächsthöheren. Die übrigen „freien" Rippen sind nicht mit dem Brustbein verbunden. Die unteren beiden Rippenpaare sind hier hinter der Leber und dem Magen verborgen.

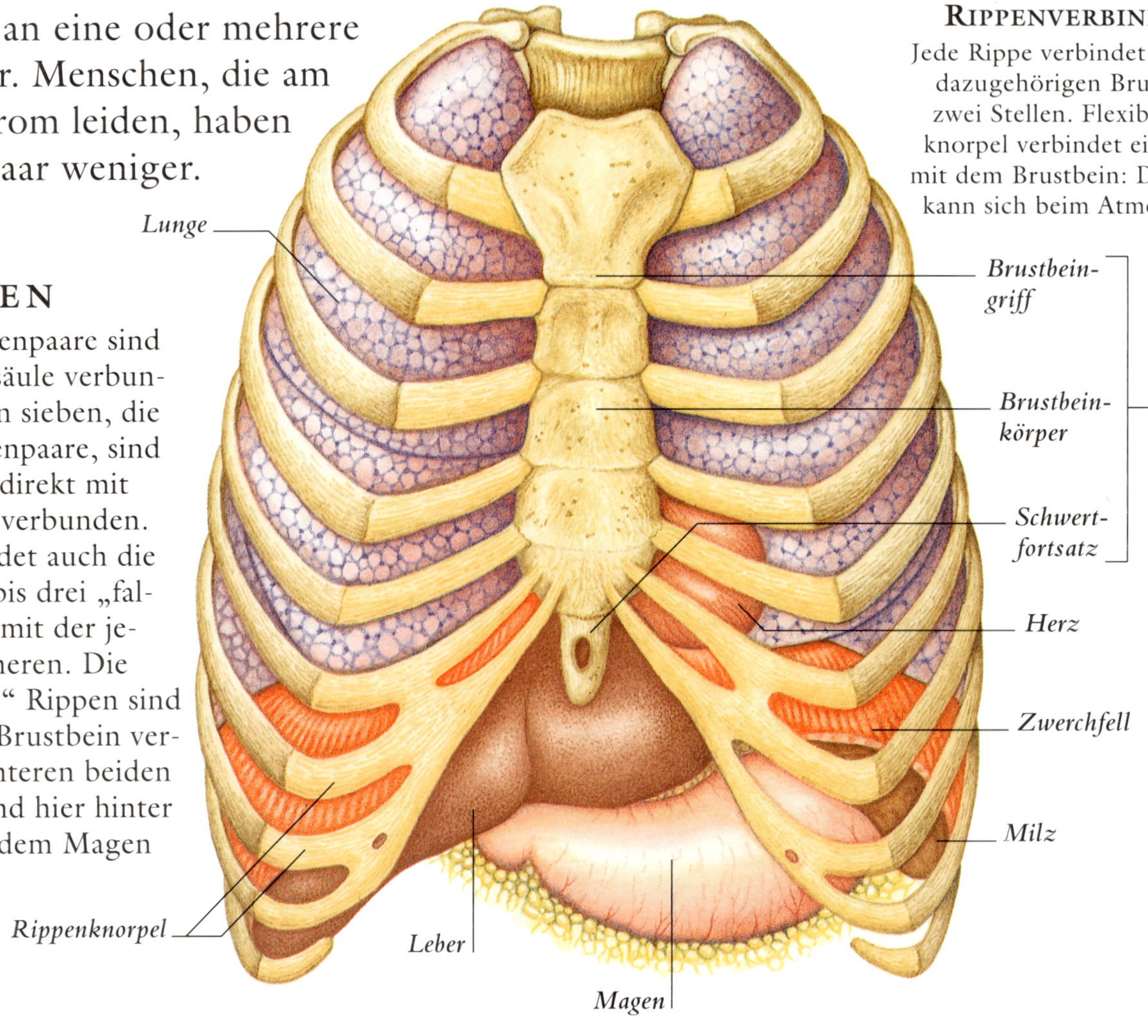

HAND- UND FUSSKNOCHEN
Ähnlich sind Hand- und Fußknochen angeordnet, aber mit wichtigen Unterschieden. So sind z. B. die Zehenknochen allgemein kürzer als die Fingerknochen.

HANDKNOCHEN	FUSSKNOCHEN
Handwurzelkn.	*Fußwurzelkn.*
Mittelhandkn.	*Mittelfußkn.*
Fingerkn.	*Zehenkn.*

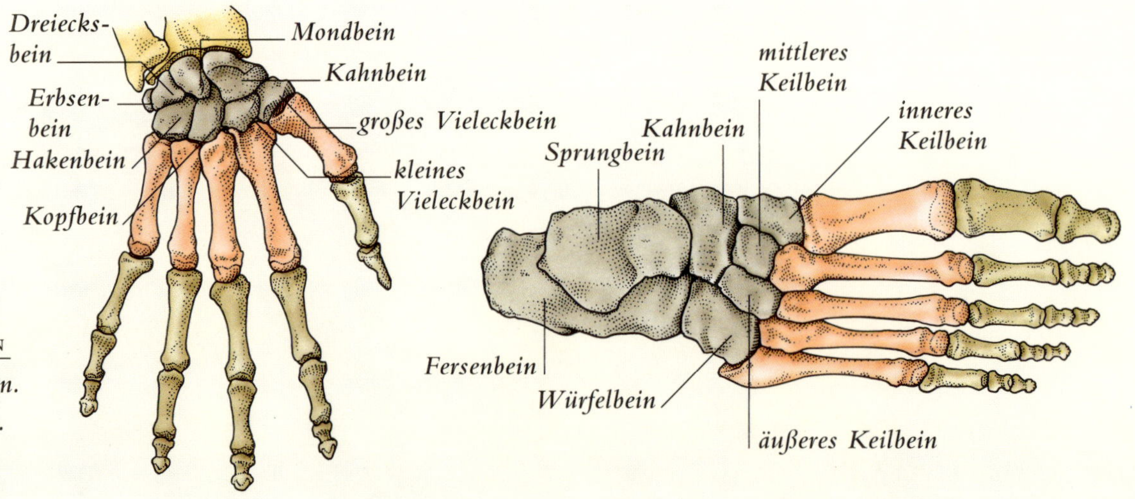

DIE SCHÄDELKNOCHEN

Der Schädel besteht aus acht Knochen, die das Gehirn umgeben und schützen, dem Gehirnschädel und weiteren 14 Knochen, die den Gesichtsschädel bilden. Über die Hirnoberfläche schlängeln sich starre Verbindungen, die Schädelnähte, die nur bei sehr jungen Kindern flexibel sind, da diese noch wachsen. Nur der Unterkieferknochen ist durch ein bewegliches Gelenk verbunden. Die Gehörknöchelchen des Mittelohrs sind im engeren Sinn nicht Teil des Schädels. Sie übertragen Schallwellen vom Trommelfell zum Innenohr.

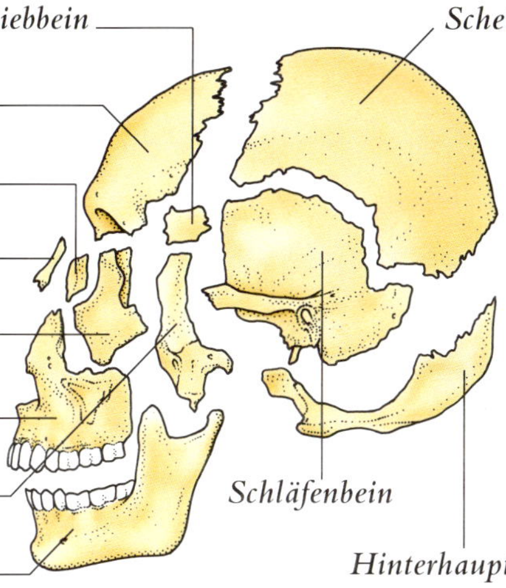

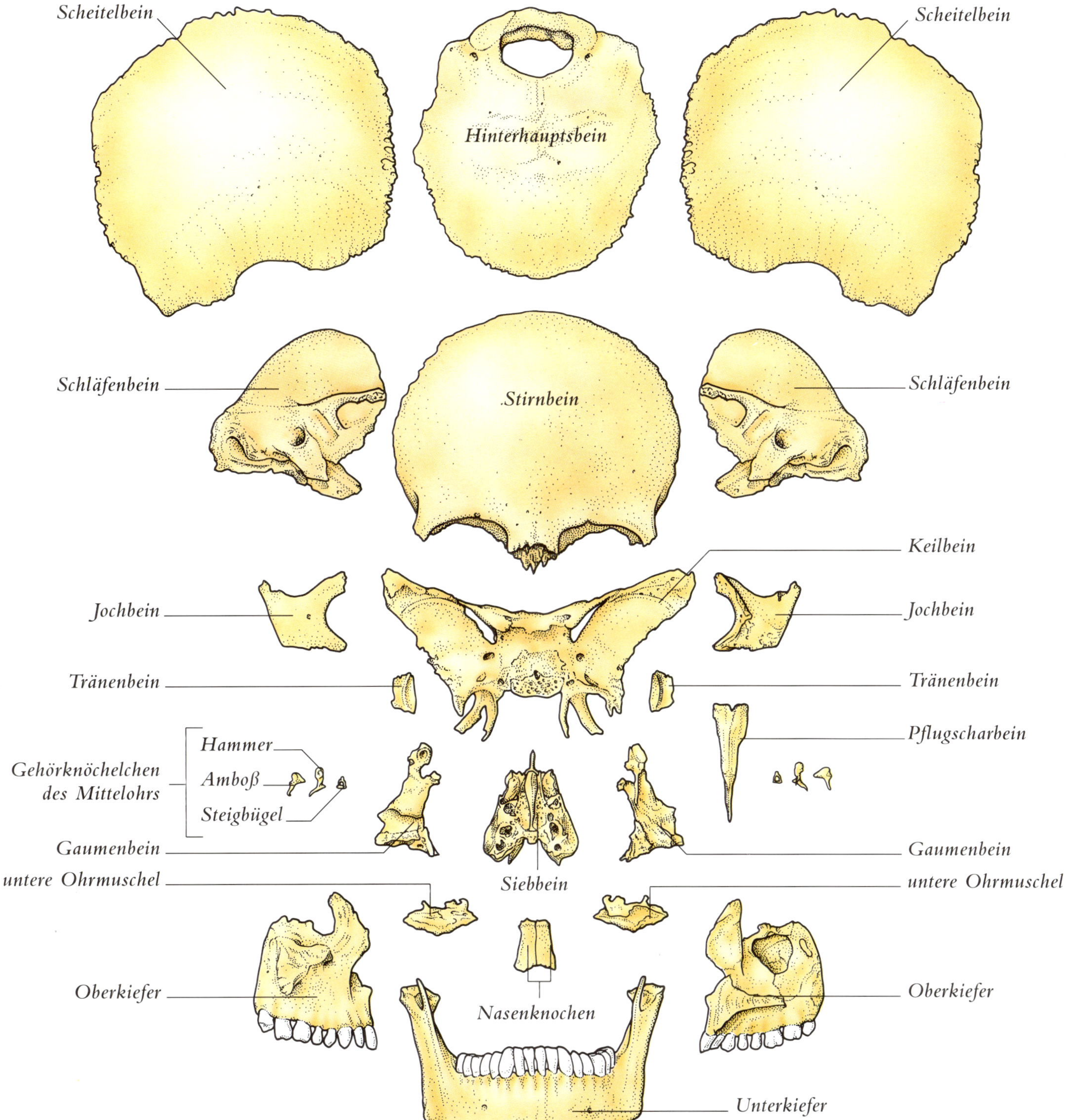

KNOCHENBAU UND WACHSTUM

DIE KNOCHEN BESTEHEN AUS BINDEGEWEBE und sind hart wie Stahl, aber leicht wie Aluminium. Zellen und Proteinfasern sind in eine gallertartige Grundsubstanz aus Wasser, Mineralsalzen und Kohlehydraten eingebaut. Knochengewebe ist nicht völlig starr, sondern wird ständig abgebaut und ersetzt, so daß es sich während des Wachstums und nach Verletzungen wieder erneuert.

Osteon
Diese stäbchenförmige Einheit, auch Havers-System genannt, ist der Baustein der Knochenrinde. Konzentrische Schichten, die Lamellen, umgeben den inneren Kanal.

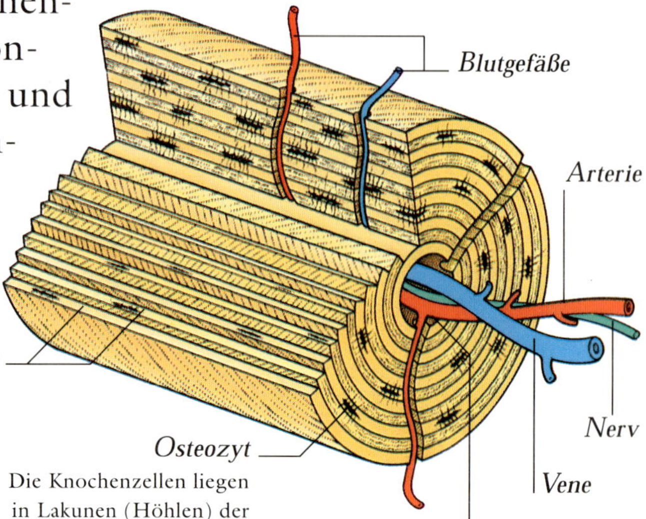

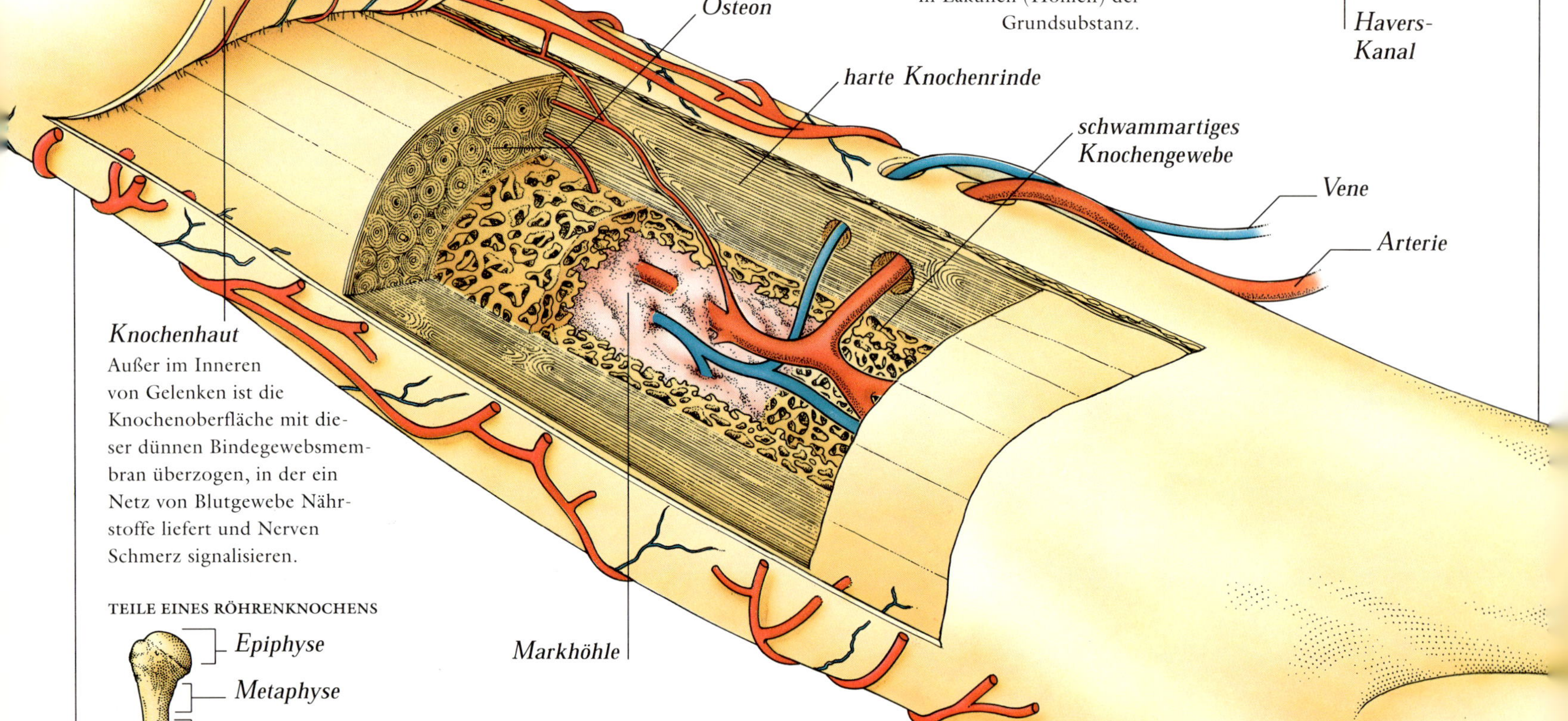

TEILE EINES RÖHRENKNOCHENS

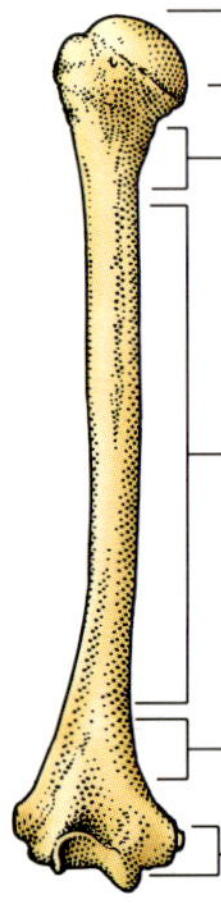

KNOCHENAUFBAU

Die Markhöhle verläuft entlang des inneren Schafts eines langen, ausgewachsenen Knochens. Sie enthält rotes Knochenmark, ein weiches Gewebe, in dem Blutzellen gebildet werden, und gelbes, meist fettreiches Mark und Blutgefäße. Das Knochenmark ist von schwammartigen Schichten und der Knochenrinde umhüllt. Kleinere Querkanäle verbinden die Markhöhle mit einer dünnen Membran über der Knochenoberfläche, der Knochenhaut.

Knochenmark
Die mikroskopische Darstellung rechts zeigt rotes Knochenmark, in dem rote und weiße Blutzellen gebildet werden. Rotes Knochenmark ist bei der Geburt in allen Knochen vorhanden. In Röhrenzellen wird es nach und nach durch gelbes Mark ersetzt, das keine Blutzellen mehr bilden kann.

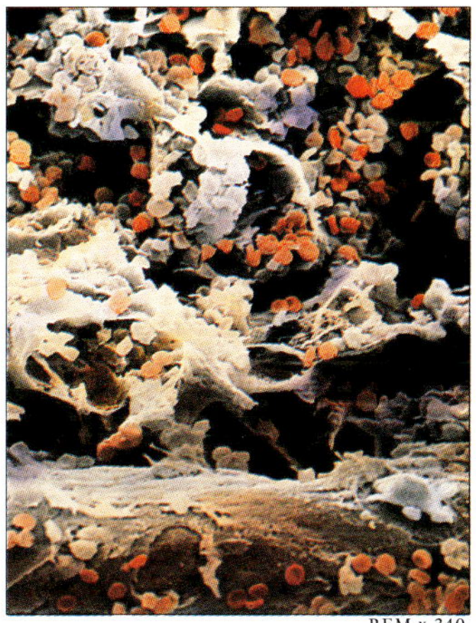
REM x 340

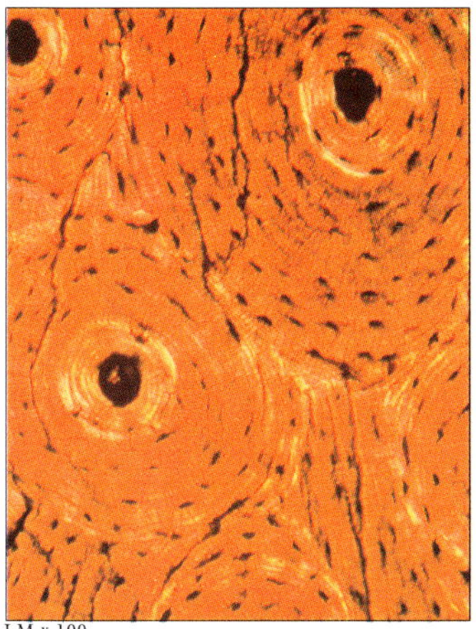
LM x 100

Knochenschale
Die Knochenschale ist eine kompakte Struktur aus Osteonen. Die Innenkanäle (schwarz) in jedem Osteon enthalten Blutgefäße und Nerven. Lakune (Lükken), winzigen schwarzen Punkte zwischen den konzentrischen Lamellen, enthalten Osteozyten (Knochenzellen).

schwammartiges Gewebe
Rechts ist das netzartige Schwammgewebe abgebildet, das aus Trabekeln („Bälkchen") aufgebaut ist. Die Trabekel sind so ausgerichtet, daß sie dem größten Druck oder Belastungen entgegenwirken können; deshalb sind die Knochen stark und leicht zugleich.

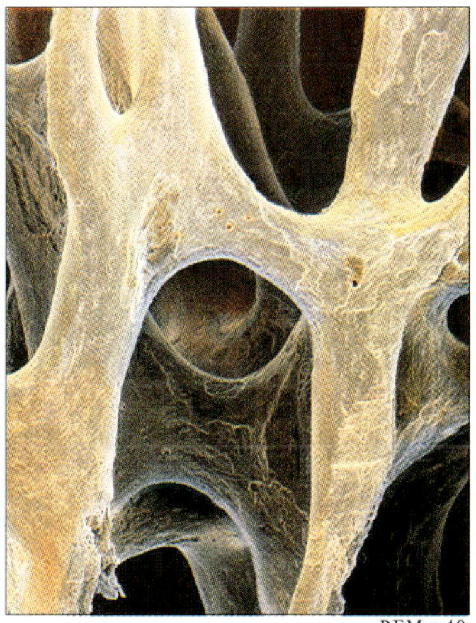
REM x 40

LÄNGENWACHSTUM DER KNOCHEN

Nahe den Enden der Röhrenknochen, die nicht mit Knochenhaar, sondern mit Knorpel bedeckt sind, liegt die Epiphysenfuge, aus der Knorpelzellen (Chondrozyten) wachsen und Säulen bilden, die ältere Zellen hin zur Mitte des Knochenschafts stoßen. Die Chondrozyten werden größer, sterben ab, und neue Knochenzellen werden eingelagert.

Das Knochenwachstum
Die Knochen wachsen ungefähr bis zum 17. Lebensjahr. Verletzungen an der Epiphysenfuge während des Heranwachsens können zu verkürzten Knochen und eingeschränkter Bewegung führen.

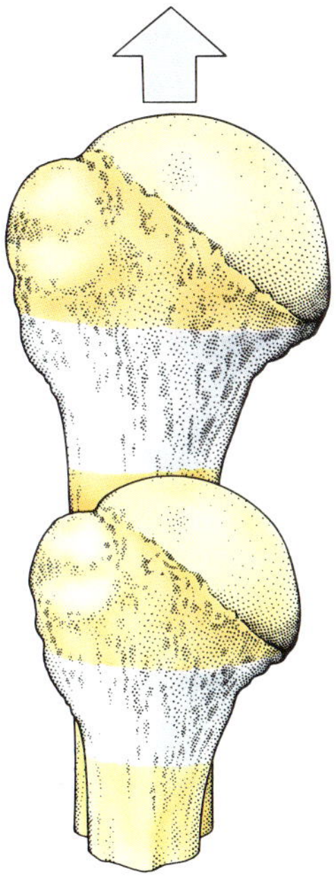

Wachstumszone
Die hellen Zonen stellen die Epiphysenfuge dar. Sie befinden sich z. B. nahe den Enden des Oberschenkelknochens, des Schienbeins und des Wadenbeins.

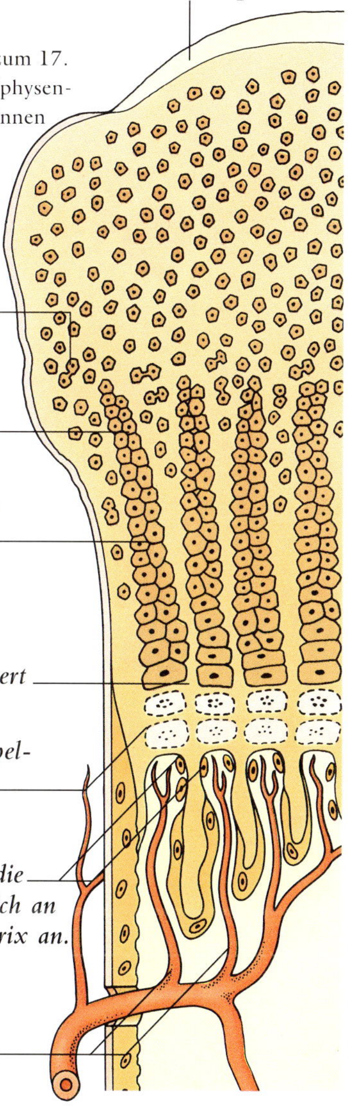

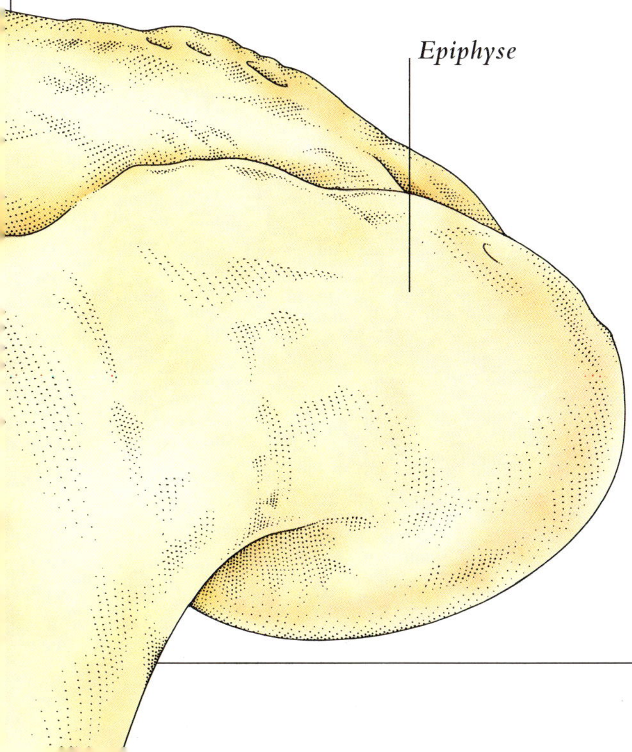

KNOCHENWACHSTUM

Die meisten Knochen haben sich aus Knorpel entwickelt. Bei diesem Vorgang, der Ossifikation, werden Mineralsalze abgelagert und der Knorpel in Knochen umgewandelt. Dieser Prozeß endet erst im frühen Erwachsenenalter, wenn die Knochen nicht mehr wachsen.

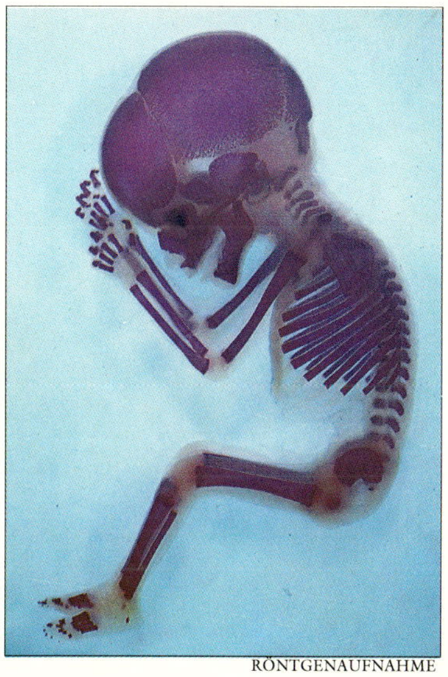
RÖNTGENAUFNAHME

Skelett eines Fötus
Bei diesem zwölf Wochen alten Fötus sind die helleren Zonen in den Händen, Füßen und Knien Teile knochenförmigen Knorpels, der erst nach der Geburt hart wird. Die Nähte zwischen den Schädelknochen werden später noch hart.

KNOCHENBRÜCHE

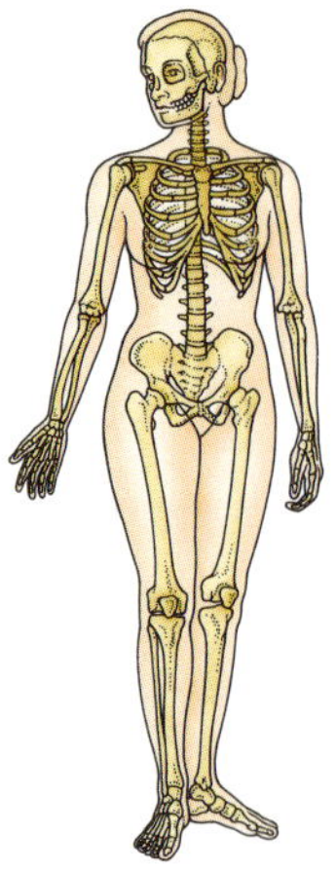

KNOCHENBRÜCHE KOMMEN HÄUFIG und in jedem Alter vor. Die Verletzungen reichen von kleineren Fissuren, Rissen in der Oberfläche, bis hin zu kompletten Frakturen. Brüche können bei plötzlicher, ungewohnter Einwirkung oder bei Druck entstehen. „Streßfrakturen" können bei anhaltender oder wiederholter Krafteinwirkung auf die Knochen entstehen, etwa beim Langstreckenlauf. Bei Nährstoffmangel oder bestimmten chronischen Krankheiten können die Knochen geschwächt werden, und die Gefahr von Brüchen steigt.

ENTSTEHUNG VON KNOCHENBRÜCHEN

Bei einem geschlossenen (einfachen) Bruch wird die Haut nicht durchstoßen, bei einem offenen (komplizierten) Bruch ragen Knochenstücke aus der Haut. Bei einem verschobenen Bruch werden die Knochen gewaltsam aus ihrer Lage gebracht.

BRUCHARTEN

Die Art eines Knochenbruchs hängt davon ab, in welchem Winkel und in welchem Ausmaß Kraft auf die Knochen ausgeübt wurde und welcher Knochen betroffen ist. Aus dem Bruchmuster kann der Chirurg darauf schließen, wie der Bruch am einfachsten zu beheben ist.

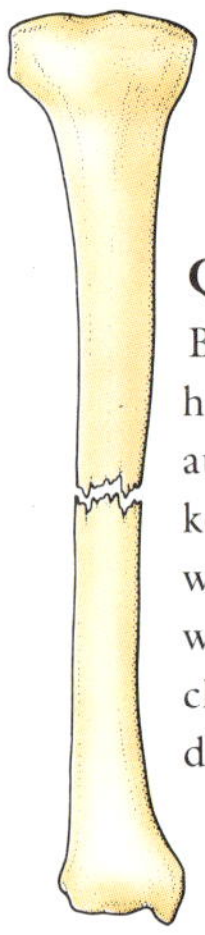

Querbruch
Beim Querbruch hängt es davon ab, aus welchem Winkel die Krafteinwirkung ausgeübt wird. Der Knochen bricht quer durch, aber der Bruch ist stabil.

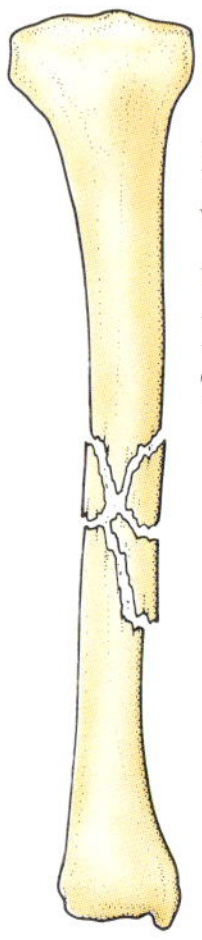

Trümmerbruch
Als Folge starker Krafteinwirkung wie bei einem Autounfall zerbricht der Knochen in mehrere Teile.

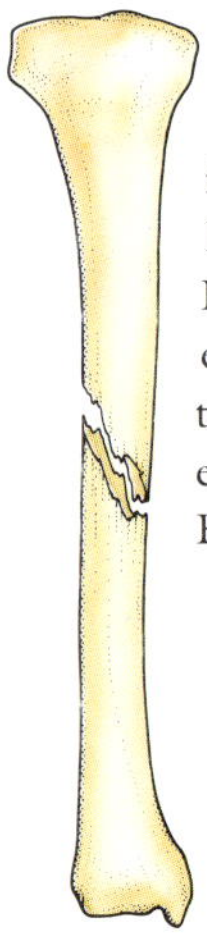

Spiralbruch
Bei einer scharfen, plötzlichen Drehung kann ein Knochen diagonal entlang des Schaftes brechen, und es können gezackte Enden entstehen.

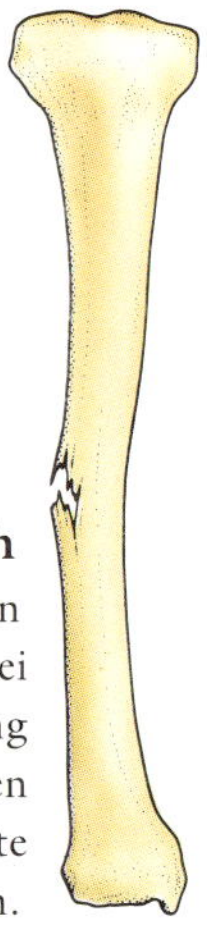

Grünholzbruch
Tritt meist bei Kindern auf, heilt aber gut. Bei starker Krafteinwirkung können Röhrenknochen nur an einer Seite schräg anreißen.

GEWÖHNLICHE KNOCHENVERLETZUNGEN

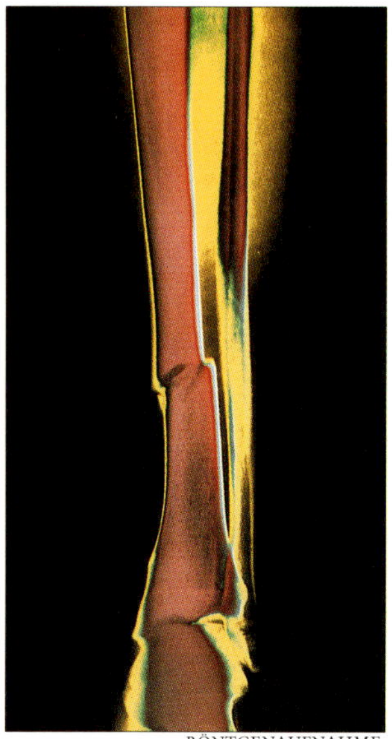

RÖNTGENAUFNAHME

Schienbeinbruch
Verletzungen des Unterschenkelknochens treten besonders bei aktiver körperlicher Bewegung wie beim Sport auf. Das Bild oben zeigt einen verschobenen Schienbeinbruch, der besonders oft zusammen mit einem Wadenbeinbruch vorkommt.

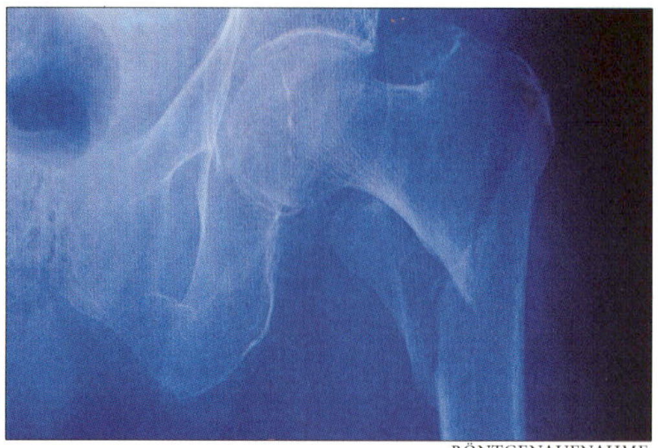

RÖNTGENAUFNAHME

Oberschenkelhalsbruch
Im Alter werden die Knochen dünner und brüchiger und können schon bei geringster Krafteinwirkung brechen. Das Hüftgelenk ist besonders gefährdet.

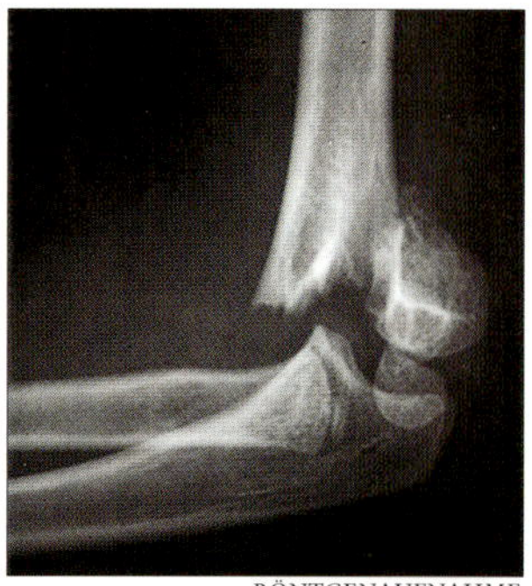

RÖNTGENAUFNAHME

Ellbogenbruch
Suprakondylärer Oberarmbruch am Gelenkhöcker, genau über dem Ellbogen. Tritt häufig bei Kindern auf und kann die Oberarmschlagader schädigen und die Blutzirkulation stören.

Colles-Fraktur
Wenn man die Hand ausstreckt, um einen Sturz abzufangen, kann die Folge ein Bruch des Speichenendes, gelegentlich auch der Ellenspitze sein. Dieser Bruch kann in jedem Alter auftreten, jedoch weit häufiger bei älteren Menschen mit dünnen Knochen und unsicherem Gleichgewicht.

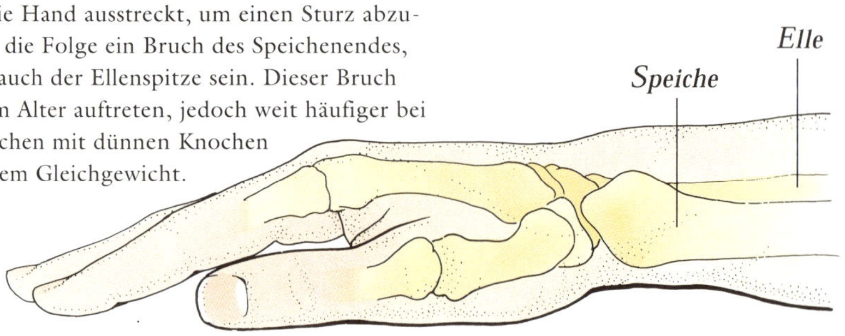

NORMALE LAGE DER KNOCHEN

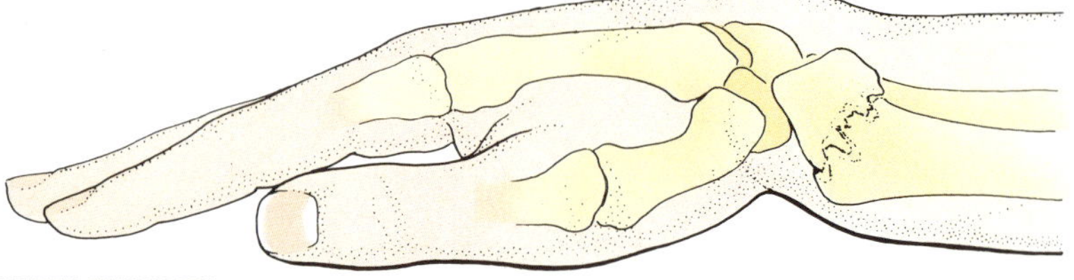

VERSCHOBENER KNOCHEN

THERAPIE BEI BRÜCHEN

Die Behandlung richtet sich nach der Art der Verletzung, insbesondere danach, welcher Knochen betroffen ist und inwieweit das Gewebe beschädigt ist. Verschobene Knochen können unter Vollnarkose korrigiert werden. Krankengymnastische Übungen unterstützen oft den Heilungsprozeß.

RUHIGSTELLUNG

Bei einigen Brüchen müssen die Knochen ruhiggestellt werden, damit sie wieder gut zusammenwachsen. Meist erfolgt das durch eine Schiene, oder es wird ein Gipsverband angelegt. Bei bestimmten Brüchen müssen die Knochen operativ in der richtigen Lage fixiert werden, damit das umgebende Gewebe heilt.

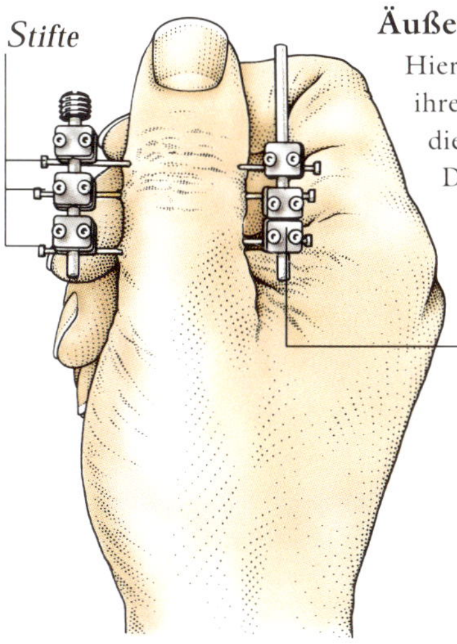

Äußere Schienung
Hier werden Knochensplitter wieder in ihrer richtigen Lage mit Stiften befestigt, die durch die Haut geschoben werden. Die Splitter werden durch einen Metallrahmen fixiert, der außen an der Haut angebracht wird.

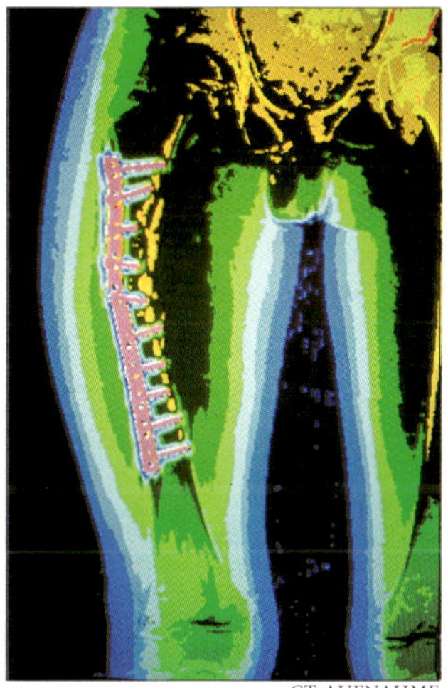

CT-AUFNAHME

Innere Schienung
Diese Schienung wird angewandt, wenn ein Knochen an verschiedenen Stellen stark gebrochen ist. Der verletzte Knochen wird freigelegt, und verschiedene Platten, Schrauben und Nägel werden eingeführt. Das Bild rechts zeigt einen Oberschenkelbruch, der mit einer Metallplatte und Schrauben fixiert wurde.

STRECKEN

Wie eine Perlenkette werden die Enden eines gebrochenen Knochens durch Ziehen in gleicher Linie ausgerichtet. Mechanische Gewichtssysteme und Rollen üben Kraft auf die Knochen aus und strecken sie wieder in ihre richtige Lage. Wenn ein Bruch sehr schnell gestreckt werden muß, kann dies unter Narkose erfolgen.

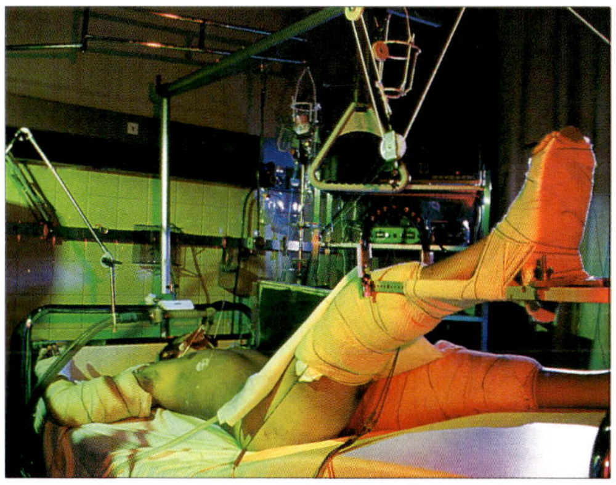

Allmähliches Strecken
Ein gebrochener Oberschenkel wird, wie links im Bild, oft durch allmähliches Strecken behandelt. Dadurch wird verhindert, daß sich die großen Muskeln verkrampfen.

OPERATIONEN

INNERE SCHIENUNG: GEBROCHENER SCHAFT DES OBERSCHENKELKNOCHENS

Der Oberschenkelknochen ist der längste Knochen im Körper. Wenn sein Knochenschaft stark gebrochen ist, muß u. U. ein Stab in die innere Markhöhle geschoben werden, damit der Knochen während der Heilung fixiert ist. Der Stab kann für immer dort bleiben. Patienten mit guter Konstitution können ihr Bein nach drei Monaten wieder vollständig bewegen.

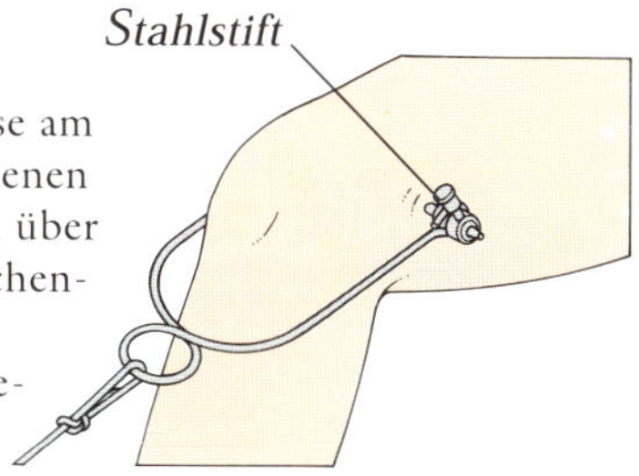

1 Ein Stahlstift wird zeitweise am unteren Ende des gebrochenen Oberschenkelknochens, genau über dem Knie, befestigt. Die Knochenenden werden nach und nach gestreckt, bis der Knochen wieder seine normale Lage einnimmt.

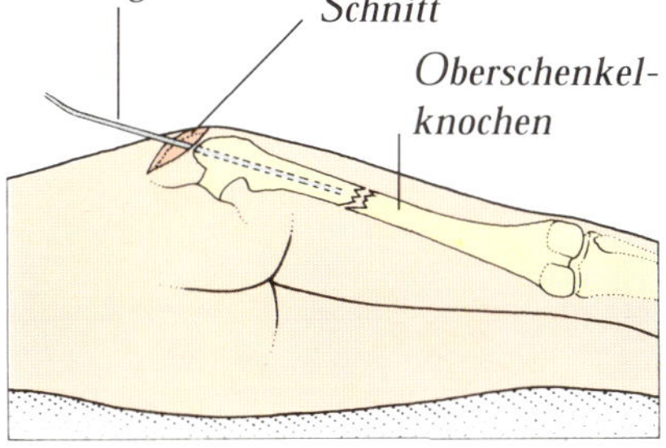

2 Nach dem Schnitt wird ein Loch oben in den freigelegten Oberschenkelknochen gebohrt. Ein Draht wird in die Markhöhle im Knocheninneren genau bis zum Knie geführt.

3 Mit einer Art Bohrer vergrößert der Chirurg die Markhöhle und führt ein hohles Metallstäbchen, das genau die richtige Länge besitzt, über den Führungsdraht hinunter. Wenn das Stäbchen korrekt angebracht ist, wird der Draht entfernt.

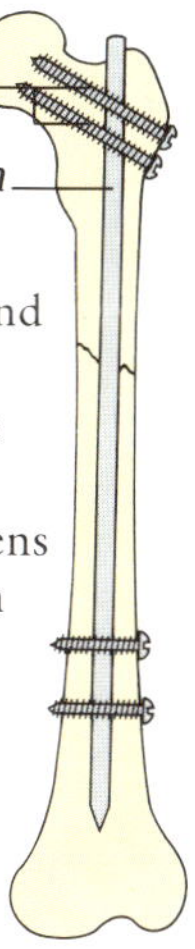

4 Die Knochen sind mit Schrauben fixiert, die durch die beiden Enden des Oberschenkelknochens und das Stäbchen im Mark führen.

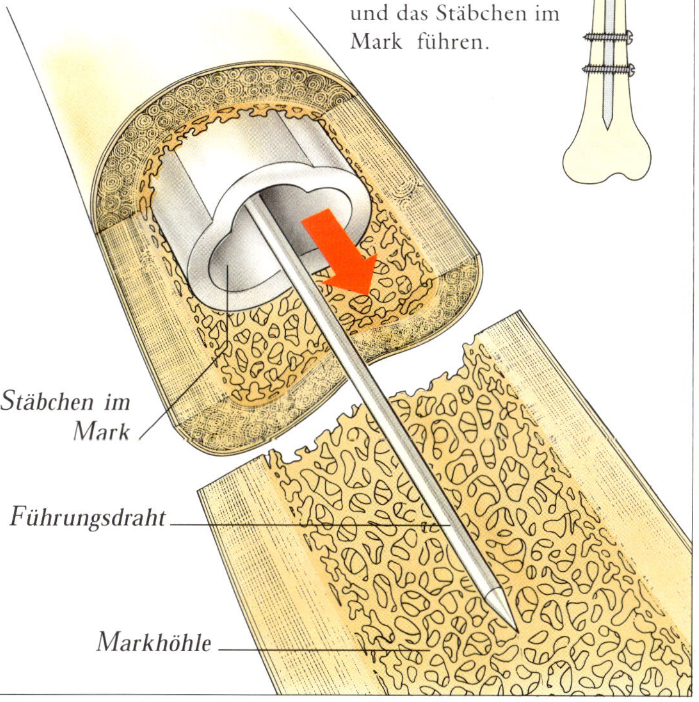

KNOCHENERKRANKUNGEN

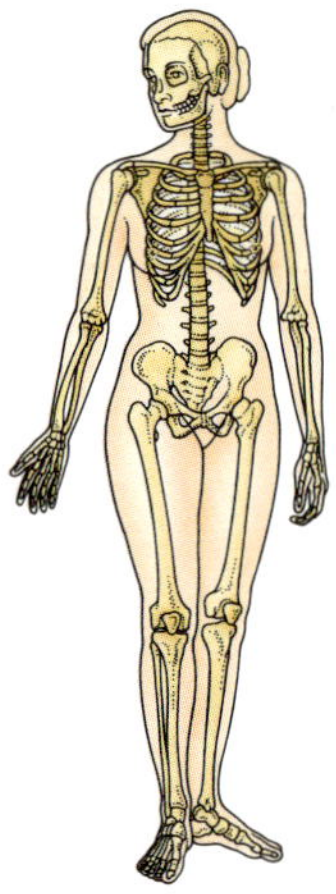

DIE KNOCHENSTÄRKE UND -STRUKTUR kann aufgrund von Nährstoffmangel, Hormonstörungen oder anderen Erkrankungen wie Rachitis, Osteomalazie, Osteoporose und Krebs beeinträchtigt werden. Manchmal kommt es zu angeborenen Mißbildungen. Diese Krankheiten betreffen jedoch nur einen geringen Teil der Bevölkerung, während mit fortschreitendem Alter praktisch jeder mit der Zeit an Osteoporose erkrankt. Körperliche Betätigung und Kalziumzugaben können den Verlauf verzögern.

OSTEOPOROSE

Nach der Lebensmitte sind Männer und Frauen von Knochenschwund betroffen. Nach der Menopause sinkt bei Frauen der Östrogenspiegel sehr schnell, und die Folge ist oft eine schwere Osteoporose. Da bei Männern der Testosteronspiegel langsamer abnimmt, leiden sie seltener an Osteoporose.

FOLGEN VON OSTEOPOROSE

Werden die Knochen dünner, entwickelt sich Osteoporose. Wirbelkörperbrüche können die Ursache einer Rückgratverkrümmung sein, Stürze können zu Hüft- oder Handgelenksbrüchen führen.

RÖNTGENAUFNAHME

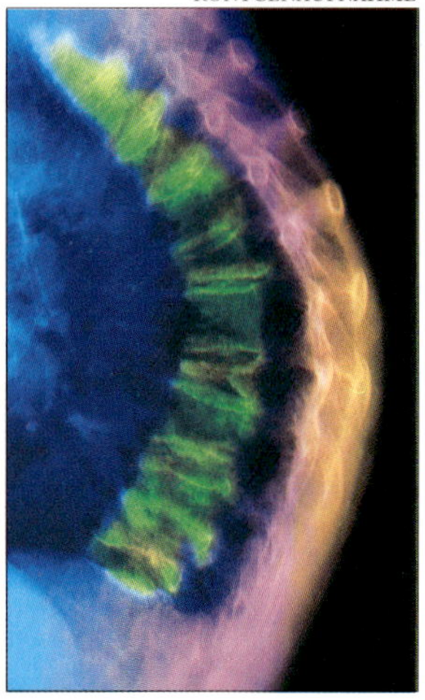

Osteoporose der Wirbelsäule
Sogar bei Husten und Niesen können bei Osteoporose einige Wirbel brechen.

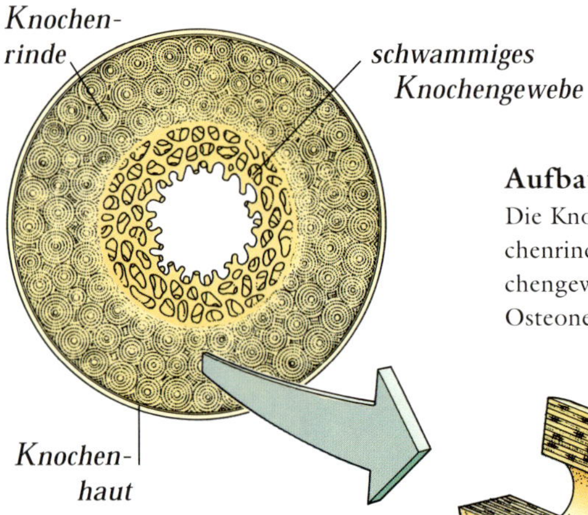

Aufbau eines normalen Knochens
Die Knochenhaut umschließt die harte Knochenrinde und das innere schwammige Knochengewebe. Die Knochenrinde besteht aus Osteonen, die aus Lamellen aufgebaut sind.

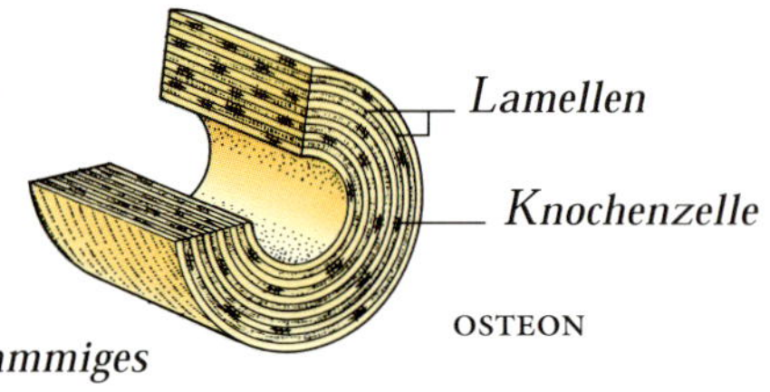

OSTEON

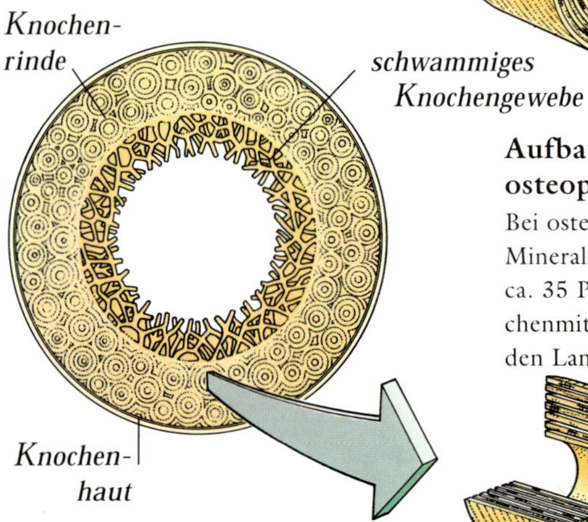

Aufbau eines osteoporotischen Knochens
Bei osteoporotischen Knochen beträgt die Mineraliendichte statt 65 Prozent nur noch ca. 35 Prozent. Die Markhöhle in der Knochenmitte ist vergrößert, und durch Lücken in den Lamellen werden die Knochen brüchiger.

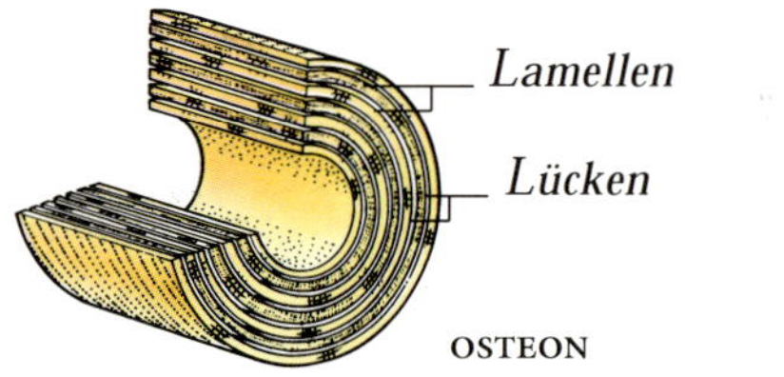

OSTEON

URSACHEN VON OSTEOPOROSE

Knochen werden ständig abgebaut und ersetzt, damit sie wachsen und sich regenerieren können. Bei jungen Menschen erfolgt die Knochenbildung schneller als der Zellabbau, ein Prozeß, der sich im frühen Erwachsenenalter umkehrt. Die Knochen werden allmählich schwächer und leichter.

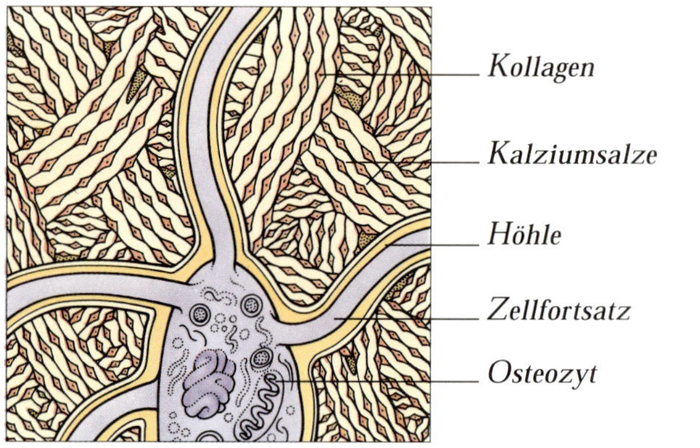

Knochenbildung
Knochenbildung ist die Folge von Mineralablagerungen (vor allem Kalziumsalze) auf einer organischen Grundsubstanz aus Kollagenfasern. Osteozyten oder Knochenzellen bilden Kollagen und tragen zur Kalziumaufnahme bei. Kalzium wird durch Kanäle im Knochen durch das Blut transportiert, wobei Hormone je nach Bedarf den Kalziumspiegel regulieren.

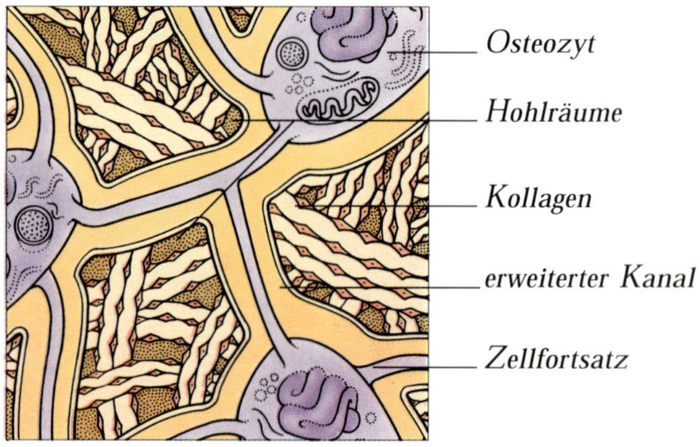

Knochenschwund
Osteoporose ist Teil des Alterungsprozesses, bei dem das Kollagengerüst und die abgelagerten Minerale schneller abgebaut als produziert werden. Die Kanäle, die die Osteozyten verknüpfen, erweitern sich, und in dem Netz aus Kollagenfasern bilden sich neue Lücken; dadurch werden die Knochen schwächer.

KNOCHENERWEICHUNG

Bei Kalzium- und Phosphormangel werden die Knochen weicher, es ensteht Osteomalazie. Bei dieser Krankheit bleibt die Grundsubstanz des Knochens erhalten. Osteomalazie bei Kindern heißt Rachitis. Hauptursache ist ein Vitamin-D-Mangel, da der Körper Vitamin D braucht, um Kalzium und Phosphor aufzunehmen.

Beckenverformung
Die Beckenknochen können durch Osteomalazie weich und stark verformt werden. Bei einer so starken Verformung wie rechts wäre das Laufen für den Betroffenen wohl erschwert und schmerzhaft.

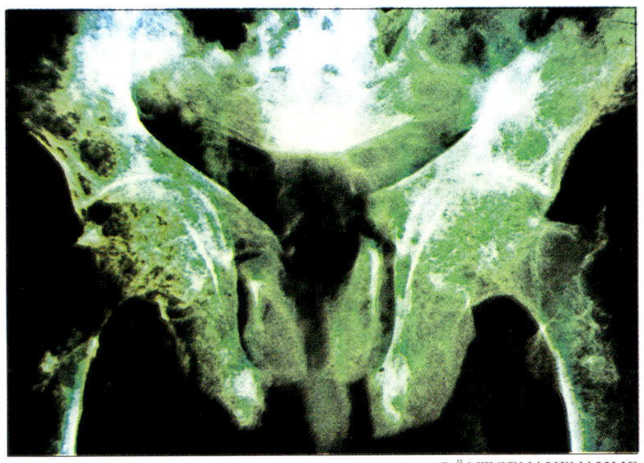
RÖNTGENAUFNAHME

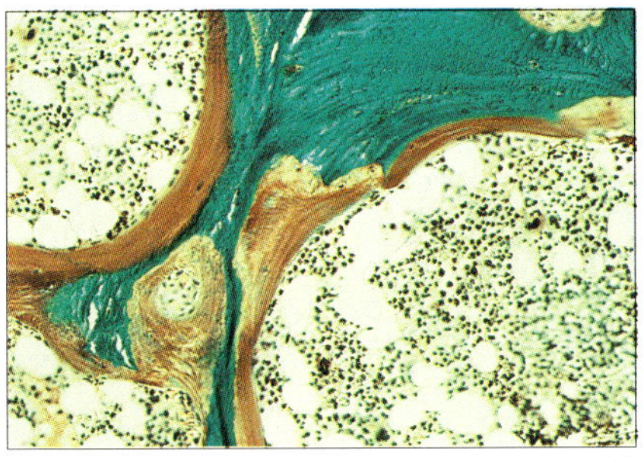
LM

Knochenbiopsie
Diese eingefärbte Knochengewebsprobe zeigt Anzeichen einer Osteomalazie. Gebiete mit verminderten Kalziumablagerungen sind braun, gesundes Gewebe ist grün. Diese unregelmäßige Struktur kann zu winzigen Brüchen auf der Oberfläche führen.

PAGET-SYNDROM

Beim Paget-Syndrom, auch Ostitis deformans genannt, ist die normale Knochenbildung gestört. Knochen werden zu schnell abgebaut und durch anormale Knochen ersetzt. Dieses Syndrom tritt bei jungen Menschen seltener auf, aber 3 Prozent der über Vierzigjährigen sind davon betroffen. Es ist meistens auf den Schädel, die Wirbel, das Becken und die Beinknochen begrenzt.

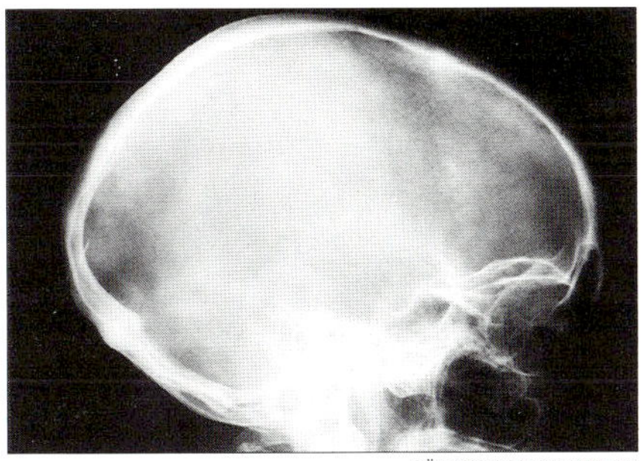
RÖNTGENAUFNAHME

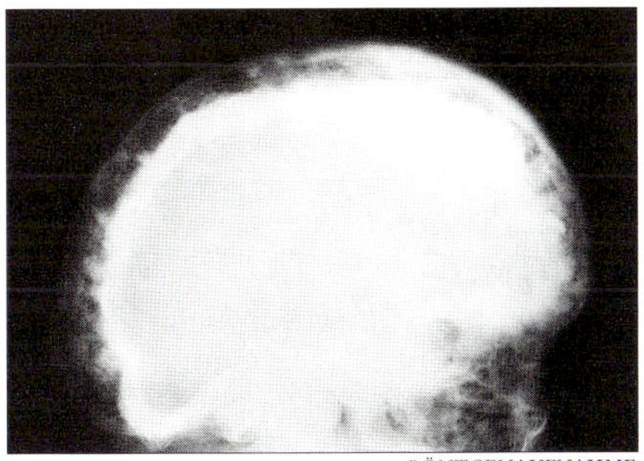
RÖNTGENAUFNAHME

Knochenvergrößerung und -verdickung
Als Folge der Paget-Krankheit können sich bestimmte Knochen vergrößern und verdicken. Oben ist ein gesunder Schädel abgebildet, unten als Kontrast dazu ein erkrankter Schädel, bei dem Gebiete mit erhöhter Knochendichte als weiße Flecken zu sehen sind. Eine Knochenvergrößerung hat unterschiedliche Folgen, z. B. Hörverlust, da die Gehirnnerven gequetscht werden. Betroffene Bereiche werden stärker durchblutet und fühlen sich u. U. warm an.

KNOCHENKREBS

Krebs kann in einem Knochen selbst entstehen (Primärkrebs) oder aber, was sehr viel häufiger ist, sich dorthin von anderen Körperbereichen her ausbreiten (Sekundärkrebs oder Metastase).

PRIMÄRER KNOCHENKREBS

Am häufigsten sind junge Menschen von Primärkrebs betroffen. Die häufigste Art ist ein Osteosarkom in Röhrenknochen wie dem Oberschenkelknochen. Ein weiterer Primärkrebs ist das Chondrosarkom, das vor allem im Becken, in den Rippen und im Brustbein auftritt. Eine mögliche Behandlungsmethode ist das Einsetzen eines Knochentransplantats.

Osteosarkom
Am häufigsten tritt ein Osteosarkom genau über dem Knie am unteren Ende des Oberschenkelknochens auf. Ein erstes Symptom ist eine sichtbare, schmerzhafte Schwellung (die blauen Bereiche in der Mitte links).

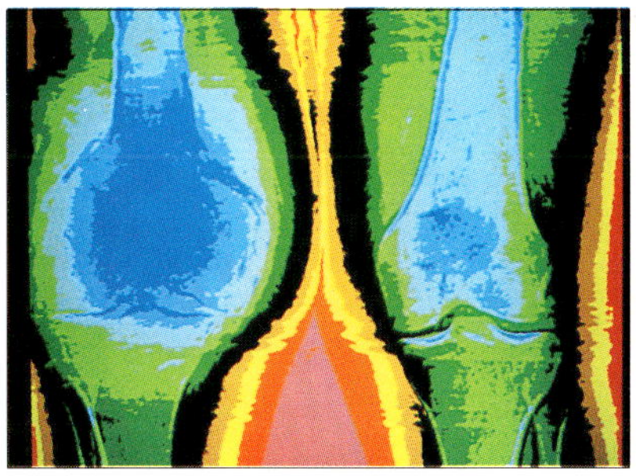
CT-AUFNAHME

SEKUNDÄRER KNOCHENKREBS

Sekundärer Knochenkrebs entwickelt sich häufig bei älteren Menschen. Meist sind Schädel, Brustbein, Becken, Wirbel, Rippen und die oberen Enden des Oberschenkel- und Oberarmknochens betroffen. Sekundärer Knochenkrebs kann mit Zytostatika behandelt werden oder durch eine Strahlentherapie.

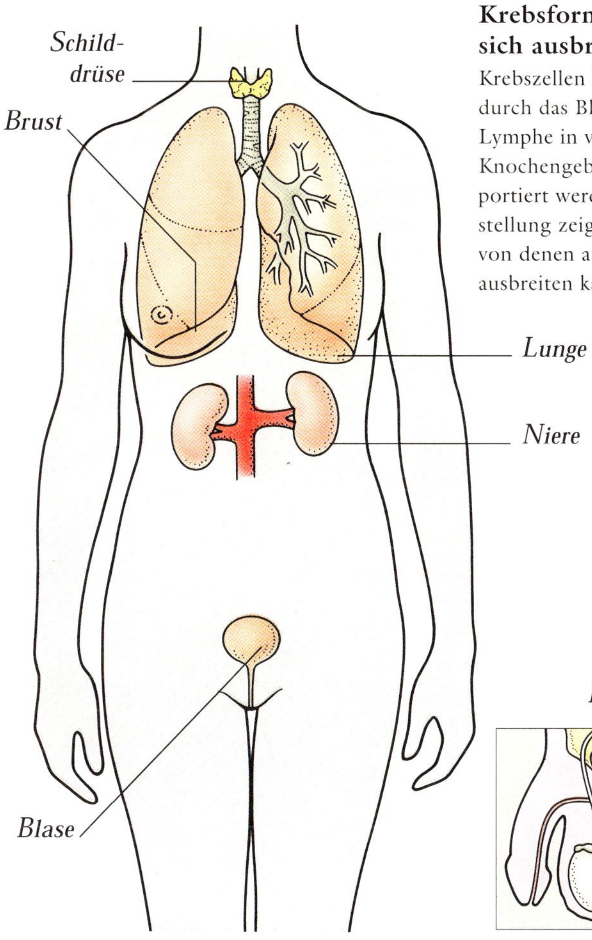

Krebsformen, die sich ausbreiten
Krebszellen können durch das Blut oder die Lymphe in verschiedene Knochengebiete transportiert werden. Die Darstellung zeigt Organe, von denen aus sich Krebs ausbreiten kann.

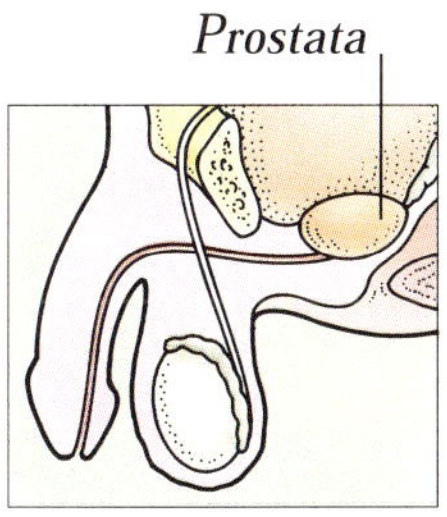

Wirbelsäule

Die Wirbelsäule ist eine starke, aber flexible Stütze, die Kopf und Körper aufrecht hält und dem Körper Beugungen und Drehungen ermöglicht. 33 ringförmige Wirbel sind mit einer Reihe beweglicher Gelenke verbunden. Zwischen den Wirbeln sind elastische Scheiben aus straffem Faserknorpel, die bei Druck nach unten gepreßt werden und Stöße auffangen. Sie müssen enorme Kräfte aushalten: Bei anstrengenden Bewegungen wirken mehrere hundert Kilogramm auf sie ein. Starke Bänder und Muskeln um die Wirbelsäule stabilisieren die Wirbel und ermöglichen eine Kontrolle der Bewegungen.

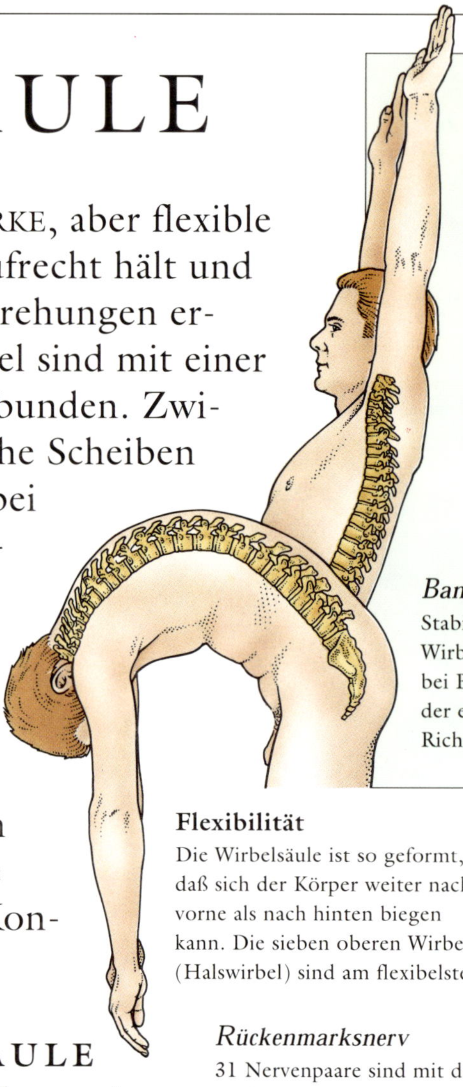

Bewegung der Wirbel

Einzelne Wirbelgelenke sind nicht sehr beweglich, aber zusammen verleihen sie der Wirbelsäule große Flexibilität, so daß man sich nach hinten biegen, drehen oder nach vorne krümmen kann.

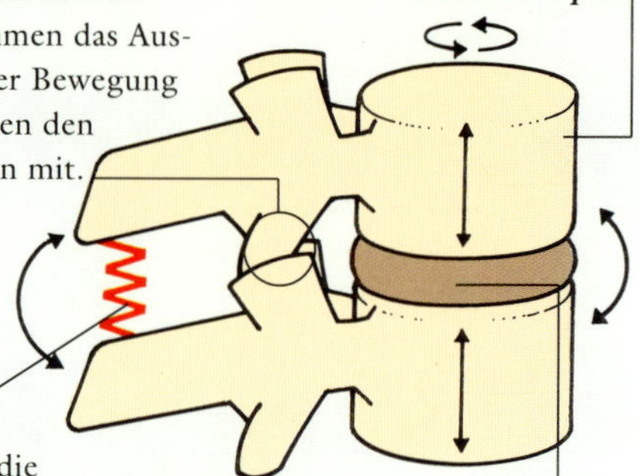

Aufbau der Wirbelsäule

Die Wirbelsäule besteht aus drei Wirbelarten mit jeweils unterschiedlicher Form: Halswirbel im Nacken, Brustwirbel im oberen und Lendenwirbel im unteren Teil des Rückens. Das keilförmige Kreuzbein und das schwanzförmige Steißbein an der Wirbelsäulenbasis bestehen aus mehreren verschmolzenen Wirbeln. Knorpelscheiben zwischen den Wirbelkörpern wirken als Stoßdämpfer, wenn man sich dreht, Gewichte trägt oder springt.

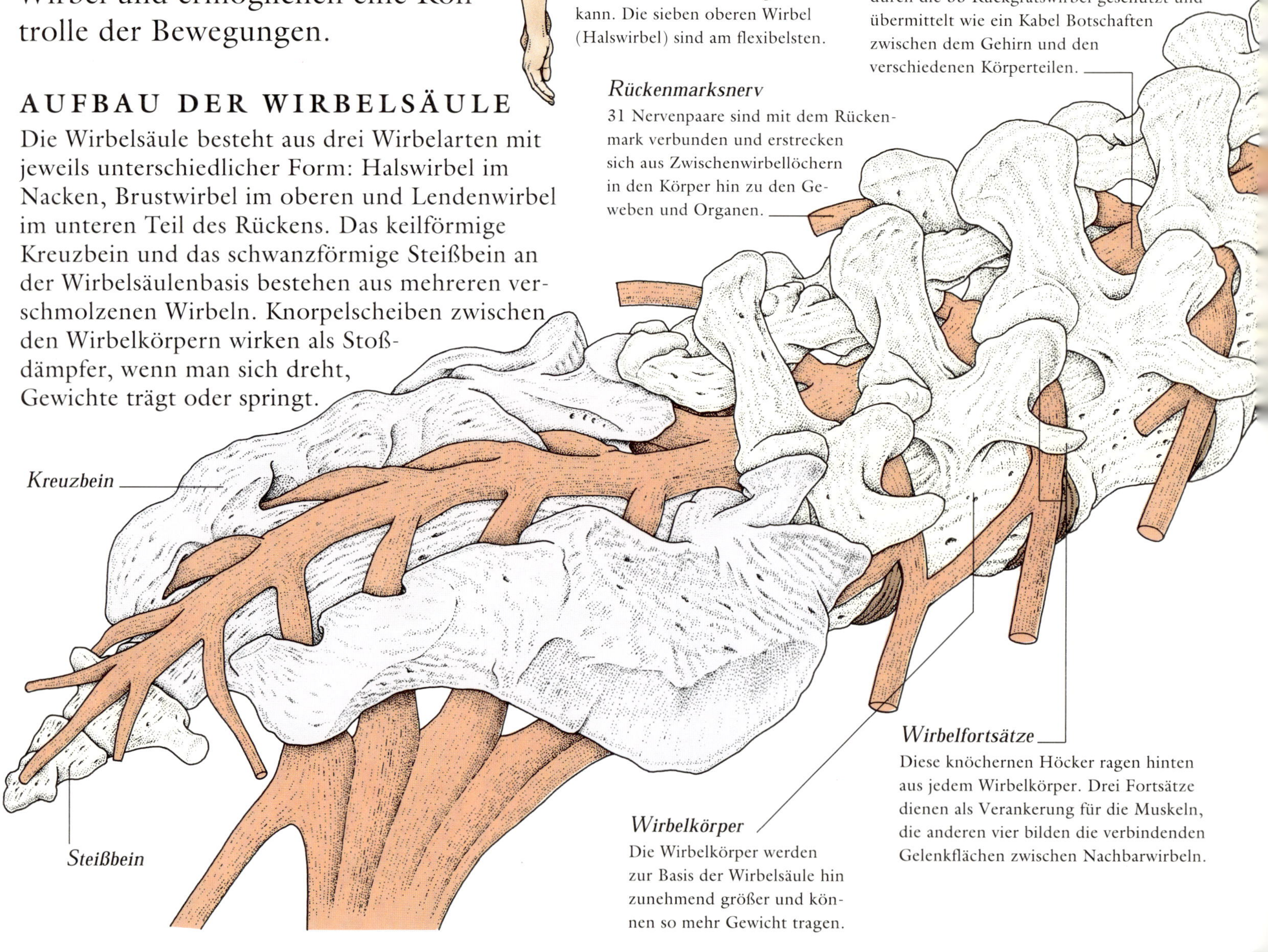

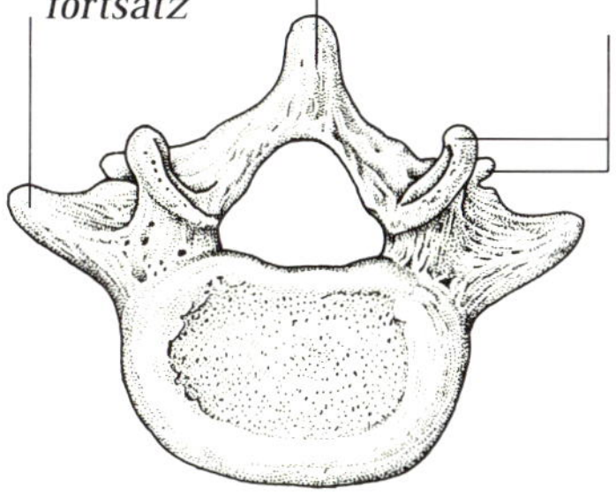

Lendenwirbel
Der Lendenwirbelkörper ist groß und stark, da er einen Hauptanteil des Körpergewichts tragen muß.

Halswirbel
Ein typischer Halswirbel hat zwei flügelartige Seitenfortsätze. Arterien verlaufen durch ein Loch in jedem Fortsatz und transportieren Blut zum Gehirn.

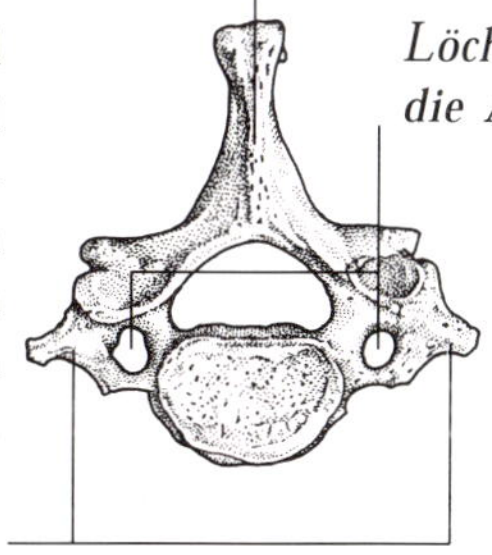

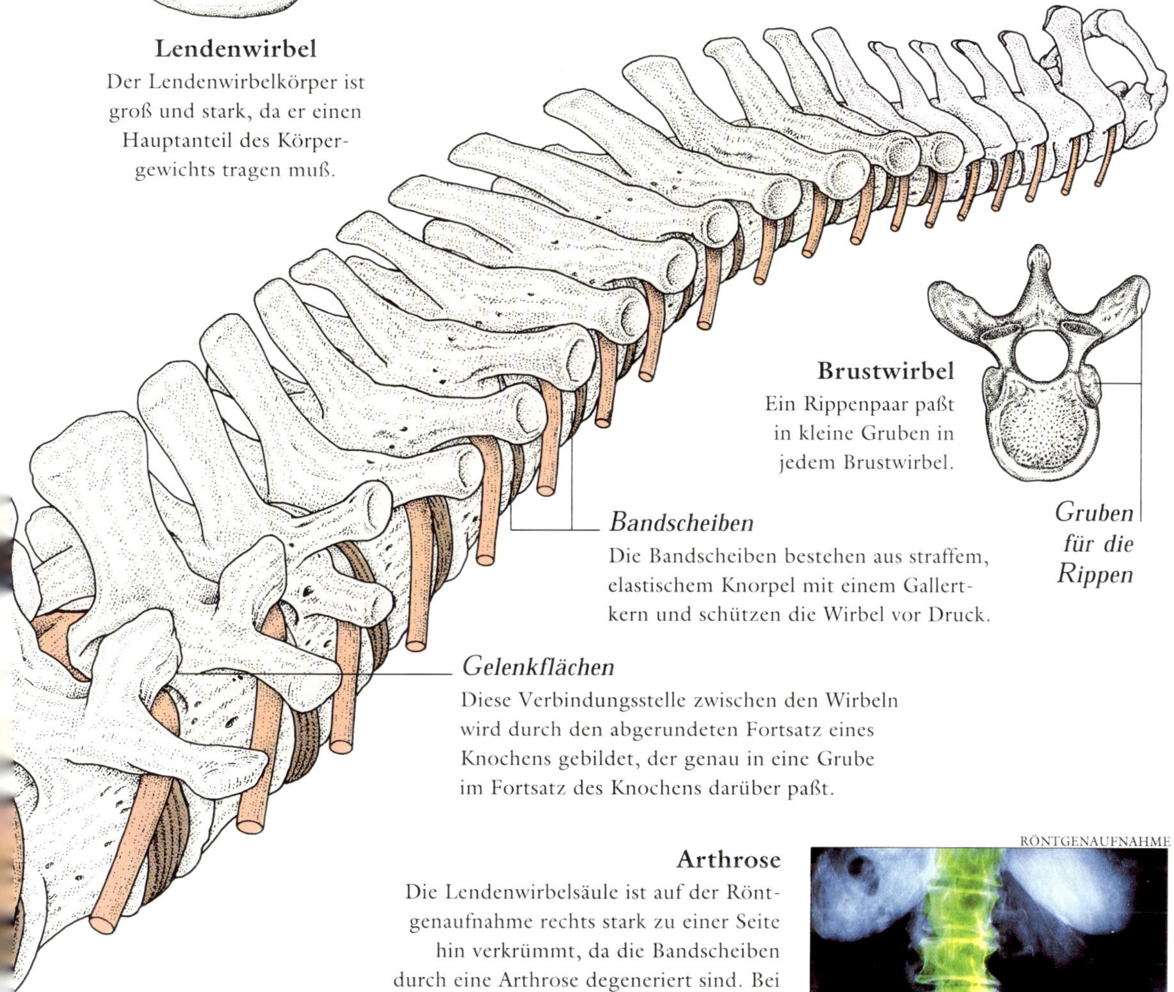

Brustwirbel
Ein Rippenpaar paßt in kleine Gruben in jedem Brustwirbel.

Bandscheiben
Die Bandscheiben bestehen aus straffem, elastischem Knorpel mit einem Gallertkern und schützen die Wirbel vor Druck.

Gelenkflächen
Diese Verbindungsstelle zwischen den Wirbeln wird durch den abgerundeten Fortsatz eines Knochens gebildet, der genau in eine Grube im Fortsatz des Knochens darüber paßt.

Arthrose
Die Lendenwirbelsäule ist auf der Röntgenaufnahme rechts stark zu einer Seite hin verkrümmt, da die Bandscheiben durch eine Arthrose degeneriert sind. Bei fast allen über 60jährigen treten Symptome dieser schmerzhaften Krankheit auf.

RÖNTGENAUFNAHME

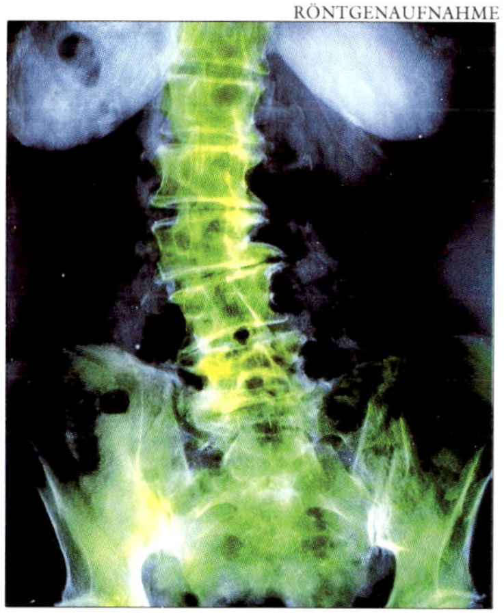

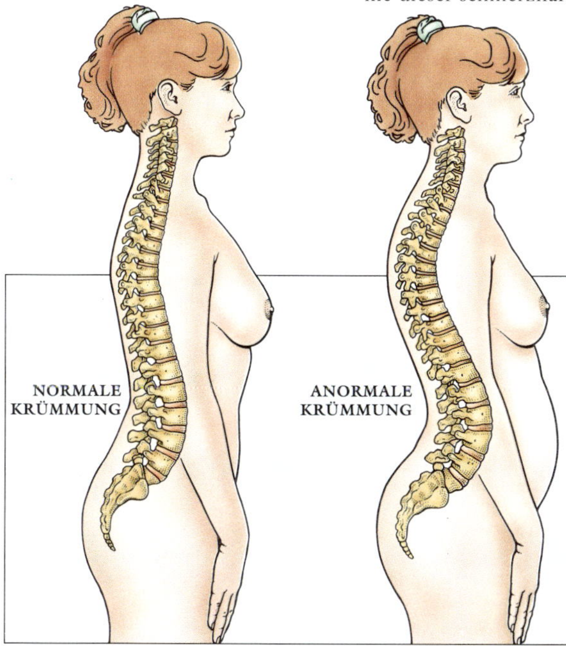

KRÜMMUNGEN DES RÜCKGRATS

Ein gesundes Rückgrat hat drei leichte Krümmungen, die zur Federung und Sicherung des Gleichgewichts dienen. Die Hals- und Lendenwirbelabschnitte sind leicht nach vorne gekrümmt, während der Brustwirbelbereich nach hinten gebogen ist. Zu stark ausgeprägte Krümmungen können Folge eines angeborenen Defekts, schlechter Haltung oder Osteoporose sein.

RÜCKGRATSSEGMENTE

Jeder Rückgratsabschnitt ist seiner jeweiligen Funktion angepaßt. Die Halswirbel stützen den Kopf und den Hals, die Brustwirbel verankern die Rippen und die starken, gewichttragenden Bereiche zum unteren Teil des Rückgrats hin sorgen bei Bewegung für ein stabiles Gleichgewicht.

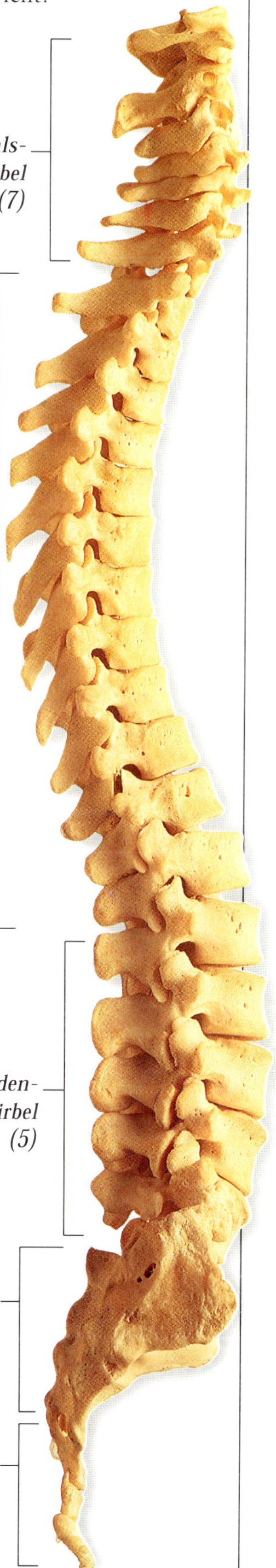

Verletzungen und Erkrankungen der Wirbelsäule

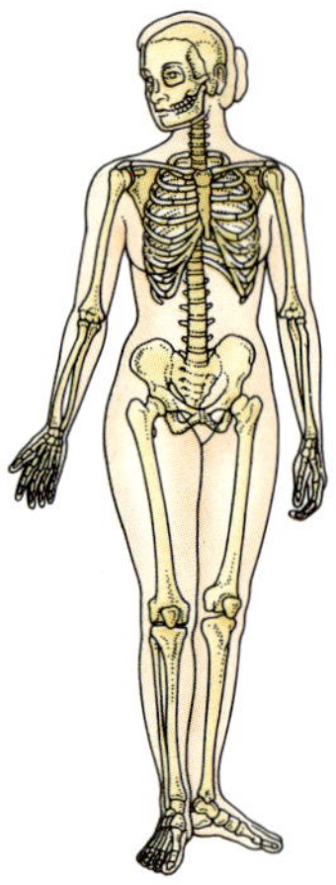

VIELE KLEINERE WIRBELSÄULENVERLETZUNGEN verursachen nur leichte Quetschungen, aber ein schlimmer Sturz oder Unfall kann zu einer Verschiebung oder einem Bruch eines Wirbels führen. Eine Beschädigung des Rückenmarks oder spezifischer Nerven kann den Verlust des Empfindungsvermögens oder der Körperfunktionen oder sogar eine Lähmung bewirken.

WIRBELSÄULENBRÜCHE

Die meisten Wirbelsäulenverletzungen treten auf, wenn das Rückgrat über seinen normalen Bewegungsumfang hinaus gedrückt, gedreht oder gebeugt wird. Entscheidend ist, ob es sich um einen stabilen Bruch handelt oder um einen instabilen, bei dem Rückenmark oder Nerven beschädigt werden können.

RÖNTGENAUFNAHME

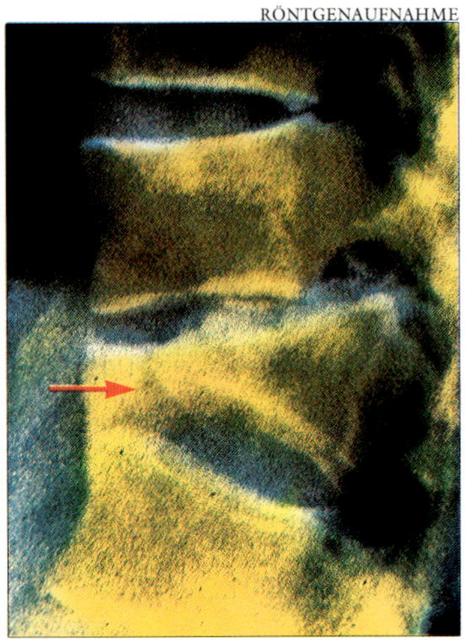

Kompressionsbruch
Wenn entlang der Rückgratsachse in Längsrichtung Druck ausgeübt wird, kann der vordere Teil eines Wirbelkörpers brechen (Pfeil).

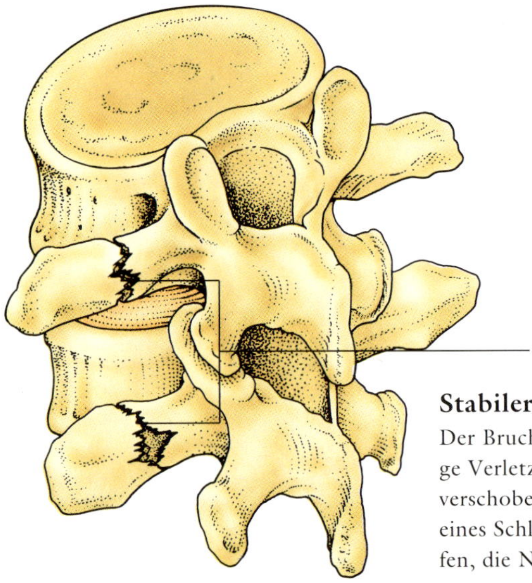

Stabiler Bruch
Der Bruch eines Querfortsatzes ist eine geringfügige Verletzung, da der Wirbel nicht aus seiner Lage verschoben wird. Diese Brüche sind oft die Folge eines Schlags, meist sind die Lendenwirbel betroffen, die Nerven bleiben jedoch fast immer intakt.

OPERATIVE WIRBELSÄULENVERSTEIFUNG

Instabile Brüche, Ausrenkungen oder Verformungen des Rückgrats müssen manchmal operativ versteift werden. Hierbei werden Knochenspäne aus dem Becken entnommen und in jede Seite des Rückgrats transplantiert, so daß eine Brücke zwischen den zwei betroffenen Wirbeln entsteht.

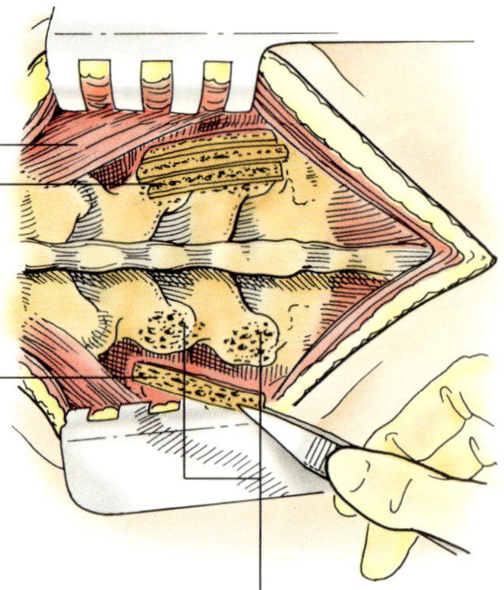

Knochentransplantation
Bevor das Knochentransplantat eingepaßt wird, werden die Wirbel, die zusammengehalten werden sollen, leicht abgeschabt, wodurch das Knochenwachstum gefördert wird und das Transplantat sich leichter in die Wirbel einfügt.

BEUGUNG

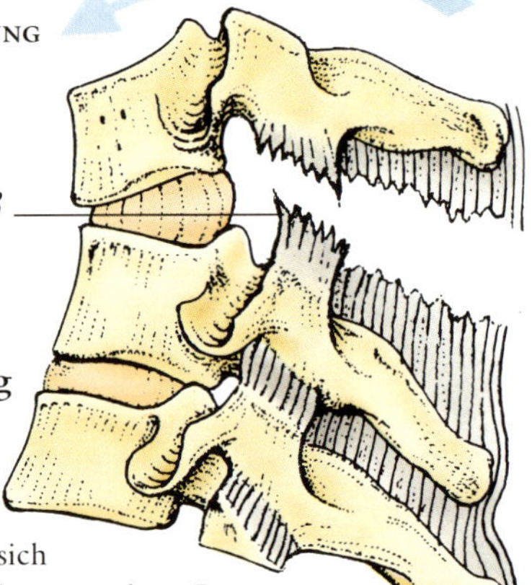

Instabiler Bruch und Verschiebung
Wenn Bänder aufgrund extremer Beugung oder Drehung reißen, können sich Wirbel verschieben oder ausrenken. Da diese Bruchart die Stabilität des Rückgrats gefährdet, wird u. U. empfohlen, das Rückgrat ruhigzustellen, damit das Rückenmark und die Nerven keinen bleibenden Schaden erleiden.

PEITSCHENHIEB-SYNDROM

Wenn der Nacken plötzlich gewaltsam nach vorne und dann nach hinten geschleudert wird, werden die Bänder gezerrt und/oder das Halsgelenk verschoben. Ein Peitschenhieb-Syndrom ist oft Folge eines Autounfalls; bis der Hals wieder frei und schmerzfrei beweglich ist, muß u. U. mehrere Wochen lang eine Halskrause getragen werden.

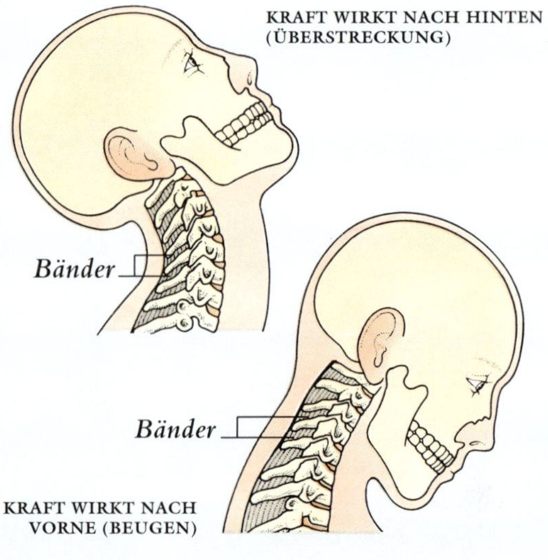

BANDSCHEIBENVORFALL

Die Knorpelscheiben, die benachbarte Wirbel trennen, haben eine harte Außenhülle und einen Gallertkern. Durch Abnutzung oder Druck kann diese Außenhülle reißen, der Kern quillt hervor und drückt auf die Wurzel eines Rückenmarksnervs. Wenn sich die Symptome durch Bettruhe nicht bessern, kann man den Wirbelkanal öffnen und die vorgefallene Scheibe entfernen.

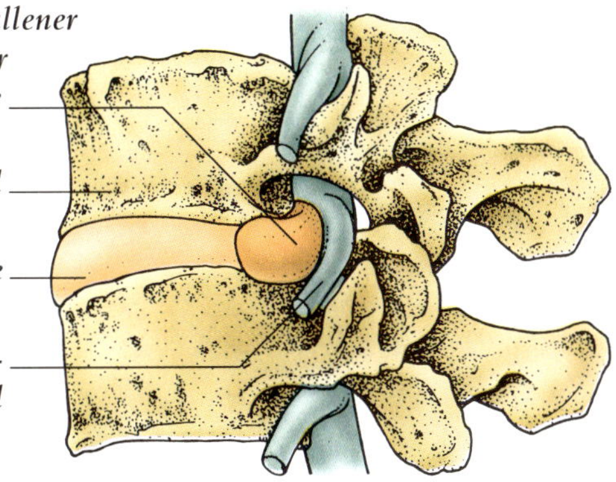

Druck auf eine Nervenwurzel
Drückt eine sog. „vorgefallene" Scheibe auf eine Nervenwurzel, sind starke Rückenschmerzen die Folge. Schon Husten, Beugen oder längeres Sitzen kann die Schmerzen verstärken.

Ischias-Syndrom

Druck auf die Wurzel der Rückenmarksnerven kann Schmerzen im Gesäß und dem hinteren Teil des Oberschenkels verursachen. Dieser Druck wird meistens durch einen Bandscheibenvorfall verursacht, aber er kann auch Folge eines Tumors oder auch nur einer unbequemen Sitzposition sein.

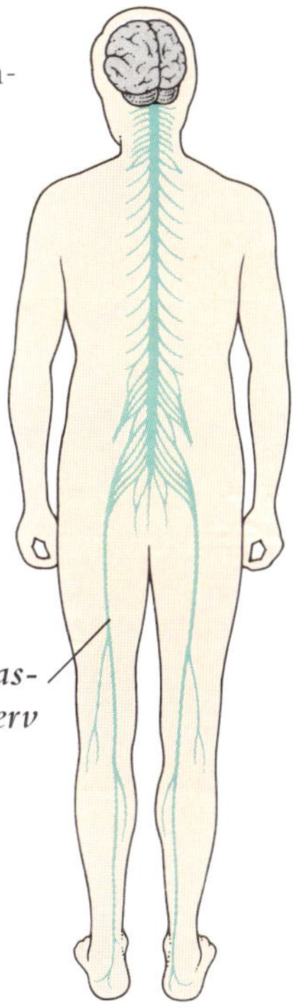

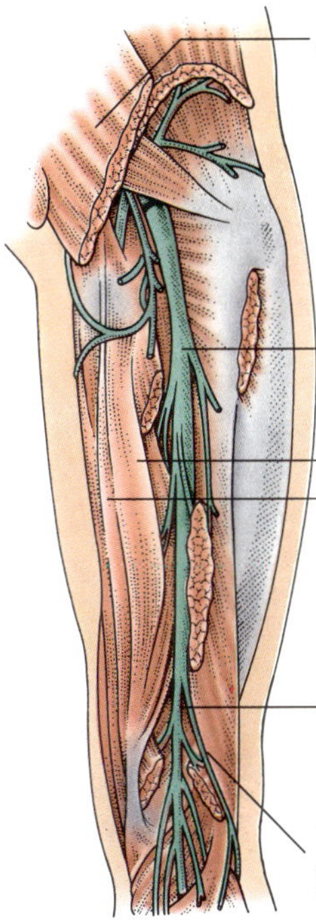

Ischias-Syndrom
Bei Druck auf den Ischiasnerv, dem längsten Nerv im Körper, strahlen Schmerzen entlang des gesamten Beines aus. Schlimmstenfalls kann dies zu Lähmung führen.

OPERATION

Mikrochirurgie

Bei diesem Eingriff werden die Symptome eines Bandscheibenvorfalls durch einen winzigen Schnitt im Rücken des Patienten gemildert. Mit einem Operationsmikroskop und feinen Instrumenten wird das vorgefallene Bandscheibengewebe entfernt.

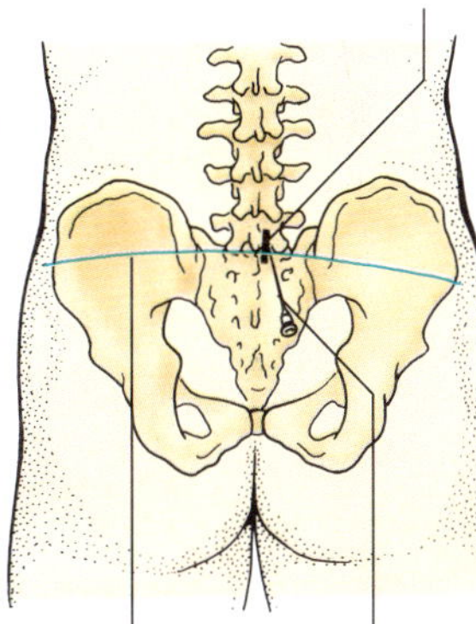

1 Mit einem Röntgenbild wird die genaue Lage des Bandscheibenvorfalls ermittelt, eine Nadel wird in die entsprechende Stelle eingeschoben, und die Höhe des Bandscheibenvorfalls und der Schnitt werden auf der Haut markiert.

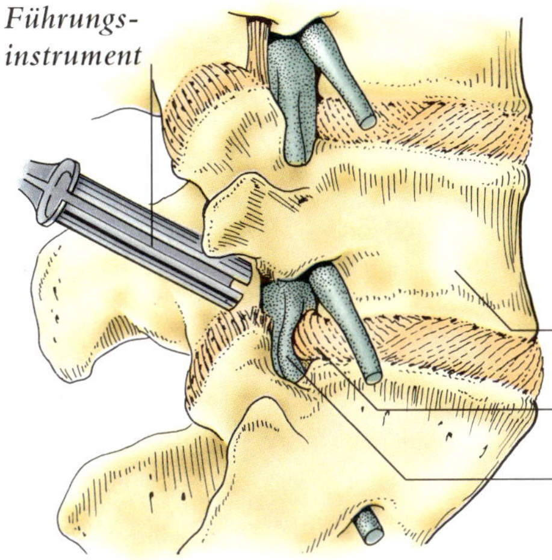

2 Der Chirurg sieht durch ein Operationsmikroskop, wo er den Schnitt an der markierten Stelle ausführen muß und schiebt dann ein Führungsinstrument in den Raum zwischen den Wirbeln ein.

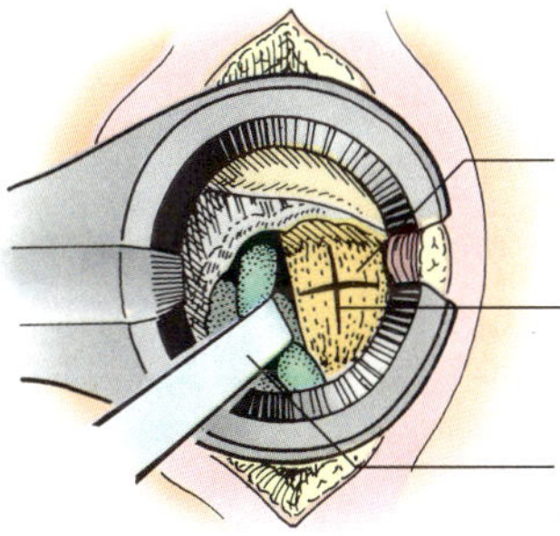

3 Die komprimierte Nervenwurzel wird mit einem Retraktor beiseite geschoben, das Gewebe unter der Bandscheibe wird freigelegt, und in die Faserhülle wird ein winziger, kreuzförmiger Schnitt ausgeführt.

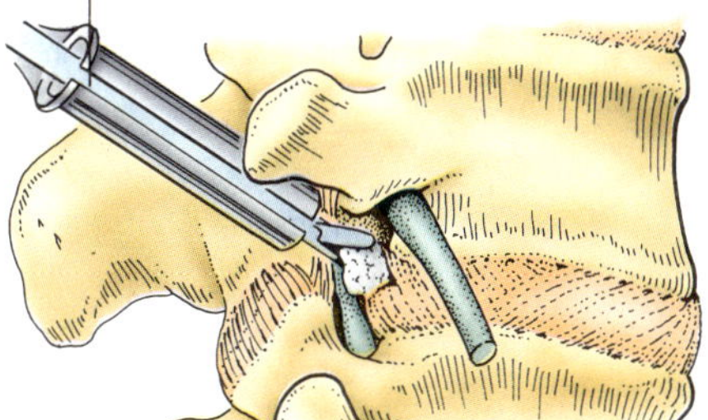

4 Ein Rongeur – ein scherenartiges Schneideinstrument – wird durch das Führungsinstrument in den Schnitt geführt, damit das hervorquellende Bandscheibengewebe entfernt werden kann.

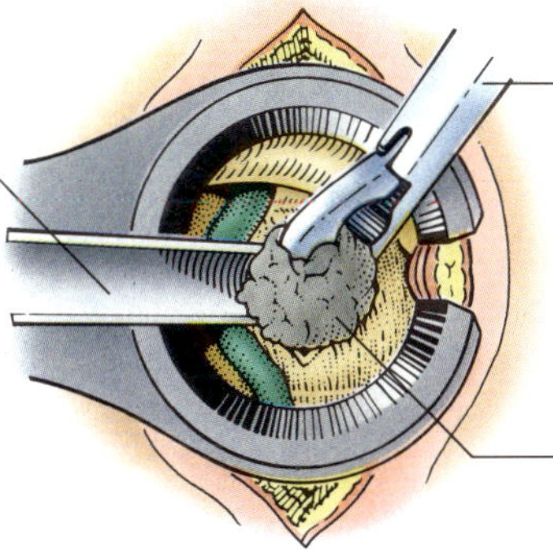

5 Das Scheibengewebe wird mit dem Rongeur weggeschnitten und durch das Führungsinstrument gezogen. Normalerweise kann der Patient schon am nächsten Tag wieder aufstehen.

KÖRPERGELENKE

DIE STELLE, AN DER ZWEI KNOCHEN AUFEINANDERTREFFEN, heißt Gelenk oder Articulatio. Gelenke werden nach ihrer Struktur oder ihrer Bewegungsart eingeteilt. In den frei beweglichen Synovialgelenken gleiten die Kontaktflächen leicht übereinander. Weniger bewegliche Gelenke, die wachsen und stabil sein sollen, sind fest durch Fasergewebe oder Knorpel verbunden.

ANDERE GELENKE

Einige Gelenke, bei denen eine größere Stabilität erforderlich ist, können noch wachsen oder sind in beschränktem Maße flexibel.

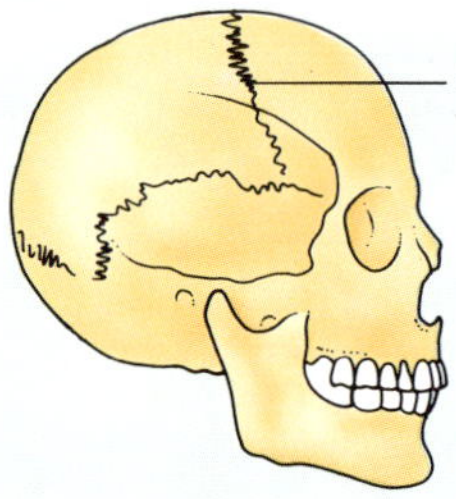

Feste Verbindungen

Nach vollendetem Wachstum werden die Nähte gebildet: getrennte Knochenplatten des Schädels werden fest durch vernetztes Fasergewebe überbrückt.

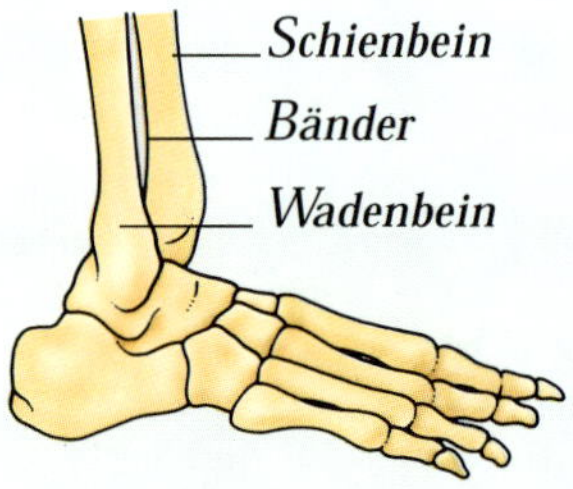

Echtes Gelenk

Knochen mit begrenztem Bewegungsumfang werden durch Knorpelgewebe oder durch leicht flexible Bänder wie im Unterschenkel stabilisiert.

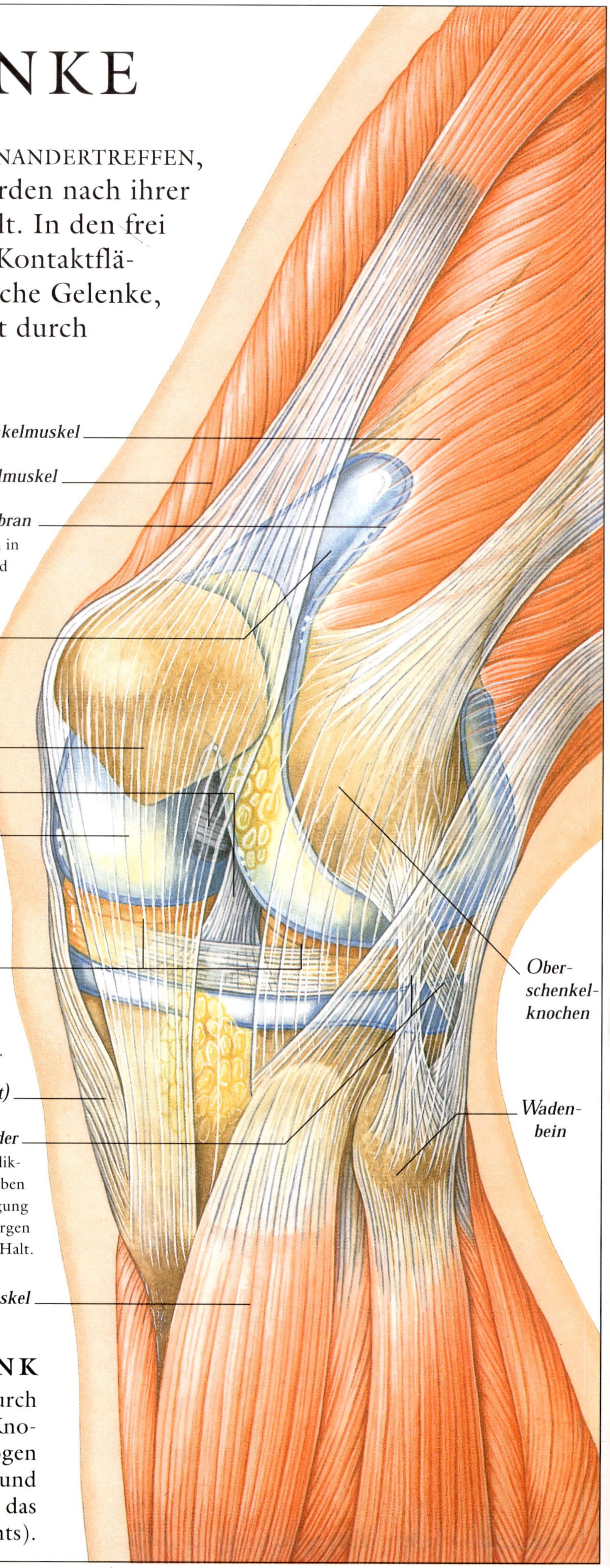

GELENK

Die meisten Gelenke im Körper sind durch die Gelenkschmiere sehr beweglich. Die Knochenenden sind von Gelenkknorpel überzogen und geschützt, Bänder sorgen für Stabilität, und eine Faserkapsel umschließt das Kniegelenk, das größte Gelenk im Körper (siehe Abb. rechts).

ARTEN VON SYNOVIALGELENKEN

Der Bewegungsumfang und die Bewegungsrichtung eines Gelenkes hängen von der Form der Gelenkknorpeloberflächen in einem Gelenk ab und von der Art, wie diese zusammenpassen. Scharnier- und Radgelenke bewegen sich nur in einer Ebene, während Eigelenke sich in zwei Ebenen im rechten Winkel zueinander bewegen können. Die meisten Gelenke im Körper können sich in mehr als zwei Ebenen bewegen.

Bewegungsumfang

Die Schulter ist eines der beweglichsten und vielseitigsten Gelenke im Körper: Sie bewegt sich nach oben und unten, nach vorne und hinten, und kann an der Seite des Körpers eine komplette Umdrehung ausführen. Solche Gelenke nennt man mehrachsig.

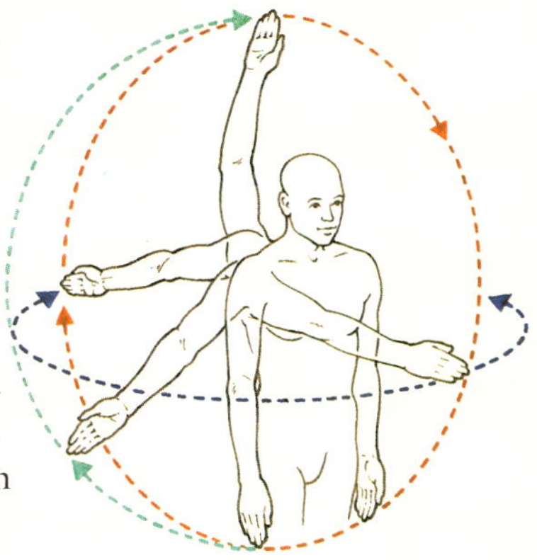

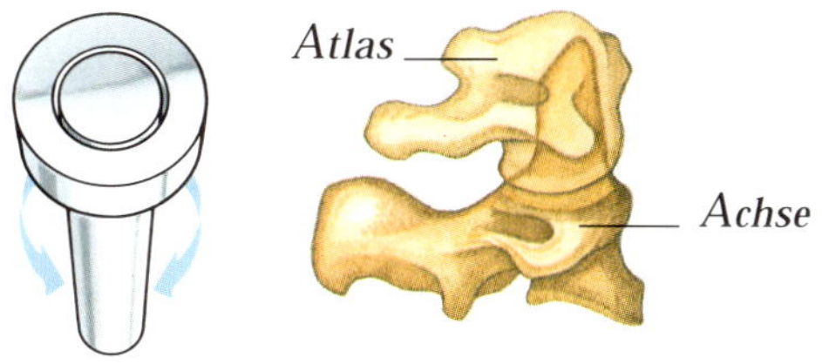

Radgelenk

Ein Knochenzapfen dreht sich innerhalb einer ringförmigen Pfanne eines anderen Knochens, oder der Ring dreht sich um den Knochenzapfen. Die zwei obersten Halswirbel bilden ein Radgelenk: Der Kopf kann sich von einer Seite zur anderen drehen.

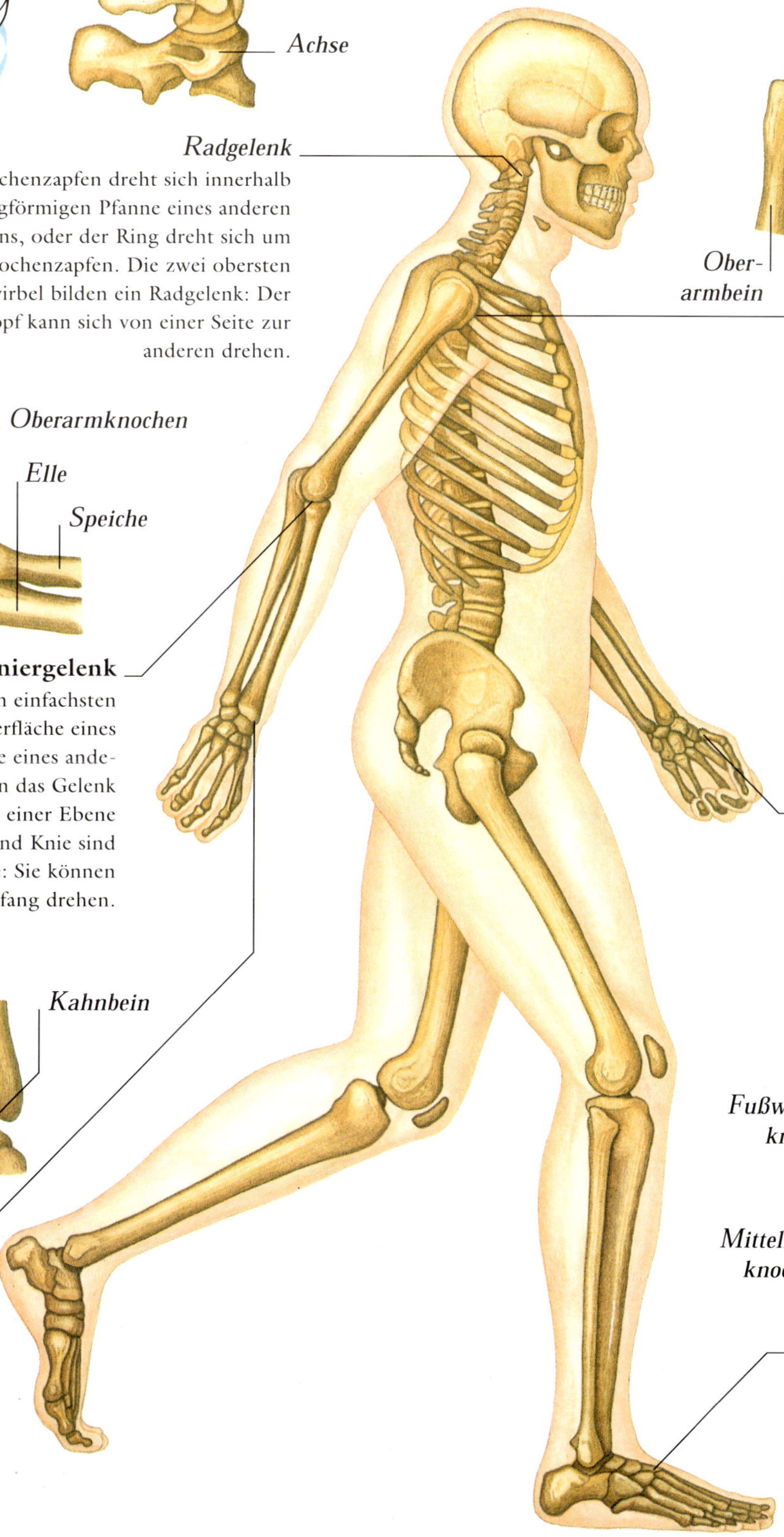

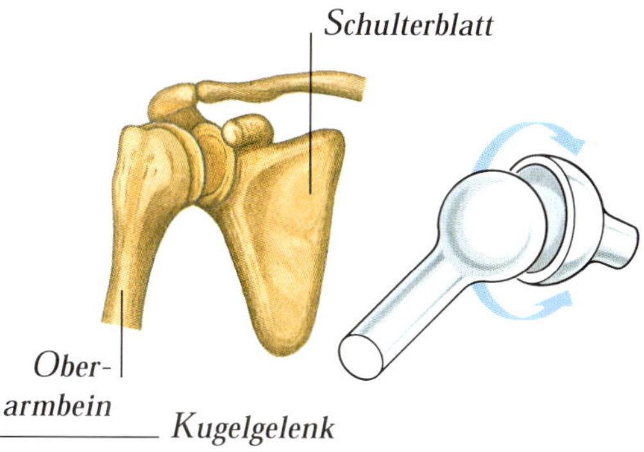

Kugelgelenk

Das abgerundete Ende eines Knochens paßt in die Höhle eines anderen Knochens. Ein Kugelgelenk ermöglicht den höchsten Bewegungsumfang. Schulter und Hüfte sind Kugelgelenke.

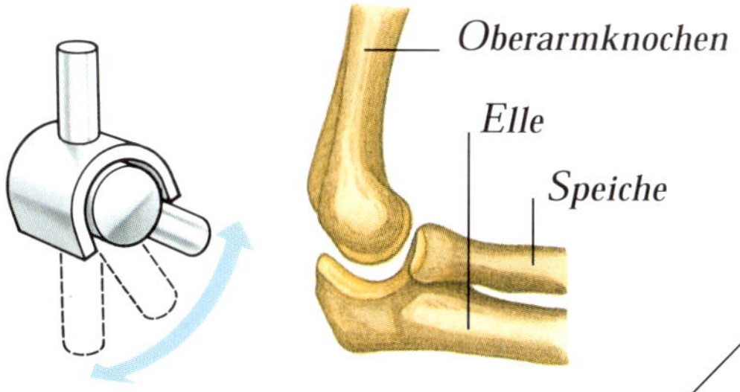

Scharniergelenk

Beim Scharniergelenk, dem einfachsten Gelenk, paßt die konvexe Oberfläche eines Knochens in die konkave Fläche eines anderen Knochens. Dadurch kann das Gelenk wie beim Türscharnier nur in einer Ebene bewegt werden. Ellbogen und Knie sind modifizierte Scharniergelenke: Sie können sich in sehr begrenztem Umfang drehen.

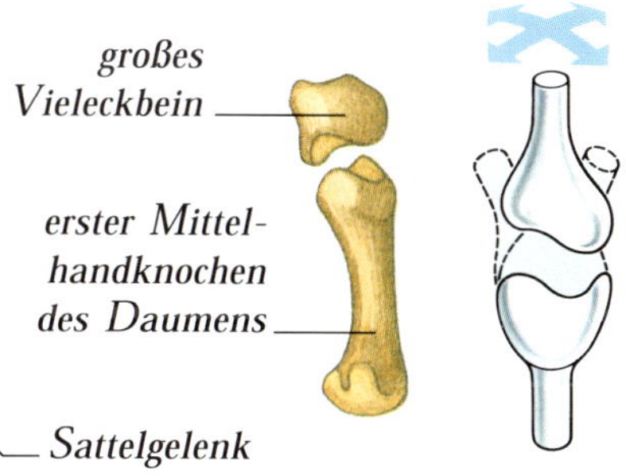

Sattelgelenk

Da die Gelenkoberfläche eines Knochens sowohl konkave wie auch konvexe Bereiche besitzt, können sich die Knochen zwar bewegen, sind jedoch nur begrenzt drehbar. Sattelgelenke kommen nur an der Basis des Daumens vor.

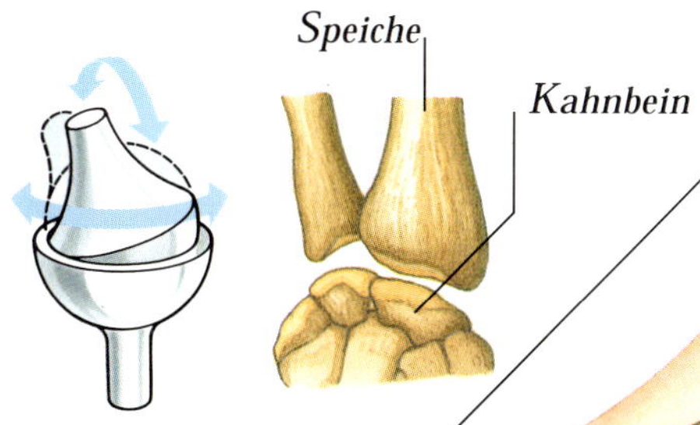

Eigelenk

Ein ovoides oder eiförmiges Knochenende wird in einer elliptischen Höhle gehalten. So auch beim Speichenknochen des Unterarms und dem Kahnbein der Hand. Dieses Gelenk kann man beugen und von einer Seite zur anderen bewegen, aber nur in begrenztem Umfang drehen.

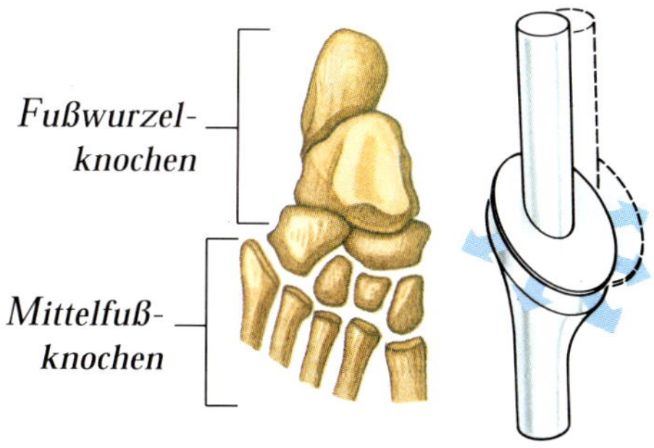

gleitendes Gelenk

Die zwei Knochenoberflächen, die in einem gleitenden Gelenk aufeinandertreffen, sind fast flach. Das Gelenk ist von starken Bändern umgeben, die eine übermäßige Bewegung verhindern.

GELENKVERLETZUNGEN UND -ERKRANKUNGEN

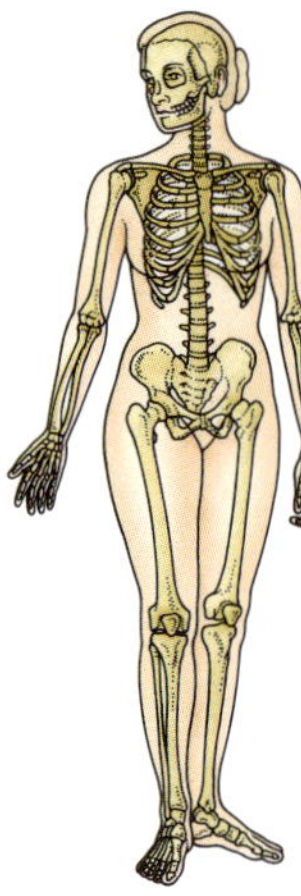

DIE GELENKE FÜHREN JEWEILS SPEZIFISCHE BEWEGUNGEN AUS. Sie werden verletzt, wenn sie sich über ihren normalen Bereich hinaus bewegen. Bestimmte Verletzungen können durch Stürze oder auch durch Überanstrengung entstehen. Arthritis ist ein Oberbegriff für unterschiedliche Krankheiten, die schmerzhafte, geschwollene Gelenke verursachen. Die häufigste Krankheit ist die Arthrose.

BÄNDERVERLETZUNGEN

Bänder, die festen Fasergewebsstränge, verbinden Knochenenden miteinander. Wenn die Knochen in einem Gelenk infolge einer plötzlichen oder zu kräftigen Bewegung zu weit auseinandergezogen werden, können die Fasern überdehnt werden oder reißen. Die häufigsten Folgen sind Schwellungen, Schmerzen oder Muskelkrämpfe.

Verstauchung des Fußknöchels
Bei einer Verstauchung reißt ein Band teilweise. Der Knöchel kann verstauchen, wenn beim Stürzen oder Stolpern das gesamte Körpergewicht auf den äußeren Fußrand verlagert wird. Bei einer Verstauchung soll der Fuß ruhiggestellt, mit Eispackungen oder Druckverbänden behandelt und höher gelagert werden.

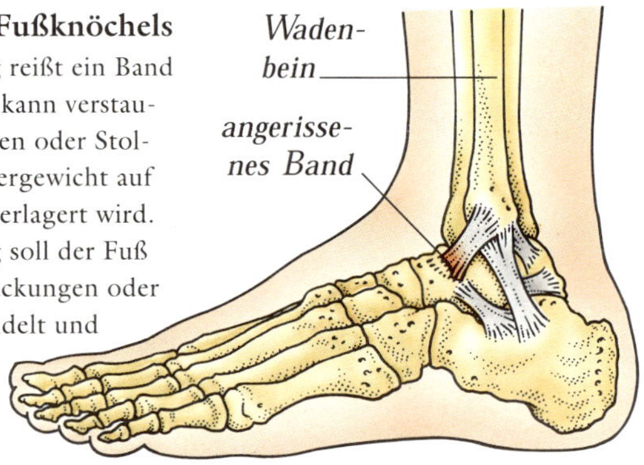

THERAPIE BEI SCHMERZEN UND ENTZÜNDUNG

Wenn das Gewebe entzündet ist, werden Prostaglandine freigesetzt, die die Nervenenden stimulieren, Blutgefäße erweitern und weiße Blutzellen zu der betroffenen Stelle locken. Die daraus entstehenden Symptome, Schmerzen und Entzündung, werden oft mit nicht-steroidalen Antirheumatika behandelt. Starke Schmerzen können durch Injektion von Kortikosteroiden gemildert werden.

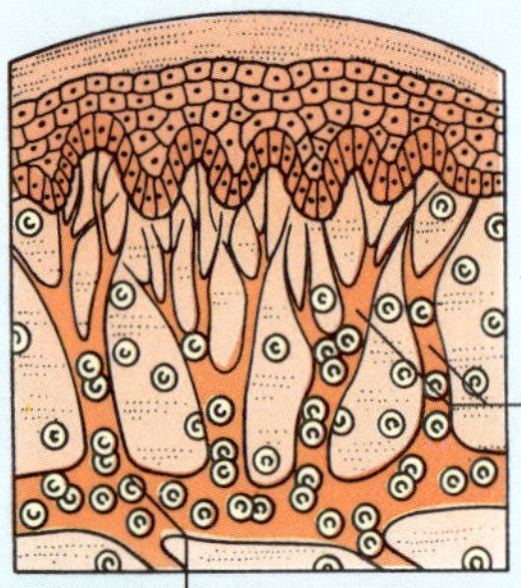

Vor der Behandlung
Weiße Blutzellen fließen durch erweiterte Blutgefäße zur entzündeten Stelle. Die Folgen sind Erwärmung, Rötung, Schmerzen und Schwellungen.

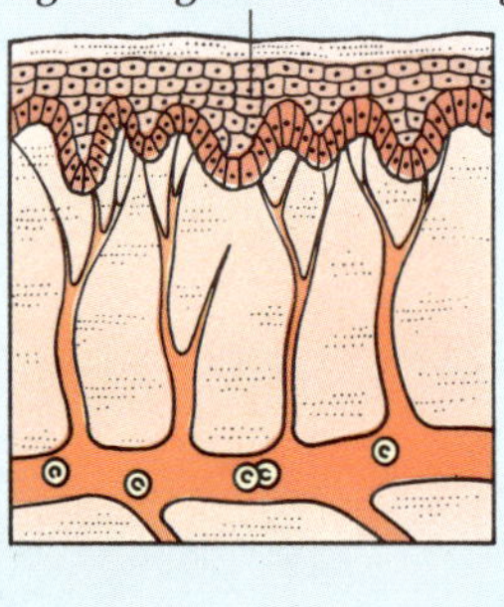

Nach der Behandlung
Medikamente verhindern die Produktion weißer Blutzellen, die Schwellung klingt ab.

GERISSENER KNORPEL

Eine Knorpelart im Körper besteht aus festem, wenig elastischem Bindegewebe. Solche Scheiben, die Menisken, schützen die Knochen vor übermäßiger Krafteinwirkung. Wenn das Knie z. B. beim Sport verdreht wird und der Meniskus reißt, kann mit einer Meniskektomie der gesamte geschädigte Knorpel oder Teile davon entfernt werden.

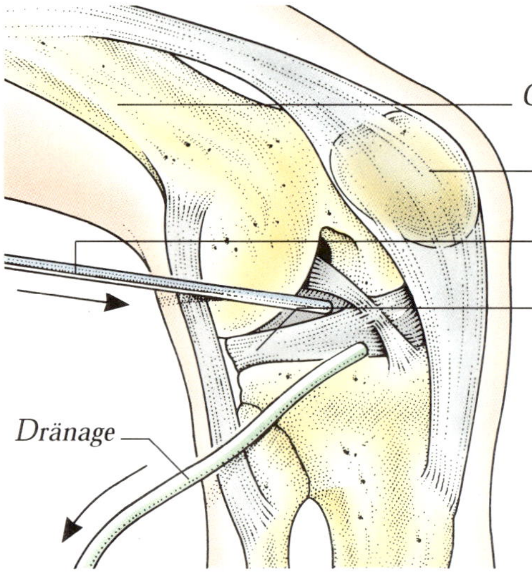

Meniskektomie
Bei einer Arthroskopie (Spiegelung) wird der geschädigte Meniskus neu geformt oder entfernt. Die Bewegungsfähigkeit wird wieder hergestellt.

VERRENKTE GELENKE

Bei einer Verrenkung wird ein Knochen aus der entsprechenden Gelenkpfanne gezerrt. Eine Verrenkung ist oft sehr schmerzhaft und kann zu Bänderrissen in dem betreffenden Gelenk oder zum Bruch eines oder beider Knochen führen. Dadurch können Nerven oder benachbarte Blutgefäße geschädigt werden, oder das Gebiet um das Gelenk sieht verformt aus.

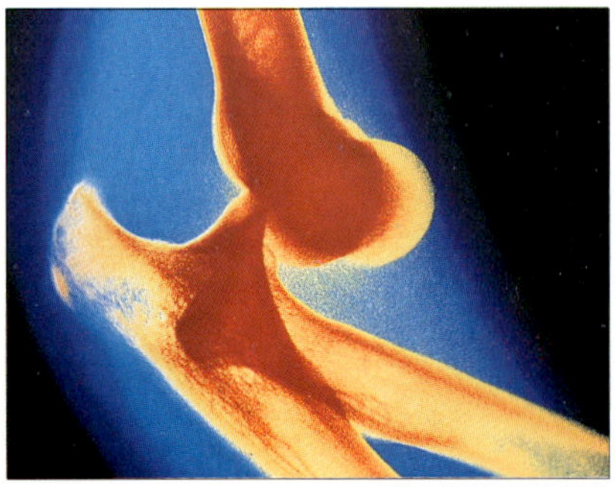

RÖNTGENAUFNAHME

Verrenkter Ellbogen
Ein verrenkter Ellbogen ist eine häufige Verletzung, wenn man bei einem Sturz auf die ausgestreckte Hand fällt. Das Gelenk muß wieder in seine normale Lage gebracht werden und dann 3 bis 6 Wochen lang ruhiggestellt werden. Krankengymnastische Übungen helfen, die Beweglichkeit wiederzuerlangen.

RHEUMATOIDE ARTHRITIS

Bei dieser Autoimmunkrankheit wird das Immunsystem von Menschen mit genetischer Anlage aktiviert und daraufhin körpereigenes Gewebe angriffen. Die Gelenke entzünden sich, schwellen an, werden steif und verformen sich. Bei einer chronischen Erkrankung können auch Augen, Haut, Herz, Nerven und Lunge betroffen sein.

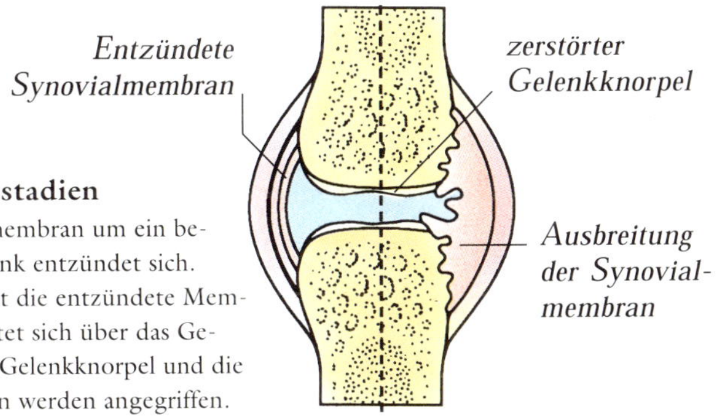

Krankheitsstadien
Die Synovialmembran um ein betroffenes Gelenk entzündet sich. Später verdickt die entzündete Membran und breitet sich über das Gelenk aus. Der Gelenkknorpel und die Knochenenden werden angegriffen.

AUSWIRKUNGEN VON RHEUMATOIDER ARTHRITIS

Typischerweise greift die Krankheit symmetrisch auf viele kleinen Gelenke über, so daß beide Hände und Füße gleichermaßen entzündet sein können. Die Gelenke sind morgens besonders steif. Eine ärztliche Diagnose wird sich auf diese deutlichen Symptome stützen. Die Diagnose wird durch einen Bluttest bestätigt, bei dem ein bestimmter Antikörper, der Rheumafaktor, nachgewiesen werden kann.

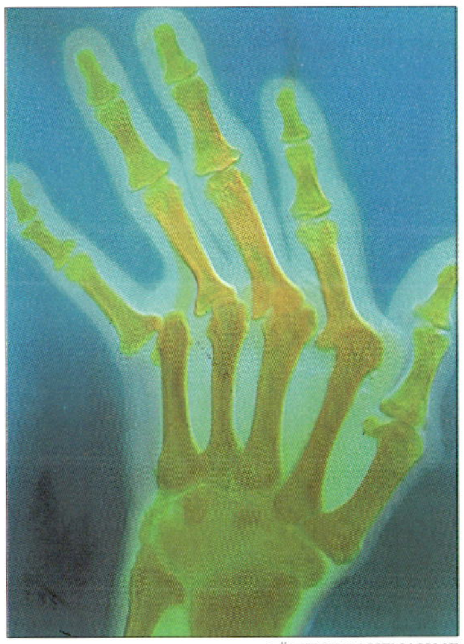
RÖNTGENAUFNAHME

Schmerzhafte Verformung
Bei schwerer rheumatoider Arthritis verschwinden die Gelenkspalten, und durch die schlaff gewordenen Bänder ändert sich der Winkel, in dem die Knochenenden aufeinanderstoßen. Die Knochenenden rauhen auf und werden zerstört. Knötchen aus entzündeten Gewebszellen sammeln sich um die Knochenenden. Die Haut über den Knötchen ist dünn und empfindlich. Infolge dieser Symptome ist die Bewegungsfähigkeit eingeschränkt.

GICHT

Gicht oder Arthritis urica kann plötzliche und schwere Schmerzen, Schwellungen und Rötungen hervorrufen. Gicht tritt häufiger bei Männern auf und ist die Folge verstärkter Harnsäurebildung. Normalerweise löst sich die Harnsäure auf und wird mit dem Urin ausgeschieden. Bei Gicht sammelt sich die Säure in der Gelenkschmiere an und bildet nadelförmige Kristalle.

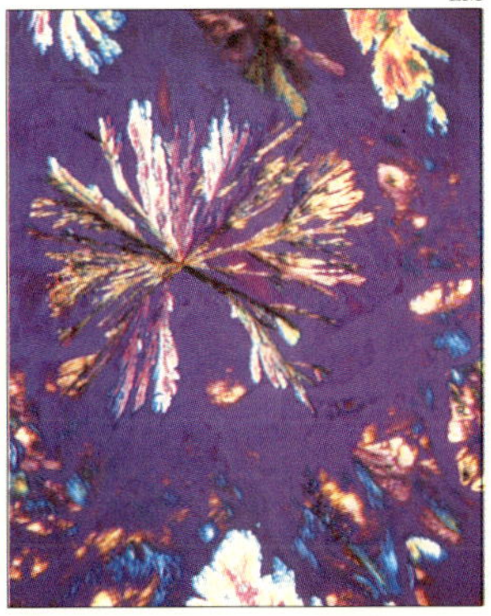

Harnsäurekristalle

BEHANDLUNG

Bislang gibt es noch keine Heilungsmöglichkeit, aber man kann den Krankheitsverlauf lange hinauszögern, wenn im frühen Stadium Immunsuppressiva eingesetzt werden, die das Abwehrsystem unterdrücken. Bei einem akuten Anfall werden gegen die Entzündung und die Schmerzen meist Bettruhe und Medikamente verordnet. Gymnastische Übungen können die betroffenen Gelenke beweglich halten.

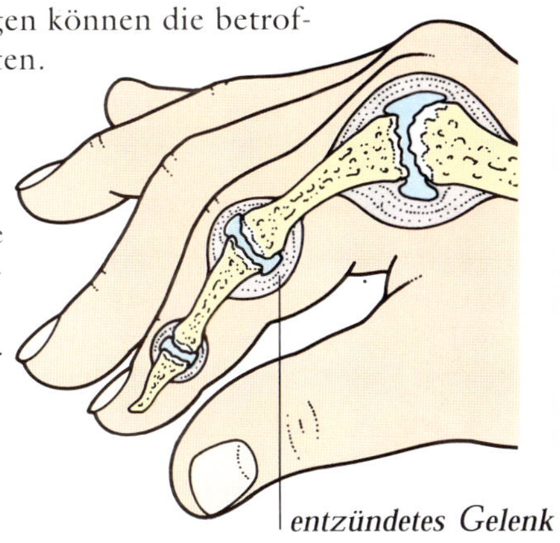

Medikamente
Bestimmte Medikamente lassen die Schwellungen an der Gelenkinnenhaut und die Bildung überschüssiger Gelenkflüssigkeit zurückgehen. Andere Medikamente zögern die Zerstörung des Knorpels und der Knochen hinaus.

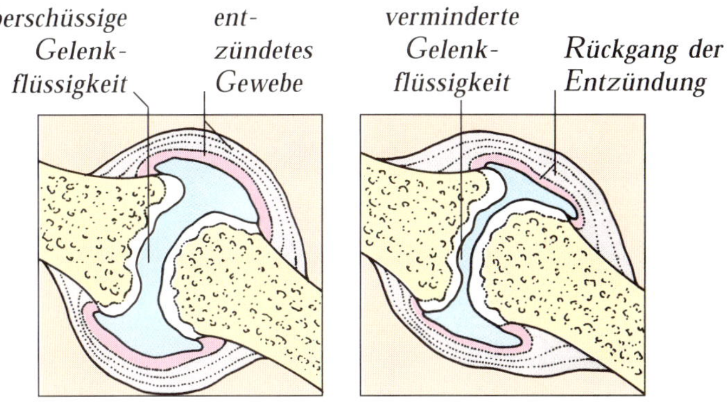

VOR DER BEHANDLUNG
NACH DER BEHANDLUNG

OPERATIVER EINGRIFF

Wenn eine Entzündung der Gelenkinnenhaut nicht auf die Behandlung mit Medikamenten reagiert, kann eine Operation die Symptome lindern und die fortschreitende Degeneration der Gelenke hinauszögern. Die zusammengezogenen Sehnen werden gelockert und beweglicher gemacht, oder die entzündete Gelenkinnenhaut wird in einem speziellen Verfahren, der Synovektomie, entfernt. Nur selten wird ein Ersatzgelenk eingesetzt.

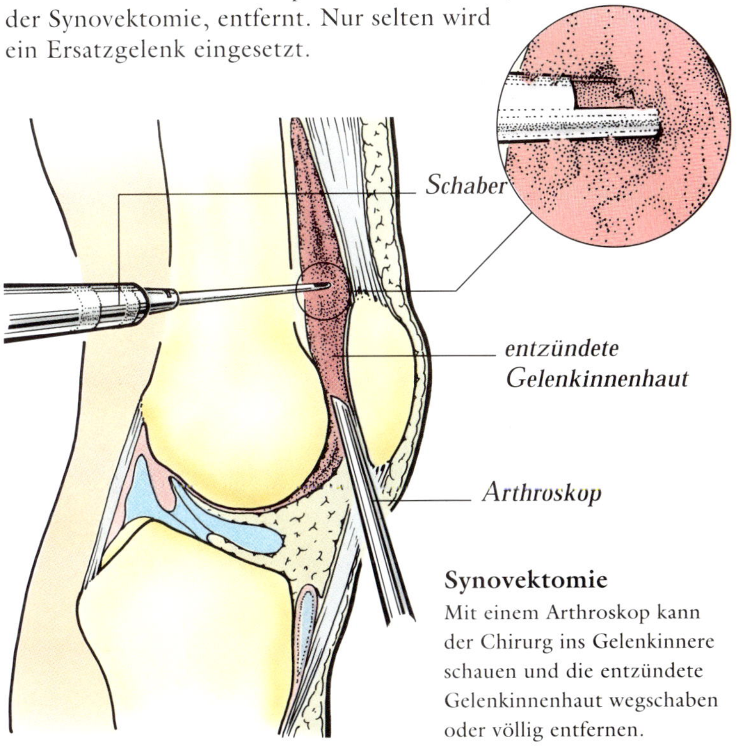

Synovektomie
Mit einem Arthroskop kann der Chirurg ins Gelenkinnere schauen und die entzündete Gelenkinnenhaut wegschaben oder völlig entfernen.

ARTHROSE

Während bei rheumatoider Arthritis mehrere Organsysteme betroffen sind, kann aufgrund lokal begrenzter Abnützungserscheinungen Arthrose in nur einem Gelenk auftreten. Angeborene Deformationen, Verletzungen oder Infektionen und Fettleibigkeit können die Degeneration der Gelenke beschleunigen. Eine leichte Form tritt bei fast allen über 60jährigen auf.

Stadien der Arthrose

Der Gelenkknorpel wird mit fortschreitendem Alter dünner und rauher. Der Knochen unter dem Knorpel wird schließlich zersetzt und die Knochenenden reiben gegeneinander; die Folge sind starke Beschwerden. Die schmerzhaften Entzündungen treten oft nur gelegentlich auf, und viele Menschen leiden an einer abgemilderten Form dieser Krankheit, die behandelt werden kann.

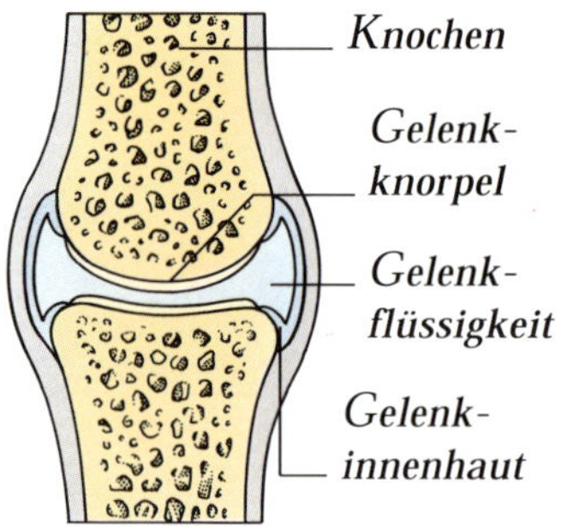

Normale Gelenkstruktur
Gelenkflüssigkeit sorgt bei gesundem Gelenkknorpel für Beweglichkeit.

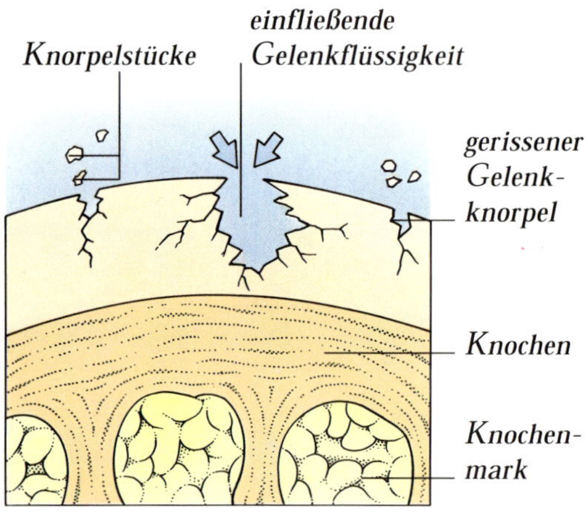

1 Wenn die Chondrozyten (Knorpelzellen) absterben, treten Risse an der Oberfläche auf, Gelenkflüssigkeit kann einfließen, und der Knorpelverschleiß nimmt zu. Geschwächte Knorpelstücke brechen ab, und die Gelenkinnenhaut entzündet sich.

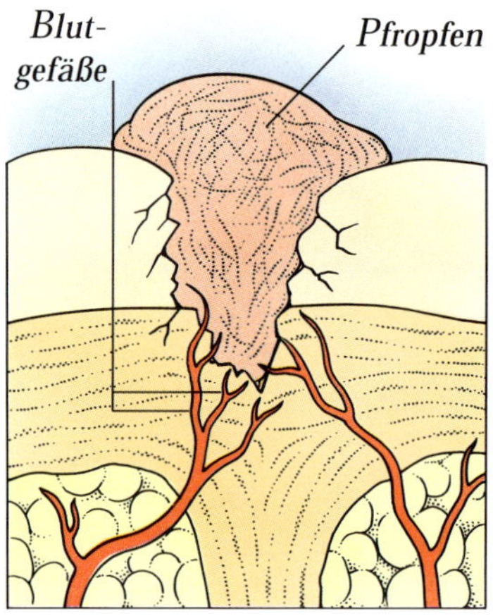

2 Ein Loch bildet sich im Knorpel bis zum darunterliegenden Knochen aus. Blutgefäße beginnen zu wachsen, und ein Propf aus Faserknorpel verstopft das Loch.

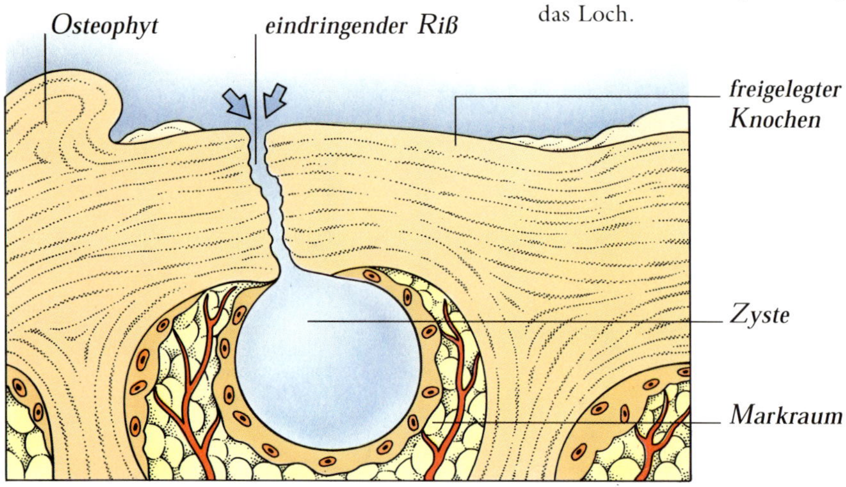

3 Der faserknorpelige Pfropfen wird abgetragen und die Knochenoberfläche freigelegt. So kann Gelenkflüssigkeit in den Markraum eindringen und eine Zyste bilden, die von dem geschwächten Knochen umschlossen wird. Osteophyten können die Knochenoberfläche weiter deformieren.

Arthrose in der Hüfte

Bei gewichttragenden oder häufig bewegten Gelenken wird der Knorpel mit zunehmendem Alter zersetzt. In der Hüfte treten besonders häufig Verformungen aufgrund von Arthrose auf, und die Bewegungsfähigkeit kann stark eingeschränkt sein.

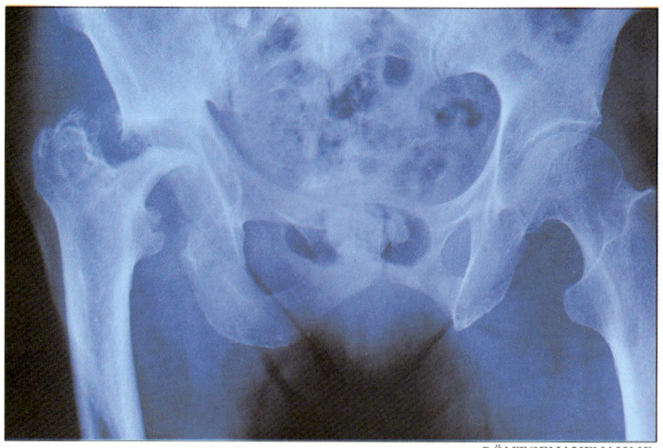

RÖNTGENAUFNAHME

Osteoarthritische Hüfte
Hier ist die Hüftpfanne durch Osteoarthritis geschädigt, und der normalerweise konvexe Oberschenkelkopf ist fast völlig abgeflacht.

Medikamente gegen Osteoarthritis

Mit entzündungshemmenden und schmerzmildernden Mitteln kann man die Beweglichkeit der Gelenke erhalten, geschädigtes Knochen- und Knorpelgewebe kann jedoch nicht geheilt werden. Anfangs werden nicht-steroidale Antirheumatika (NSAR) verordnet, danach können Kortikosteroide in stark entzündetes Gewebe injiziert werden.

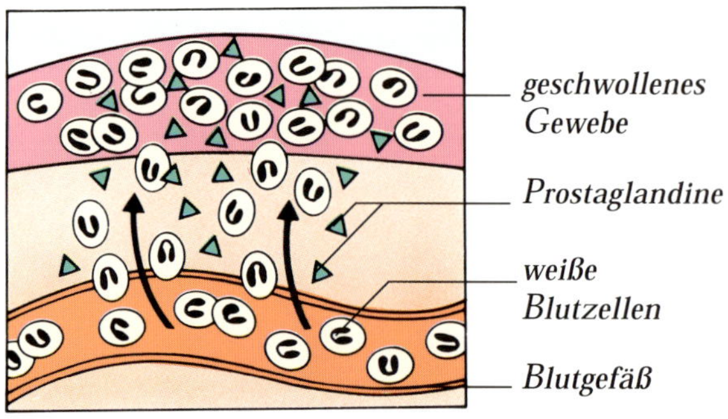

Vor der Injektion
Prostaglandine werden aus geschädigtem Gewebe freigesetzt und locken zahlreiche Entzündungszellen an.

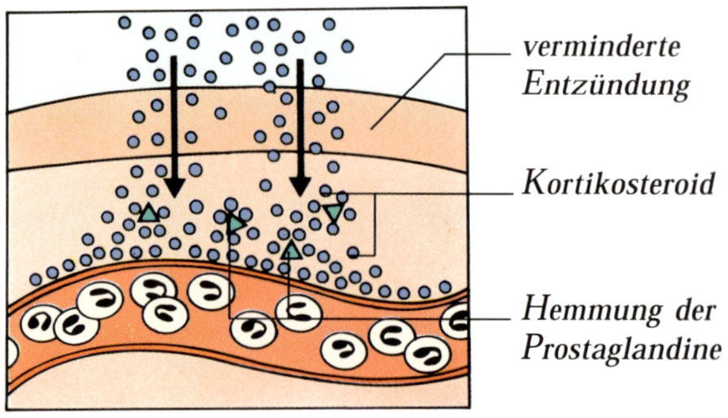

Nach der Injektion
Injizierte Kortikosteroide hemmen die Produktion von Prostaglandinen; dadurch wird die Anzahl und die Aktivität der weißen Blutzellen eingeschränkt.

OPERATION

HÜFTGELENKERSATZ

Da bei älteren Menschen eine steife, schmerzende Hüfte nicht gut auf eine medikamentöse Behandlung reagiert, kann man ein künstliches Gelenk oder eine Prothese einsetzen. Bei Hüftbrüchen kann das Gelenk ebenfalls ersetzt werden. Die Prothese, die aus einem Oberschenkelschaft aus Metall und einer tassenförmigen Beckenpfanne besteht, wird meist fest einzementiert.

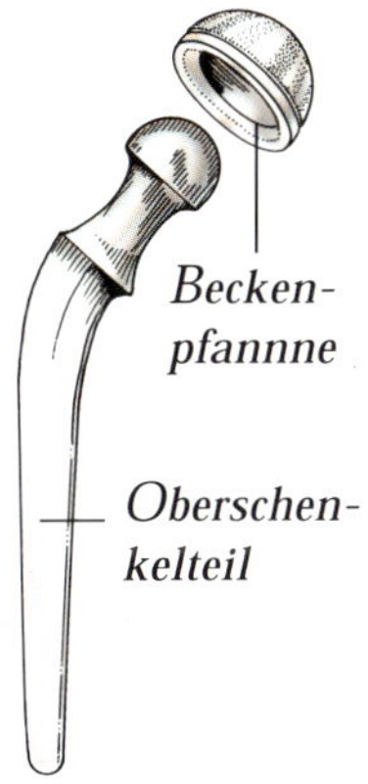

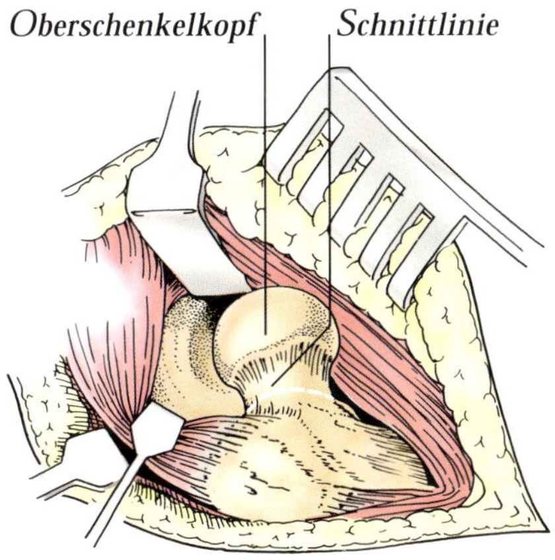

1 Der Chirurg führt einen Schnitt über der geschädigten Hüfte aus. Bänder und Muskeln werden beiseite geschoben oder durchtrennt, und das Hüftgelenk wird sichtbar. Anschließend wird der Oberschenkelkopf entfernt.

2 Der Chirurg schabt die Höhle im Beckenknochen aus, in der der Oberschenkelkopf sitzt. Danach wird eine Beckenpfannne aus Plastik einzementiert.

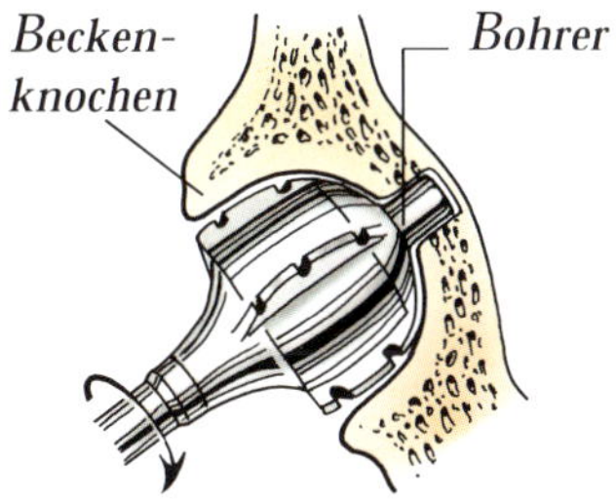

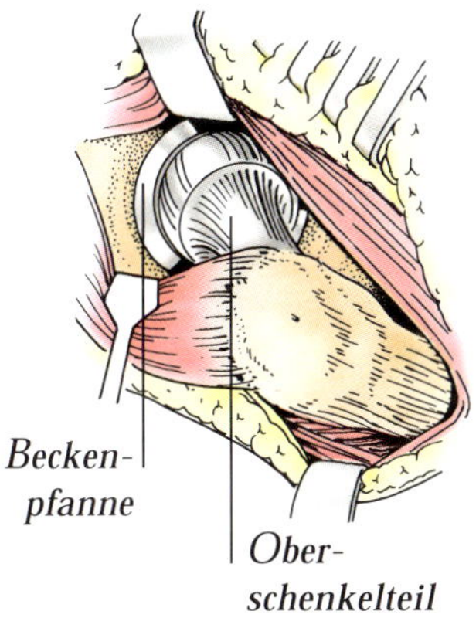

3 Zuerst wird die innere Markhöhle im Oberschenkelschaft gesäubert, danach wird das lange Oberschenkelteil eingesetzt und der abgerundete Kopf des Teils in die Beckenpfanne aus Plastik eingepaßt. Die Teile müssen genau eingepaßt werden, damit sie sich später nicht lockern.

4 Wenn die Schnittstelle verschlossen ist, wird eine Röntgen- oder CT-Aufnahme gemacht, um zu gewährleisten, daß die Teile nach der Operation in der richtigen Position sind. Gymnastische Übungen stärken die Hüftmuskeln. Nach einer Operation treten für gewöhnlich keine Schmerzen mehr auf.

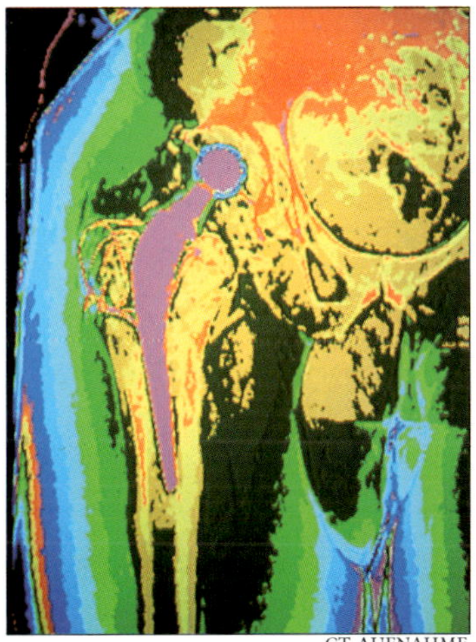

CT-AUFNAHME

HÜFTBESCHWERDEN BEI KINDERN

Obwohl Knochen- und Gelenkanomalien bei Kindern meist die Folge von Verletzungen sind, kann eine schmerzende oder verformte Hüfte auch auf angeborene Defekte, Knocheninfektionen oder eine erworbene Krankheit wie die systemische juvenile chronische Arthritis oder Still-Krankheit zurückzuführen sein. Das auffälligste Anzeichen einer deformierten Hüfte ist, wenn ein Kind hinkt, weil es Schmerzen hat.

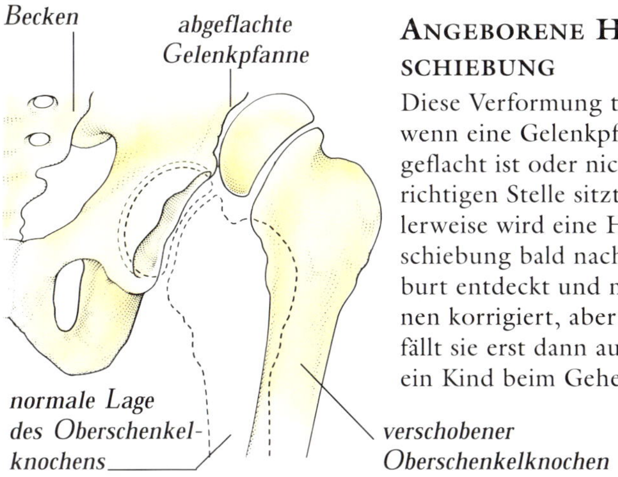

ANGEBORENE HÜFTVERSCHIEBUNG

Diese Verformung tritt auf, wenn eine Gelenkpfanne abgeflacht ist oder nicht an der richtigen Stelle sitzt. Normalerweise wird eine Hüftverschiebung bald nach der Geburt entdeckt und mit Schienen korrigiert, aber manchmal fällt sie erst dann auf, wenn ein Kind beim Gehen hinkt.

Bild einer verschobenen Hüfte
Eine abgeflachte Gelenkpfanne und eine nach oben verschobene Hüfte (links im Bild) als Folge einer angeborenen Hüftverschiebung, die nicht behandelt wurde. Starkes Hinken ist die Folge.

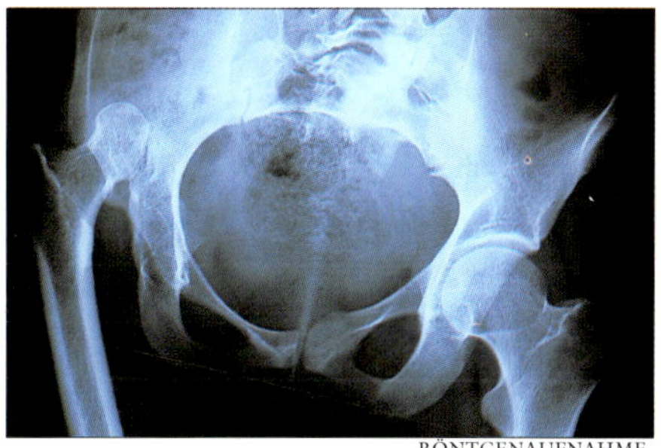

RÖNTGENAUFNAHME

PERTHES-KRANKHEIT

Diese Krankheit ist die Folge von Durchblutungsstörungen in der Wachstumsfuge und tritt meist bei Knaben auf. Der Oberschenkelkopf wird weich und verformt sich, der Oberschenkel und die Leiste schmerzen und die Betroffenen hinken. Damit sich keine Arthrose entwickelt, wird sofortige Ruhe verordnet, das Gelenk wird geschient und möglicherweise operiert.

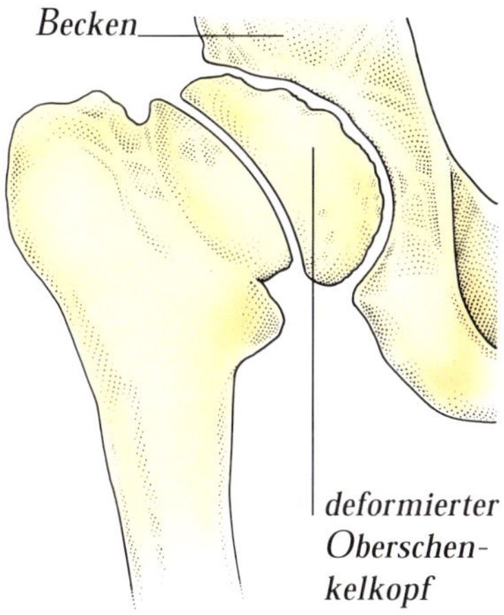

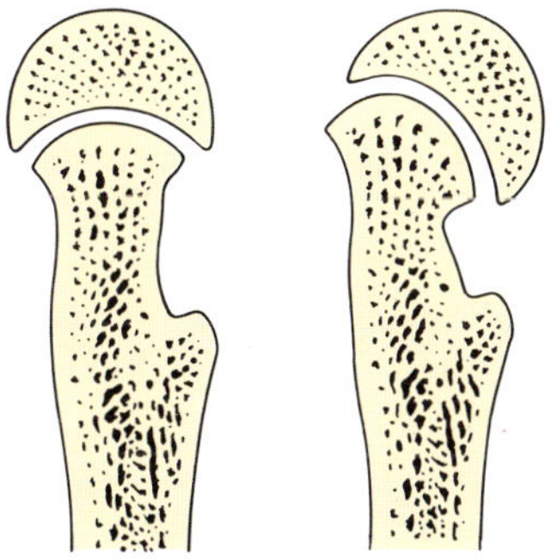

NORMALE POSITION DER EPIPHYSE — VERSCHOBENE EPIPHYSE

VERSCHOBENE EPIPHYSE

Das obere, wachsende Ende des Oberschenkelknochens kann sich durch eine Verletzung verschieben. Meistens geschieht dies nur allmählich, möglicherweise, weil Wachstumshormone während des Heranwachsens das Gewebe aufweichen. Der verschobene Knochen kann durch eine Operation wieder in die normale Position gebracht werden.

3. KAPITEL

MUSKEL-SYSTEM

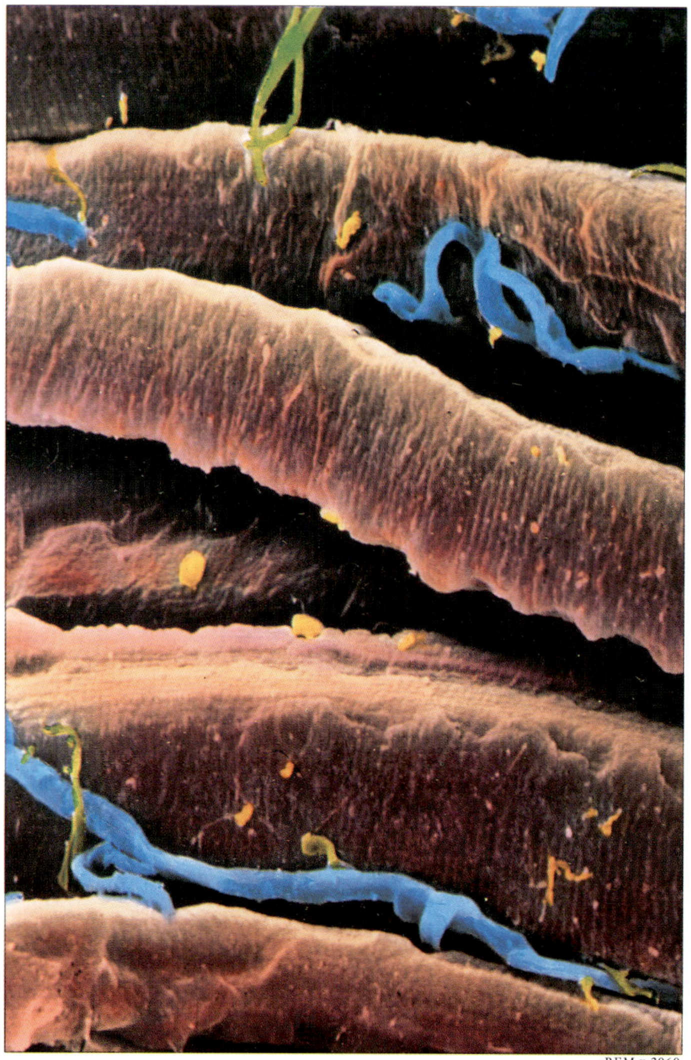

Skelettmuskelfasern (die dazugehörigen Kapillaren sind blau)

REM x 3060

EINLEITUNG

Die Muskeln bilden die Körpermasse und machen ungefähr die Hälfte des Körpergewichts aus. Es gibt drei verschiedene Muskelarten: Skelettmuskeln, unwillkürliche oder glatte Muskeln und den Herzmuskel. Alle drei Muskelarten können gestreckt und zusammengezogen werden, sie reagieren auf Reize und nehmen wieder ihre ursprüngliche Form und Größe an. Die unwillkürlichen Muskeln führen die unbewußten, routinemäßigen Körperfunktionen aus: Sie schieben die Nahrung den Verdauungstrakt hinunter, halten die Augen im Brennpunkt und steuern den Durchmesser der Arterien. Der Herzmuskel ist einzigartig wegen seiner miteinander verbundenen Verzweigungen. Die Skelettmuskeln, die in diesem Kapitel beschrieben werden, werden auch willkürliche Muskeln genannt, da wir sie willentlich zusammenziehen oder entspannen können. Alle Muskeln im Rumpf und in den Gliedern werden durch ständige Nervenimpulse aus dem Rückenmark in einem Teilkontraktionszustand gehalten, den man Muskeltonus nennt. Wenn ein Muskel nicht mehr innerviert wird, schrumpft seine Masse innerhalb von wenigen Monaten bis auf ca. zwei Drittel. Bei vielen Erkrankungen wie Kinderlähmung und Myasthenia gravis, bei denen die Muskeln in Mitleidenschaft gezogen werden, handelt es sich in Wirklichkeit um Erkrankungen des Nervensystems und nicht der Muskeln. Muskeln sind eher von Verletzungen als von Erkrankungen betroffen, und sie haben die Fähigkeit, sich selbst zu heilen: Wenn ein Muskel teilweise zerstört ist, wächst zum Ausgleich der übrige Teil und wird länger und kräftiger.

TEM x 4020

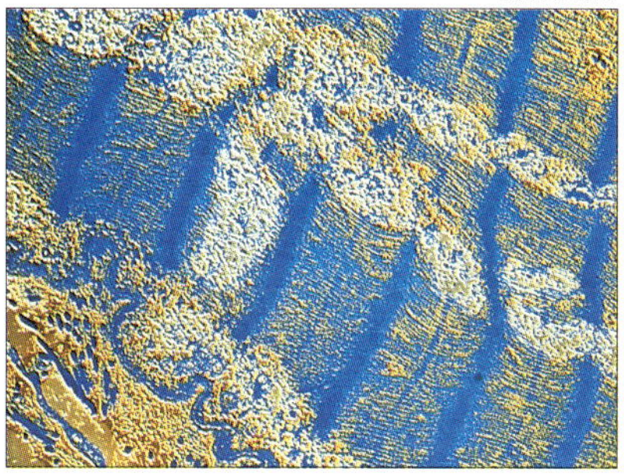

Quergestreifte Skelettmuskeln

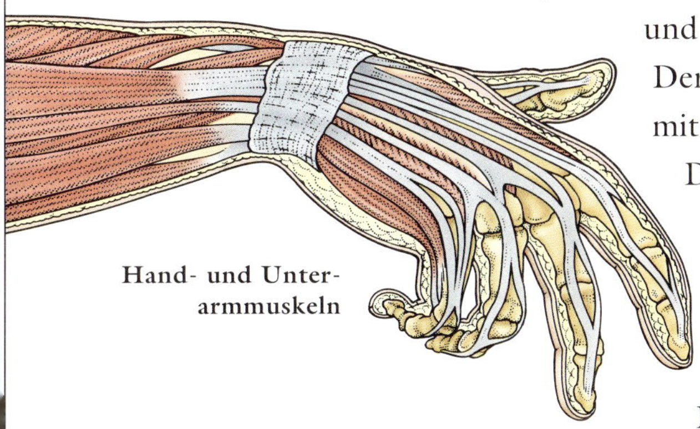

Hand- und Unterarmmuskeln

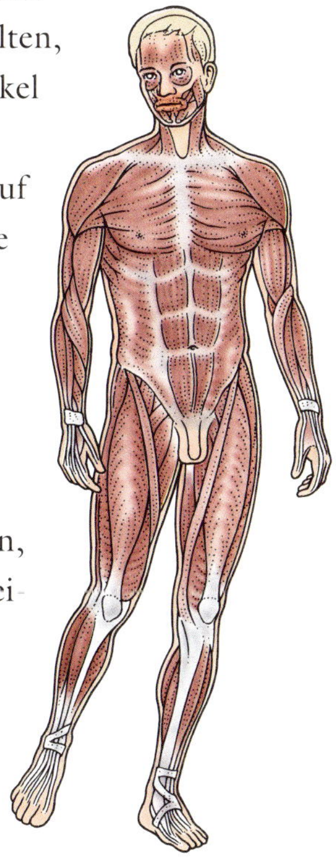

DAS MUSKELSYSTEM

Muskeln des Körpers I

Die über 600 Skelettmuskeln machen fast die Hälfte des menschlichen Körpergewichtes aus. Sie arbeiten mit den Knochen zusammen und verleihen dem Körper die Kraft, die er zur Bewegung braucht. Ein Skelettmuskel hängt für gewöhnlich an einem Knochenende, erstreckt sich über ein Gelenk, verjüngt sich dann hin zu einem anderen Knochen und hängt sich an diesen an. Wenn sich ein Muskel zusammenzieht, bewegt er einen Knochen, während der andere Knochen relativ stabil bleibt. Der Punkt, an dem ein Muskel an dem unbewegten Knochen hängt, heißt Ursprung, der Punkt, an dem er an dem bewegten Knochen hängt, heißt Ansatz. Viele Muskeln besitzen mehrere Ursprungs- und Ansatzpunkte.

Oberflächenmuskeln und tiefe Muskeln

Die Skelettmuskelschichten überlappen einander und bilden ein kompliziertes Muster. Die Muskeln, die genau unter der Haut und der Fettschicht liegen, sind die Oberflächenmuskeln (rechte Seite des Bilds), jene, die noch darunter liegen, sind die tiefen Muskeln (linke Seite). Die Muskeln der Bauchwand bilden drei Schichten, deren Fasern jeweils in unterschiedliche Richtungen verlaufen.

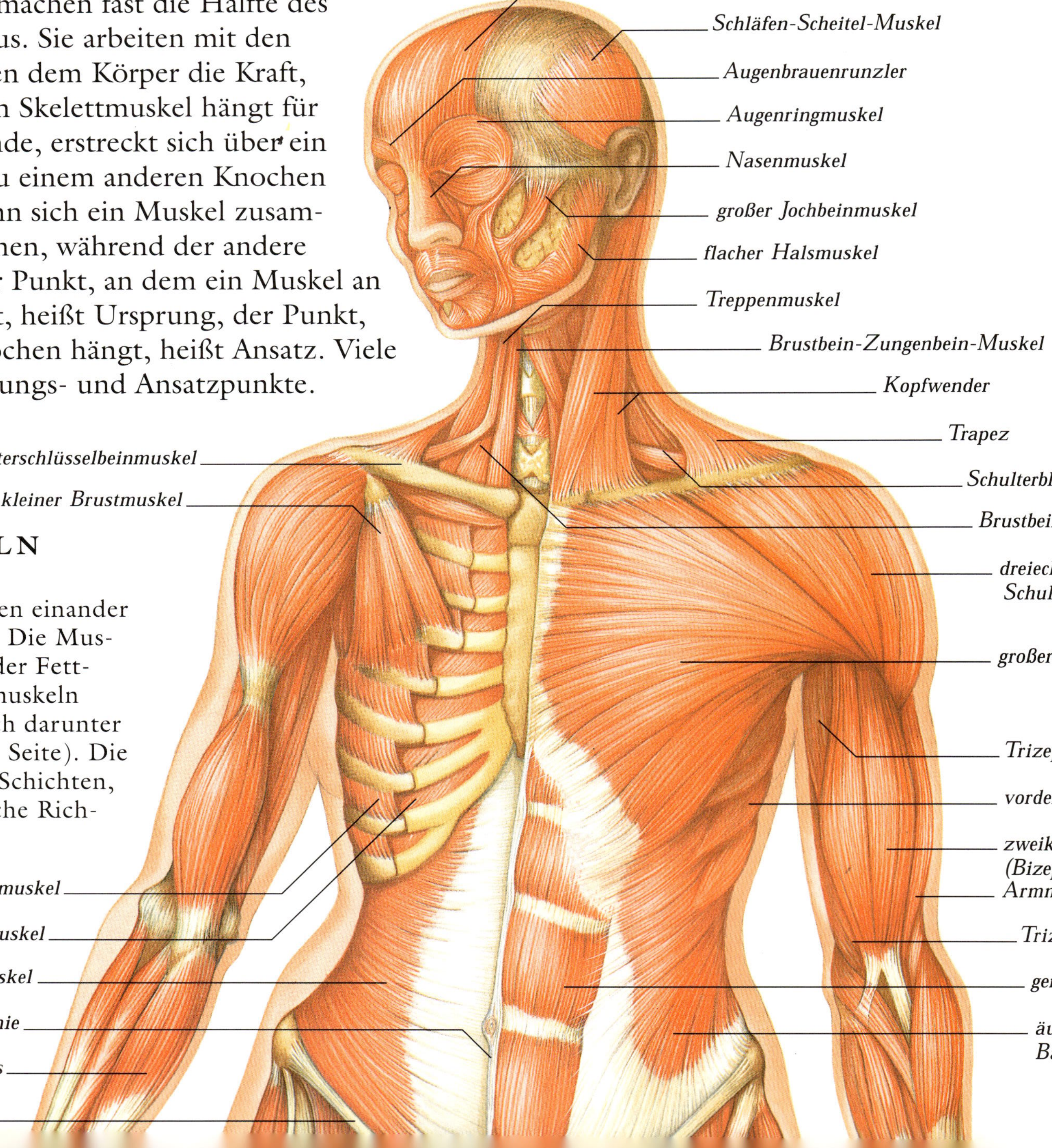

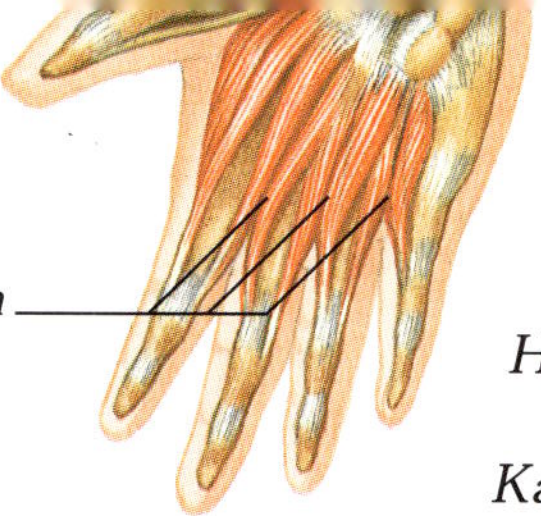

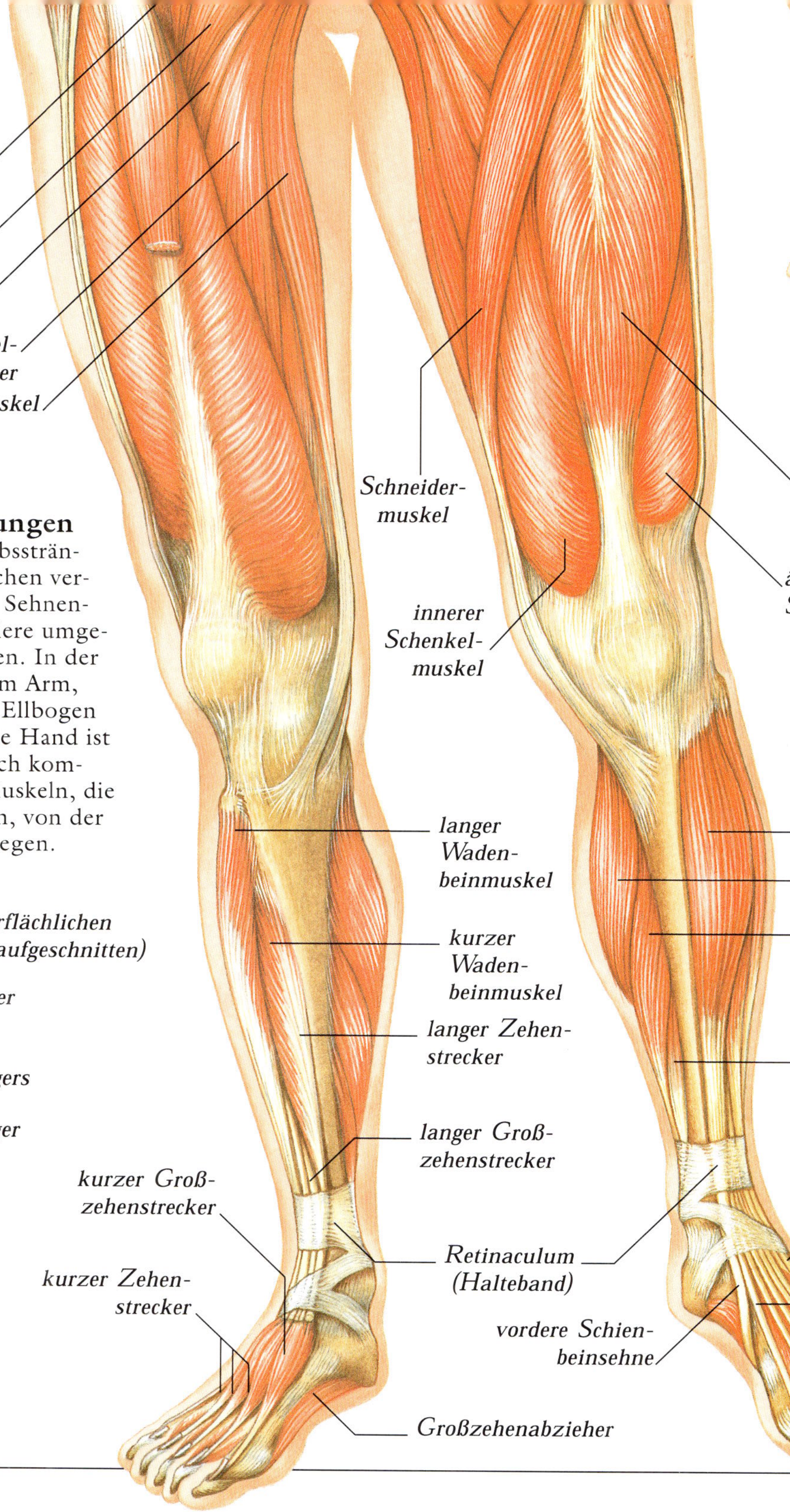

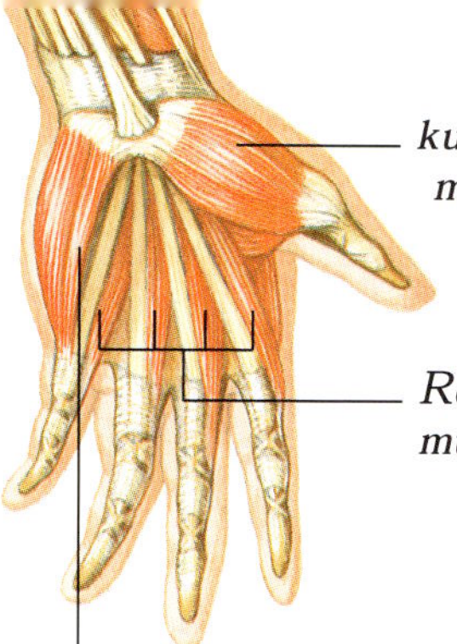

Muskel-Sehnen-Verbindungen

Sehnen sind faserige Bindegewebsstränge, die Skelettmuskeln mit Knochen verbinden. Einige Sehnen sind von Sehnenscheiden und einer Gelenkschmiere umgeben, die sie vor Reibung schützen. In der Hand reichen die Sehnen bis zum Arm, wo sie von Muskeln neben dem Ellbogen gesteuert werden. Die Hand ist sehr kräftig, aber auch kompakt, da viele der Muskeln, die die Hand bewegen, von der Hand entfernt liegen.

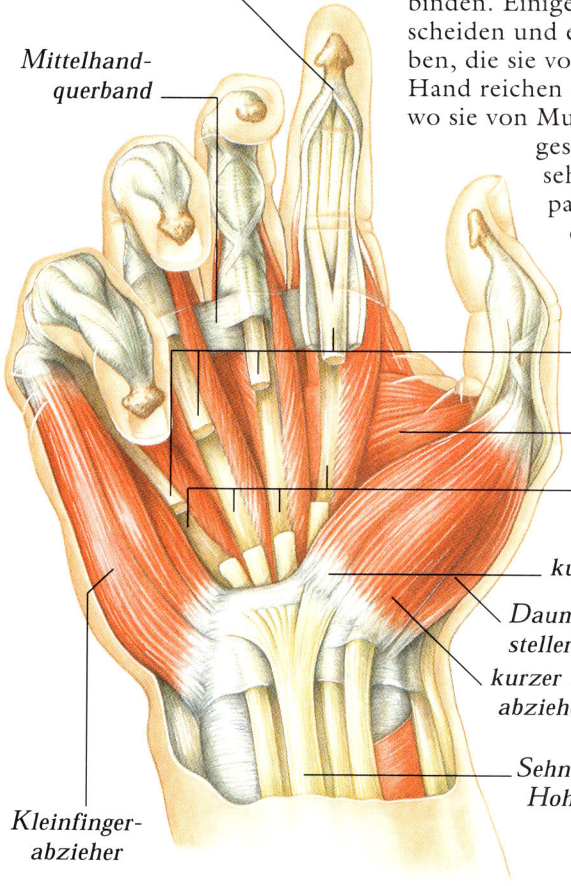

Muskeln des Körpers II

Die einzelnen Muskeln sehen ganz unterschiedlich aus: Am oberen Rücken sind die dikken Dreiecksmuskeln und in der Hand schlanke, kabelartige Muskeln. Die Stärke, mit der sich ein Muskel zusammenziehen kann, und somit seine spezifische Funktion, hängt von seiner Form ab. Die Muskeln, die entlang des Rückgrats verlaufen, sind am stärksten; sie sorgen für eine aufrechte Körperhaltung und für die Kraft, die zum Heben und Stoßen nötig ist. Der kleinste Muskel ist der Steigbügelmuskel im Ohr.

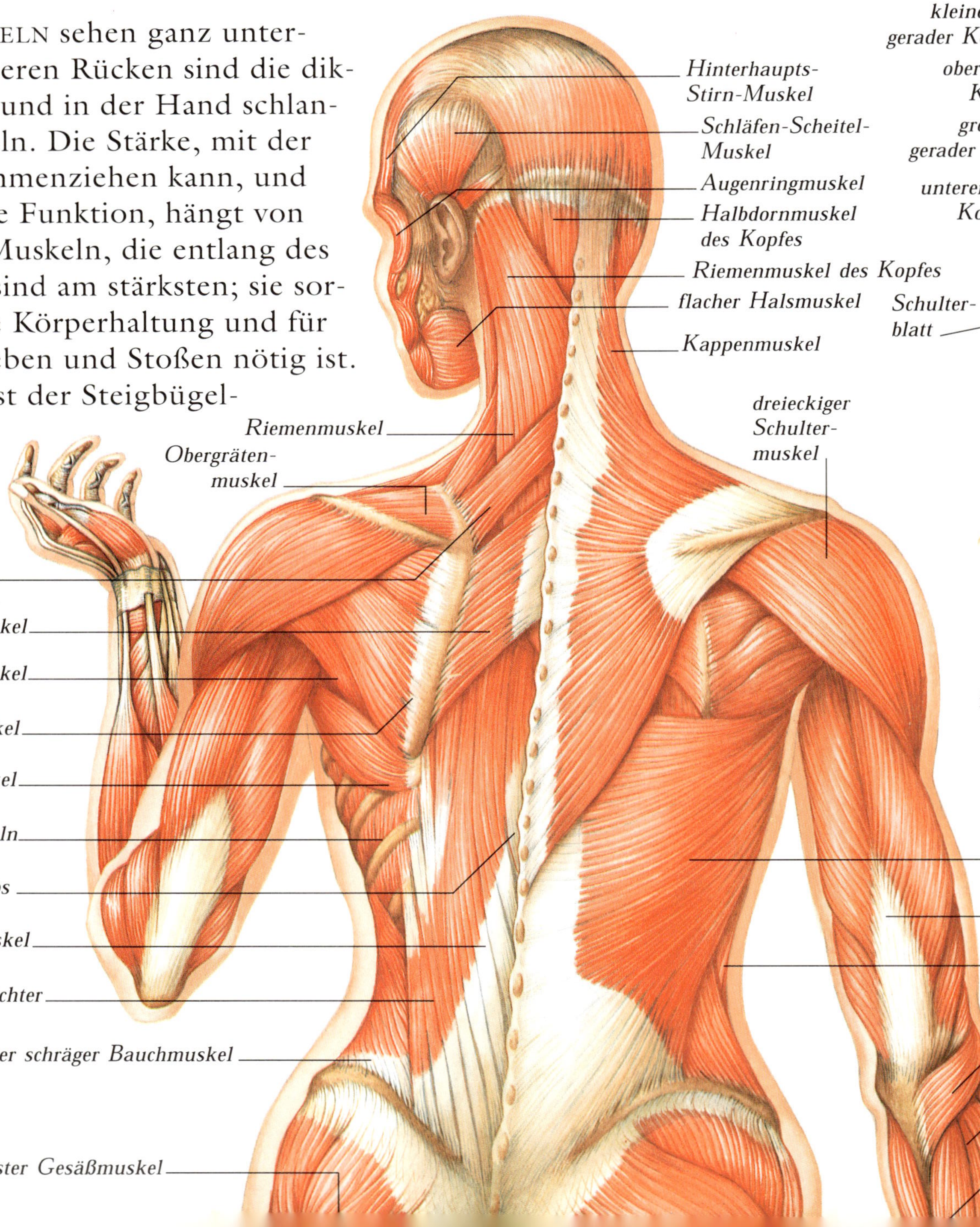

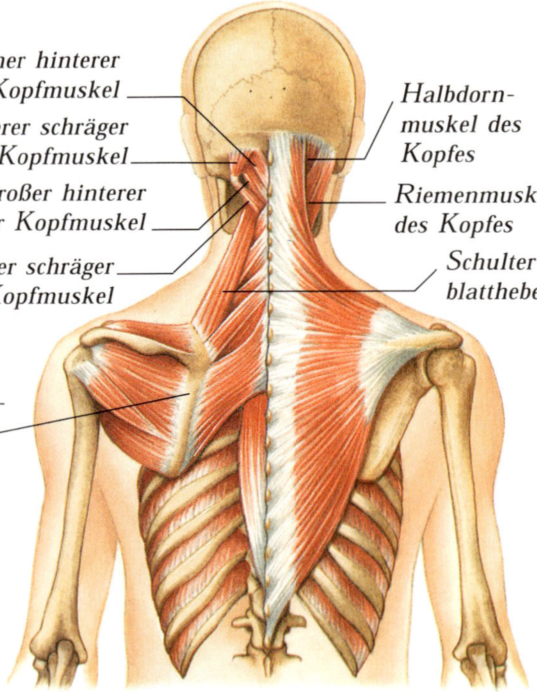

Starke, stabilisierende Muskeln
Die Muskeln im Nacken und im oberen Rükken ermöglichen vielfältige Bewegungen. Die Nackenmuskeln stützen den Kopf und halten ihn aufrecht. Die Muskeln im oberen Rückenbereich, die an dem flügelförmigen Schulterblatt hängen, stabilisieren die Schulter, das beweglichste Gelenk im Körper.

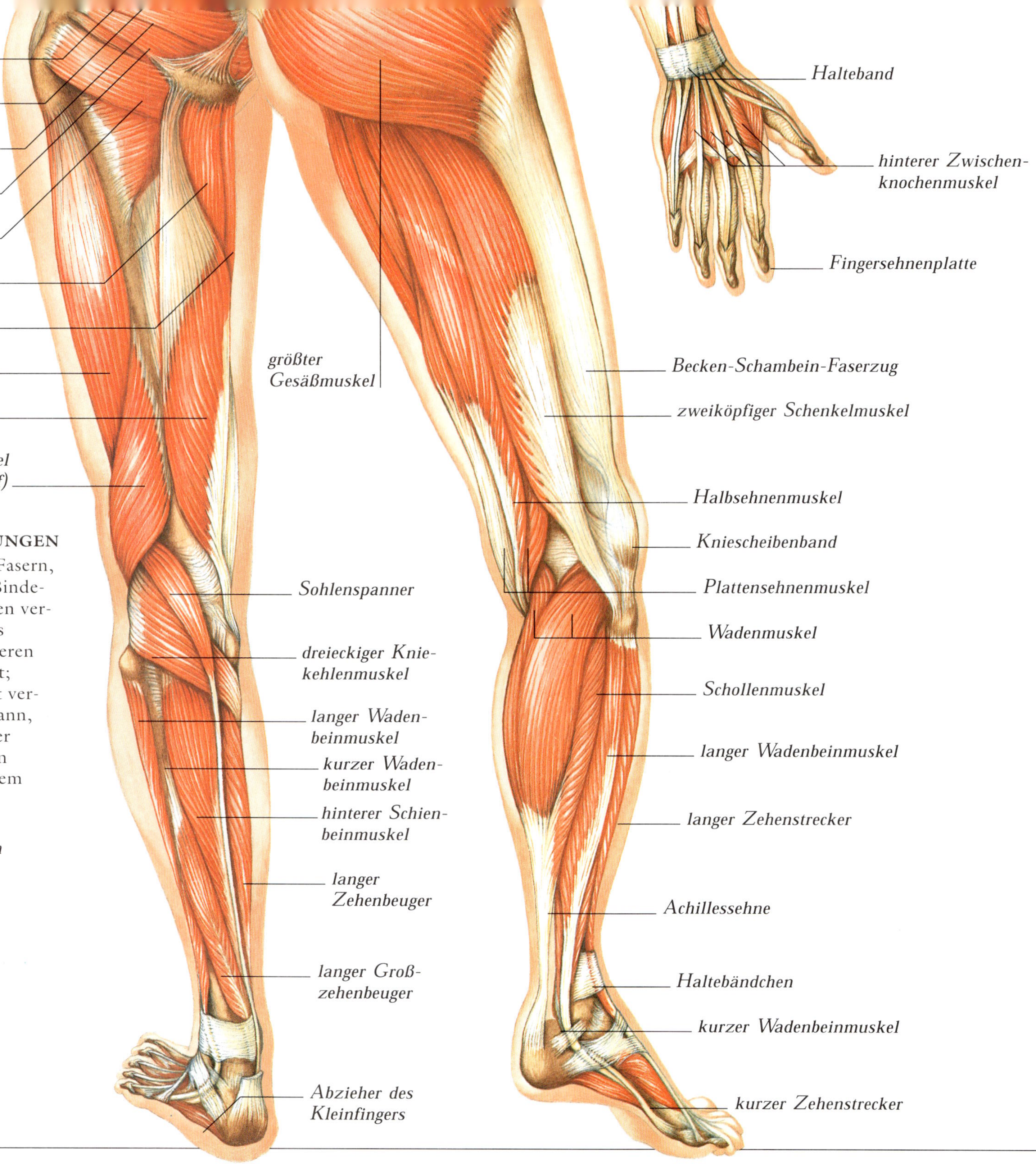

SEHNEN-KNOCHEN-VERBINDUNGEN

Die Sehnen sind durch die Sharpey-Fasern, das sind kollagene (proteinhaltige) Bindegewebsfasern, fest mit einem Knochen verbunden. Sie verlaufen durch das Periost und sind in die äußeren Knochenteile eingebettet; dadurch sind sie so fest verankert, daß sie auch dann, wenn sich die darunter befindlichen Knochen bewegen, fest an ihrem Platz bleiben.

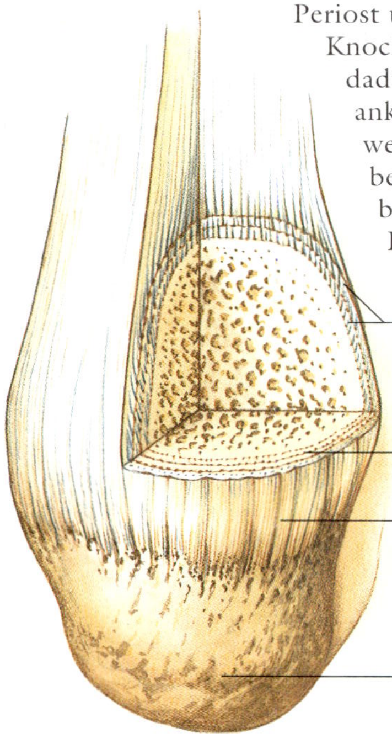

Aufbau und Kontraktion der Muskeln

Die Muskeln sind so aufgebaut, daß sie sich als Reaktion auf Nervenimpulse zusammenziehen können und einen Teil des Skeletts in die Kontraktionsrichtung ziehen. Die Muskeln sind jeweils gegensinnig angeordnet, da sie nur ziehen und nicht stoßen können. Das bedeutet, daß die Bewegung einer Muskelgruppe immer von ihren Antagonisten umgekehrt werden kann.

Muskelaufbau

Skelettmuskeln bestehen aus dichten, länglichen Zellbündeln: den Muskelfasern, die durch Bindegewebsfasern zusammengehalten werden. Dieses Gewebe ist von zahlreichen Kapillaren durchdrungen, die dafür sorgen, daß die Muskeln die enormen Mengen an Sauerstoff und Glukose erhalten, die sie zur Kontraktion benötigen.

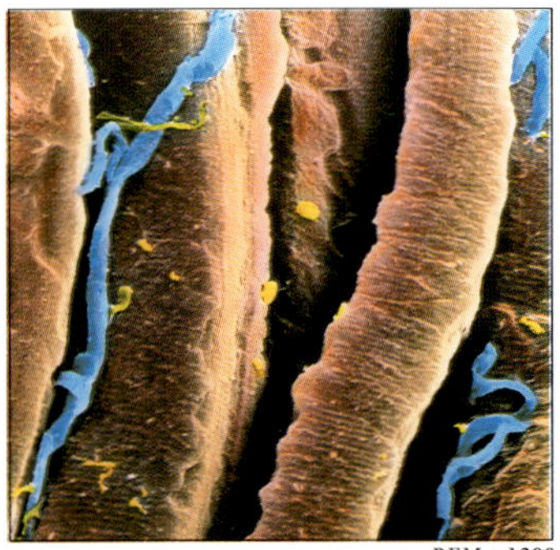
REM x 1300

Quergestreifter Muskel
Die Skelettmuskelfasern erscheinen, wie links im Bild, quergestreift, da dicke und dünne Myofilamente abwechselnd angeordnet sind. Die dünnen, blauen Röhrchen sind die Kapillaren.

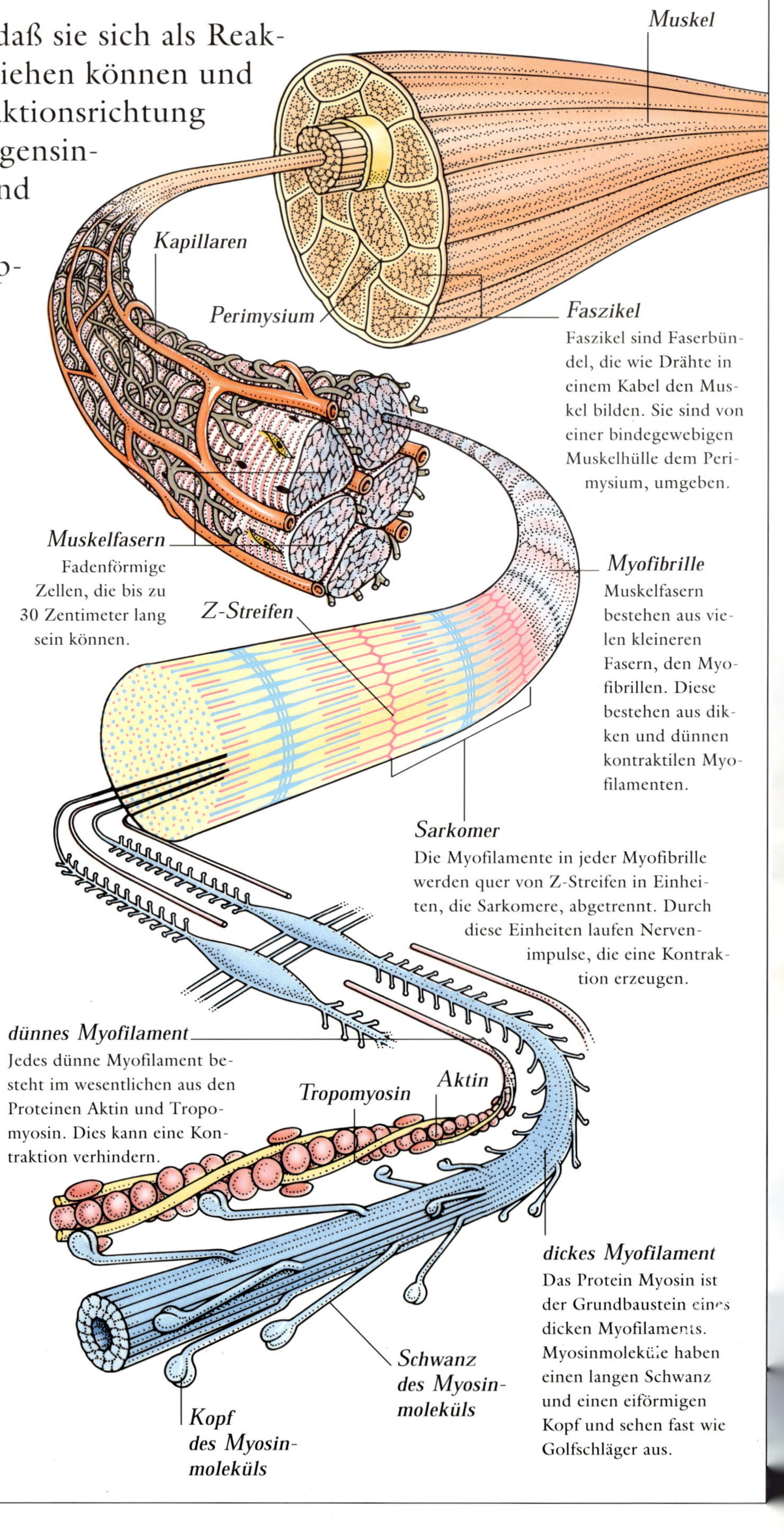

Muskel-Kontraktion

Ist ein Muskel entspannt, überlappen sich die dicken und dünnen Myofilamente ein wenig. Bei einer Kontraktion gleiten die dicken Filamente weiter zwischen die dünnen Filamente und bewegen sich auf die Z-Streifen zu. Dadurch verkürzt sich die Myofibrille und die gesamte Muskelfaser. Die Stärke der Kontraktion hängt von der Menge der dabei beteiligten verkürzten Muskelfasern ab.

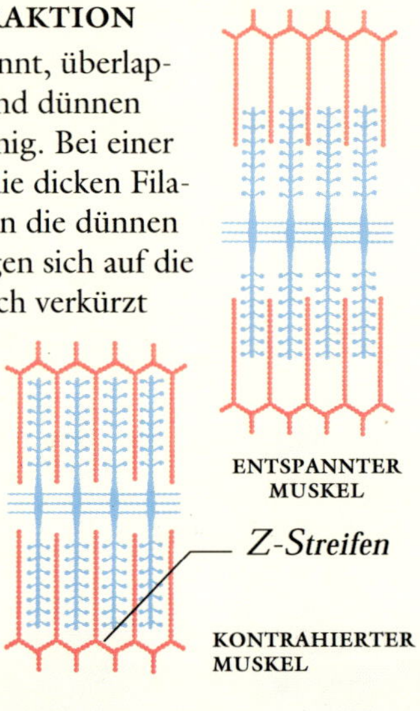

HEBELSYSTEME

Körperbewegungen laufen nach mechanischen Prinzipien ab: Eine Kraft wirkt auf einen Teil eines Hebelarms; sie wird über einen Drehpunkt auf ein Gewicht übertragen, das auf der anderen Seite des Hebels Kraft ausübt. Im Körper üben die Muskeln Kraft aus, die Knochen dienen als Hebel, und die Gelenke agieren wie Drehpunkte. Hebelsysteme im Körper verzichten zugunsten etwas größeren Bewegungsumfangs auf mechanische Vorteile.

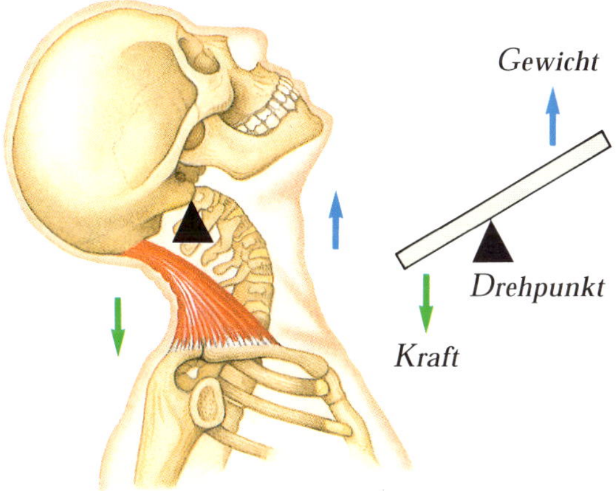

Hebel erster Klasse

Er funktioniert wie eine Wippe, d. h. der Drehpunkt liegt zwischen Kraft und Gewicht. Ein seltenes Beispiel im Körper sind die hinteren Nackenmuskeln, die den Kopf nach hinten beugen. Der Hebel an der Schädelbasis dreht sich auf dem Drehpunkt des Atlantookzipitalgelenks.

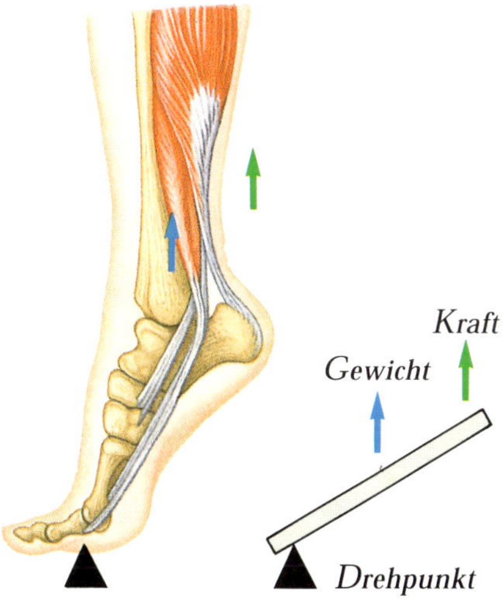

Hebel zweiter Klasse

Hier liegt das Gewicht zwischen der Kraft und dem Drehpunkt. Das entsprechende Beispiel im Körper ist das Heben der Ferse. Die Wadenmuskeln sind die Kraft, mit der das Körpergewicht gehoben wird, die Ferse und der meiste Teil des Fußes bilden den Hebel und die Metatarsophalangealgelenke sind der Drehpunkt.

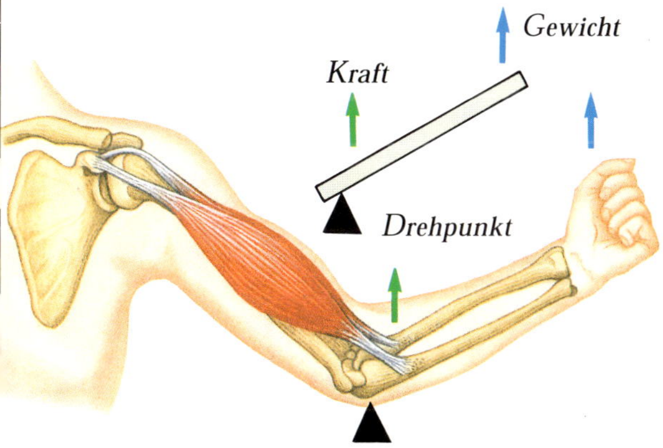

Hebel dritter Klasse

Bei einem Hebel dritter Klasse, der häufigsten Hebelart im Körper, wird die Kraft auf den Hebel zwischen Gewicht und Drehpunkt ausgeübt. Ein typisches Beispiel ist das Beugen des Ellbogengelenks durch Kontraktion des Musculus biceps brachii, wenn man den Unterarm und die Hand hebt.

ZUSAMMENARBEIT

Wenn man den Oberarm weg vom Rumpf hebt, wirkt der vordere Teil des Deltamuskels dem hinteren Teil entgegen, während der mittlere Teil die Arbeit ausführt. Ein Muskel, der sich zusammenzieht, der Agonist, hat immer einen Gegenspieler, den Antagonisten, der sich entspannt. Manchmal spielen stabilisierende Muskeln eine wichtige Rolle bei dieser koordinierten Muskeltätigkeit.

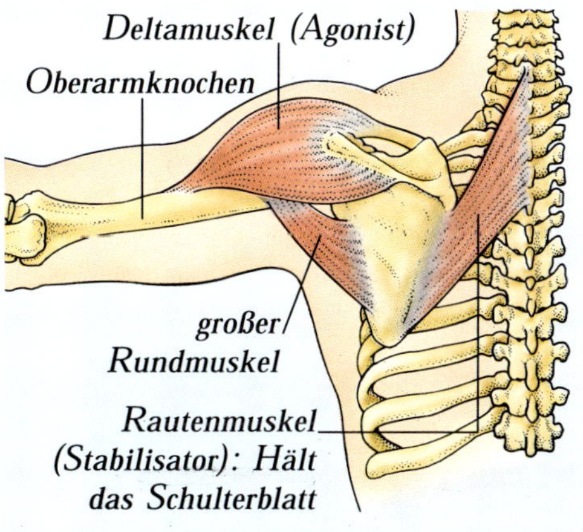

MIMIK

Bei Menschen und anderen Primaten sind Gesichtsausdrücke ein wichtiges Mittel zur Kommunikation. Die Gesichtsmuskeln sind sehr vielfältig und ermöglichen viele feine Ausdrucksnuancen. Die Insertionen (Ansatzpunkte an beweglichen Teilen) der Gesichtsmuskeln befinden sich in der Haut, die schon durch die geringste Muskelkontraktion bewegt wird.

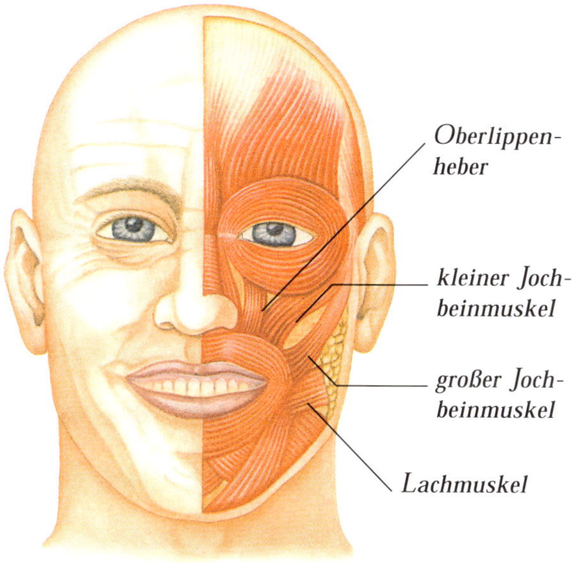

Lächeln

Das Lächeln ist ein sehr zweideutiger und flexibler Gesichtsausdruck, mit dem man viele Gefühlsregungen ausdrücken kann. Der Oberlippenheber bewegt die Oberlippe nach oben, der große und kleine Jochbeinmuskel und der Lachmuskel ziehen die Mundwinkel und die Lippenränder nach oben und zur Seite.

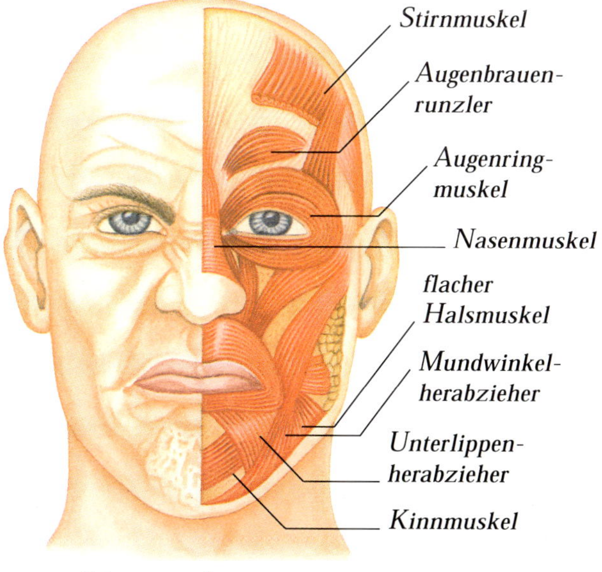

Stirnrunzeln

Der Stirnmuskel und der Augenbrauenrunzler ziehen die Falten zwischen den Brauen, der Nasenmuskel weitet die Nasenlöcher, und der Augenringmuskel schließt das Lid. Der flache Halsmuskel und der Unterlippenherabzieher ziehen die Mundwinkel und die Lippenränder nach unten und zur Seite, der Kinnmuskel zieht die Kinnhaut zusammen.

MUSKELVERLETZUNGEN UND -KRANKHEITEN

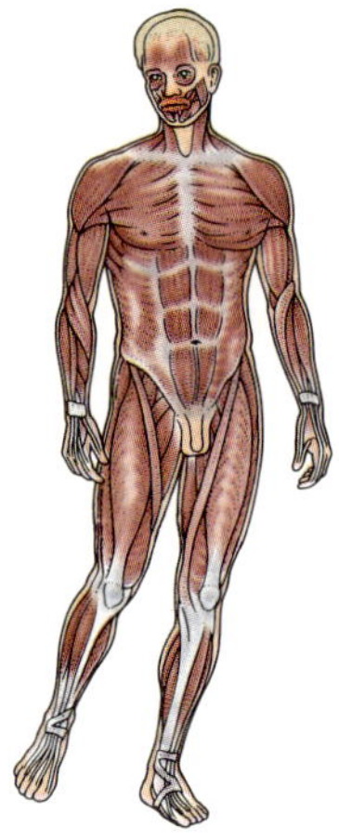

VERLETZUNGEN DER MUSKELN sind gewöhnlich die Folge von Überanstrengung, oder sie entstehen, wenn man plötzliche ziehende oder drehende Bewegungen ausführt. Verschiedene Arbeitsabläufe können ebenfalls die Muskeln und Sehnen schädigen. Eine Reihe seltener Muskelerkrankungen kann die Ursache von Muskelschwäche und fortschreitender Degeneration sein.

MUSKELZERRUNGEN UND -RISSE

Der Begriff Muskelzerrung umschreibt eine leichte Schädigung der Muskelfasern. Begrenzte Blutungen im Muskel verursachen Berührungsschmerz und Anschwellen des Gewebes; manchmal treten auch Muskelkrämpfe auf, und es können sich sichtbare Blutergüsse bilden.

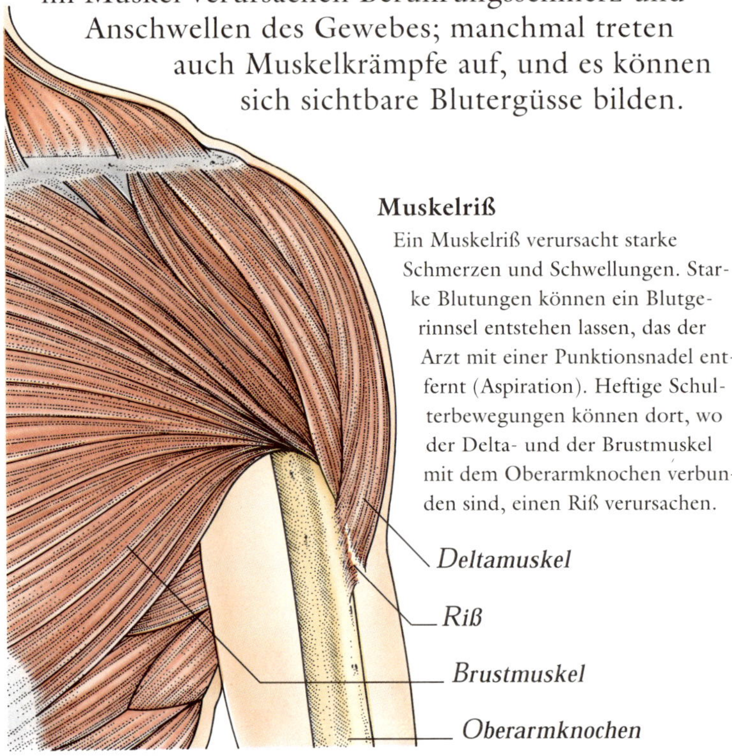

Muskelriß

Ein Muskelriß verursacht starke Schmerzen und Schwellungen. Starke Blutungen können ein Blutgerinnsel entstehen lassen, das der Arzt mit einer Punktionsnadel entfernt (Aspiration). Heftige Schulterbewegungen können dort, wo der Delta- und der Brustmuskel mit dem Oberarmknochen verbunden sind, einen Riß verursachen.

SEHNENENTZÜNDUNG

Eine Entzündung der Sehnen kann die Sehne selbst betreffen (Tendinitis) oder in der inneren Auskleidung der Sehnenscheide auftreten (Tendosynovitis). Kräftige oder wiederholte Bewegungen, die eine extreme Reibung zwischen der Sehne und einem benachbarten Knochen erzeugen, können eine Tendinitis auslösen. Eine Tendovaginilis kann die Folge von Überdehnungen oder wiederholten Bewegungen sein.

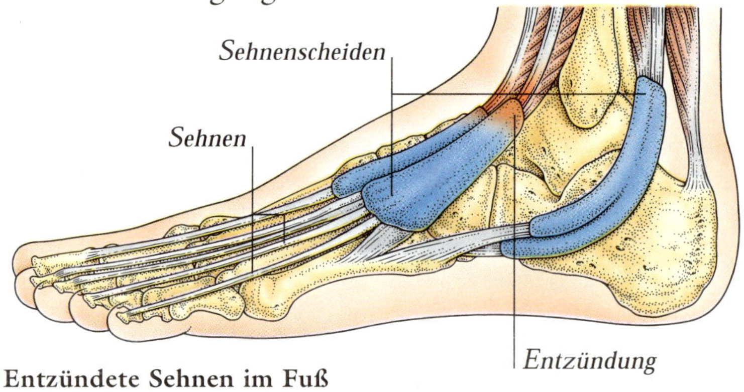

Entzündete Sehnen im Fuß

Aufgrund seiner komplexen Struktur ist der Fuß anfällig für Sehnenerkrankungen. Laufen oder Kicken, ungeschickte oder komplizierte Bewegungen (wie Tanzen) können eine Entzündung der Sehnen verursachen. Zu den Symptomen gehören Schmerzen, Schwellungen und eingeschränkte Bewegungsfähigkeit.

WIEDERHOLTE ZERRUNGEN

Der Begriff umschreibt eine Reihe von Syndromen, die die Folge von bestimmten, ständig wiederkehrenden Bewegungen sind. Entzündungen der Flexor- und Extensorsehnen kommen besonders bei Menschen vor, die eine Tastatur betätigen. Die Finger schmerzen bei Bewegung. Eine andere Art wiederholter Zerrungen, das Karpaltunnelsyndrom, kann durch Druck auf den Nervus medianus verursacht werden, an der Stelle, wo er durch einen Kanal im vorderen Handgelenksbereich läuft.

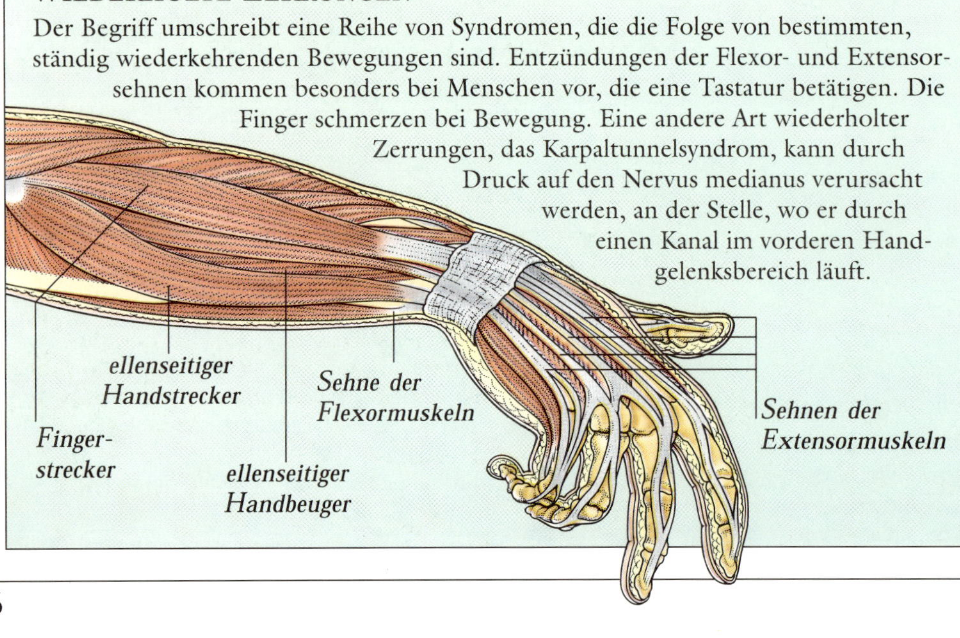

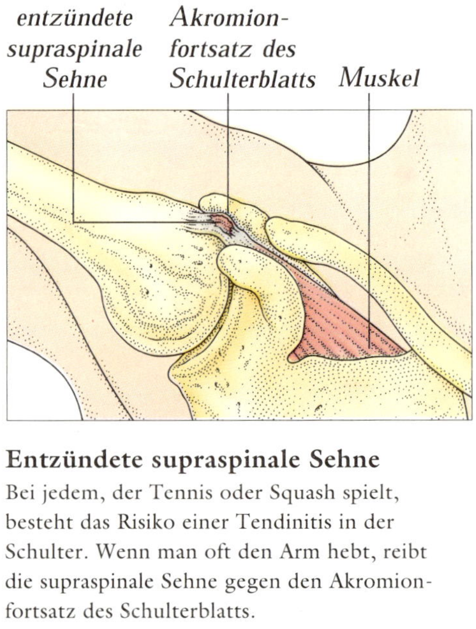

Entzündete supraspinale Sehne

Bei jedem, der Tennis oder Squash spielt, besteht das Risiko einer Tendinitis in der Schulter. Wenn man oft den Arm hebt, reibt die supraspinale Sehne gegen den Akromionfortsatz des Schulterblatts.

SEHNENRISSE

Eine abrupte, starke Muskelkontraktion kann zu einem schweren Sehnenschaden führen, bei dem die Sehne vom Knochen reißen kann. Hebt man ein schweres Gewicht, können die Sehnen, die am Bizeps hängen, reißen. Oder die Hauptsehne an der Oberschenkelvorderseite (Quadrizepssehne), die sich über das Knie zieht, reißt.

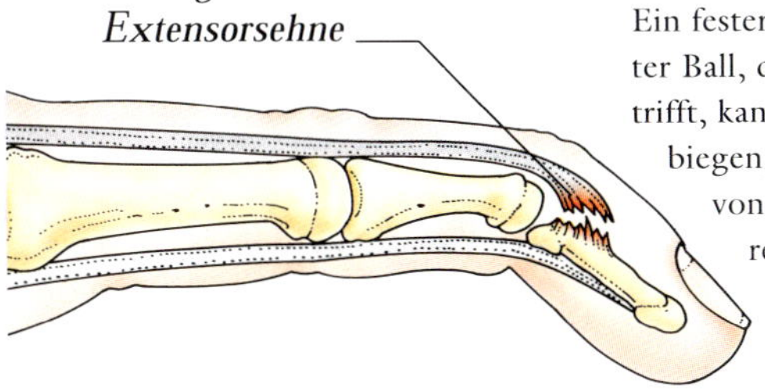

Gerissene Fingersehne
Ein fester Gegenstand wie ein harter Ball, der auf eine Fingerspitze trifft, kann sie soweit nach vorne biegen, daß die Extensorsehne von ihrem Ansatzpunkt abreißt. Der Finger muß dann u. U. mehrere Monate lang ruhiggestellt werden.

OPERATION

GERISSENE ACHILLESSEHNE

Ein kleiner Riß der Achillessehne kann durch Ruhigstellen und Physiotherapie geheilt werden. Bei einer schweren Verletzung ist oft ein chirurgischer Eingriff nötig, und die Heilung dauert mehrere Monate. Besonders bei Tennisspielern reißt die Achillessehne oft, wenn sie sich abrupt auf ihre Zehenspitzen stellen, um den Ball anzuspielen. Auch Sprinter, die ihre Wadenmuskeln oft anspannen, sind ständig gefährdet.

Lage der Sehne
Die Achillessehne verläuft von der Basis des Wadenmuskels die Wade hinunter zum Fersenbein. Wenn die Sehne reißt, kann man die Ferse nicht mehr heben.

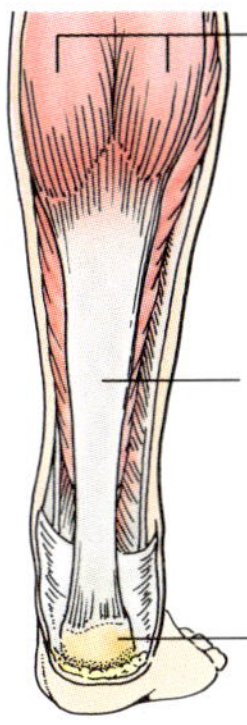

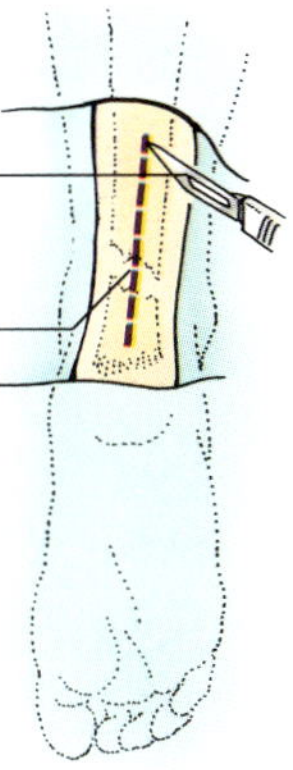

1 Wenn er gerissene Sehnenenden wieder zusammennähen will, legt der Chirurg eine Blutsperre um den Oberschenkel, um die verletzte Stelle frei von Blut zu halten. Mit einem Schnitt über der Rißstelle legt er dann die durchtrennten Sehnenenden frei.

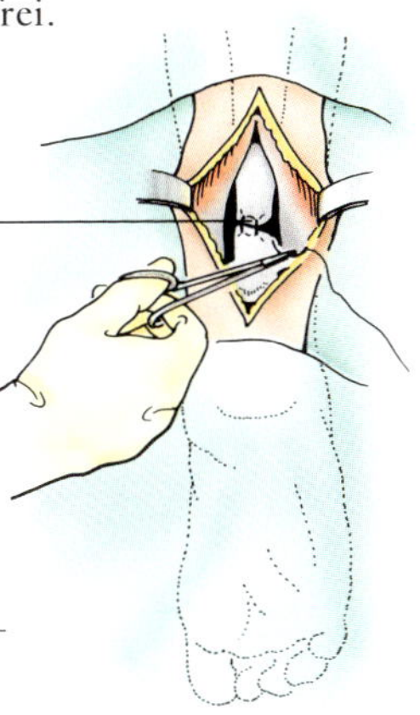

2 Sämtliche Blutgerinnsel und beschädigtes Gewebe werden entfernt und die durchtrennten Sehnenenden wieder zusammengenäht. Manchmal wird auch zur Verstärkung ein körpereigenes Sehnenimplantat eingepflanzt.

MUSKELDYSTROPHIE

Muskeldystrophie heißt eine Reihe erblicher Erkankungen mit fortschreitender Degeneration der Skelettmuskeln. Die häufigsten Symptome sind zunehmende Abnutzung und Verlust der Funktionsfähigkeit der Muskeln. Es gibt keine wirksame Therapie, aber manchmal kann man durch Streckübungen oder einen chirurgischen Eingriff, bei dem die verkürzten Muskeln und Sehnen korrigiert werden, Erleichterung verschaffen.

DIAGNOSE

Genetische Veränderungen werden in Tests untersucht, und durch Bluttests wird festgestellt, ob ein geschädigter Muskel bestimmte Enzyme freisetzt. Bei einer Muskelbiopsie wird eine kleine Gewebsprobe entnommen und mit einer Elektromyographie Muskelaktiviät aufgezeichnet.

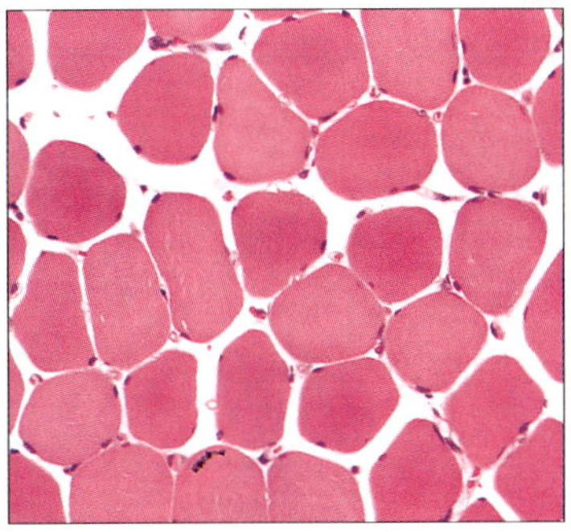

NORMALE MUSKELFASERN

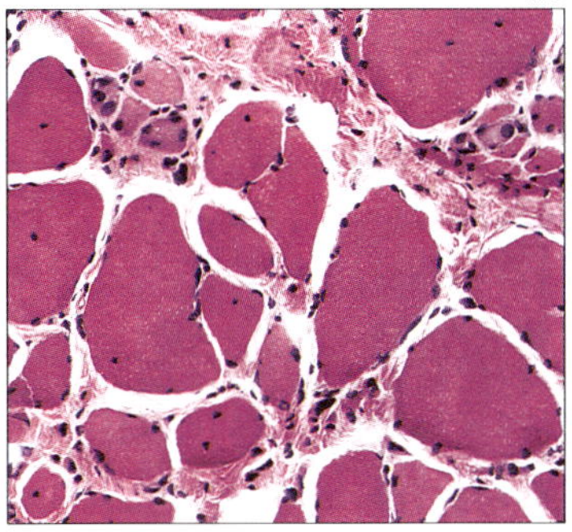

ANORMALE MUSKELFASERN

Muskelbiopsie
Mit einer Biopsienadel oder einem Schnitt mit dem Skalpell wird eine kleine Gewebsprobe entnommen, die dann unter dem Mikroskop untersucht wird. Die Muskelfasern oben rechts weisen die für eine Muskeldystrophie charakteristische Degeneration auf.

MYASTHENIA GRAVIS

Eine Autoimmunkrankheit, die sich durch schwere Muskelschwäche und Ermüdung der Muskeln auszeichnet. Die Verursacher sind Antikörper, die schrittweise die Anzahl der Rezeptoren in den Muskelfasern reduzieren, die die Muskelkontraktion anregen. Eine Thymuserkrankung kann die Krankheit auslösen.

Betroffene Muskeln
Doppeltsichtigkeit und hängende Augenlider sind frühe Symptome an den Gesichtsmuskeln. Auch die Halsmuskeln sind betroffen, wodurch Schwierigkeiten beim Kauen und Schlucken entstehen. Die Krankheit kann sich auf die Arm- und Beinmuskeln ausbreiten.

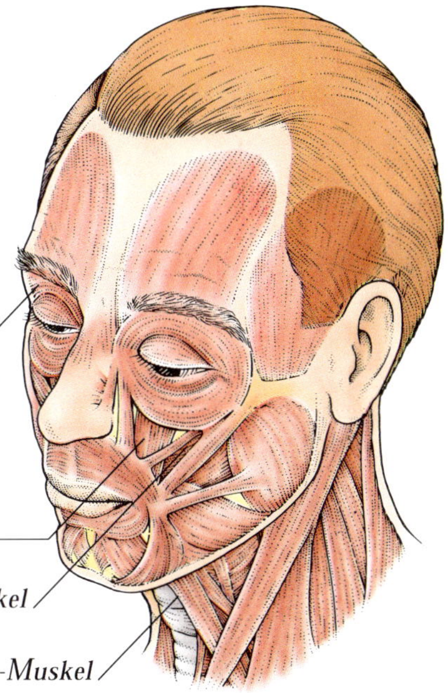

4. KAPITEL

NERVEN-SYSTEM

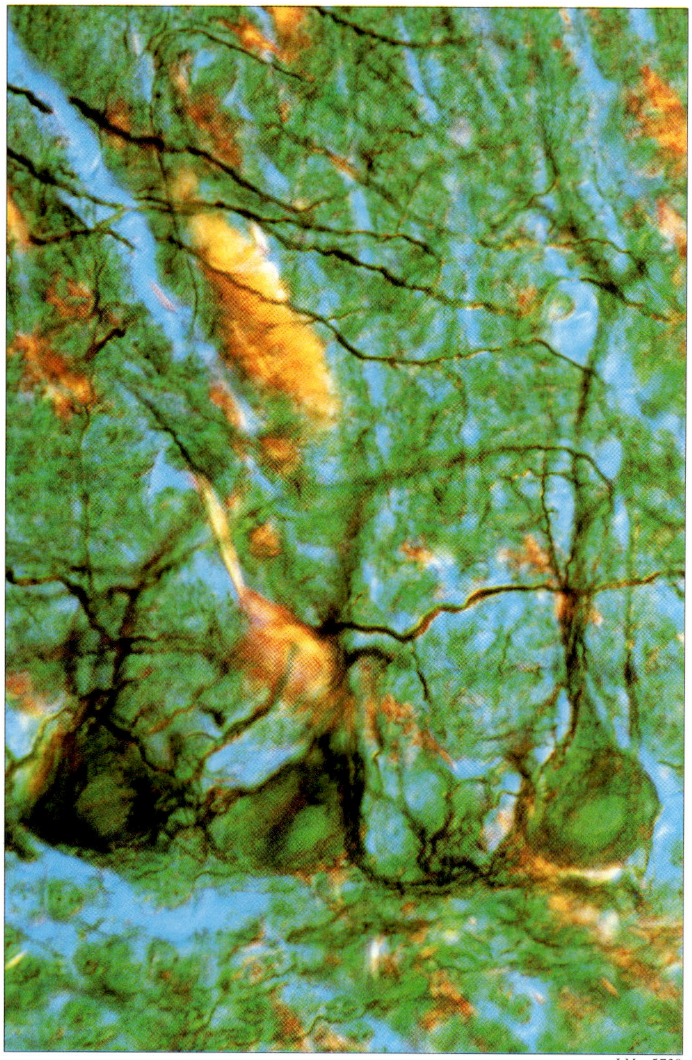

Zwei große Nervenzellen aus dem Kleinhirn, einem Teil des Gehirns

EINLEITUNG

In unserem Gehirn – nicht in unserem Herzen – fühlen wir Emotionen wie Liebe und Ärger. Das Gehirn ist auch der Sitz unserer Gedanken, hier werden Entscheidungen gefällt, Tätigkeiten eingeleitet und gesteuert. Nervenimpulse strömen ständig in das Gehirn, stellen Verbindungen her und verlassen es über das Rückenmark und ein Netz kabelartiger Nerven, die im ganzen Körper verteilt sind. Das Gehirn, das diese Impulse aufzeichnet und steuert, wird manchmal mit einem Computer verglichen, aber dieser Vergleich ist ziemlich irreführend. Die Kommunikation zwischen den Milliarden von Nervenzellen im Gehirn erfolgt durch chemische und elektrische Signale. Besonders wichtig ist, daß die komplexen Verbindungen zwischen den Nervenzellen wachsen und sich entwickeln und somit auf Ereignisse reagieren können, die nicht im Gehirn programmiert sind. Im Gegensatz zum Computer ist das Gehirn fähig, kreativ zu sein. Aber es ist auch empfindlich: Nervenbahnen, die durch Verletzungen oder Erkrankungen geschädigt sind, können sich nicht selbst heilen. Lange Zeit war es nicht möglich, den Geheimnissen des Gehirns auf die Spur zu kommen; erst durch die jüngsten Fortschritte in der Biochemie und mit den modernen Bildschirmtechniken konnte seine Funktionsweise zum Teil entschlüsselt werden: Jetzt verstehen wir besser, wie so verschiedene Krankheiten wie Arteriosklerose, Krebs oder die Alzheimer-Krankheit entstehen.

LM x 40

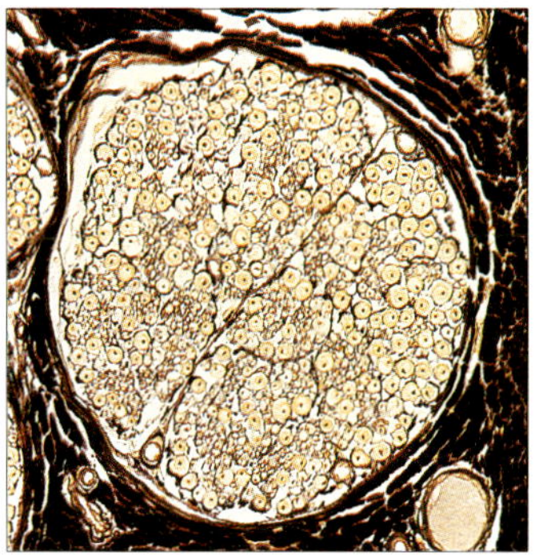

Querschnitt des Ischiasnervs

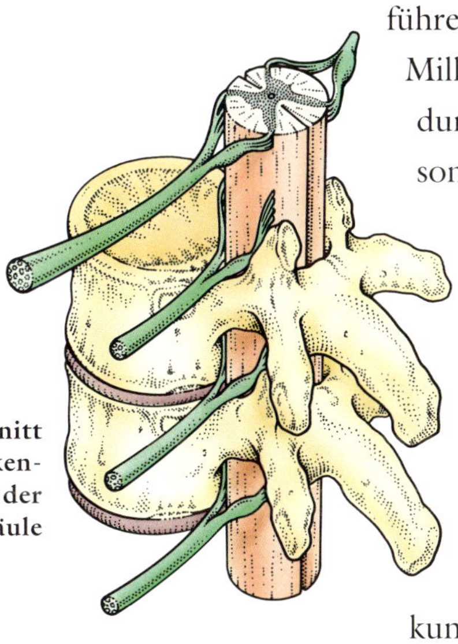

Ein Abschnitt des Rückenmarks in der Wirbelsäule

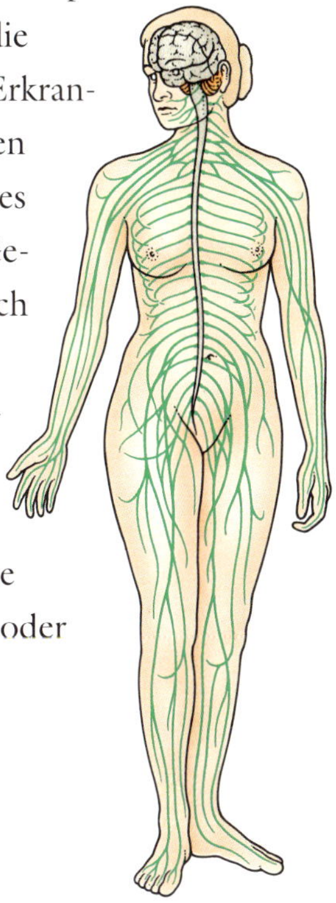

DAS NERVENSYSTEM

ORGANISATION DES NERVENSYSTEMS

MILLIARDEN ELEKTRISCHER UND CHEMISCHER SIGNALE halten den Körper und das Gehirn am Leben. Diese Signale sind das Ergebnis der Aktivität von Neuronen oder Nervenzellen und ihrer fadenartigen, weitreichenden Fasern. Die Neuronen bilden mit Stützzellen, der Neuroglia, das Gehirn und das Rückenmark, auch Zentrales Nervensystem oder ZNS genannt. Auch die peripheren Nerven, die das ZNS mit dem übrigen Körper verbinden, bestehen aus Neuronen. Die meisten Nervensignale laufen unbewußt ab; sie gewährleisten, daß der menschliche Körper zuverlässig funktioniert.

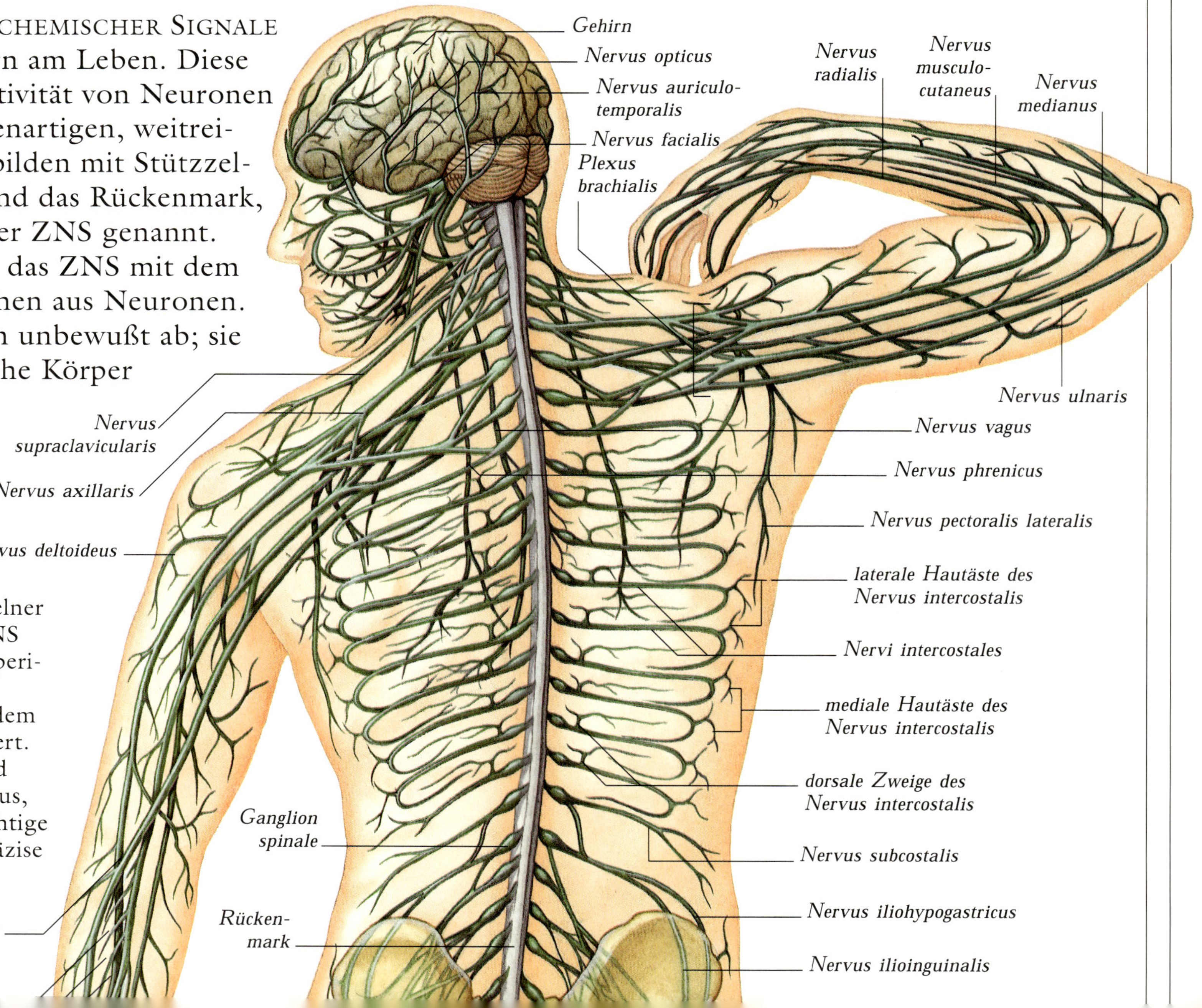

NERVEN-NETZWERK

Die langen, schlanken Nervenfasern einzelner Neuronen bündeln sich außerhalb des ZNS zu Gruppen und bilden die kabelartigen peripheren Nerven. Dieses Netzwerk verläuft durch den gesamten Körper und meldet dem ZNS, was außerhalb und im Körper passiert. Die meisten peripheren Nerven teilen und verzweigen sich. Einige bilden einen Plexus, das sind Nervengeflechte. So können wichtige Bereiche wie die Hand und die Finger präzise gesteuert werden.

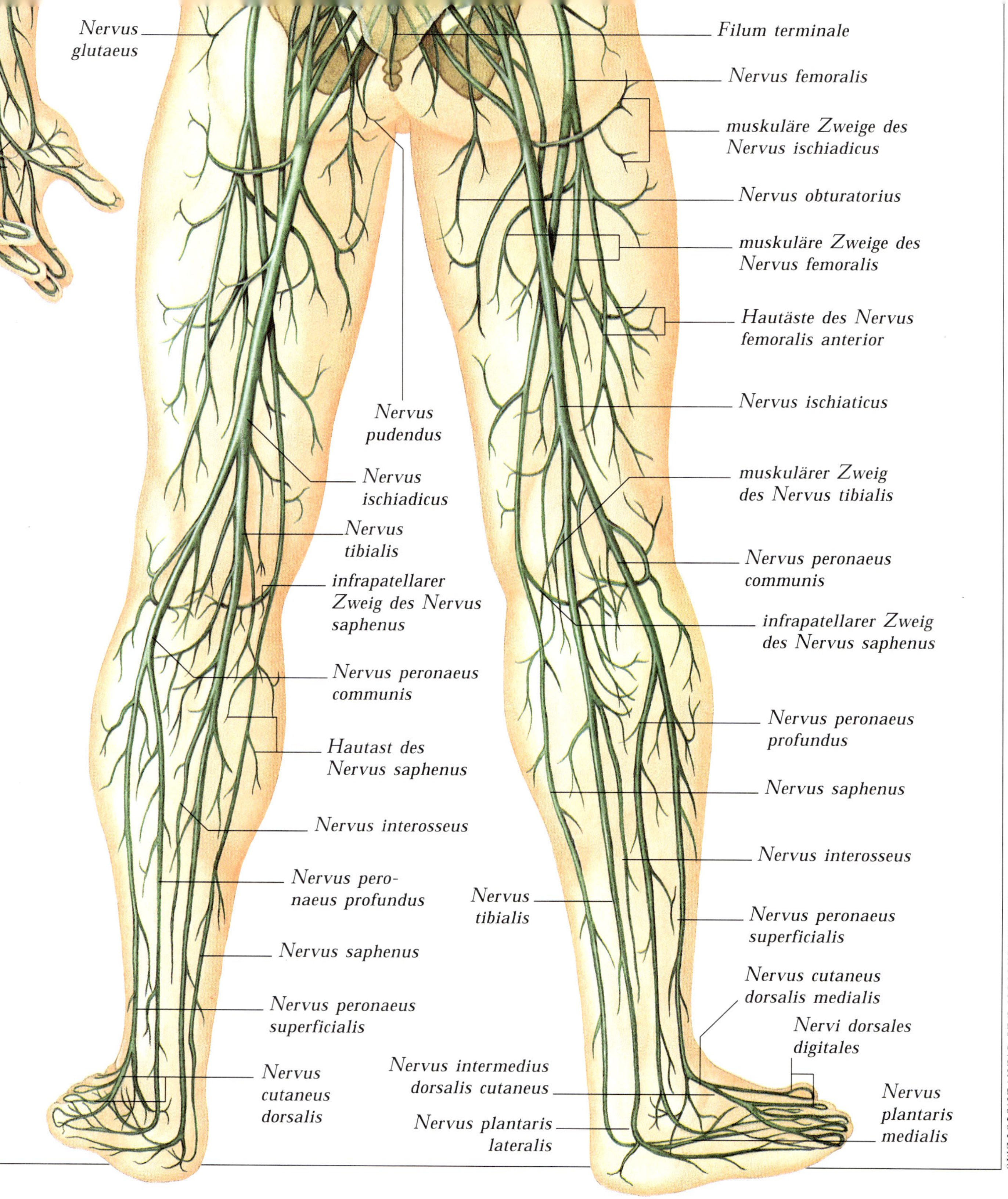

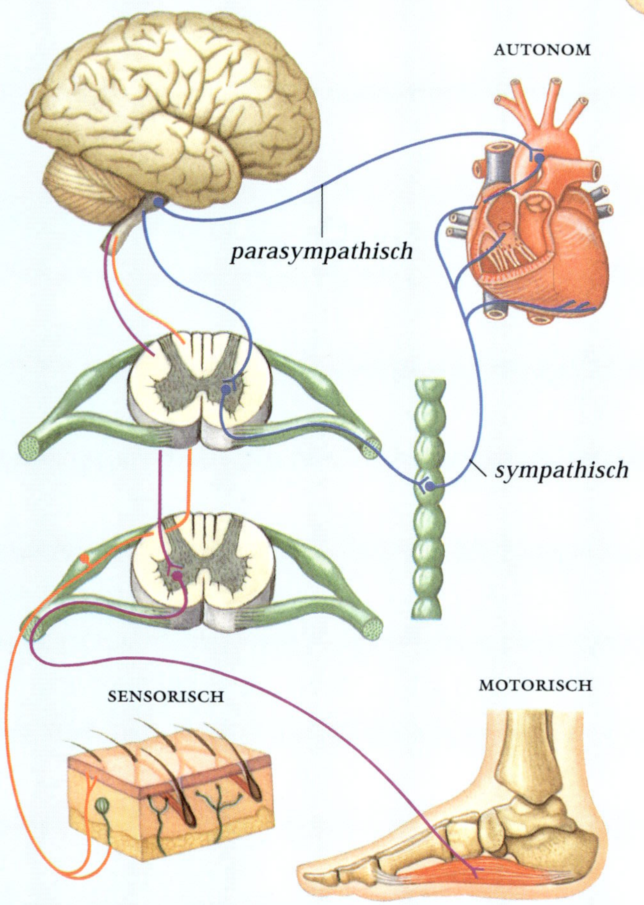

TEILE DES PERIPHEREN NERVENSYSTEMS

Das periphere Nervensystem besteht aus drei Teilen: dem autonomen, dem sensorischen und dem motorischen System. Autonome Nervenfasern (blau), die entweder parasympathisch oder sympathisch sind, leiten die Anweisungen des ZNS zu den Körperorganen und Drüsen. Sensorische Nervenfasern (rot) übermitteln Informationen über die Körperempfindungen und Ereignisse der Außenwelt. Motorische Nervenfasern (lila) innervieren die willkürlichen Skelettmuskeln.

NERVENZELLEN UND NERVEN

DER GRUNDBAUSTEIN DES NERVENSYSTEMS ist das Neuron. Der Leib dieser spezialisierten Nervenzelle besitzt Fortsätze, die Botschaften von anderen Neuronen, Muskeln oder Drüsen empfangen oder an sie weiterleiten. Die Milliarden von vernetzten Neuronen, aus denen das Nervensystem besteht, sind durch Stützzellen, die Gliazellen, geschützt. Gliazellen können nicht stimuliert werden; sie liegen zwischen und um die Neuronen und machen über die Hälfte der Zellen im Nervensystem aus.

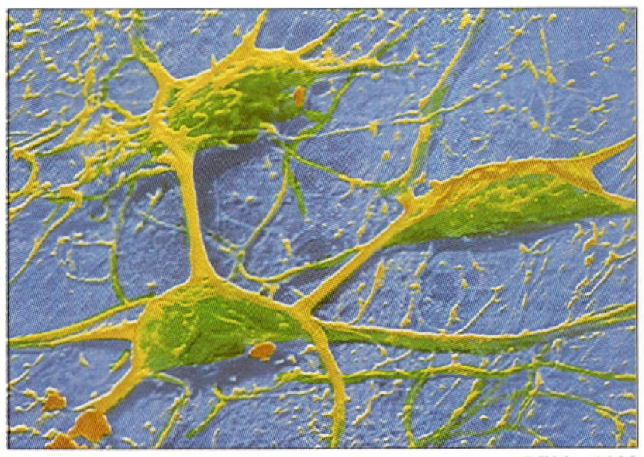
REM x 2880

Drei Neuronen in der Hirnrinde

AUFBAU DER NEURONEN

Die Neuronen haben wie andere Körperzellen einen Zelleib mit einem zentralen Kern und einer Reihe anderer Strukturen, die für die Erhaltung des Zellebens wichtig sind. Vom Zelleib erstreckt sich eine unterschiedliche Anzahl an Zellfortsätzen oder Neuriten. Axone sind Neuriten, die Impulse weg vom Körper leiten, Dentriten sind Fortsätze, die Impulse empfangen.

NEURONENARTEN

Form und Größe der Neuronenzelleiber sind, genauso wie Art, Anzahl und Länge ihrer Fortsätze, sehr unterschiedlich. Hier sind einige allgemeine Neuronenarten dargestellt.

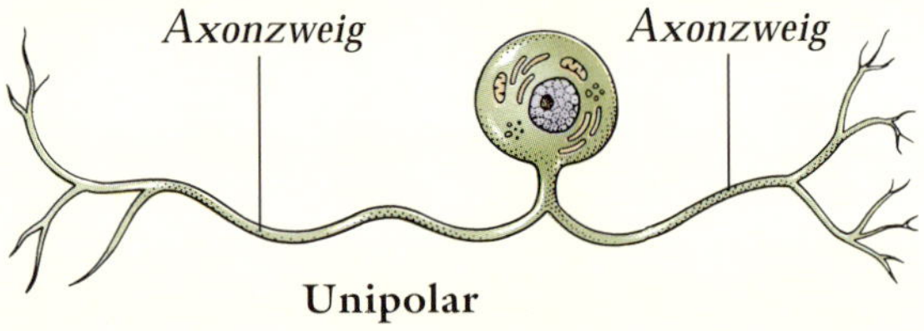

Unipolar
Ein einzelner Neurit geht vom Zelleib aus und teilt sich in zwei Zweige eines einzigen Axons.

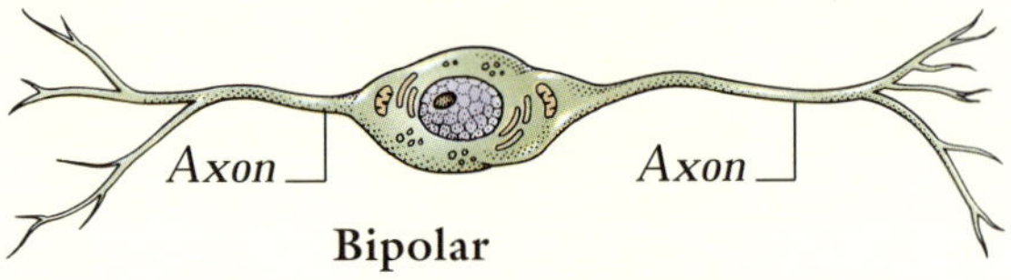

Bipolar
Zwei getrennte Axone gehen von jedem Ende eines Zelleibes aus.

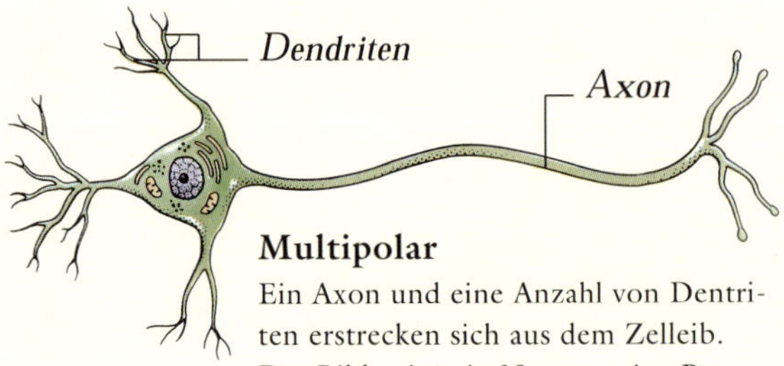

Multipolar
Ein Axon und eine Anzahl von Dentriten erstrecken sich aus dem Zelleib. Das Bild zeigt ein Neuron, eine Pyramidenzelle, in der Hirnrinde.

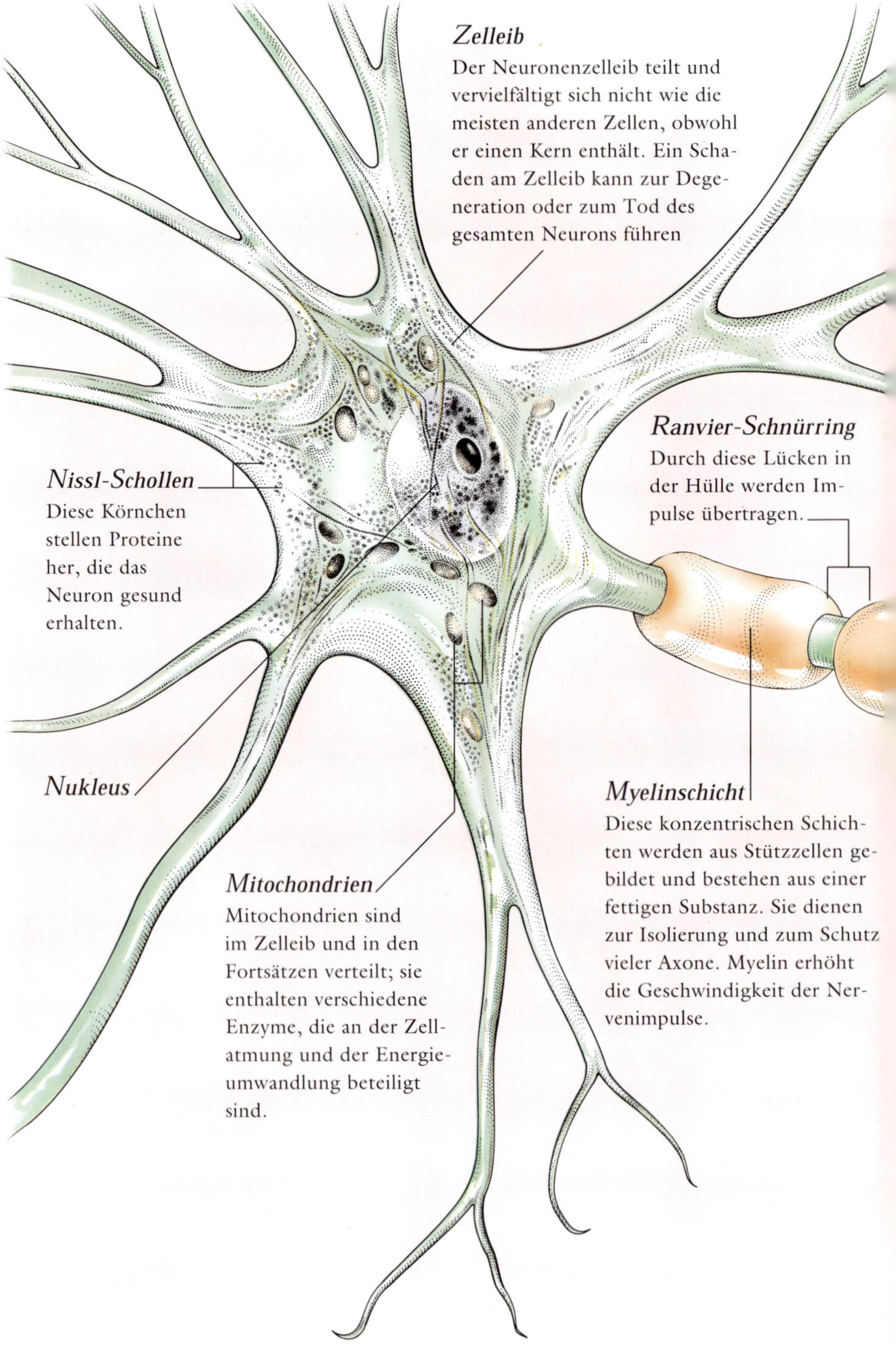

STÜTZZELLEN

Stützzellen (Gliazellen) sind nicht an der Übertragung von Nervenimpulsen beteiligt, sondern schützen und nähren die Neuronen. Es gibt mehrere Arten dieser spezialisierten Zellen. Die kleinsten sind die Mikroglia: Sie verschlingen und zerstören Mikroorganismen. Andere Zellen helfen, Axone zu isolieren oder den Fluß der zerebrospinalen Flüssigkeit zu steuern.

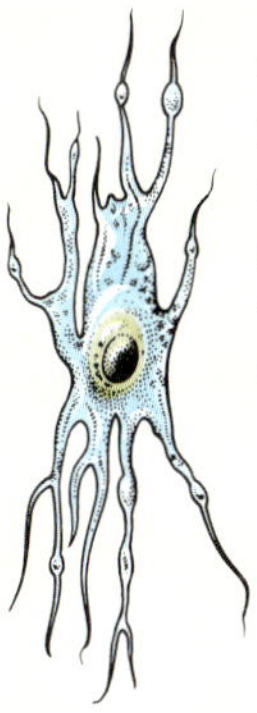

Oligodendrozyten
Diese Zellen wickeln ihre Plasmamembranen um Neuronen im Gehirn und Rückenmark und bilden so die Myelinscheide.

Astrozyten
Feine Auswüchse aus dem Zytoplasma geben diesen sternförmigen Zellen ihren Namen. Einige Zellfortsätze verbinden sich mit Kapillaren und helfen, den Fluß von Substanzen aus dem Blut zum Gehirn und Rückenmark zu regulieren.

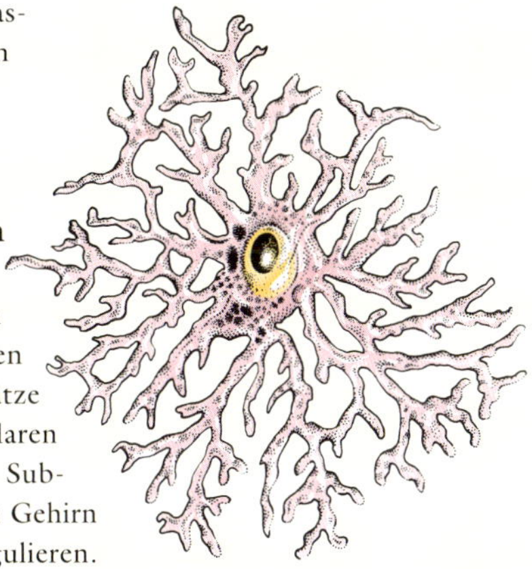

LM x 120

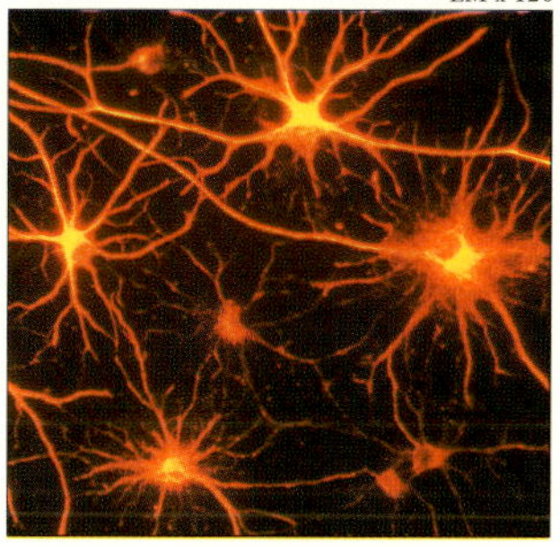

„Stern"-Konstellation
Astrozyten, die häufigste Art von Gliazellen, bilden komplexe Netzwerke in der grauen Substanz des Gehirns.

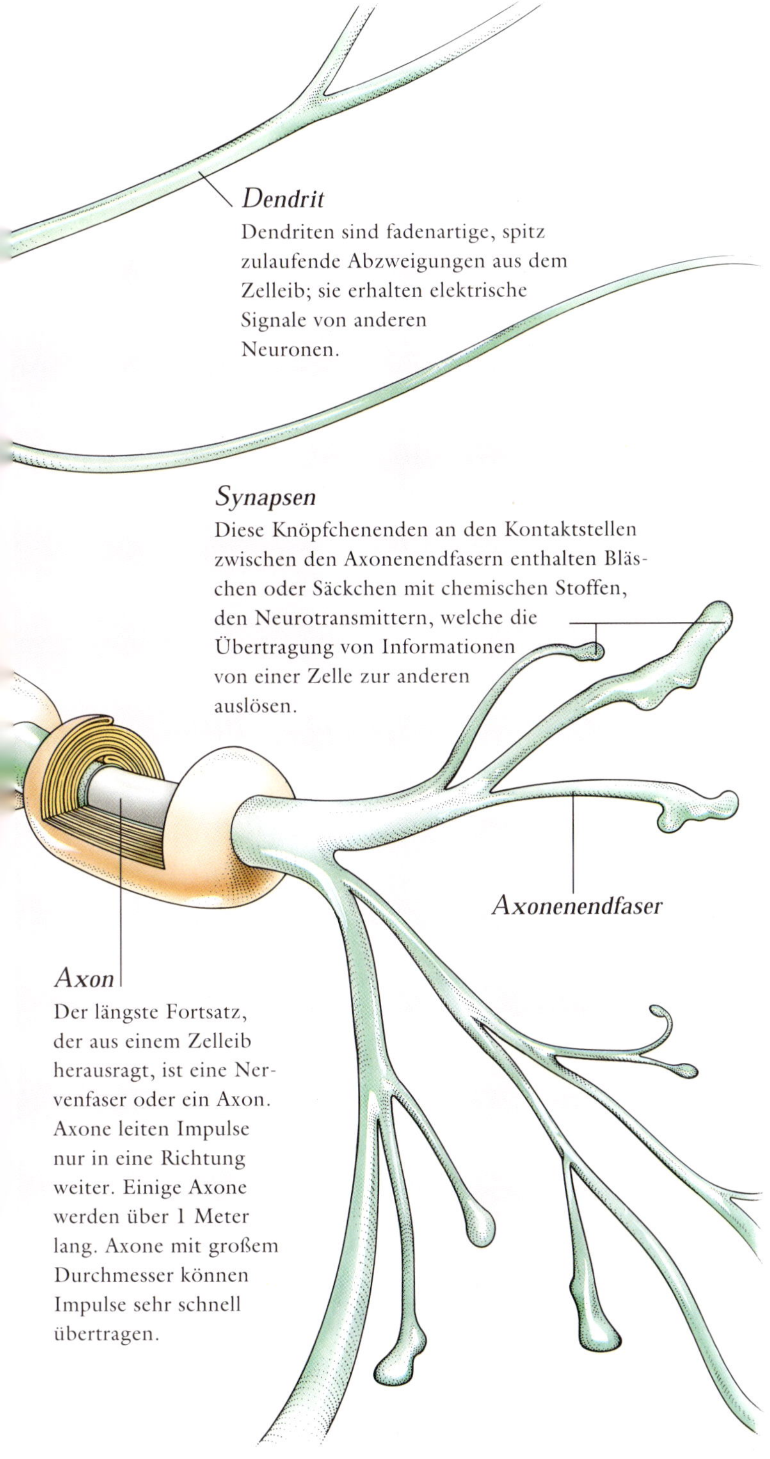

Dendrit
Dendriten sind fadenartige, spitz zulaufende Abzweigungen aus dem Zelleib; sie erhalten elektrische Signale von anderen Neuronen.

Synapsen
Diese Knöpfchenenden an den Kontaktstellen zwischen den Axonenendfasern enthalten Bläschen oder Säckchen mit chemischen Stoffen, den Neurotransmittern, welche die Übertragung von Informationen von einer Zelle zur anderen auslösen.

Axonenendfaser

Axon
Der längste Fortsatz, der aus einem Zelleib herausragt, ist eine Nervenfaser oder ein Axon. Axone leiten Impulse nur in eine Richtung weiter. Einige Axone werden über 1 Meter lang. Axone mit großem Durchmesser können Impulse sehr schnell übertragen.

AUFBAU EINES NERVS

Strangartige Nerven bilden Axonenbündel, die Faszikel, die aus mehreren Neuronen herausragen. Die meisten Nerven verlaufen zu einer bestimmten Stelle im Körper und führen zwei Faserarten mit sich: 1. Die sensorischen (afferenten) Fasern, die Impulse von Rezeptoren zum Gehirn und Rückenmark transportieren. 2. Die motorischen (efferenten) Fasern, die Signale aus dem Gehirn und Rückenmark zu einem Muskel oder einer Drüse übertragen.

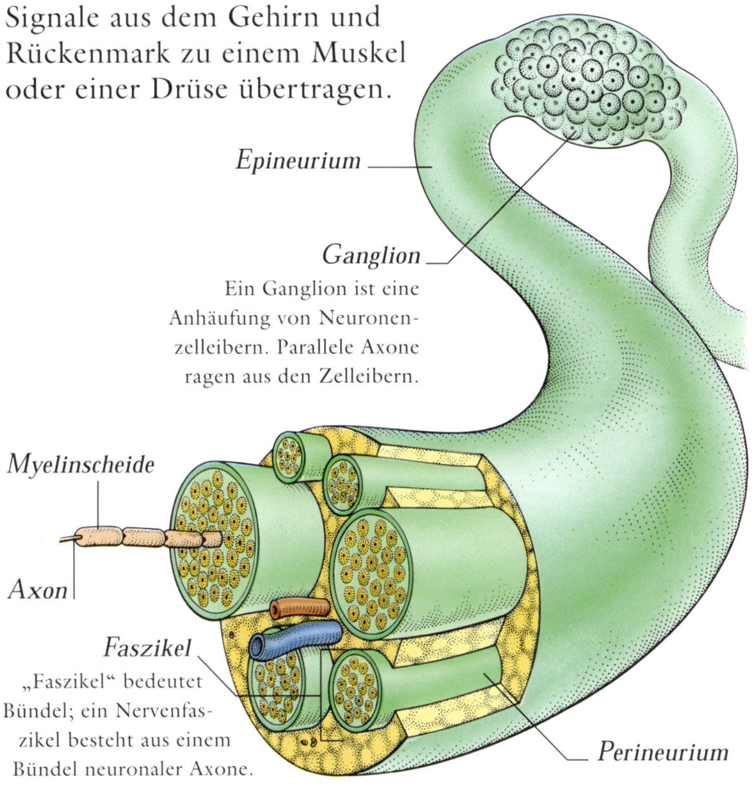

Ganglion
Ein Ganglion ist eine Anhäufung von Neuronenzelleibern. Parallele Axone ragen aus den Zelleibern.

Faszikel
„Faszikel" bedeutet Bündel; ein Nervenfaszikel besteht aus einem Bündel neuronaler Axone.

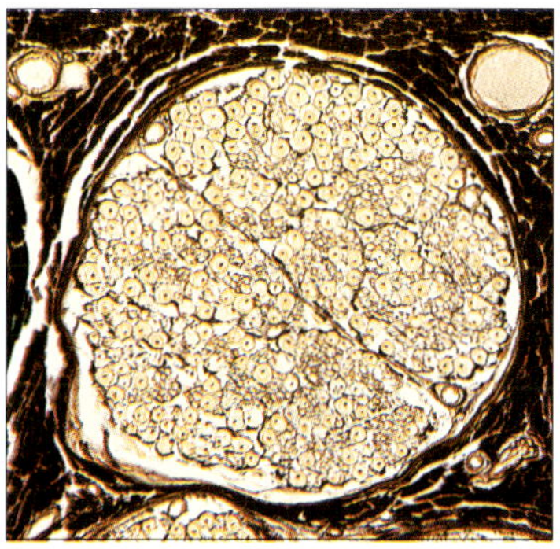

LM x 40

Ein Hauptnerv
Dieser Querschnitt zeigt den Ischiasnerv mit seinen zahlreichen Faszikeln. Er ist der dickste Nerv im Körper. An der Stelle, an der er dem Rückenmark entspringt, hat er einen Durchmesser von 2 Zentimeter. Die Zweige des Ischiasnervs innervieren die Muskeln und die Haut an den Beinen.

Verhalten von Neuronen

WENN NEURONEN ELEKTRISCHE NERVENIMPULSE erzeugen wollen, müssen diese durch einen Reiz ausgelöst werden, der innerhalb oder außerhalb des Körpers eine Reaktion hervorruft. Die Fähigkeit eines Neurons, auf einen Reiz zu reagieren, nennt man Erregbarkeit. Elektrische Nervenimpulse können durch hemmende Neurotransmitter oder Medikamente blockiert werden.

TEM x 14 000

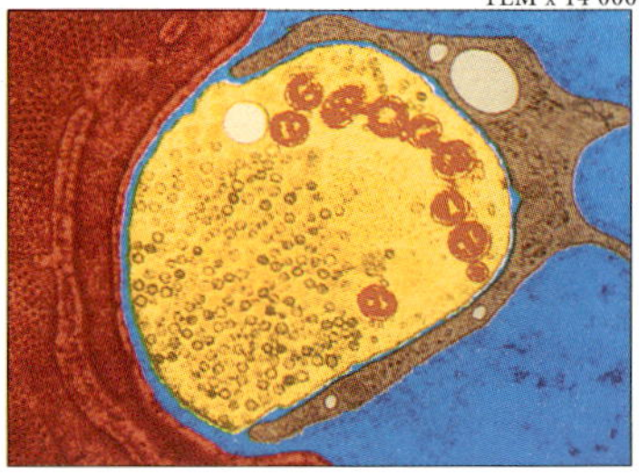

Synapsenspalt
Vesikel mit chemischen Stoffen sammeln sich am kanalartigen Synapsenspalt zwischen einem Axon (gelb) und einer Muskelfaser (rot) an.

DIE SYNAPSE

Um einen Impuls auszulösen, muß ein Reiz die negative Ladung auf der Innenseite der Zellmembran in eine positive umwandeln. Der Nervimpuls wandert entlang eines Axons zum synaptischen Endknöpfchen: Chemische Stoffe werden freigesetzt, die in der Zielzelle eine Reaktion auslösen.

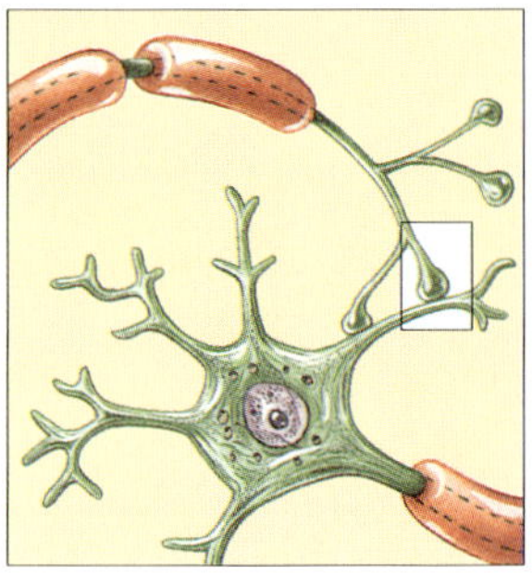

Die Synapse
Diese Kontaktstelle für die Erregungsübertragung zwischen den Neuronen (oben und links vergrößert) bildet das synaptische Endknöpfchen, den Synapsenspalt und den Zielort.

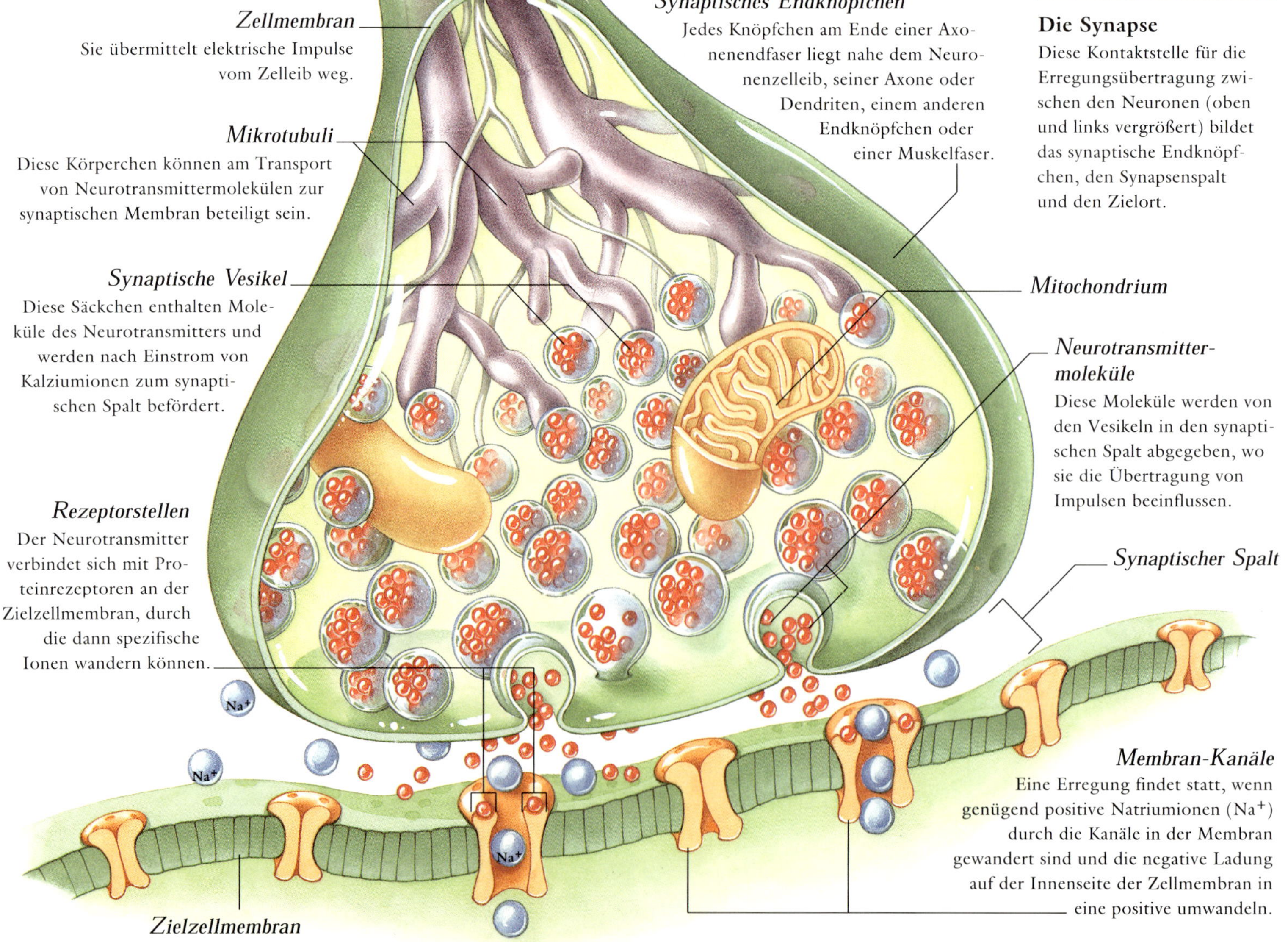

ÜBERTRAGUNG EINES IMPULSES

Der Punkt, an dem ein Reiz beginnt, einen elektrischen Impuls zu übertragen, ist die Schwelle. Wenn ein Reiz zu schwach oder unterhalb der Schwelle ist, findet in der Membran nur eine sehr kurze lokale Reaktion statt. Wird jedoch die Schwelle erreicht, wandert der Impuls die gesamte Länge der Faser entlang. Die Übertragungsgeschwindigkeit ist unterschiedlich: Gekühlte, dünne oder myelinfreie Nervenfasern leiten Impulse langsamer.

1 Im Ruhezustand eines Neurons, wenn kein Impuls übertragen wird, diffundieren positive Kalziumionen von der Innenseite der Zellmembran nach außen; die Innenmembran der Zelle ist somit negativ geladen.

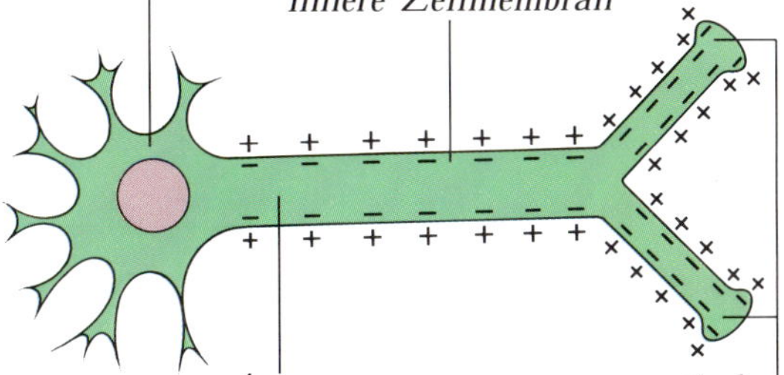

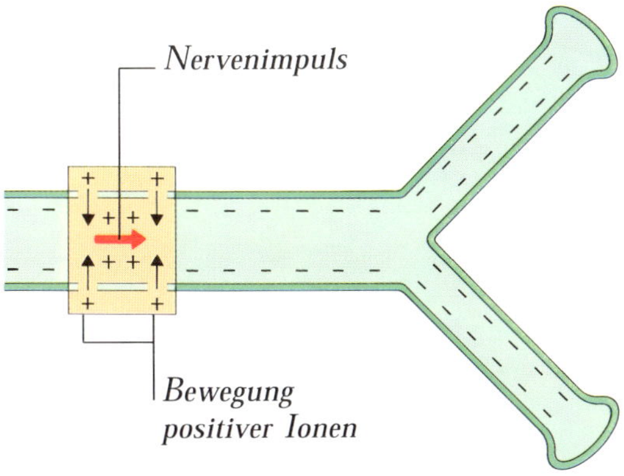

2 Angeregt durch einen Impuls öffnen sich Kanäle in der Membran. Positiv geladene Ionen können dann die Membran von außen nach innen passieren, und so wird die negative Ladung auf der Innenseite der Zellmembran in eine positive umgewandelt.

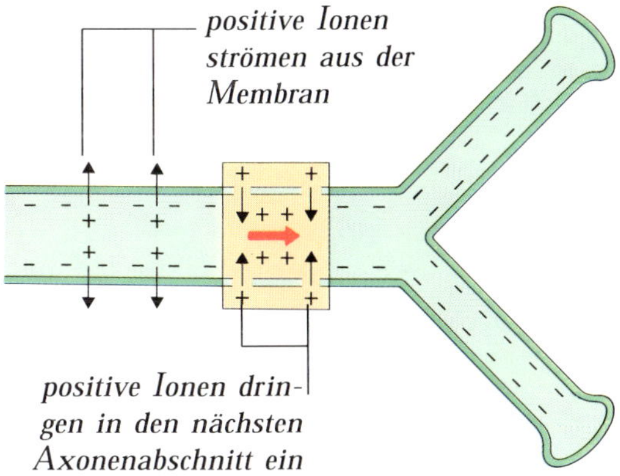

3 Diese lokalisierte Ladungsänderung quer über die Membran regt im nächsten Membranabschnitt ähnliche Änderungen an. Während der elektrische Impuls am Axon entlang verläuft, nehmen vorhergehende Membranabschnitte wieder ihre ursprüngliche, negative Ladung an.

4 Der Impuls erreicht den synaptischen Spalt. Rechts ist eine Darstellung der Endfasern eines motorischen Neuronenaxons (dunkelrosa); diese Fasern enden in synaptischen Knöpfchen, die sehr nahe an Skelettmuskelfasern liegen (rot). Wenn ein Neurotransmitter aus den Vesikeln im synaptischen Endknöpfchen freigesetzt wird, überquert er den Spalt und regt die Muskelfasern an, sich zusammenzuziehen.

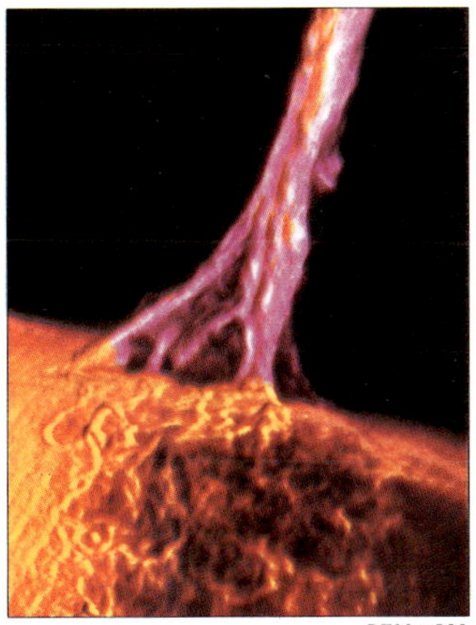

REM x 900

REGENERATION

Periphere Nervenfasern, die gequetscht oder teilweise geschnitten werden, können sich langsam regenerieren, wenn der Zelleib und die hohlen Segmente der Myelinscheide unbeschädigt bleiben. Die Nerven im Gehirn oder im Rückenmark können sich nicht regenerieren.

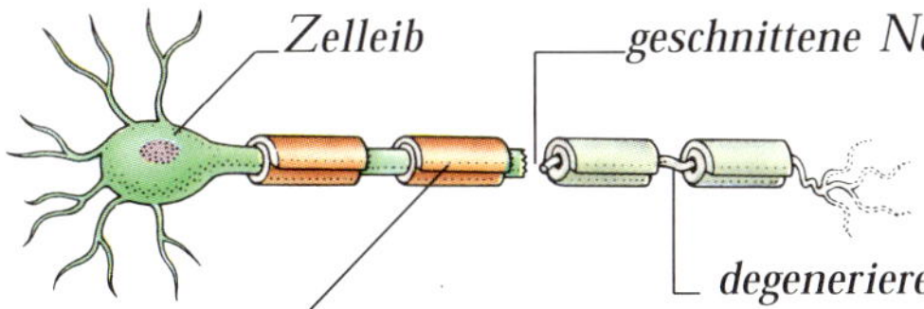

Nach einer Verletzung
Wenn eine Nervenfaser genau unterhalb einer Verletzung und am weitesten vom Zelleib entfernt liegt, wird sie nicht mehr mit lebenswichtigen Proteinen und Enzymen versorgt; sie beginnt zu degenerieren.

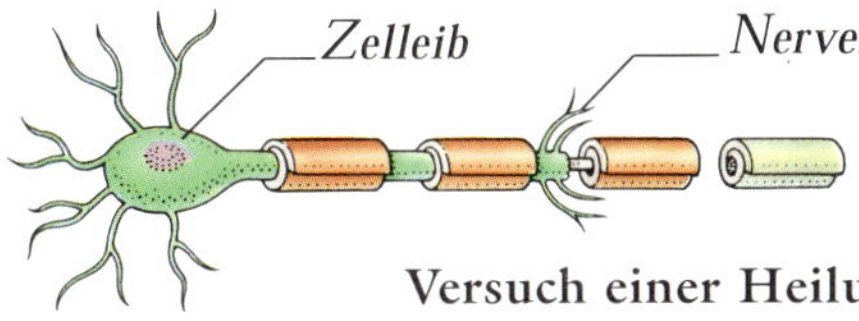

Versuch einer Heilung
Der unbeschädigte Neuronenzelleib regt das Wachstum von mehreren Nervensprossen im übrigen Teil der Faser an. Eine dieser Sprossen kann schließlich ihren Weg durch die leere, aber intakte Myelinscheide finden.

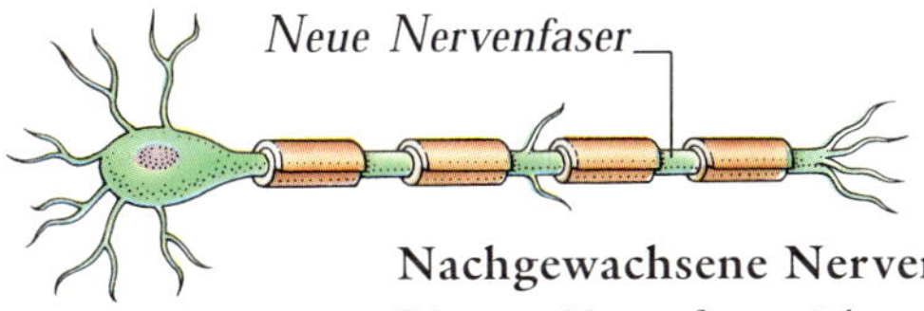

Nachgewachsene Nervenfaser
Die neue Nervenfaser wächst mit einer Geschwindigkeit von ca. 1,5 Millimeter pro Tag und erreicht ihre frühere Verbindung. Funktionsfähigkeit und Empfindung kehren langsam wieder zurück.

HEMMUNG

Wenn elektrische Impulse gehemmt oder blockiert werden, öffnen sich eher Kanäle, die auf Chlor- oder Kaliumionen reagieren, als Kanäle, die auf Natrium reagieren. Positive Kaliumionen (im Bild K^+) entweichen der Zielzelle, oder negative Chlorionen (im Bild Cl^-) dringen durch die Zellmembran. In beiden Fällen bleibt die elektrische Ladung in der Zielzellenmembran negativ und der Nervimpuls ist gehemmt.

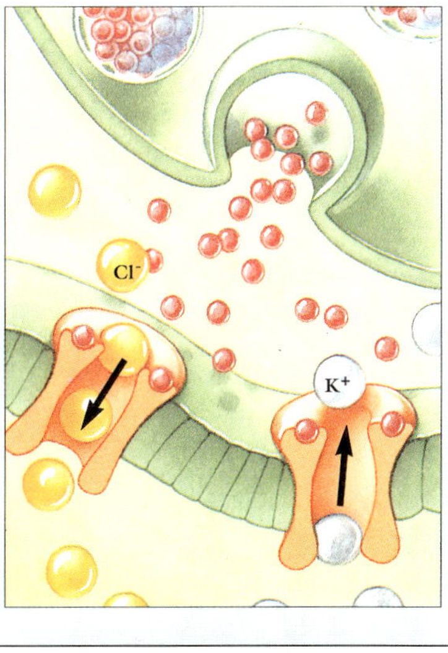

GEHIRN I

DAS GEHIRN LIEGT IM SCHÄDEL. Es enthält über 12 Milliarden Neuronen und 50 Milliarden stützende Gliazellen, wiegt aber weniger als 1,4 Kilogramm. Es überwacht und reguliert zusammen mit dem Rückenmark viele unbewußte Körpervorgänge wie den Herzschlag und koordiniert die meisten willkürlichen Bewegungen. Besonders wichtig ist, daß es der Sitz des Bewußtseins und aller intellektuellen Funktionen ist.

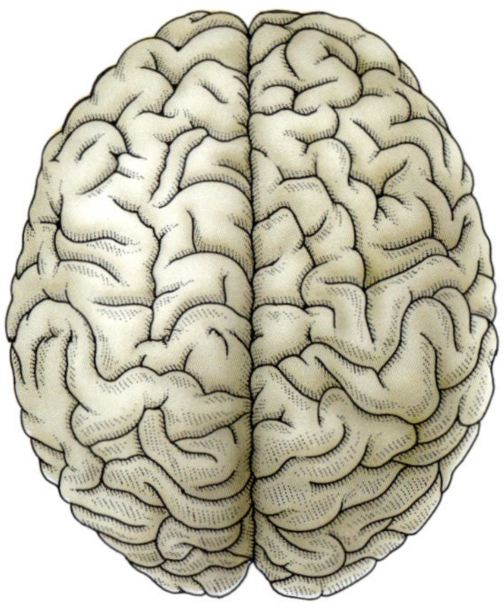

Gehirnhälften
Eine Längsspalte, von oben gesehen, teilt das Gehirn in zwei Hälften, die Hemisphären, die miteinander kommunizieren.

ÄUSSERE GEHIRNSTRUKTUR

Das hervorstechendste Merkmal des Großhirns – der größte Teil des Gehirns – ist seine stark zerfurchte Oberfläche, die bei jedem Menschen anders aussieht. Flache Furchen heißen Sulci, tiefe heißen Fissuren. Fissuren und einige der großen Sulci umgrenzen bestimmte Funktionsbereiche, die Lappen. Ein Gyrus ist eine wulstige Erhebung auf der Gehirnoberfläche.

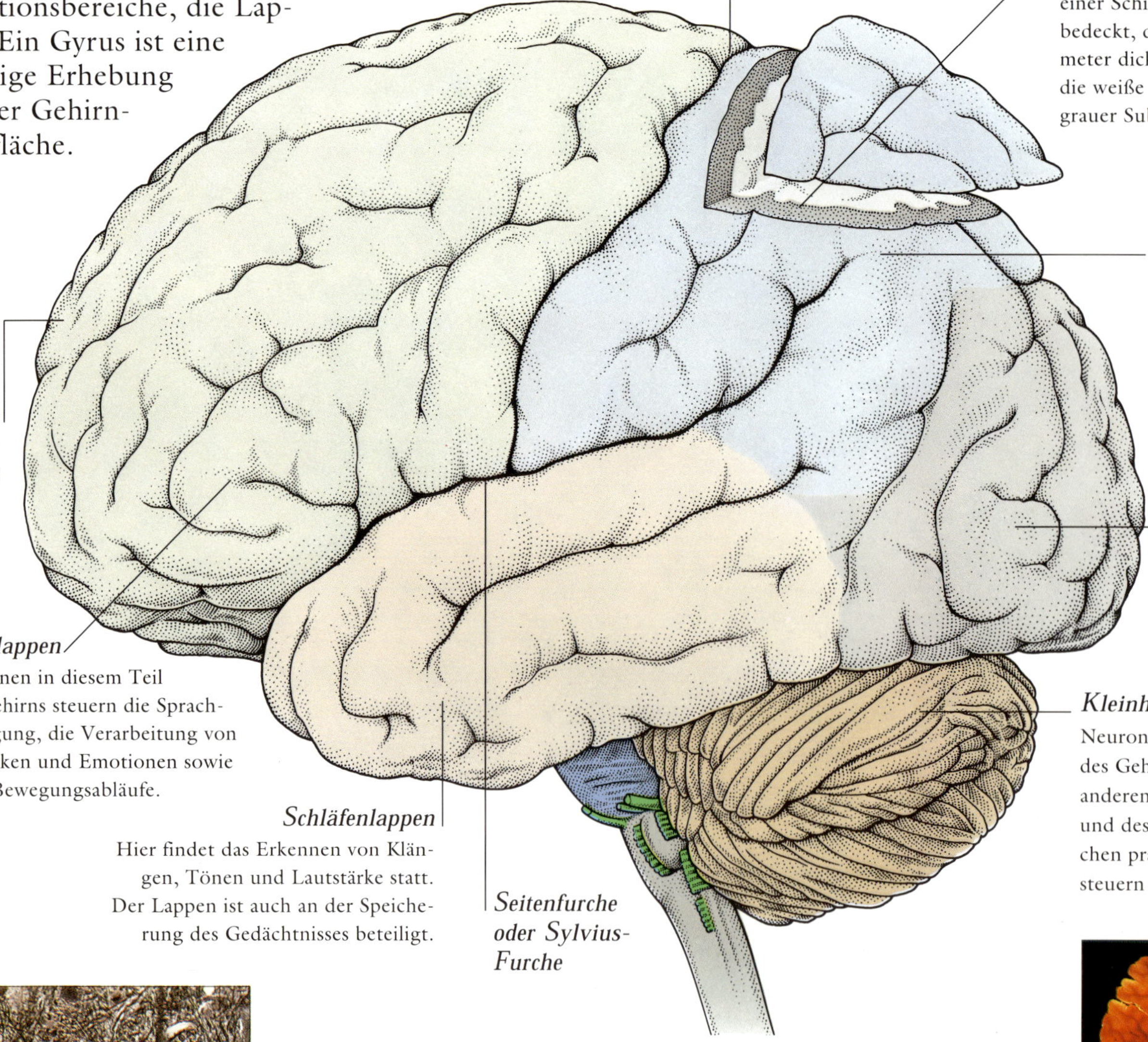

Hirnrinde
Das gesamte Großhirn ist mit einer Schicht grauer Substanz bedeckt, die ca. 2 bis 6 Millimeter dick ist. Darunter liegen die weiße Substanz und Inseln grauer Substanz.

Scheitellappen
In diesem Bereich werden Körperempfindungen wie Berührung, Temperatur, Druck und Schmerz wahrgenommen und interpretiert.

Hinterhauptlappen
In diesem Bereich werden visuelle Bilder empfangen und gedeutet.

Stirnlappen
Neuronen in diesem Teil des Gehirns steuern die Spracherzeugung, die Verarbeitung von Gedanken und Emotionen sowie feine Bewegungsabläufe.

Kleinhirn
Neuronen des zweitgrößten Teils des Gehirns verbinden sich mit anderen Regionen des Gehirns und des Rückenmarks, ermöglichen präzise Bewegungen und steuern das Gleichgewicht.

Schläfenlappen
Hier findet das Erkennen von Klängen, Tönen und Lautstärke statt. Der Lappen ist auch an der Speicherung des Gedächtnisses beteiligt.

Seitenfurche oder Sylvius-Furche

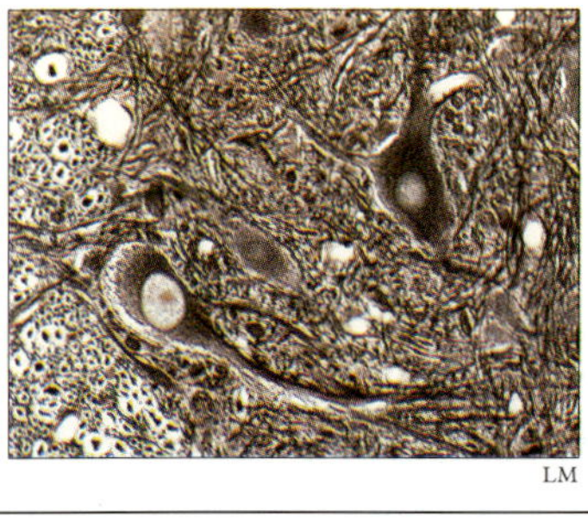

Zellen der Hirnrinde
Das komplexe Netzwerk aus Neuronen, das die Hirnrinde bildet, unterstützt höhere intellektuelle Funktionen wie das Gedächtnis und die Interpretation von Nervenimpulsen.

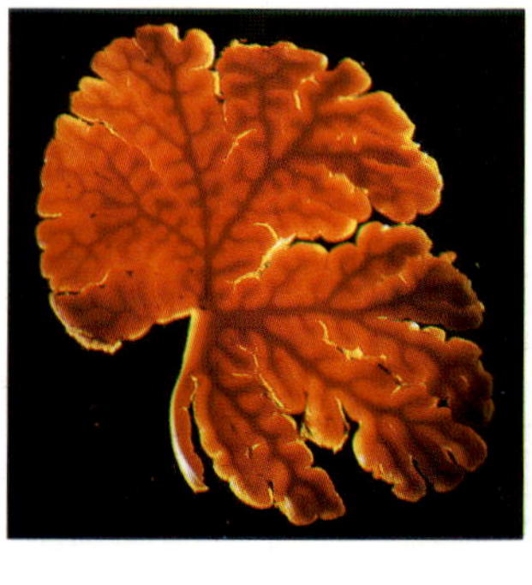

Der Lebensbaum
Dieses Bild zeigt einen Schnitt durch das Kleinhirn, das aus vielen myelinierten Nervenfasern besteht. Das Muster ähnelt den Adern eines Blattes und wird arbor vitae („Baum des Lebens") genannt.

INNERE GEHIRNSTRUKTUR

Der Thalamus im Zentrum des Gehirns ist die Schalt- und Sammelstelle für die eintreffenden Informationen. Er ist vom limbischen System umgeben, einer Gruppe von Strukturen, die die Überlebensfunktionen und Emotionen wie Wut und Angst regeln. Vom Hypothalamus, der eng mit dem limbischen System verbunden ist, werden sämtliche automatischen Körpervorgänge gesteuert.

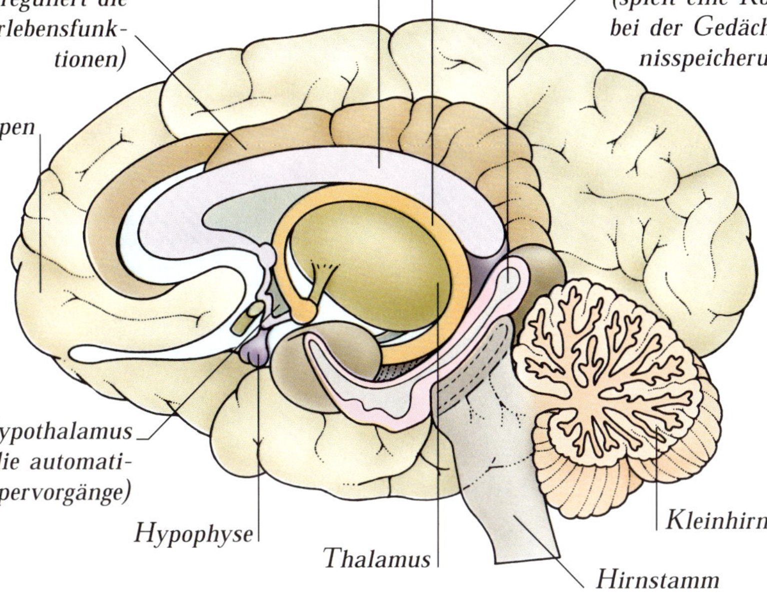

Graue und weisse Substanz

Die graue Gehirnsubstanz besteht aus einer Gruppe von Neuronenzelleibern. Im Gegensatz dazu ist die weiße Substanz hauptsächlich aus myelinbeschichteten Axonen oder Nervenfasern aufgebaut, die aus den Neuronenzellleibern herausragen.

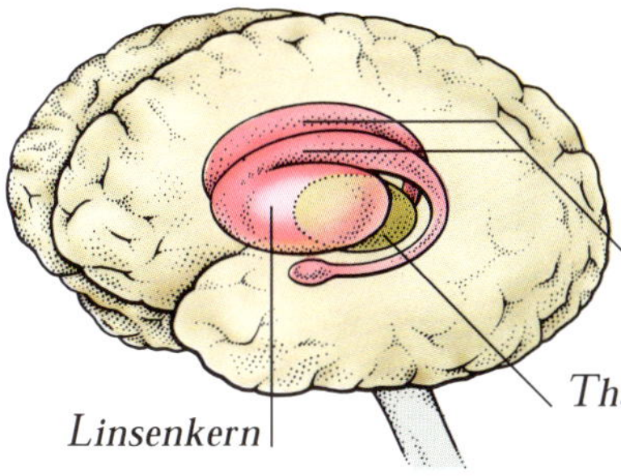

Basalganglien
Diese Massen oder Kerne grauer Substanz tief im Gehirn tragen zur Steuerung von Bewegungsabfolgen bei.

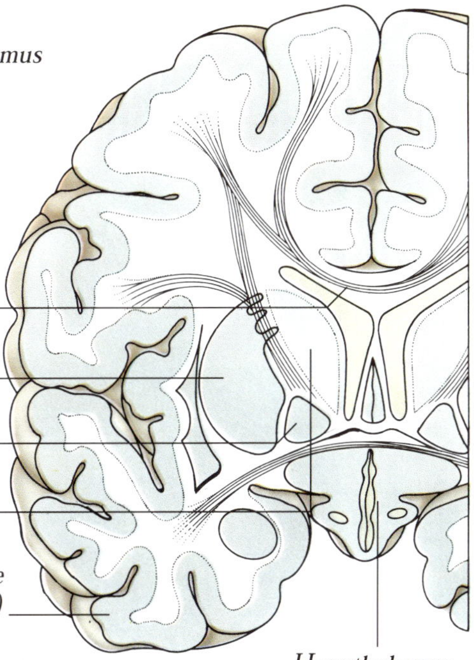

Balken (weiße Substanz)
Der Balken ist die größte von mehreren Verbindungen, den Kommissuren, die spezifische Areale der beiden Gehirnhemisphären verbinden.

VERTIKAL-VERBINDUNGEN

Myelinierte Fasern, die zu sog. Projektionsbahnen organisiert sind, übermitteln Impulse zum und aus dem Rückenmark und niedrigeren Gehirnarealen hin zur Hirnrinde. Diese Nervenbahnen passieren eine Kontaktstelle, die Innere Kapsel, ein kompaktes Fasernband, und durchlaufen den Balken.

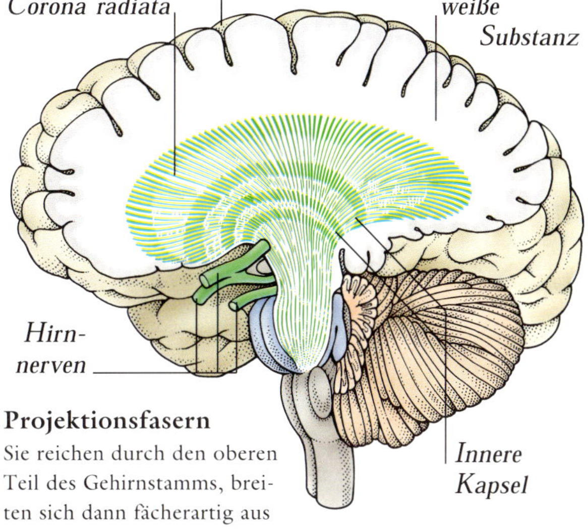

Projektionsfasern
Sie reichen durch den oberen Teil des Gehirnstamms, breiten sich dann fächerartig aus und wandern zur Gehirnrinde, wo sie die corona radiata bilden.

Der Thalamus und der Hirnstamm

Der Thalamus ist eine Relais-Station, die sensorische Nervensignale aussortiert, interpretiert und dirigiert. Diese Signale für Mittelhirn und Rückenmark gelangen zur Hirnrinde und den betreffenden Regionen des Großhirns. Der Hirnstamm enthält Zentren, die verschiedene Überlebensfunktionen regulieren: Herzschlag, Atmung, Blutdruck, Verdauung und bestimmte Reflexhandlungen wie Schlucken und Erbrechen.

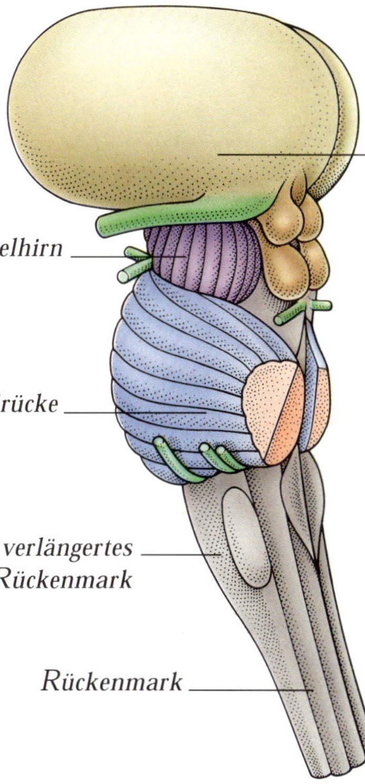

GEHIRN II

DAS WEICHE GEWEBE DES GEHIRNS schwimmt im knöchernen Schädelgehäuse in einer wässrigen Lösung. Diese klare Flüssigkeit, die Zerebrospinalflüssigkeit, die sich vier- bis fünfmal pro Tag erneuert, wird innerhalb der Gehirnventrikel produziert. Sie enthält Proteine und Glukose, die Energie für die Gehirnzellenfunktionen liefern, sowie Lymphozyten, die gegen Infektionen schützen. Diese Flüssigkeit umgibt das Gehirn und das Rückenmark.

MRT-AUFNAHME

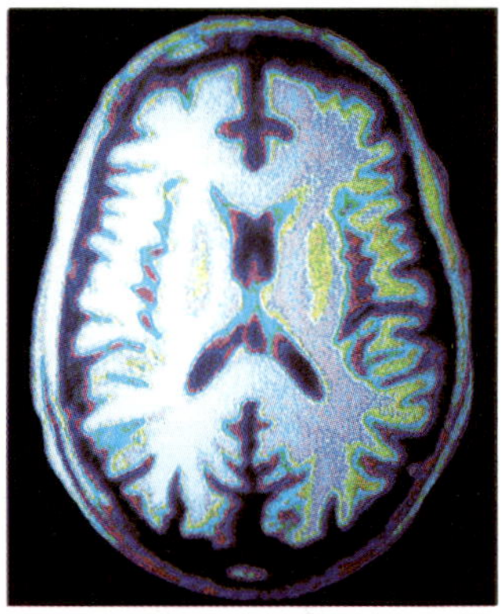

Ansicht der Seitenventrikel
In jeder Hemisphäre befindet sich ein Seitenventrikel; beide Ventrikel haben jeweils ein Vorderhorn und ein längeres Hinterhorn, das aus dem Gehirnzentrum ragt. Von oben betrachtet sehen diese Ventrikel wie ein großes X aus.

Flüssigkeitsproduktion (Plexus choroideus)
Die Zerebrospinalflüssigkeit wird in einer Ansammlung dünnwandiger Kapillaren produziert, welche die Wände der Ventrikel auskleiden.

Flußrichtung
Von den Seitenventrikeln strömt Flüssigkeit in den dritten und vierten Ventrikel. Sie fließt dann nach oben über die Rückseite des Gehirns, hinunter um das Rückenmark herum oder hinauf über die Vorderseite des Gehirns (Pfeile).

Stelle der Reabsorption Arachnoidea-Granulationen
Wenn die Zerebrospinalflüssigkeit ihren Kreislauf beendet hat, wird sie durch die Arachnoidea-Granulationen (Wucherungen aus der Arachnoidea-schicht der Meninges) ins Blut reabsorbiert.

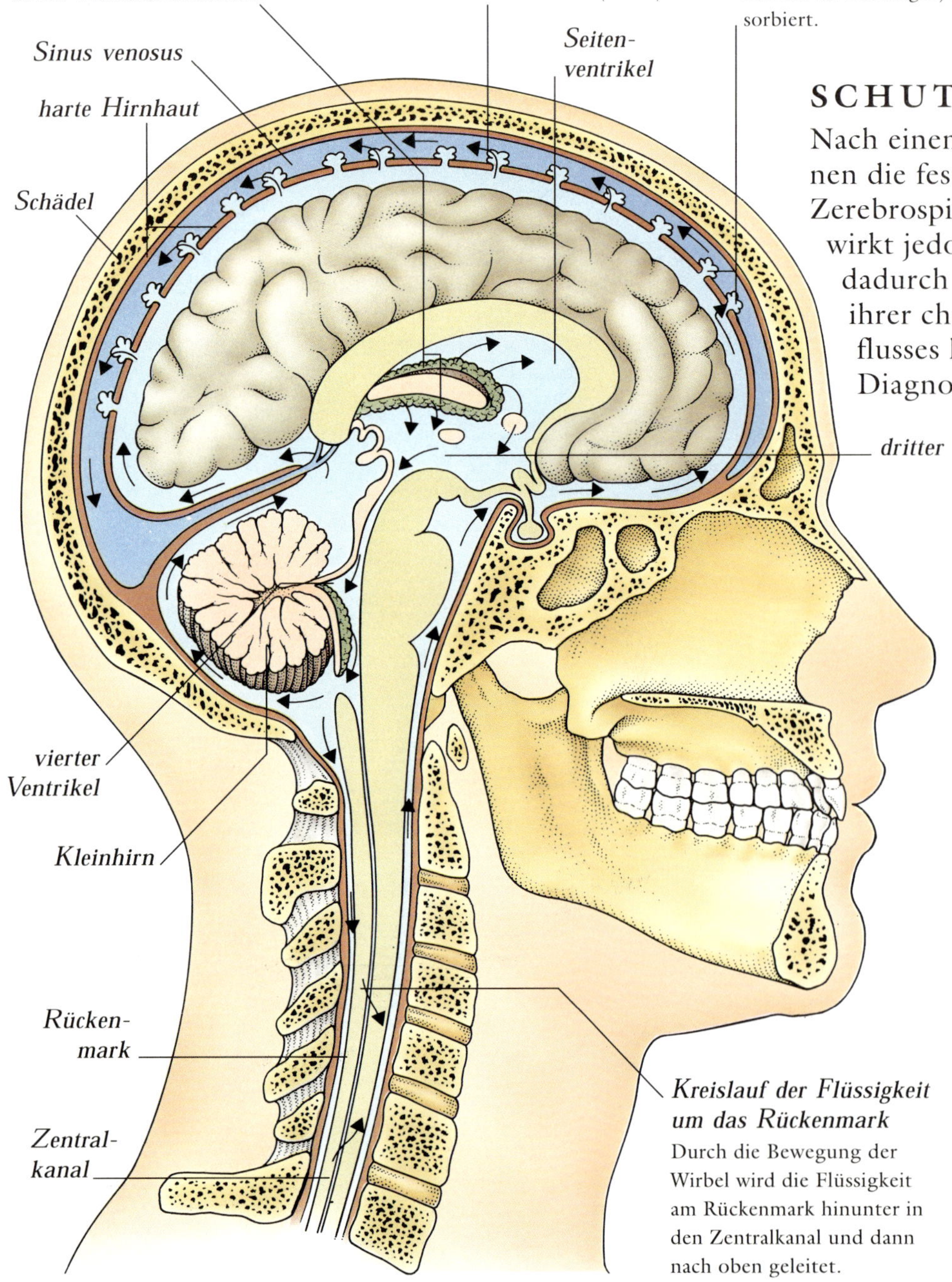

Kreislauf der Flüssigkeit um das Rückenmark
Durch die Bewegung der Wirbel wird die Flüssigkeit am Rückenmark hinunter in den Zentralkanal und dann nach oben geleitet.

SCHUTZ FÜR DAS GEHIRN

Nach einem schweren Schlag auf den Kopf können die festen Schädelknochen brechen. Die Zerebrospinalflüssigkeit innerhalb des Schädels wirkt jedoch als Stoßdämpfer und verhindert dadurch schwere Verletzungen. Eine Analyse ihrer chemischen Bestandteile und des Druckflusses liefert oft wichtige Hinweise für die Diagnose vieler Erkrankungen wie Meningitis.

FLÜSSIGKEITSGEFÜLLTE KAMMERN

Flüssigkeit, die in den Seitenventrikeln produziert wird, fließt über das interventrikuläre Foramen in den dritten Ventrikel. Dann fließt sie durch den Aquaeductus cerebri und in den vierten Ventrikel, der vor dem Kleinhirn liegt. Die Zirkulation wird durch die pulsierenden Bewegungen der Hirnarterien unterstützt.

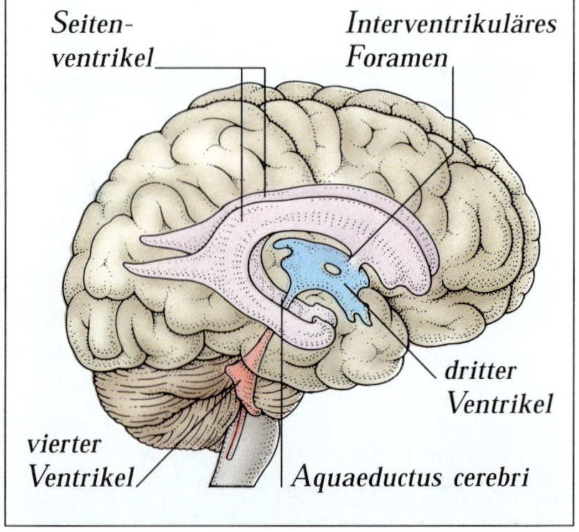

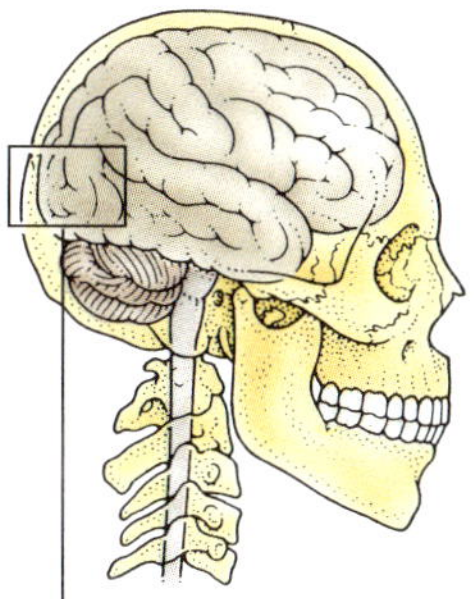

Bereich in der Vergrößerung unten

DIE MENINGEN

Drei Membranen, die Meningen, überziehen das Gehirn. Die äußerste, die Dura mater, die Venen und Arterien enthält, die die Schädelknochen versorgen, kleidet die Innenseite des Schädels aus. Die mittlere Haut ist die Arachnoidea, die Spinngewebshaut; sie besteht aus elastischem Bindegewebe. Direkt auf der Oberfläche der Hirnrinde befindet sich die Pia mater; zwischen dieser feinen, innersten Schicht und der Arachnoidea ist der Subarachnoidalraum, der sowohl Zerebrospinalflüssigkeit wie auch Blutgefäße enthält.

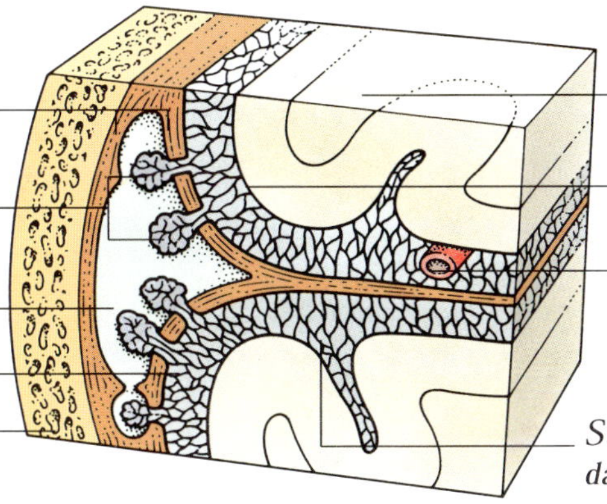

DIE GEHIRNDURCHBLUTUNG

Obwohl das Gehirn nur ca. 2 Prozent des Gesamtgewichts des Körpers ausmacht, benötigt es 20 Prozent des Körperblutes. Das Blut transportiert Sauerstoff und Glukose; ohne diese lebenswichtigen Stoffe nimmt die Gehirnfunktion sehr schnell ab. Wenn das Gehirn nur 4 bis 8 Minuten lang nicht mit Sauerstoff versorgt wird, sind Gehirnschäden oder der Tod die Folge.

Arterien versorgen das Gehirn mit Blut

An der Gehirnbasis verbinden sich zwei vordere und zwei hintere Arterien. Sie bilden ein arterielles Ringsystem. Von hier aus versorgen verzweigende Blutgefäße das Gehirn mit sauerstoffreichem Blut.

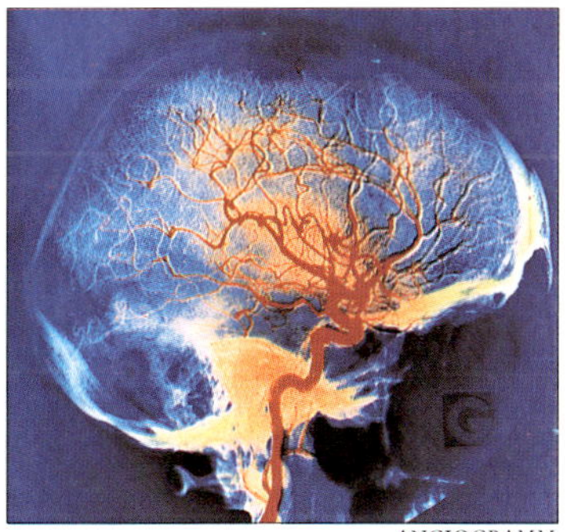

ANGIOGRAMM

Blut-Hirn-Schranke

Damit die Gehirnfunktion stabil bleibt, dürfen nur bestimmte Moleküle durch die Kapillarwand fließen. Endothelzellen in der Wand behindern den Fluß von Substanzen und schaffen eine fast undurchdringliche Barriere. Die Kapillaren sind auch in Fasern von schützenden Neuronen (Astrozyten) eingehüllt. Sauerstoff-, Glukose- und Wassermoleküle sind relativ klein und können leicht durch die Barriere gelangen, aber viele chemische Substanzen können nicht durchfließen.

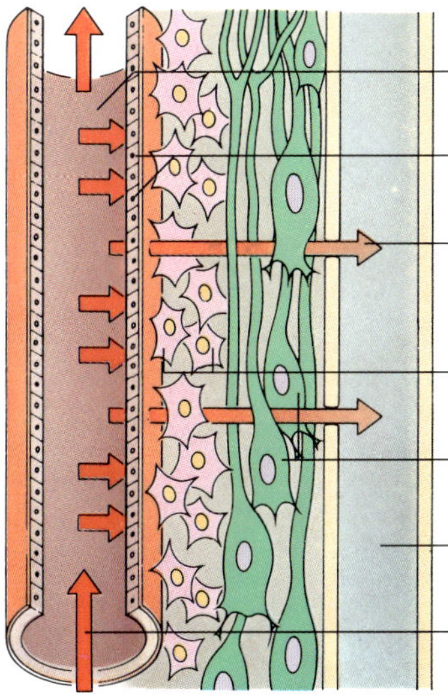

ENTWICKLUNG

Das Wachstum des Gehirns ist das wichtigste Stadium in der embryonalen Entwicklung. Es wächst und entwickelt sich viel schneller als Gliedmaßen oder innere Organe. Hoch spezialisierte Gehirnfunktionsareale entstehen aus Gewebeansammlungen.

Mit drei Wochen

Ein neuraler Gewebsschlauch bildet sich entlang des Rückens des Embryos aus. Drei Primärvesikel entwickeln sich zu den Hauptabschnitten des Gehirns.

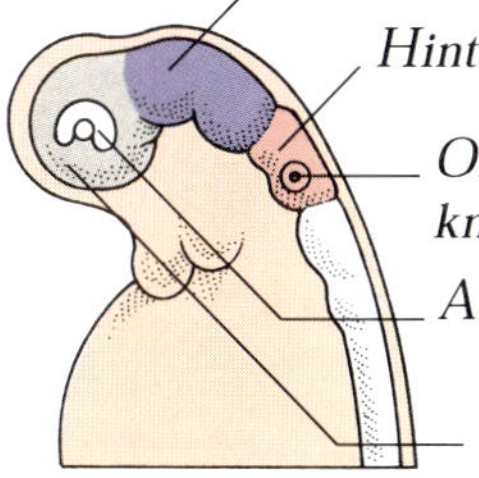

Mit sieben Wochen

Der Neuralschlauch biegt sich. Gehirnnerven sprießen aus dem Hinterhirn. Wölbungen bilden sich am Vorderhirn; eine Wölbung wird sich zum Großhirn entwickeln.

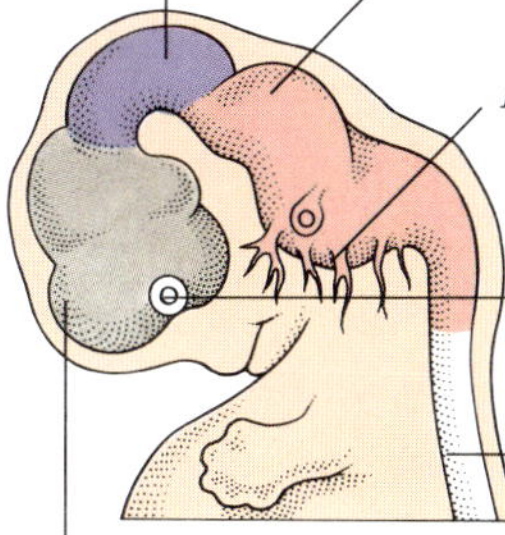

Mit elf Wochen

Das Hinterhirn teilt sich in Kleinhirn, Brücke und verlängertes Rückenmark. Das Vorderhirn entwickelt sich weiter zum Großhirn und wächst über das Hinterhirn.

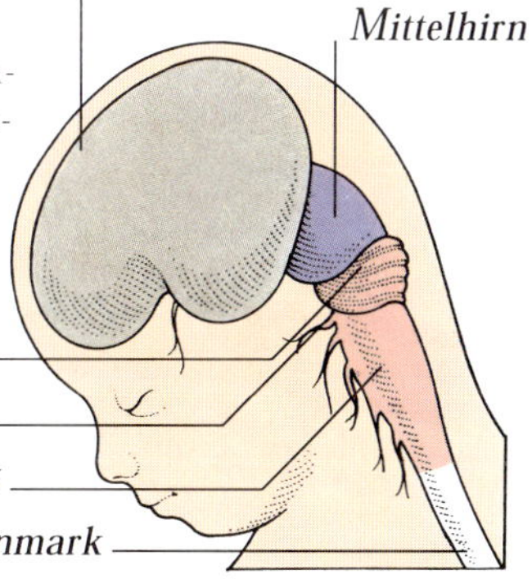

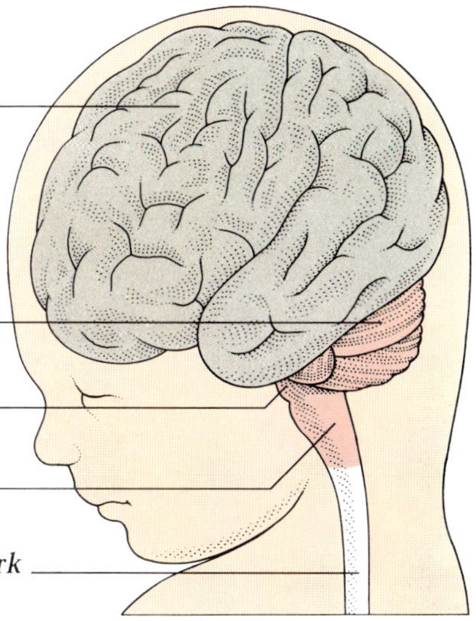

Bei der Geburt

Das Großhirn wächst und wird der größte Teil des Gehirns. In der Gehirnrinde bilden sich Windungen aus. Das Muster der Windungen ist bei jedem Menschen anders.

Rückenmark

Das Rückenmark ist ein Kabel mit rund 43 Zentimeter Länge. Es reicht vom Hirnstamm bis zum lumbosakralen Teil des Rükkens. Es sieht aus wie ein leicht abgeflachter, fingerbreiter Zylinder, zum Ende hin verjüngt es sich zu einem fadenartigen Schwanz. Das Mark ist über 31 Rückenmarksnerven mit dem Rest des Körpers verbunden und dient als Kommunikationsleitung zwischen seiner äußeren und inneren Umgebung und dem Gehirn.

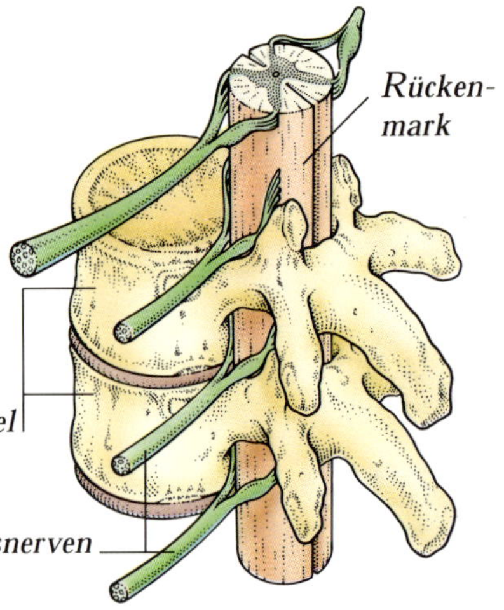

Ansatzpunkte der Rückenmarksnerven
Die Rückenmarksnerven verlaufen durch Lücken zwischen benachbarten Wirbeln und erreichen mit ihren Wurzeln den hinteren und vorderen Teil des Rückenmarks.

Aufbau des Rückenmarks

Das Rückenmark besteht aus zwei Gewebsarten. Der innere Kern ist die graue Substanz, die aus Neuronenzelleibern, nicht-myelinierten Axonen, Gliazellen und Blutgefäßen aufgebaut ist. Sie enthält Zelleiber aus motorischen Neuronen, die sowohl willkürliche wie auch unwillkürliche Bewegungen erzeugen und die inneren Funktionen steuern. Die äußere weiße Substanz besteht aus myelinierten Axonenbahnen.

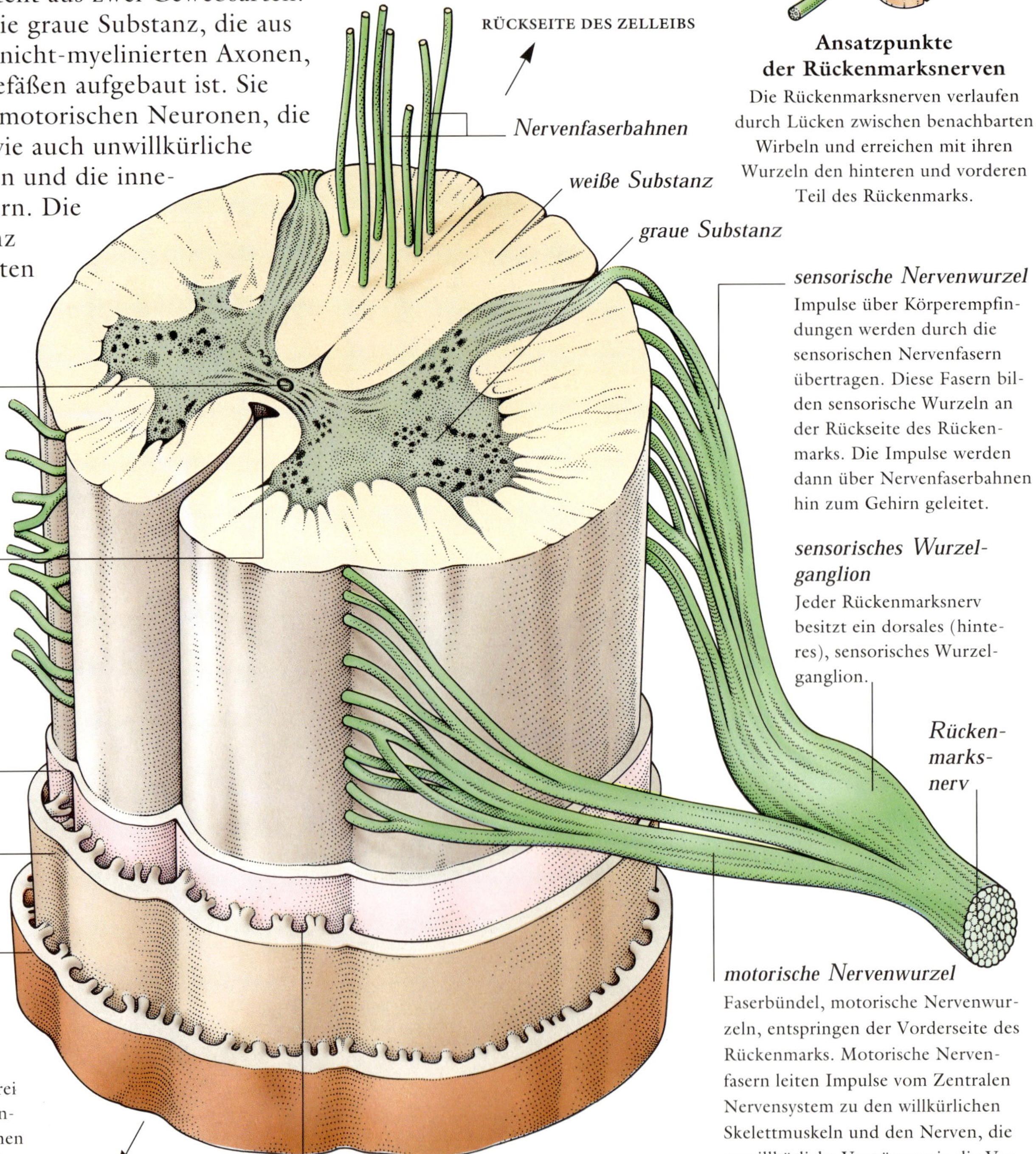

Zentralkanal
Der Zentralkanal ist mit Zerebrospinalflüssigkeit gefüllt, die als Nahrung für die Nervenzellen dient.

sensorische Nervenwurzel
Impulse über Körperempfindungen werden durch die sensorischen Nervenfasern übertragen. Diese Fasern bilden sensorische Wurzeln an der Rückseite des Rückenmarks. Die Impulse werden dann über Nervenfaserbahnen hin zum Gehirn geleitet.

sensorisches Wurzelganglion
Jeder Rückenmarksnerv besitzt ein dorsales (hinteres), sensorisches Wurzelganglion.

Hirnhäute
Das Rückenmark wird von drei Bindegewebshüllen, den Hirnhäuten, geschützt. Zusätzlichen Schutz bietet die im Subarachnoidalraum zirkulierende Zerebrospinalflüssigkeit.

motorische Nervenwurzel
Faserbündel, motorische Nervenwurzeln, entspringen der Vorderseite des Rückenmarks. Motorische Nervenfasern leiten Impulse vom Zentralen Nervensystem zu den willkürlichen Skelettmuskeln und den Nerven, die unwillkürliche Vorgänge wie die Verdauung steuern.

SCHUTZ FÜR DAS RÜCKENMARK

Das Rückenmark wird hauptsächlich durch die knöchernen Segmente der Wirbelsäule geschützt. Die Zerebrospinalflüssigkeit, die das Mark umspült, dient ebenfalls als Stoßdämpfer, wie auch der Epiduralraum, eine Fett- und Bindegewebsschicht, die zwischen dem Periost (der Knochenhaut) und der Dura mater, der äußeren Schicht der Meningen, liegt.

Länge des Rückenmarks

Während des Wachstums wächst das Rückenmark nicht so weit wie die Wirbelsäule, sondern erreicht nur ihr letztes Drittel. Es verjüngt sich zum Ende hin zu einem schlanken, schwanzartigen Faden, dem Filum terminale, der vom Kreuzbein bedeckt und geschützt wird.

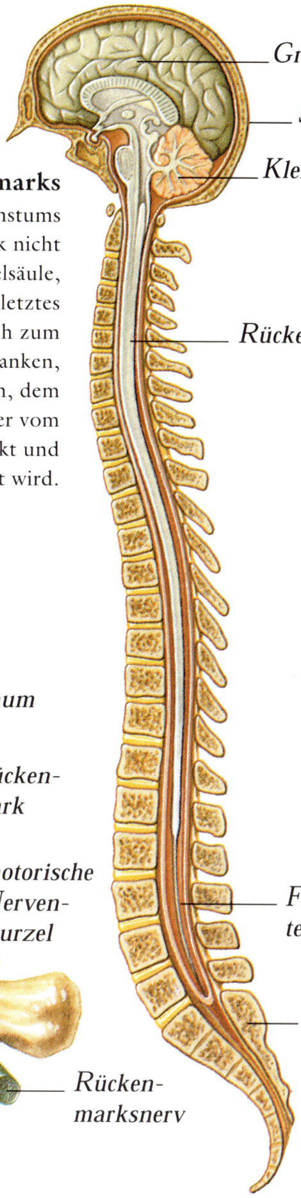

Querschnitt

Der Querschnitt zeigt, wie sich das Rückenmark in die knöcherne Höhle eines Halswirbels einpaßt. Obwohl die Wirbel ihre Lage verändern, wenn sich der Körper bewegt, bleibt das Rückenmark immer geschützt.

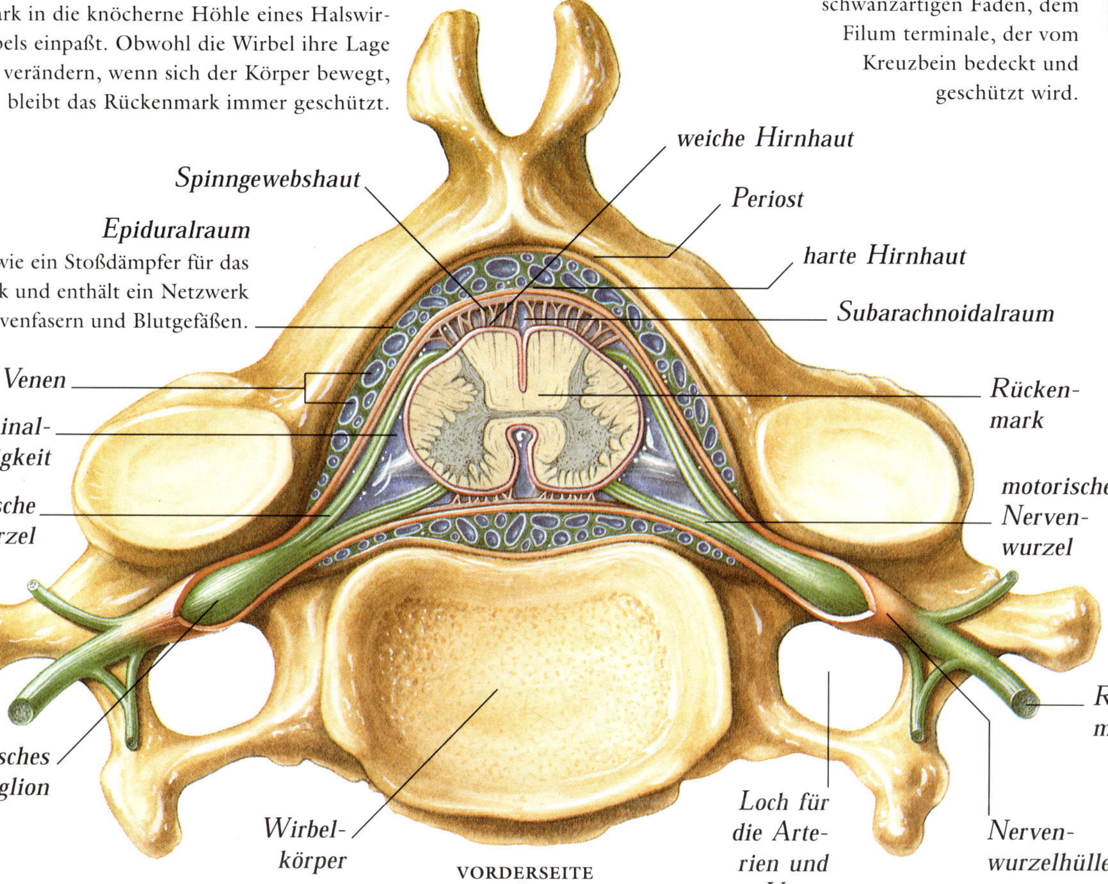

Epiduralraum

Wirkt wie ein Stoßdämpfer für das Rückenmark und enthält ein Netzwerk an Nervenfasern und Blutgefäßen.

ORGANISATION DER GRAUEN UND WEISSEN SUBSTANZ

Myelinisierte Nervenfasern verlaufen entweder zum Gehirn hin oder vom Gehirn weg. Sie bündeln sich, entsprechend der Richtung, aus der sie kommen und der Art der Impulse, die sie übertragen oder auf die sie reagieren, zu Bahnen zusammen. Einige dieser Bahnen verbinden sich und übermitteln Impulse zwischen Rückenmarksnerven. Die graue Substanz bildet Hörner (Säulen).

Absteigende Bahnen

Diese Fasern übertragen Impulse vom Gehirn an die Skelettmuskeln und bewirken willkürliche Bewegungen.

Aufsteigende Bahnen

Diese Bahnen übermitteln über das Rückenmark Nervenimpulse über alle Körperempfindungen zum Gehirn.

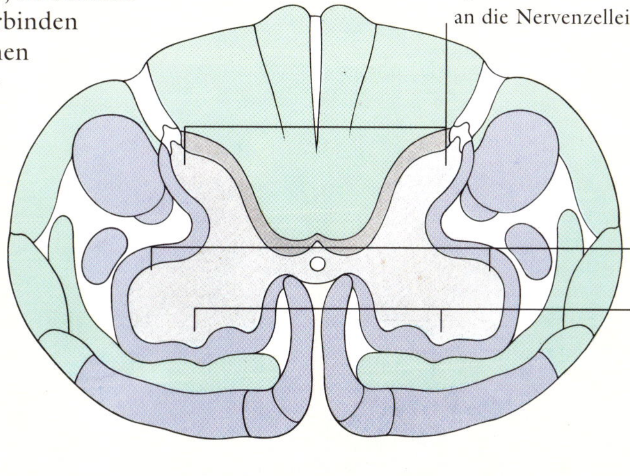

Dorsal- (Hinter-) hörner

Sensorische Nervenfasern, die im ganzen Körper verteilt sind, leiten Informationen über Empfindungen wie Berührung, Temperatur, Spüren der Muskelaktiviät und Gleichgewicht an die Nervenzelleiber weiter.

Lateral- (Seiten-) hörner

Neuronenkörper in den Lateralhörnern, die sich nur an ganz bestimmten Stellen des Rückenmarks befinden, überwachen und steuern die inneren Organe.

Ventral- (Vorder-)hörner

Diese Hörner enthalten Neuronenkörper, die Fasern an die Skelettmuskeln senden und so Kontraktionen und Bewegungen ermöglichen.

Periphere Nerven

Die peripheren Nerven übertragen Informationen an Gehirn und Rückenmark. Die sensorischen Fasern in den peripheren Nerven erhalten Informationen über die Außenwelt, die Haut und die inneren Organe, während motorische Nervenfasern die Kontraktion der Skelettmuskeln bewirken. Autonome Nervenfasern sorgen dafür, daß die inneren Organe und die Drüsen reibungslos funktionieren.

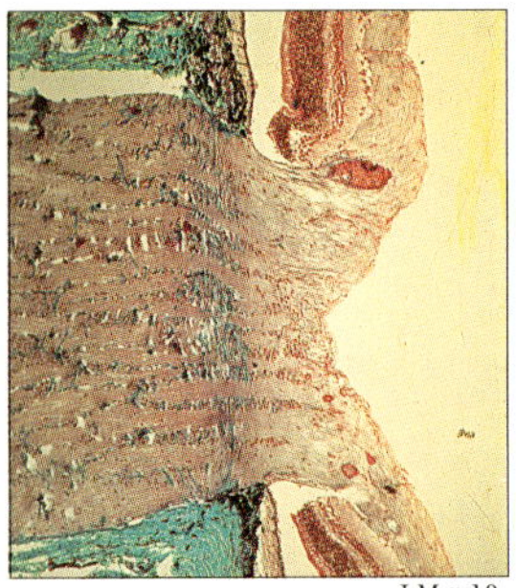

Der Sehnerv
Der optische Nerv tritt in die Rückseite des Augapfels ein. Der weiße, gallertartige Glaskörper sorgt dafür, daß das Auge seine Form beibehält. Die rote Schicht ist die Choroidea, die von Blutgefäßen durchzogen ist.

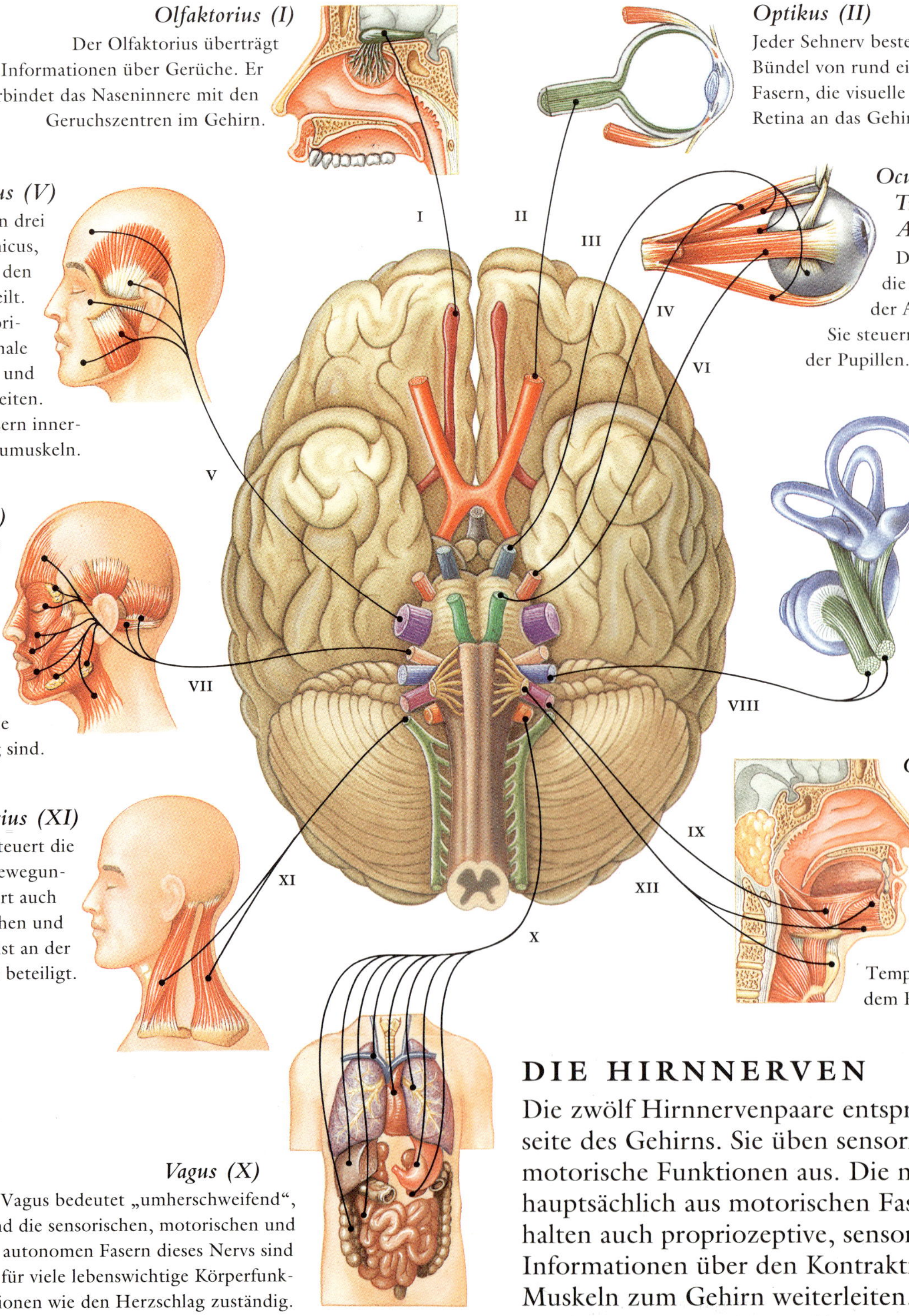

Olfaktorius (I)
Der Olfaktorius überträgt Informationen über Gerüche. Er verbindet das Naseninnere mit den Geruchszentren im Gehirn.

Optikus (II)
Jeder Sehnerv besteht aus einem Bündel von rund einer Million Fasern, die visuelle Signale von der Retina an das Gehirn senden.

Trigeminus (V)
Dieser Nerv ist in drei Äste, den ophthalmicus, den maxillaris und den mandibularis geteilt. Diese enthalten sensorische Fasern, die Signale vom Auge, Gesicht und den Zähnen weiterleiten. Die motorischen Fasern innervieren die Kaumuskeln.

Oculomotorius (III), Trochlearis (IV) und Abducens (VI)
Diese drei Nerven regeln die bewußten Bewegungen der Augenmuskeln und Lider. Sie steuern auch die Erweiterung der Pupillen.

Vestibulocochlearis (VIII)
Sensorische Fasern in den vestibulären und cochlearen Ästen dieses Nervs übertragen Informationen über Klänge, das Gleichgewicht und die Orientierung des Kopfes.

Fazialis (VII)
Äste des Fazialnervs innervieren die Geschmacksknospen, die Haut des Außenohrs und die Speichel- und Tränendrüsen sowie die Muskeln, die für die Mimik zuständig sind.

Glossopharyngeus (IX) und Hypoglossus (XII)
Motorische Fasern dieser Nerven sind für das Schlucken zuständig, während die sensorischen Fasern Informationen über Geschmack, Berührung und Temperatur von der Zunge und dem Rachen übermitteln.

Akzessorius (XI)
Dieser Nerv steuert die Kopf- und Schulterbewegungen. Er innerviert auch Muskeln im Rachen und Kehlkopf und ist an der Bildung von Lauten beteiligt.

Vagus (X)
Vagus bedeutet „umherschweifend", und die sensorischen, motorischen und autonomen Fasern dieses Nervs sind für viele lebenswichtige Körperfunktionen wie den Herzschlag zuständig.

Die Hirnnerven

Die zwölf Hirnnervenpaare entspringen der Unterseite des Gehirns. Sie üben sensorische und/oder motorische Funktionen aus. Die neun Nerven, die hauptsächlich aus motorischen Fasern bestehen, enthalten auch propriozeptive, sensorische Fasern, die Informationen über den Kontraktionszustand der Muskeln zum Gehirn weiterleiten.

DIE SPINALNERVEN

Die 31 peripheren Spinalnervenpaare kommen aus dem Rückenmark und verlaufen durch Löcher zwischen den Wirbeln. Jeder Nerv teilt sich in eine Reihe von Ästen; zwei wichtige davon durchziehen die Vorder- und Rückseite des Körpers in dem Bereich, der von diesem speziellen Nerv innerviert wird. Die Äste eines Spinalnervs können sich mit anderen Nerven zu einem Plexus („Geflecht") verbinden; ein Plexus innerviert bestimmte Bereiche komplexer Funktionen und Bewegungen.

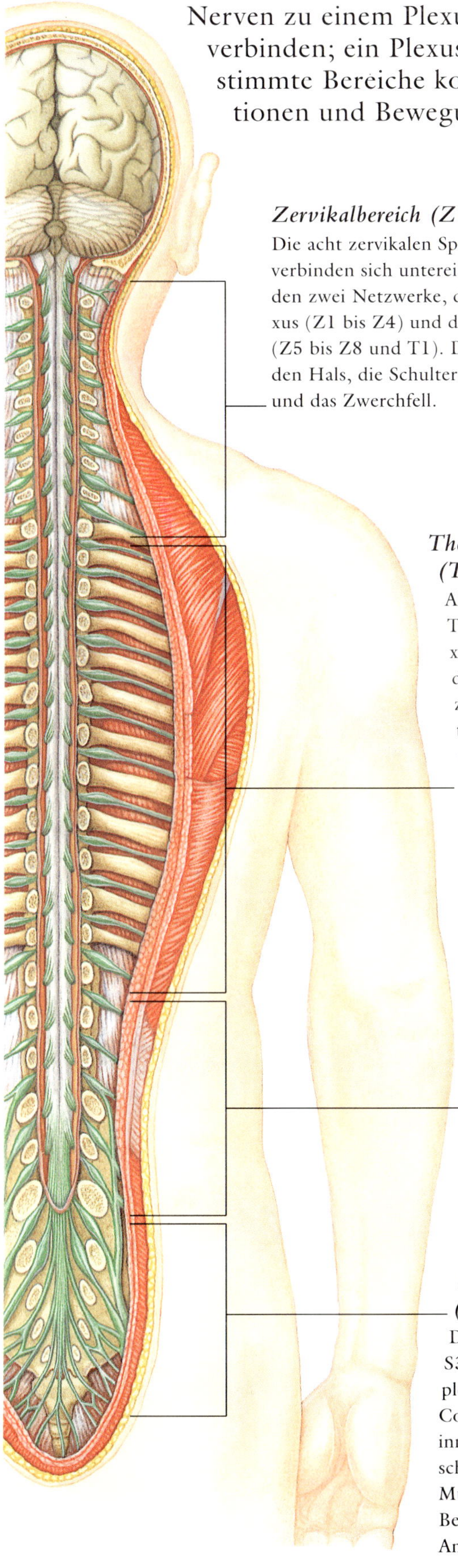

Zervikalbereich (Z1 bis Z8)

Die acht zervikalen Spinalnervenpaare verbinden sich untereinander und bilden zwei Netzwerke, den Zervikalplexus (Z1 bis Z4) und den Brachialplexus (Z5 bis Z8 und T1). Diese innervieren den Hals, die Schultern, Arme, Hände und das Zwerchfell.

Thorakalbereich (T1 bis T12)

Alle Thorakalnerven, außer T1, der dem Brachialplexus zugerechnet wird, sind direkt mit den Muskeln zwischen den Rippen, den tiefen Rückenmuskeln und Bereichen des Abdomens verbunden.

Lumbalbereich (L1 bis L5)

Vier der fünf Lumbalnerven (L1 bis L4) bilden den Lumbalplexus, der den Rumpf und Teile der Oberschenkel und Beine versorgt. L4 und L5 sind auch mit den ersten vier Sakralnerven (S1 bis S4) verbunden.

Sakralbereich (S1 bis S5)

Der Sakralplexus (L5 bis S3) und der Coccygeusplexus (S4, S5 und der Coccygeusnerv Co1) innervieren die Oberschenkel, das Gesäß, die Muskeln und die Haut der Beine und Füße sowie den Anal- und Genitalbereich.

EMPFINDUNGSBEREICHE

Diese Karte teilt die Hautoberfläche in Zonen ein, sog. Dermatome, die von spezifischen Spinalnerven versorgt werden. Neurologen ermitteln neurale Schäden auf der Haut mit Nadelstichen. Ein Empfindungsverlust in einem bestimmten Bereich kann auf einen Schaden hindeuten, der weit weg vom untersuchten Bereich ist.

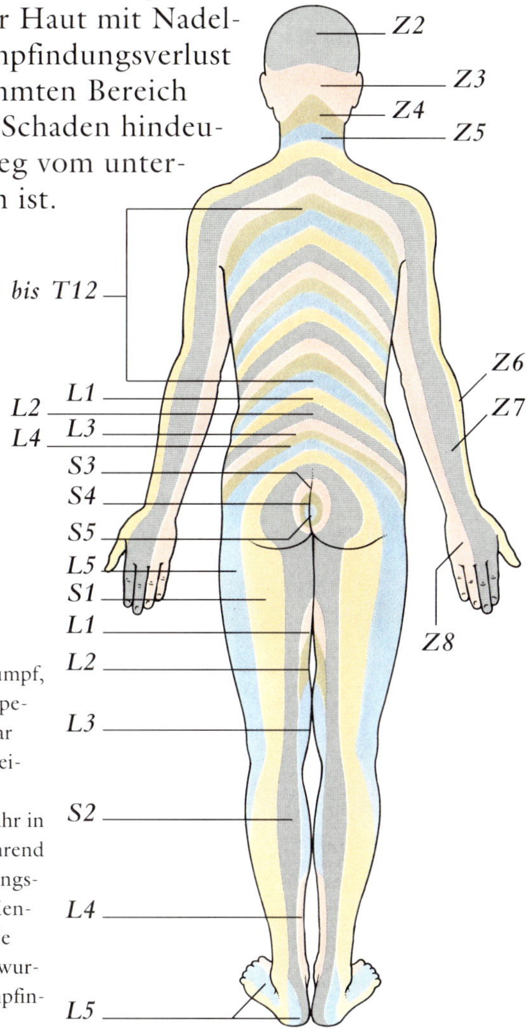

Die Dermatome

Die Dermatome im Rumpf, die jeweils von ihrem speziellen Spinalnervenpaar versorgt werden, erscheinen auf einer schematischen „Karte" ungefähr in horizontaler Lage, während jene in den Gliedern längsgerichtet sind. Beim Menschen überlappt sich die Verteilung der Nervenwurzeln und somit der Empfindungen geringfügig.

SPINALREFLEXE

Spinalreflexe messen die Funktion von Nervenbahnen. Ein Schlag mit dem Reflexhammer auf die Kniescheibensehne streckt den vorderen Oberschenkelmuskel und stimuliert ein sensorisches Neuron, das ein Nervensignal an das Rückenmark sendet. Motorische Nervenfasern übermitteln daraufhin das Signal an den Muskel, der sich jetzt zusammenzieht und den Unterschenkel leicht nach oben schleudert.

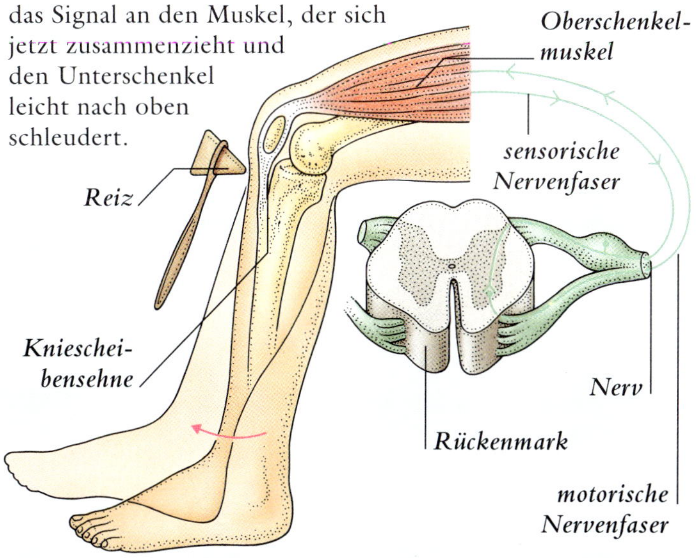

AUTONOMES NERVENSYSTEM

DAS AUTONOME NERVENSYSTEM steuert die unwillkürlichen, kurz- oder langfristigen Körperfunktionen und erhält so die Homöostase (Gleichgewicht der chemischen Prozesse im Körper) aufrecht. Nervenfasern überwachen die Organe und die inneren Aktivitäten. Diese Informationen gelangen in den Hypothalamus, den Hirnstamm oder das Rückenmark. Die zwei Teile dieses Nervensystems – der Sympathikus und der Parasympathikus – schicken daraufhin Befehle an die unwillkürlichen glatten Muskeln vieler Organe, Blutgefäße und Drüsen sowie an den Herzmuskel.

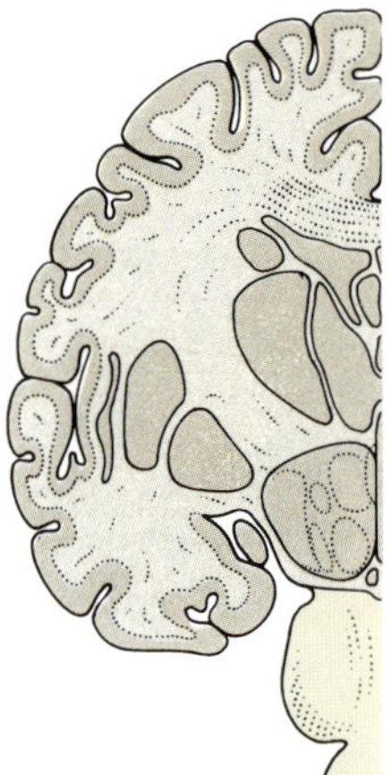

DIE BEIDEN TEILE

Der Sympathikus ist ein Erregungssystem, das den Körper auf Streß vorbereitet. Der Parasympathikus erhält und erneuert die Energie. Obwohl beide viele Organe und Strukturen innervieren, ist die Anzahl und Lage der Ganglien – Anhäufung von Nervenzellen, an der Stelle, wo Axone in einer Synapse kommunizieren – unterschiedlich. Ebenso unterscheiden sich die Aktivitäten und Auswirkungen der Neurotransmitter.

ERKLÄRUNG DER DARSTELLUNG

Die zwei Teile des autonomen Nervensystems verbinden sich mit beiden Seiten des Rückenmarks; zur Verdeutlichung zeigt die Darstellung einen Teil auf jeder Seite. Nur die Haut und die Blutgefäße sind durchwegs innerviert. Der Kasten auf S. 75 oben zeigt Details.

SCHLÜSSEL

Sympathikus

Parasympathikus

präganglionäres Axon

postganglionäres Axon

Synapse

terminales Ganglion

kollaterales Ganglion

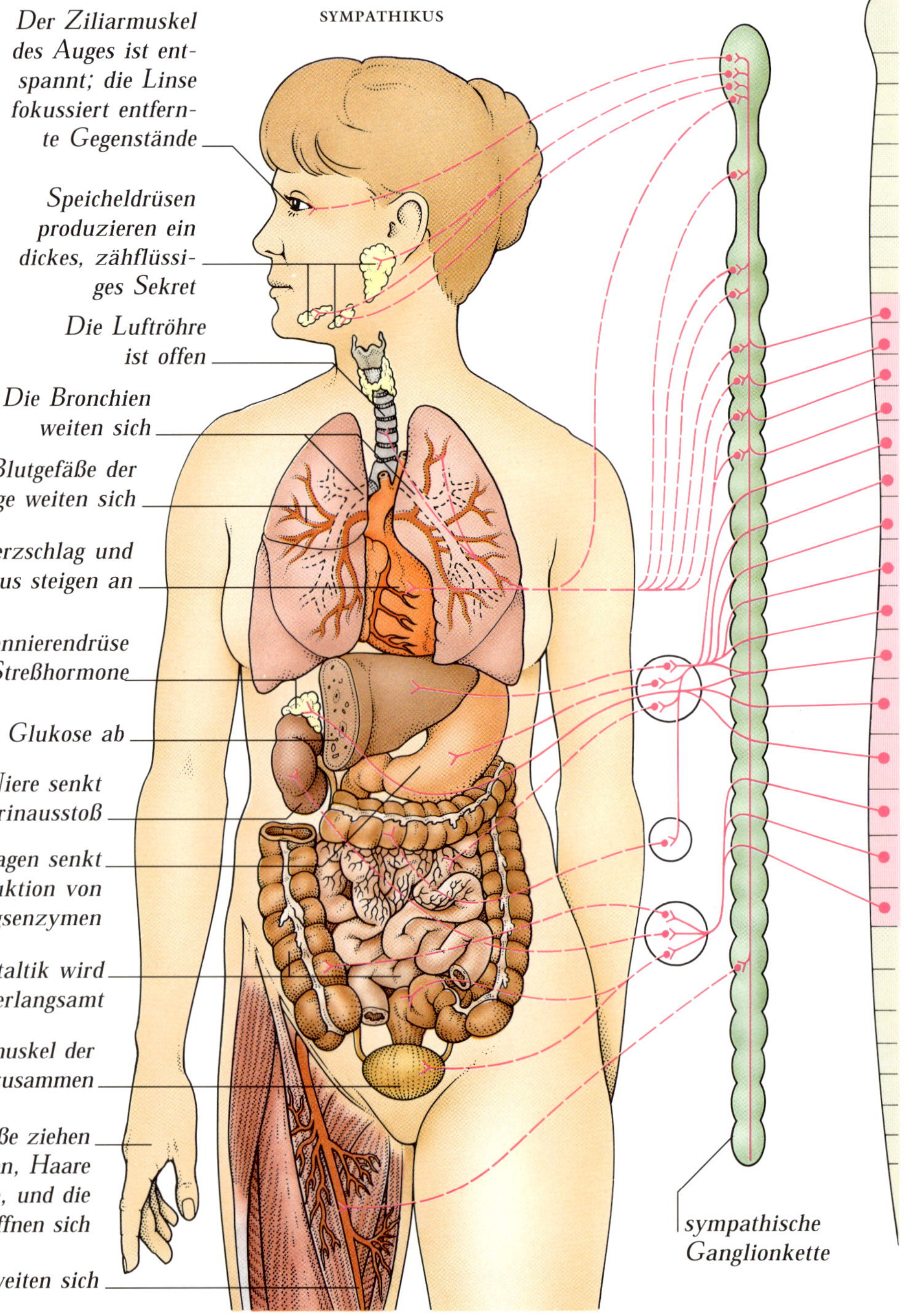

STRUKTUR DER BAHNEN

Im sympathischen Abschnitt befinden sich die Ganglien in einiger Entfernung zu ihren Zielorganen. Viele sind zu einer Kette verbunden. Im parasympathischen Abschnitt liegen die Ganglien nahe oder in den Organen.

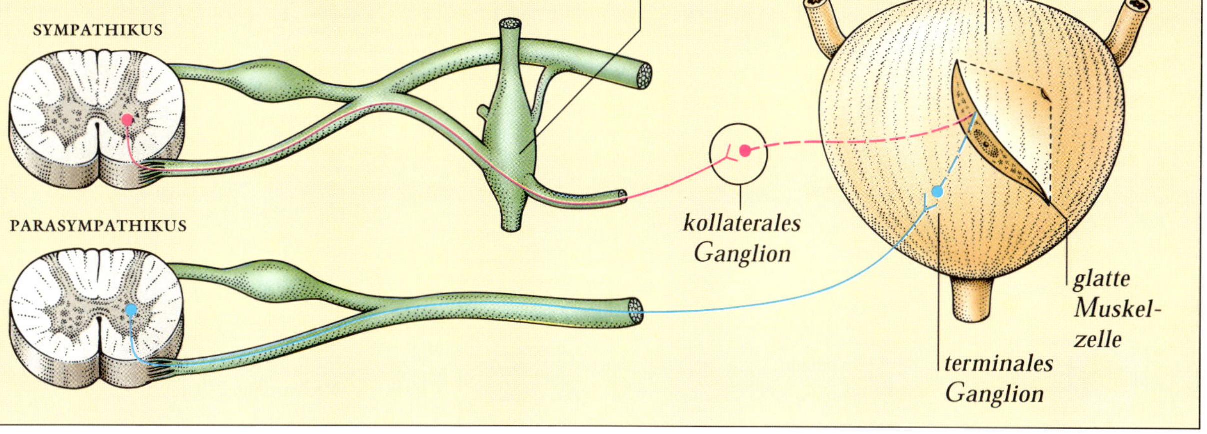

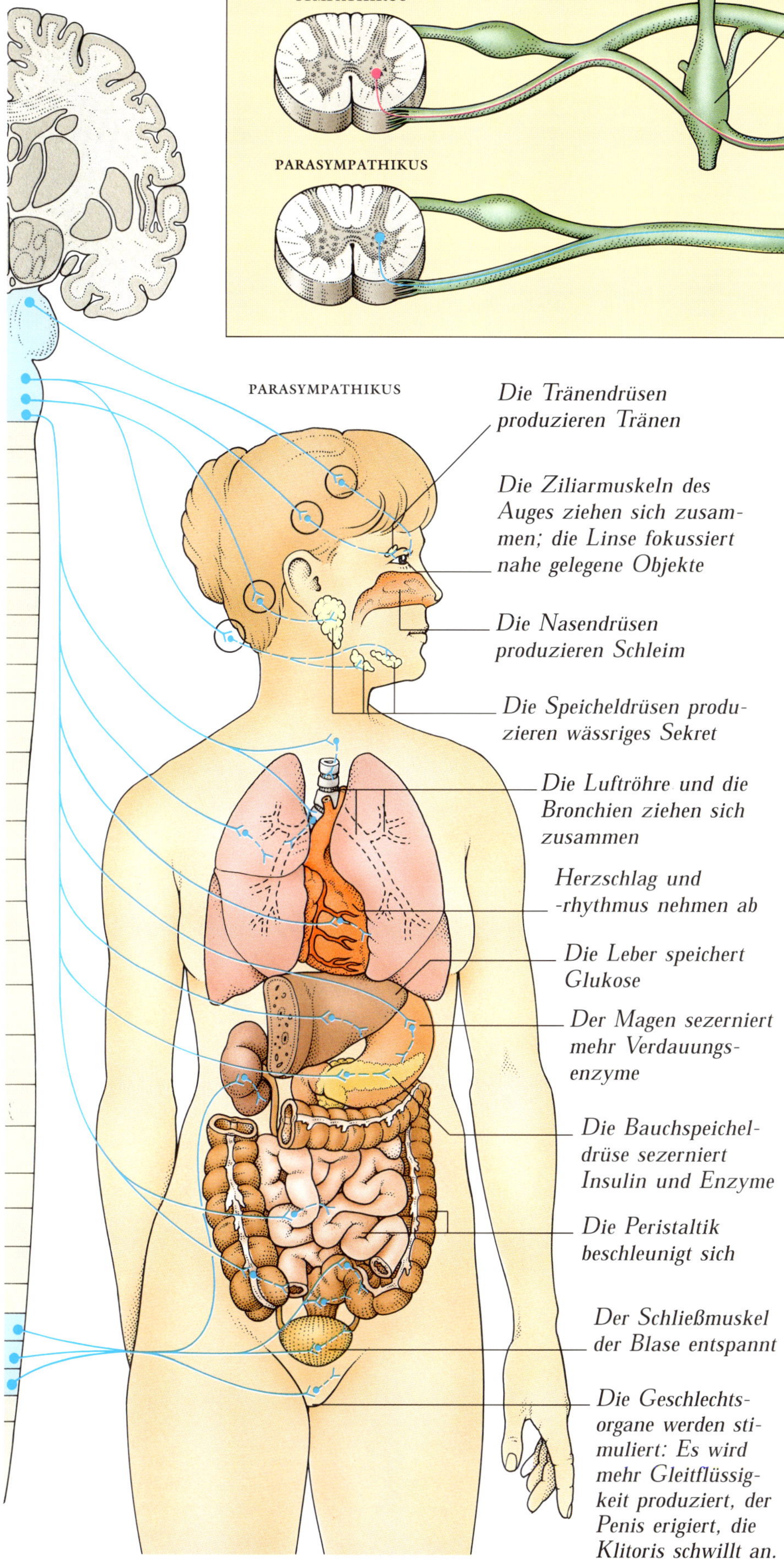

KOORDINATION DER REAKTIONEN

Die Pupillengröße ändert sich ständig unwillkürlich. Die glatten Muskelfasern der Iris sind in einem Band konzentrisch, in einem anderen strahlenförmig angeordnet. Beide Bänder werden entweder von sympathischen oder von parasympathischen Nervenfasern innerviert. Sinnesrezeptoren im Auge reagieren auf Licht und stellen sich auf die jeweilige Entfernung von Gegenständen ein. Nervensignale wandern zum Gehirn. Das Gehirn reagiert auf die Signale, und der entsprechende Muskelstrang zieht sich zusammen.

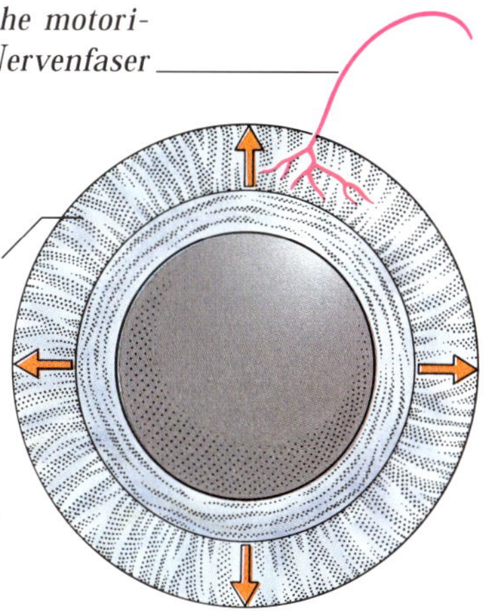

Erweiterte Pupille
Die Pupille weitet sich bis auf 8 Millimeter: Dies bedeutet eine erhöhte Wachsamkeit und die Bereitschaft des Körpers, auf Streß zu reagieren.

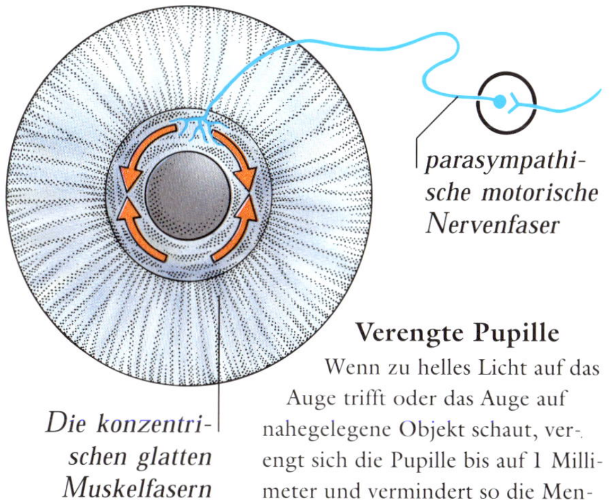

Verengte Pupille
Wenn zu helles Licht auf das Auge trifft oder das Auge auf nahegelegene Objekt schaut, verengt sich die Pupille bis auf 1 Millimeter und vermindert so die Menge der eintreffenden Lichtstrahlen.

Primitives Gehirn

DAS LIMBISCHE SYSTEM HAT SICH FRÜH bei den Vorfahren des Menschen entwickelt; es beeinflußt unbewußtes, instinktives Verhalten. Beim Menschen werden viele dieser angeborenen, „primitiven" Verhaltensweisen von der Hirnrinde gesteuert. Menschen planen ihre Zukunft, empfinden Hoffnung, Freude oder Reue, und ihr Verhalten wird von bewußten moralischen, gesellschaftlichen und kulturellen Regeln geprägt.

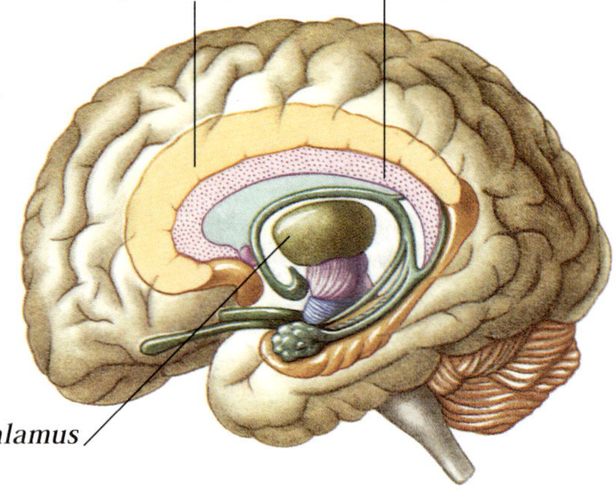

Sitz des limbischen Systems

Das limbische System legt sich um den oberen Gehirnstamm und bildet eine Grenze („limbus" bedeutet Saum), die die Hirnrinde und das Mittelhirn mit niedrigeren Zentren verbindet, welche die automatischen, inneren Körperfunktionen steuern.

TEILE DES LIMBISCHEN SYSTEMS

Die Bestandteile dieses ringförmigen Systems spielen eine wichtige Rolle bei instinktiven Reaktionen, Triebhandlungen und Emotionen. Sie übermitteln die Auswirkung von Stimmungen und beeinflussen innere Veränderungen der Körperfunktionen. Das limbische System beeinflußt außerdem die Assoziation von Gefühlen mit Empfindungen wie Riechen und Sehen sowie das Speichern von Erinnerungen.

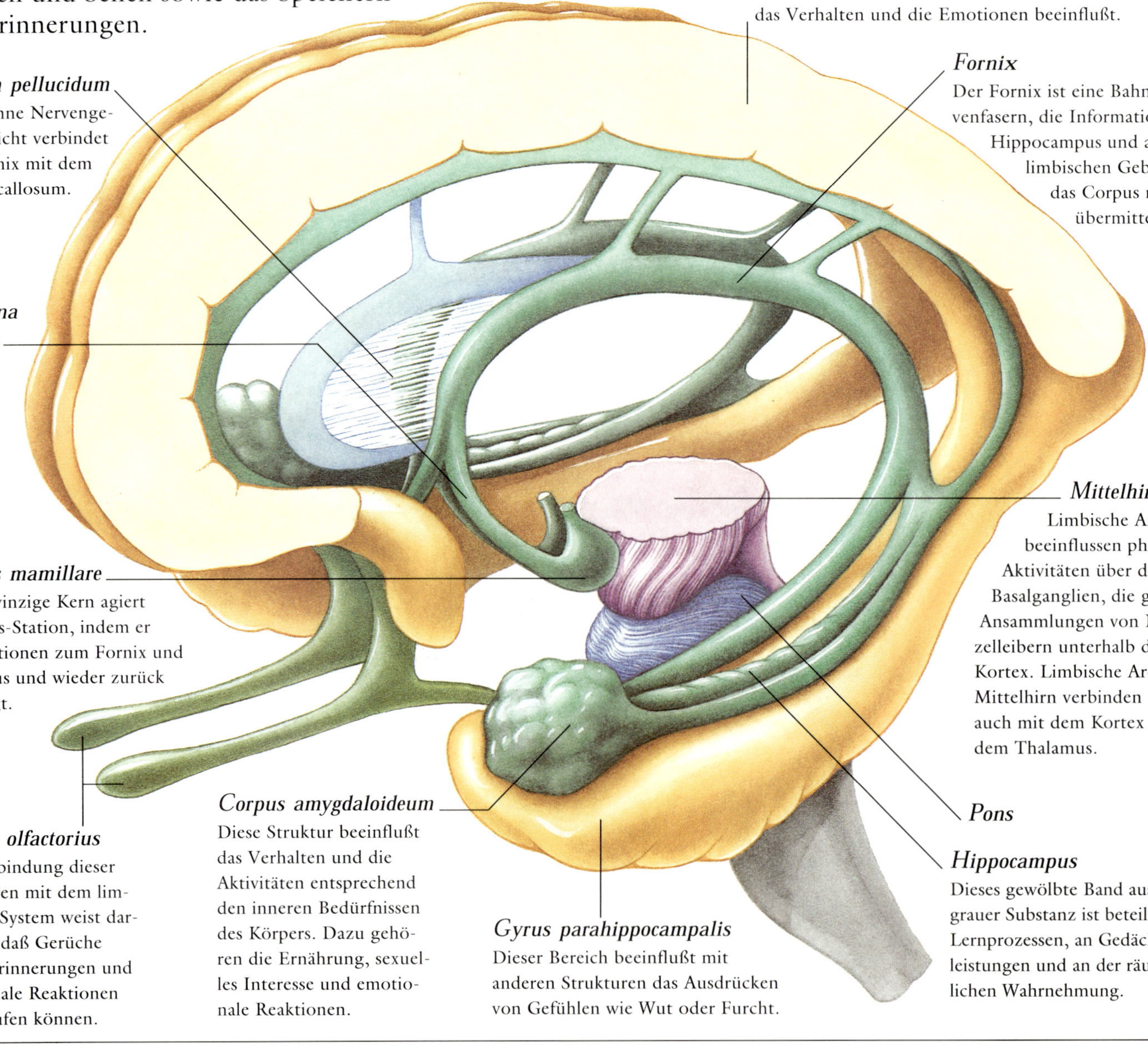

Gyrus cinguli
Dieser Bereich bildet mit dem Gyrus parahippocampalis und dem Bulbus olfactorius den Limbuskortex, der das Verhalten und die Emotionen beeinflußt.

Septum pellucidum
Eine dünne Nervengewebsschicht verbindet den Fornix mit dem Corpus callosum.

Fornix
Der Fornix ist eine Bahn aus Nervenfasern, die Informationen vom Hippocampus und anderen limbischen Gebieten an das Corpus mamillare übermittelt.

Columna fornicis

Mittelhirn
Limbische Areale beeinflussen physische Aktivitäten über die Basalganglien, die großen Ansammlungen von Nervenzelleibern unterhalb des Kortex. Limbische Areale im Mittelhirn verbinden sich auch mit dem Kortex und dem Thalamus.

Corpus mamillare
Dieser winzige Kern agiert als Relais-Station, indem er Informationen zum Fornix und Thalamus und wieder zurück überträgt.

Pons

Bulbus olfactorius
Die Verbindung dieser Strukturen mit dem limbischen System weist darauf hin, daß Gerüche starke Erinnerungen und emotionale Reaktionen hervorrufen können.

Corpus amygdaloideum
Diese Struktur beeinflußt das Verhalten und die Aktivitäten entsprechend den inneren Bedürfnissen des Körpers. Dazu gehören die Ernährung, sexuelles Interesse und emotionale Reaktionen.

Gyrus parahippocampalis
Dieser Bereich beeinflußt mit anderen Strukturen das Ausdrücken von Gefühlen wie Wut oder Furcht.

Hippocampus
Dieses gewölbte Band aus grauer Substanz ist beteiligt an Lernprozessen, an Gedächtnisleistungen und an der räumlichen Wahrnehmung.

DER HYPOTHALAMUS

Der Hypothalamus besteht aus zahlreichen, winzigen Ansammlungen von Nervenzellen, den Nuclei. Er hat etwa die Größe eines Würfelzuckers und ist wie ein Schaltpult, das sich mit dem autonomen Nervensystem sowie dem limbischen und dem Hormonsystem verschaltet. Er paßt das Bewußtsein, das Verhalten und die inneren Körperfunktionen an. Die spezifische Rolle, die jeder Kern dabei spielt, ist noch unklar.

FUNKTIONEN

Die Nuclei des Hypothalamus überwachen und regulieren zusammen mit den Hypophysenlappen Körpertemperatur, Nahrungsaufnahme, das Wasser-Salz-Gleichgewicht, den Blutfluß, den Schlaf-Wach-Rhythmus und die Aktivität der Hormone. Sie regeln auch die Reaktionen auf Emotionen wie Ärger und Angst.

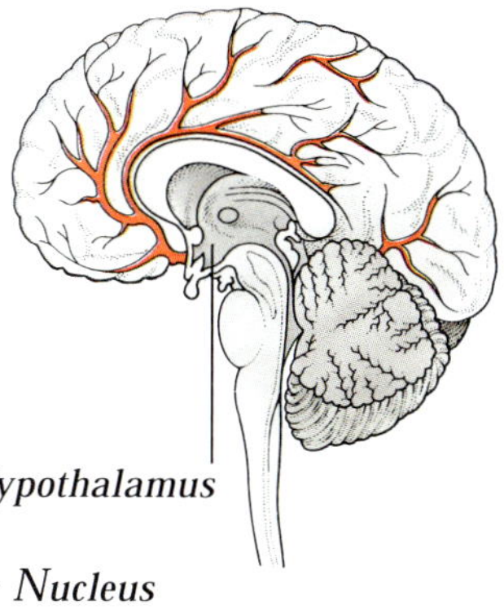

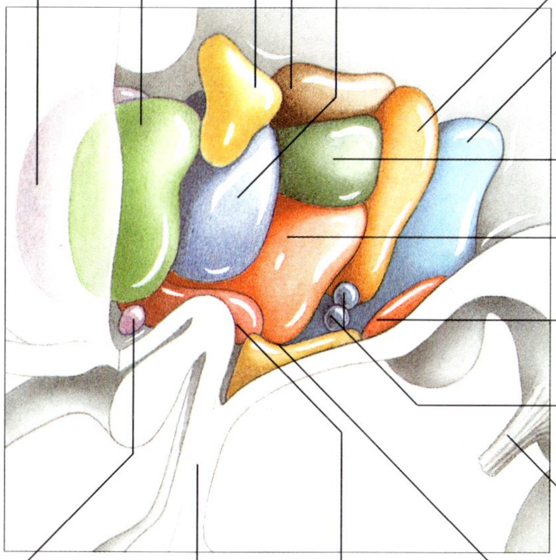

FUNKTIONEN DES GEHIRNSTAMMS

Die Substantia reticularis im Gehirnstamm besteht aus mehreren selbständigen Nervensystemen mit ihren spezifischen Neurotransmittern. Sie fungiert u. a. als Erregungssystem (das „retikuläre Aktivationssystem" oder RAS), das das Gehirn wach und reaktionsbereit hält. Der Hirnstamm steuert Schlaf, Rückenmarksreflexe, Muskeltonus, Körperhaltung, Atmung und Herzschlag.

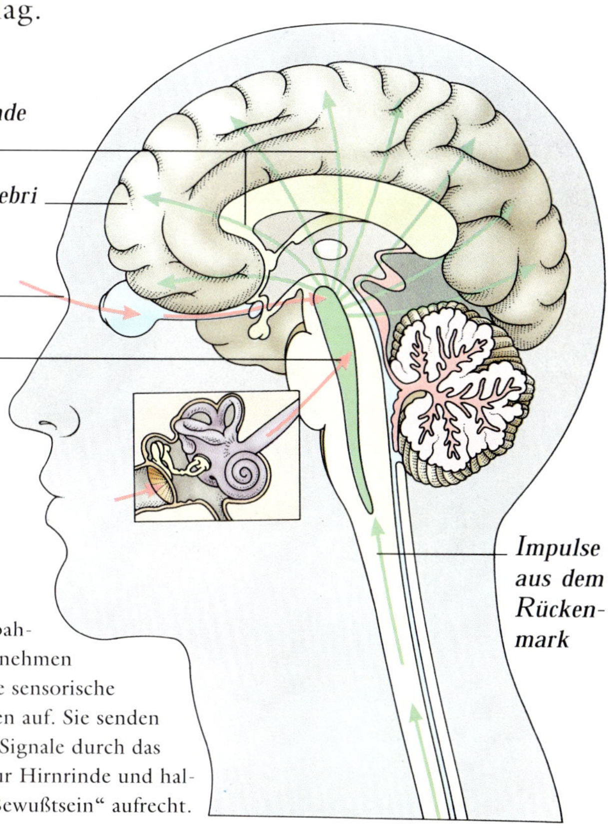

Das RAS
Nervenfaserbahnen im RAS nehmen ankommende sensorische Informationen auf. Sie senden aktivierende Signale durch das Mittelhirn zur Hirnrinde und halten so das „Bewußtsein" aufrecht.

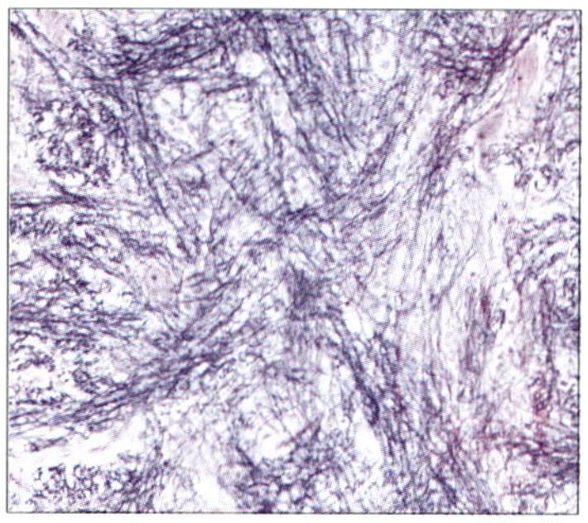

Nervenfasern in der Brücke
Gewebsproben aus der Brücke zeigen die große Komplexität der retikulären Bildung. Dieser obere Teil des Hirnstamms trägt zur Regulierung der Atmung bei und ist zuständig für Reflexe wie Gleichgewichts- und Pupillenreflex, die vom fünften bis achten Hirnnerv gesteuert werden.

SCHLAF

Die Nervenzellen im Gehirn ruhen nie: Während einer Schlafperiode von 7 bis 8 Stunden üben sie Aktivitäten aus, die sich von jenen im Wachzustand unterscheiden. Muster von Non-REM- und REM-Phasen (rapid eye movement) während der meisten Träume können durch Aufzeichnen der elektrischen Aktivität des Gehirns entdeckt werden. Wenn der Schlaf tiefer wird, sinken Körpertemperatur, Atemfrequenz und Blutdruck.

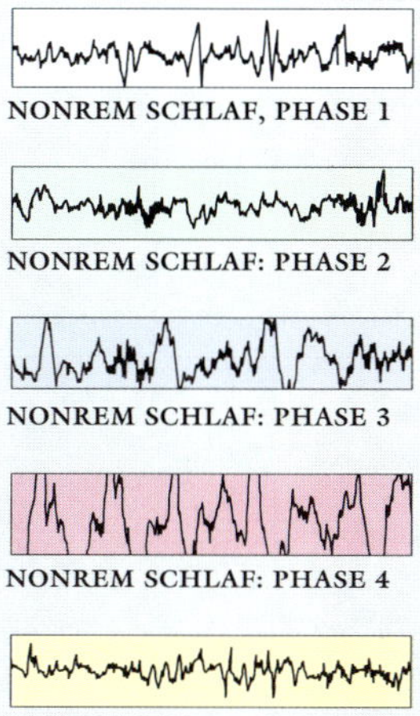

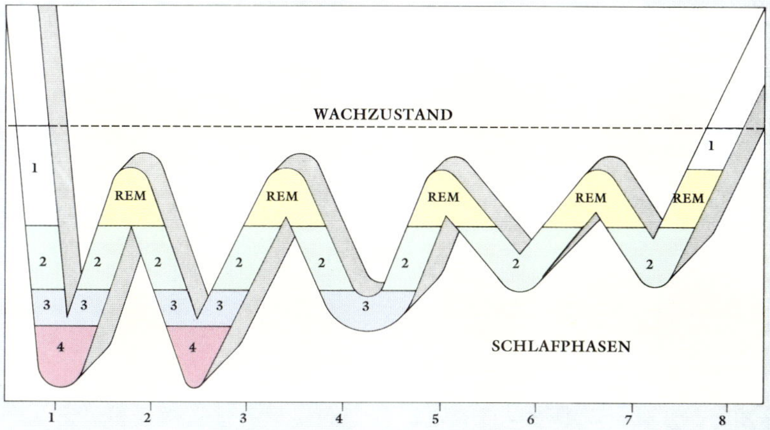

Verarbeiten von Informationen

Die Informationen, die von den Sinnesorganen kommen oder durch Denkprozesse erzeugt werden, werden in verschiedenen Hirnregionen verarbeitet. Einige Bereiche verarbeiten sensorische Daten wie Licht oder Klänge, während andere Befehle erteilen, mit denen willentliche Bewegungen ausgeführt oder koordiniert werden. Diese Bereiche sind durch Nervenfaserbündel verbunden. Die Funktionen der einzelnen Areale können inzwischen genau bestimmt werden, aber man weiß immer noch nicht genau, wie sie miteinander kommunizieren.

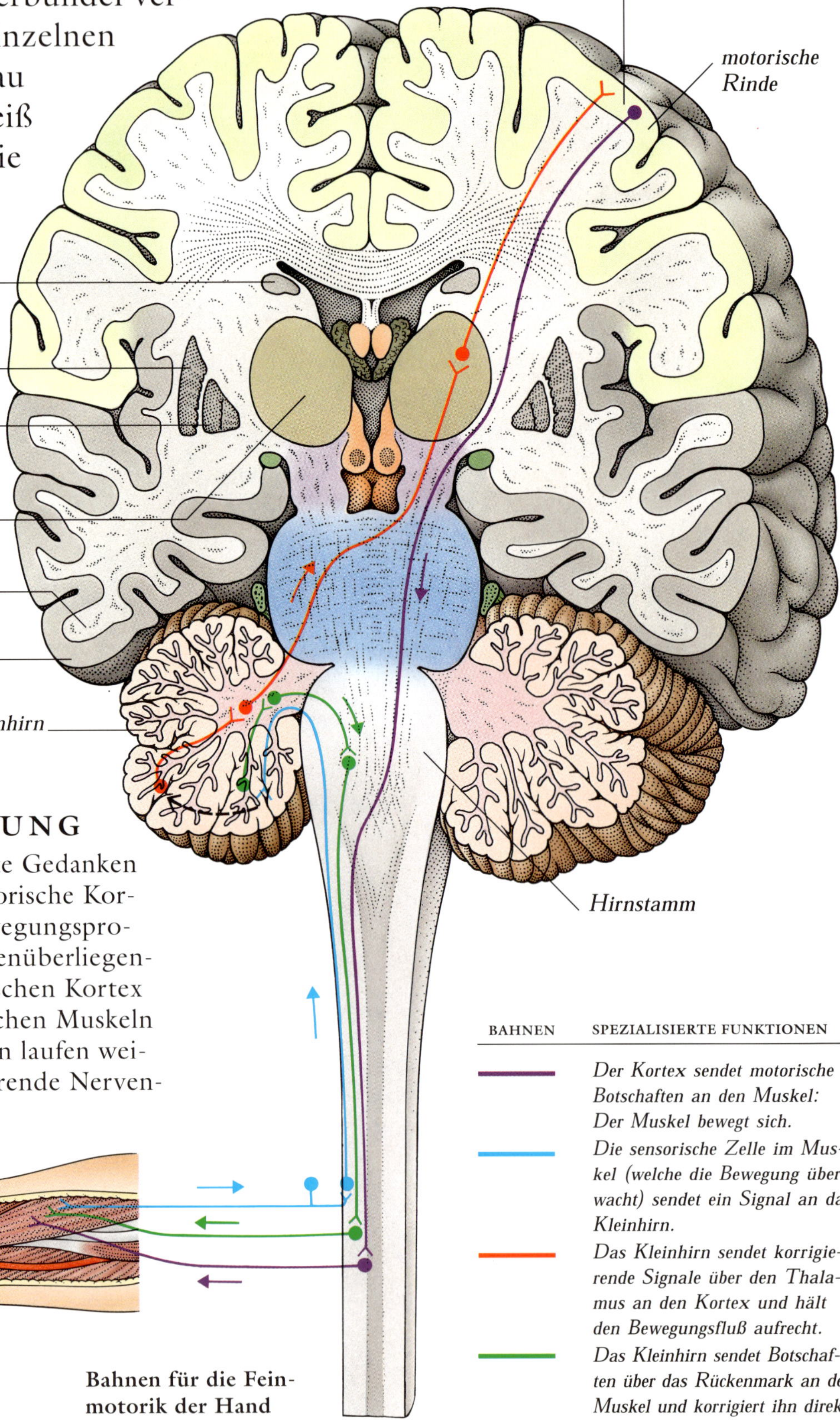

Willentliche Bewegung

Sensorische Nervenzellen oder bewußte Gedanken und Absichten stimulieren das prämotorische Kortexareal und erstellen das zentrale Bewegungsprogramm (siehe Gehirnkarte auf der gegenüberliegenden Seite). Dieses wird an den motorischen Kortex gesandt, der daraufhin an die willkürlichen Muskeln Anweisungen ausgibt. Die Bewegungen laufen weiter und werden ständig durch korrigierende Nervensignale aus dem Kleinhirn gesteuert.

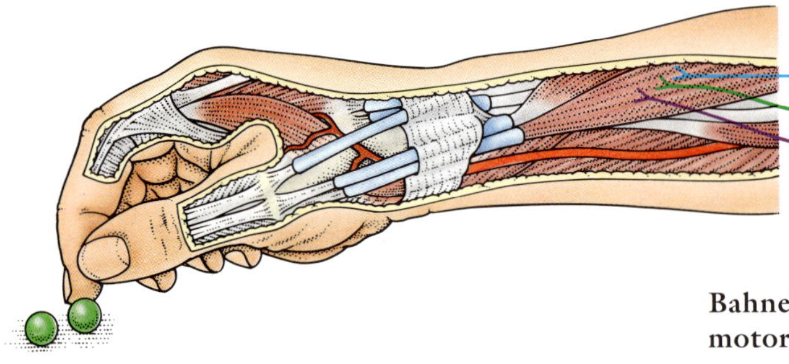

Bahnen für die Feinmotorik der Hand

Bahnen	Spezialisierte Funktionen
(violett)	*Der Kortex sendet motorische Botschaften an den Muskel: Der Muskel bewegt sich.*
(blau)	*Die sensorische Zelle im Muskel (welche die Bewegung überwacht) sendet ein Signal an das Kleinhirn.*
(rot)	*Das Kleinhirn sendet korrigierende Signale über den Thalamus an den Kortex und hält den Bewegungsfluß aufrecht.*
(grün)	*Das Kleinhirn sendet Botschaften über das Rückenmark an den Muskel und korrigiert ihn direkt.*

DIE GEHIRNKARTE

Wissenschaftler haben die Auswirkungen von Gehirnschäden untersucht, ebenso die Reaktionen nach Entfernung bestimmter Gehirnteile. Oder sie haben das Gehirn direkt mit Elektroden stimuliert und danach den Kortex in spezifische, funktionale Bereiche eingeteilt. Große Teile des Kortex sind von „Assoziationsarealen" besetzt, die Informationen aus den primären sensorischen Arealen analysieren und interpretieren.

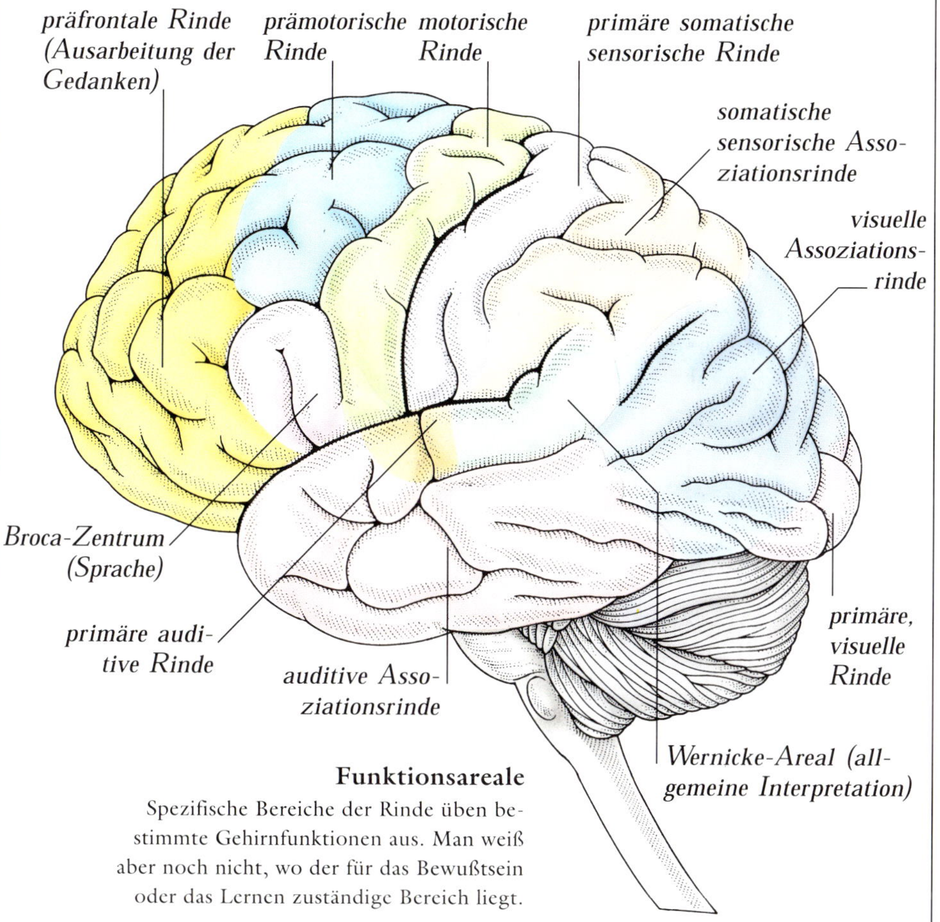

Funktionsareale
Spezifische Bereiche der Rinde üben bestimmte Gehirnfunktionen aus. Man weiß aber noch nicht, wo der für das Bewußtsein oder das Lernen zuständige Bereich liegt.

GLUKOSE UND GEHIRNAKTIVITÄT

Ein Anstieg des Zuckerumsatzes weist auf eine erhöhte Gehirnaktivität hin. Probanden wird eine chemische Substanz injiziert, die sich an Glukosemoleküle bindet. Anschließend werden Aufnahmen mit einem Scanner erstellt, während die Untersuchungspersonen verschiedene Aufgaben erfüllen oder sensorischen Reizen wie Musik oder Bildern ausgesetzt sind. Diese Aufnahmen zeigen die spezifischen Areale solcher Aktivitäten, die in den Bildern unten rot dargestellt sind.

Visuelle Stimulation
Sind die Augen geschlossen (links), offen (Mitte), oder wird eine komplexe Abfolge von Ereignissen beobachtet (rechts), unterscheidet sich das Aktivitätsniveau im Gehirn deutlich.

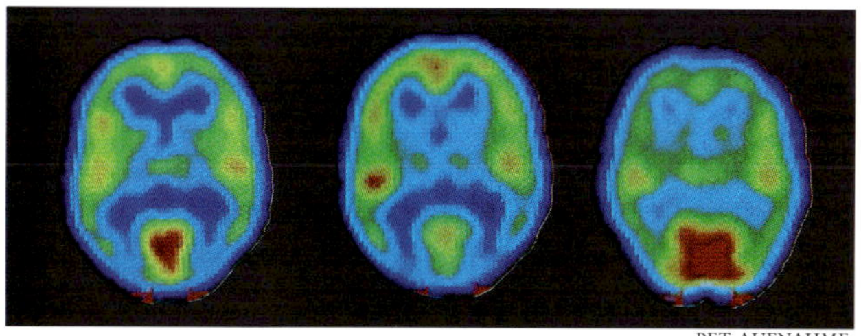

PET-AUFNAHME

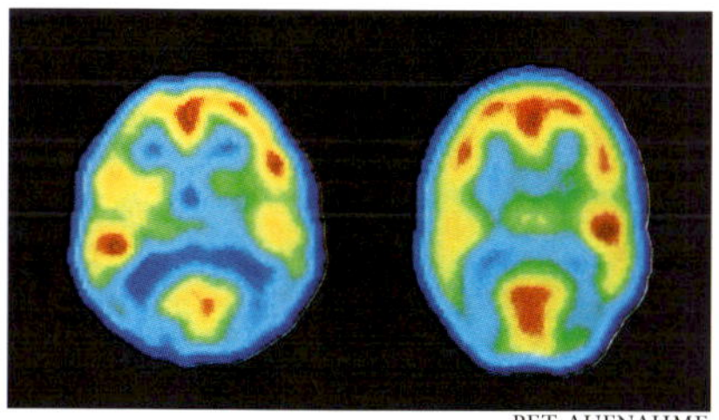

PET-AUFNAHME

Musikverständnis
Wenn geübte Musiker Musik hören, gebrauchen sie die dominante linke Gehirnhälfte (links), die für das logische Denken zuständig ist. Ungeübte Musiker verwenden die rechte, intuitive Gehirnhälfte (rechts), mit der die Dinge ohne folgerichtiges Analysieren erfaßt werden.

GEDÄCHTNIS

Erinnerungen sind die Informationsspeicher des Gehirns. Man nimmt an, daß Nervenzellen neue Proteinmoleküle und Verschaltungen bilden, um Erinnerungen zu speichern. Die Erinnerungen werden jedoch nicht nur in einem Gehirnbereich gespeichert, da der Speicherort von der Art der Erinnerung abhängt: Wie man Maschine schreibt oder Fahrrad fährt, wird in motorischen Arealen festgehalten, während auditive Areale für Musik zuständig sind.

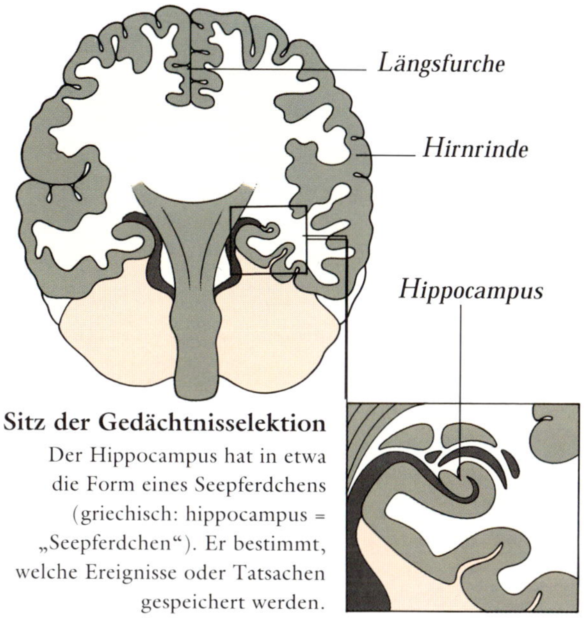

Sitz der Gedächtnisselektion
Der Hippocampus hat in etwa die Form eines Seepferdchens (griechisch: hippocampus = „Seepferdchen"). Er bestimmt, welche Ereignisse oder Tatsachen gespeichert werden.

DREI ARTEN VON ERINNERUNGEN

Sensorische Erinnerungen wie das kurze Wahrnehmen eines Klanges werden nur für Tausendstel von Sekunden gespeichert. Werden sie im Gedächtnis behalten und interpretiert, können sie für ein paar Minuten ins Kurzzeitgedächtnis aufgenommen werden. Die Umwandlung des Kurzzeitgedächtnisses ins Langzeitgedächtnis erfordert Aufmerksamkeit, Wiederholung und Assoziationen.

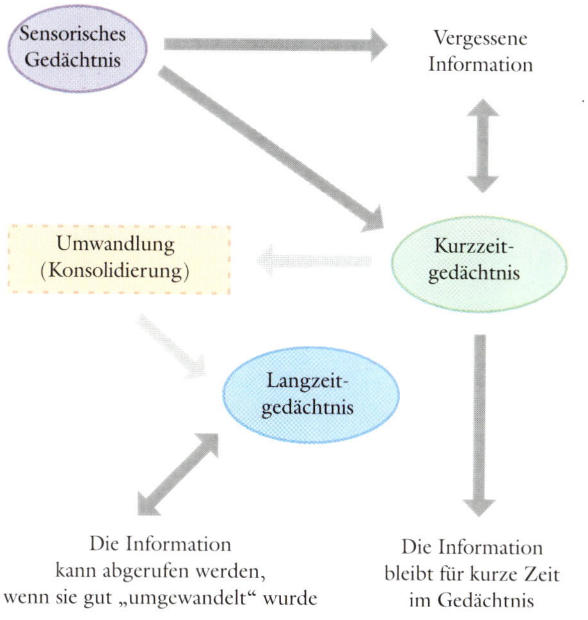

NERVENKRANKHEITEN

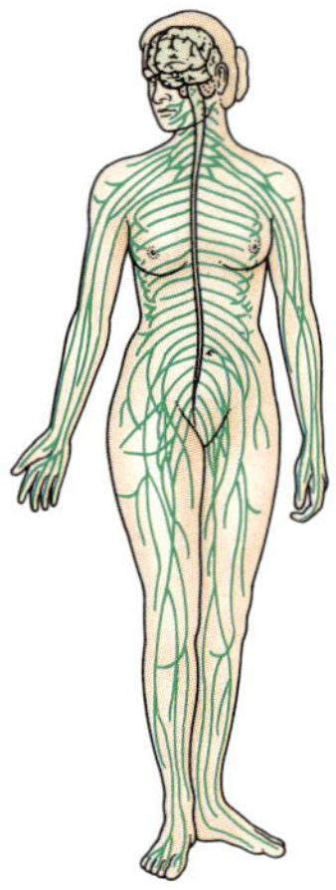

STRUKTURELLE, BIOCHEMISCHE ODER ELEKTRISCHE VERÄNDERUNGEN im Gehirn und Rückenmark oder in den Nerven können Krankheiten auslösen, die zu Lähmungen, schlechter Koordination, Anfällen oder Empfindungsverlust führen. Mit dem Einsatz von Scannern sind schnelle Erfolge in der Diagnose möglich geworden. Das gewachsene Verständnis der Gehirnfunktionen hat zu Verbesserungen in der Therapie geführt. Die Ursachen mancher Krankheiten lassen sich jedoch kaum beeinflussen.

EPILEPSIE

Einer von 200 Menschen leidet an Epilepsie. Diese Episoden chaotischer, elektrischer Aktivität im Gehirn verändern das Bewußtsein und können unwillkürliche Bewegungen hervorrufen. Ursachen eines erstmaligen Anfalls können Gehirnerkrankungen, ein Tumor oder Abszeß, eine Kopfverletzung, Gehirnschlag oder ein chemisches Ungleichgewicht sein.

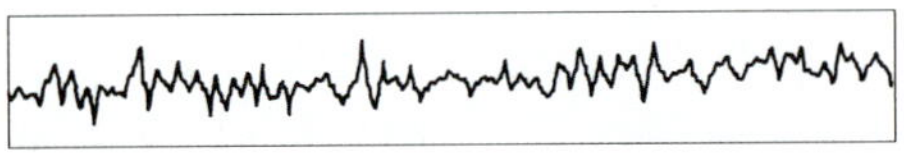

NORMALES EEG

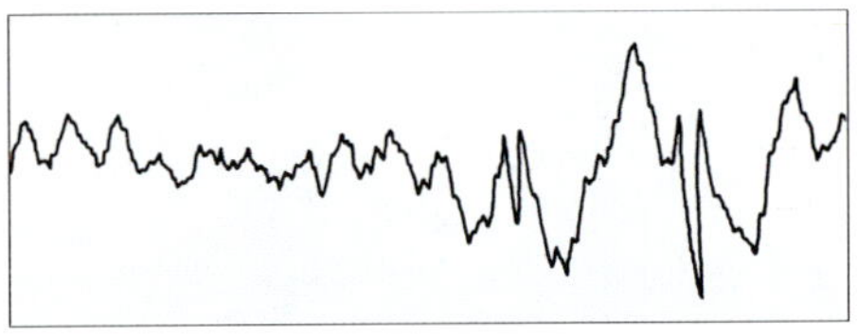

EEG EINES EINFACHEN PARTIALANFALLS

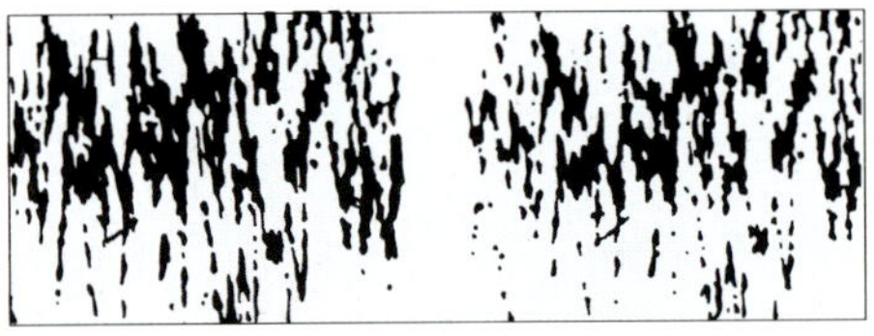

EEG EINES GRAND MAL – ANFALLS

Arten

Beim Grand mal – Anfall bricht der Betroffene bewußtlos zusammen und zuckt für ein paar Minuten am ganzen Körper. Bei einem Petit mal – oder Abwesenheitsanfall nimmt der Betroffene bis zu einer halben Minute seine äußere Umgebung nicht wahr, aber er fällt nicht zu Boden. Bei einem Partialanfall bleibt das Bewußtsein meist erhalten.

TEMPORALLAPPEN-EPILEPSIE

Bei diesem Partialanfall ist nur einer der Temporallappen betoffen. Vor dem Anfall kann eine Aura auftreten, bei der der Betroffene subjektiv Gerüche oder Klänge wahrnimmt. Ein Anfall kann von automatischen Bewegungen, besonders von Kauen und Schmatzen, begleitet sein, und das Bewußtsein geht zeitweise verloren. Ein Anfall kann irrationale Gefühle wie Furcht oder Wut auslösen.

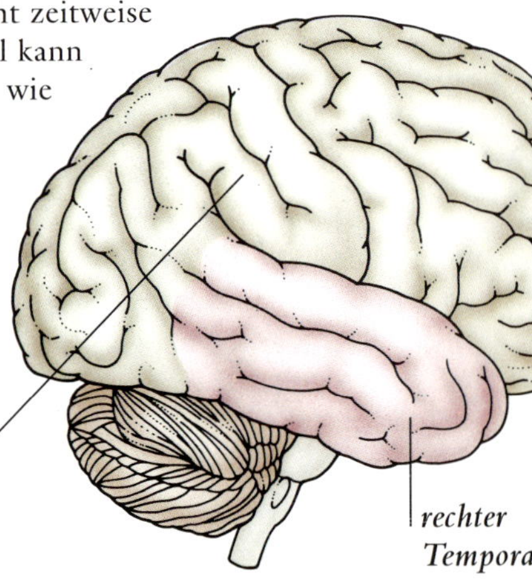

MULTIPLE SKLEROSE

Multiple Sklerose (MS) ist die häufigste Erkrankung des Nervensystems bei jungen Erwachsenen. Die Krankheit ist durch Behinderungen gekennzeichnet und tritt in einem Verhältnis von 1 : 1000 auf. MS verursacht Schleier- bzw. Doppeltsehen, partielle Lähmungen, Unbeholfenheit und schwankenden Gang. Die Schübe können über Wochen andauern, manchmal treten dann monate- oder jahrelang keine Symptome mehr auf.

Geschädigte Myelinscheide

MS ist eine Autoimmunkrankheit, bei der die Myelinscheide, die die Nervenfasern isoliert, beschädigt ist. Bestimmte Freßzellen, die Makrophagen, entfernen beschädigte Myelinabschnitte und legen so die Fasern frei, die dann keine oder nur unzureichend Impulse leiten können.

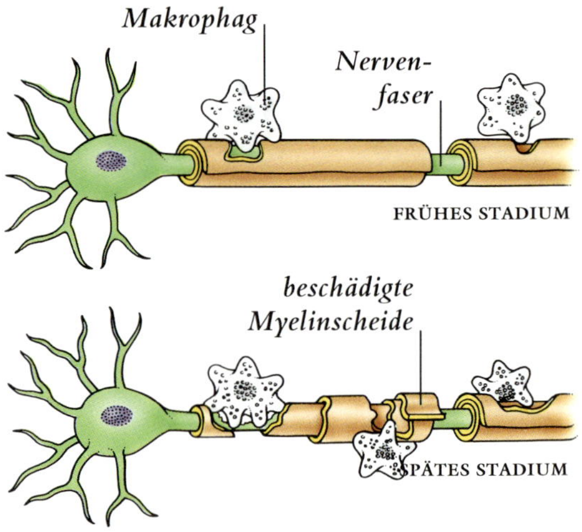

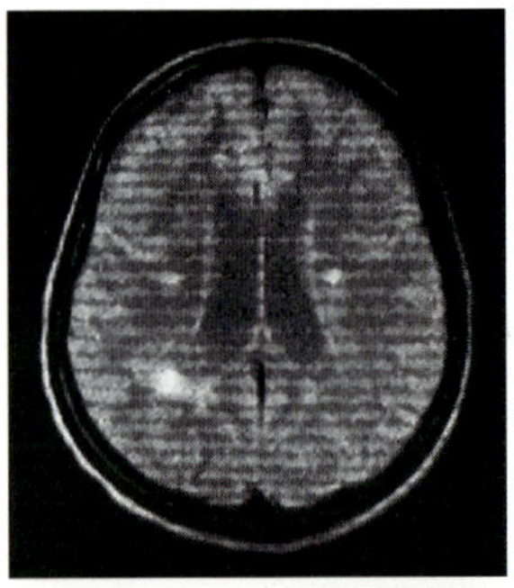

MRT-AUFNAHME

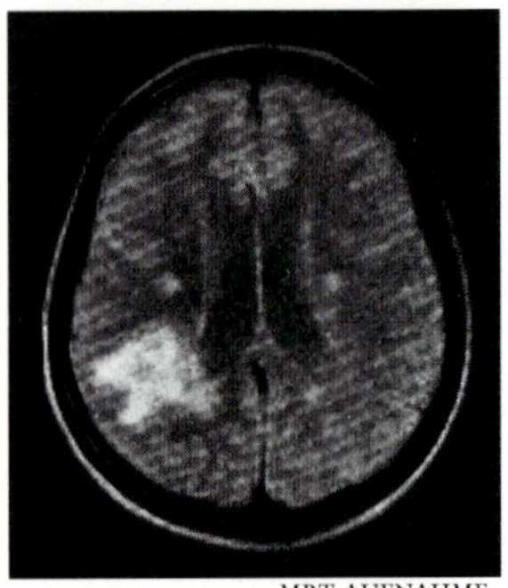

MRT-AUFNAHME

THERAPIE

Bei einer Verschlechterung des Zustandes können Kortikosteroid-Injektionen die Heilung beschleunigen; physiotherapeutische Übungen mildern die spastischen Krämpfe. Eine Therapie mit Beta Interferon kann die Abstände zwischen den Schüben verlängern. Weitere Forschungsergebnisse deuten darauf hin, daß diese Therapie den Krankheitsverlauf verlangsamen kann. Einige Patienten profitieren auch von einer Umstellung ihrer Ernährung mit viel Sonnenblumen- oder Primelöl.

Krankheitsverlauf

Eine Scan-Aufnahme (oben) zeigt MS-Läsionen als drei weiße Flecken. 6 Wochen später zeigt eine weitere Aufnahme (unten) erhöhte Gehirnaktivität. Für gewöhnlich nehmen die Läsionen im Verlauf der Krankheit zu.

PARKINSON-KRANKHEIT

Die Parkinson-Krankheit wird durch eine Degeneration des Gehirns verursacht. Etwa einer von 200 Menschen, die über 60 Jahre alt sind, leidet daran, Männer häufiger. Die Symptome sind Schwäche und Steifheit der Muskeln, Sprachstörungen und ein unsicherer Gang. Alltägliche Handlungen bereiten Probleme. Der Gesichtsausdruck bleibt starr und emotionslos; oft zittern die Hände auch im Ruhezustand.

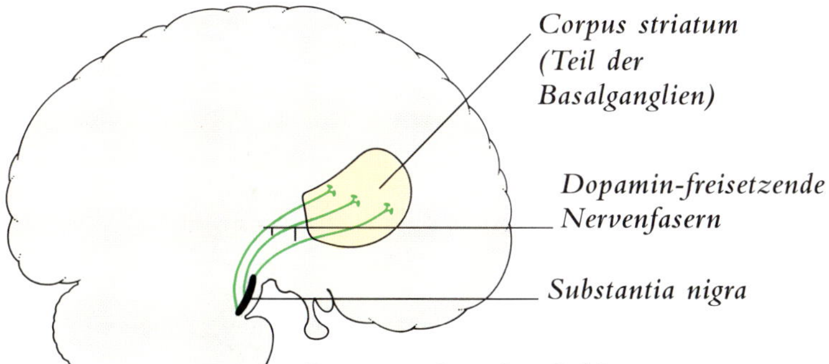

Degeneration des Gehirns
Die Basalganglien unterstützen die Steuerung der Körperbewegungen: Dazu muß genügend Dopamin produziert werden. Dieser Neurotransmitter wird aus der Substantia nigra freigesetzt. Bei der Parkinson-Krankheit führt eine Degeneration dieses Gebietes zu Dopaminmangel.

THERAPIE

Ziel ist es, den Dopaminspiegel im Gehirn wieder anzuheben und der Tätigkeit des Dopamingegenspielers Acetylcholin entgegenzuwirken. Mit Medikamenten wie Levodopa, Selegilen und Bromocriptin wird der Dopaminpegel erhöht, Anticholinergika senken den Acetylcholinspiegel.

Chemisches Gleichgewicht
Bei einem gesunden Gehirn sind der Dopamin- und der Acetylcholinspiegel im Gleichgewicht.

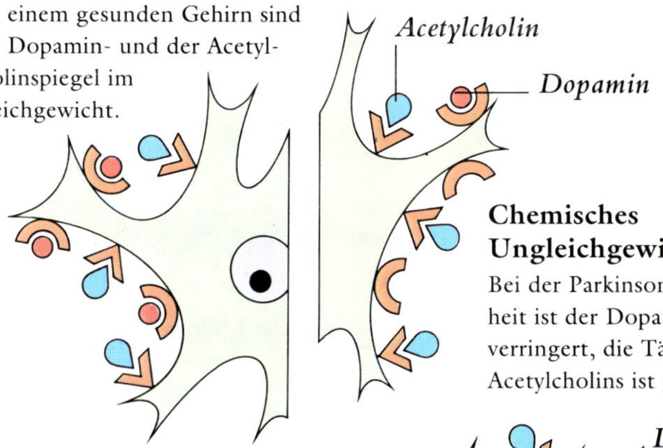

Chemisches Ungleichgewicht
Bei der Parkinson-Krankheit ist der Dopaminpegel verringert, die Tätigkeit des Acetylcholins ist gesteigert.

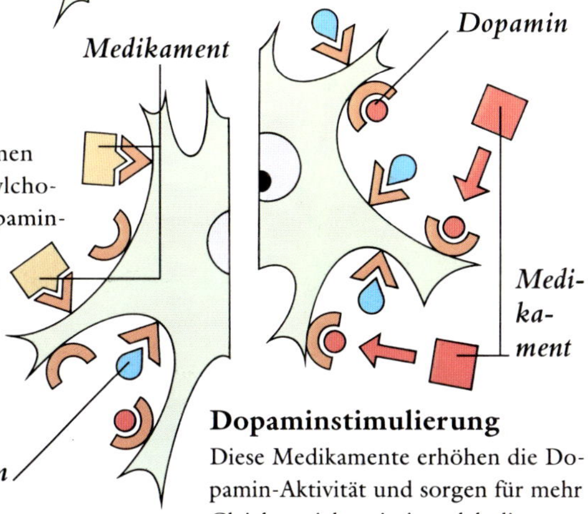

Anticholinergika
Anticholinergika hemmen die Wirkung von Acetylcholin und stellen das Dopamingleichgewicht wieder her, da sie die Gehirnrezeptoren für Acetylcholin blockieren.

Dopaminstimulierung
Diese Medikamente erhöhen die Dopamin-Aktivität und sorgen für mehr Gleichgewicht mit Acetylcholin.

DEMENZ

Ungefähr ein Fünftel der über 80jährigen weist Symptome von Demenz auf. Diese Menschen können sich nicht mehr an Ereignisse der jüngsten Vergangenheit erinnern, sie vernachlässigen ihre äußere Erscheinung und fragen wiederholt nach, ohne die Antworten zu beachten. Im späteren Stadium können sie bettlägrig und inkontinent werden.

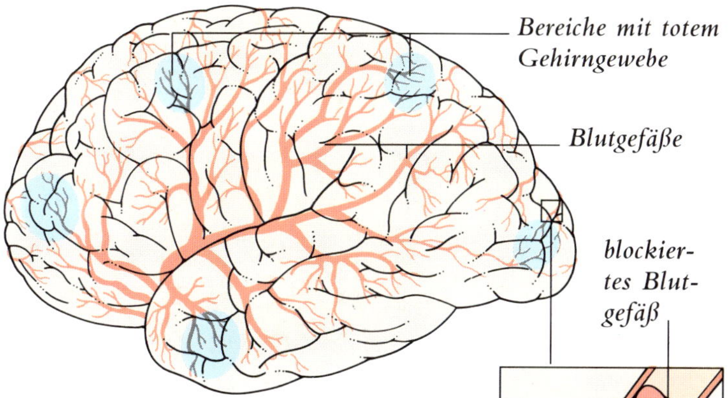

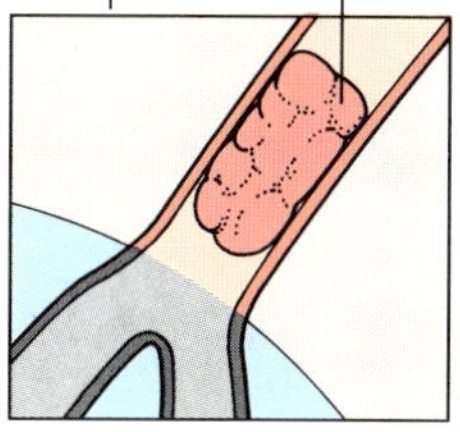

Multiinfarkt Demenz
Ungefähr 15 Prozent der Menschen, die an Demenz leiden, haben Gehirnschäden aufgrund einer Reihe kleiner Schlaganfälle. Winzige Blutgefäße werden blockiert, manchmal über mehrere Jahre hinweg.

ALZHEIMER-KRANKHEIT

Ungefähr 55 Prozent der Demenzfälle sind auf ein frühes oder spätes Auftreten der Alzheimer-Krankheit zurückzuführen. Beide Arten haben eine andere genetische Ursache, aber die anormale Produktion des Proteins Amyloid führt immer zu Gehirnschäden. Bis jetzt gibt es noch keine Heilungsmöglichkeiten.

LM x 500

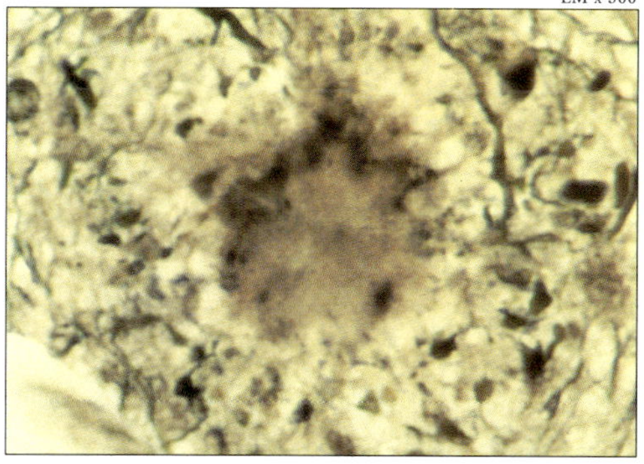

Seniler Plaque
Gehirngewebsproben, die einem Alzheimer-Patienten entnommen wurden, zeigen Ablagerungen des Proteins Amyloid (in der Mitte), ein typisches Symptom dieser Krankheit. Auffällig ist auch die Bildung von Filamentknäueln in den Nervenzellen.

PET-AUFNAHME

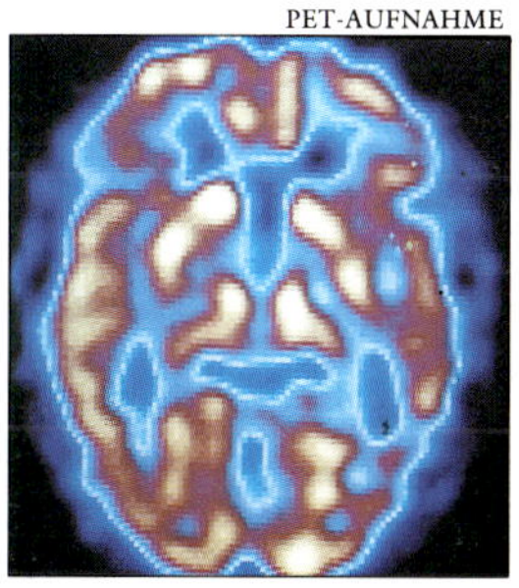

GESUNDES GEWEBE

PET-AUFNAHME

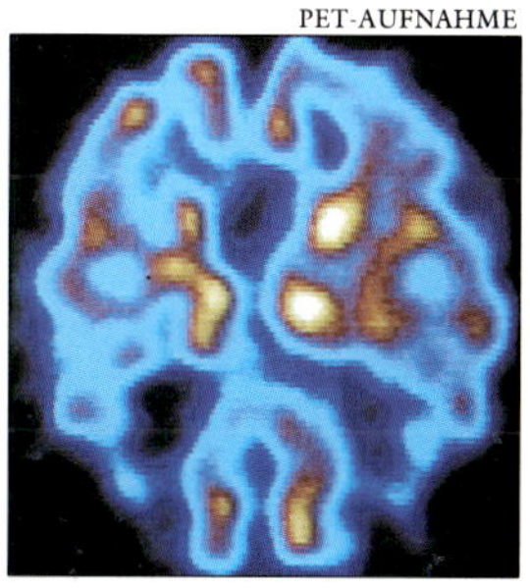

ALZHEIMER

Verminderte Gehirnaktivität
PET-Bilder zeigen, wieviel Energie Gehirnzellen benötigen. Die Aufnahme des Gehirns eines Alzheimer-Patienten weist wesentlich weniger Aktivität auf als ein gesundes Gehirn. Die Stellen höchster Aktivität sind gelb, die mit der niedrigsten blau.

Zerebrovaskuläre Erkrankungen

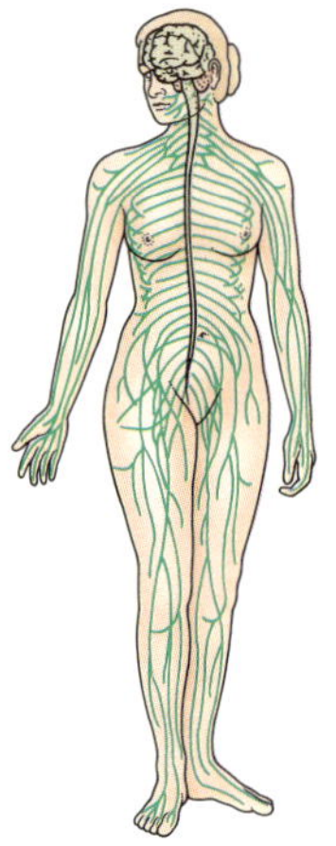

ZEREBROVASKULÄRE ERKRANKUNGEN sind eine Beschädigung der Blutgefäße, die das Gehirn versorgen. Die schwerwiegendste Folge ist ein Schlaganfall: Ungefähr ein Drittel der Patienten stirbt daran, ein Drittel bleibt behindert, und ein Drittel erholt sich wieder. Die Migräne, die nicht zu einem bleibenden Funktionsverlust führt, rechnet man ebenfalls zu diesen Krankheiten.

Die Ursachen eines Schlaganfalls

Ein Schlaganfall kann durch eine Unterbrechung der Blutzufuhr zum Gehirn ausgelöst werden oder wenn Blut in die Gehirnoberfläche oder ins Gewebe austritt. Bei einer Unterbrechung der Blutversorgung fehlt es den Nervenzellen an Sauerstoff und Nährstoffen. Sie können nicht mehr mit den Teilen des Körpers, für die sie zuständig sind, kommunizieren, was einen vorübergehenden oder dauerhaften Funktionsverlust zur Folge hat.

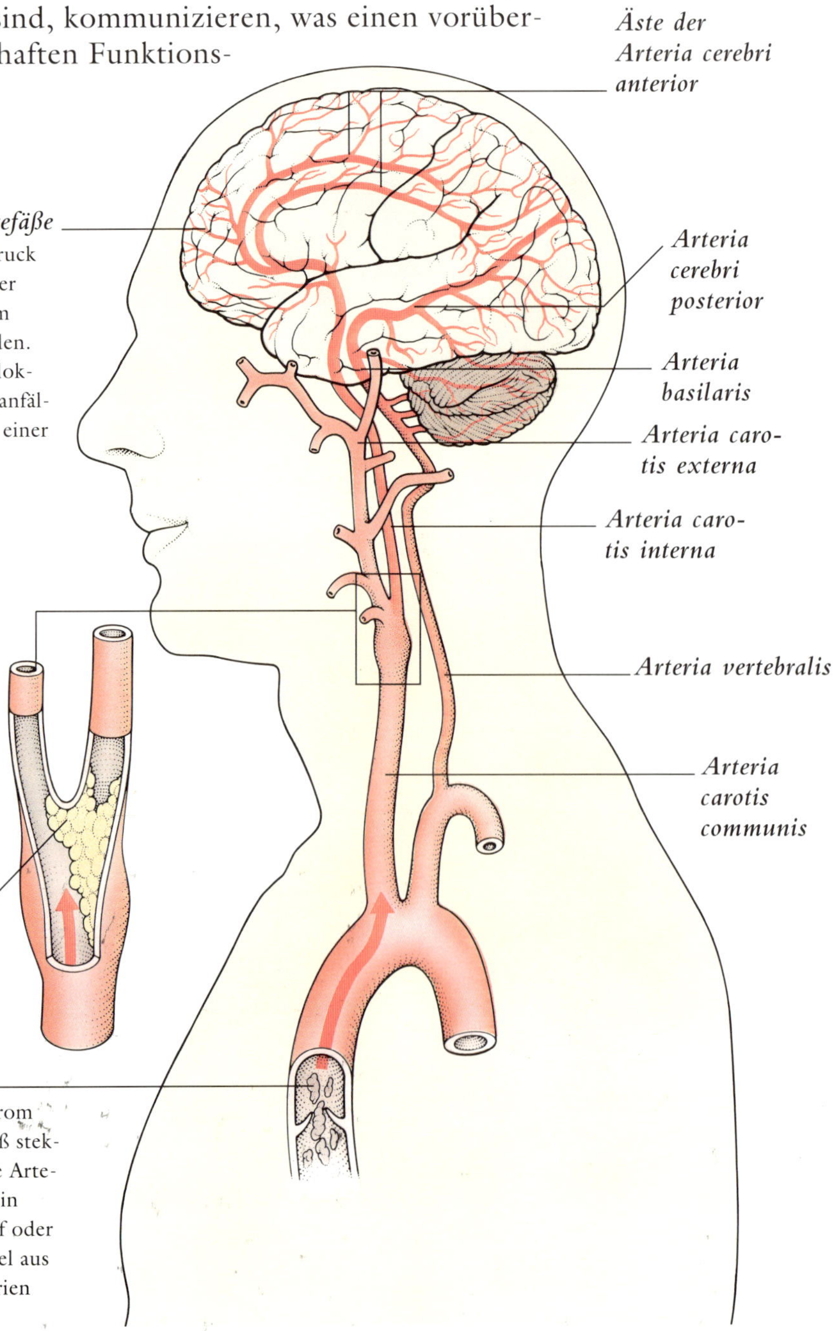

Blockierung winziger Blutgefäße
Durch anhaltenden Bluthochdruck oder Diabetes können einige der winzigen Blutgefäße, die tief im Gehirn liegen, beschädigt werden. Dadurch können lokalisierte Blokkierungen, sog. Lacuna-Schlaganfälle, auftreten, die manchmal zu einer Art von Demenz führen.

Thrombus
Bei Arteriosklerose lagern sich fettige Plaques in den Arterienwänden ab, die Gefäße werden enger, und das Risiko der Bildung eines Blutgerinnsels oder Thrombus erhöht sich. Wenn ein Thrombus die Leitung einer Arterie zum Gehirn blockiert, kann die Folge ein Schlaganfall sein, da das Gehirngewebe nicht mehr ausreichend mit Sauerstoff versorgt und beschädigt wird oder sogar abstirbt.

Embolus
Wenn ein Pfropf in den Blutstrom gelangt und in einem Blutgefäß steckenbleibt, wird die betreffende Arterie blockiert. Die Folge kann ein Schlaganfall sein. Dieser Pfropf oder Embolus kann ein Blutgerinnsel aus Ablagerungen in den Halsarterien oder den Herzwänden sein.

Blutungen im Gehirngewebe

Blutungen im Gehirn, eine intracerebrale Hämorrhagie, sind eine häufige Ursache für einen Schlaganfall bei älteren Menschen mit Bluthochdruck. Bluthochdruck belastet die kleinen Arterien im Gehirn zusätzlich, sie können platzen.

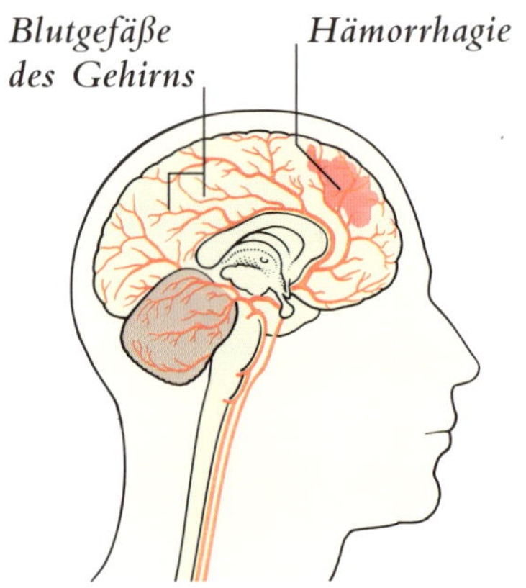

Plötzliche Blutungen
Eine intracerebrale Hämorrhagie tritt plötzlich auf. Die Anfangssymptome sind Kopfschmerzen und Erbrechen. Danach können Lähmungen und eine Abnahme des Bewußtseins auftreten.

CT-AUFNAHME

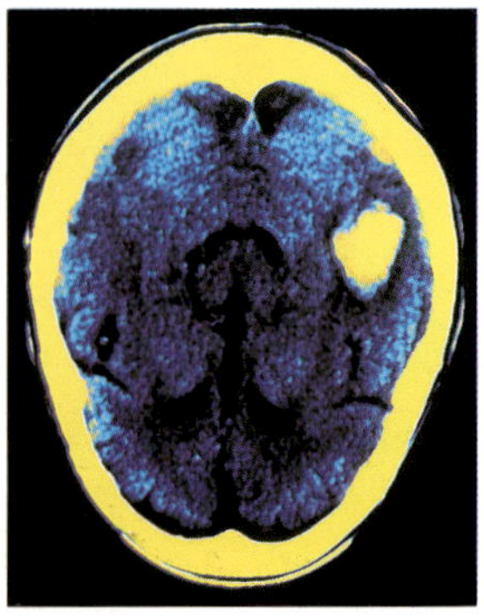

Erstellen einer Diagnose
Das Gehirn muß gescannt werden, damit man feststellen kann, ob der Schlaganfall durch eine Thrombose oder eine Hämorrhagie verursacht wurde. Blutungen erscheinen im Bild oben als gelbe Flecken.

SCHLAGANFÄLLE BEI JÜNGEREN MENSCHEN

Ein Schlaganfall bei älteren Menschen ist meist die Folge einer fortgeschrittenen Arteriosklerose oder anhaltenden Bluthochdrucks; bei jüngeren Menschen ist die Ursache eher eine Blutung aufgrund angeborener, arterieller Defekte. In den meisten dieser Fälle kommt es zu Blutungen in den Subarachnoidalraum. Dieser Bereich liegt zwischen der Pia mater und Arachnoidea.

CT-AUFNAHME

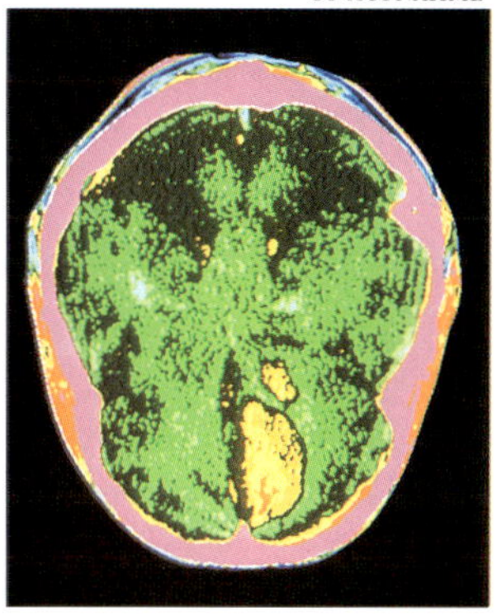

Subarachnoidalblutung
Das Bild rechts zeigt eine Subarachnoidalblutung (gelb) im rechten Frontallappen. Die Blutung wurde durch das Platzen eines Aneurysmas verursacht (siehe unten).

Angeborene Ursachen einer Subarachnoidalblutung

Aneurysmen der Hirnbasisarterien sind die häufigste, angeborene Störung, die zu einer Subarachnoidalblutung führen kann. Diese Aussackungen der Gehirnarterien sind Schwachstellen, die spontan platzen können. Eine weitere angeborene Ursache für Subarachnoidalblutungen sind Fehlbildungen der Blutgefäßen im Gehirn, aus denen Blut austreten kann.

Aneurysma
Ein Aneurysma bildet sich an arteriellen Abzweigungen. Bei einem geplatzten Aneurysma kann die Blutung gestoppt werden, wenn die Ansatzstelle des Aneurysmas abgeklemmt und versiegelt wird.

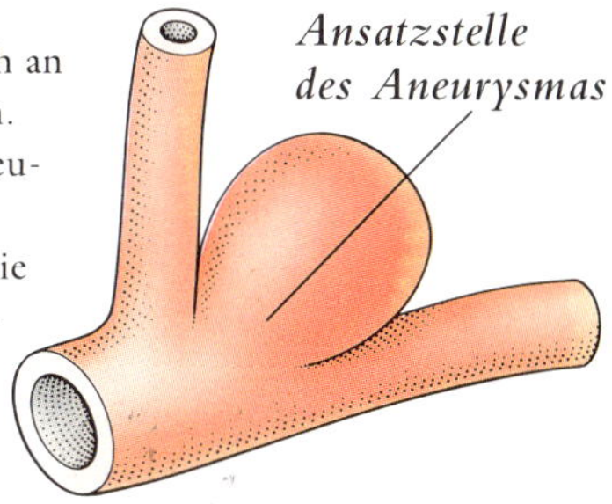

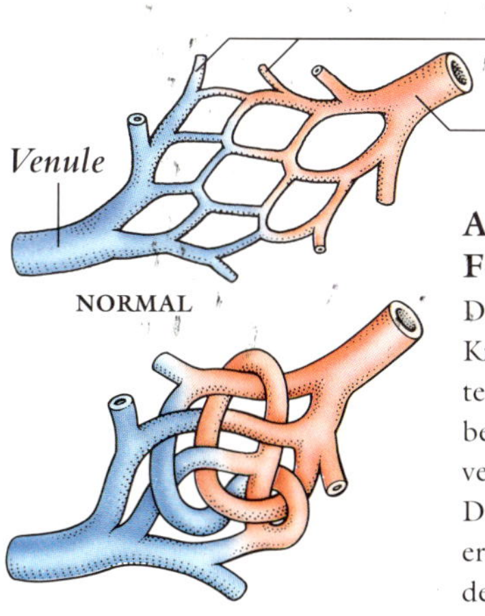

Arteriovenöse Fehlbildungen
Die Blutgefäße bilden Knäuel. Zwischen den Arteriolen und den Venulen bestehen weniger Kapillarverbindungen als normal. Dadurch wird der Druck erhöht und Blut kann aus den Gefäßen in den Subarachnoidalraum fließen.

Transitorische ischämische Attacke

Bei einer transitorischen ischämischen Attacke (TIA) wird die Blutzufuhr zum Gehirn für kurze Zeit unterbrochen. Es treten Symptome wie bei einem Schlaganfall auf, die gewöhnlich 2 bis 30 Minuten, aber nicht länger als 24 Stunden andauern. Ursache ist meist ein Embolus, ein winziges Blutgerinnsel oder Fettfragment. Bis zu einem Drittel der TIA-Patienten erleidet innerhalb von 5 Jahren einen größeren Schlaganfal, wenn keine Therapie erfolgt.

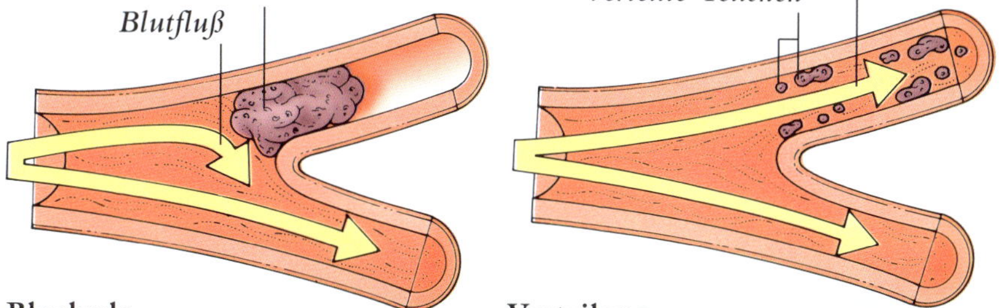

Blockade
Bleibt ein Embolus in einer Gehirnarterie stecken, werden Teile des Gehirns nicht mehr ausreichend mit Sauerstoff versorgt.

Verteilung
Das Blutgerinnsel löst sich auf, mit dem wiederkehrenden Blutfluß gelangt Sauerstoff ins Gehirn, und die Symptome verschwinden.

MIGRÄNE

5 bis 10 Prozent der Bevölkerung leiden an wiederkehrenden Migräneanfällen. Symptome wie Schwindelgefühle und Sehstörungen, oft von Übelkeit und Erbrechen begleitet, treten auf. Komplizierte Anfälle können die Gehirnfunktionen stören. Man nimmt an, daß die Symptome bei Migräne vom Durchmesser der Blutgefäße abhängen.

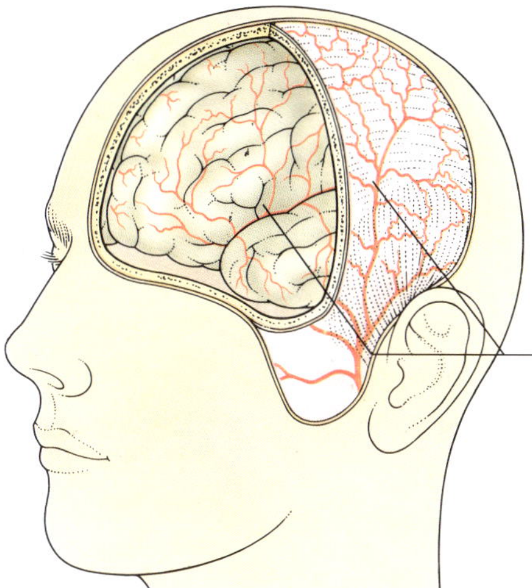

Beginn eines Migräneanfalls
Einige Nahrungsmittel, Rotwein, Streß und Medikamente (wie die Antibabypille) können die Auslöser für eine Verengung der Blutgefäße in der Kopfhaut und im Gehirn sein. Die Betroffenen sehen manchmal Lichtblitze und leiden vorübergehend an Sehfeldeinschränkungen.

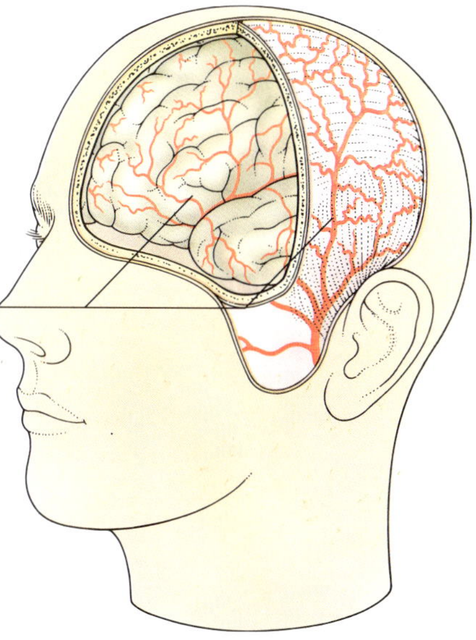

Kopfschmerzen
In einer Kopfhälfte oder im ganzen Kopf treten pochende Schmerzen auf, da die Blutgefäße in der Kopfhaut und im Gehirn sich weiten. Serotonin, das im Gehirn freigesetzt wird, reguliert den Durchmesser der Blutgefäße. Medikamente gegen Migräne blocken die Wirkung von Serotonin im Gehirn.

NEUROLOGISCHE INFEKTIONEN, TUMOREN UND VERLETZUNGEN

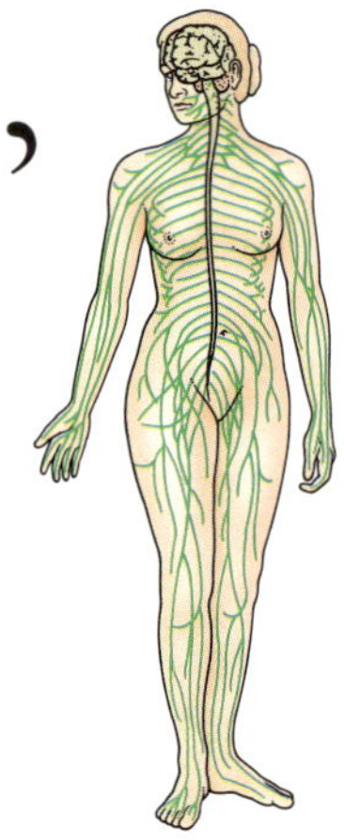

VERLETZUNGEN UND ERKRANKUNGEN DES GEHIRNS und des Nervensystems können körperliche und seelische Behinderungen auslösen. Da der Schädel ein geschlossenes Gehäuse ist, führen Schwellungen innerhalb des Gehirns zu erhöhtem Druck. Lebenswichtiges Nervengewebe kann beschädigt werden, und ein Teil der Körperfunktionen geht verloren.

INFEKTIONEN DES GEHIRNS

Das Gehirn kann durch eine Vielzahl an Viren, Bakterien und tropischen Parasiten infiziert werden. Einige Gehirninfektionen sind die Folge von Insektenstichen, andere wiederum entwickeln sich aufgrund allgemeiner Infektionen wie Mumps und Masern. In vielen Ländern haben Impfungen dazu beigetragen, das Risiko von viralen Gehirninfektionen einzudämmen.

Hirngewebe
Eine Infektion des Hirngewebes, die Encephalitis, ist eine schwere Erkrankung. Sie beginnt mit Kopfschmerzen und Fieber und kann zum Tod oder bleibenden geistigen Schäden führen.

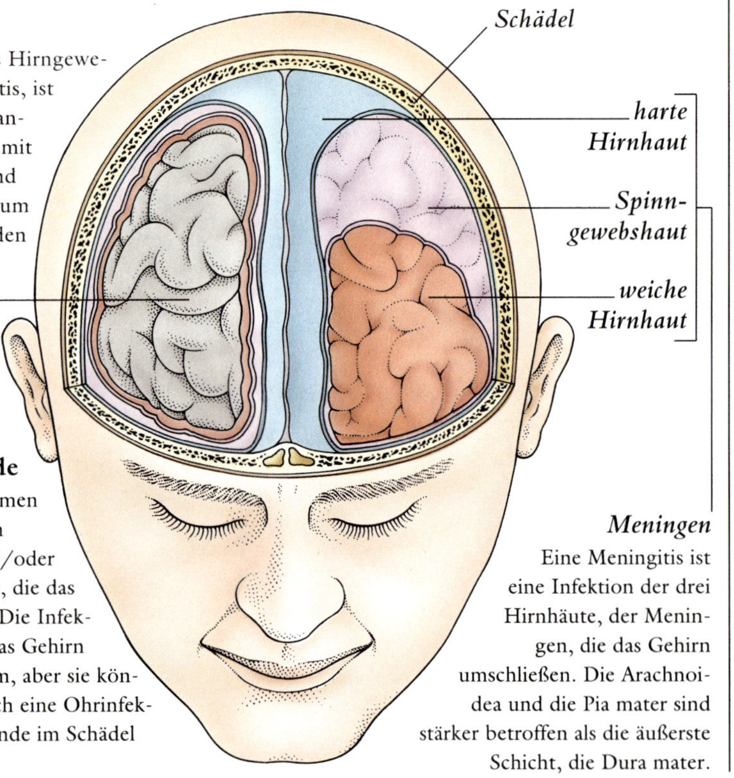

Infektionsherde
Infektiöse Organismen können das Gehirn selbst befallen und/oder die drei Hirnhäute, die das Gehirn umgeben. Die Infektionen erreichen das Gehirn über den Blutstrom, aber sie können sich auch durch eine Ohrinfektion oder eine Wunde im Schädel ausbreiten.

Meningen
Eine Meningitis ist eine Infektion der drei Hirnhäute, der Meningen, die das Gehirn umschließen. Die Arachnoidea und die Pia mater sind stärker betroffen als die äußerste Schicht, die Dura mater.

HIRNABSZESSE UND TUMOREN

Abszesse und Tumoren können auf der Oberfläche des Gehirns oder im Gewebe entstehen. Techniken wie CT und MRT werden eingesetzt, um die erkrankte Stelle und die Größe zu bestimmen. Bestimmte Tumoren können operativ entfernt werden; Abszesse können „abgesaugt“, oder wenn das Risiko eines Wiederauftretens besteht, herausgeschnitten und anschließend mit Antibiotika behandelt werden.

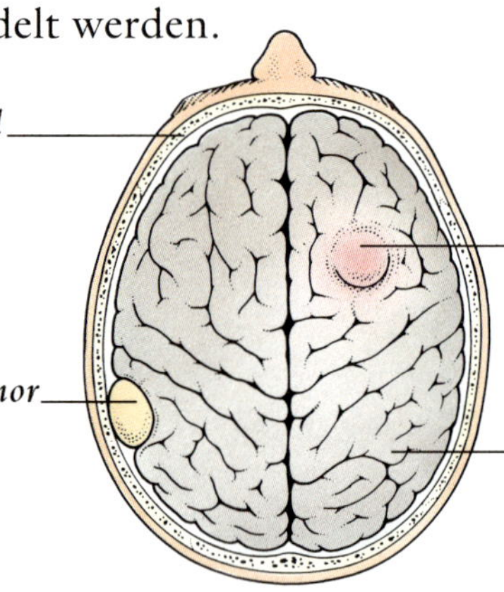

Ähnliche Symptome
Abszesse und Tumoren bewirken einen Druckanstieg im Schädel und haben beide ähnliche Symptome wie Kopfschmerzen, Erbrechen, Muskelschwäche, Seh- und Sprechstörungen zur Folge.

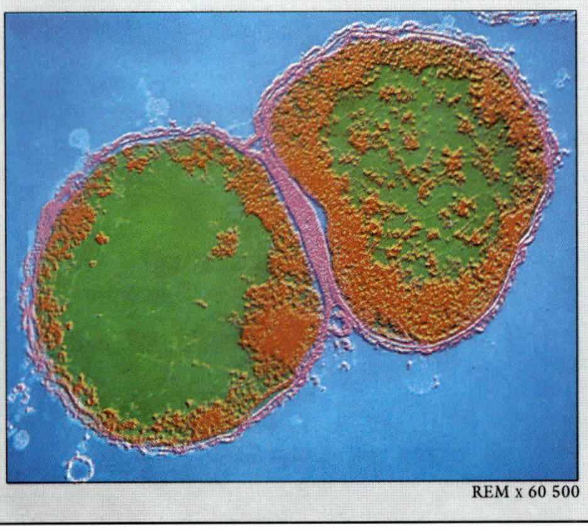

HIRNHAUTENTZÜNDUNG

Eine virale Meningitis verursacht Kopfschmerzen, Benommenheit und grippeartige Symptome, die ohne Behandlung wieder verschwinden. Eine bakterielle Meningitis ist eine schwerere Erkrankung und kann tödlich verlaufen. In Gegenden, in denen es noch Tuberkulose gibt, kann es zu einer tuberkulösen Meningitis kommen.

Bakterielle Ursache
Neisseria meningitidis – Bakterien (links) sind Auslöser der bakteriellen Meningitis.

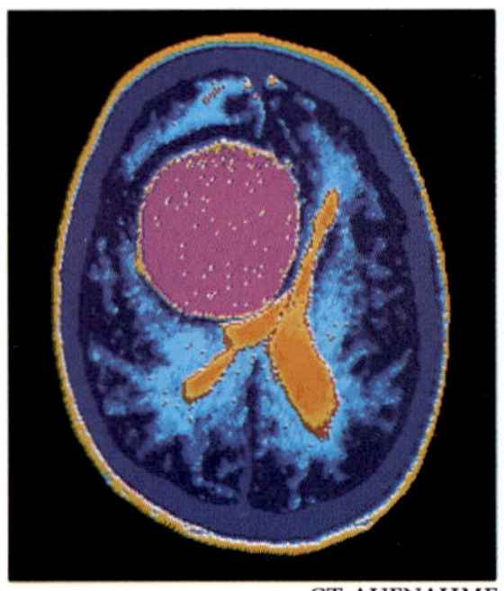

CT-AUFNAHME

Gehirntumor
Ein Tumor kann entweder bösartig (krebsartig) oder gutartig sein. Das große, runde Gebiet auf dem Bild ist ein Gliom, ein bösartiger Tumor, der von Gliazellen ausgeht. Der Tumor wächst langsam über eine Reihe von Jahren.

KOPFVERLETZUNGEN

Unfälle oder Angriffe, bei denen der Kopf durch Schläge oder Wunden verletzt wird, haben besonders schwerwiegende Auswirkungen. Wenn die Wunden bis in die Kopfhaut und den Schädel reichen, kann das Gehirn beschädigt werden, und es besteht ein hohes Infektionsrisiko. Derartige Verletzungen müssen sofort von einem Neurochirurgen behandelt werden.

GESCHLOSSENE KOPFVERLETZUNGEN

Kopfverletzungen, bei denen der Schädel nicht geöffnet ist, können die Folge eines Sturzes oder eines Schlags auf den Kopf sein. Sie führen oft zu einer kurzen Bewußtlosigkeit, und manchmal wird für ein paar Minuten oder auch für mehrere Stunden die Gehirnfunktion beeinträchtigt.

SCHLÜSSEL

- *Bewegungsrichtung*
- *Stationär*
- *Schlag auf den Kopf*

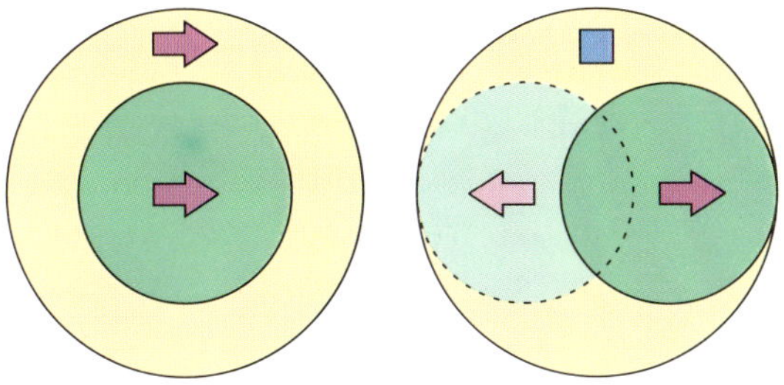

Verlangsamung

Wenn man sich schnell bewegt und dann plötzlich abbremst, kann das Gehirn verletzt werden, wenn es gegen die harte Innenfläche des Schädels gedrückt wird. Es kann zurückprallen und an die gegenüberliegende Seite der Schädeloberfläche stoßen.

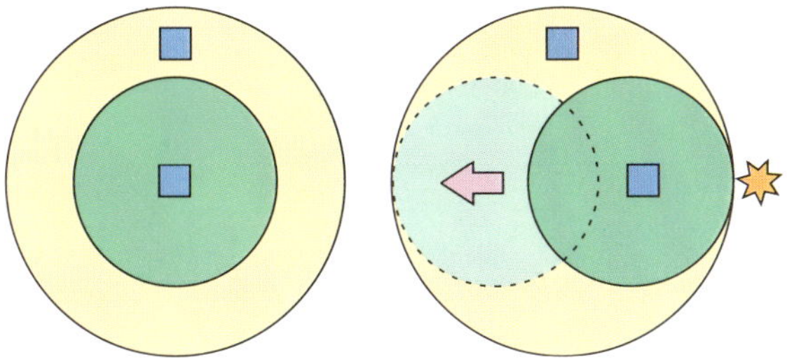

Beschleunigung

Wenn der Kopf von einem Schlag getroffen wird, kann das Gehirn in der Nähe des Aufpralls gegen die Innenseite des Schädels gedrückt werden. Es kann dann von der gegenüberliegenden Seite des Schädels abprallen.

BLUTUNGEN IM SCHÄDEL

Geschlossene Gehirnverletzungen können tödlich sein, wenn innere Blutungen unentdeckt bleiben. Wenn sich Blut ansammelt und ein Gerinnsel bildet, treten möglicherweise zunächst keine Symptome auf, aber Benommenheit, Kopfschmerzen, Verwirrung und eine spürbare Veränderung der Persönlichkeitsstruktur. Das Gerinnsel muß sofort von einem Neurochirurgen entfernt werden.

extradurale Hämorrhagie

Eine extradurale Hämorrhagie ist eine Blutung zwischen der inneren Oberfläche des Schädels und der Dura mater.

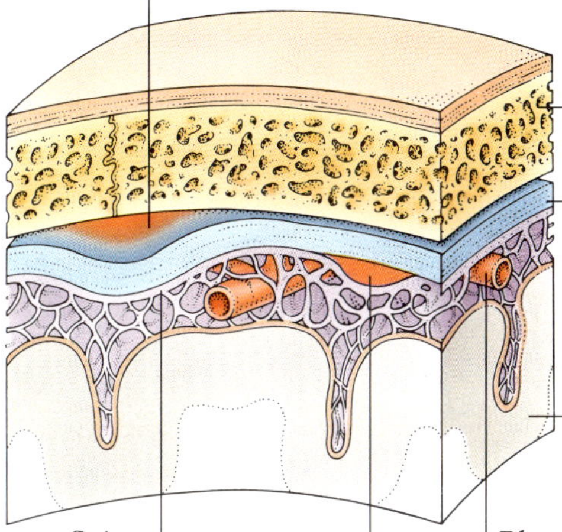

subdurale Hämorrhagie

Eine subdurale Hämorrhagie ist eine Blutung zwischen der Dura mater und der Arachnoidea. Sie kann langsam und über eine längere Zeit hinweg auftreten.

PARALYSE

Eine Paralyse oder Schwäche in den verschiedenen Körperbereichen kann die Folge einer Beschädigung der motorischen Gehirnareale oder Nervenbahnen des Rükkenmarks sein. Die willkürliche Muskelaktivität und die automatischen Körperfunktionen können beeinträchtigt werden, und Empfindungen können verloren gehen.

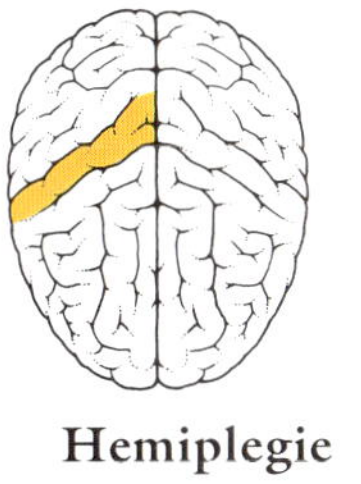

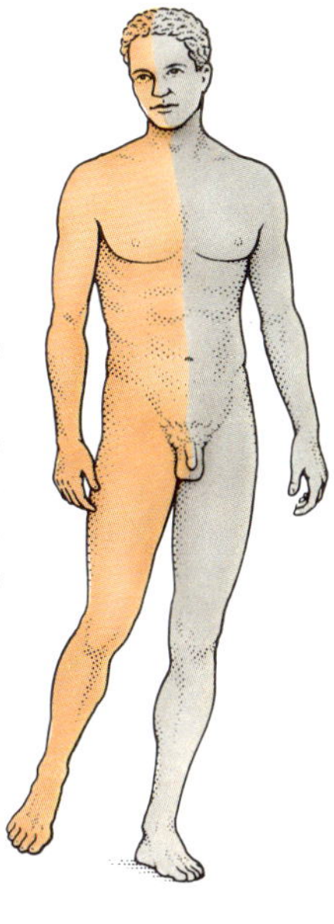

Hemiplegie

Eine Beschädigung der motorischen Bereiche auf der einen Seite des Gehirns kann zu einer Lähmung der entgegengesetzten Körperhälfte führen. Diese einseitige Paralyseart ist eine Hemiplegie.

SCHLÜSSEL

- *Betroffene Körperbereiche*
- *Beschädigte Stelle*

Paraplegie

Eine Paraplegie ist eine Beschädigung der mittleren oder unteren Bereiche des Rückenmarks, die zu einer Lähmung beider Beine und Teile des Rumpfs führen kann. Auch Blase und Darm können betroffen sein.

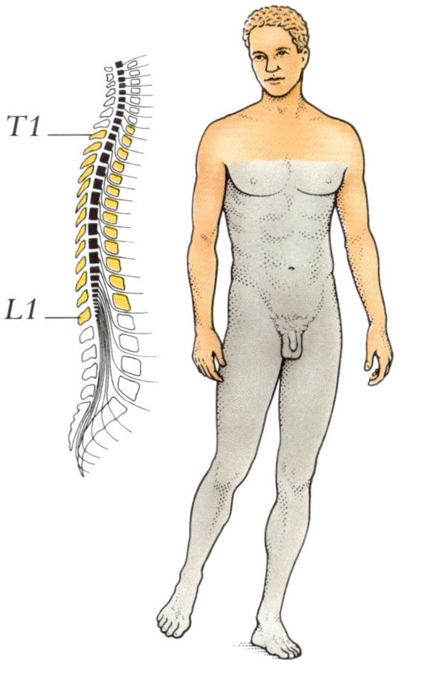

Tetraplegie

Eine Tetraplegie ist eine Beschädigung des Rückenmarks im unteren Nackenbereich und kann eine Lähmung des gesamten Rumpfes und aller vier Gliedmaßen bewirken. Liegt der Schaden zwischen Wirbel Z1 und Z4, bestehen kaum Überlebenschancen.

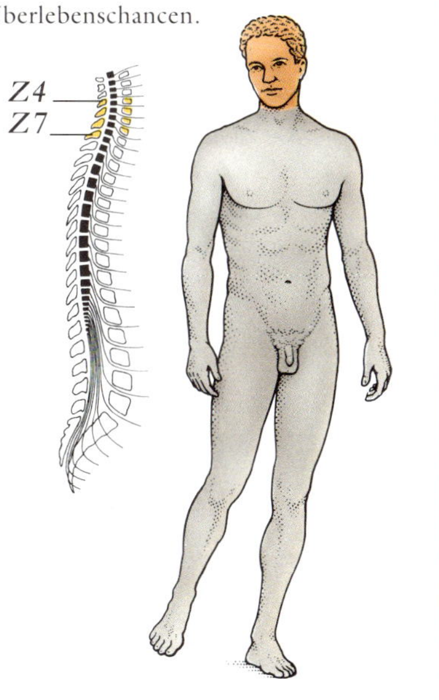

Tast-, Geschmacks- und Geruchssinn

SINNESWAHRNEHMUNGEN SIND NICHT NUR UNSERE VERBINDUNG zur Außenwelt, sie liefern dem Körper auch wichtige Informationen über sein Inneres. Sensorische Rezeptoren reagieren auf Reize wie Berührung, Druck, Schmerz und Temperatur. Der Tast- und der Geruchssinn sind zusammen mit dem Sehen, dem Hören und dem Gleichgewicht spezielle Sinne, da ihre komplexen Rezeptoren auf bestimmte Reize an genau lokalisierten Stellen reagieren.

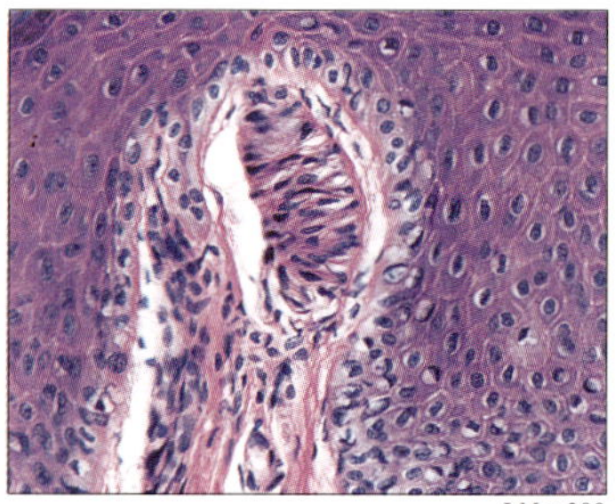

LM x 200

Meissner-Tastkörperchen

TASTREZEPTOREN

Der Tastsinn wird durch sensorische Rezeptoren in der Haut oder tieferen Gewebsschichten stimuliert. Diese Rezeptoren übertragen Reize an das Rückenmark und den Gehirnstamm; von dort aus wandern sie zu höheren Bereichen des Gehirns.

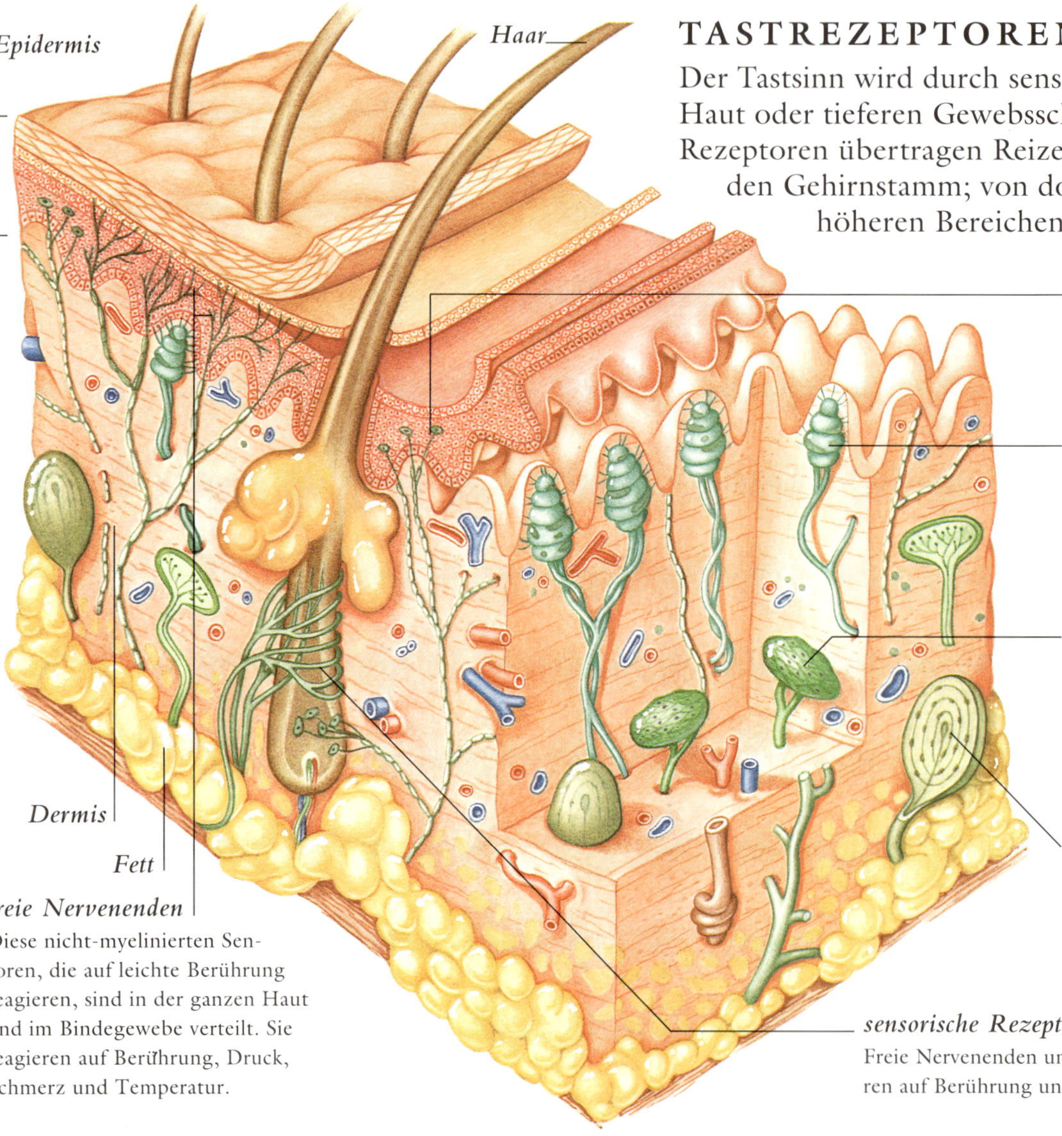

Merkel-Tastscheiben
Diese nicht eingekapselten Rezeptoren, die auf geringe Berührung und Druck reagieren, befinden sich in der Epidermis der Haut.

Meissner-Tastkörperchen
Diese eingekapselten Nervenenden befinden sich in der Haut der Handinnenflächen, der Fußsohlen, Lippen, Augenlider, äußeren Genitalien und der Brustwarzen.

Ruffini-Tastkörperchen
Diese eingekapselten Rezeptoren reagieren auf kontinuierliche Berührungen und Druck in der Haut und den tieferen Gewebsschichten. In den Gelenkkapseln reagieren sie auf rotierende Bewegungen.

Pacini-Körperchen
Diese großen Rezeptoren befinden sich tief in der Haut und in der Blasenwand sowie neben Gelenken und Muskeln. Sie reagieren auf Vibrations- und Druckänderungen.

freie Nervenenden
Diese nicht-myelinierten Sensoren, die auf leichte Berührung reagieren, sind in der ganzen Haut und im Bindegewebe verteilt. Sie reagieren auf Berührung, Druck, Schmerz und Temperatur.

sensorische Rezeptoren des Haarschafts
Freie Nervenenden um die Haarfollikel reagieren auf Berührung und leichte Bewegung.

SCHMERZ

Schmerzrezeptoren sind spezialisierte freie Nervenenden, die auf extreme Temperaturen, Druck und Prostaglandin reagieren, das von beschädigten Zellen freigesetzt wird. Sie melden dem Gehirn, wo der Schmerz sitzt und wie stark er ist und können die Freigabe von schmerzhemmenden Endorphinen bewirken.

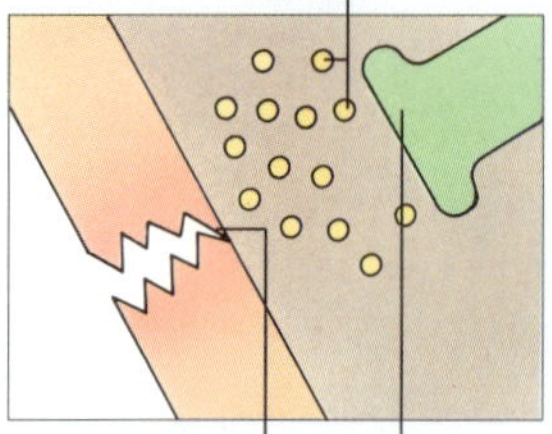

Einfache Analgetika
Medikamente wie Aspirin verhindern die Freigabe von Prostaglandinen aus dem beschädigten Gewebe.

Narkotika
Narkotika wie Morphium stoppen die Übertragung von Schmerzsignalen zwischen den Nervenzellen.

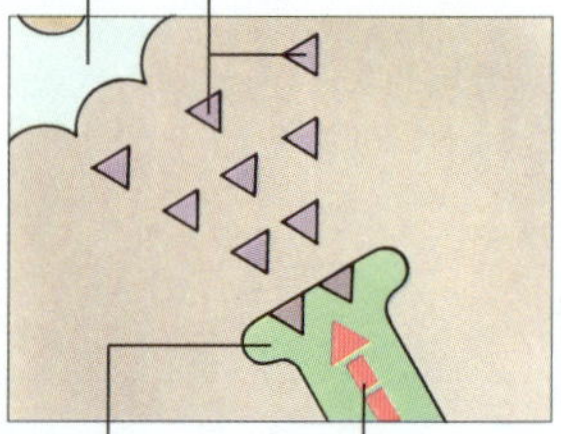

GESCHMACKSREZEPTOREN

Geschmacksrezeptorzellen, die Geschmacksknospen, befinden sich in warzenartigen Erhebungen, den Papillen, auf der Zungenoberfläche. Papillen sind auch auf dem Gaumen, dem Hals und dem Kehldeckel. Geschmacksknospen reagieren unterschiedlich auf eine der vier Geschmacksrichtungen: süß, bitter, sauer und salzig. Feinere Geschmacksempfindungen sind durch eine Verbindung dieser Hauptgeschmacksrichtungen möglich, wenn noch andere Reize, wie der Geruch, beteiligt sind.

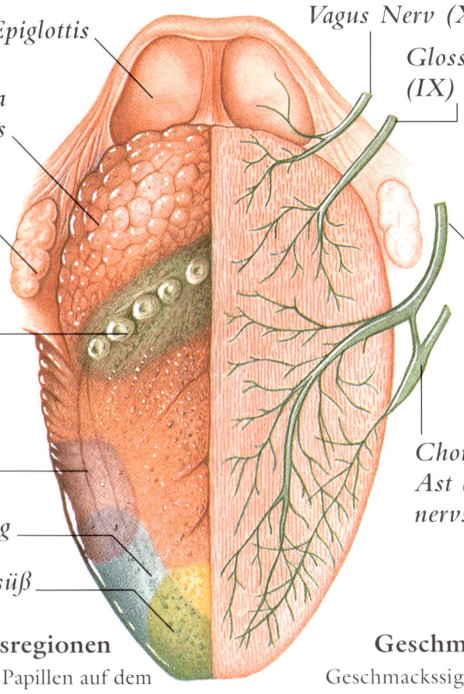

Geschmacksregionen
Besonders die Papillen auf dem Zungenrücken reagieren auf die Geschmacksrichtung bitter, in der Zungenspitze reagieren die Knospen auf süß und salzig, die Seiten auf sauer.

Geschmacksbahnen
Geschmackssignale aus unterschiedlichen Teilen der Zunge werden von Nervenfasern aus einem von vier Gehirnnerven aufgenommen (siehe oben).

GESCHMACKSKNOSPEN

Die Geschmacksknospen bestehen aus einer Ansammlung von Rezeptoren oder „Geschmacks"-zellen und aus Stützzellen. Winzige Geschmackshärchen ragen aus der Spitze einer Rezeptorzelle und sind dem Speichel ausgesetzt, der durch Poren eindringt. Jede Substanz, die durch den Mund aufgenommen und vom Speichel zersetzt wird, reagiert mit den Rezeptorstellen auf den Geschmackshärchen und erzeugt Nervenimpulse.

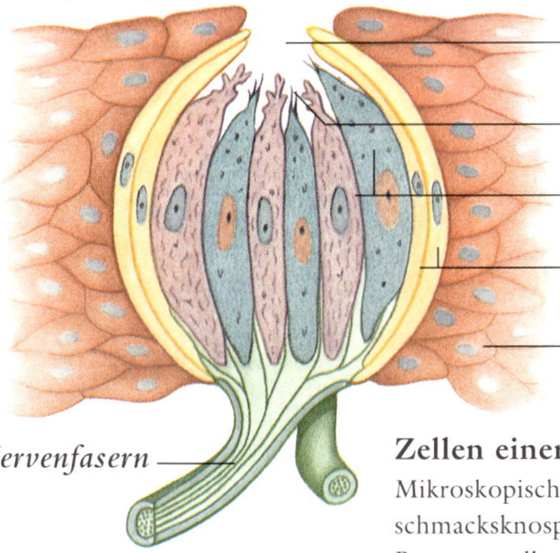

Zellen einer Geschmacksknospe
Mikroskopische Untersuchungen von Geschmacksknospen zeigten unterschiedliche Rezeptorzellen. Dies können verschiedene Reifestadien sein, da Rezeptoren ständig absterben und ersetzt werden.

GERUCH

Der menschliche Geruchssinn ist viel besser entwikkelt als der Geschmackssinn, und der Mensch kann mehr als 10.000 Gerüche unterscheiden. Diese Fähigkeit läßt aber im Alter nach. Die meisten Tiere besitzen einen noch viel ausgeprägteren Geruchssinn als die Menschen. Gerüche können vor Gefahren wie Rauch und giftigen Gasen warnen und leisten außerdem einen wichtigen Beitrag zum Geschmackssinn.

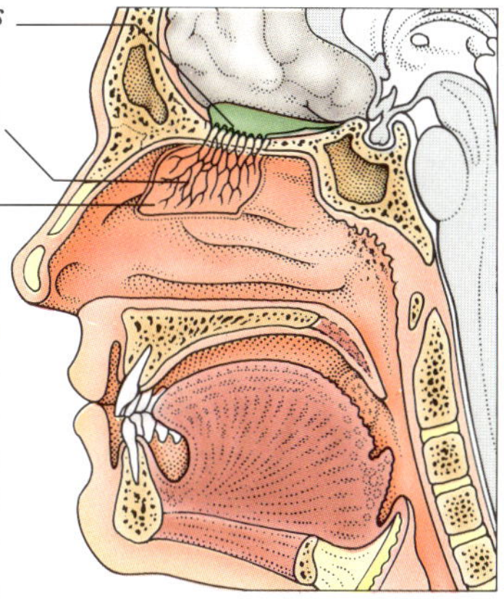

Olfaktorische Organe
Die olfaktorischen Rezeptorzellen befinden sich weit oben in der Nasenhöhle in einem besonderen Schleimhautbereich, dem Riechepithel. Fasern aus diesen Zellen reichen bis in den Bulbus olfactorius, der sich mit den olfaktorischen Gehirnarealen verbindet.

GERUCHSMECHANISMEN

Geruchsmoleküle dringen in die Nase ein und lösen sich im Nasenschleim auf; sie stimulieren haarartige Endungen (Zilien) der Rezeptorzellen und erzeugen so einen Nervenimpuls. Der Impuls wandert die Zellfasern entlang. Die Zellfasern gelangen in den Bulbus olfactorius, wo sie mit den olfaktorischen Nerven eine Synapse bilden.

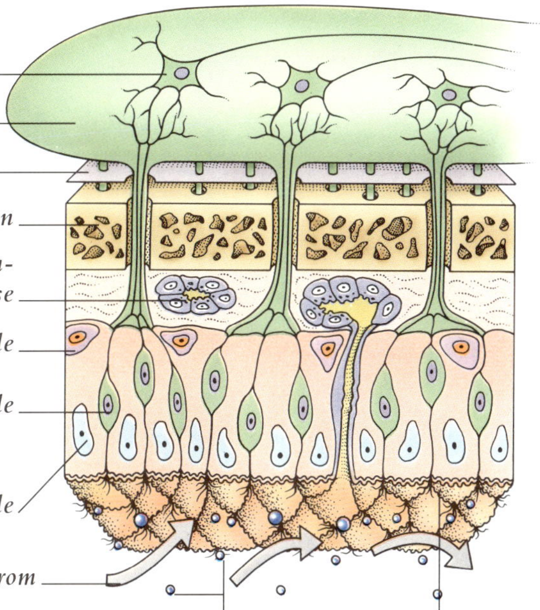

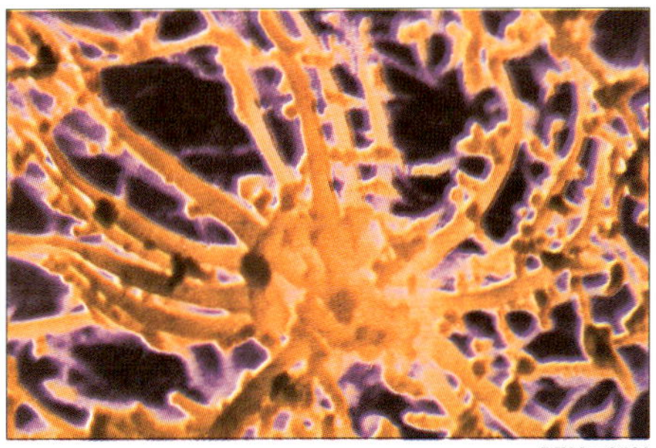
REM x 9600

Zilien
Jede olfaktorische Rezeptorzelle endet in einer Anschwellung, dem olfaktorischen Vesikel, aus dem sechs bis 20 Zilien herausragen. Das Bild zeigt ein einzelnes Vesikel mit zahlreichen Zilien, die strahlenförmig herausragen.

Anatomie des Ohrs, Gehör und Gleichgewicht

Die Ohren sind sowohl Hör- wie auch Gleichgewichtsorgane. Die Strukturen für diese Sinnesfunktionen befinden sich in getrennten Bereichen des Innenohrs. Beide müssen jedoch von spezialisierten Rezeptoren, den Haarzellen, stimuliert werden, die auf Schallwellen oder Bewegung reagieren. Nervenfasern bilden den Nervus vestibulocochlearis, der Nervenimpulse an das Gehirn weiterleitet, wo sie gedeutet werden.

Canales semicirculares ossei
Diese drei knöchernen Kanäle liegen in einem fast rechten Winkel zueinander. Sie sind mit Flüssigkeit gefüllt und registrieren auch die geringste Bewegung des Kopfes.

Mittelohr
Das Mittelohr ist eine luftgefüllte Höhle im Temporalknochen, der zwischen Trommelfell und Innenohr liegt. Drei winzige Knöchelchen (ossiculi) – der Malleus, der Incus und der Stapes – übertragen Vibrationen vom Trommelfell zum Innenohr.

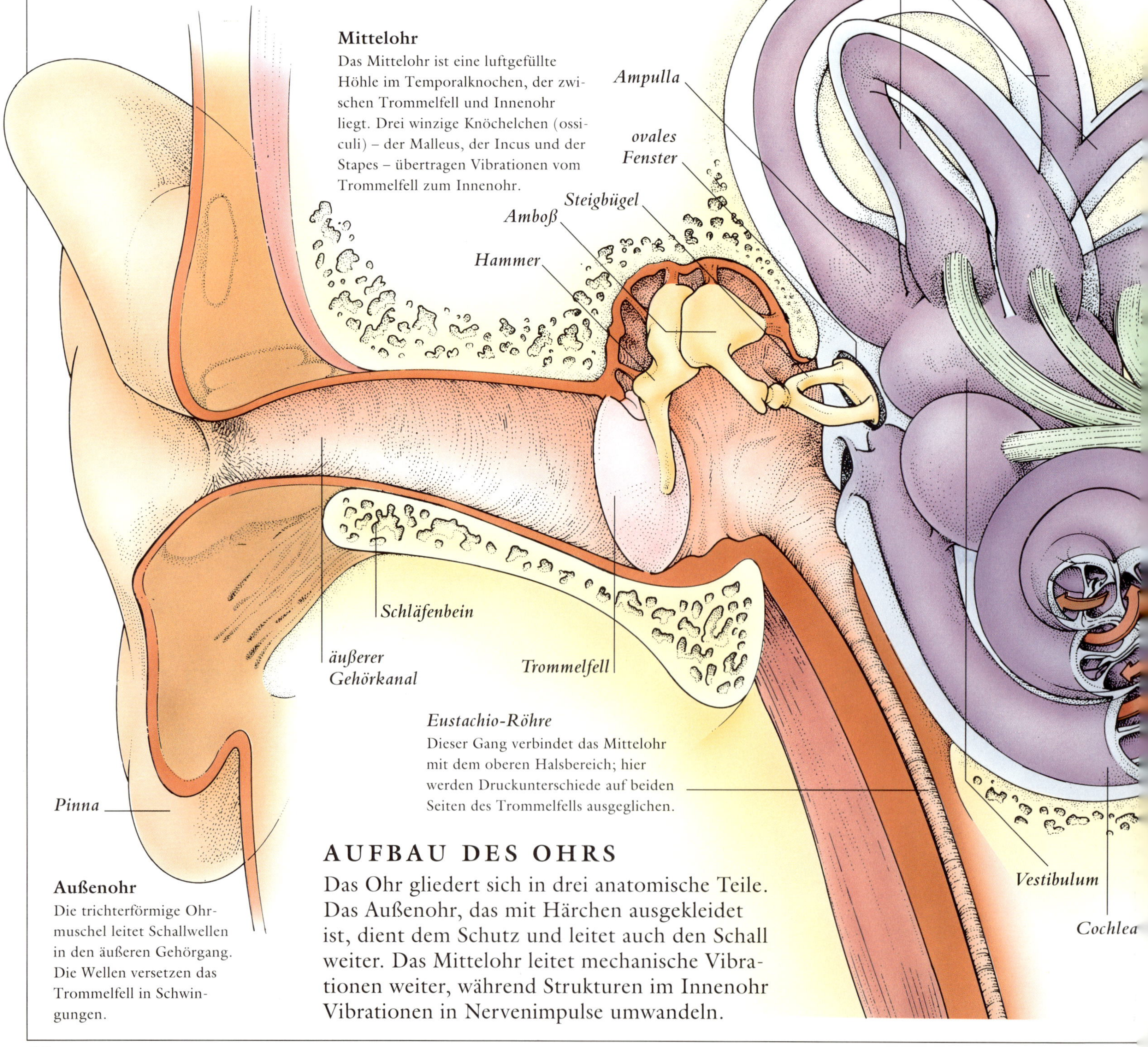

Eustachio-Röhre
Dieser Gang verbindet das Mittelohr mit dem oberen Halsbereich; hier werden Druckunterschiede auf beiden Seiten des Trommelfells ausgeglichen.

Außenohr
Die trichterförmige Ohrmuschel leitet Schallwellen in den äußeren Gehörgang. Die Wellen versetzen das Trommelfell in Schwingungen.

Aufbau des Ohrs

Das Ohr gliedert sich in drei anatomische Teile. Das Außenohr, das mit Härchen ausgekleidet ist, dient dem Schutz und leitet auch den Schall weiter. Das Mittelohr leitet mechanische Vibrationen weiter, während Strukturen im Innenohr Vibrationen in Nervenimpulse umwandeln.

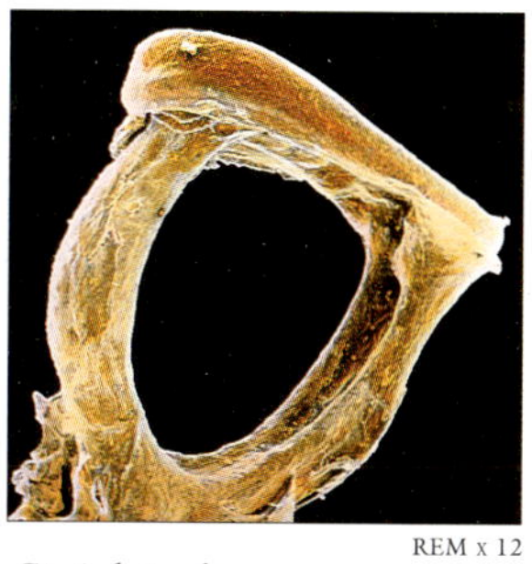

Steigbügel

Das innerste Gehörknöchelchen, der Stapes, ist der kleinste Knochen im Körper. Er sieht wie ein Steigbügel aus (lat. stapes = Steigbügel). Er hängt am Amboß an einem Kugelgelenk und wird von Bändern in seiner Lage gehalten.

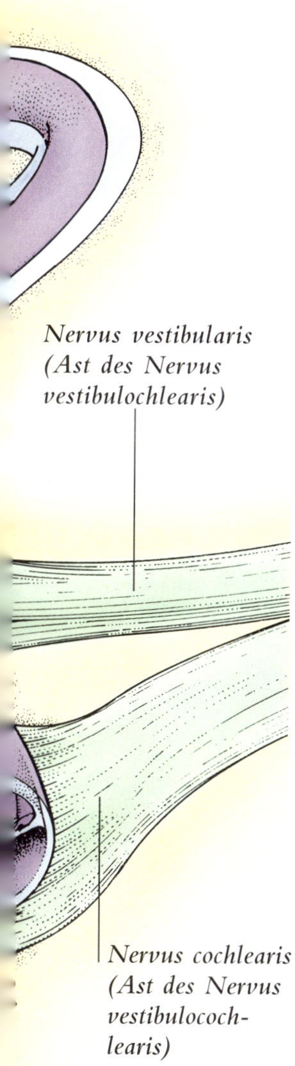

nnenohr

as Innenohr besteht aus inem komplexen System nembranöser Kanäle mit inem knöchernen Gehäuse. as Hörorgan liegt in der chneckenförmigen Cochea. Der Gleichgewichtssinn efindet sich im Vestibulum uris und in den knöchernen Bogengängen.

HÖRVORGANG

Schallwellen dringen in den Gehörgang ein und versetzen das Trommelfell in Schwingungen. Die Gehörknöchelchen geben die Schwingungen an eine Membran am Innenohr weiter. Die Schwingungen dieser Membran werden auf die Flüssigkeit übertragen, die die Cochlea ausfüllt; dadurch werden die Haarzellen stimuliert.

DIE COCHLEA

Die Cochlea ist in drei flüssigkeitsgefüllte Kammern unterteilt, die sich in Spiralen um einen knöchernen Kern winden. Der Zentralkanal, der Cochleargang, enthält das Organ der Gehörempfindung. Es liegt auf der Basilarmembran und besteht aus Stützzellen und vielen Tausenden von sensorischen Haarzellen.

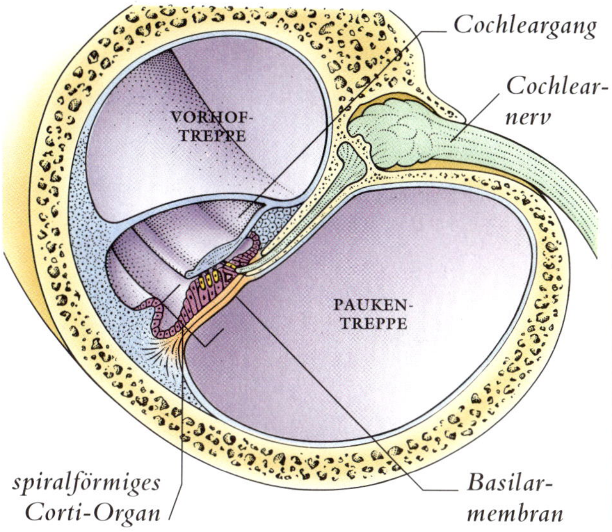

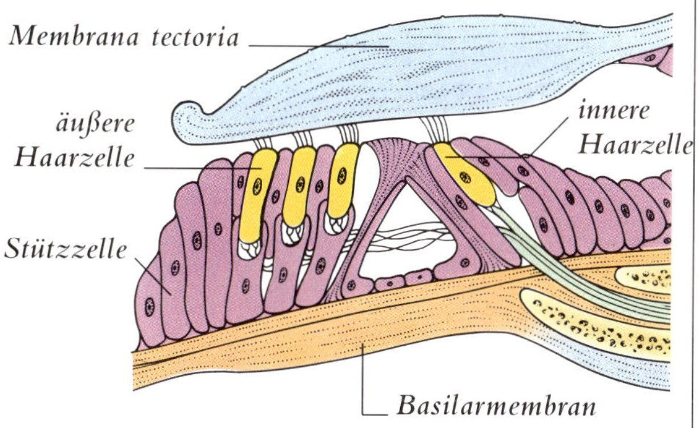

Spiralförmiges Corti-Organ

Aus jeder Haarzelle des Spiralorgans ragen winzige sensorische Härchen, die mit der Membrana tectoria kommunizieren. Wenn die Basilarmembran vibriert, werden die Haarzellen stimuliert.

Haarzellen

Die vier Haarzellenreihen im Corti-Organ sind gelb dargestellt. Jede dieser Haarzellen hat bis zu 100 Härchen, die mechanische Bewegung in elektrische Impulse umwandeln, die zum Gehirn übertragen werden.

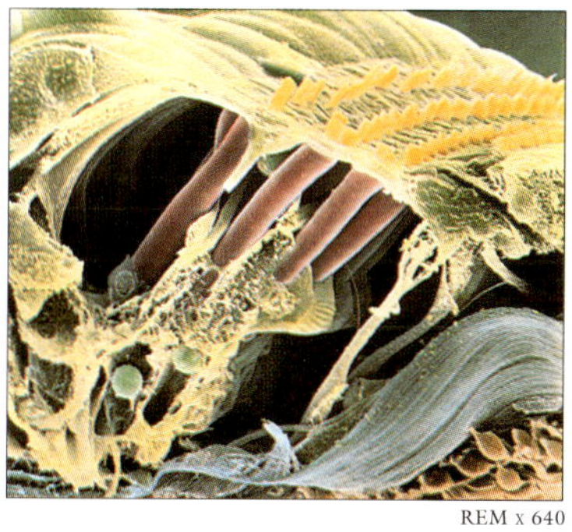

GLEICHGEWICHT

Der Gleichgewichtssinn hängt nicht nur vom Sinnesorgan im Innenohr ab, sondern auch von visuellen Reizen und Informationen, die von Rezeptoren im Körper übertragen werden. Die Informationen werden vom Kleinhirn und der Hirnrinde verarbeitet, so daß der Körper auf Veränderungen der Bewegungsgeschwindigkeit reagieren kann.

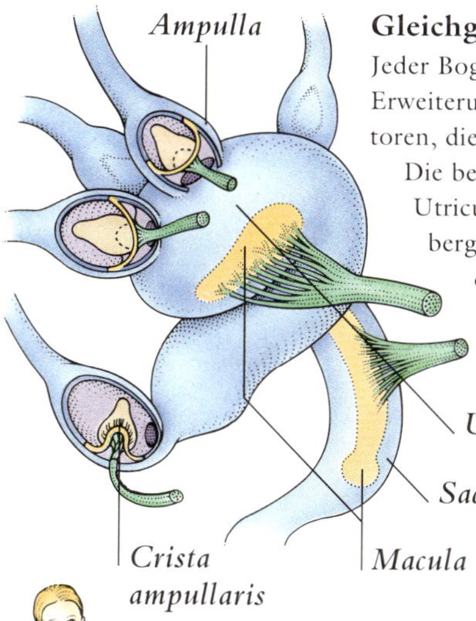

Gleichgewichtsorgane

Jeder Bogengang enthält eine Erweiterung mit Sinnesrezeptoren, die Crista ampullaris. Die beiden Vorhofsäckchen, Utriculus und Sacculus, bergen je ein Sinnesfeld, die Macula.

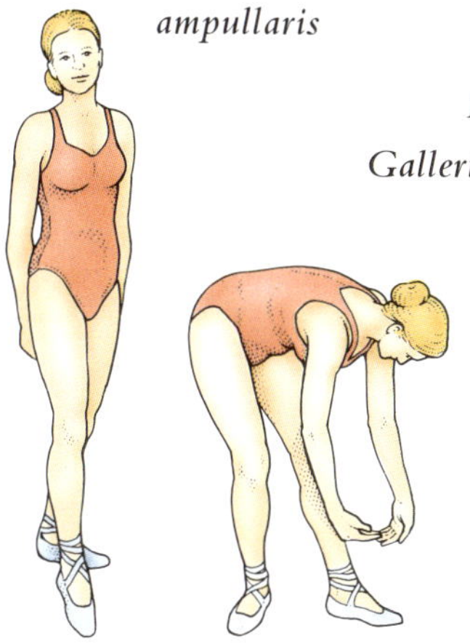

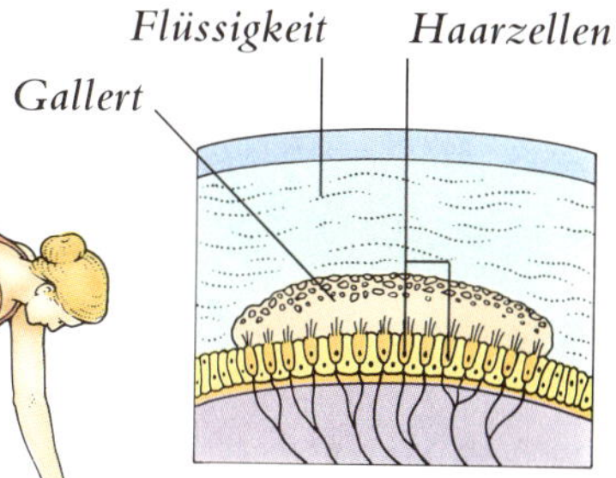

AUFGERICHTETE MACULA

Rolle der Macula

Die Maculae überwachen die Neigung des Kopfes. Winzige Härchen sind in einem Gallert eingebettet. Wenn der Kopf sich neigt, wird das Gallert durch die Schwerkraft nach unten gezogen, die Haarzellen werden stimuliert.

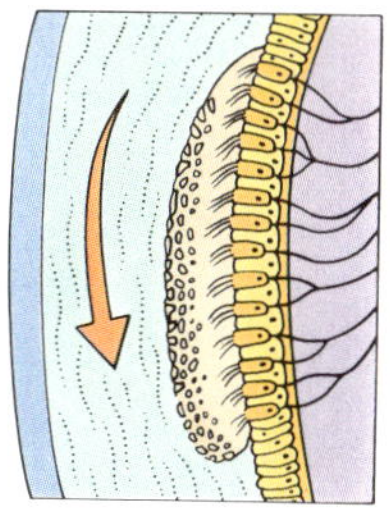

VERLAGERTE MACULA

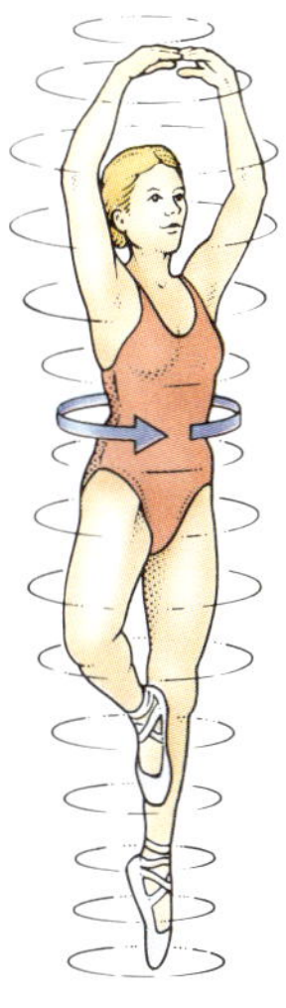

Rolle der Crista ampullaris

Die Crista ampullaris reagiert auf Drehbewegungen. Die Haarzellen jeder Crista sind in einem Gallert, der Cupula, eingebettet. Wenn die Flüssigkeit in den Bogengängen bei Bewegungen herumwirbelt, verschiebt sich die Cupula, und die Haarzellen werden stimuliert.

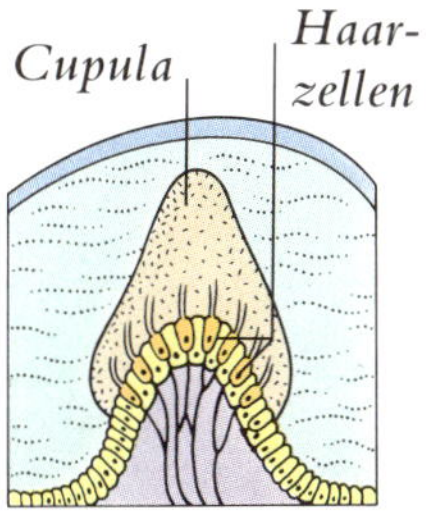

IN RUHESTELLUNG

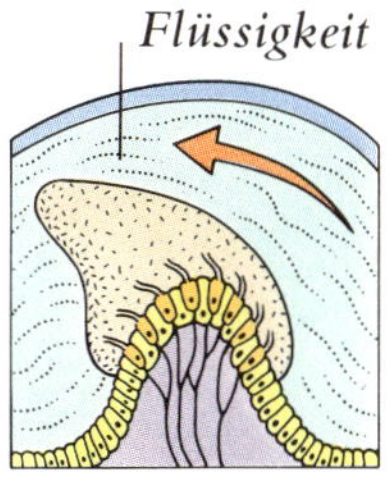

BEI DREHBEWEGUNGEN

ANATOMIE: AUGEN- UND SEHVERMÖGEN

VON ALLEN FÜNF SINNEN IST DER SEHSINN am meisten spezialisiert. Er ist sehr komplex, da er die eingehenden Sinnesreize auch umdeuten muß. Lichtstrahlen, die auf die Pupillen treffen und sich auf der Netzhaut am hinteren Teil des Auges bündeln, erzeugen zweidimensionale Bilder. Diese werden in elektrische Impulse umgewandelt und durch den Sehnerv zu den betreffenden Teilen des Gehirns weitergeleitet.

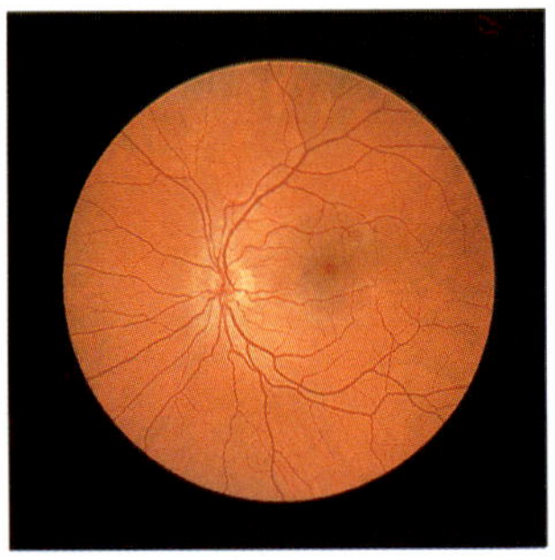

Die Durchblutung des Augapfels

Die Netzhautarterie tritt durch eine ovale Stelle, den „blinden Fleck", in den Augapfel und verzweigt sich dann über der Netzhautoberfläche.

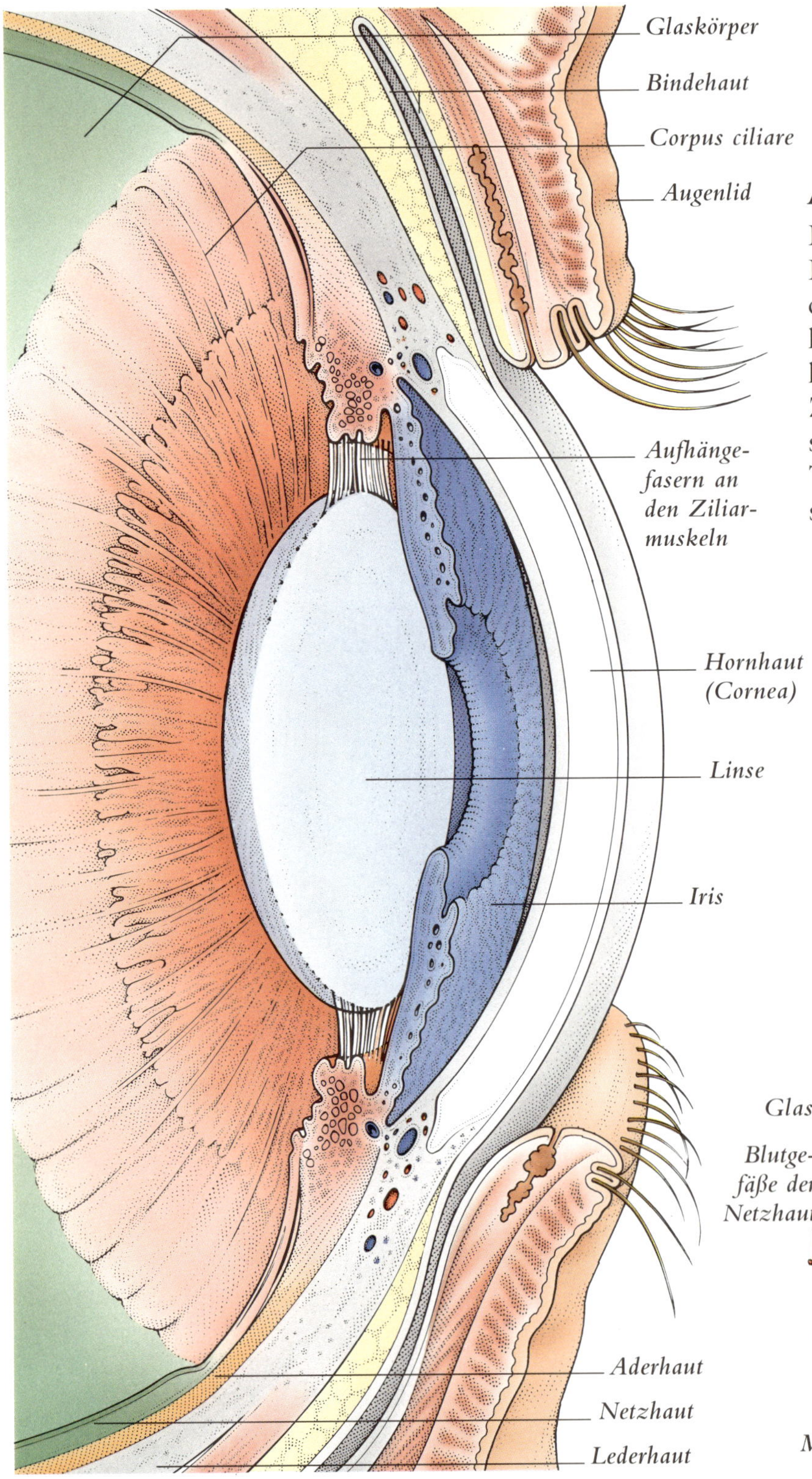

ANATOMIE DES AUGES

Das Auge besteht aus drei Gewebsschichten. Die äußere, faserartige Hülle hat zwei Teile: die transparente Hornhaut und die weiße Lederhaut, die das Auge in seiner Form hält. Die mittlere, gefäßreiche Schicht enthält die Iris, den Ziliarkörper und die Aderhaut, deren Blutgefäße sämtliche Gewebe versorgt. Auf dem hinteren Teil der dritten Schicht, der Netzhaut, sammelt sich das Licht.

DIE AUGENABSCHNITTE

Die vordere und hintere Kammer des Auges sind mit Kammerwasser gefüllt, das das Organ mit Sauerstoff, Glukose und Proteinen versorgt. Der hintere Anteil ist mit einem klaren Gallert gefüllt, dem Glaskörper. Diese Substanzen werden vom Ziliarkörper produziert und tragen dazu bei, daß der Augeninnendruck immer konstant bleibt und sich die Form des Auges nicht verändert.

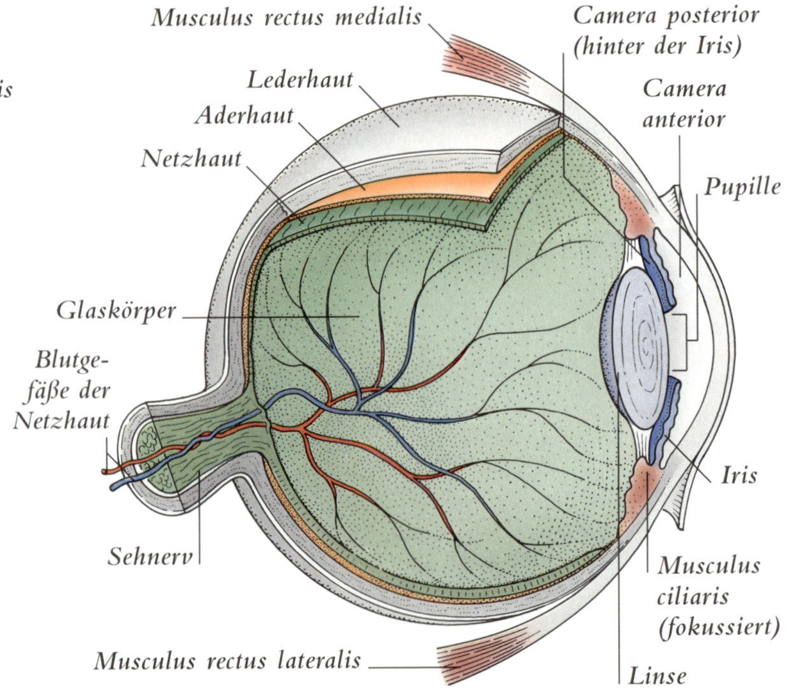

SEHBAHNEN

Licht tritt durch Hornhaut und Linse ein, sammelt sich auf der Netzhaut und erzeugt ein auf den Kopf gestelltes Bild. Die inneren und äußeren Teile der Netzhaut übertragen Signale durch den Sehnerv; Signale aus dem inneren Teil durchlaufen das Chiasma opticum, das an der Gehirnbasis liegt, und kreuzen sich an der gegenüberliegenden Seite des Gehirns. Das Bild wird dann in der Sehrinde richtig herumgedreht und gedeutet.

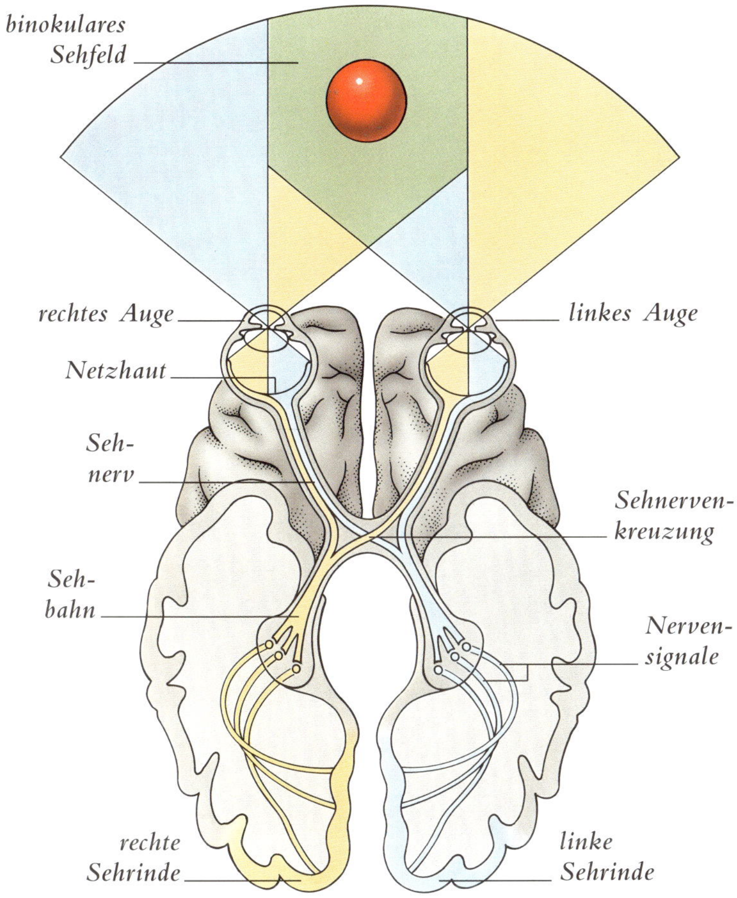

Sehfelder
Jedes Auge sieht ein leicht abweichendes Bild, aber das Sehfeld eines Auges überlappt mit dem Sehfeld des anderen. Dieses Gebiet dreidimensionalen Sehens macht die Tiefenwahrnehmung möglich – die Fähigkeit, Entfernungen abzuschätzen.

AKKOMODATION

Die Ziliarmuskeln des Auges reagieren automatisch auf Nähe oder Distanz, indem sie die Form der Linse verändern; der Winkel der eintreffenden Lichtstrahlen wird dadurch verändert und das Bild schärfer auf der Netzhaut fokussiert. Die Elastizität der Linse und somit auch die Akkomodationsfähigkeit nimmt mit dem Alter ab.

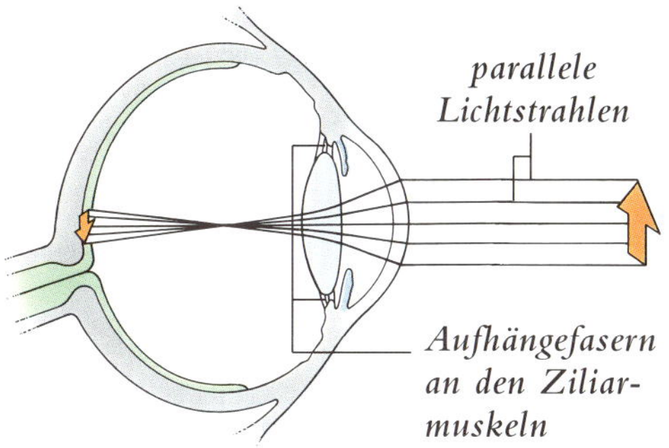

Entfernter Gegenstand
Betrachtet man einen Gegenstand aus der Entfernung, entspannen sich die Ziliarmuskeln, die Linse wird flacher und dünner. Die Lichtstrahlen werden schwach gebrochen.

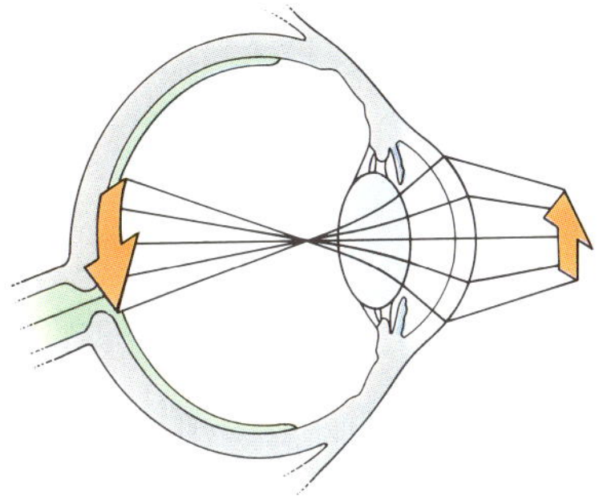

Nahe gelegener Gegenstand
Wenn man einen Gegenstand aus der Nähe betrachtet, ziehen sich die Ziliarmuskeln zusammen, und die Linse nimmt eine rundere Form an. Der Punkt, an dem das Bild eines sehr nahe gelegenen Gegenstandes verschwommen wird, ist der Nahpunkt; die Linse erreicht dann ihr Krümmungsmaximum.

HILFSSTRUKTUREN

Die Augen brauchen Hilfsstrukturen, die sie stützen, bewegen, befeuchten und schützen. Dazu gehören die Orbitalknochen der Augenhöhle, die Muskeln des Augapfels, die Augenbrauen, Augenlider, Wimpern und die Tränendrüsen. Ist eine dieser Strukturen entzündet oder deformiert, ist die Sehkraft vermindert.

Tränendrüsen
Diese Drüsen produzieren Tränen, die das Auge reinigen.

Bindehaut
Die durchsichtige Bindeschleimhaut bedeckt und befeuchtet die Lederhaut und die Innenseite der Lider.

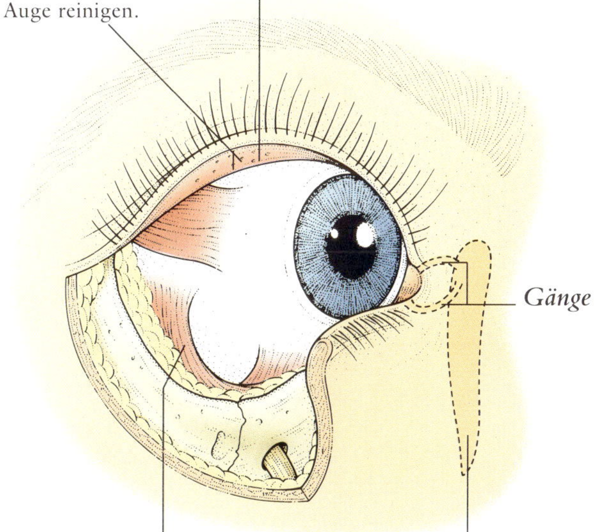

Augenmuskel
Sechs Muskeln, die an der Sclera (Lederhaut) hängen, steuern die Bewegungen.

Saccus nasolacrimalis
Überschüssige Tränen verdunsten oder fließen durch Gänge in den Nasen-Tränen-Sack ab.

PHOTOREZEPTOREN

In der Netzhaut gibt es zwei Arten von Nervenzellen. Stäbchen enthalten nur ein lichtempfindliches Pigment und können hell und dunkel, Form und Bewegung unterscheiden. Die drei Arten von Zäpfchen benötigen mehr Licht als die Stäbchen: Jede Art enthält ein Pigment, das auf verschiedene Wellenlängen des Lichts reagiert (grün, rot und blau). Die Kombination ermöglicht das Farbsehen.

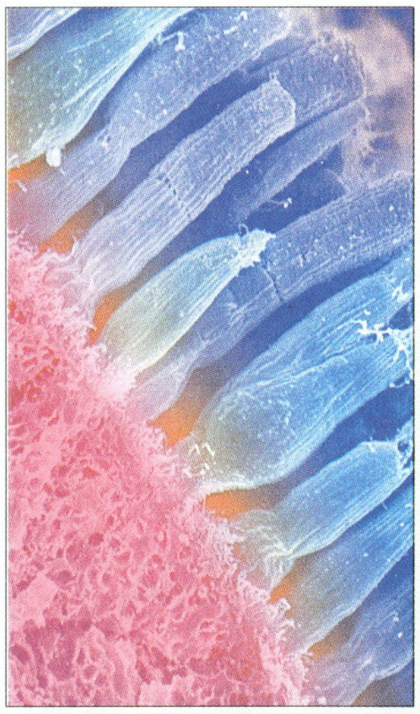

REM x 3400

Stäbchen und Zäpfchen
In jedem Auge gibt es rund drei Millionen Zäpfchen, die hauptsächlich in der Macula (Mitte) sind. Ca. 100 Millionen Stäbchen (blau) sind in der Peripherie.

Erkrankungen der Ohren und Augen

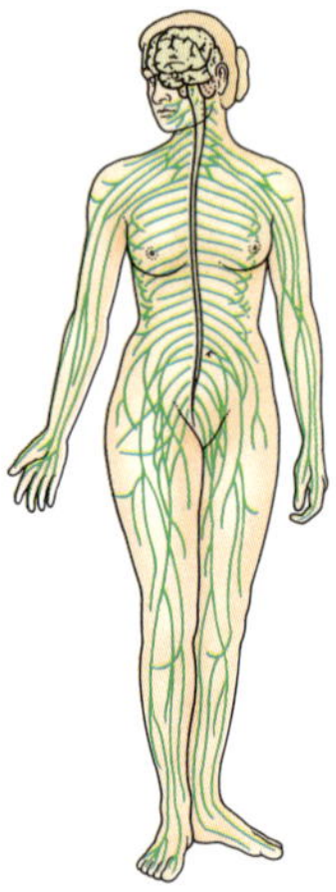

Ohren und Augen sind für viele Krankheiten anfällig. Der Hör- und der Sehsinn unterstützen sich gegenseitig: Wenn ein Sinn nicht mehr voll leistungsfähig ist, wird der andere dafür schärfer. Einige Erkrankungen der Sinnesorgane sind genetisch bedingt. Hör- und Sehfehler bei Kindern sollten rechtzeitig erkannt und ausgeglichen werden, da im frühen Kindesalter entscheidende Lernprozesse ablaufen.

Schwerhörigkeit

Eine Schalleitungsschwerhörigkeit ist die Folge einer gestörten Übertragung der Schallwellen an das Innenohr. Bei Erwachsenen sind dabei häufig die Gehörgänge mit Ohrenschmalz verstopft. Eine weitere Ursache ist eine Versteifung der Steigbügelknöchelchen im Mittelohr, eine Otosklerose. Eine Schallempfindungsschwerhörigkeit tritt auf, wenn die Nervenimpulse nicht mehr ausreichend weitergeleitet werden.

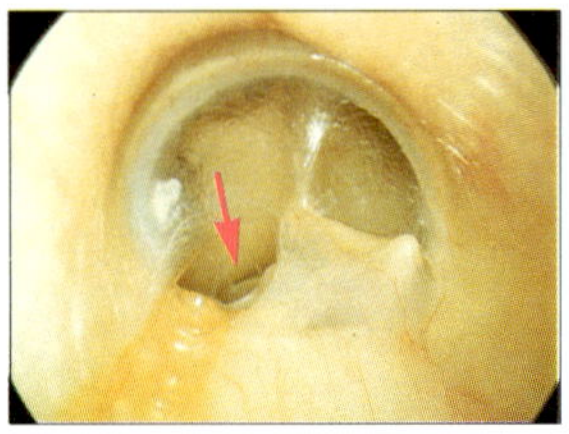

Perforiertes Trommelfell
Der Pfeil zeigt ein kleines Loch im Trommelfell. Die Löcher können durch eine Infektion oder durch einen Schlag verursacht worden sein.

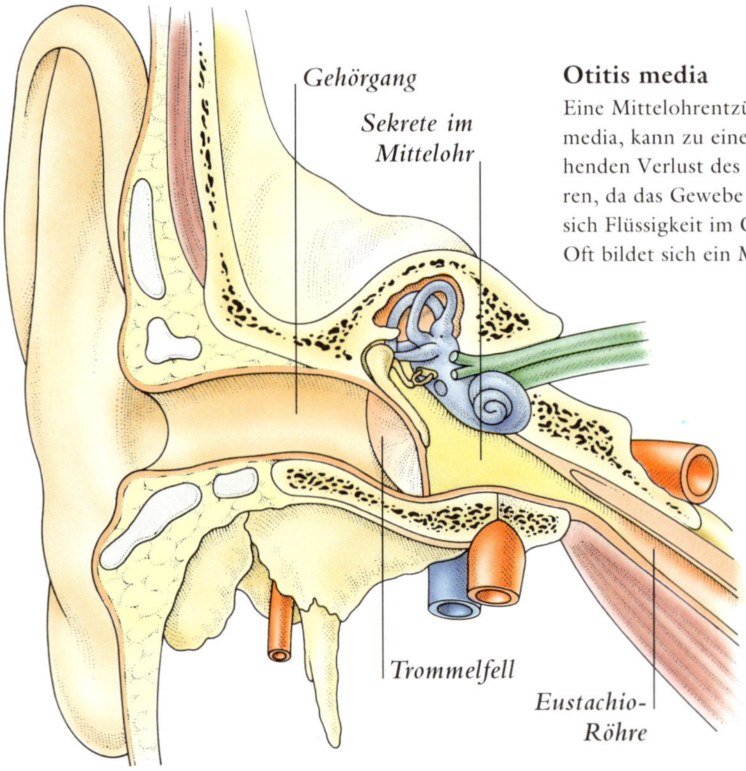

Otitis media
Eine Mittelohrentzündung, Otitis media, kann zu einem vorübergehenden Verlust des Hörsinns führen, da das Gewebe anschwillt und sich Flüssigkeit im Ohr ansammelt. Oft bildet sich ein Mittelohrerguß.

Schallempfindungsschwerhörigkeit

Schäden im Innenohr können durch bestimmte Medikamente verursacht werden, oder wenn das Ohr über längere Zeit hinweg zu starkem Lärm ausgesetzt war, durch erhöhten Flüssigkeitsdruck bei der Ménière-Krankheit, oder durch eine altersbedingte Degeneration der Hörorgane.

Akustikusneurinom
Dieser gutartige Tumor wächst um den Hörnerv herum und drückt auf ihn; dies verursacht Hörverlust.

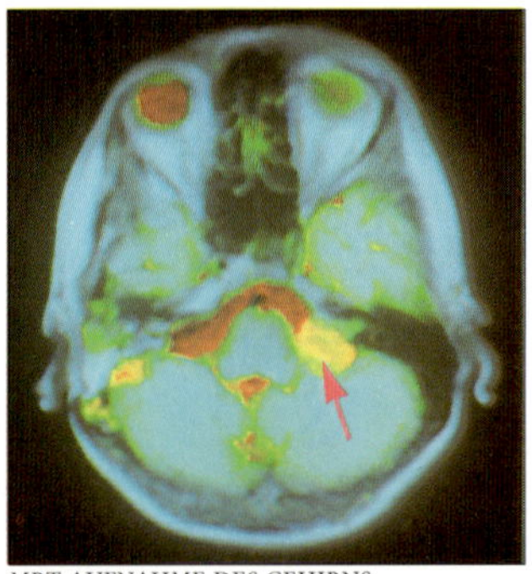

MRT-AUFNAHME DES GEHIRNS

Therapien

Eine Schalleitungsschwerhörigkeit kann mit einfachen Mitteln wirkungsvoll behandelt werden. Bei einer Gehörgangsspülung wird das Ohrenschmalz herausgespült, bei Infektionen werden Antibiotika verabreicht. Eine Otosklerose und ein Mittelohrerguß müssen manchmal operativ behandelt werden. Eine Schallempfindungsschwerhörigkeit kann normalerweise nicht geheilt werden, aber man kann zur Lautverstärkung Hörgeräte anpassen.

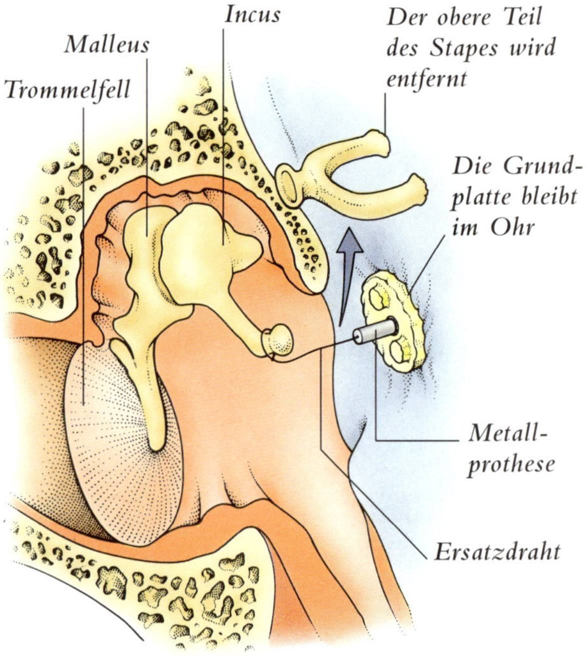

Stapedektomie bei Otosklerose
Bei dieser Operation wird der obere Teil des Steigbügels entfernt. Mit einem Laserstrahl wird ein kleines Loch in seine Grundplatte gebohrt und eine Metallprothese eingeführt. Ein Draht stellt die Verbindung zum Amboß her, und die Schallwellen können wieder in das Innenohr gelangen.

Therapie eines Mittelohrergusses
Ein Mittelohrerguß kann mit Antibiotika behandelt werden. Ist dies nicht möglich, kann der Arzt ein Loch in das Trommelfell stechen und ein kleines Röhrchen, eine Öse, anbringen; die überschüssige Flüssigkeit kann abfließen und Luft einströmen.

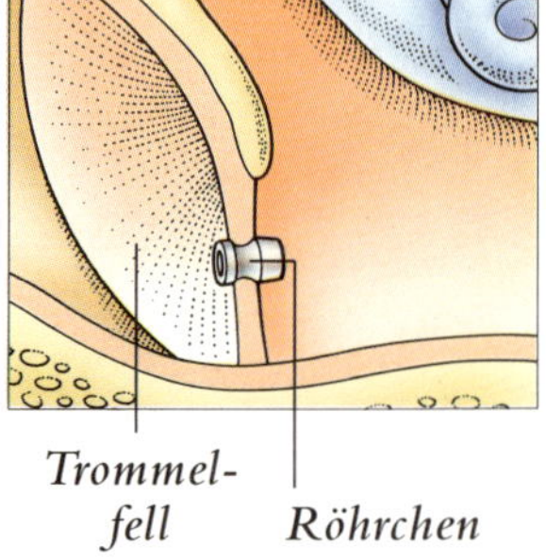

SEHSTÖRUNGEN

Kann man nahe oder entfernte Gegenstände nicht deutlich genug sehen, ist der Augapfel entweder zu lang oder zu kurz. Eine irreguläre Krümmung der Hornhaut verursacht Astigmatismus, wobei Teile des Sehfelds verschwommen sind. Im Alter entstehen oft Probleme, da die Linse allmählich ihre Elastizität verliert und ihre Form deshalb nicht mehr so gut anpassen kann.

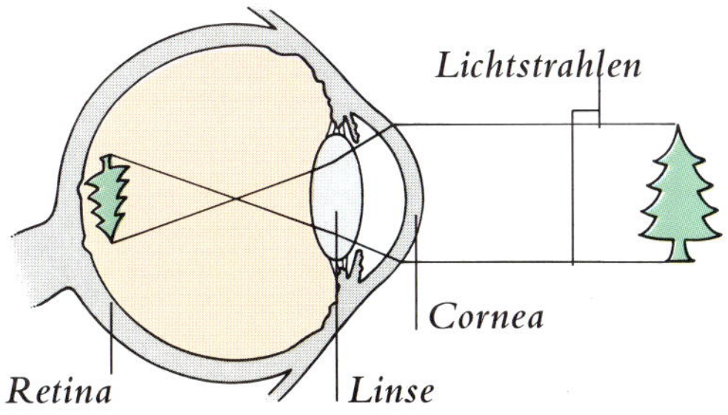

Kurzsichtigkeit
Kurzsichtigkeit, Myopie, entsteht, wenn der Augapfel zu lang ist. Das Bild wird nicht mehr auf der Netzhaut, sondern vor ihr fokussiert. Dieser Brechungsfehler kann mit konkaven Gläsern oder Kontaktlinsen korrigiert werden.

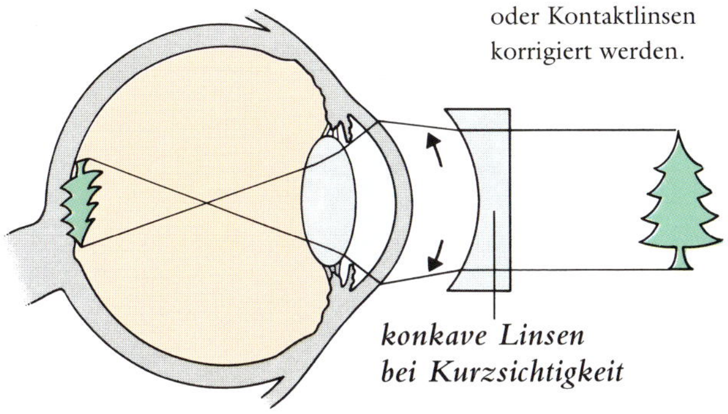

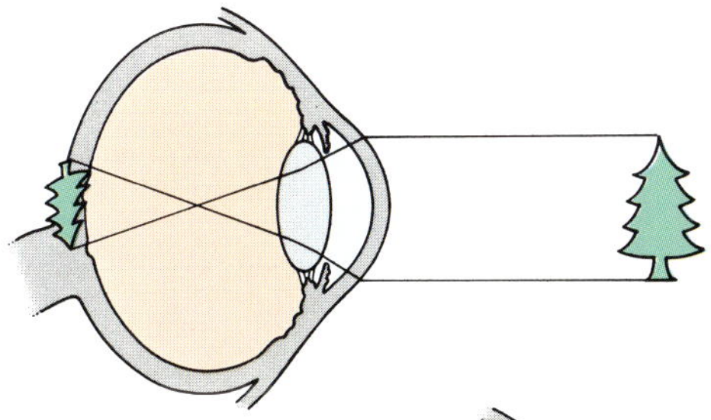

Weitsichtigkeit
Weitsichtigkeit, Hyperopie, tritt auf, wenn der Augapfel zu kurz ist und das Bild hinter der Netzhaut fokussiert wird. Dieser Brechungsfehler wird mit konvexen Gläsern oder Kontaktlinsen korrigiert.

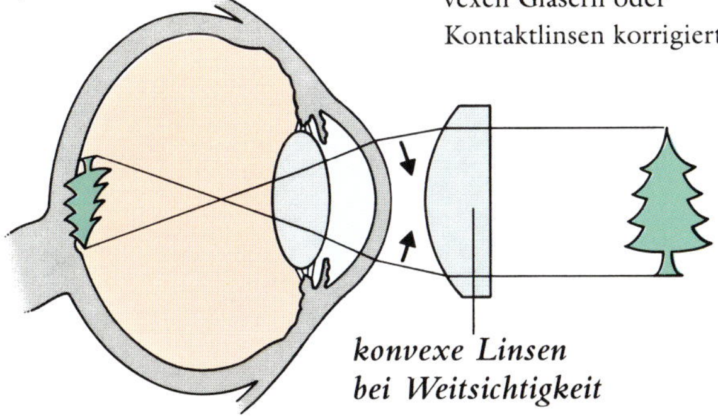

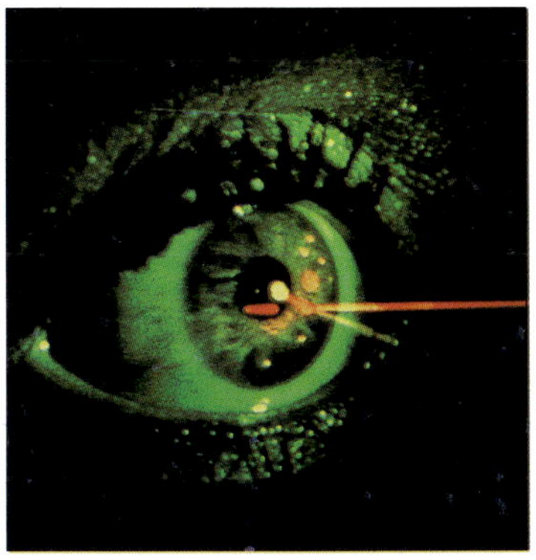

Laseroperation bei Kurzsichtigkeit

OPERATIONEN BEI KURZSICHTIGKEIT

Bestimmte Arten von Myopie und Astigmatismus können operativ behandelt werden. Bei der radialen Keratotomie werden mit einem Skalpell oder Laser strahlenförmige Einschnitte in die Hornhaut eingebracht, um so die Brechungsrichtung der Lichtstrahlen zu verändern. Mit einem Laser kann auch die Form des Augapfels verändert werden.

URSACHEN VON BLINDHEIT

Blindheit tritt meist erst im Alter auf. Ein Glaukom entwickelt sich meist erst nach dem 40. Lebensjahr. Netzhauterkrankungen (Retinopathie) können die Folge von Diabetes mellitus oder Bluthochdruck sein. Bei den über 60jährigen kann es zu einer Makuladegeneration kommen, bei der die Netzhautmitte mit Narbengewebe überzogen ist. Häufig treten auch Linsentrübungen aufgrund eines Katarakts (grauer Star) bei älteren Menschen auf.

KATARAKTE

Die häufigste Ursache für einen Katarakt ist der Alterungsprozeß. Viele wissen nicht, daß sich ein Katarakt bei ihnen entwickelt, da die Sehkraft nicht beeinträchtigt ist. Die Veränderungen an der Linse sind irreversibel. Katarakte können angeboren sein, wenn eine Frau während der ersten drei Monate der Schwangerschaft mit Röteln infiziert wurde. Diabetes mellitus und viele Strahlungsarten können ebenfalls Katarakt verursachen.

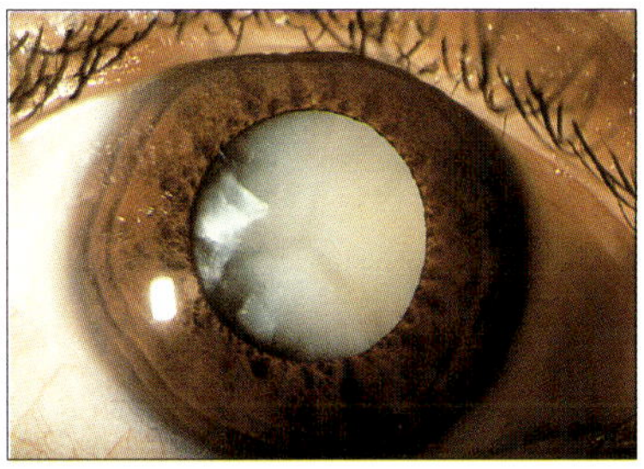

Katarakt
Ein fortgeschrittener Katarakt erscheint als weiße Masse hinter der Iris. Mit einer künstlichen Ersatzlinse kann die normale Sehkraft wiederhergestellt werden.

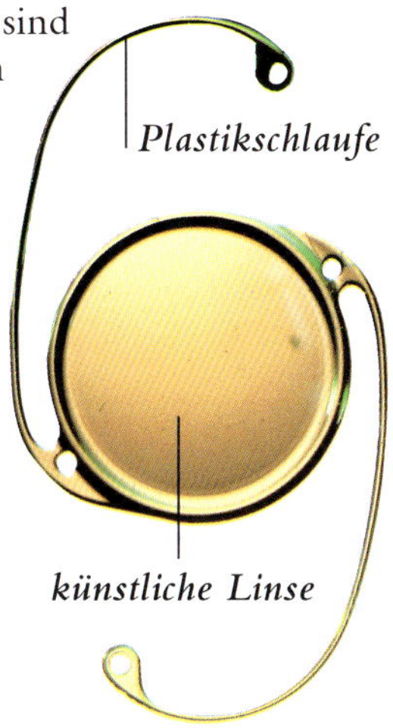

Künstliche Linse
Die trübe Linse wird aus ihrer Kapsel entfernt. Danach wird eine künstliche Linse eingesetzt und mit Plastikschlaufen fixiert.

GLAUKOM

Ein Glaukom kann durch erhöhten Augeninnendruck zu Blindheit führen. Der Druck wird durch eine vermehrte Bildung des Kammerwassers erzeugt, das normalerweise gleich wieder abfließt. Die Flüssigkeit drückt auf die Blutgefäße, die den Sehnerv versorgen, so daß die Nervenfasern degenerieren.

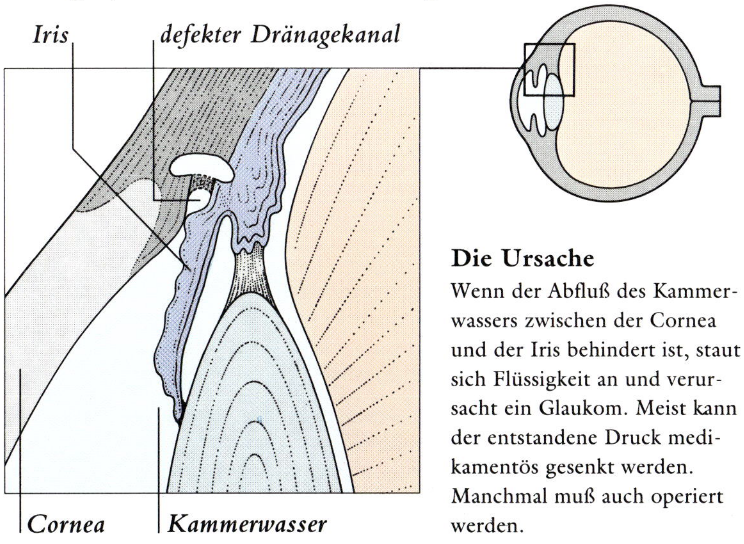

Die Ursache
Wenn der Abfluß des Kammerwassers zwischen der Cornea und der Iris behindert ist, staut sich Flüssigkeit an und verursacht ein Glaukom. Meist kann der entstandene Druck medikamentös gesenkt werden. Manchmal muß auch operiert werden.

5. KAPITEL

ENDOKRINES SYSTEM

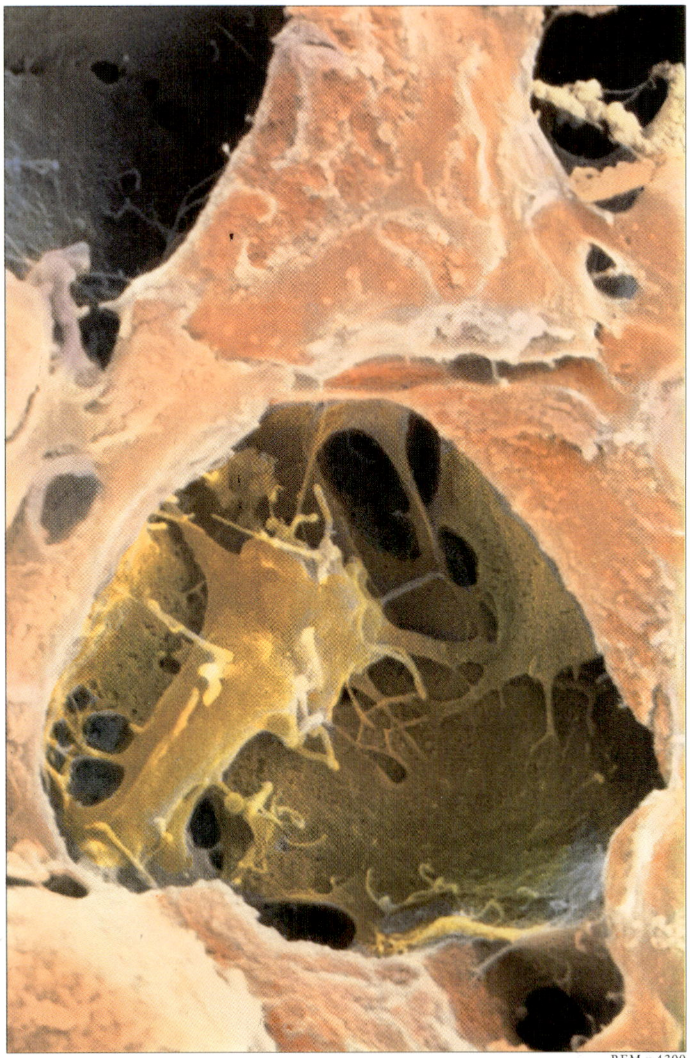

Gewebe aus der Hypophyse

REM x 4300

EINLEITUNG

Die Hormone sind die chemischen Botenstoffe im Körper. Sie enthalten die Informationen, mit denen die Arbeit der Drüsen und anderer Organe überwacht wird. Die Hormone selbst werden hauptsächlich durch ein Rückkopplungssystem, das sogenannte Feedback-System, gesteuert, das wie ein Thermostat bei einer Zentralheizung funktioniert. Wenn eine Drüse mehr Hormone produziert, als der Körper benötigt, dann schaltet sich das hormonelle Kontrollsystem aus, und wenn der Körper wieder mehr Hormone braucht, schaltet es sich wieder an. Wissenschaftler haben herausgefunden, wie die wichtigsten endokrinen (hormonproduzierenden) Drüsen arbeiten; einige, aber nicht alle, werden von der Hypophyse (Hirnanhangsdrüse) aus gesteuert. Diese „Hauptdrüse“ sitzt im Gehirn. Man kennt die chemische Zusammensetzung praktisch aller Hormone. Inzwischen stehen Medikamente zur Verfügung, die eine mangelnde Hormonsekretion ausgleichen können. Mit einer weiteren pharmazeutischen Neuheit, dem Hormonblocker, können hyperaktive Drüsen unter Kontrolle gebracht werden, ohne daß eine Operation nötig ist. Die Entwicklung der Antibabypille hat weitreichende gesellschaftliche Konsequenzen mit sich gebracht: Seitdem können die Frauen ihre eigene Fruchtbarkeit steuern. Wissenschaftler erfahren immer mehr über Hormone und darüber, wie sie auf subtile Weise die Körperfunktionen steuern. Mit der Zeit werden diese Erkenntnisse zu besseren und schonenderen Therapien für den gesamten Bereich der Krankheiten des Menschen führen.

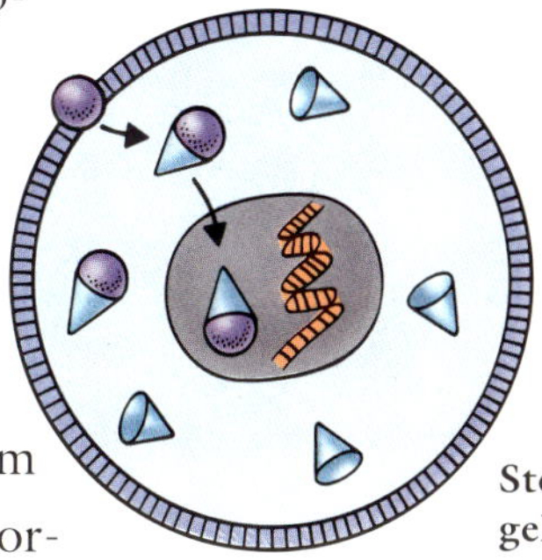

Steroidhormone gelangen in eine Zelle

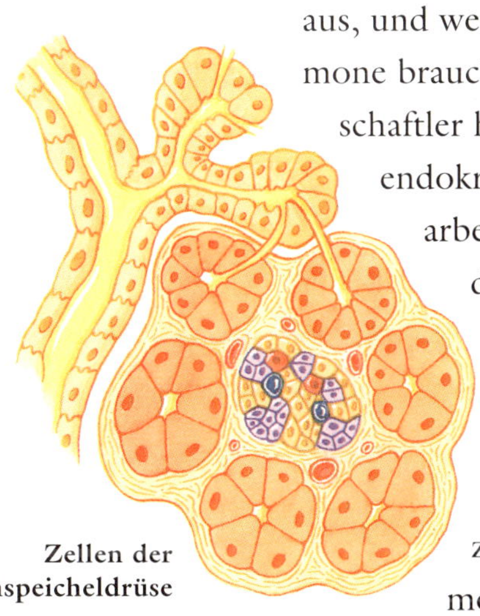

Zellen der Bauchspeicheldrüse

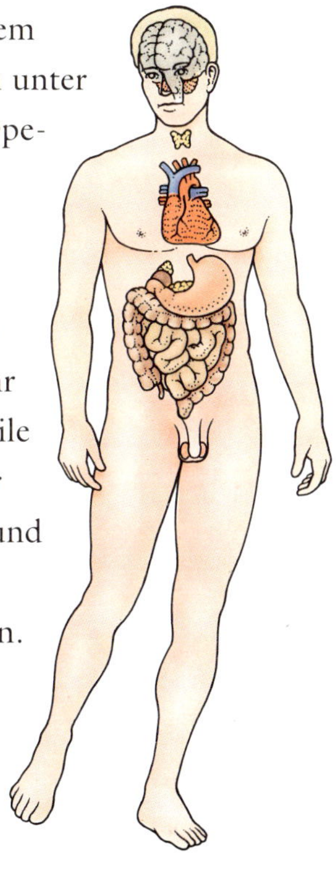

DAS ENDOKRINE SYSTEM

HORMONPRODUZENTEN

DAS WORT HORMON BEDEUTET „ANTREIBEN“. Jedes Hormon ist eine komplexe chemische Substanz, die von einer endokrinen Drüse oder einem anderen Teil des Körpers (z. B. dem Herzen oder einem Teil des Magen-Darm-Traktes) produziert und direkt in den Blutstrom abgegeben wird. Die Hormone regeln Funktionen wie den Stoffwechsel, bei dem chemische Stoffe ab- oder aufgebaut werden, steuern Wachstum und Entwicklung, Fortpflanzung und die Reaktionen des Körpers auf Streß.

WIRKUNGSWEISE DER HORMONE

Im Gegensatz zum Nervensystem, bei dem die Auswirkungen sehr schnell erfolgen aber u. U. nur von kurzer Dauer sind, zeigen sich die Auswirkungen des endokrinen Systems nur langsam, halten dafür länger an und treten auch gewöhnlich an entfernt gelegenen Zielorganen auf. Eine besondere Klasse von Hormonen sind die Prostaglandine, die nur lokale Effekte innerhalb desselben Gewebes hervorrufen.

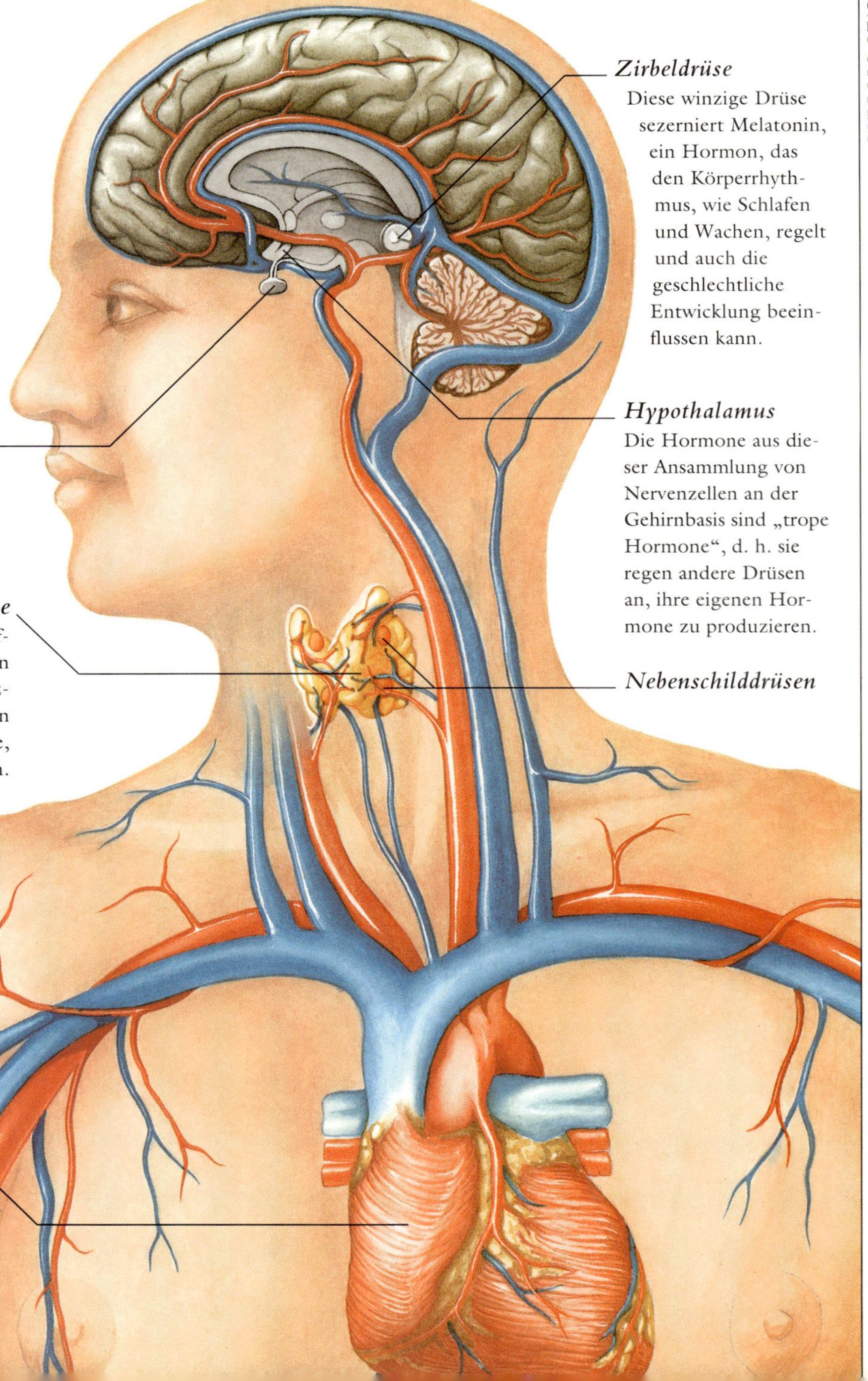

NEBENSCHILDDRÜSEN
Diese vier Drüsen produzieren ein Hormon, das den Kalziumspiegel im Blut erhöht. Es bewirkt unter anderem, daß die Knochen ihr gespeichertes Kalzium abgeben.

RÜCKANSICHT

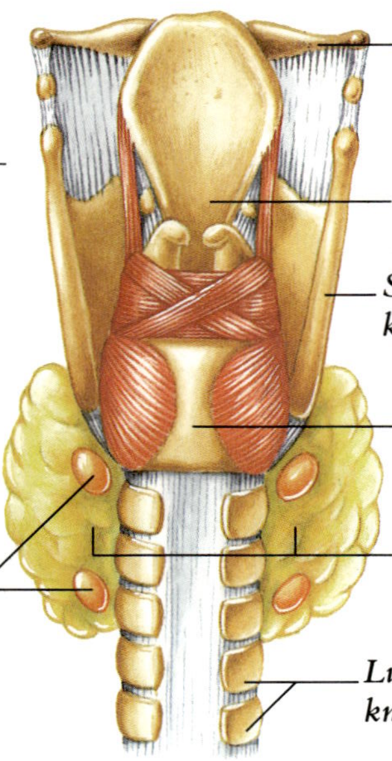

Zirbeldrüse
Diese winzige Drüse sezerniert Melatonin, ein Hormon, das den Körperrhythmus, wie Schlafen und Wachen, regelt und auch die geschlechtliche Entwicklung beeinflussen kann.

Hypothalamus
Die Hormone aus dieser Ansammlung von Nervenzellen an der Gehirnbasis sind „trope Hormone“, d. h. sie regen andere Drüsen an, ihre eigenen Hormone zu produzieren.

Hypophyse
Diese Hauptdrüse steuert viele andere endokrine Drüsen.

Schilddrüse
Die Schilddrüse regelt den Stoffwechsel, das Körpergewicht, den Energieverbrauch und den Herzschlag. Im Gegensatz zu den anderen Drüsen kann sie Hormone, die sie produziert, selbst speichern.

Nebenschilddrüsen

Herz
Das Herz produziert das Hormon Atriopeptin, das die Blutmenge und den Blutdruck vermindert und somit dafür sorgt, daß der Flüssigkeitshaushalt im Körper konstant bleibt.

Nebennieren

Das Mark und die Rinde dieser Drüsen, die oben auf jeder Niere liegen, sondern unterschiedliche Hormone ab. Sie beeinflussen die Reaktion des Körpers auf Streß, den Stoffwechsel, das Wachstum, den Blutzuckerspiegel und regeln den Mineralhaushalt.

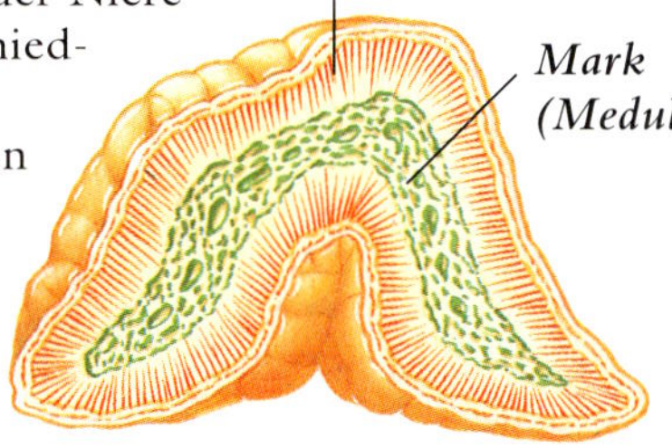

Bauchspeicheldrüse

Das endokrine Gewebe dieser Drüse besteht aus Ansammlungen von sog. Langerhans Inseln. Jede Insel enthält Alphazellen, die den Blutzuckerspiegel erhöhen und Betazellen, die ihn verringern, sowie Deltazellen, welche andere Hormone der Bauchspeicheldrüse steuern.

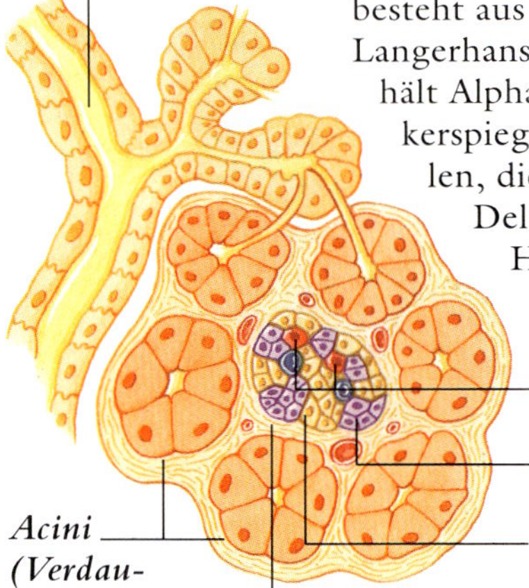

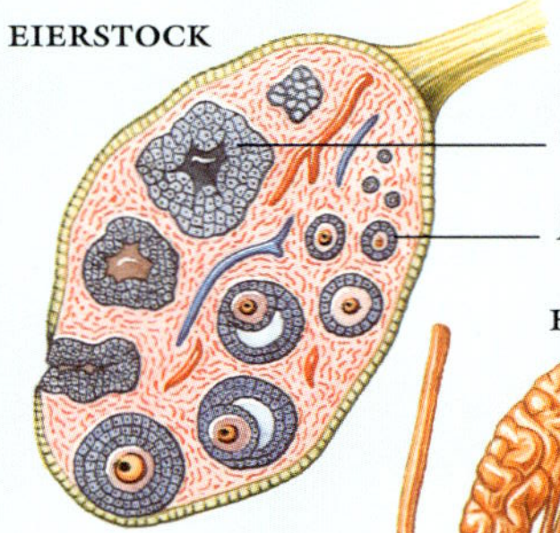

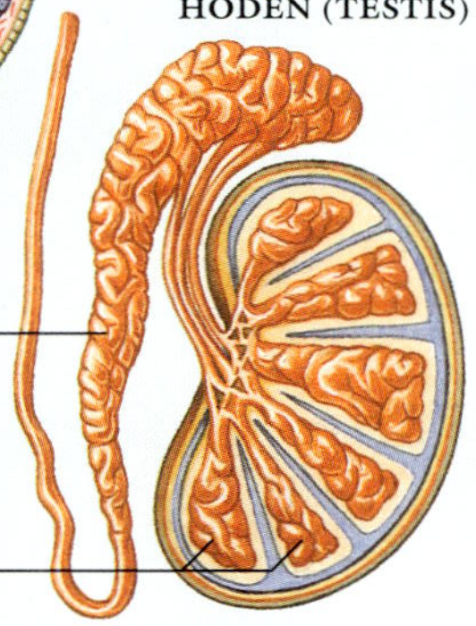

Rolle der Geschlechtshormone

Die Geschlechtshormone bestimmen, ob der Embryo ein Mädchen oder ein Junge wird. Bei Männern produzieren die zwei Hoden Androgene, männliche Geschlechtshormone wie Testosteron, bei Frauen produzieren die Eierstöcke Östrogene und Gestagene. Diese Hormone regen nicht nur die Produktion der Spermien beim Mann und der Eier bei der Frau an, sondern sie beeinflussen auch die sekundären Geschlechtsmerkmale wie Brüste und Menstruation bei der Frau und Gesichtshaare beim Mann.

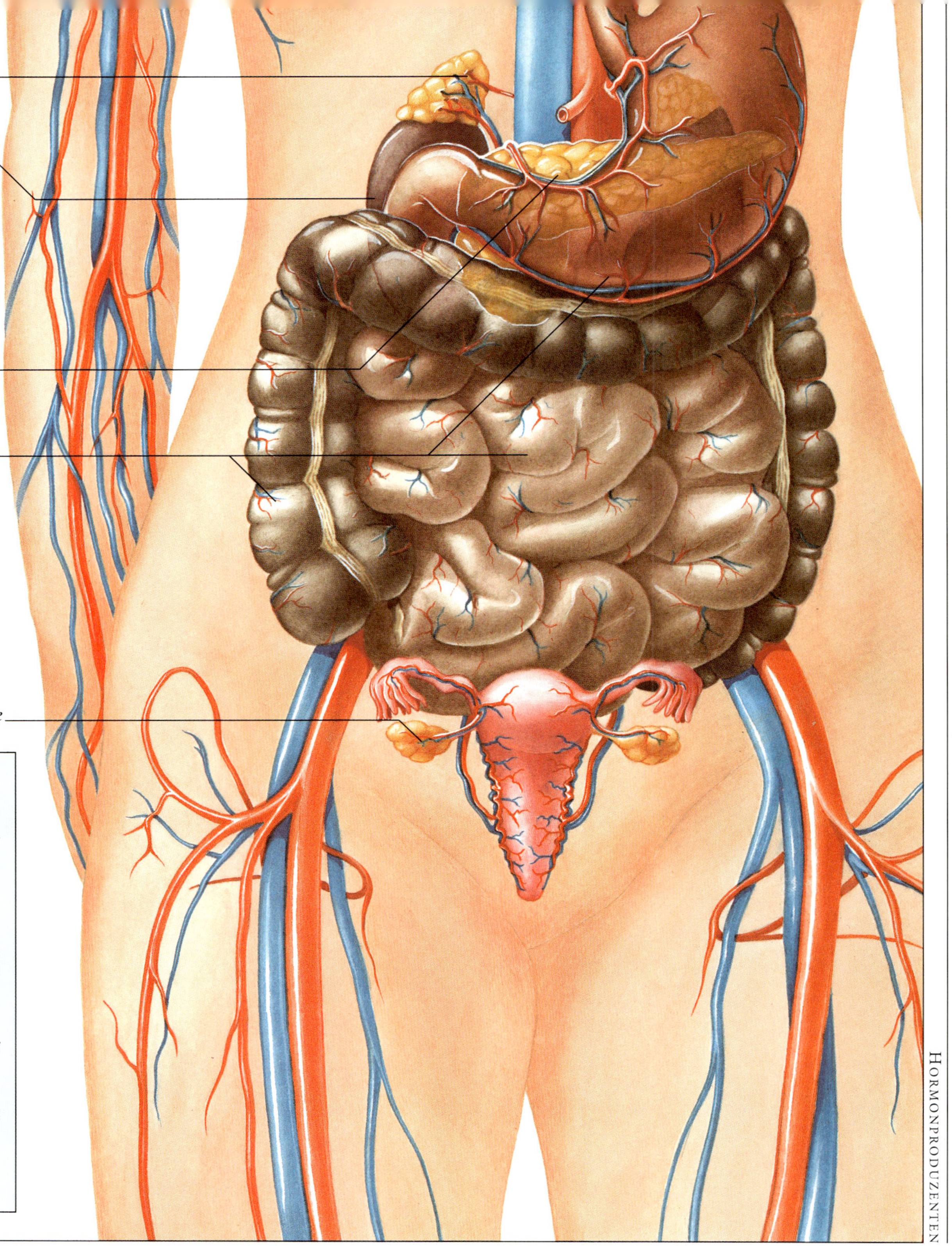

HORMONELLE KONTROLLE

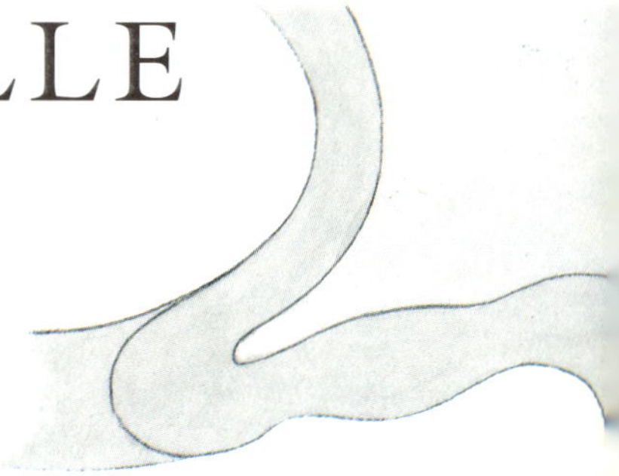

HORMONE ERREICHEN SÄMTLICHE KÖRPERTEILE. Die Membran einer jeden Zelle hat Rezeptoren für Hormone, die bestimmte Körperfunktionen antreiben oder verzögern. Diese chemischen Stoffe werden von spezialisierten Teilen des Gehirns gesteuert. Der Hypothalamus ist die Hauptzentrale für die Koordinierung und Steuerung der Hormonproduktion; er produziert regulierende Hormone. Diese wandern durch spezielle Blutgefäße und Nervenendigungen hin zur Hypophyse.

DIE HAUPTDRÜSE

Die erbsengroße Hypophyse ist mit einem kurzen Stiel mit dem Hypothalamus verbunden und ragt aus der Gehirnbasis. Sie besteht aus einem hinteren und einem vorderen Lappen. Einige ihrer Hormone wirken indirekt, indem sie Zieldrüsen dazu anregen, andere Hormone freizusetzen. Andere wirken direkt auf die Funktion der Zielgewebe.

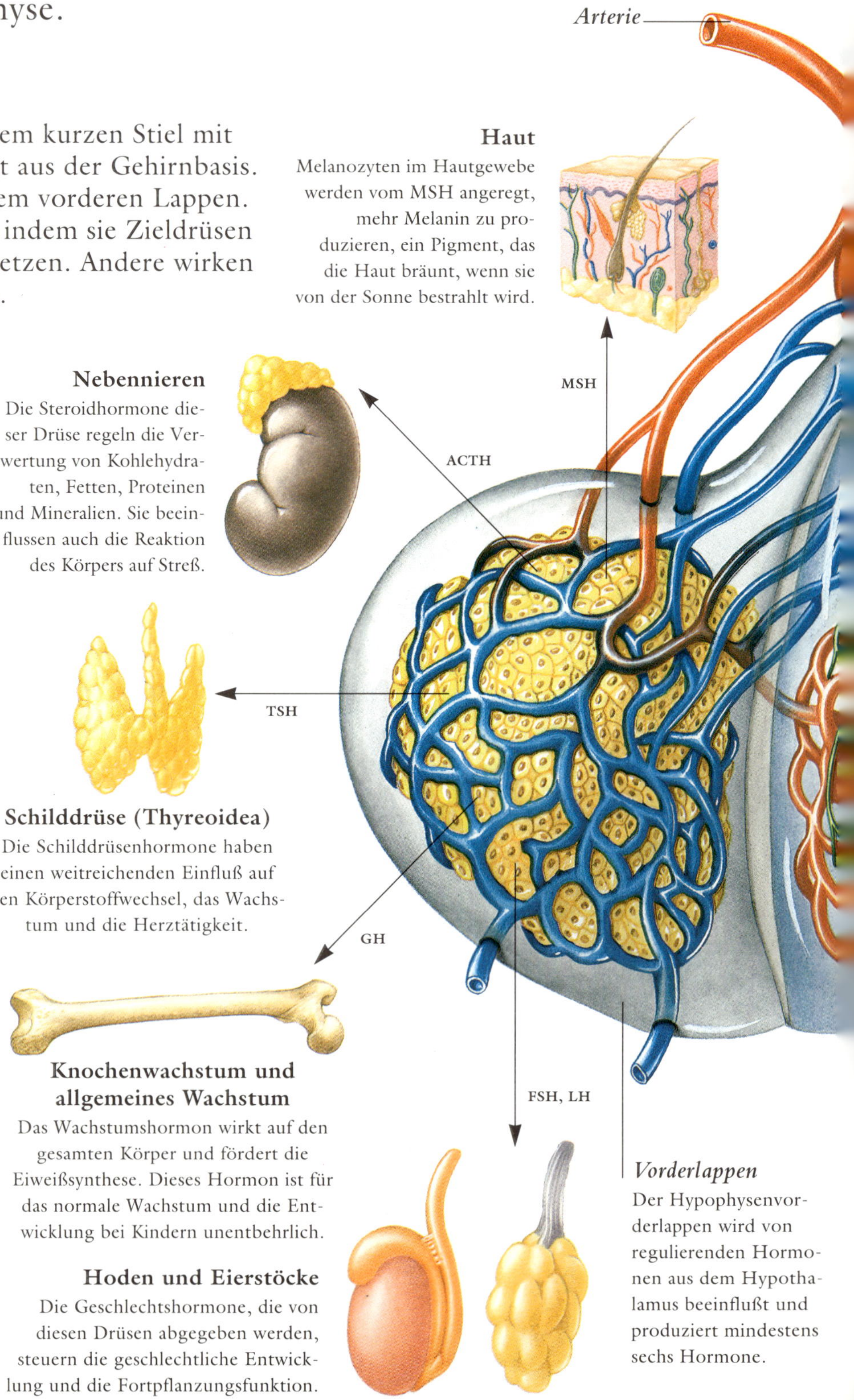

Haut
Melanozyten im Hautgewebe werden vom MSH angeregt, mehr Melanin zu produzieren, ein Pigment, das die Haut bräunt, wenn sie von der Sonne bestrahlt wird.

Nebennieren
Die Steroidhormone dieser Drüse regeln die Verwertung von Kohlehydraten, Fetten, Proteinen und Mineralien. Sie beeinflussen auch die Reaktion des Körpers auf Streß.

Schilddrüse (Thyreoidea)
Die Schilddrüsenhormone haben einen weitreichenden Einfluß auf den Körperstoffwechsel, das Wachstum und die Herztätigkeit.

Knochenwachstum und allgemeines Wachstum
Das Wachstumshormon wirkt auf den gesamten Körper und fördert die Eiweißsynthese. Dieses Hormon ist für das normale Wachstum und die Entwicklung bei Kindern unentbehrlich.

Hoden und Eierstöcke
Die Geschlechtshormone, die von diesen Drüsen abgegeben werden, steuern die geschlechtliche Entwicklung und die Fortpflanzungsfunktion.

Vorderlappen
Der Hypophysenvorderlappen wird von regulierenden Hormonen aus dem Hypothalamus beeinflußt und produziert mindestens sechs Hormone.

HORMONELLE KONTROLLMECHANISMEN

Hormone bestehen aus Steroid- oder Proteinmolekülen. Hormone, die von einem Protein stammen, binden sich an Rezeptoren auf der Außenseite der Zellmembran; Steroidhormone gelangen in die Zelle, ehe sie sich an Rezeptoren binden.

PROTEINHORMONE

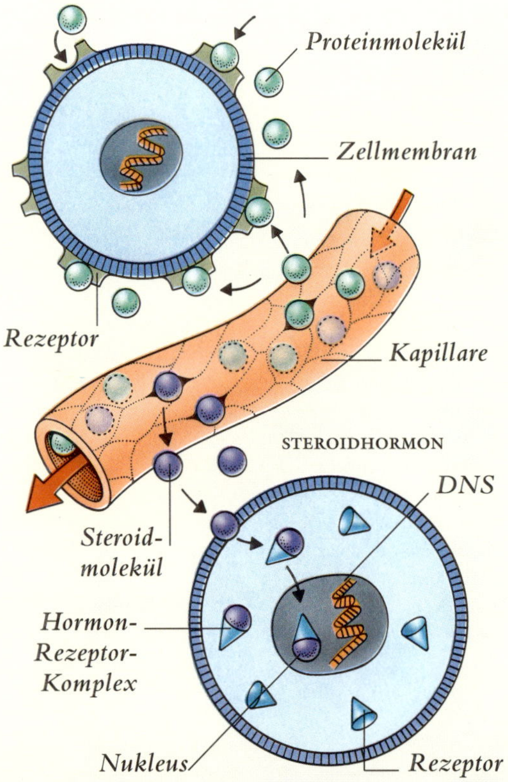

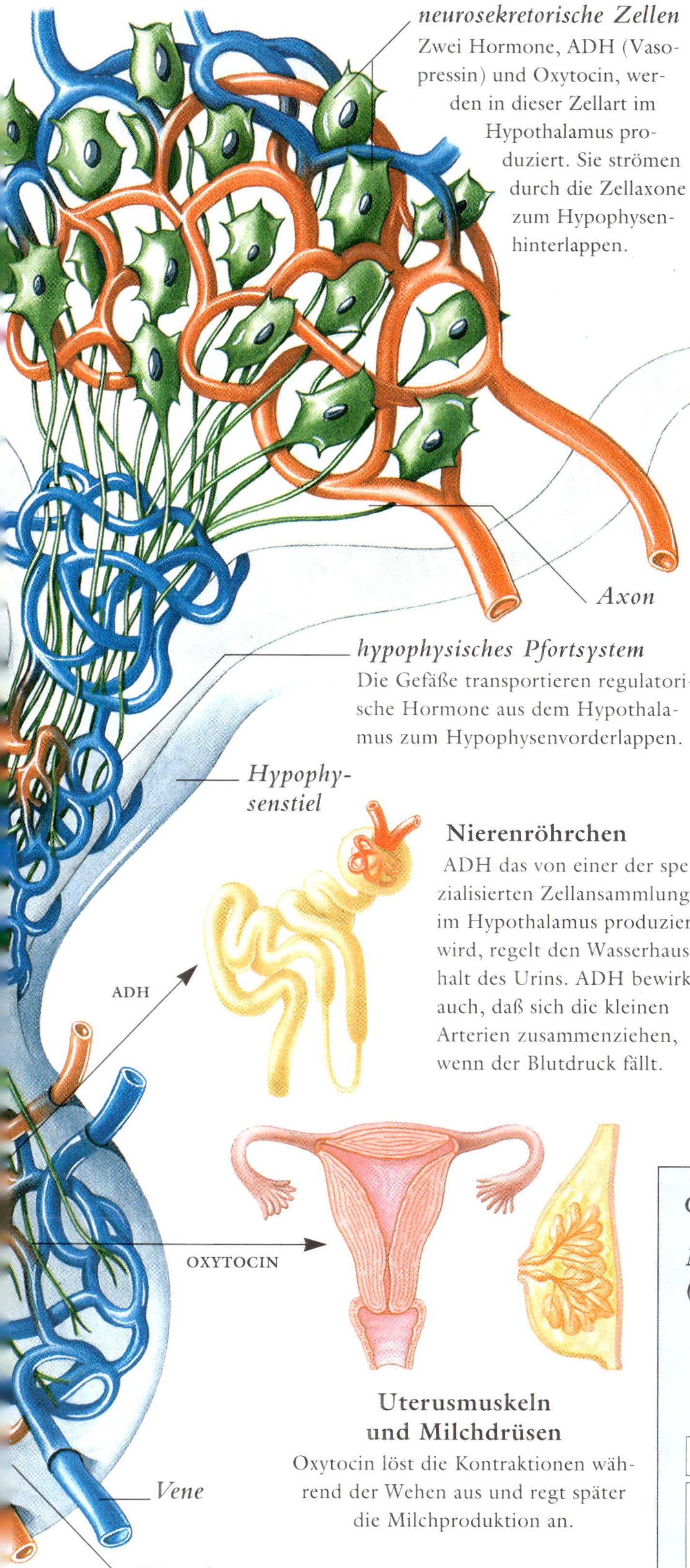

neurosekretorische Zellen
Zwei Hormone, ADH (Vasopressin) und Oxytocin, werden in dieser Zellart im Hypothalamus produziert. Sie strömen durch die Zellaxone zum Hypophysenhinterlappen.

hypophysisches Pfortsystem
Die Gefäße transportieren regulatorische Hormone aus dem Hypothalamus zum Hypophysenvorderlappen.

Nierenröhrchen
ADH das von einer der spezialisierten Zellansammlungen im Hypothalamus produziert wird, regelt den Wasserhaushalt des Urins. ADH bewirkt auch, daß sich die kleinen Arterien zusammenziehen, wenn der Blutdruck fällt.

Uterusmuskeln und Milchdrüsen
Oxytocin löst die Kontraktionen während der Wehen aus und regt später die Milchproduktion an.

Hinterlappen
Hormone aus dem Hypothalamus werden hier gespeichert und bei Bedarf abgegeben.

SCHLÜSSEL ZU DEN HYPOPHYSENHORMONEN

ACTH	*Adrenocorticotropes Hormon*
TSH	*Thyreoidea-stimulierendes Hormon*
GH	*growth hormone = Wachstumshormon*
FSH	*Follikel-stimulierendes Hormon*
LH	*Luteinisierendes Hormon*
MSH	*Melanozyten-stimulierendes Hormon*
ADH	*Antidiuretisches Hormon*

FEEDBACK-MECHANISMEN

Ein spezifischer „Feedback"-Mechanismus, an dem der Hypothalamus, die Hypophyse und die Zieldrüse beteiligt sind, kontrolliert die Hormonproduktion. Ein Feedback-System kann die Freigabe von Hormonen fördern (positives Feedback) oder verhindern (negatives Feedback). Dieser automatische Mechanismus sorgt für ein Gleichgewicht der Körperfunktionen.

1 Der Hypothalamus produziert je nach Bedarf TRH. Dadurch wird der Hypophysenvorderlappen angeregt, TSH freizusetzen. Jetzt wird die Schilddrüse dazu angeregt, ihre Hormone zu produzieren.

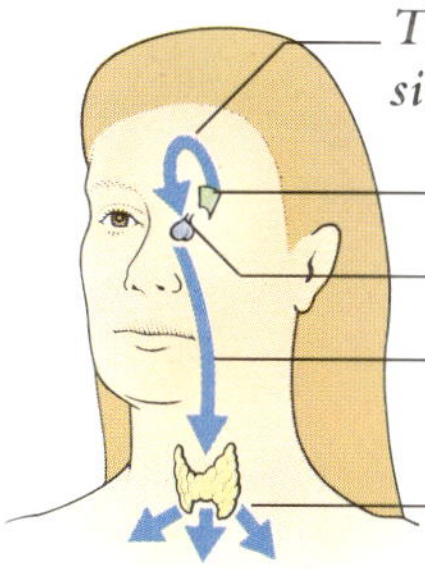

2 Wenn zuviele Schilddrüsenhormone produziert werden, alarmiert das negative Feedback-System den Hypothalamus, der daraufhin weniger TRH produziert. Ein verminderter TRH-Spiegel bewirkt einen verminderten TSH-Spiegel.

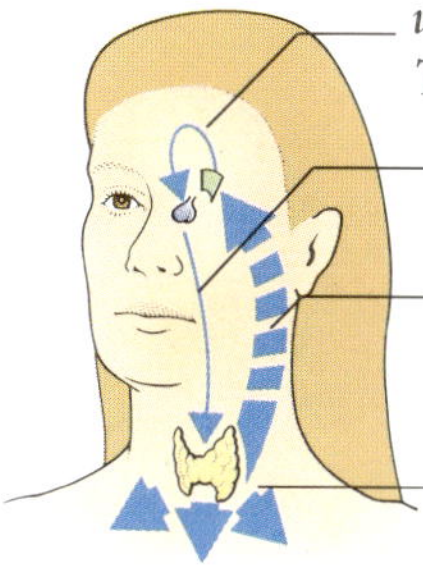

3 Werden zu wenige Schilddrüsenhormone produziert, wird der Feedback-Mechanismus geschwächt. Dann stellt der Hypothalamus mehr TRH her: Die TSH-Produktion steigt so, daß mehr Schilddrüsenhormone produziert werden.

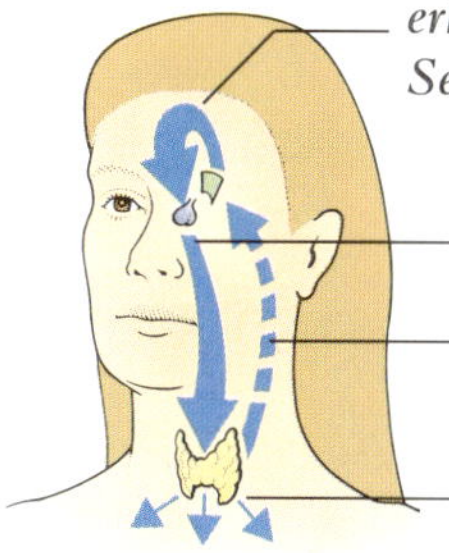

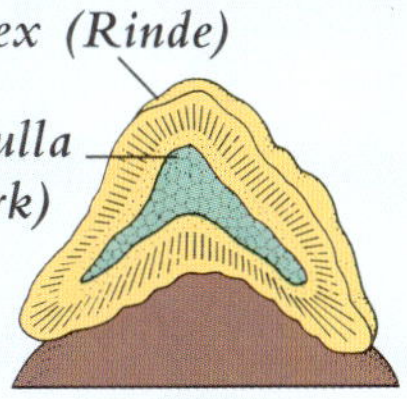

NEBENNIEREN

HORMONE DER NEBENNIEREN

Die Nebennierenrinde besteht aus drei Zonen, von denen jede ihre eigenen Hormone bildet. Das Mark ist fast eine eigene endokrine Drüse: Es produziert Hormone, aber seine Nervenfasern verbinden sich auch mit dem Sympathischen Nervensystem.

HORMONE DER NEBENNIERENRINDE UND DES NEBENNIERENMARKS	
ALDOSTERON	Es wird in der äußersten Zone der Nebennierenrinde produziert. Es senkt die in den Urin abgehende Natriummenge und spielt eine regulierende Rolle bei Blutvolumen und Blutdruck.
KORTISON	Dieses Hormon stammt aus der mittleren Rindenschicht. Es bestimmt, wie der Körper Fett, Proteine, Kohlehydrate und Mineralien verwertet und wirkt entzündungshemmend.
GONADO-KORTIKOIDE	Diese Geschlechtshormone werden in der Innenschicht der Nebennierenrinde produziert. Sie beeinflussen die Spermienproduktion bei den Männern und regeln hauptsächlich die Verteilung der Körperbehaarung bei Frauen.
ADRENALIN UND NORADRENALIN	Diese Hormone aus dem Nebennierenmark regeln die Streßreaktionen des Körpers. Noradrenalin erhöht den Herzschlag und den Blutdruck, Adrenalin regt den Kohlestoffwechsel an.

6. KAPITEL

KARDIO-VASKULÄRES SYSTEM

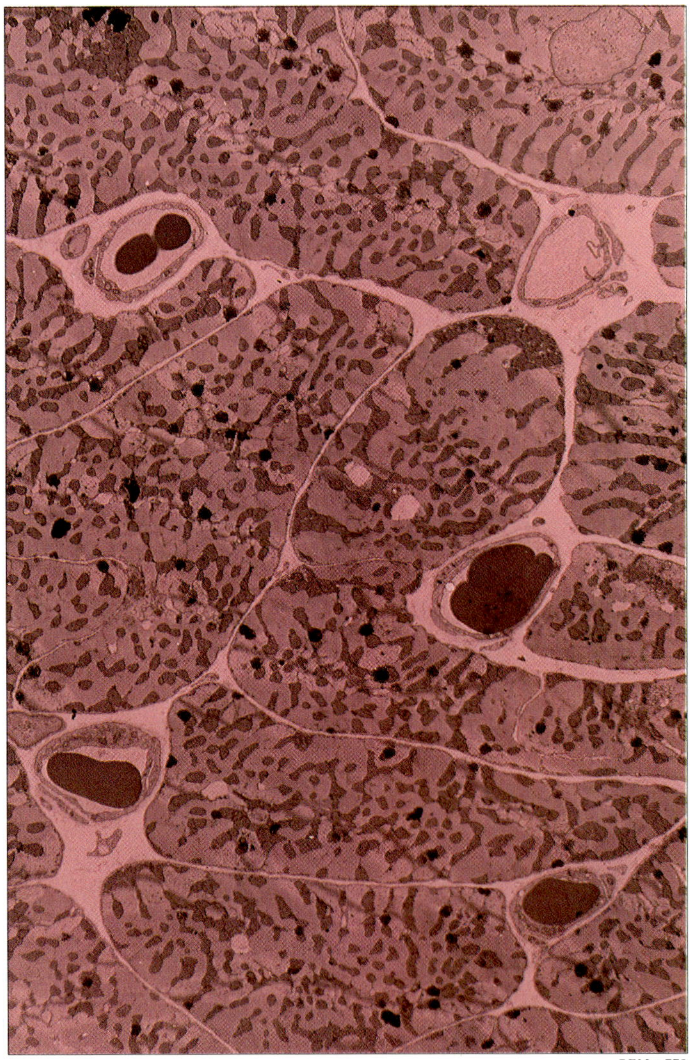

Das Myokard ist ein spezielles Muskelgewebe, das nur im Herz vorkommt

REM x 770

EINLEITUNG

Für die meisten von uns hat das Herz eine besondere Bedeutung: Wir verbinden mit ihm Gefühle und Tugenden wie Liebe und Mut. Tatsächlich ist es nur eine Pumpe. Die Assoziation des Herzens mit Gefühlen stammt aus dem Altertum, als die Pumptätigkeit des Herzens noch relativ unbekannt war. Die alten Griechen und Römer glaubten stattdessen, daß in den Arterien Luft und nicht Blut transportiert wird. Ungefähr zweitausend Jahre später entdeckte der englische Arzt William Harvey, daß das Herz das Blut durch zwei Kreisläufe pumpt: einmal zur Lunge und wieder aus der Lunge hinaus sowie durch den gesamten Körper. Herzerkrankungen sind schon immer die häufigste Todesursache gewesen, aber im Laufe des 20. Jahrhunderts ist ein neuer Trend eingetreten. Anfang 1900 war die häufigste Herzerkrankung ein Herzklappenfehler bei Kindern und Heranwachsenden, der durch rheumatisches Fieber ausgelöst wurde; heutzutage tritt ein Herzklappenfehler normalerweise erst bei den über 60jährigen auf. Heute sind Erkrankungen der Herzkranzgefäße ab dem 35. Lebensjahr die Haupttodesursache in den Industrieländern. Man weiß jetzt sicher, daß eine Verbindung zwischen dieser Erkrankung und dem Rauchen, cholesterin- und fettreicher Nahrung, Bluthochdruck und mangelnder körperlicher Bewegung besteht. Inzwischen besteht die Möglichkeit, Herzkranzgefäßerkrankungen medikamentös, operativ oder sogar durch eine Herztransplantation zu behandeln, aber die wichtigste Vorbeugemaßnahme ist immer noch eine gesunde Lebensweise.

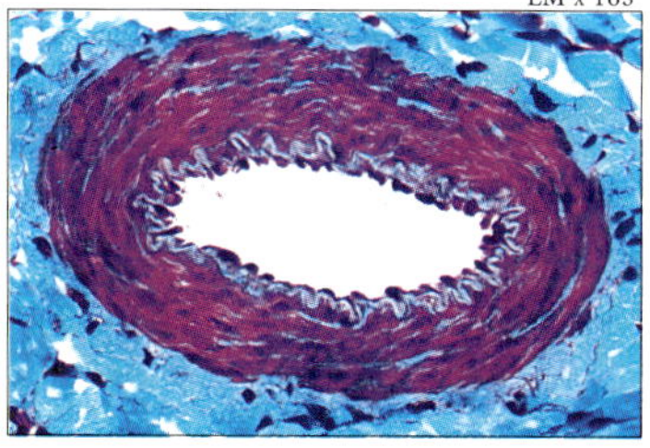

Querschnitt durch eine Arterie

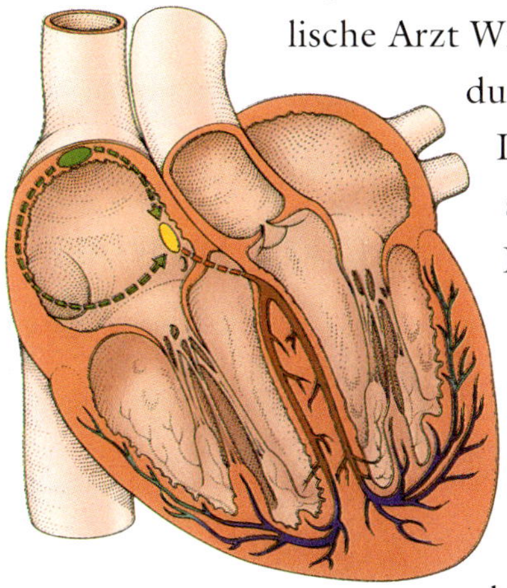
Leitungsbahnen aus dem natürlichen Schrittmacher des Herzens

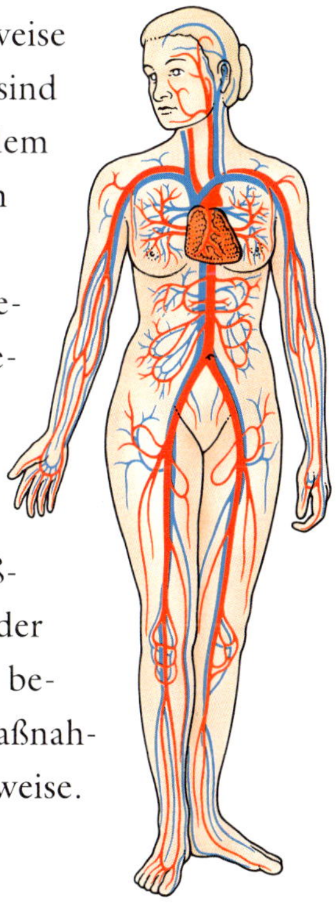
Das Kardiovaskuläre System

HERZ UND KREISLAUF

DAS BLUT WIRD DURCH ZÄHE ELASTISCHE RÖHREN, die Arterien, aus dem Herzen gepumpt. Gefäße aus der rechten Herzhälfte setzen den Lungenkreislauf in Gang, in dem das Blut zur Lunge transportiert und mit Sauerstoff angereichert wird. Die Aorta, die Hauptschlagader aus dem Herz, verzweigt sich und bildet den Körperkreislauf, mit dem der Sauerstoff zu allen Körpergeweben transportiert wird. Ein Venennetzwerk befördert das Blut wieder zurück zum Herzen. Winzige Gefäße, die Kapillaren, verbinden die kleinsten Arterien und Venen miteinander. Dieses hochkomplizierte System ist ungefähr 150.000 Kilometer lang.

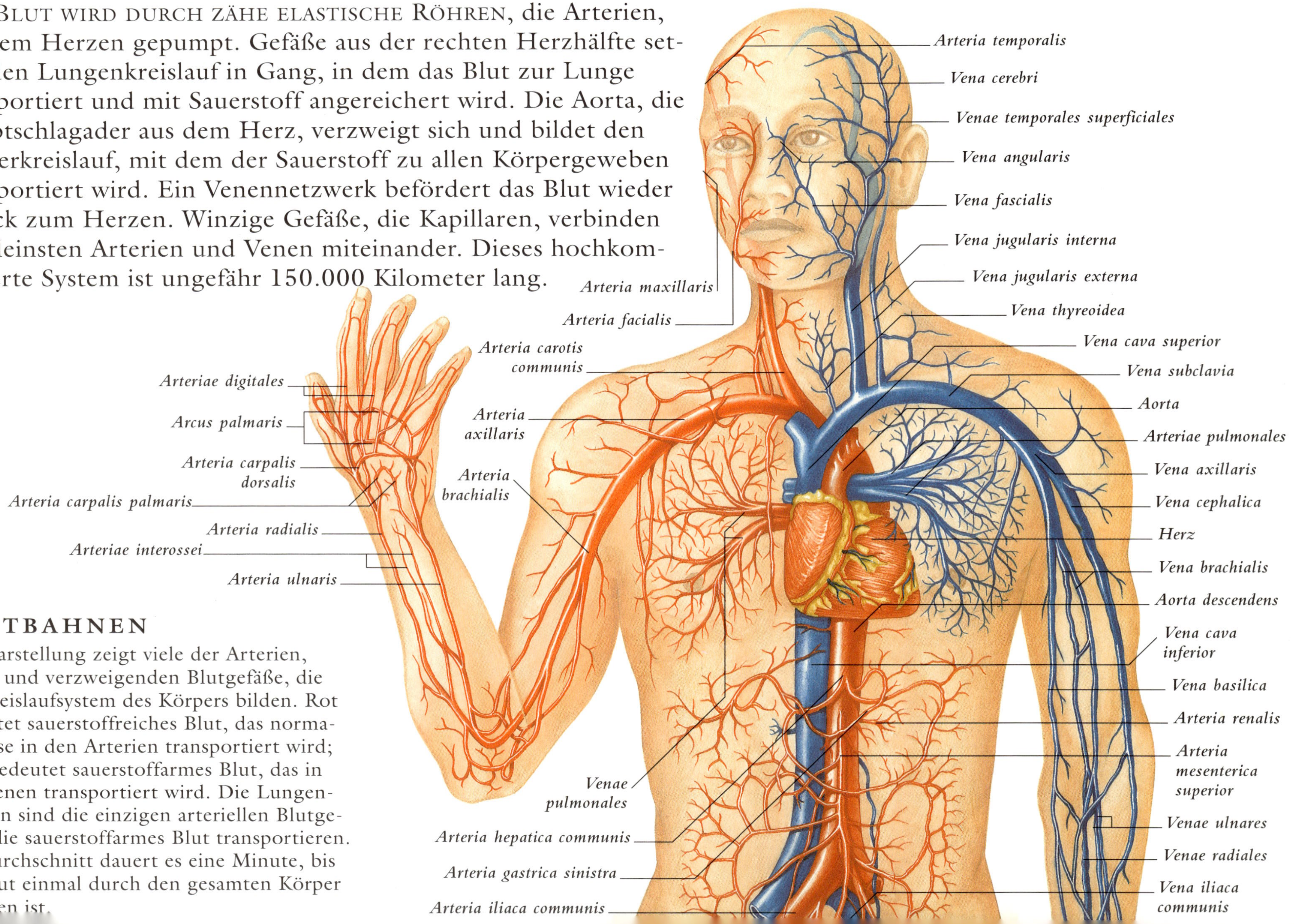

BLUTBAHNEN

Die Darstellung zeigt viele der Arterien, Venen und verzweigenden Blutgefäße, die das Kreislaufsystem des Körpers bilden. Rot bedeutet sauerstoffreiches Blut, das normalerweise in den Arterien transportiert wird; blau bedeutet sauerstoffarmes Blut, das in den Venen transportiert wird. Die Lungenarterien sind die einzigen arteriellen Blutgefäße, die sauerstoffarmes Blut transportieren. Im Durchschnitt dauert es eine Minute, bis das Blut einmal durch den gesamten Körper gelaufen ist.

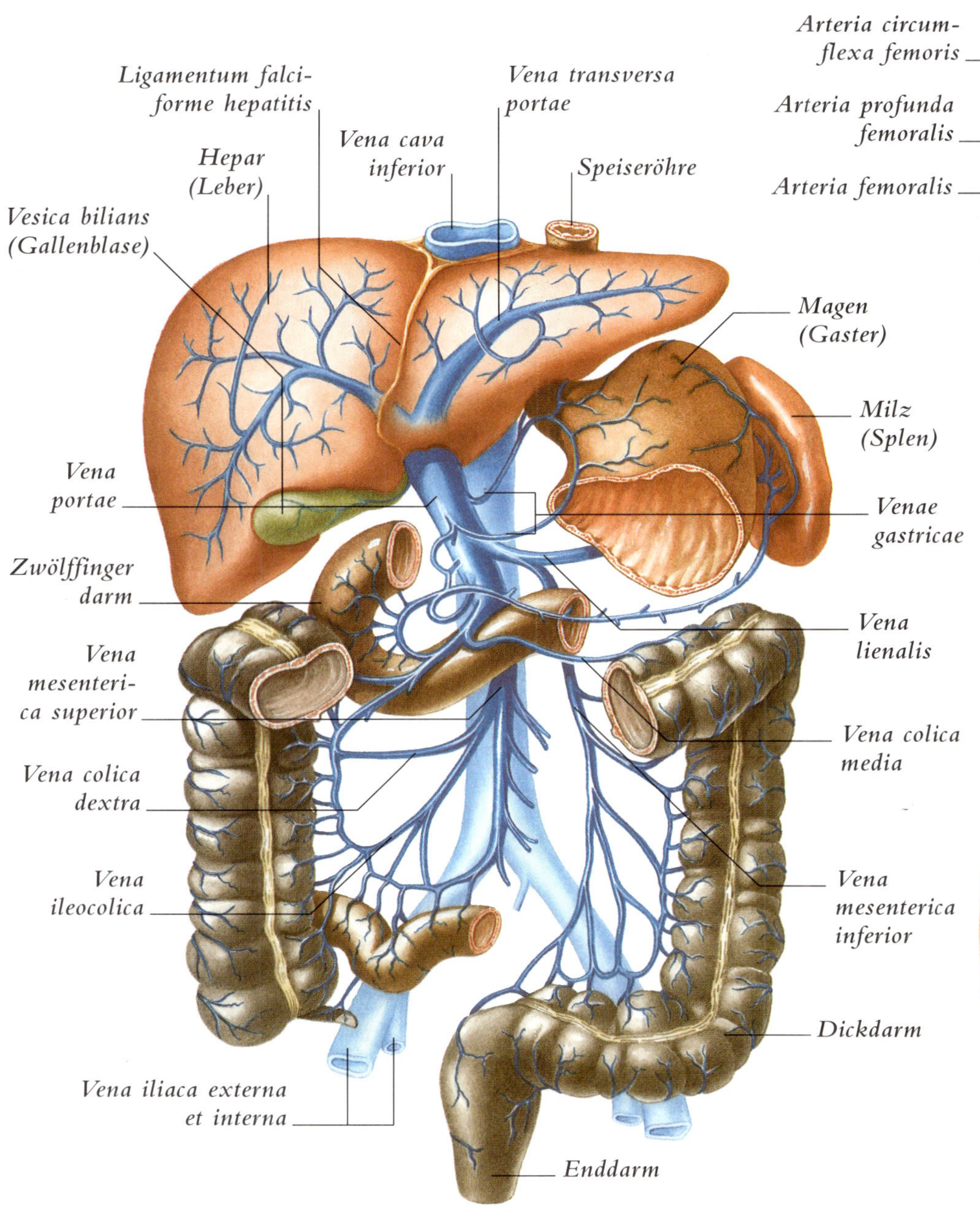

Das hepatische Pfortadersystem

Ein Pfortadersystem ist eine Anordnung von Blutgefäßen zwischen zwei verschiedenen Geweben. Blut fließt aus dem Magen, der Milz, dem Darm und der Bauchspeicheldrüse in eine Reihe kleinerer Venen, die sich verbinden und eine Pfortader bilden. Diese Vene transportiert das Blut aus dem Magen-Darm-Trakt zur Leber, die Nährstoffe absorbiert und speichert sowie Giftstoffe, Toxine und Schadstoffe beseitigt. Das entgiftete Blut tritt in die Vena cava ein, kehrt zurück zum Herzen und zur Lunge, wird dort mit Sauerstoff angereichert und dann wieder verteilt.

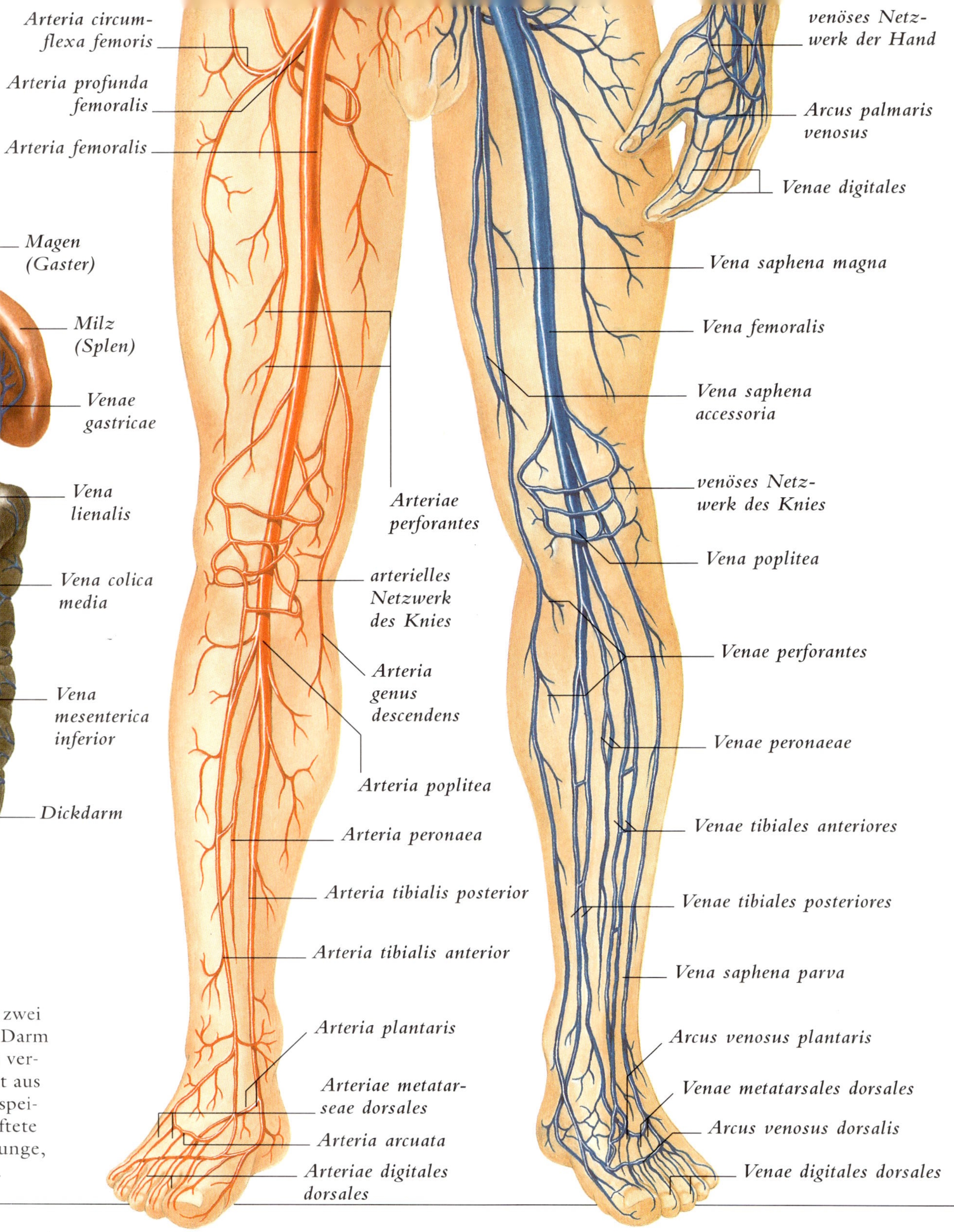

AUFBAU DES HERZENS

DAS HERZ IST EIN LEISTUNGSSTARKER MUSKEL, der ungefähr die Größe einer Grapefruit hat. Es arbeitet wie zwei kombinierte Pumpen und sendet ständig Blut in den Körper und zurück. In diesem Kreislauf werden Sauerstoff und Nährstoffe zu sämtlichen Organen und Geweben transportiert und schädliche Abfallprodukte beseitigt. Das Myokard, eine spezialisierte Muskelart, kommt nur im Herz vor.

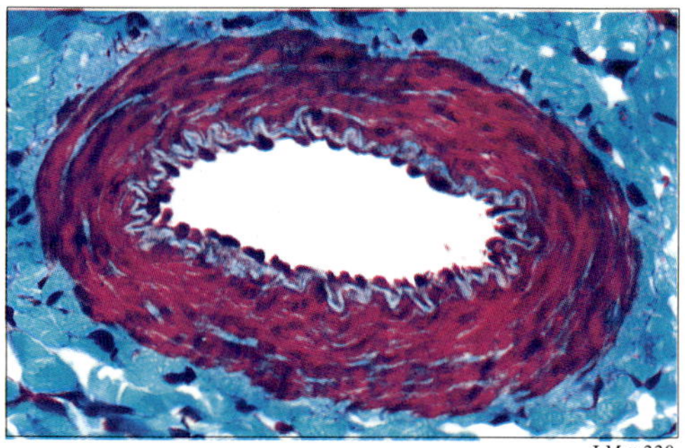

LM x 220

Querschnitt der Aorta
Die Aorta ist ein Teil des Netzwerkes aus Blutgefäßen, durch das das Blut aus dem Herzen in den Körper verteilt wird. Die große Aorta hat einen Durchmesser von 2,5 Zentimeter, der Durchmesser der Arterien in den Muskeln und Geweben beträgt nur 0,5 Millimeter.

AUFBAU DES HERZENS

Das Herz besteht aus vier Kammern: zwei oberen Kammern, den Vorhöfen, und zwei dickwandigen unteren Kammern, den Ventrikeln. Eine dicke Muskelwand, das Septum, trennt die beiden Herzhälften. Die vier Herzklappen erfüllen eine wichtige Funktion. Sie sorgen dafür, daß das Blut immer nur in eine Richtung fließen kann.

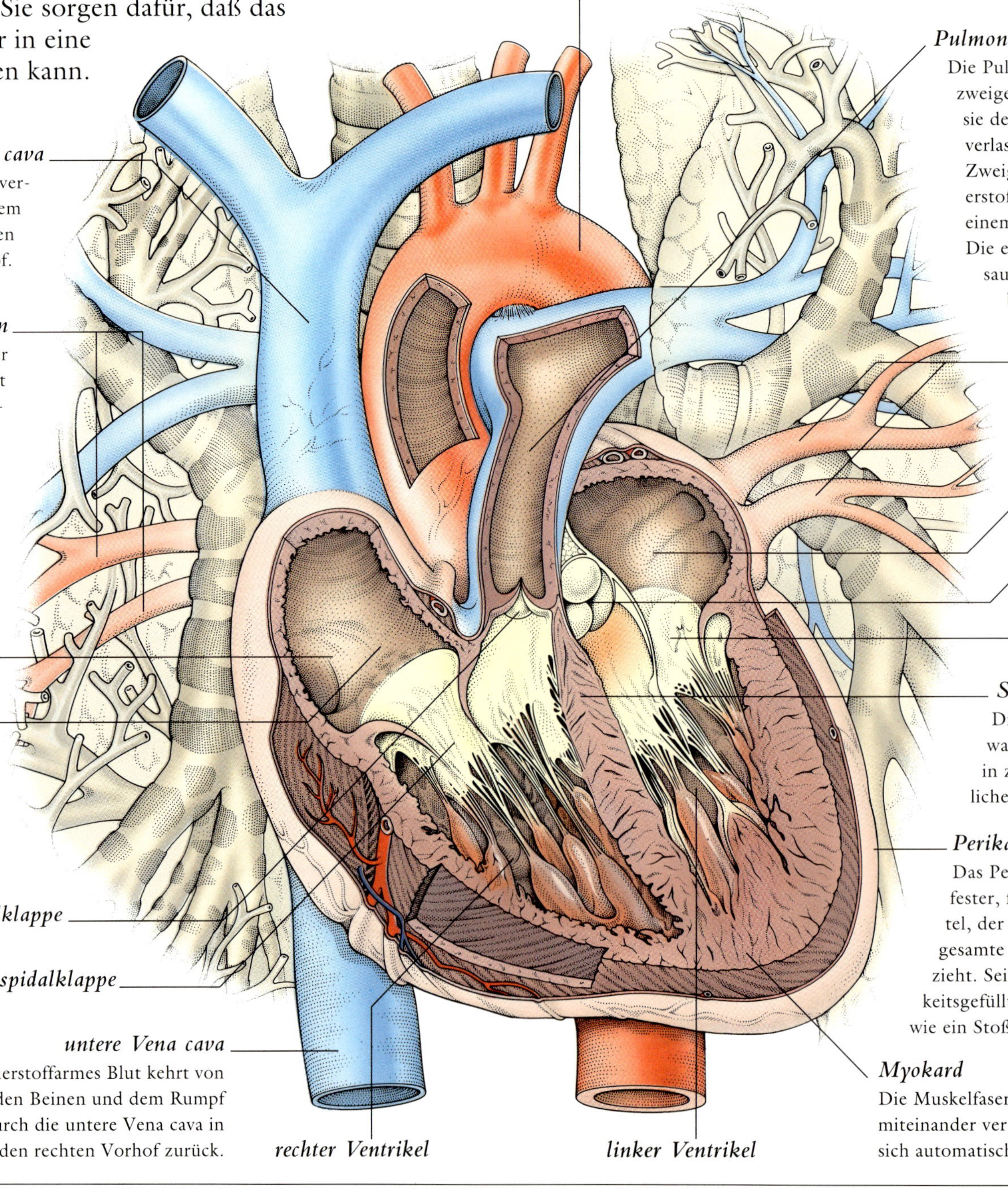

ZWEI PUMPEN IN EINER

Verbrauchtes Blut aus den Körpergeweben tritt in die rechte Herzhälfte ein und wird in die Lunge hinausgepumpt. Im Lungenkreislauf fließt das Blut durch die Lunge und absorbiert dort Sauerstoff. Dieses sauerstoffreiche Blut kehrt zur linken Herzhälfte zurück und wird wieder in den Körper hinausgepumpt. Im Körperkreislauf fließt das Blut durch sämtliche Körpergewebe. Im Ruhezustand beträgt der gesamte Kreislauf durch die Lunge und den Körper nur etwa 1 Minute, wobei das Herz ca. 5 bis 7 Liter Blut pumpt.

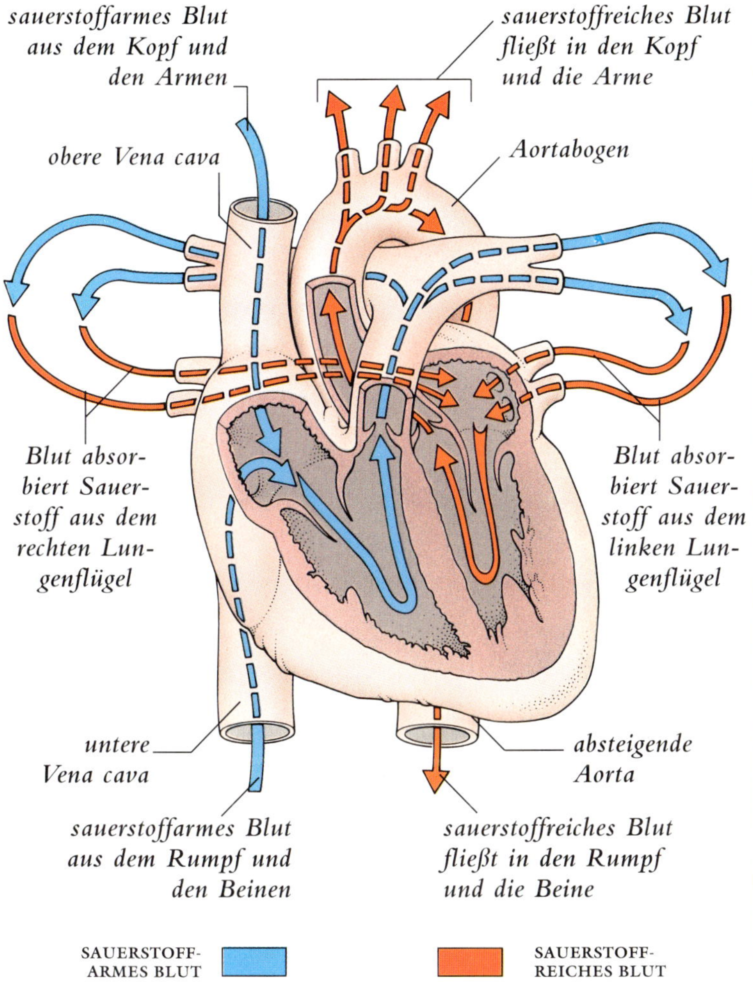

DIE BLUTZUFUHR ZUM HERZEN

Da das Herz enorme Sauerstoffmengen benötigt, muß es ausreichend mit Blut versorgt werden – nur das Gehirn benötigt noch mehr. Blut, das durch die Herzkammern fließt, kann nicht durch die Kammerwände dringen. Der Herzmuskel besitzt deshalb ein eigenes Netzwerk aus Blutgefäßen, die Herzkranzgefäße.

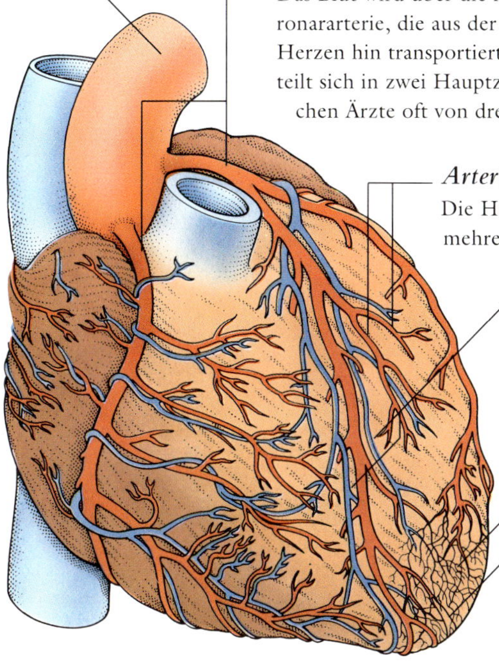

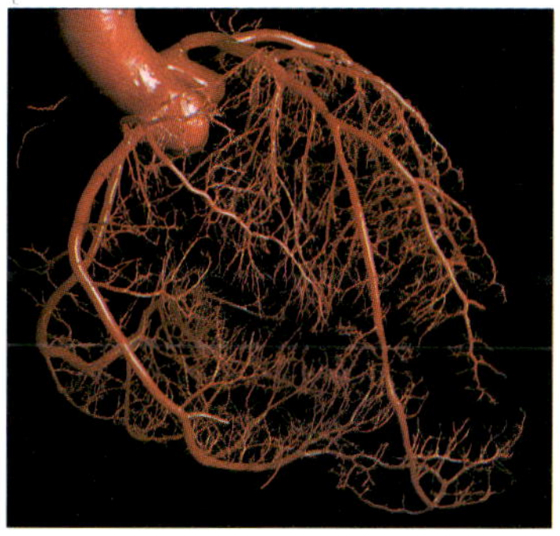

Harzguß von Koronararterien

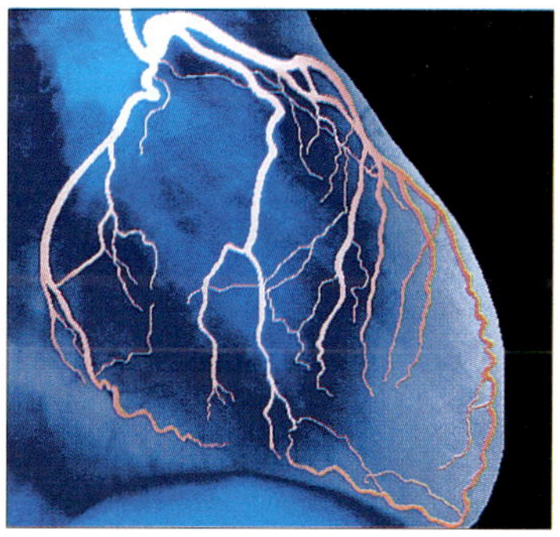

Angiogramm von Koronararterien

HERZSKELETT

Eine Reihe vier fester Faserringe, das Herzskelett, bildet den Ansatzpunkt für die vier Herzklappen und den Herzmuskel. Die Darstellung zeigt die Muskelfasern des linken und rechten Ventrikels, welche die Masse des Herzgewebes ausmachen. Da die Muskelfasern eng um die Ventrikel gewickelt sind, können diese das Blut aus dem Herz drücken, so wie man mit der Faust Wasser aus einem Ballon drückt.

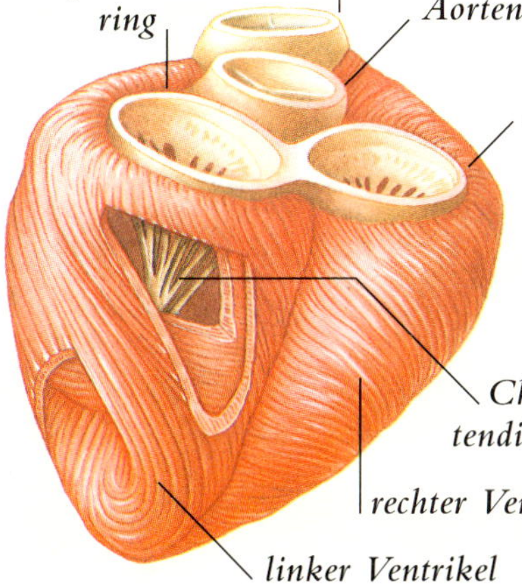

BLUTSAMMLUNG

Die Verteilung der Koronarvenen verläuft fast genauso wie bei den Koronararterien. Die meisten gelangen in den Koronarsinus, eine große Vene an der Rückseite des Herzens. Aus dieser Vene fließt das Blut dann in den rechten Vorhof. Einige kleine Venen geben das Blut direkt dorthin ab.

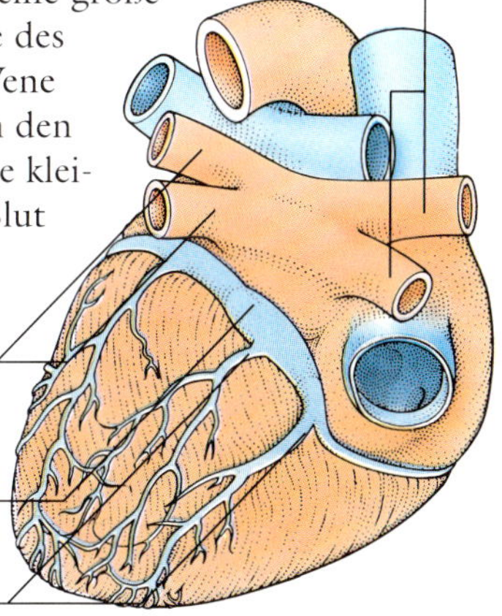

HERZFUNKTION

DAS HERZ IST EINE DYNAMISCHE PUMPE, die das Blut durch ein Netzwerk aus Blutgefäßen treibt. Die wirkliche Kraft stammt aus den Ventrikeln mit ihren dicken Muskelwänden, die sich zusammenziehen und das Blut in die Arterien drängen. Die Pumptätigkeit des Herzenz wird automatisch wiederholt, wobei die Stärke des Herzschlags und das Blutvolumen davon abhängt, inwieweit der Körper seelischen und körperlichen Belastungen ausgesetzt ist.

EKG-Aufzeichnung
Die Elektrokardiographie (EKG) registriert den Fluß elektrischer Impulse durch das Herz. Die verschiedenen Phasen der Impulstätigkeit sind jeweils mit Farben gekennzeichnet (siehe unten und Seite 116)

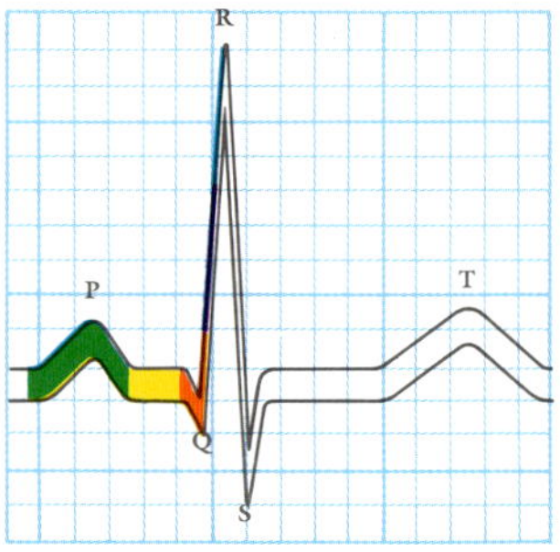

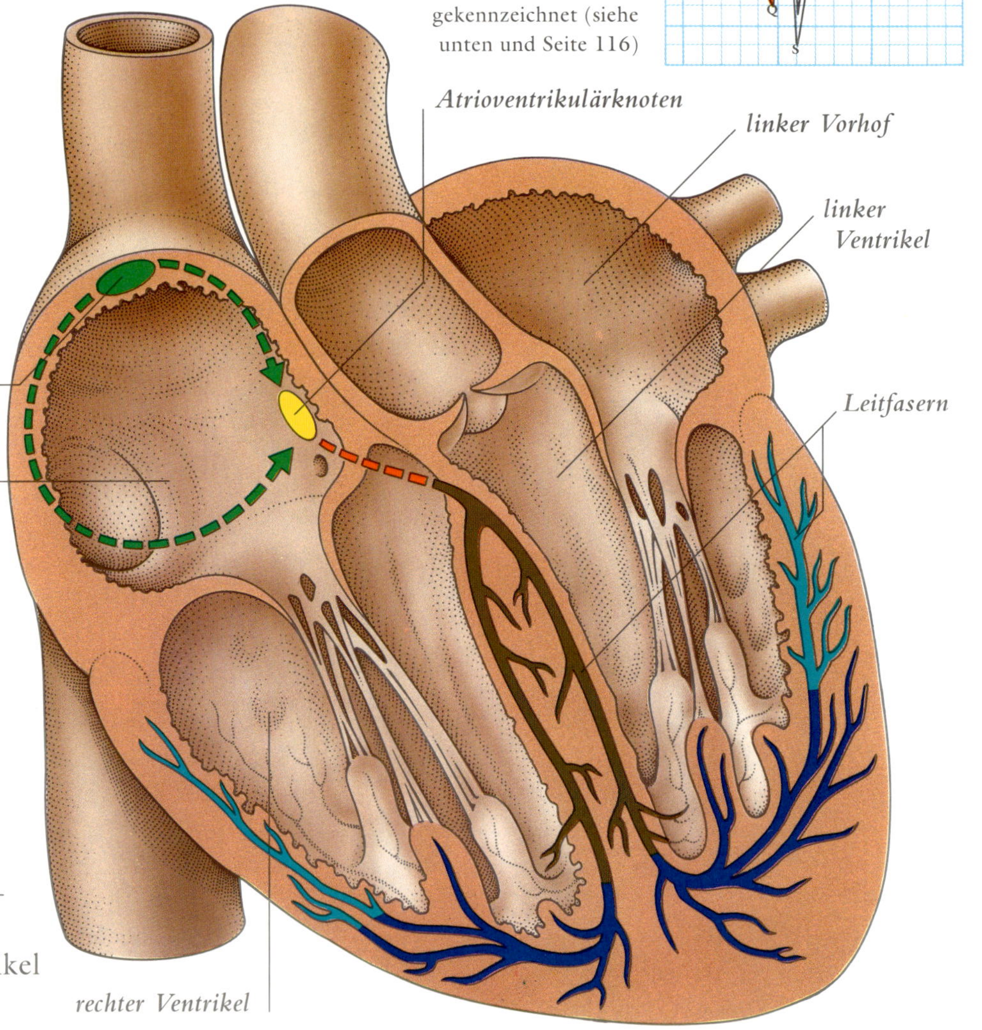

ERREGUNGSLEITUNGS-SYSTEM

Ein regulärer, rhythmischer Herzschlag wird von elektrischen Impulsen aufrechterhalten, die aus dem Sinusknoten, dem natürlichen Schrittmacher des Körpers, kommen. Impulse breiten sich durch die Vorhöfe aus, regen zur Kontraktion an und erreichen den Atrioventrikulärknoten. Nach einer kurzen Ruhephase wandern die Impulse entlang spezieller Leitmuskelfasern durch die Ventrikel und verursachen Kontraktionen.

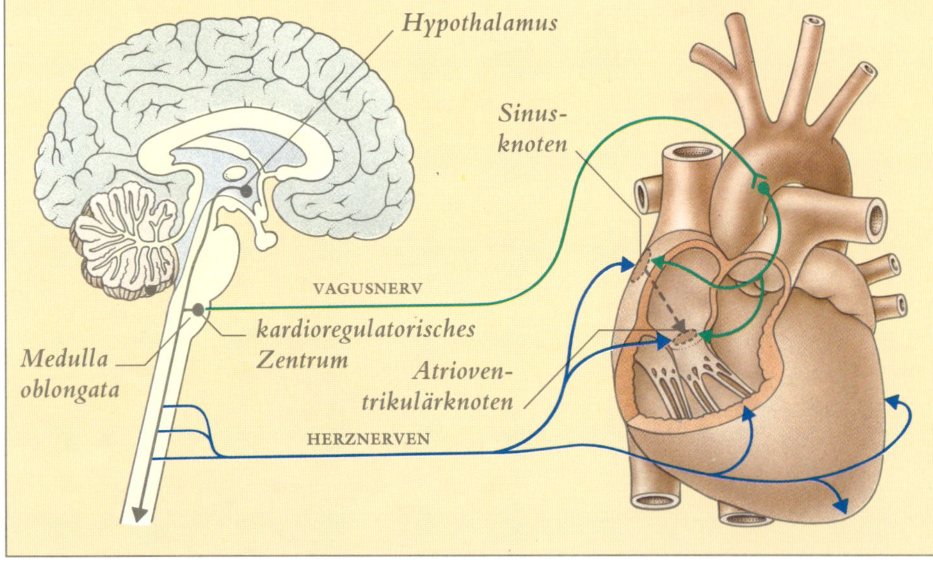

NERVENSYSTEM-KONTROLLE

Ohne Kontrolle durch die Nerven würde das Herz ca. 80mal pro Minute schlagen. Die parasympathischen Nerven senden jedoch Impulse an das kardioregulatorische Zentrum in der Medulla und sorgen so dafür, daß es nur etwa 70mal pro Minute schlägt. Bei körperlicher oder seelischer Belastung gibt der Hypothalamus an die sympathischen Herzmuskeln den Befehl aus, den Herzschlag zu beschleunigen. Auch von den Nebennieren freigesetzte Hormone können den Herzschlag erhöhen.

PARASYMPATHISCHE NERVEN

SYMPATHISCHE NERVEN

DIE HERZKLAPPEN

Die vier Herzklappen sorgen dafür, daß das Blut nur in einer Richtung durch die Herzkammern fließen kann. Sie bestehen aus zwei oder drei taschenförmigen Bindegewebssegeln, die an den Herzwänden hängen. Die Klappen öffnen sich, wenn das Blut in die richtige Richtung fließt und schließen sich danach fest, damit es nicht mehr zurückfließen kann. Die Herzklappen öffnen und schließen sich bei Druckänderungen.

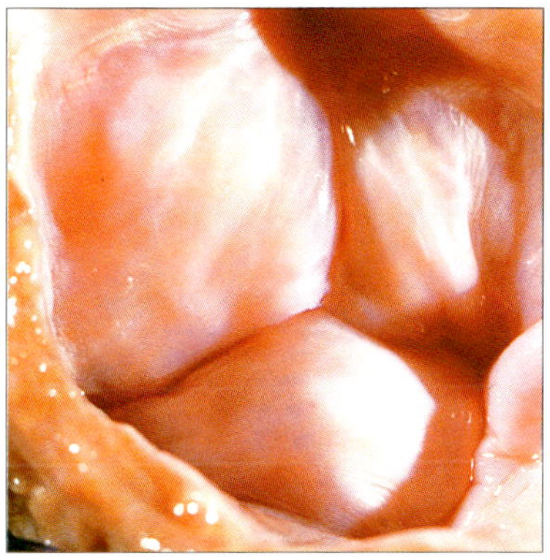

Pulmonalklappe
Blut fließt aus dem rechten Ventrikel durch die Pulmonalklappe in die Pulmonalarterie. Nach einer Kontraktion des Ventrikels sorgt diese dreiteilige Klappe vor allem dafür, daß das Blut nicht mehr zurückfließen kann, wenn sich der Ventrikel wieder entspannt.

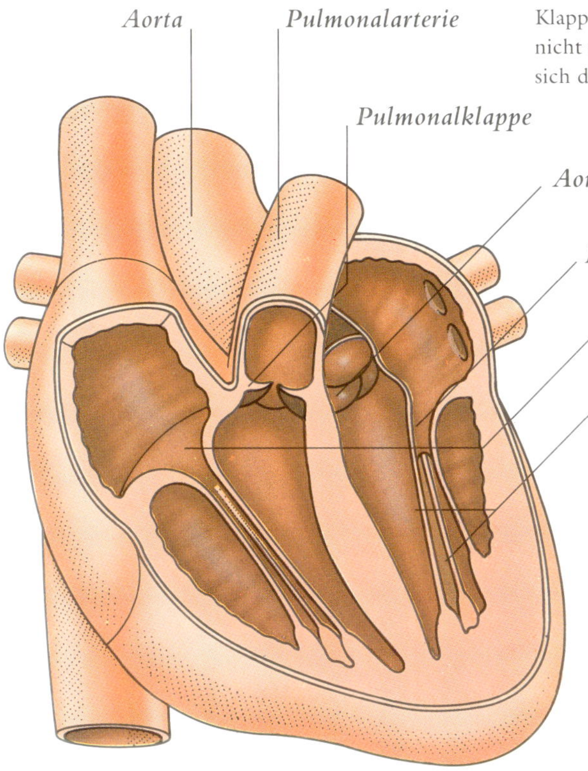

Sitz der Klappen
Die Trikuspidal- und die Mitralklappen befinden sich jeweils zwischen der oberen und unteren Kammer in den Herzhälften. Die Pulmonal- und die Aortenklappe liegen an den Austrittsstellen der Ventrikel in die Pulmonalarterie und die Aorta.

Taschenklappen
Diese dünnen, faserigen Taschen sind von einer glatten Membran, dem Endokard, bedeckt und durch dichtes Bindegewebe verstärkt. Die Pulmonal-, die Aorten- und die Trikuspidalklappe haben drei Taschen, die Mitralklappe hat zwei segelförmige Gewebslappen.

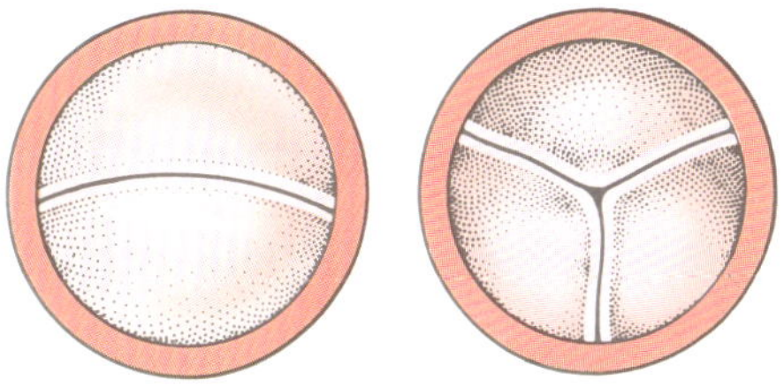

ZWEI SEGELFÖRMIGE GEWEBSLAPPEN — DREI TASCHENFÖRMIGE LAPPEN

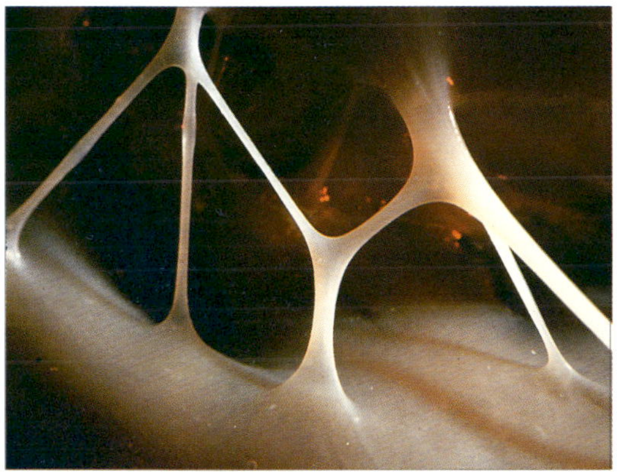

Chordae tendineae
Faserstränge, die chordae tendineae, befestigen die Trikuspidal- und die Mitralklappen an den Ventrikelwänden. Diese Stränge verhindern, daß die Klappen aufgrund des starken Drucks des fließenden Blutes nach oben gedrückt werden. Die Aorten- und die Pulmonalklappen müssen nicht auf diese Weise befestigt sein, da bei ihnen kaum die Gefahr besteht, daß sie nach außen gedrückt werden.

HERZZYKLUS

Das Herz schlägt während drei getrennter Phasen, die in zeitlich aufeinander abgestimmten Abfolgen ablaufen. In der ersten Phase der Entspannung wird das Blut neu aufgefüllt; danach folgen Kontraktionsphasen, in denen das Blut hinausgedrückt wird. Der ganze Zyklus dauert im Durchschnitt nur ca. eine vierfünftel Sekunde, bei Belastung u. U. nur halb so lange.

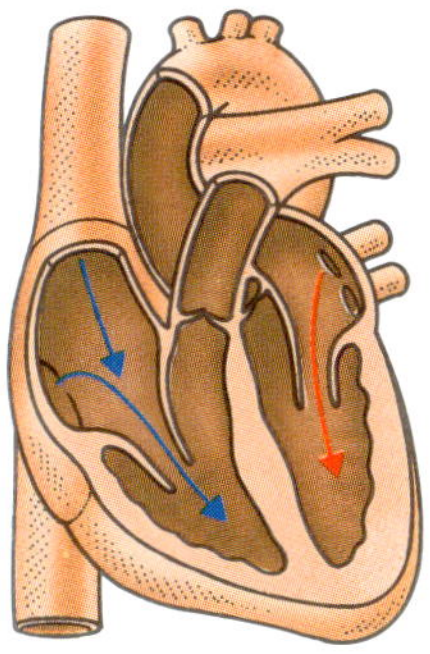

Diastole
Während der ersten Phase dieses Zyklus tritt sauerstoffarmes Blut in den rechten Vorhof ein, und sauerstoffreiches Blut strömt in den linken Vorhof. Das Blut fließt dann durch die Ventrikel. Am Ende dieser Phase sind die Ventrikel mit ca. 80 Prozent ihrer Kapazität gefüllt.

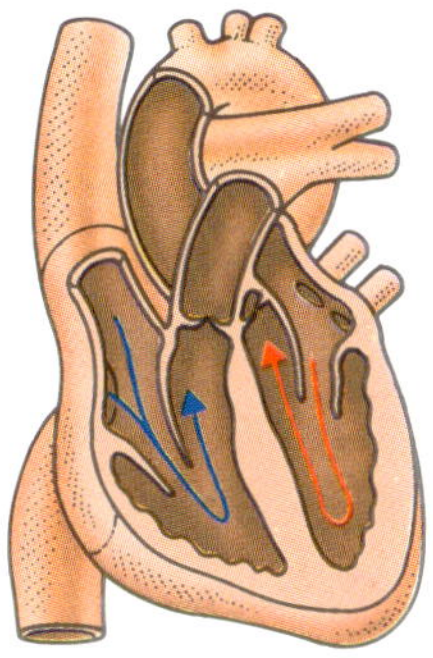

Vorhofsystole
Impulse vom Sinusknoten leiten die nächste Zyklusphase ein, bei der sich die Vorhöfe zusammenziehen. Dadurch wird Blut, das noch in den Vorhöfen ist, in die Ventrikel gepumpt.

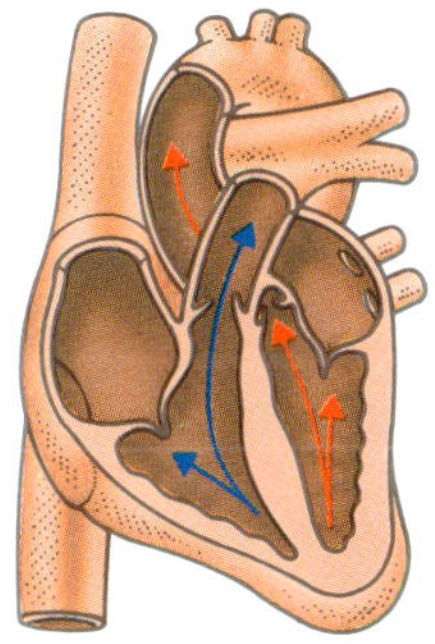

Kammersystole
Während der dritten Phase des Herzzyklus ziehen sich die Ventrikel zusammen. Die Klappen an den Austrittsstellen der Kammern öffnen sich und Blut wird in die Pulmonalarterie und in die Aorta gepumpt. Wenn diese Phase beendet ist, beginnt wieder die Diastole.

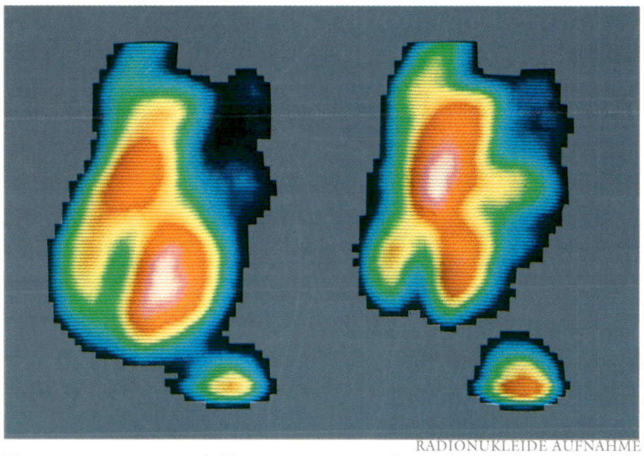

RADIONUKLEIDE AUFNAHME

Entspannen und Zusammenziehen
Diese Scan-Aufnahmen oben wurden mit einer Gamma-Kamera gemacht, mit der radioaktiv gekennzeichnete rote Blutzellen sichtbar gemacht werden können. Sie zeigen, wie sich die Verteilung des Blutes (rote und gelbe Bereiche) im Herz während der verschiedenen Phasen des Pumpzyklus ändert. Auf dem linken Bild ist das Herz entspannt und füllt sich mit Blut; rechts wird das Blut aus dem Herz gedrückt.

BLUTGEFÄSSE UND BLUT

EIN KOMPLEXES KREISLAUFSYSTEM macht es möglich, daß das Blut viele Aufgaben erfüllen kann. Blut transportiert Sauerstoff, Nährstoffe und Abfallprodukte; es trägt zur Regulierung des Wasserhaushaltes, der Temperatur und des Säure-Basen-Verhältnisses bei; seine spezialisierten Zellen und Proteine schützen nach einer Verletzung vor Blutverlust und Infektionen.

BLUTTRANSPORT

Ohne Sauerstoff würden alle Zellen im Körper schnell absterben. Sauerstoffreiches Blut aus der Lunge zirkuliert durch die muskulären, dickwandigen Arterien (siehe rechts) in immer kleiner werdende Gefäße, die Arteriolen. Diese Gefäße verbinden sich durch Kapillaren mit dem Venensystem.

AUFBAU EINER VENE

Sauerstoffarmes Blut kehrt mit niedrigem Druck durch die Venen zum Herz zurück. Das wird durch eine Reihe von Klappen unterstützt, die sich nur in eine Richtung öffnen.

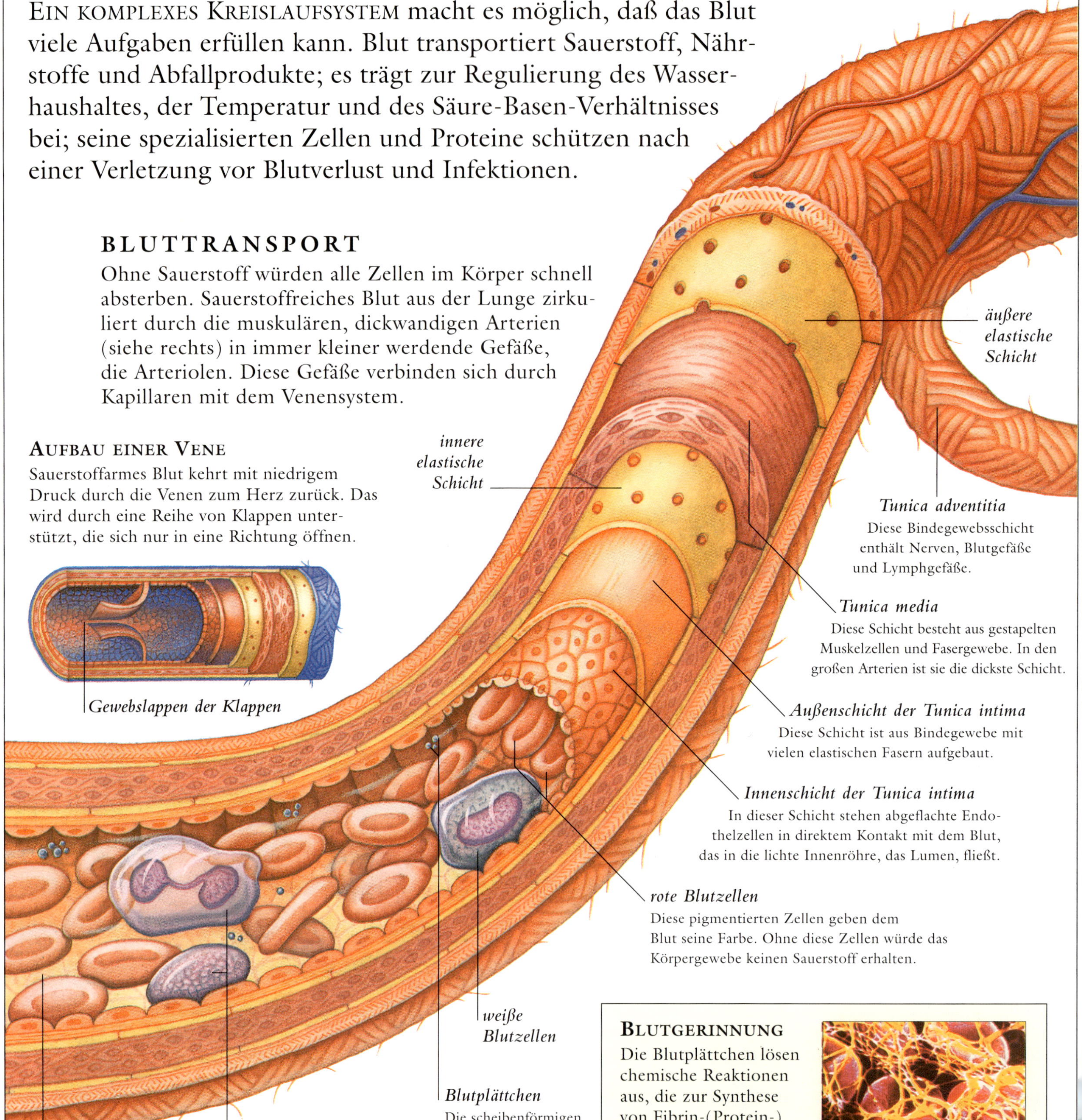

Tunica adventitia
Diese Bindegewebsschicht enthält Nerven, Blutgefäße und Lymphgefäße.

Tunica media
Diese Schicht besteht aus gestapelten Muskelzellen und Fasergewebe. In den großen Arterien ist sie die dickste Schicht.

Außenschicht der Tunica intima
Diese Schicht ist aus Bindegewebe mit vielen elastischen Fasern aufgebaut.

Innenschicht der Tunica intima
In dieser Schicht stehen abgeflachte Endothelzellen in direktem Kontakt mit dem Blut, das in die lichte Innenröhre, das Lumen, fließt.

rote Blutzellen
Diese pigmentierten Zellen geben dem Blut seine Farbe. Ohne diese Zellen würde das Körpergewebe keinen Sauerstoff erhalten.

Plasma
Über die Hälfte des Blutes besteht aus dieser Flüssigkeit, die Nährstoffe, Mineralien, Wasser und Proteine enthält.

weiße Blutzellen
Die weißen Blutzellen oder Leukozyten haben verschiedene Formen. Ihre Hauptaufgabe besteht darin, den Körper vor Infektionen zu schützen.

Blutplättchen
Die scheibenförmigen Blutplättchen sind die kleinsten Blutzellen. Sie spielen eine wesentliche Rolle bei Verletzungen, indem sie nach Gewebsschädigung eine Blutung zum Stillstand bringen.

BLUTGERINNUNG

Die Blutplättchen lösen chemische Reaktionen aus, die zur Synthese von Fibrin-(Protein-) Strängen führen. Diese bilden ein Geflecht um rote Blutzellen, aus dem ein Blutgerinnsel wird.

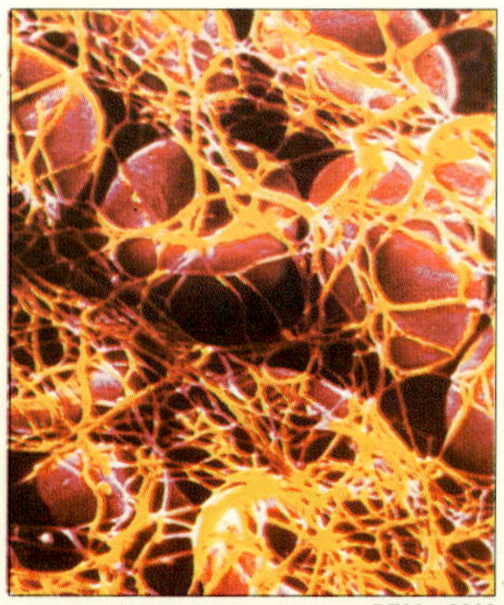

Faserstränge roter Blutzellen

REM x 2000

DAS KAPILLARNETZWERK

Die zwei Zirkulationswege, die Arterien- und die Venenbahnen, sind durch Kapillaren verbunden. Diese extrem kleinen Blutgefäße verbinden sich miteinander und bilden ein unterschiedlich dichtes Netzwerk. Die Dichte hängt von der Art der Muskelaktivität ab: Das Herz hat ein dichtes Kapillarnetzwerk, während das der Haut lockerer ist. In diesen Gefäßen fließt das Blut langsamer als in den Arterien, da hier der Austausch von Sauerstoff und Nährstoffen stattfindet.

Stelle des Austausches
Die dünnen Kapillarwände sind von winzigen Zwischenräumen durchlöchert, durch die nähr- und sauerstoffhaltige Flüssigkeit in die Gewebszellen fließt und Abfallprodukte zurück in die Gefäße gelangen können.

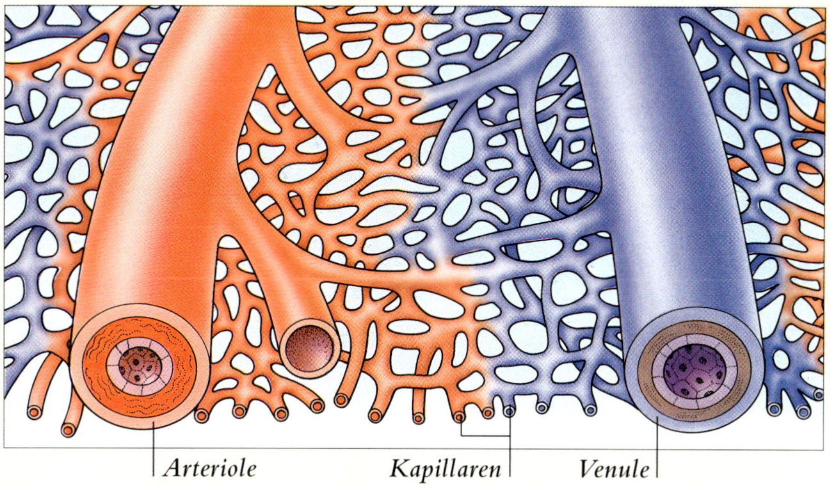

PRODUKTION DER ROTEN BLUTZELLEN

Die Lebensdauer einer sauerstofftransportierenden roten Blutzelle (Erythrozyt) beträgt 80 bis 120 Tage. Jede Sekunde sterben zwei Millionen dieser Zellen ab, aber sie werden sofort von neuen Zellen ersetzt, die im roten Knochenmark des Körpers in einem Prozeß, der Erythropoese, hergestellt werden.

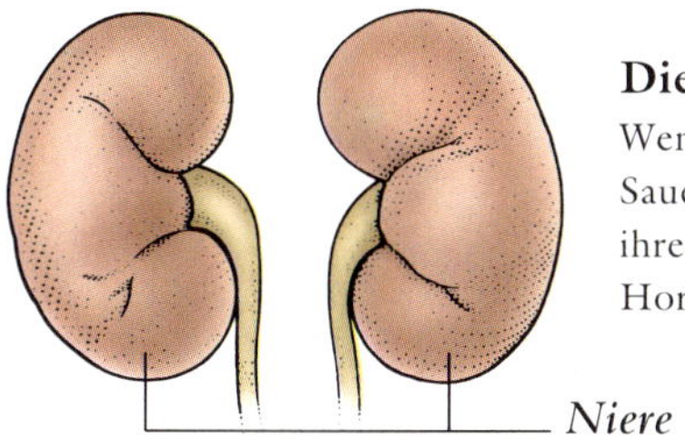

Die Rolle der Niere
Wenn die Niere nur schlecht mit Sauerstoff versorgt ist, regen einige ihrer Zellen die Aktivierung des Hormons Erythropoetin an.

Ort der Produktion
Erythropoetin wandert in das rote Knochenmark und regt die Produktion von Erythrozyten an.

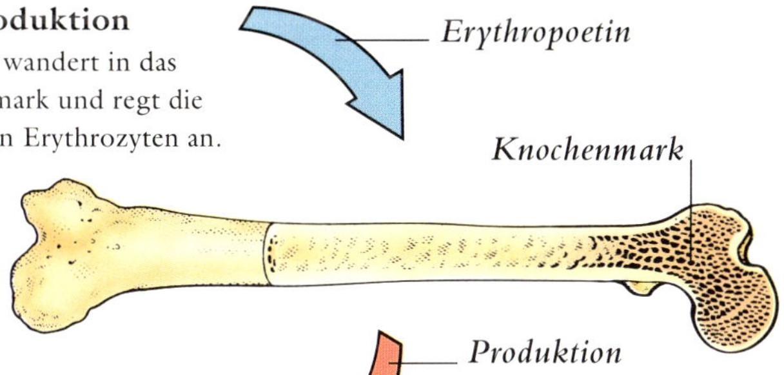

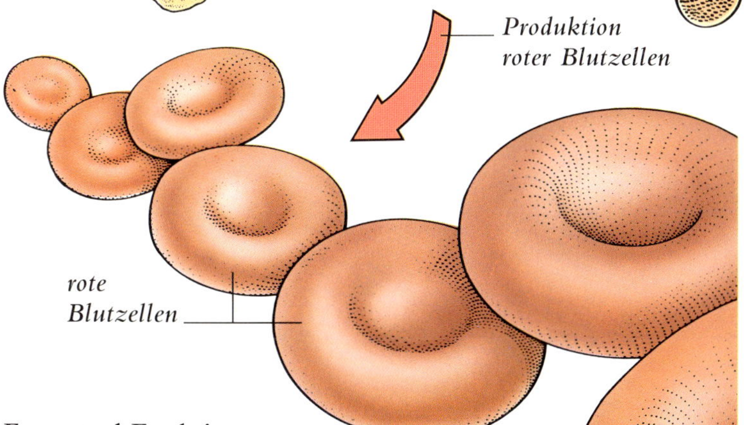

Form und Funktion
Durch die ungewöhnliche, bikonkave Form der roten Blutzellen ist ihre Oberfläche vergrößert. Dadurch steht mehr Sauerstoff, der im Hämoglobin der Zelle enthalten ist, für Zellen zur Verfügung, bei denen Sauerstoffmangel herrscht.

HÄMOGLOBIN UND SAUERSTOFF

Das Hämoglobin in den roten Blutzellen besteht aus Häm, einem eisenhaltigen roten Pigment, und aus Globin, bandförmigen Eiweißketten. Sauerstoff tritt aus den winzigen Lungenbläschen in die roten Blutzellen ein, verbindet sich mit Eisen und bildet Oxyhämoglobin. In dieser Form wird er durch den Körper transportiert. Danach wird er in den Kapillaren abgegeben und gelangt in das umgebende Gewebe. Desoxidierte Zellen absorbieren dieses lebenswichtige Element.

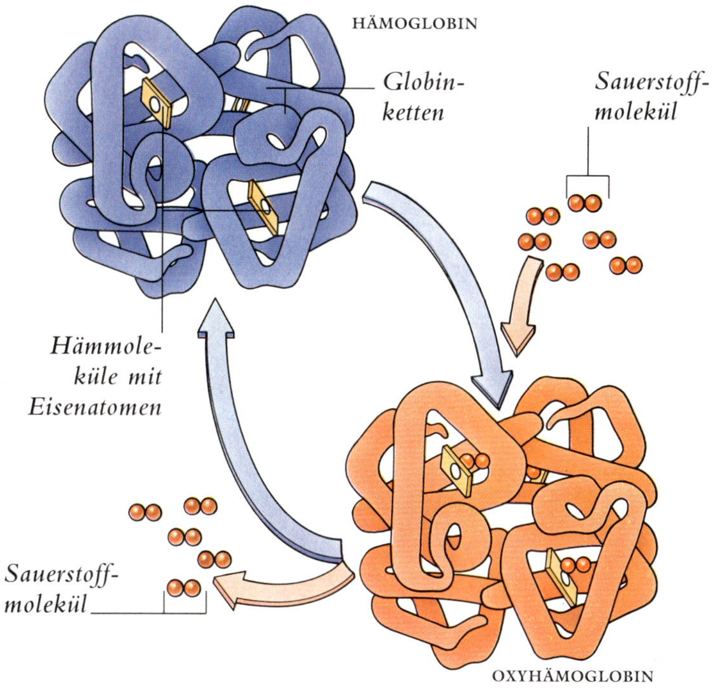

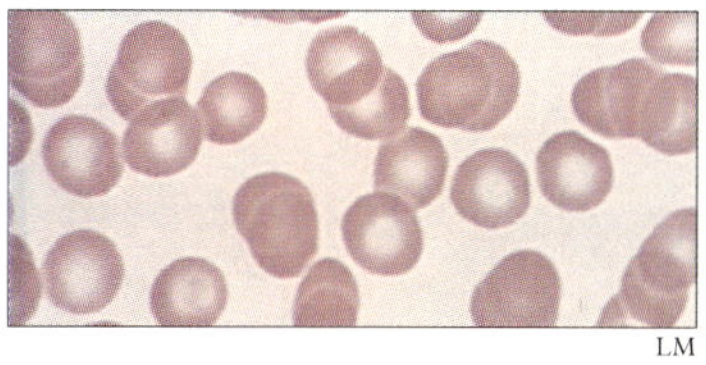

Normales Blut
Moleküle des Hämoglobins, dem sauerstoffabsorbierenden Pigment, verleihen dem Blut seine rote Farbe, wie bei diesem Abstrich ersichtlich.

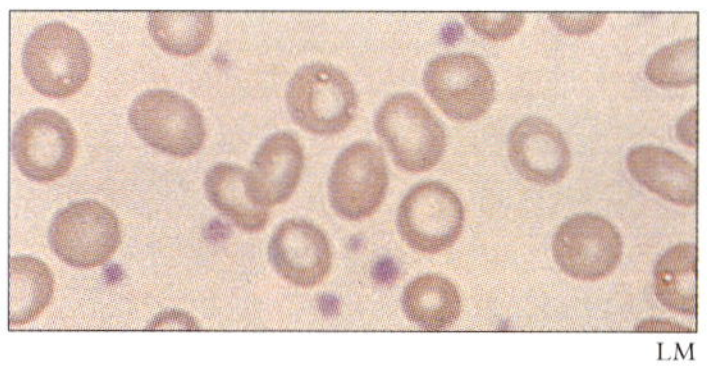

Eisenmangel bei Anämie
Bei einer Anämie sind weniger rote Blutzellen vorhanden. Sie sind nur blaßrot, da ihnen das Hämoglobin fehlt, und sie enthalten weniger Sauerstoff.

KORONARE HERZERKRANKUNGEN

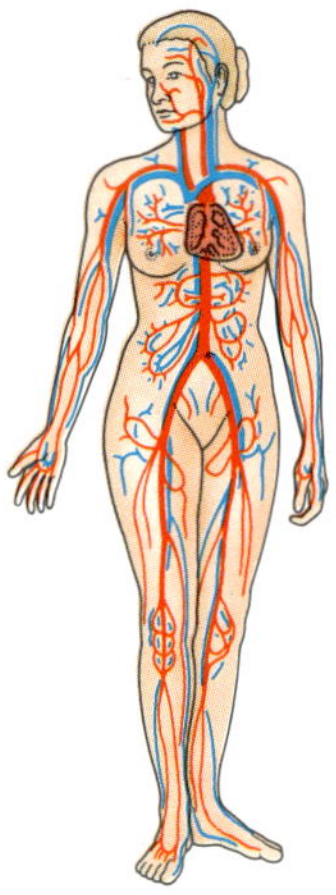

BEI EINER KORONAREN HERZERKRANKUNG ist die Blutzufuhr zum Herzmuskel gestört. Am häufigsten entwickelt sich daraus eine Angina pectoris (beklemmende Brustschmerzen, meistens nach anstrengenden Tätigkeiten) und ein Myokard- oder Herzinfarkt (Absterben eines Bereiches des Herzmuskels aufgrund mangelhafter Durchblutung).

ARTERIOSKLEROSE

Eine koronare Herzerkrankung wird gewöhnlich durch Verengung der Koronararterien aufgrund arteriosklerotischer Gewebsveränderungen, d. h. Fettablagerungen an den Arterieninnenwänden, verursacht. Arteriosklerose beginnt mit einer Ansammlung überschüssiger Fette und Cholesterin im Blut. Diese Substanzen infiltrieren die Arterieninnenwände an mikroskopisch kleinen Schadstellen und bilden dort Ablagerungen.

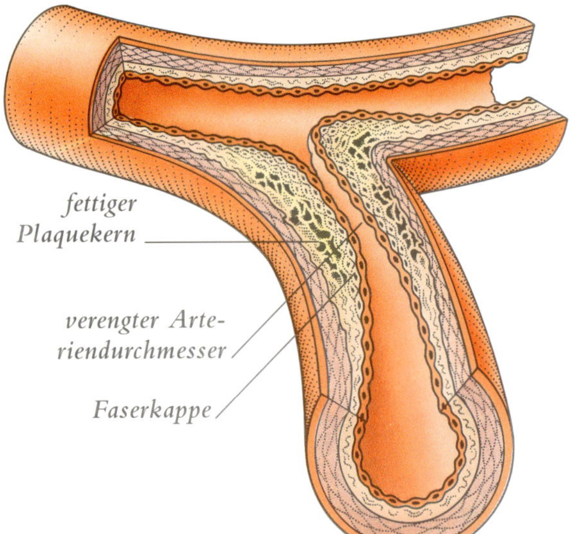

Plaque-Bildung
Atheromatöse Ablagerungen bilden allmählich die sog. Plaques, die aus einem fettigen Kern mit einer faserigen Kappe bestehen. Plaques verdicken die Arterienwände und verengen den Innendurchmesser, so daß nicht mehr genug Blut hindurchfließen kann. Wenn die Oberfläche der Plaques aufgrund des wirbelnden Blutflusses aufgerauht ist, können sich Blutzellen und Blutplättchen ansammeln und ein Blutgerinnsel bilden.

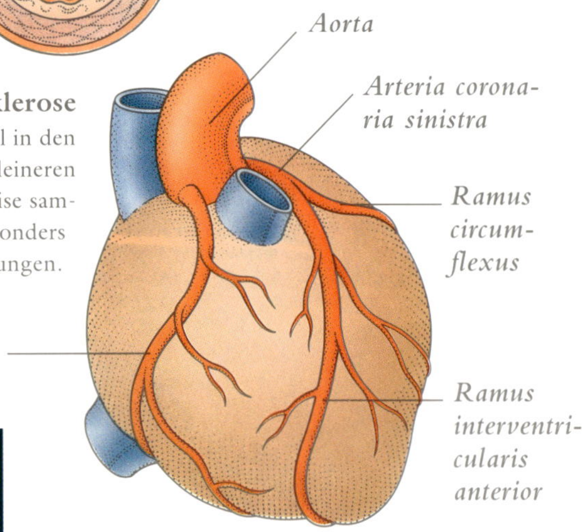

Bereich mit Arteriosklerose
Eine Arteriosklerose kann überall in den Hauptkoronararterien oder in kleineren Ästen auftreten, aber normalerweise sammelt sich Plaque an Stellen, die besonders belastet werden, wie die Astgabelungen.

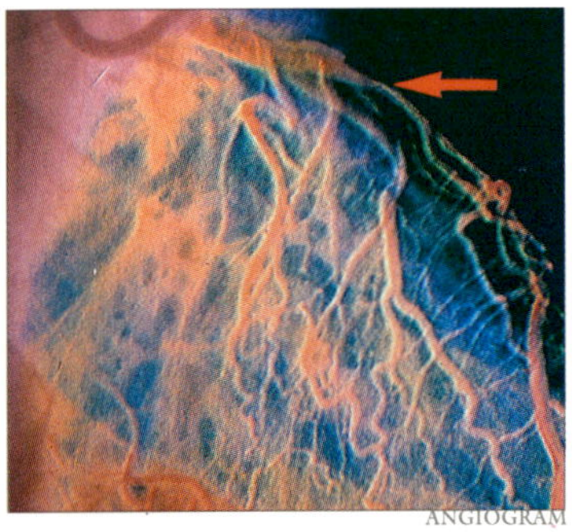
ANGIOGRAM

Eine verengte Arterie
Das Bild zeigt deutlich die Auswirkungen einer Arteriosklerose. Abschnitte der linken Koronararterie, oben rechts, sind starkt verengt, so daß fast kein Blut mehr durchfließen kann.

RISIKOFAKTOREN

Rauchen, Bewegungsmangel, eine Ernährung mit viel gesättigten Fettsäuren, Übergewicht, Streß, Bluthochdruck und Diabetes sind die Hauptrisikofaktoren, die zu einer Herzgefäßerkrankung führen.

NATIONALE UNTERSCHIEDE

Die Anzahl der Todesfälle aufgrund von Herzgefäßerkrankungen ist in jedem Land sehr unterschiedlich. In den reicheren, industrialisierteren Ländern treten mehr Fälle auf, aber seit den 60er Jahren (außer in Osteuropa) ist die Zahl aufgrund besserer medizinischer Behandlung und eines gesteigerten Gesundheitsbewußtseins gesunken. Im allgemeinen sterben an Herzgefäßerkrankungen zirka dreimal mehr Männer als Frauen, obwohl auch hier die Zahl steigt.

TODESFÄLLE DURCH HERZGEFÄSSERKRANKUNGEN

LAND	1960–64	1970–74	1985–89
USA	333,6	316,1	165,7
Großbritannien	272,1	259,2	218,3
Finnland	335,2	314,5	248,3
Italien	172,0	123,9	91,5
Japan	72,4	48,7	32,6
Australien	317,4	309,1	179,7
Uruguay	167,4	187,8	111,6
Costa Rica	79,3	76,1	133,8

PRO 100.000 MÄNNER

TODESFÄLLE DURCH HERZGEFÄSSERKRANKUNGEN

LAND	1960–64	1970–74	1985–89
USA	168,5	156,3	83,2
Großbritannien	137,7	108,5	95,2
Finnland	158,6	115,3	97,9
Italien	119,1	65,9	38,3
Japan	50,6	27,6	17,8
Australien	154,9	143,3	87,1
Uruguay	93,0	105,9	56,6
Costa Rica	65,6	57,2	75,8

PRO 100.000 FRAUEN

ANGINA PECTORIS

Brustschmerzen nach körperlicher Anstrengung sind ein Warnsignal, daß der Herzmuskel nicht genügend mit Blut versorgt wird. Ein Angina-pectoris-Anfall fängt mit einengendem Schmerz an. Der Schmerz beginnt typischerweise hinter dem Brustbein, strahlt manchmal bis in den Nacken, den Kiefer oder die Arme aus. Normalerweise hört der Schmerz im Ruhezustand auf. Kälte, starke seelische Belastungen oder schwere Mahlzeiten können auch einen Anfall auslösen.

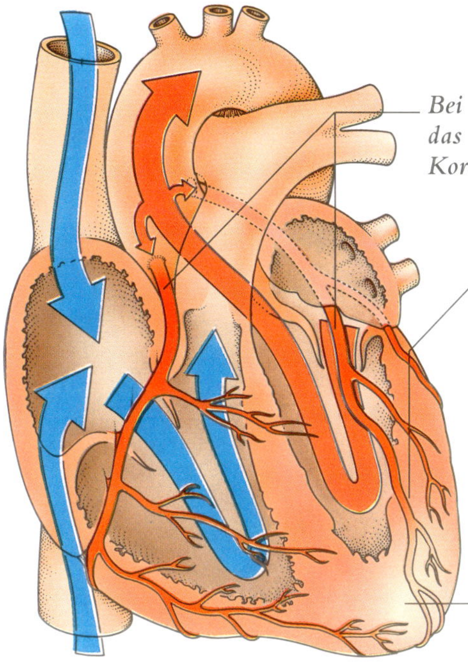

Auswirkungen auf das Herz

Bei ungenügender Blutzufuhr wird das Herz nicht mehr ausreichend mit Sauerstoff und Glukose versorgt. Es versucht mit Hilfe anderer chemischer Prozesse sich mit Energie zu versorgen, produziert aber stattdessen Abfallprodukte, die durch den verminderten Blutfluß nicht richtig abtransportiert werden können: Die Folge sind Schmerzen.

MEDIKAMENTÖSE BEHANDLUNG

Medikamente, die zur Behandlung von Angina pectoris eingesetzt werden, weiten die Koronararterien und verbessern so den Blutfluß. Sie wirken blutdrucksenkend und verlangsamen den Herzschlag, so daß der Herzmuskel nicht mehr so viel leisten muß. Meist werden Nitrate, Beta-Blocker und Kalziumantagonisten verordnet.

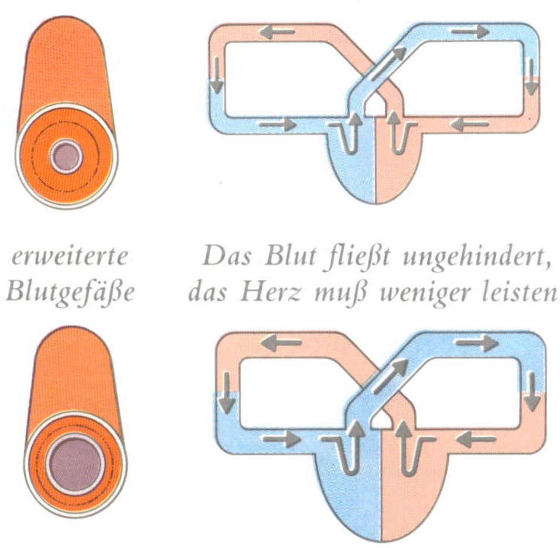

Vor der Behandlung

Verengte Arterien bewirken, daß das Herz nicht mehr genügend Sauerstoff und Glukose erhält, und somit weniger Energie zur Verfügung hat.

Nach der Behandlung

Nitratpräparate entspannen und weiten die Blutgefäßwände. Das Blut wird wieder mit Nährstoffen versorgt.

MYOKARDINFARKT (HERZINFARKT)

Ein Herzinfarkt tritt oft plötzlich, meist ohne Vorwarnung ein. Die Brustschmerzen sind ähnlich wie bei einer Angina pectoris, aber meist heftiger. Sie treten nicht nur bei Anstrengung auf, sondern auch im Ruhezustand. Ein Anfall kann Schweißausbrüche, Schwächeanfälle oder sogar Bewußtlosigkeit verursachen. Ein Herzstillstand kann zum Tode führen.

Blockierte Blutzufuhr

Wird eine Koronararterie blockiert, stirbt der Teil des Herzmuskels, den sie versorgt, ab. Die Schwere einer Attacke hängt davon ab, wieviel Muskelgewebe betroffen ist und in welchem Zustand die anderen Koronararterien sind.

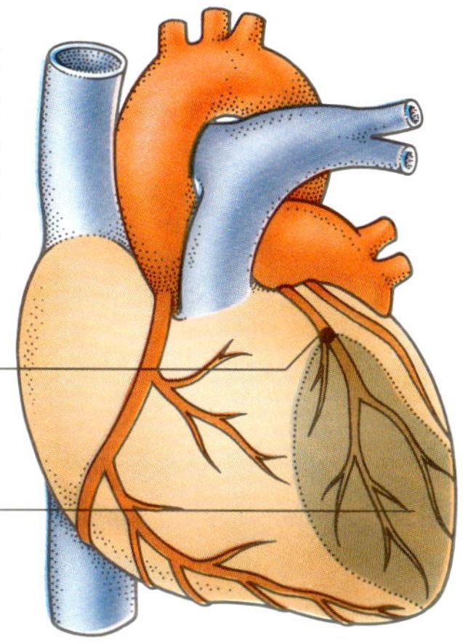

MESSUNG DER ENZYMAKTIVITÄT

Enzyme steuern die chemischen Körperreaktionen. Ein Gewebsschaden während einer Herzattacke führt zur Freigabe von bestimmten Enzymen in den Blutstrom. Messungen der Enzymaktivität helfen, das Ausmaß der Schädigung zu bestimmen.

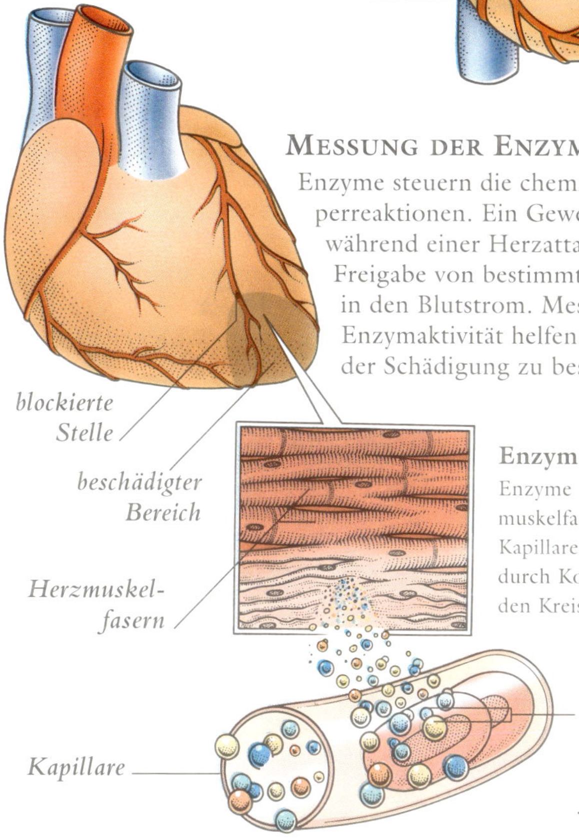

Enzymfreigabe

Enzyme aus den Herzmuskelfasern gelangen in Kapillaren und wandern durch Koronarvenen in den Kreislauf.

MEDIKAMENTÖSE BEHANDLUNG

Eine Reihe verschiedener Medikamente hilft, den Blutfluß frei zu halten. Thrombolytika zersetzen Gerinnsel, die erst vor kurzem entstanden sind, während Antikoagulanzien die Bildung neuer Blutgerinnsel verhindern.

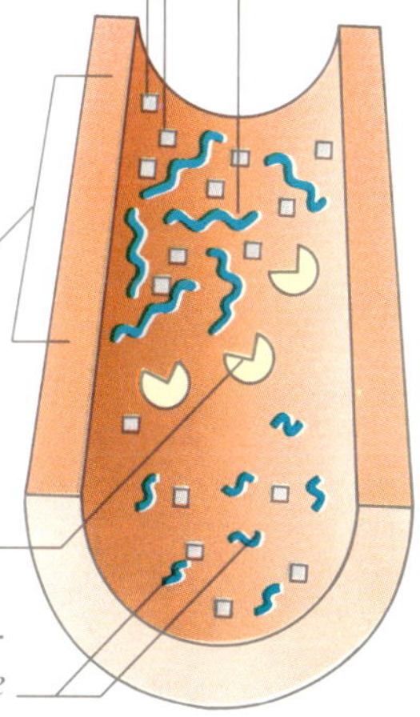

Thrombolytika

Blutgerinnsel bilden sich, wenn sich Fibrinstränge mit Blutgefäßen vernetzen. Thrombolytika bewirken, daß sich das Plasminogen in Plasmin umwandelt, das das Fibrin zersetzt und die Gerinnsel auflöst.

Operationen bei Herz-Gefäßerkrankungen

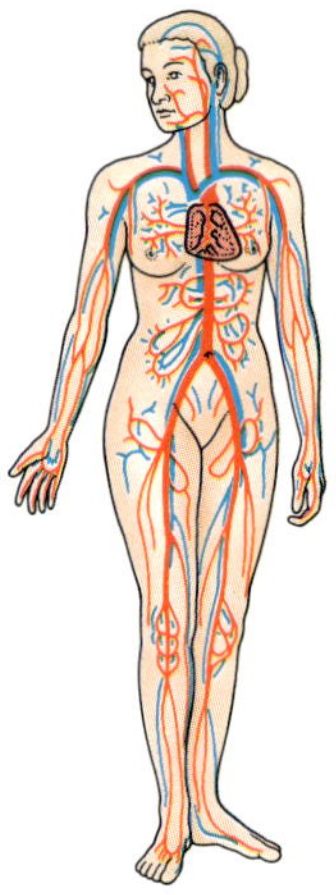

Ablagerungen in einem verengten oder verstopften Blutgefäß können mit Medikamenten behandelt, operativ entfernt oder mit einem Bypass („Umleitung") umgangen werden. Bei einer Bypass-Operation muß vorübergehend eine Herz-Lungen-Maschine eingesetzt werden, um die Herztätigkeit zu unterbrechen.

BALLON-ANGIOPLASTIK

Ballon-Angioplastik wird besonders bei Patienten angewandt, bei denen nur eine Arterie gefährlich verengt ist, sowie bei älteren Patienten (anstatt einer Bypass-Operation) oder wenn zusätzlich eine Lungenerkrankung vorliegt. Bei diesem Verfahren wird mit Hilfe eines Katheters ein Ballon an der Engstelle aufgeblasen, die Plaques werden zertrümmert und der Arterienkanal wird erweitert. Der Eingriff dauert nur kurz, und die Patienten erholen sich rasch.

1 Durch einen Schnitt in den Arm (oder das Bein) des Patienten wird ein Führungsdraht von der Oberarm- (oder Oberschenkel-) arterie aus eingeführt. Der Vorgang wird auf einem Röntgen-Bildschirm oder mit Ultraschall überwacht. Der Draht wird dann (über die Aorta) in die erkrankte Arterie bis hin zur blockierten Stelle vorgeschoben.

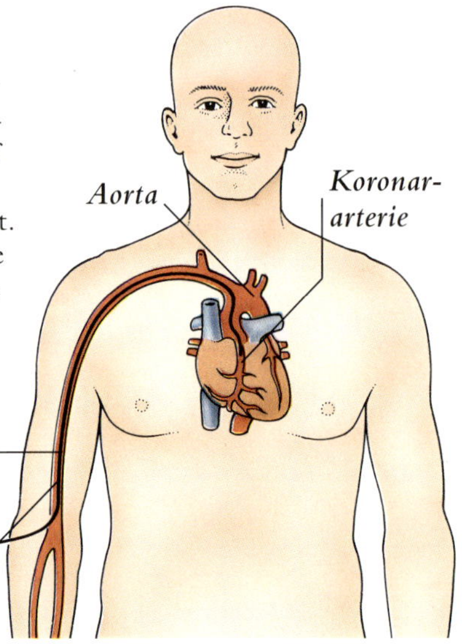

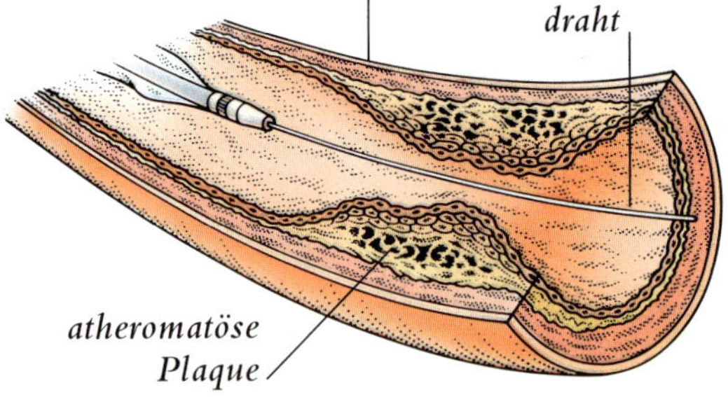

2 Der Draht wird an der blockierten Stelle vorsichtig zwischen den Plaquesablagerungen eingeschoben. Der Katheter, der am Führungsdraht hängt, wird so weit nach vorne geschoben, bis der Ballon mit seiner Spitze die verengte Stelle erreicht hat.

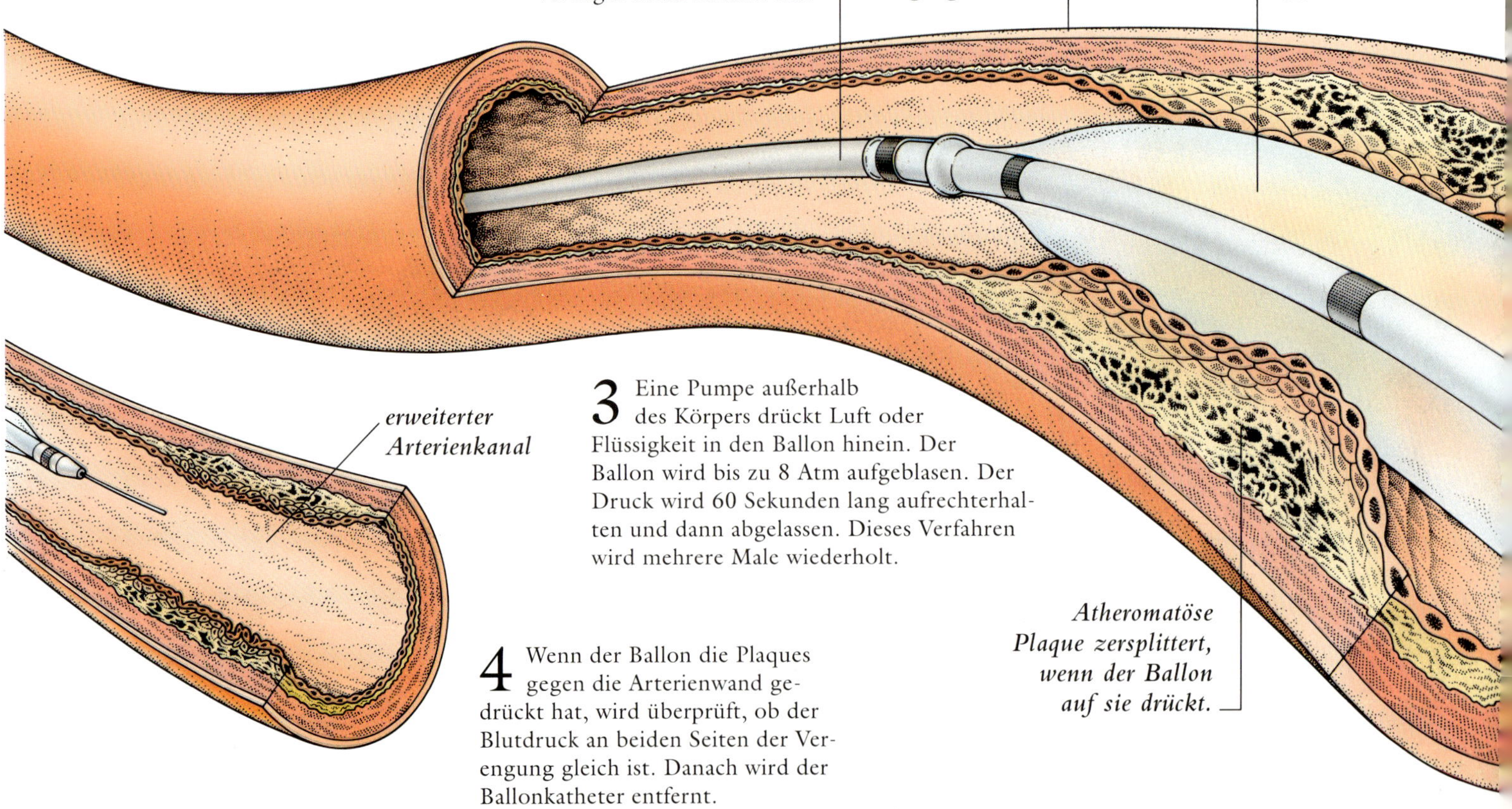

3 Eine Pumpe außerhalb des Körpers drückt Luft oder Flüssigkeit in den Ballon hinein. Der Ballon wird bis zu 8 Atm aufgeblasen. Der Druck wird 60 Sekunden lang aufrechterhalten und dann abgelassen. Dieses Verfahren wird mehrere Male wiederholt.

4 Wenn der Ballon die Plaques gegen die Arterienwand gedrückt hat, wird überprüft, ob der Blutdruck an beiden Seiten der Verengung gleich ist. Danach wird der Ballonkatheter entfernt.

LASERKATHETER

Lasertechnik wird auch bei Herzoperationen eingesetzt: Der Chirurg führt einen Katheter zur blockierten Stelle. Ein kleiner Ballon wird aufgeblasen, der die Blutzufuhr kurzzeitig unterbricht, und die Plaques wird mit dem Laser abgefräst.

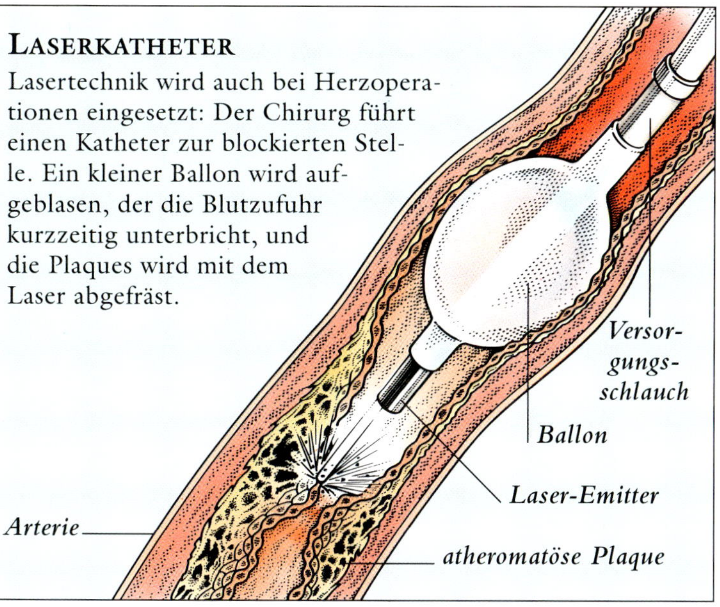

KORONARANGIOGRAPHIE

Angiographie ist ein Verfahren, mit dem die Arterien dargestellt werden. Zuerst wird über einen Katheter ein Röntgenkontrastmittel injiziert. Die Koronararterien füllen sich, und die Engstelle kann durch Röntgenaufnahmen lokalisiert werden. Dieses Verfahren wird oft angewandt, um zu überprüfen, ob eine Ballonangioplastik erfolgreich verläuft. Die Angiogramme unten wurden vor und nach der Operation aufgenommen.

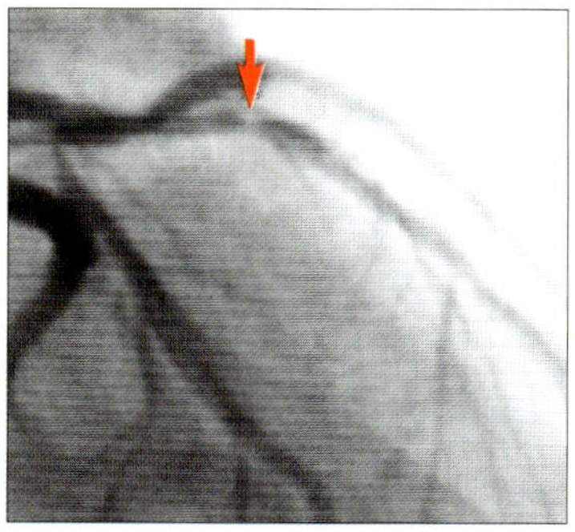

VERENGTE ARTERIE

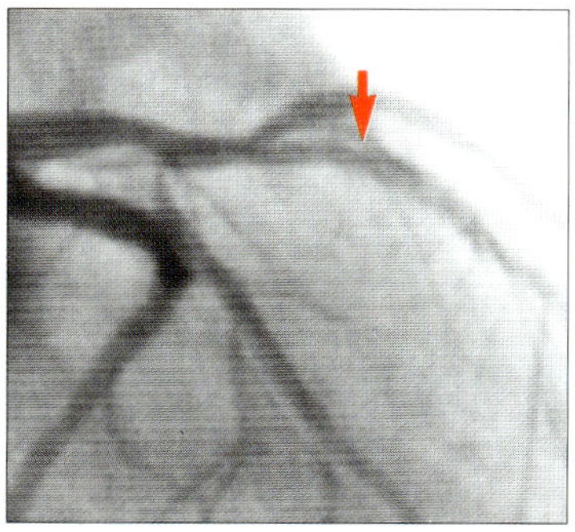

ERWEITERTE ARTERIE

Ballonkatheter

Bei einer Angioplastik können nur winzige, stabile und flexible Ballons verwendet werden. Ein Ballon wird in nicht-aufgeblasenem Zustand in ein Blutgefäß eingeführt, damit möglichst wenig Reibung entsteht, und er muß dann enorme Druckbelastungen aushalten. Heutzutage werden die Ballons mit Flüssigkeit aufgepumpt: Dadurch kann der Druck gegen die Arterienwand erhöht werden.

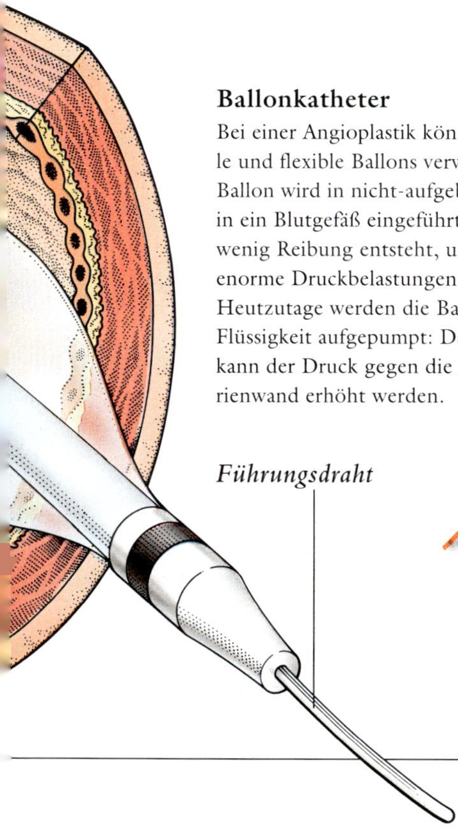

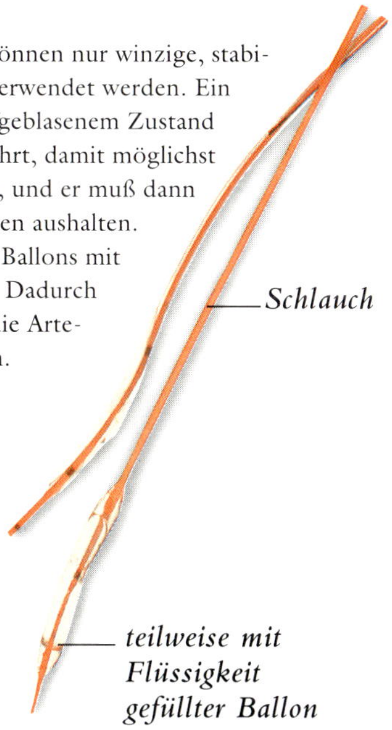

KORONARARTERIENBYPASS

Ein Bypass ist das häufigste Verfahren zur Behandlung von verengten oder blockierten Koronararterien und nicht-kontrollierbarer Angina pectoris. Bei der Operation wird die Engstelle mit einem Abschnitt einer anderen Arterie oder Vene, meist aus der Vena saphena, überbrückt. Eine Herz-Lungen-Maschine übernimmt zeitweise die Versorgung der Organe, so daß der Chirurg während der kritischen Phase des Eingriffs operieren kann, ohne daß das Herz schlägt.

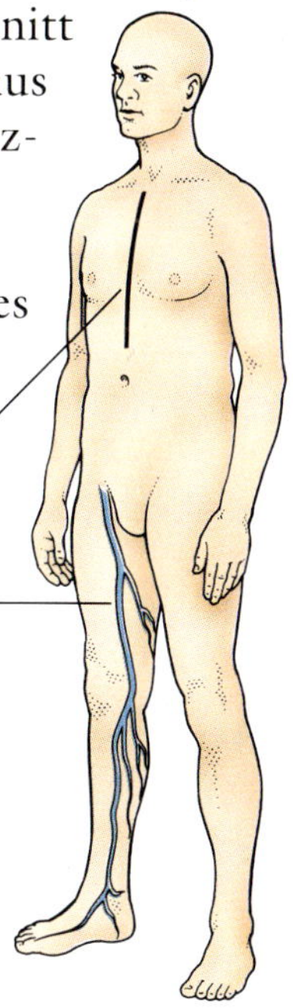

1 In Vollnarkose wird in der Mitte des Brustraums ein Schnitt entlang dem Brustbein ausgeführt. Dann wird das Perikard (Herzbeutel) geöffnet, damit das Herz freiliegt. Durch einen Schnitt ins Bein kann ein Teil der Vena saphena entfernt werden.

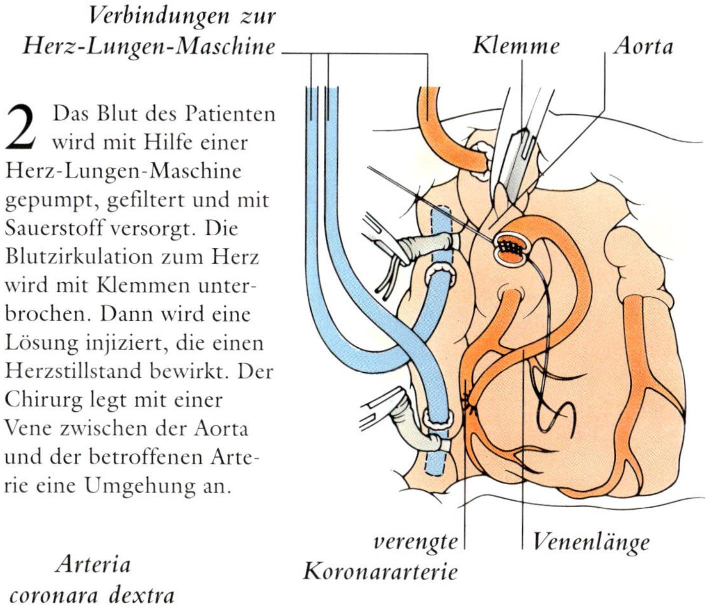

2 Das Blut des Patienten wird mit Hilfe einer Herz-Lungen-Maschine gepumpt, gefiltert und mit Sauerstoff versorgt. Die Blutzirkulation zum Herz wird mit Klemmen unterbrochen. Dann wird eine Lösung injiziert, die einen Herzstillstand bewirkt. Der Chirurg legt mit einer Vene zwischen der Aorta und der betroffenen Arterie eine Umgehung an.

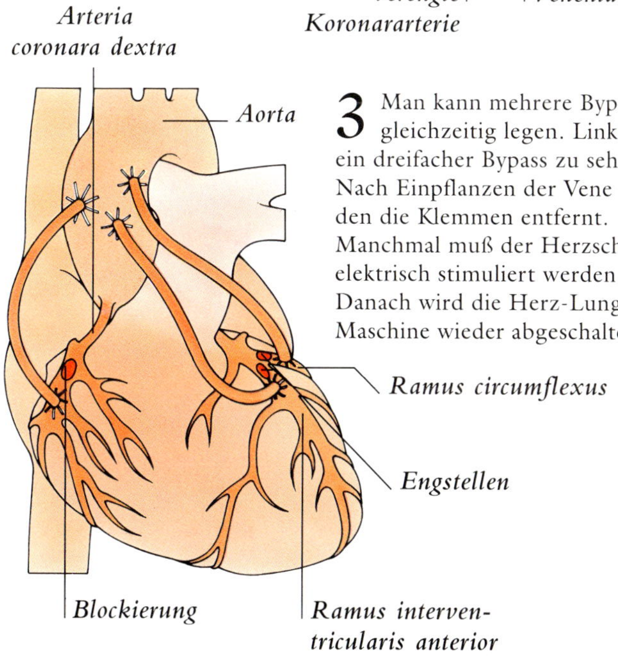

3 Man kann mehrere Bypässe gleichzeitig legen. Links ist ein dreifacher Bypass zu sehen. Nach Einpflanzen der Vene werden die Klemmen entfernt. Manchmal muß der Herzschlag elektrisch stimuliert werden. Danach wird die Herz-Lungen-Maschine wieder abgeschaltet.

Strukturelle Herzfehler

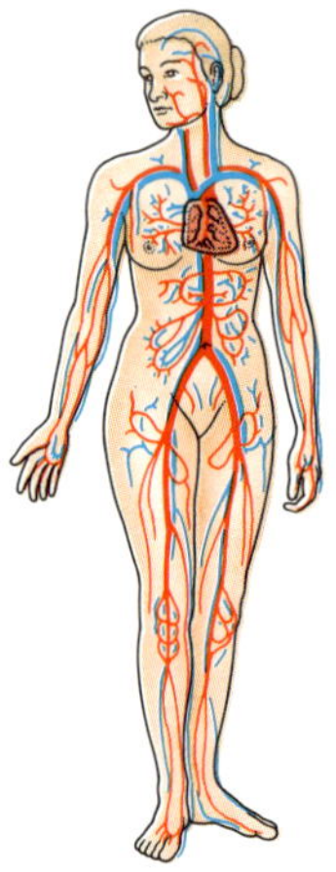

Strukturelle Herzfehler kommen häufig vor und können in jedem Alter auftreten. Diese Fehler können angeboren oder durch Infektionen erworben sein, die auf den Herzmuskel übergreifen, wie rheumatisches Fieber oder Endokarditis. In einigen Fällen sind sie die Folge von Krankheiten, die an einer anderen Stelle des Körpers ausgebrochen sind, wie z. B. Syphilis. Viele dieser Fehler können durch künstliche Herzklappen oder mikrochirurgische Eingriffe behoben werden.

Herzklappenfehler

Wenn das Herz effektiv pumpen soll, müssen alle vier Klappen richtig arbeiten. Es gibt zwei Hauptarten von Defekten, bei denen eine oder mehrere Klappen betroffen sein können. Eine Stenose, ein Defekt, bei dem der Klappenausgang zu eng ist, kann angeboren sein oder ist Folge von rheumatischem Fieber. Bei einer Herzinsuffizienz treffen die Klappenzipfel beim Schließen nicht genau aufeinander, und die Klappe schließt deshalb nicht richtig.

NIEDRIGER BLUTDRUCK

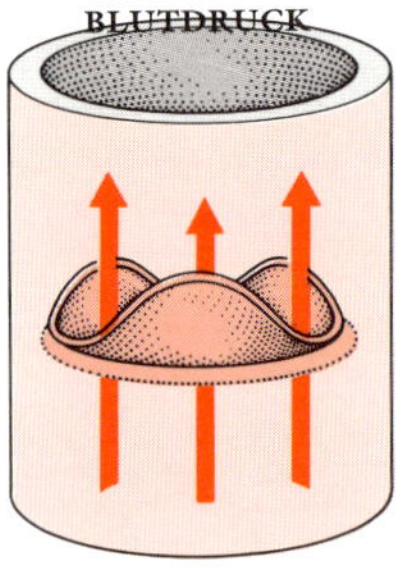

HOHER BLUTDRUCK

Normale Aortenklappe

Wenn sich die Ventrikel öffnen, werden die Klappen durch den hohen Druck geöffnet und das Blut fließt durch (links). Wenn sich die Ventrikel entspannen und mit Blut füllen, ist der Druck auf der anderen Seite höher, so daß sich die Klappe eng verschließt. Dadurch wird verhindert, daß das Blut zurückfließen kann (rechts).

HOHER BLUTDRUCK

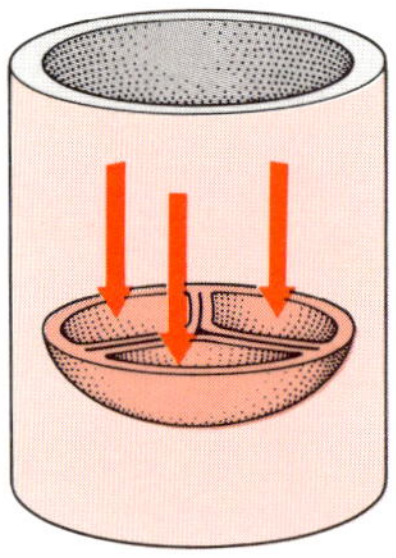

NIEDRIGER BLUTDRUCK

NIEDRIGER BLUTDRUCK

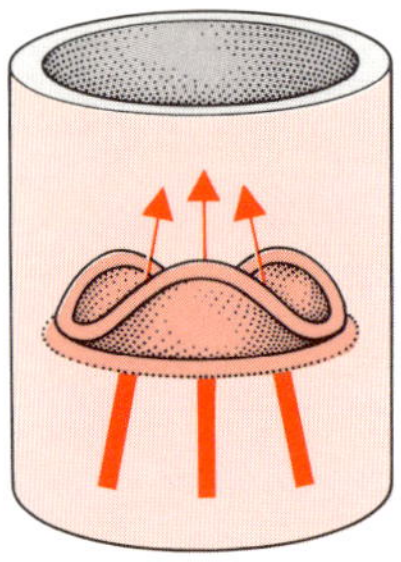

HOHER BLUTDRUCK

Stenose

Durch eine verengte Klappe kann weniger Blut fließen, und das Herz muß stärker pumpen, um den Blutfluß aufrechtzuerhalten.

Insuffizienz

Wenn die Zipfel einer Klappe nicht richtig schließen, kann Blut zurück in die Ventrikel eintreten.

HOHER BLUTDRUCK

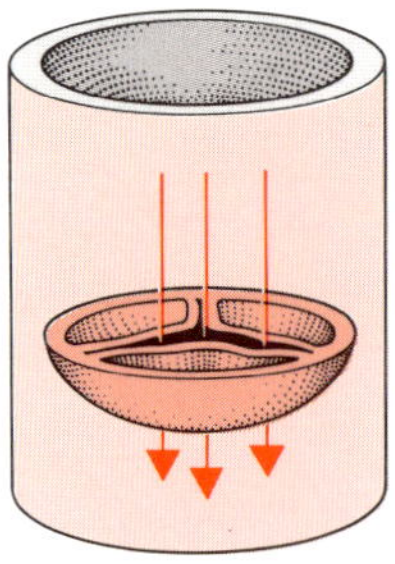

NIEDRIGER BLUTDRUCK

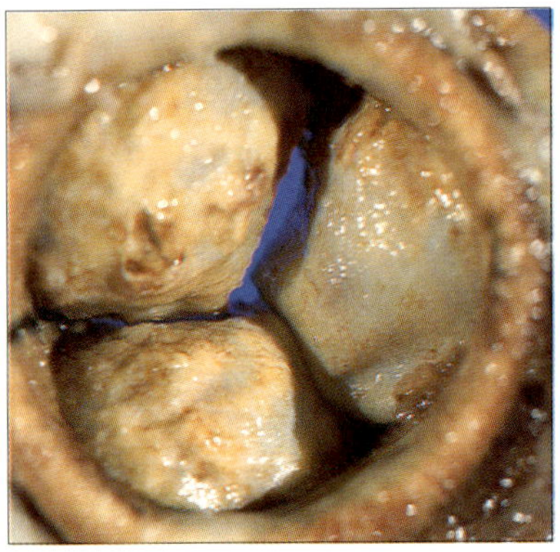

Insuffiziente Aortenklappe

Normalerweise wird das Blut vom linken Ventrikel über die Aorta in den übrigen Körper gepumpt. Wenn die Aortenklappe undicht ist, fließt Blut zurück ins Herz. Der linke Ventrikel muß mehr leisten, um den Körper zu versorgen, und seine Muskelwand verdickt sich.

Herzgeräusche

Normalerweise kann man den Blutfluß im Herz nicht hören. Geräusche treten gewöhnlich dann auf, wenn Blutwirbel durch eine defekte Klappe strömen. Sog. „harmlose" Herzgeräusche können in der Kindheit auftreten oder Folge einer verstärkten Herzleistung aufgrund einer Anämie oder Schwangerschaft sein. Solche Geräusche treten nur periodisch auf und sind schwächer.

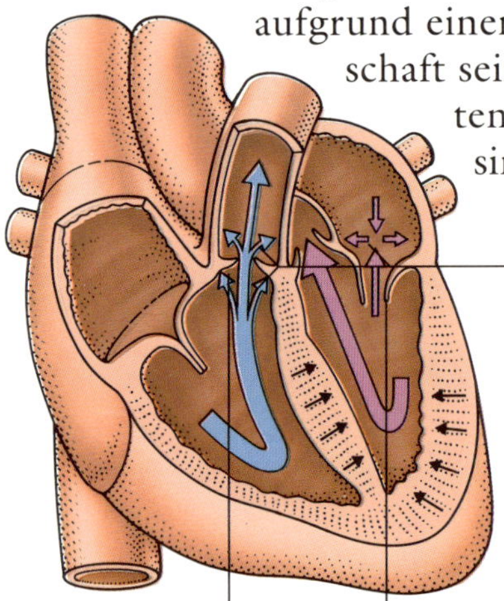

Hörbare Defekte

Geräusche entstehen, wenn Blut um und durch die Zipfel einer verengten Klappe strömt, oder wenn Blut zurück durch eine defekte Klappe fließt und mit dem hereinströmenden Blut kollidiert.

Ersatzklappen

Klappen aus Metall oder Plastik bestehen entweder aus einem Kugelventil-Mechanismus oder einem Kippscheiben-Mechanismus. Beide halten lange, verursachen aber leicht Blutgerinnsel. Klappen aus tierischem oder menschlichem Gewebe halten nicht so lange, verursachen jedoch keine Gerinnsel.

KUGELVENTILKLAPPE

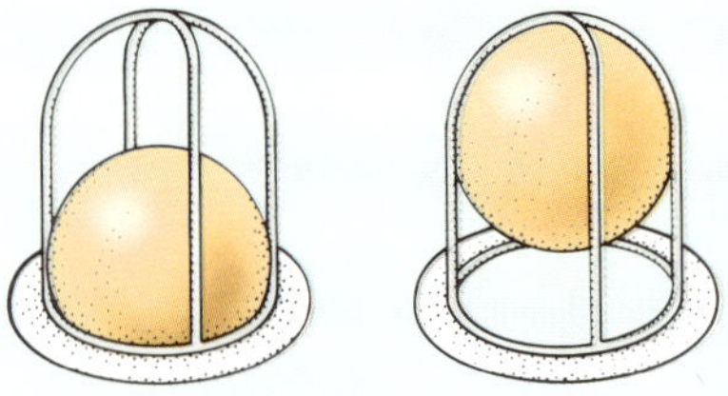

geschlossen *offen*

KIPPSCHEIBENVENTIL

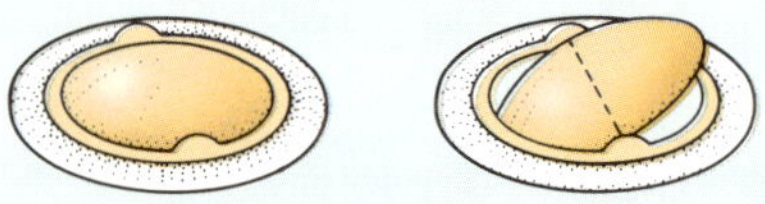

geschlossen *offen*

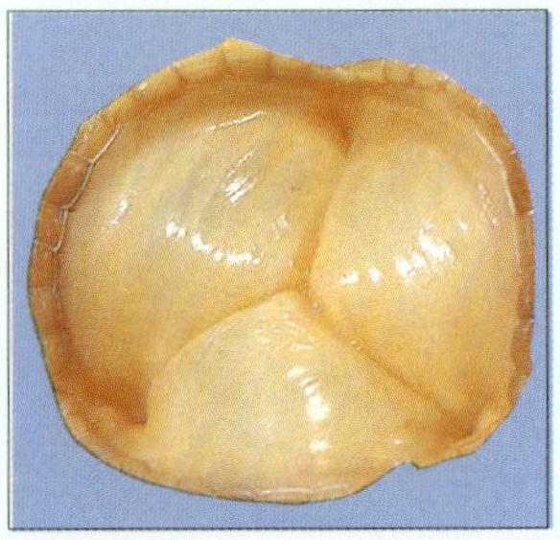

Modifizierte Gewebsklappen

Gewebsklappen können von einem Schwein stammen (oben), von Verstorbenen, oder sie werden aus Sehnengewebe geformt.

ANGEBORENE HERZFEHLER

Wenn eine Frau während der ersten Monate einer Schwangerschaft an einer viralen Infektion (besonders Röteln) erkrankt, entwickelt sich das Herz des Fötus möglicherweise nicht normal. Angeborene Fehler können entstehen, wenn eine Schwangere einen schlecht eingestellten Diabetes hat, oder wenn das Kind an einem Down-Syndrom leidet. Ultraschall-Aufnahmen ermöglichen heute bei einigen Herzfehlern eine Diagnose vor der Geburt.

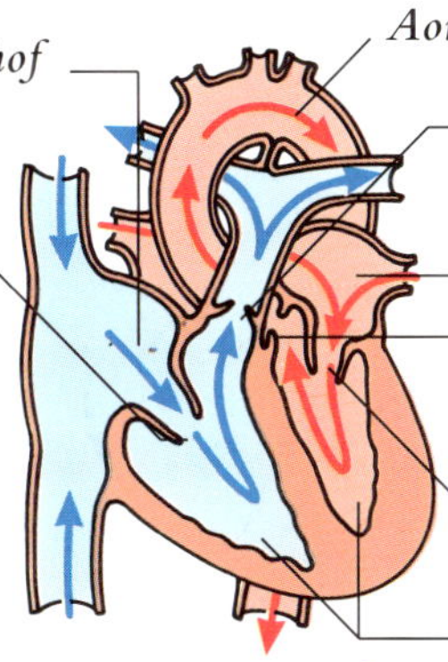

Normales Herz
Die meisten Menschen werden mit einem gesunden Herz geboren. Nur etwa eines von 140 Neugeborenen hat einen angeborenen Herzfehler.

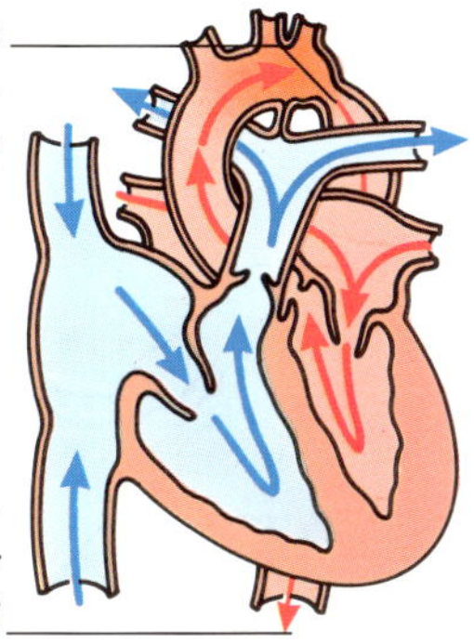

Aortenisthmusstenose
Bei diesem Defekt ist ein kleiner Abschnitt der Aorta verengt und die Blutzufuhr zum Unterkörper vermindert. Symptome bei Neugeborenen können Blässe und Atembeschwerden sein. Meist muß dieser Defekt sofort operativ beseitigt werden.

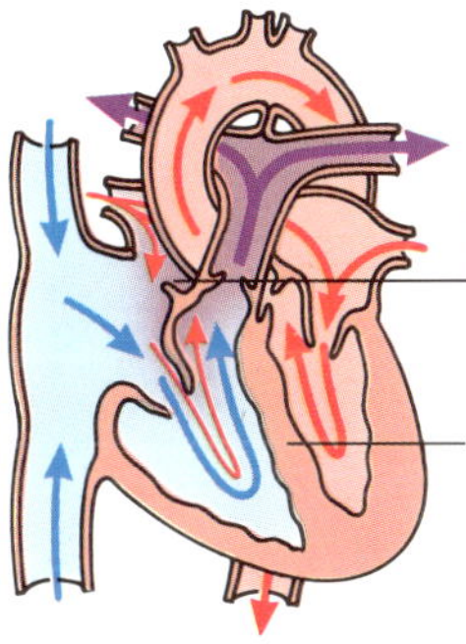

Vorhofseptumdefekt
Durch ein Loch im Vorhofseptum, der Scheidewand der Vorhöfe, kann zuviel Blut zur Lunge fließen. Dieser Defekt tritt häufig bei Kindern mit einem Down-Syndrom auf und muß u. U. operativ beseitigt werden, wenn das Kind 4 oder 5 Jahre alt ist.

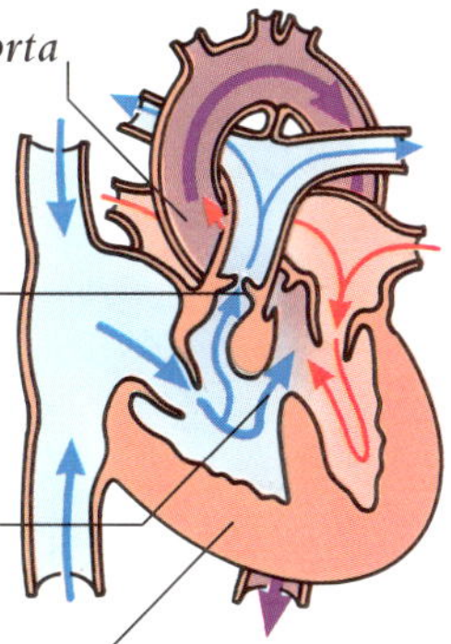

Fallot-Tetralogie
Dieses Syndrom ist durch vier Defekte gekennzeichnet: ein Loch in der Ventrikel-Scheidewand, eine verdickte Wand des rechten Ventrikels, eine verlagerte Aorta und eine verengte Pulmonalklappe. Zu den Symptomen zählen Blausucht und Atemnot.

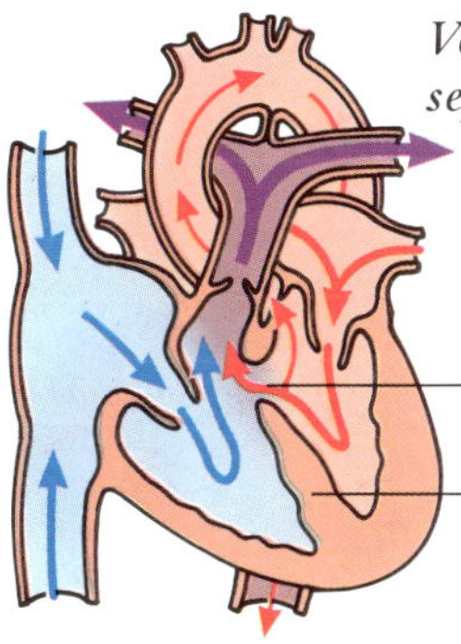

Ventrikelseptumdefekt
Ein Loch im Septum, das die Ventrikel trennt, führt dazu, daß Blut vom linken Ventrikel in den rechten Ventrikel strömt. Zuviel Blut wird mit zu hohem Druck zur Lunge gepumpt. Ein kleines Loch kann sich oft wieder verschließen, wenn das Kind wächst.

OPERATION

Operative Korrektur eines Ventrikelseptumdefekts

Obwohl ungefähr 60 Prozent der Ventrikelseptumdefekte von selbst heilen, gibt es auch solche, die lebensbedrohlich sind und operativ korrigiert werden müssen. Die Symptome hängen von der Größe des Loches ab; zu ihnen zählen Herzgeräusche und Zyanose (Blaufärbung der Haut) sowie Atemnot. Normalerweise wird operiert, bevor das Kind zwei Jahre alt ist.

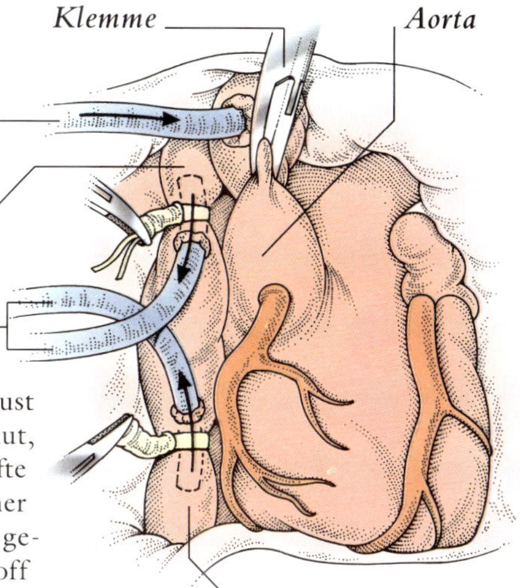

1 Ein Schnitt in die Brust legt das Herz frei. Blut, das zur rechten Herzhälfte zurückkehrt, wird zu einer Herz-Lungen-Maschine geleitet, wo es mit Sauerstoff angereichert und in den Körper zurückgepumpt wird .

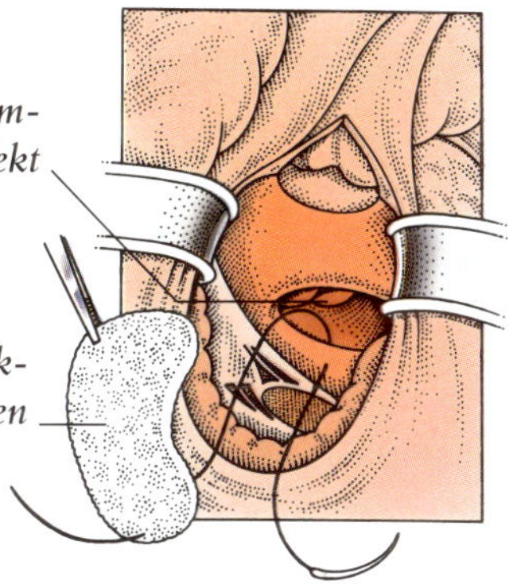

2 Die Pumptätigkeit des Herzens wird unterbrochen und das Blut aus den Kammern geleert. In die rechte Ventrikelwand wird ein Schnitt ausgeführt. Der Chirurg näht einen kleinen Plastiklappen über den Septumdefekt. Nach Wiederaufnahme der Herztätigkeit kann die Herz-Lungen-Maschine abgeschaltet werden.

3 Wenn das Loch geschlossen ist, setzt die normale Zirkulation wieder ein, und durch die Kontraktionen des linken Ventrikels wird Blut durch den Körper gepumpt; der rechte Ventrikel pumpt Blut zur Lunge. Nach der Operation gehen die Symptome stark zurück.

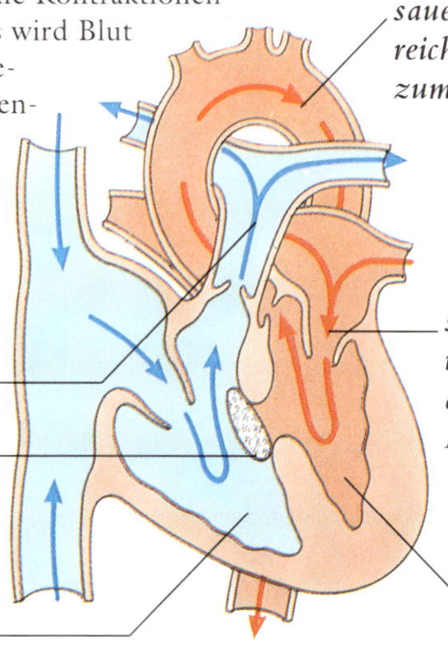

HERZFREQUENZ UND HERZ-RHYTHMUSSTÖRUNGEN

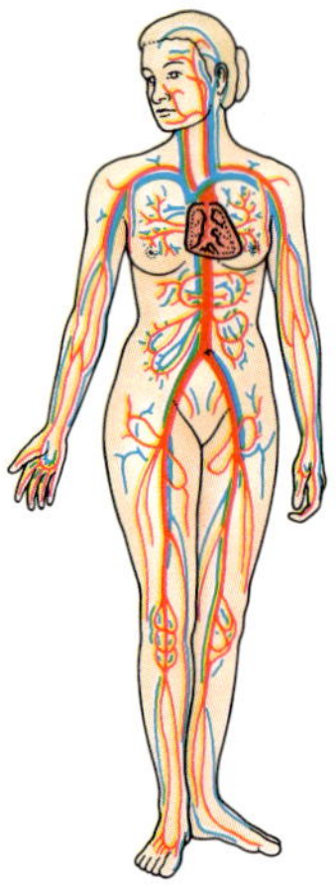

EIN GESUNDES HERZ SCHLÄGT KONSTANT etwa 60- bis 100mal pro Minute, nur bei körperlicher oder seelischer Belastung steigt die Herzfrequenz an. Eine unregelmäßige, ungewöhnlich langsame oder schnelle Herzfrequenz nennt man Arrhythmie. Die häufigste Ursache dafür sind Herzgefäßerkrankungen oder eine angeborene Anomalie der Herzstruktur.

DIAGNOSE DER URSACHE

Elektrische Impulse, die von den „Schrittmacher"-zellen an der Herzbasis ausgehen, erzeugen einen Herzschlag. Diese Impulse verbreiten sich durch die Vorhöfe und wandern dann Leitbündel entlang bis zu den Ventrikeln, wo sie Kontraktionen auslösen. Unregelmäßige, zu langsame oder zu schnelle Kontraktionen führen zu Schwindel und Ohnmacht, Herzjagen, Atemnot und Brustschmerzen.

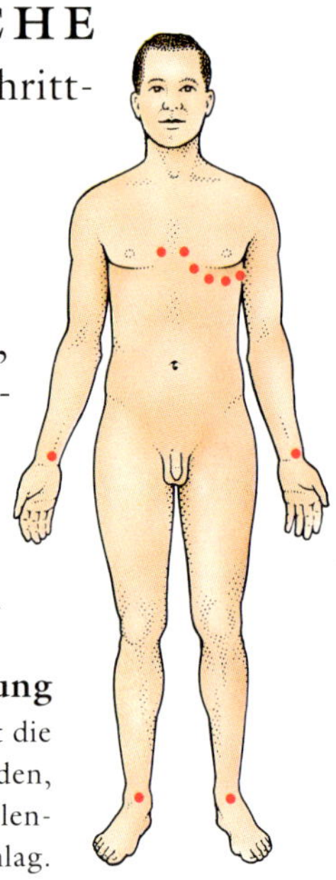

EKG-Aufzeichnung

Ein Elektrokardiogramm (EKG) registriert die Stelle und die Art einer Arrhythmie. Elektroden, die auf der Brust, an den Hand- und den Fußgelenken angebracht werden, messen den Herzschlag.

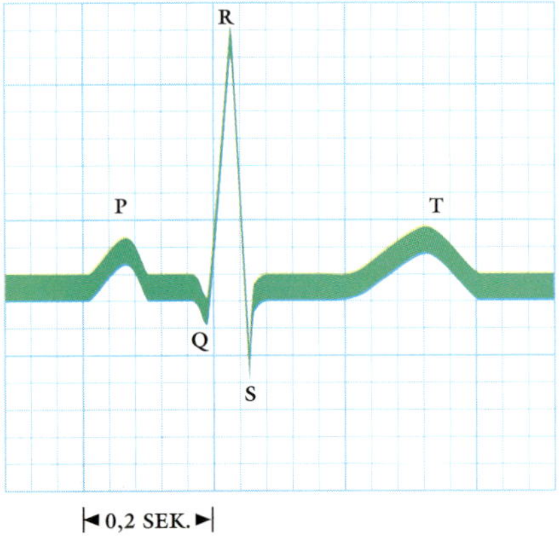

Auswertung eines EKGs

Jede Ablenkung bedeutet eine bestimmte Phase in der Impulsleitung durch das Herz.

P: *Die Vorhöfe ziehen sich zusammen*
Q: *Impulse beginnen, Leitbündel entlang zu wandern*
R: *Die Ventrikel ziehen sich zusammen (positive Ladung)*
S: *Negative Ladung*
T: *Die Ventrikel kehren in den Ruhezustand zurück*

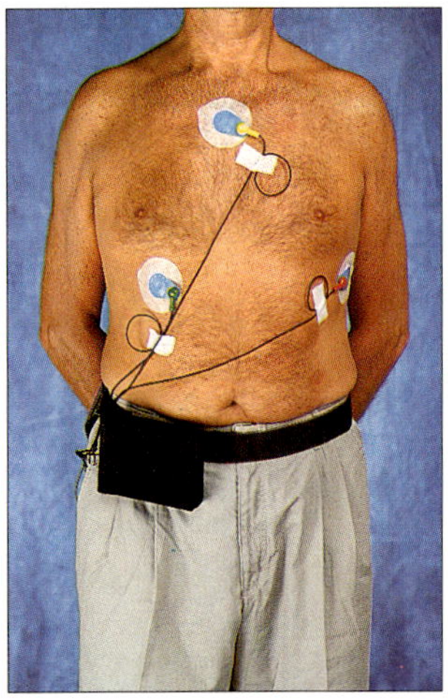

TRAGBARES EKG-GERÄT

Da ein EKG nur während einer kurzen Zeit aufgenommen wird, kann es sein, daß die Ergebnisse trotz einer vorhandenen Arrhythmie normal sind. Periodische Unregelmäßigkeiten des Herzschlags können mit einem Holter-Monitor aufgezeichnet werden, der 24 Stunden lang getragen wird.

Tragen eines Holter-Monitors

Der Patient kann seinen üblichen Tätigkeiten nachgehen, während er einen Holter-Monitor an einem Gürtel um die Taille trägt.

ANOMALE HERZSCHLAGMUSTER

Arrhythmien teilt man in Tachykardien ein, bei denen das Herz schneller als 100mal pro Minute schlägt, oder in Bradykardien, bei denen das Herz weniger als 60mal pro Minute schlägt. Eine weitere Möglichkeit ist eine Einteilung nach der Art des Rhythmus (regulär, irregulär) oder nach der Stelle des Herzens, aus der der Impuls kommt. Eine Arrhythmie wird häufig durch Herzgefäßerkrankungen, Streß, Koffein und einige Medikamente ausgelöst.

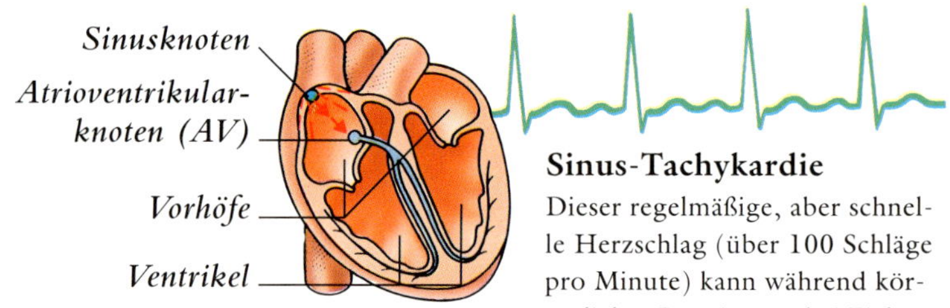

Sinus-Tachykardie

Dieser regelmäßige, aber schnelle Herzschlag (über 100 Schläge pro Minute) kann während körperlicher Betätigung, bei Fieber oder Streß auftreten.

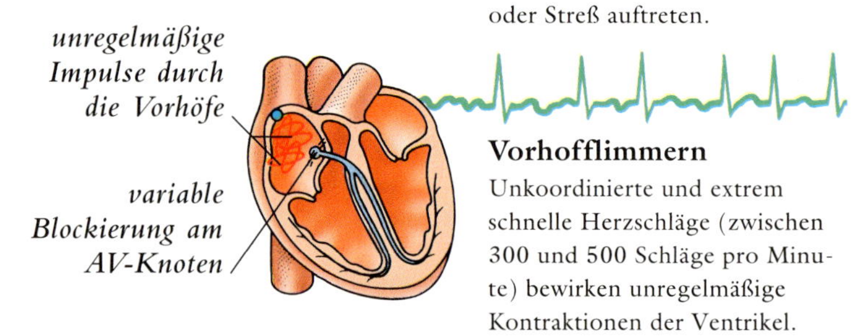

Vorhofflimmern

Unkoordinierte und extrem schnelle Herzschläge (zwischen 300 und 500 Schläge pro Minute) bewirken unregelmäßige Kontraktionen der Ventrikel.

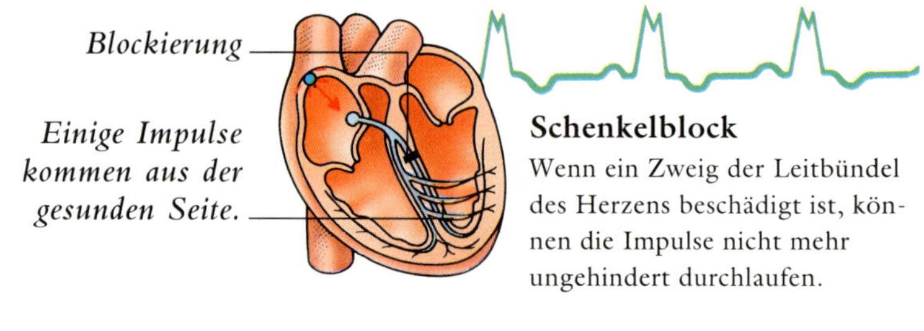

Schenkelblock

Wenn ein Zweig der Leitbündel des Herzens beschädigt ist, können die Impulse nicht mehr ungehindert durchlaufen.

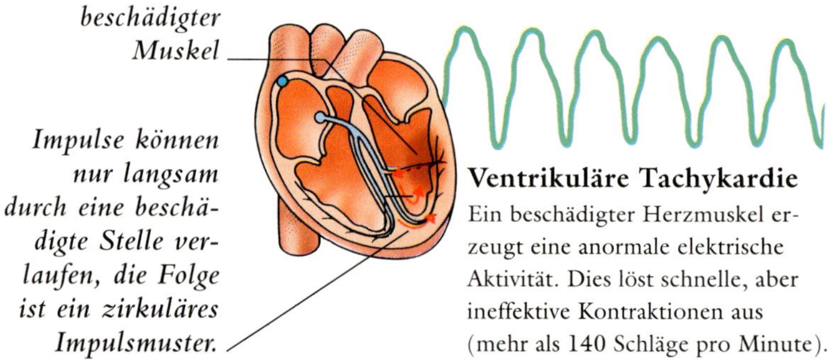

Ventrikuläre Tachykardie

Ein beschädigter Herzmuskel erzeugt eine anormale elektrische Aktivität. Dies löst schnelle, aber ineffektive Kontraktionen aus (mehr als 140 Schläge pro Minute).

REGULIERUNG DES HERZRHYTHMUS

Ursache von Arrhythmien ist normalerweise eine unzureichende Blutzufuhr zu den Zellen, die Herzkontraktionen anregen. Dies kann entweder durch eine Defibrillation behoben werden, bei der ein Elektroschock durch das Herz geleitet wird, oder durch Medikamente. Hat dies keinen Erfolg, läßt sich mit Herzschrittmachern die Herztätigkeit regulieren.

SCHRITTMACHER

Ein Schrittmacher ist ein batteriebetriebenes Gerät, das zur Aufrechterhaltung eines regelmäßigen Herzschlags zeitlich genau eingestellte, elektrische Impulse an das Herz abgibt. Es gibt verschiedene Arten von Herzschrittmachern: Einige senden ständig Impulse, während andere nur dann aktiviert werden, wenn das Herz nicht normal schlägt.

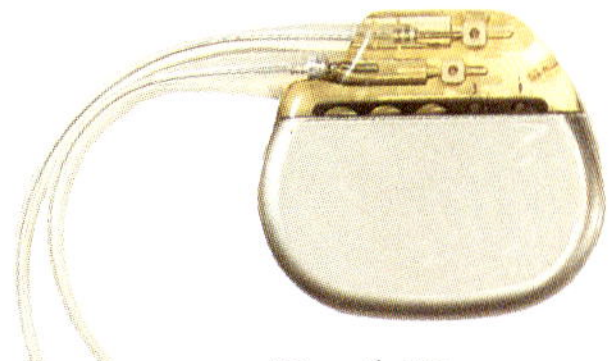

Dual-Kammer
Bei diesem Gerät werden die Vorhöfe und Ventrikel durch getrennte Kabel versorgt, die den Herzrhythmus automatisch anpassen.

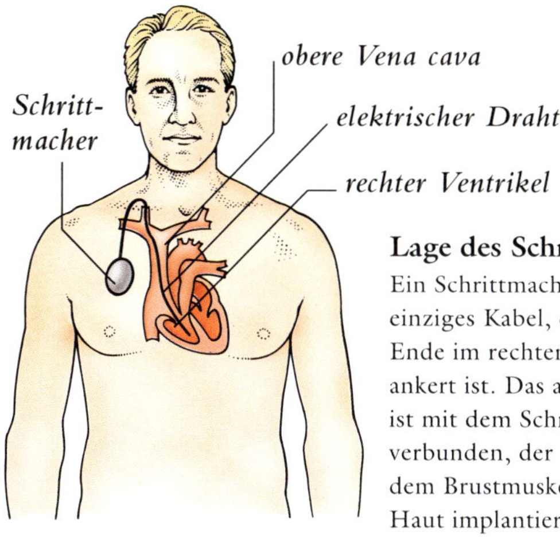

Lage des Schrittmachers
Ein Schrittmacher hat ein einziges Kabel, dessen freies Ende im rechten Vorhof verankert ist. Das andere Ende ist mit dem Schrittmacher verbunden, der zwischen dem Brustmuskel und der Haut implantiert wurde.

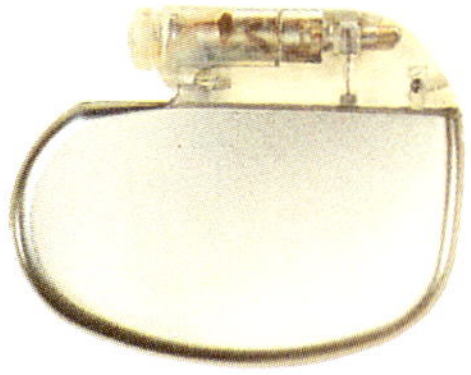

Programmierung
Dieser Schrittmachertyp kann programmiert werden: Er sendet elektromagnetische Signale durch die Haut.

IMPLANTIERBARE DEFIBRILLATOREN

Eine ventrikuläre Tachykardie, eine Arrhythmie, die zum Tode führen kann, läßt sich mit einem implantierbaren Defibrillator stabilisieren. Das ist ein kleiner elektrischer Generator. Wenn das Herz zu schnell schlägt, wird ein Elektroschock erzeugt. Dadurch steht das Herz für den Bruchteil einer Sekunde still, und der Sinusknoten kann wieder den normalen Herzschlag aufnehmen.

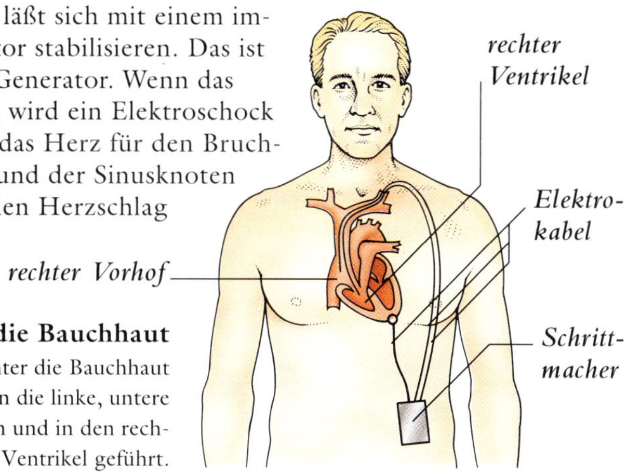

Implantation unter die Bauchhaut
Ein Schrittmacher wird unter die Bauchhaut implantiert und die Drähte an die linke, untere Herzoberfläche angeschlossen und in den rechten Vorhof und den rechten Ventrikel geführt.

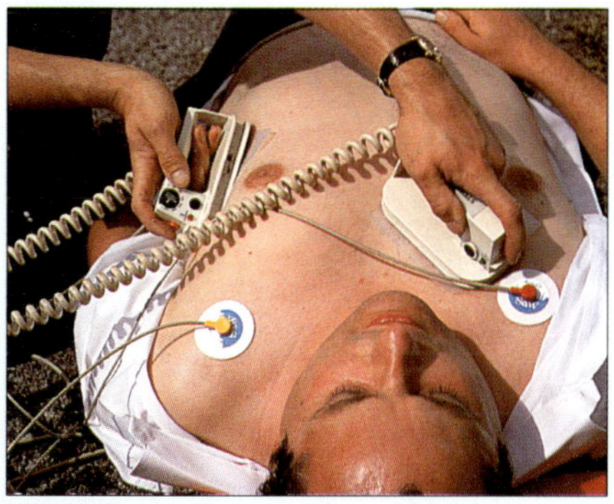

DEFIBRILLATION ALS NOTMASSNAHME

Eine Herzattacke verursacht manchmal ein Kammerflimmern, das sofort behandelt werden muß. Zwei Metallplatten, durch die ein Stromstoß zum Herz gesandt wird, werden auf die Brust des Patienten gelegt. Die zwei Elektroden auf dem Bild sind mit einem EKG-Gerät verbunden.

KALZIUM-(KANAL-)BLOCKER

Diese Blocker bewirken, daß die Impulse langsamer durch den Herzmuskel verlaufen und haben so einen korrigierenden Einfluß auf einige Arrhythmie-Arten. Sie verhindern den Kalziumfluß zu den Herzfasern. Obwohl sich mit Kalzium-Blockern Erfolge bei der Behandlung von Arrhythmien erzielen lassen, können sie die zugrundeliegende Störung nicht heilen.

Vor der Behandlung
Kalzium fließt ungehindert aus der Flüssigkeit, die die Zellen umspült, und dringt durch die Membranen der Herzmuskelfasern. Das Kalzium verbindet sich mit einem Protein innerhalb der Fasern, und die Muskeln ziehen sich zusammen.

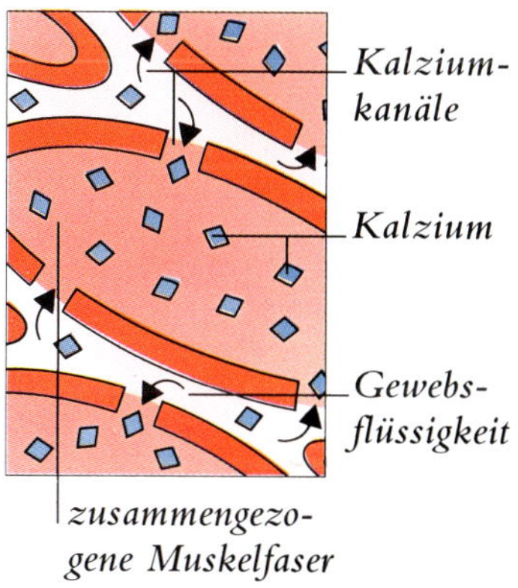

Nach der Behandlung
Der Kalziumfluß durch die Herzmuskelmembranen wird durch den Blocker gestoppt. Die Muskelfasern entspannen sich, die Impulse können nicht mehr durch das Herz laufen, der Herzschlag wird verlangsamt.

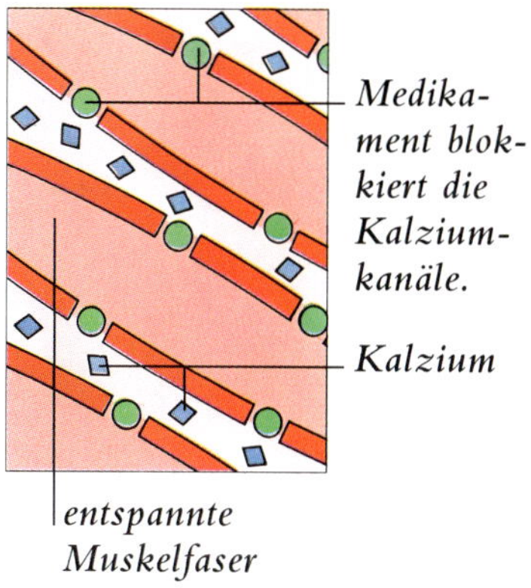

HERZGLYKOSIDE

Herzglykoside (Digitalispräparate) wurden ursprünglich aus den Blättern des Fingerhuts gewonnen. Sie verlangsamen zu schnelle Nervenimpulse auf dem Weg zum Herzmuskel und bewirken stärkere Kontraktionen der Ventrikel.

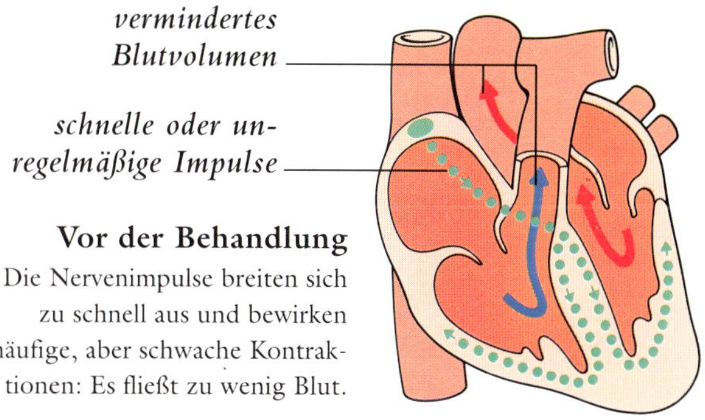

Vor der Behandlung
Die Nervenimpulse breiten sich zu schnell aus und bewirken häufige, aber schwache Kontraktionen: Es fließt zu wenig Blut.

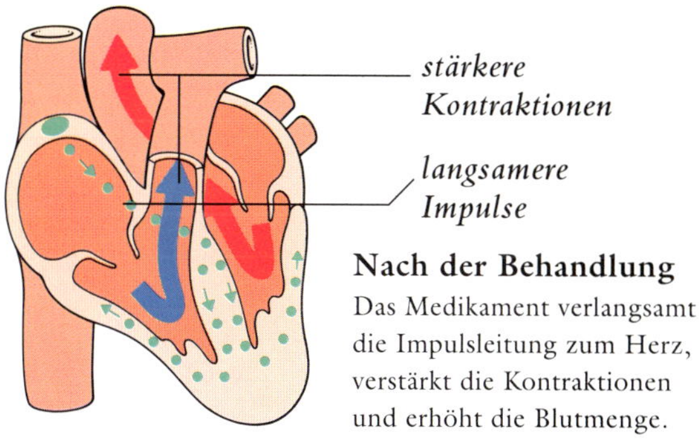

Nach der Behandlung
Das Medikament verlangsamt die Impulsleitung zum Herz, verstärkt die Kontraktionen und erhöht die Blutmenge.

HERZMUSKELERKRANKUNGEN UND HERZINSUFFIZIENZ

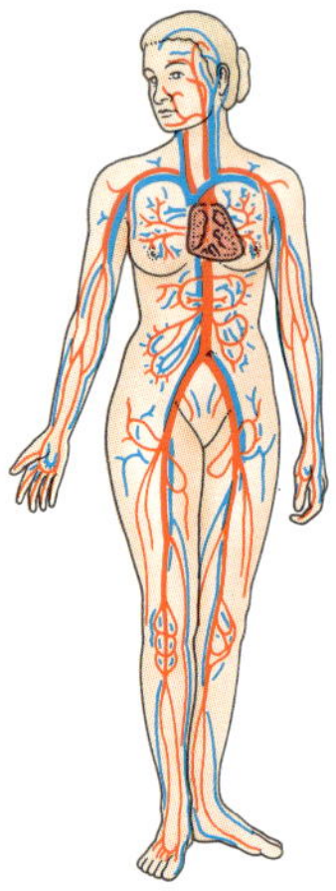

HERZERKRANKUNGEN SIND MEISTENS DIE FOLGE von Bluthochdruck, eines angeborenen Defekts oder von Herzgefäßerkrankungen. Manchmal werden sie jedoch auch durch eine Erkrankung des Herzmuskels selbst oder des beutelartigen Perikards, das das Herz umschließt, verursacht. Wenn diese Krankheiten länger anhalten oder sehr schwer sind, kann eine Herzinsuffizienz die Folge sein.

HERZMUSKELERKRANKUNG

Myokarditis, eine Entzündung des Herzmuskels, ist meist auf eine Virusinfektion zurückzuführen, aber sie kann auch durch rheumatisches Fieber und die Einnahme von Medikamenten verursacht werden. Viele Patienten erholen sich ohne eine Behandlung. Eine Kardiomyopathie, eine nicht-entzündliche Herzmuskelerkrankung, kann die Folge eines Gendefekts, eines Vitamin- oder Mineralmangels oder exzessiven Alkoholgenusses sein.

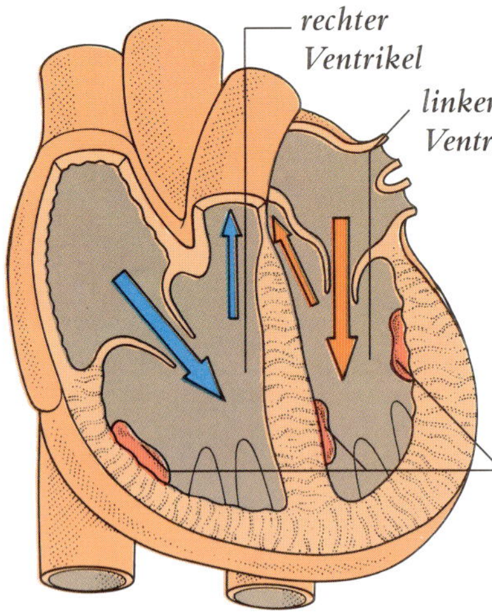

Dilatative Kardiomyopathie
Eine Dilatation (Ausweitung) der Ventrikel führt zu schwächeren Herzkontraktionen. Als Folge davon wird nicht genügend Blut mit jedem Herzschlag ausgestoßen und somit das Körpergewebe nicht ausreichend mit Sauerstoff versorgt.

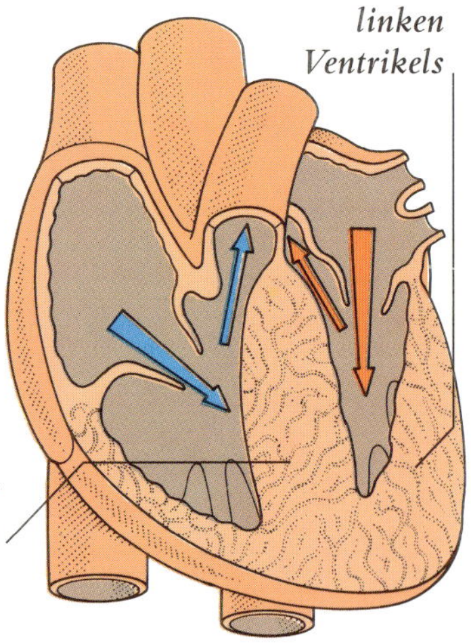

Hypertrophische Kardiomyopathie
Diese Form einer Kardiomyopathie ist gewöhnlich vererbt, aber die Ursache ist nicht bekannt. Exzessives Wachstum der Herzmuskelfasern führt, besonders im linken Ventrikel und dem Septum, zu einer Verdickung der Wände.

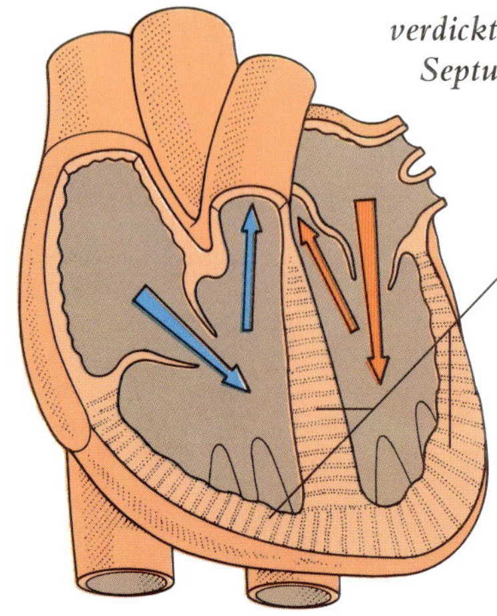

Restriktive Kardiomyopathie
Die Ventrikelwände werden starr, und die Kammern können nicht mehr ausreichend gefüllt werden. Die Krankheit entsteht durch Vernarbung der Herzinnenwände oder durch Eisen- oder Proteineinlagerungen im Muskel.

PERIKARDITIS

Eine Entzündung des Perikards – Faserbeutels, der das Herz umschließt – ist auf eine Virusinfektion oder eine Herzattacke zurückzuführen. Sie kann als Komplikation bei rheumatischem Fieber, Krebs, einer Autoimmunkrankheit, bei Nierenversagen oder durch eine tiefreichende Verletzung des Perikards entstehen. Symptome wie Atemnot, Fieber und Müdigkeit können mit nichtsteroidalen Antirheumatika behandelt werden.

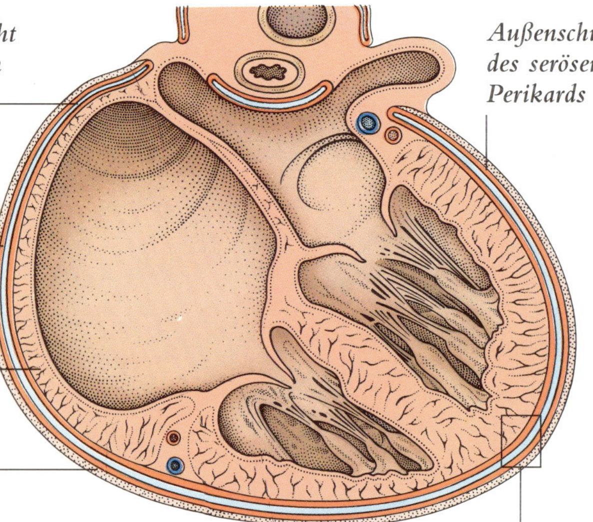

Aufbau des Perikards
Die Perikardmembran besteht aus zwei Schichten. Die äußere Schicht ist hart, unelastisch und faserig. Die seröse Innenschicht besteht aus zwei Blättern; diese sind durch einen dünnen Film aus Gleitflüssigkeit getrennt, die von der Innenschicht abgesondert wird.

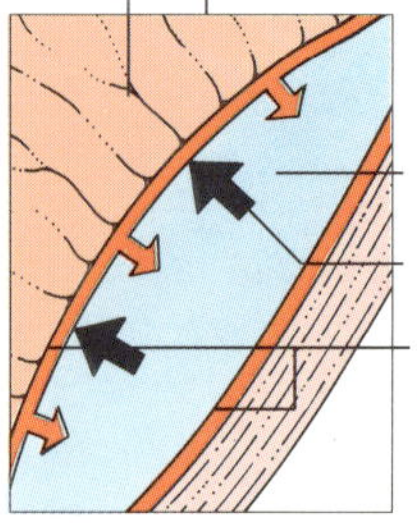

Herzbeutelerguß
Eine Entzündung des serösen Perikards kann zu vermehrter Flüssigkeitsbildung führen; die Herztätigkeit wird behindert.

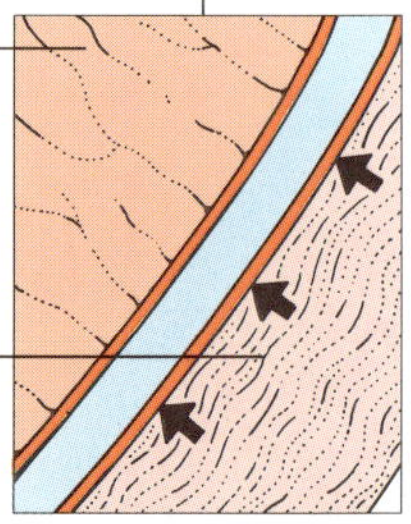

Konstriktive Perikarditis
Eine Entzündung verursacht manchmal Narben: Das Perikard verdickt sich und schrumpft. Das Herz füllt sich nicht mehr mit Blut.

HERZINSUFFIZIENZ

Eine Herz- oder Ventrikelinsuffizienz bedeutet nicht, daß das Herz nicht mehr schlagen kann: Es kann nur das Blut nicht mehr richtig zur Lunge und in die Körpergewebe pumpen. Symptome sind Husten, Müdigkeit, Ödeme (Flüssigkeit in den Geweben) und Atemnot. Zu schwache Herzkontraktionen, verengte Blutgefäße und überschüssige Flüssigkeitsansammlungen können medikamentös behandelt werden.

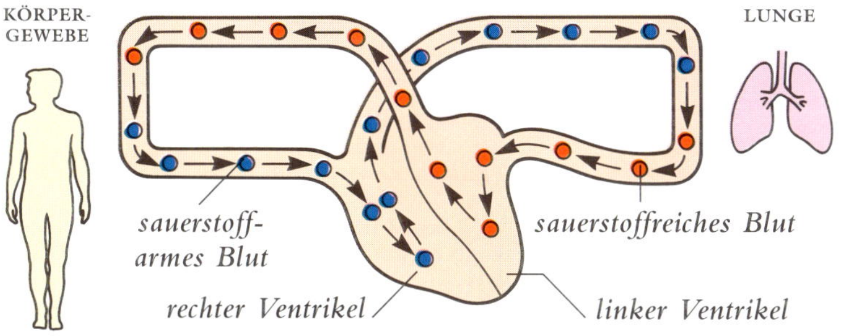

Normale Zirkulation

Normalerweise ist das Verhältnis, mit dem das Blut bei jedem Herzschlag in den Körper hineingepumpt und wieder herausgesaugt wird, ausgeglichen: Das bedeutet, daß sich nirgendwo überschüssiges Blut ansammeln kann.

RECHTSHERZ-INSUFFIZIENZ

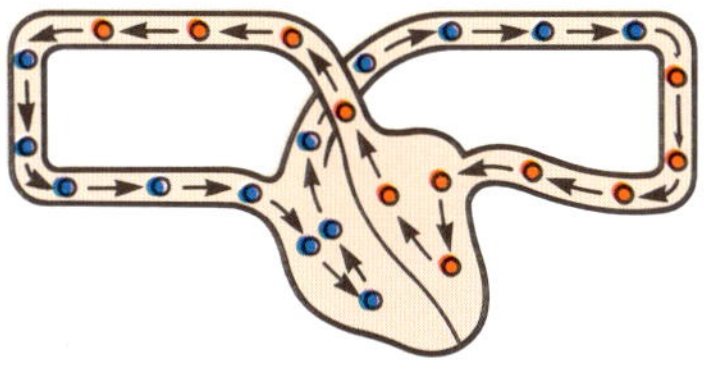

1 Eine Rechtsherzinsuffizienz kann durch einen Klappenfehler oder eine Erkrankung der Atemwege entstehen. Das Blut kehrt schneller zum Herz zurück, als es zur Lunge gepumpt werden kann.

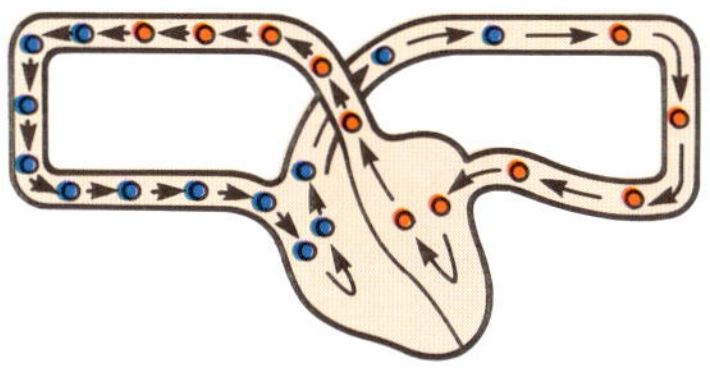

2 Blut beginnt sich in der rechten Herzhälfte anzusammeln. Da die Venen weiter Blut zurücktransportieren, bildet sich ein Blutstau.

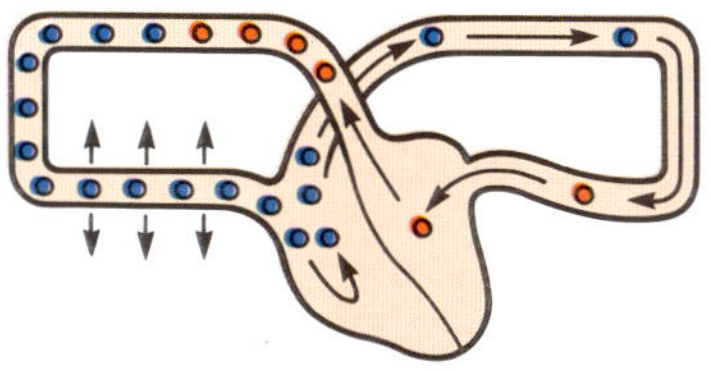

3 Durch den erhöhten Druck in den Venen wird Flüssigkeit nach außen durch die Kapillarwände gedrückt. Das Gewebe in den Fußgelenken schwillt aufgrund der Flüssigkeitsansammlung an.

LINKSHERZ-INSUFFIZIENZ

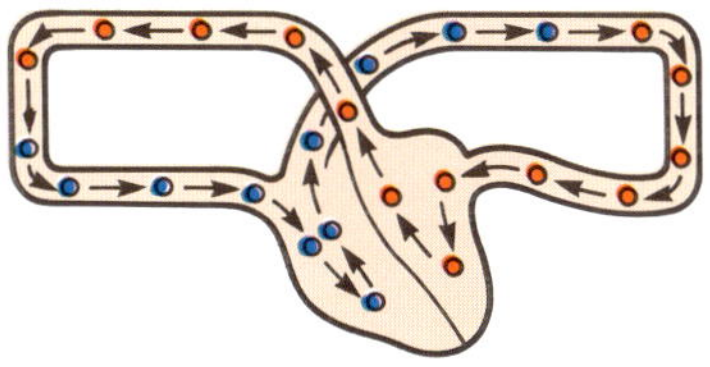

1 Die linke Herzhälfte kann das Blut nicht so schnell in den Körper pumpen, wie es aus der Lunge zurückkommt. Die Ursache kann ein struktureller Herzfehler oder eine Arrhythmie sein.

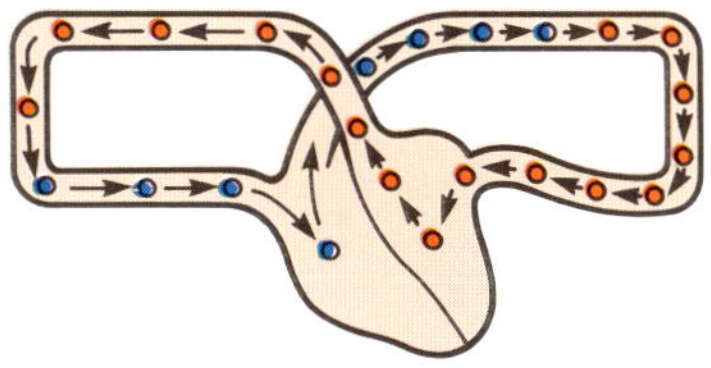

2 Blut, das nicht wieder in die Zirkulation gelangt, staut sich in den Lungenvenen und der Lunge an.

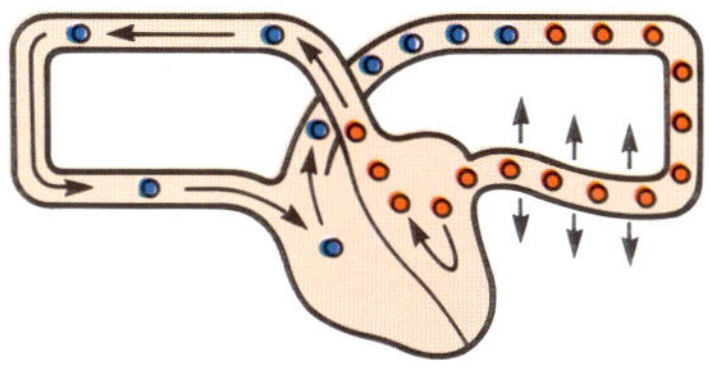

3 Durch den Druck sammelt sich Flüssigkeit in der Lunge an und das Blut kann nicht mehr ausreichend mit Sauerstoff versorgt werden. Die Folge sind Husten, Atemnot und Müdigkeit.

OPERATION

HERZTRANSPLANTATION

Diese Operation wird normalerweise nur bei Patienten durchgeführt, die jünger als 55 Jahre sind und an einer fortschreitenden Herzinsuffizienz leiden, die weder medikamentös noch operativ behoben werden kann. Hauptrisiken sind dabei eine Infektion und Abstoßungsreaktionen auf das Spenderherz. Immunsuppressiva sollen Abstoßungsreaktionen verhindern, können aber schwerwiegende Nebenwirkungen haben.

1 Der Patient wird narkotisiert, und der Chirurg führt einen Schnitt in die Brust des Patienten aus. Das Sternum oder Brustbein wird geteilt und die Perikardmembran aufgeschnitten; das erkrankte Herz liegt jetzt frei.

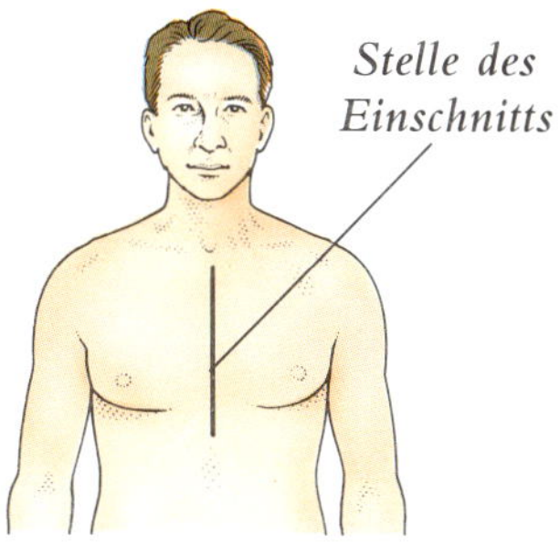

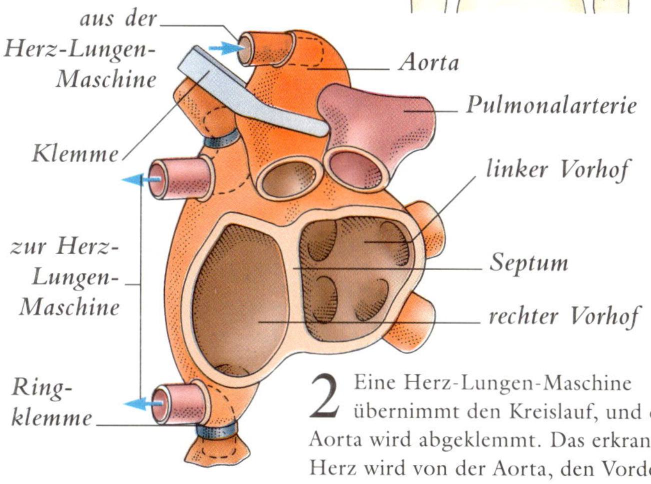

2 Eine Herz-Lungen-Maschine übernimmt den Kreislauf, und die Aorta wird abgeklemmt. Das erkrankte Herz wird von der Aorta, den Vorderwänden der beiden Atrien und der Pulmonalarterie abgetrennt und entfernt.

3 Die Rückwände der Vorhöfe bleiben an ihrem Platz, und das Spenderherz wird an ihre freien Ränder und an die Scheidewände angenäht (in der Darstellung nicht zu sehen).

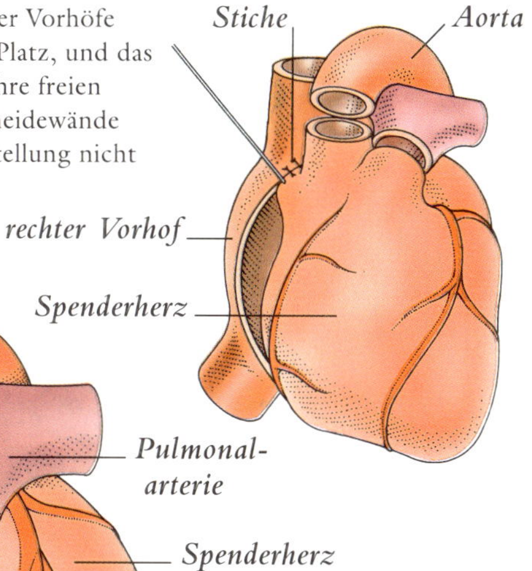

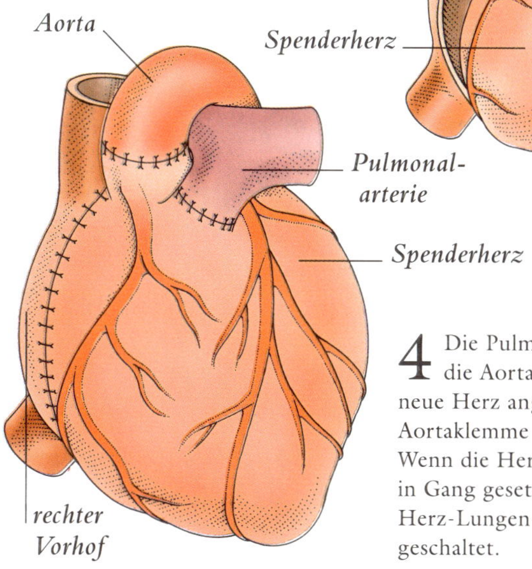

4 Die Pulmonalarterie und die Aorta werden an das neue Herz angeschlossen, die Aortaklemme wird entfernt. Wenn die Herztätigkeit wieder in Gang gesetzt ist, wird die Herz-Lungen-Maschine abgeschaltet.

ZIRKULATIONSSTÖRUNGEN

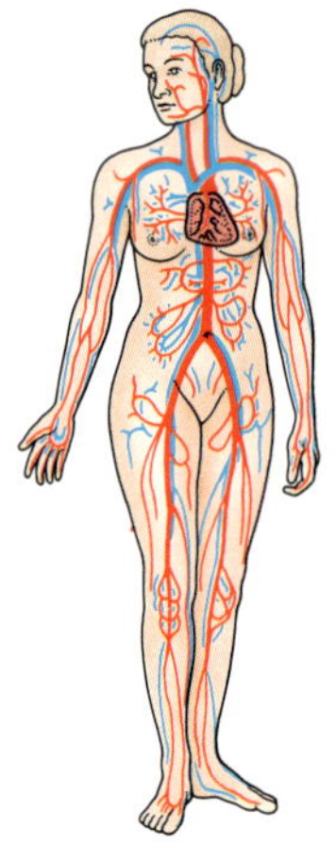

DER BLUTFLUSS DURCH DIE ARTERIEN UND VENEN kann behindert oder blockiert werden. Normalerweise ändert sich der Blutfluß bei körperlicher Betätigung, Verdauung und Veränderungen der Außentemperatur, da diese Faktoren den Durchmesser der Blutgefäße beeinflussen. Diese Reaktionen können jedoch durch geschwächte oder verdickte Arterienwände oder schlecht funktonierende Klappen gestört werden, aber auch durch Hindernisse wie Blutgerinnsel oder Fettablagerungen: Diese müssen behandelt werden, um Schlaganfälle oder Herzattacken zu verhindern.

THROMBOSE

Wird ein Blutgefäß beschädigt, bildet sich ein Blutgerinnsel. Aber auch an gesunden Gefäßen können sich Gerinnsel bilden, besonders, wenn sich Fetteinlagerungen abgesetzt haben oder wenn eine Arterie oder Vene entzündet ist. Diese Gerinnsel (Thromben) verursachen Schmerzen und Funktionsverlust und können lebensbedrohlich sein.

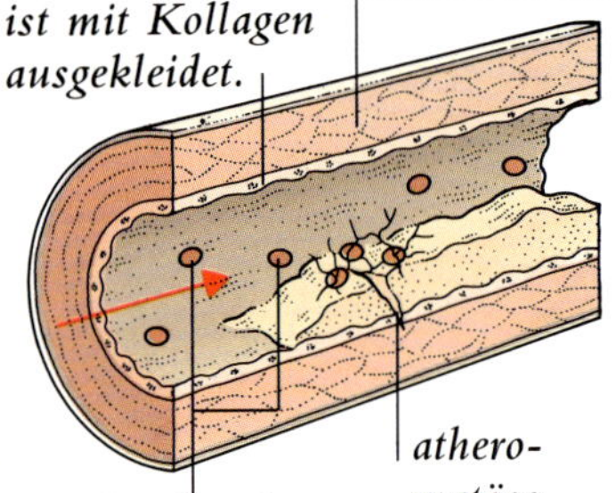

1 Wenn eine Blutgefäßwand zum Beispiel durch ein Atherom beschädigt ist, kommen die Blutplättchen mit dem Kollagen in Kontakt. Sie verklumpen dann und sondern chemische Substanzen ab, die den Prozeß der Blutgerinnung einleiten.

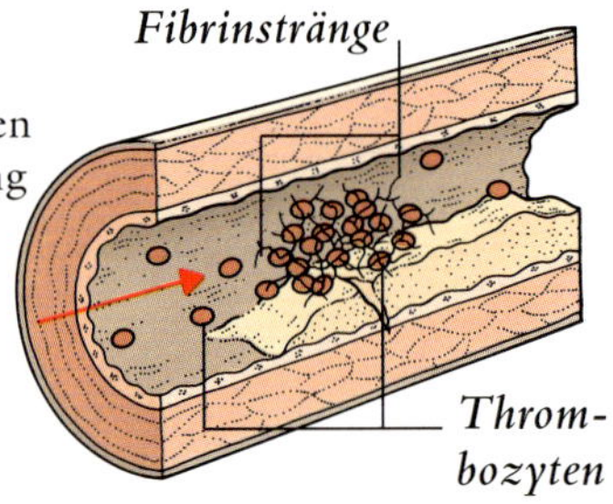

2 Die abgesonderten Substanzen unterstützen die Umwandlung von löslichem Fibrinogen in unlösliche Fibrinstränge. Diese fangen weitere Blutplättchen und Blutzellen ein und bilden ein Gerinnsel.

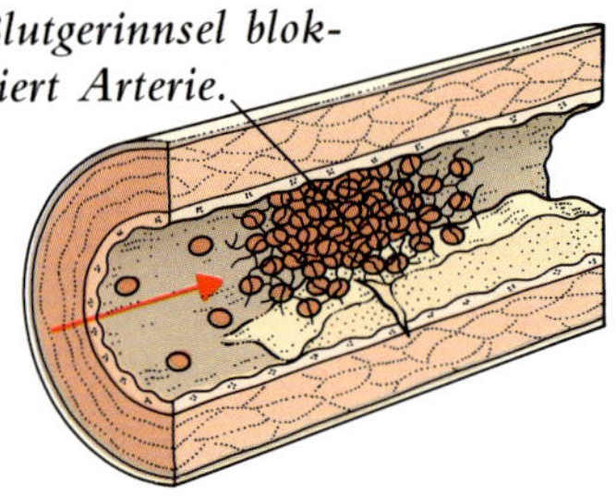

3 Das Fibrin vernetzt sich weiterhin mit den Blutplättchen, und der Blutfluß verlangsamt sich. Das Gerinnsel wird immer größer und kann schießlich eine Arterie verstopfen. Manchmal brechen Teilchen ab und bilden Emboli.

EMBOLIE

Eine Embolie entsteht, wenn Treibteilchen mit dem Blutstrom wandern und sich irgendwo festsetzen. Diese Fragmente könne Teile eines Thrombus sein oder ein ganzer Thrombus. Außerdem können Emboli auch aus atheromatösen Teilchen, aus Cholesterinkristallen, Luft oder Fett aus dem Mark von gebrochenen Knochen bestehen. Können die Gerinnsel nicht medikamentös verhindert oder aufgelöst werden, muß u. U. operiert werden.

Lungenembolie

Ein Embolus kann von den Venen des Beckens oder der Beine durch das Herz zu einer Lungenarterie wandern. Er kann sich dort festsetzen und so ein Hindernis bilden, das dem Lungengewebe den lebensnotwendigen Sauerstoff entzieht. Dieser Zustand, eine Lungenembolie, ist lebensbedrohlich.

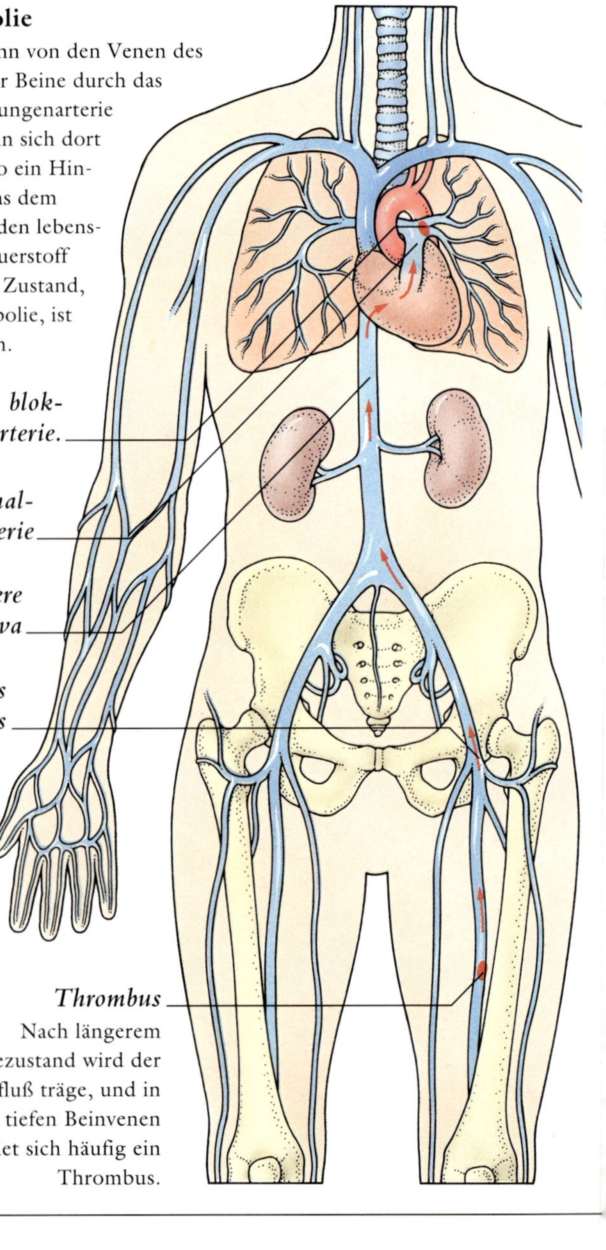

Nach längerem Ruhezustand wird der Blutfluß träge, und in den tiefen Beinvenen bildet sich häufig ein Thrombus.

ANTIKOAGULANZIEN

Antikoagulanzien wie Warfarin und Heparin verlangsamen die chemischen Prozesse, die Blutgerinnsel verursachen. Sie können verordnet werden, wenn z. B. bei Arteriosklerose oder kurz nach einer Operation ein erhöhtes Risiko der Bildung von Blutgerinnseln besteht. Diese Medikamente stoppen die Verklumpung und verhindern, daß sich weitere Gerinnsel bilden.

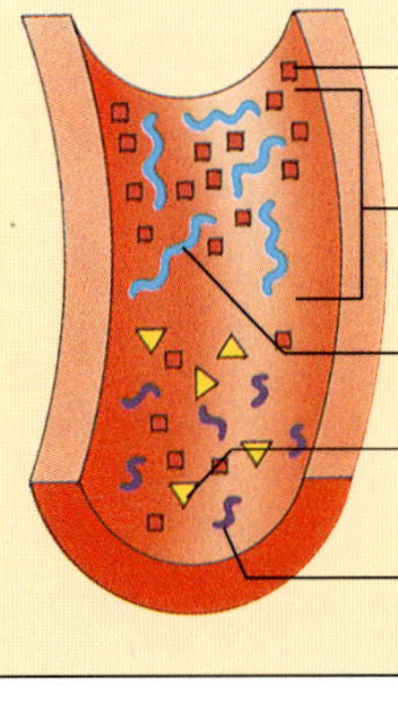

ANEURYSMA

Ein Aneurysma ist eine anormale Aussackung in einer geschwächten Arterienwand. Die Ursache kann eine Krankheit oder Verletzung sein, oder die Störung ist angeboren. Aneurysmen bilden sich am häufigsten in der Aorta. Bei älteren Menschen entwickeln sie sich eher in der Bauchaorta, genau unterhalb der Niere. Sie werden gewöhnlich operativ entfernt.

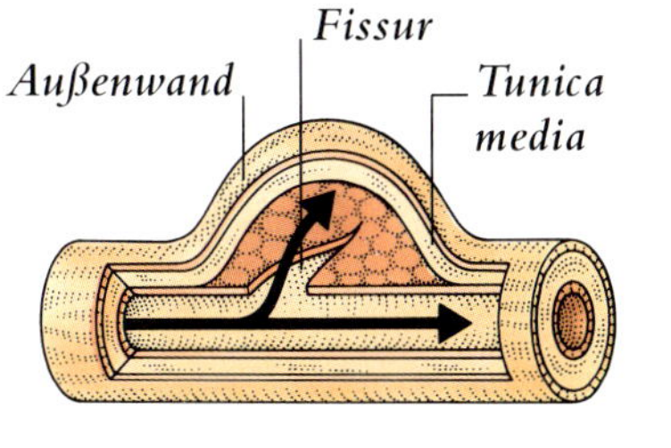

Aneurysma dissecans

Bildet sich in der Innenauskleidung einer Arterie eine Fissur oder Spalte, kann Blut durchsickern und gegen die Außenwand drücken. Die Arterie schwillt an, ihre Wände werden dünn und können platzen.

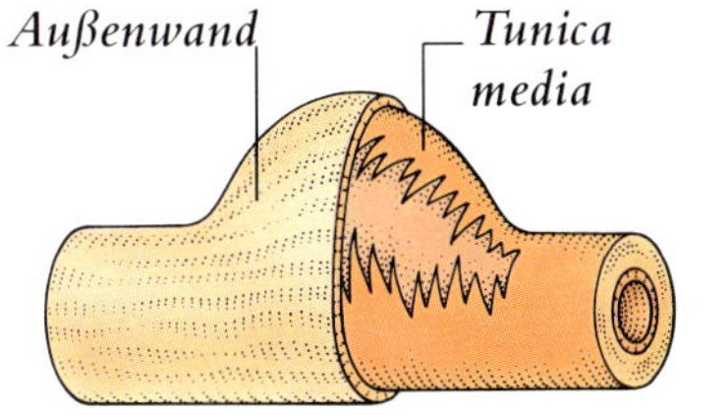

Echtes Aneurysma

Ein echtes Aneurysma entsteht, wenn Muskelfasern der Tunica media (mittlere Arterienwandschicht) geschwächt sind. Fließt Blut durch eine betroffene Stelle, kann sich die Arterienwand ausbuchten und reißen.

OPERATION

KRAMPFADERN (VARIZEN)

Wenn die Klappen in den Unterschenkelvenen defekt sind, kann Blut zurückfließen und sich in den Oberflächenvenen gleich unter der Hautoberfläche ansammeln. Diese Venen können dann anschwellen und Schmerzen, Hautgeschwüre oder Schwellungen der Füße verursachen.

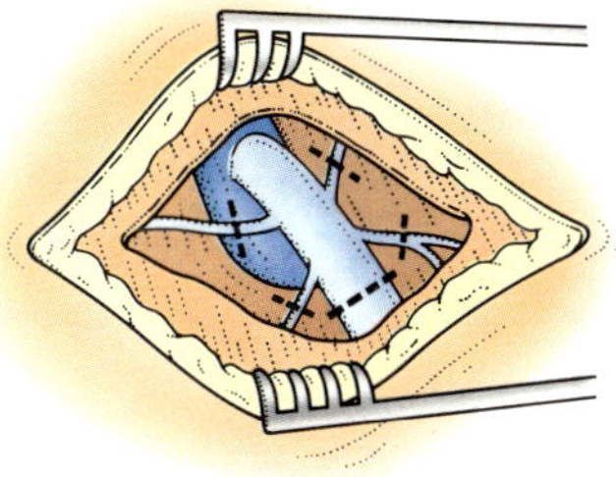

1 Durch einen kleinen Schnitt in der Leiste werden die große Beinvene und ihre vier Zweige freigelegt. Sie werden zusammengebunden und abgeschnitten.

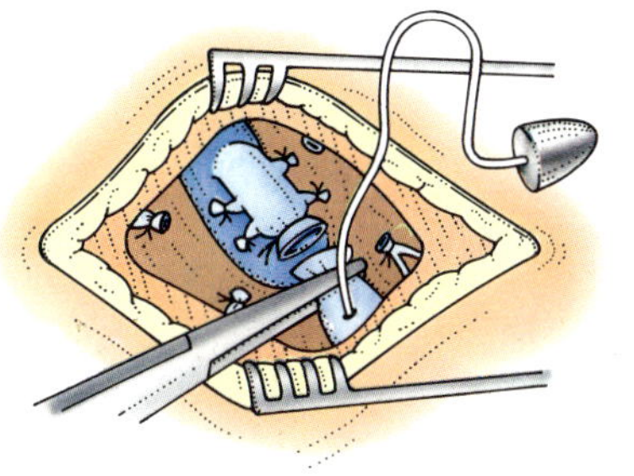

2 Ein Draht wird durch ein Loch in der Vene eingeführt. Er wird hinunter zur Wade oder zum Fußgelenk geführt und dort durch einen kleinen Schnitt wieder hinausgeführt.

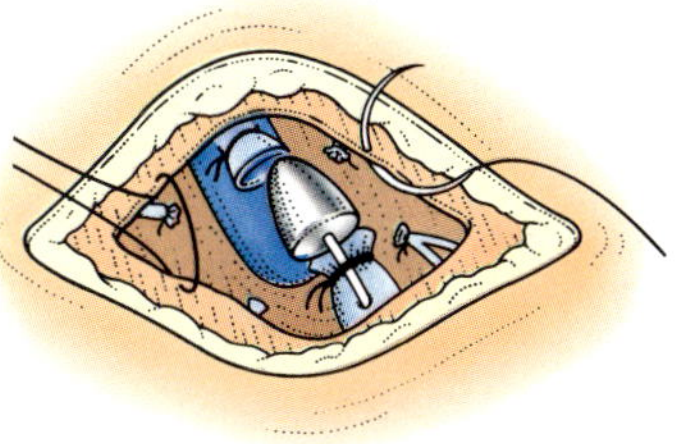

3 Der Draht hat eine speziell geformte Spitze, die fest an die Vene gebunden wird, der Schnitt in der Leiste wird geschlossen.

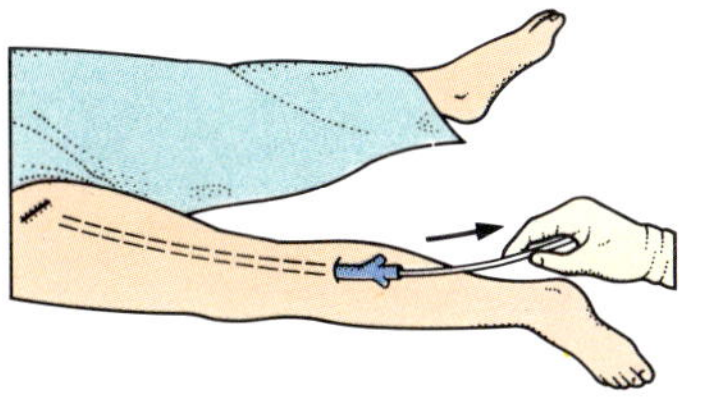

4 Der Draht, der aus dem unteren Schnitt herausragt, wird mitsamt der Vene herausgezogen. Der Schnitt wird vernäht und das Bein bandagiert.

BLUTHOCHDRUCK (HYPERTONIE)

Der Blutdruck ist die Kraft, mit der das Blut durch die Arterien fließt. Hypertonie ist ein andauernder, anormal hoher Blutdruck. Bei Bluthochdruck zeigen sich zwar nicht unbedingt Symptome, aber das Risiko eines Schlaganfalls, eines Herzinfarktes und anderer Kreislaufstörungen steigt. Der Blutdruck wird mit einem speziellen Meßgerät in Millimeter Quecksilbersäule gemessen (mmHg).

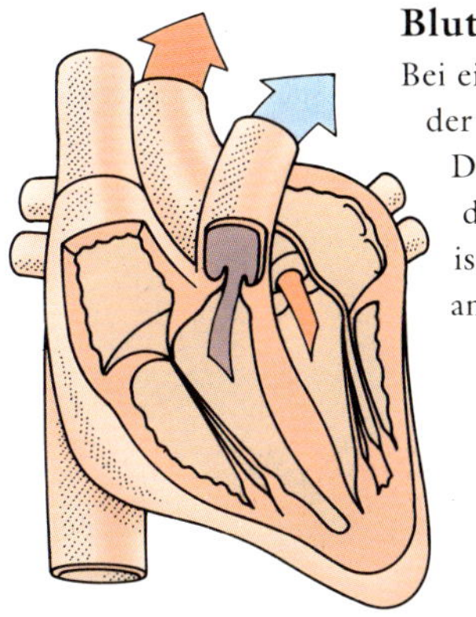

SYSTOLE: DIE VENTRIKEL ZIEHEN SICH ZUSAMMEN UND PRESSEN DAS BLUT NACH DRAUSSEN

Blutdruckmessungen

Bei einem gesunden, jungen Erwachsenen beträgt der Blutdruck normalerweise 110/75mmHg. Die erste Zahl ist der systolische Druck (wenn der Druck am höchsten ist). Der zweite Wert ist der diastolische Druck (wenn der Druck am niedrigsten ist).

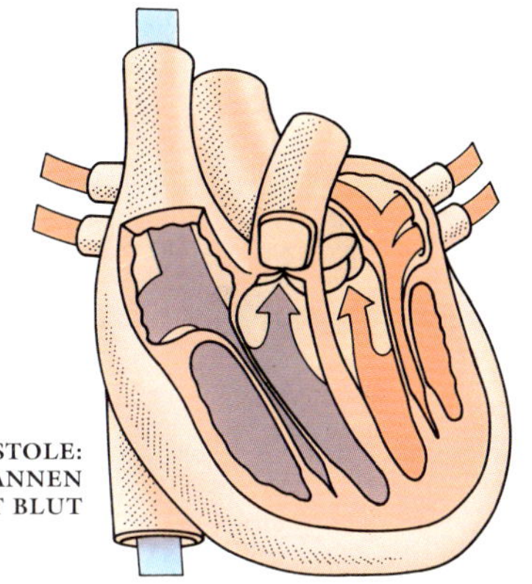

DIASTOLE: DIE VENTRIKEL ENTSPANNEN UND FÜLLEN SICH MIT BLUT

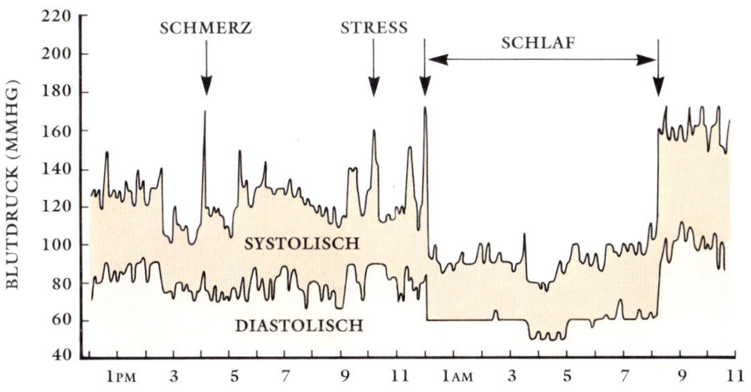

Abweichungen während einer Periode von 24 Stunden

Das Diagramm oben zeigt, wie stark sich der Blutdruck als Reaktion auf verschiedene Reize wie Schmerz oder Streß ändert. Diese Abweichungen sind normal.

THERAPIE

Bei Bluthochdruck wird eine Kochsalz- und fettarme Ernährung empfohlen. Außerdem können Diuretika verordnet werden, da sie die Rückresorption von Wasser und Salz verhindern und den Urinausstoß steigern. Wenn das Blut weniger Wasser enthält, muß das Herz weniger arbeiten, und der Blutdruck wird gesenkt.

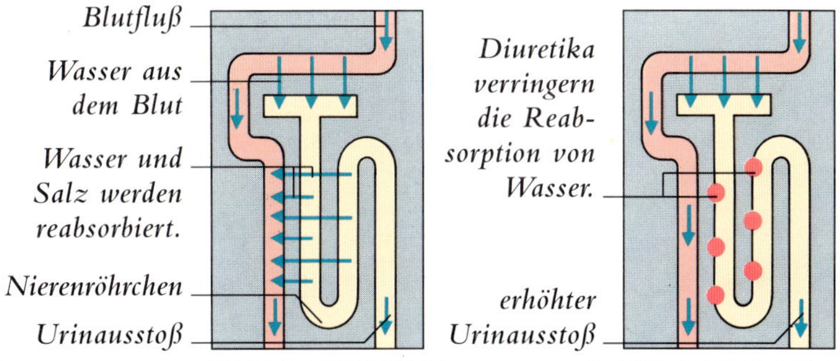

VOR DER BEHANDLUNG NACH DER BEHANDLUNG

7. KAPITEL

IMMUNSYSTEM

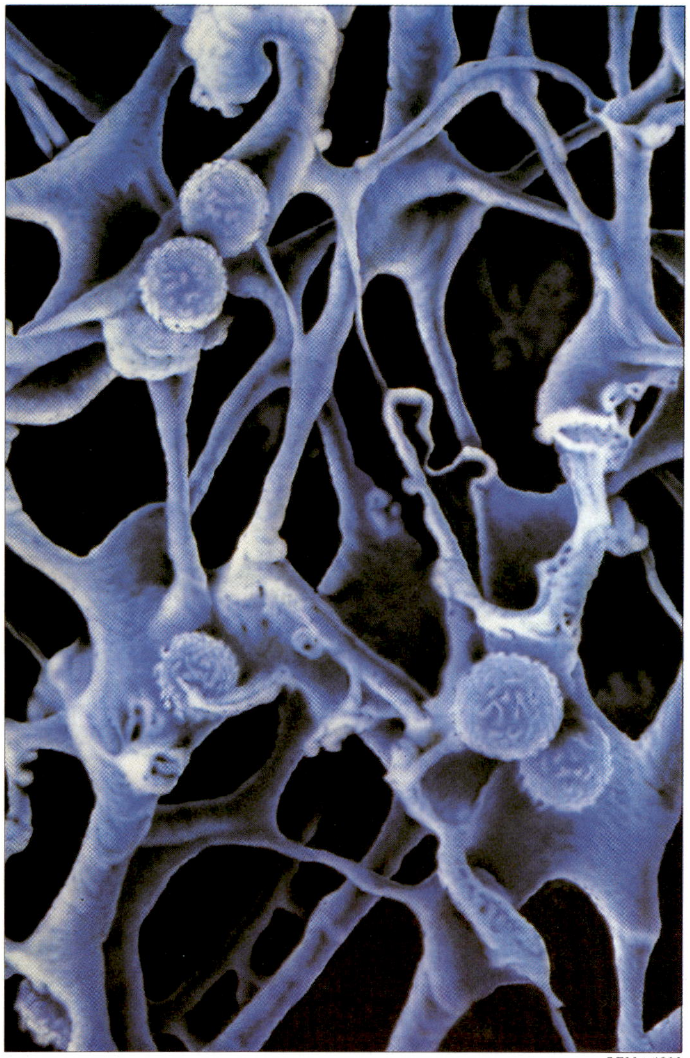

Lymphgewebe in einem Lymphknoten

REM x 4900

Einleitung

Der Körper hat seine eigene Sicherheitspolizei – das Immunsystem, das den Körper überwacht und ihn gegen „Eindringlinge" von außen und Subversion von innen schützt. Ein Neugeborenes ist durch die Antikörper geschützt, die es von seiner Mutter – zum Teil mit der Muttermilch – erhält. Gleich nach der Geburt übernimmt das Immunsystem seine lebenslange Aufgabe, eindringende Krankheitserreger wie Parasiten und Bakterien zu erkennen. Bestimmte Zellen des Immunsystems, die B- und T-Lymphozyten, haben ein Gedächtnis, das es ihnen ermöglicht, schnell auf eine Infektion zu reagieren, mit der sie schon einmal zuvor in Kontakt gekommen sind. Mit einer Impfung kann man den Körper dazu bringen, neue Abwehrwaffen in sein Arsenal aufzunehmen; dies hat entscheidend dazu beigetragen, Krankheiten wie Kinderlähmung und Diphtherie in den Griff zu bekommen. Das innere Überwachungssystem reagiert auch auf anormale Zellteilungen im Körpergewebe. Ein gesundes Immunsystem wird so die Ausbreitung potentieller Krebserkrankungen schon in einem frühen Stadium verhindern. Diese Reaktionen werden jedoch durch den Alterungsprozeß oder durch Krankheiten wie AIDS beeinträchtigt. Die Gefahr einer bösartigen Krebserkrankung steigt. Einige Medikamente wie die Steroid-Präparate, die bei chronischen Krankheiten verabreicht werden, können das Immunsystem schädigen. Ein schlecht funktionierendes Immunsystem kann sich auch gegen sich selbst richten und zu Autoimmunkrankheiten wie rheumatoider Arthritis führen, bei der das körpereigene Gewebe vom Immunsystem angegriffen wird.

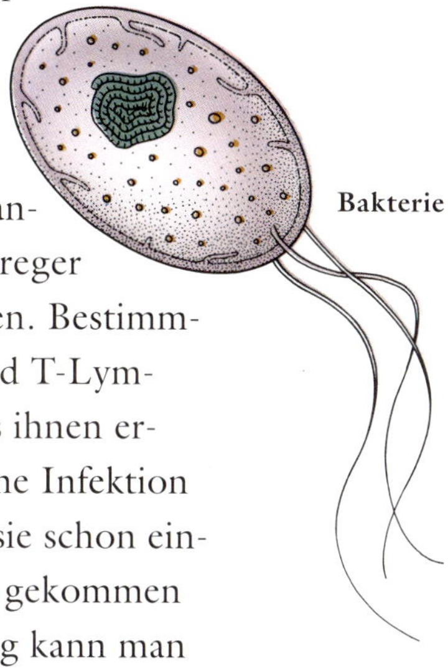
Bakterie

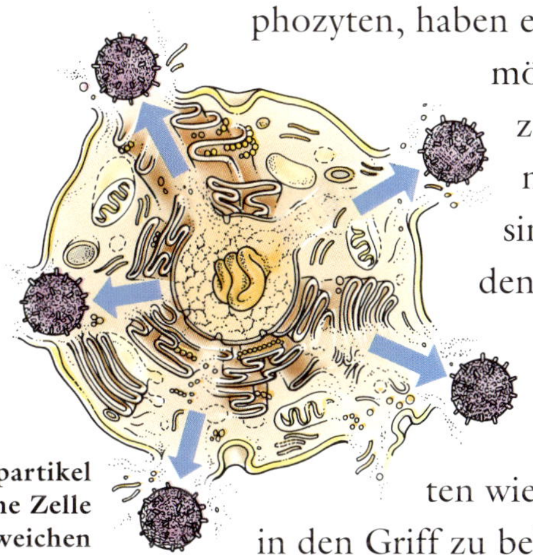
Viruspartikel befallen eine Zelle und entweichen

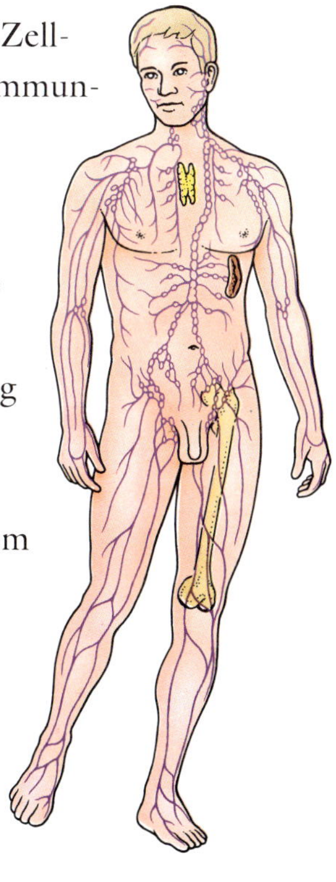
Das Immunsystem

Abwehr von Infektionen

Ein gesunder Körper kann sich selbst gegen die meisten eindringenden Erreger schützen, die Infektionen oder Krankheiten verursachen. Es gibt zwei Abwehrarten, die natürliche und die erworbene Immunität. Zu den angeborenen Abwehrarten gehören physikalische Schranken wie die Haut und chemische Abwehrreaktionen wie ein antibakterielles Enzym in den Tränen. Das erworbene Immunsystem basiert auf spezialisierten weißen Blutzellen, den Lymphozyten, die auf das Eindringen von Mikroorganismen in den Körper reagieren. B-Zellen produzieren Antikörper, die im Blut zirkulieren und spezifische Krankheitserreger angreifen; T-Zellen greifen die Organismen direkt an. Diese Zellen sind in der Lage, sich an frühere Infektionen zu erinnern und schnell zu reagieren.

Lymphe und Lymphgefässe

Die Lymphe ist eine klare, wässrige Substanz, die als Flüssigkeit beginnt, die zwischen den Zellen fließt. Diese sog. interstitielle Flüssigkeit wird erst dann Lymphe genannt, wenn sie in das Netzwerk aus Lymphkapillaren fließt, das sich in den Gewebsspalten befindet. Von den Lymphkapillaren aus fließt die Lymphe in größere Gefäße, die Lymphgefäße (rechts), die mit Filtern, den Lymphknoten, versehen sind. Die Lymphe fließt durch die Bewegung der Körpermuskeln.

LYMPHKAPILLARE

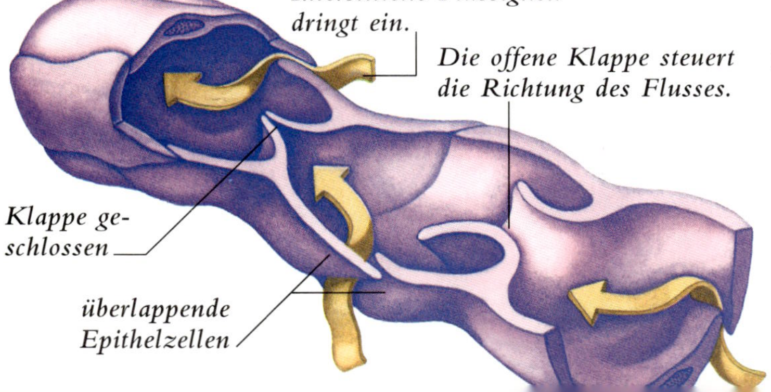

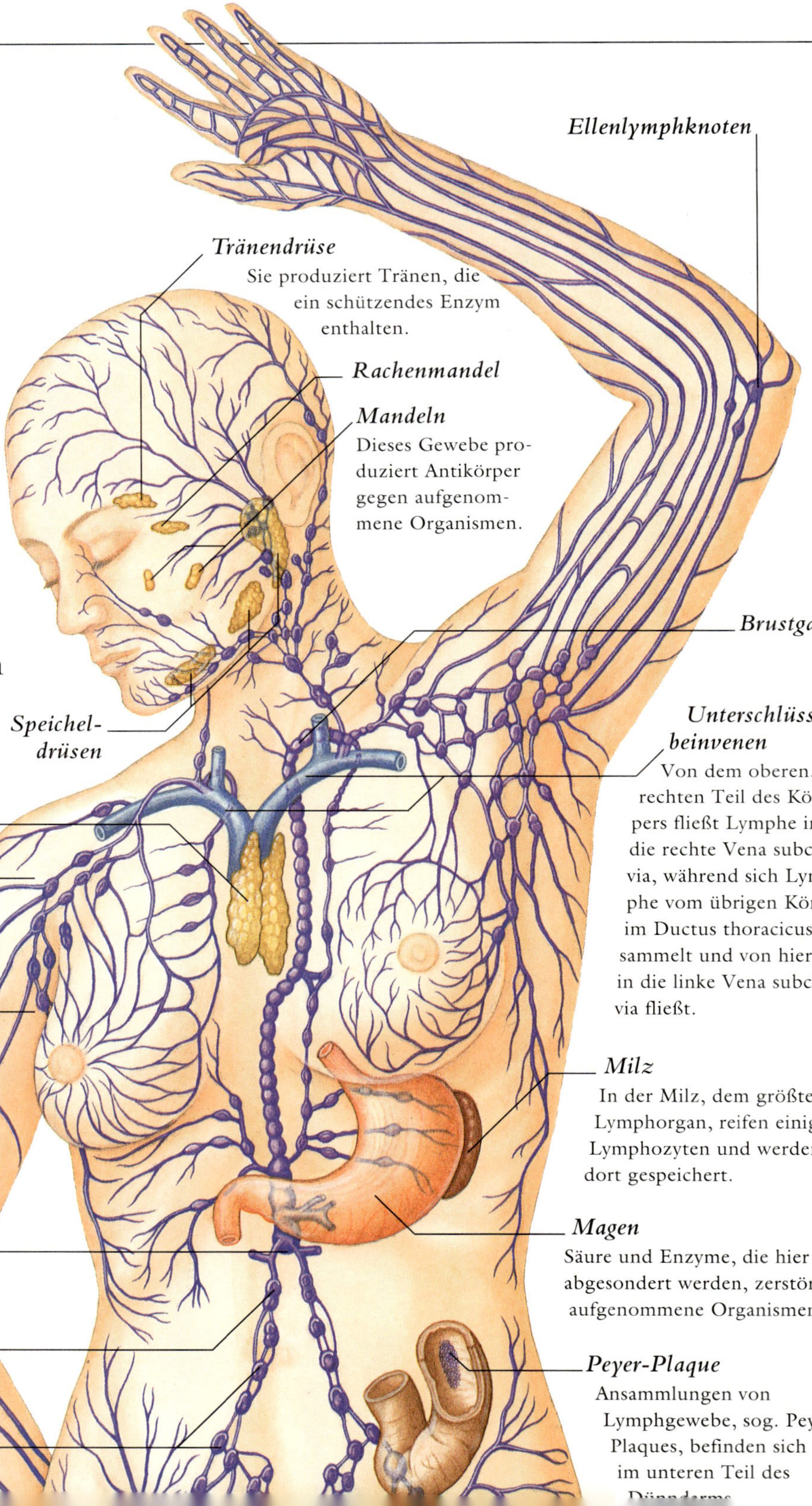

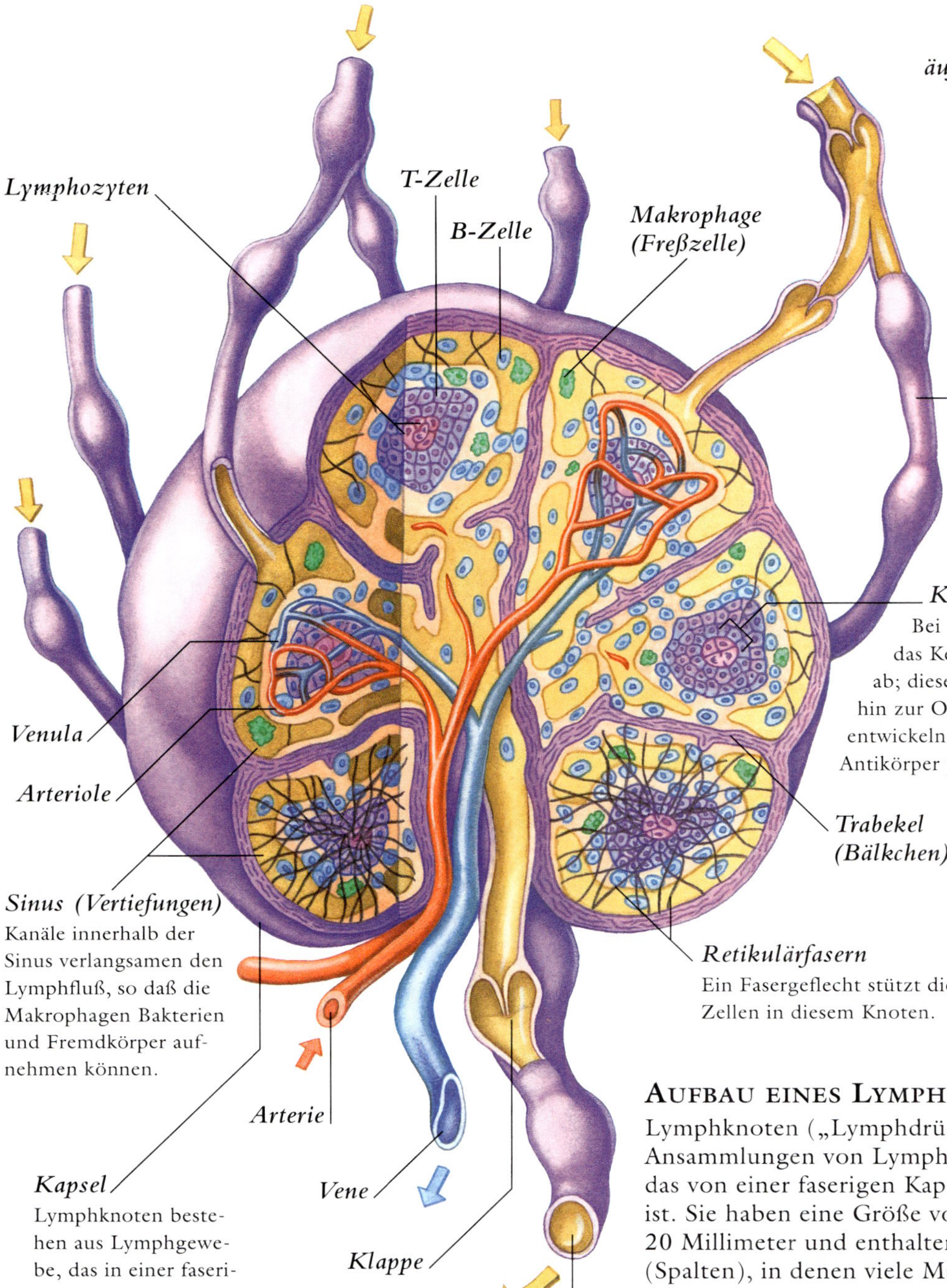

Aufbau eines Lymphknotens

Lymphknoten („Lymphdrüsen") sind Ansammlungen von Lymphgewebe, das von einer faserigen Kapsel bedeckt ist. Sie haben eine Größe von 1 bis 20 Millimeter und enthalten Sinus (Spalten), in denen viele Makrophagen (Freßzellen) Bakterien und andere Fremdkörper vernichten. Lymphe aus den meisten Organen passiert mindestens einen Lymphknoten, wird gefiltert und in den venösen Blutstrom abgegeben. Angeschwollene Lymphknoten deuten auf eine Krankheit hin.

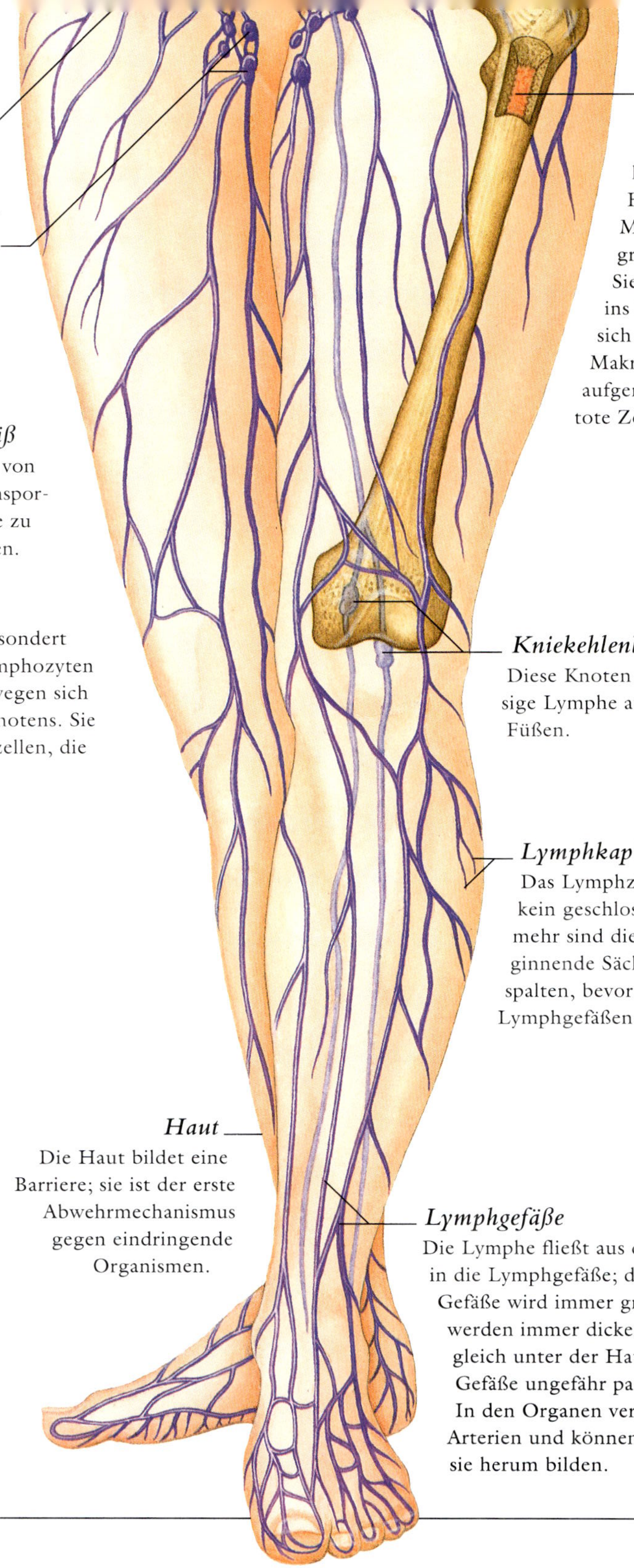

Entzündungs- und Immunreaktionen

Wenn infektiöse Organismen in die Haut eindringen oder nicht durch chemische Substanzen auf der Oberfläche, wie Enzyme, die in den Tränen oder im Speichel enthalten sind, getötet werden, treten die Entzündungs- und Immunreaktionen des Körpers in Aktion. Schmerzen, Schwellungen und Fieber können Anzeichen des Kampfes gegen Infektionen sein, da verschiedene weiße Blutzellen versuchen, die Ausbreitung zu verhindern.

Entzündungsreaktion

Einige Krankheitserreger können im Gewebe Entzündungen auslösen. Dieser Abwehrmechanismus ist unspezifisch, d. h. sämtliche eindringenden Organismen werden auf dieselbe Weise angegriffen. Er erhöht den Blutfluß und befördert spezielle Zellen, die Neutrophilen, zu dem betroffenen Gebiet (hier zu den Bronchien), die dann die Erreger verdauen und zerstören.

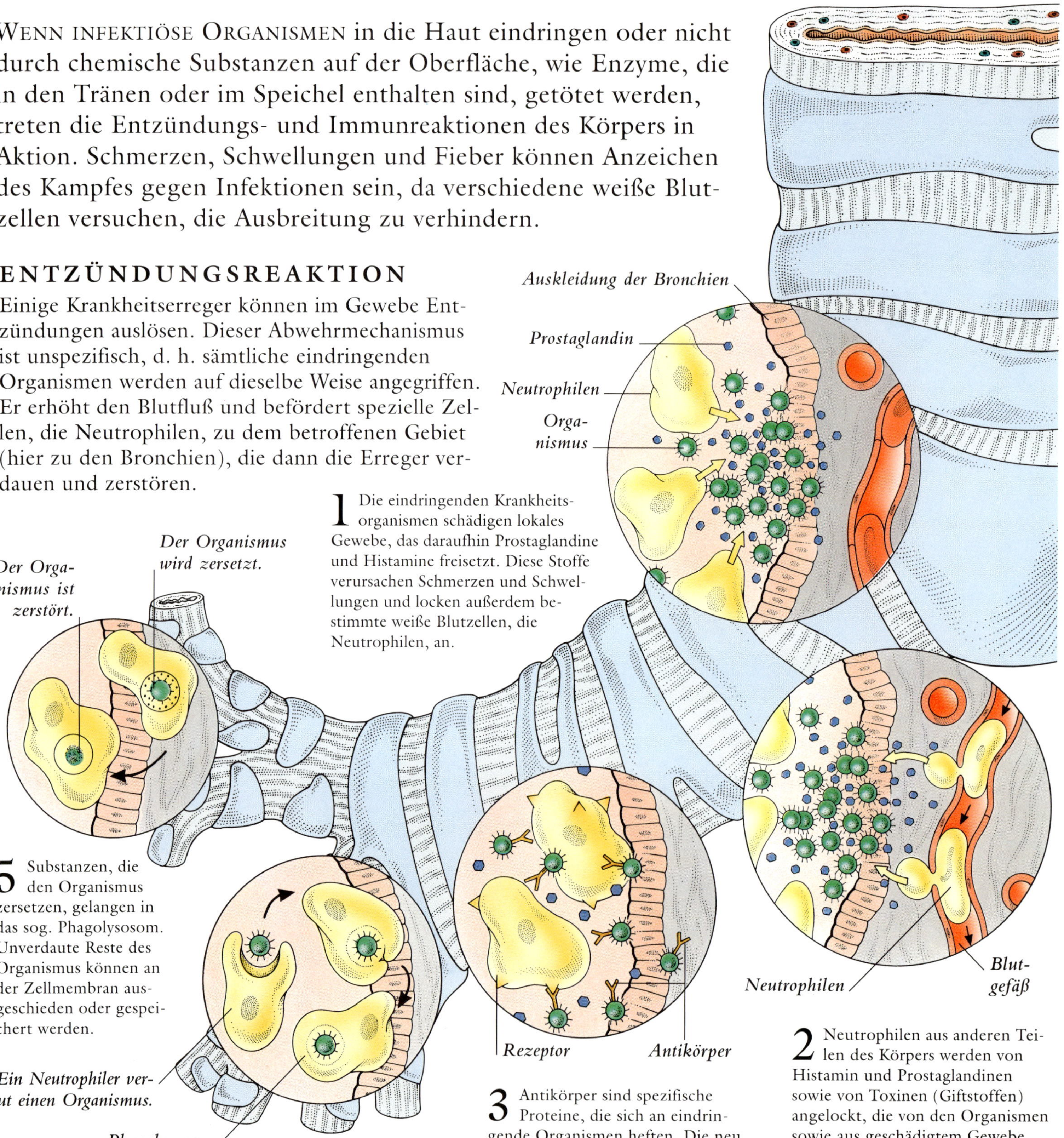

1 Die eindringenden Krankheitsorganismen schädigen lokales Gewebe, das daraufhin Prostaglandine und Histamine freisetzt. Diese Stoffe verursachen Schmerzen und Schwellungen und locken außerdem bestimmte weiße Blutzellen, die Neutrophilen, an.

2 Neutrophilen aus anderen Teilen des Körpers werden von Histamin und Prostaglandinen sowie von Toxinen (Giftstoffen) angelockt, die von den Organismen sowie aus geschädigtem Gewebe produziert werden. Die Neutrophilen quetschen sich durch winzige Spalten in den Blutgefäßen und wandern zu den beschädigten Geweben.

3 Antikörper sind spezifische Proteine, die sich an eindringende Organismen heften. Die neu angekommenen Neutrophilen haben Rezeptoren, mit denen sie die Antikörper erkennen können. Sowohl der Antikörper wie auch der Krankheitserreger heften sich an die Neutrophilen an.

4 Die Neutrophilen bilden Pseudopodien, lappenförmige Plasmaausstülpungen, die den Organismus verschlingen. Nachdem der Eindringling verdaut ist, wird er innerhalb eines Phagolysosoms, einer kleinen, kugelförmigen Organelle (eine Untereinheit der Zelle), isoliert. Dieser Vorgang wird Phagozytose („Freßtätigkeit“) genannt.

5 Substanzen, die den Organismus zersetzen, gelangen in das sog. Phagolysosom. Unverdaute Reste des Organismus können an der Zellmembran ausgeschieden oder gespeichert werden.

SPEZIFISCHE IMMUNREAKTIONEN

Die schnelle, unspezifische Entzündungsreaktion kann das Ausbreiten einer Infektion verhindern. Wenn sich jedoch eine Infektion schon festgesetzt hat, können zwei spezifische Abwehrarten, die humorale und die zellvermittelte Immunreaktion, aktiviert werden. Diese Abwehrarten hängen von der Tätigkeit der weißen Blutzellen, der B- und T-Lymphozyten, ab und bieten Schutz vor weiteren Infektionen.

ANTIKÖRPER-ABWEHRREAKTIONEN

B-Lymphozyten erkennen fremde Eiweißstoffe, die Antigene. Antigene regen B-Zellen an, sich zu vermehren. Einige entwickeln sich zu Plasmazellen, die Antikörper – spezielle Eiweißstoffe, die nur Antigene angreifen und zerstören –, abgeben.

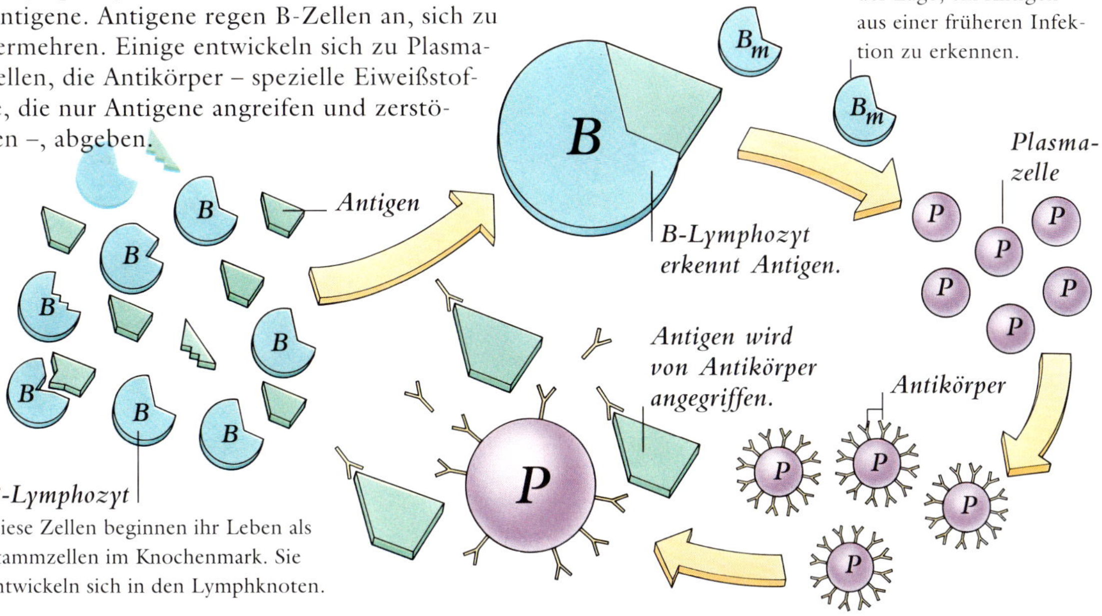

ZELLVERMITTELTE IMMUNANTWORT

T-Lymphozyten entwickeln sich in der Thymusdrüse. Die „Killer"-T-Zellen reagieren auf Überreste zerstörter Antigene und greifen sie sowie infizierte Zellen mit leistungsstarken Proteinen, den Lymphokinen, an. „Helfer"-T-Zellen aktivieren B- und T-Zellen, während „Suppressor"-T-Zellen die Reaktion anderer Zellen auf die Antigene verhindern.

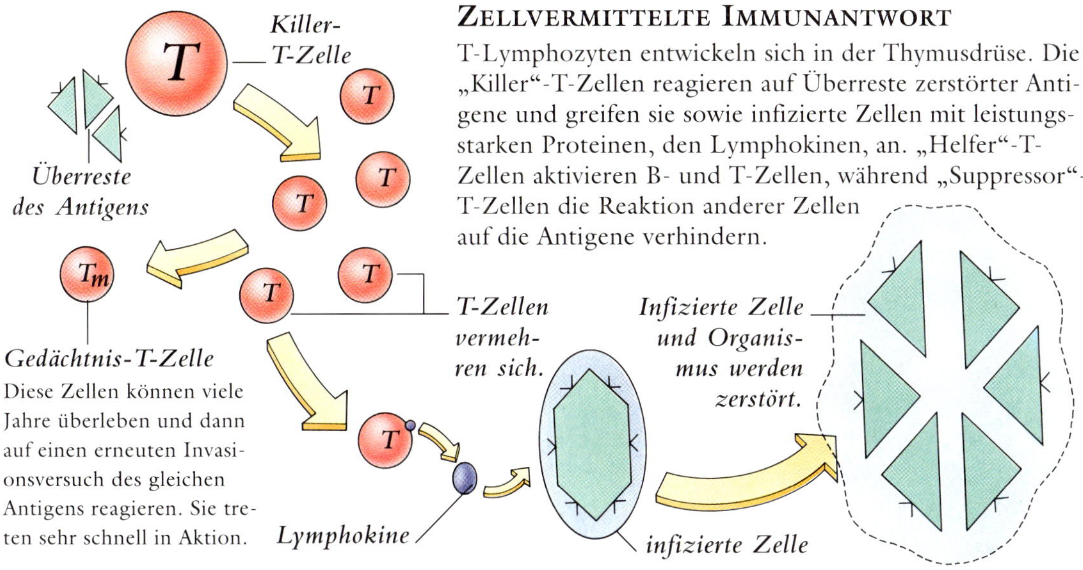

KOMPLEMENTSYSTEM

Im Blut zirkulieren mindestens 25 inaktive Eiweißstoffe. Diese „Komplement"-Proteine werden von Antikörpern oder bestimmten Lymphokinen aktiviert. Sie helfen, Bakterien zu zerstören und beseitigen Antigen/Antikörper-Komplexe.

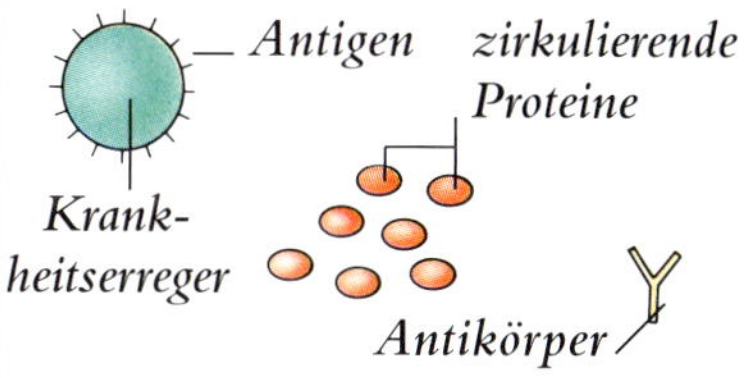

1 Als Reaktion auf Antigene, die von einem Krankheitserreger hergestellt wurden, produziert das Immunsystem spezifische Antikörper.

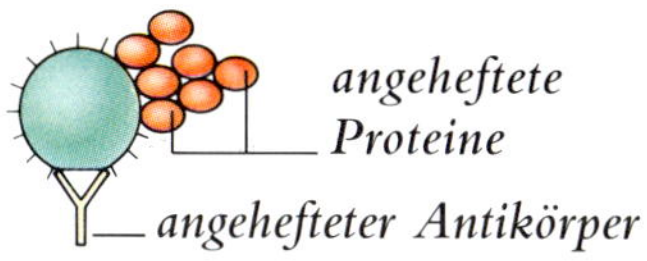

2 Antikörper heften sich an die Antigene und bilden Antigen/Antikörper-Komplexe, die eine Kaskade von Komplementreaktionen auslösen. Diese heften sich ebenfalls an die Krankheitserreger.

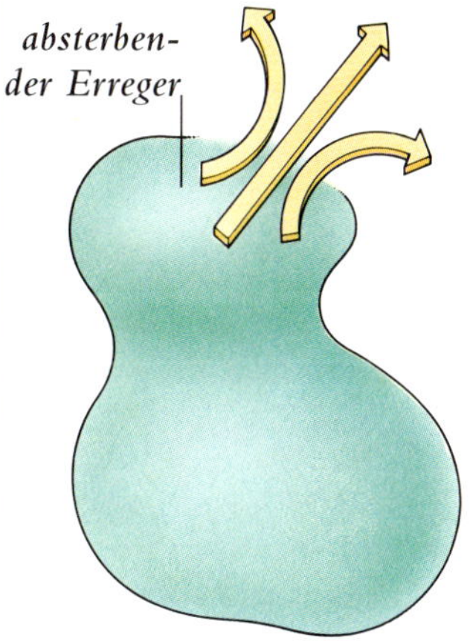

3 Die Proteine dringen in die Zellmembran des Erregers ein, der durch intrazelluläre Flüssigkeit aufplatzt und abstirbt.

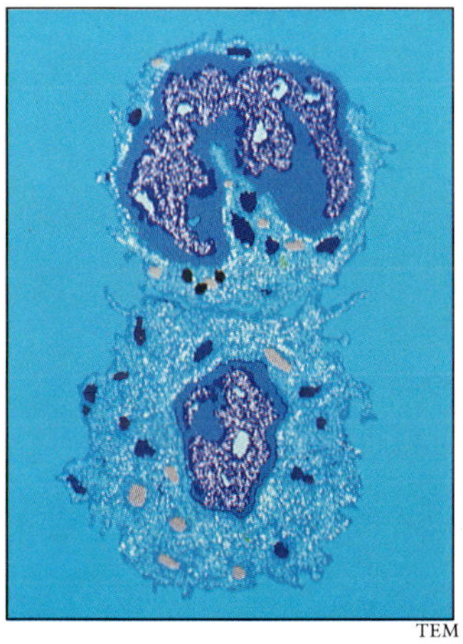

T-Zelle in Aktion
Der aktivierte zytotoxische („Killer")-T-Lymphozyt oben im Bild hat sich an eine infizierte Zielzelle angeheftet, nachdem er Antigene auf ihrer Oberfläche erkannt hat. T-Zellen greifen nicht nur spezifische Antigene, sondern auch Krebszellen an und verlangsamen so das Tumorwachstum.

LOKALE UND SYSTEMISCHE INFEKTIONEN

Kämpfe gegen Infektionen sind oft nur lokale Scharmützel wie das Anschwellen eines Lymphknotens. Wenn die lokalen Abwehrkräfte nicht mehr wirken, laufen globale Reaktionen ab, die sich als Fieber oder starker Anstieg der weißen Blutzellen bemerkbar machen können.

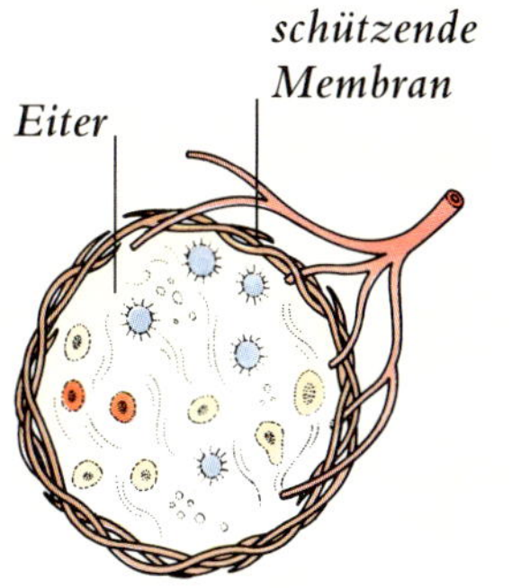

Ein Abszeß: Ein isolierter Kriegsschauplatz
Eiter ist eine Ansammlung beschädigter Zellen, zerstörter Bakterien und toter Neutrophiler. Ein Abszeß entsteht, wenn eine Membran Eiter umschließt.

INFEKTIÖSE ORGANISMEN UND IMMUNISIERUNG

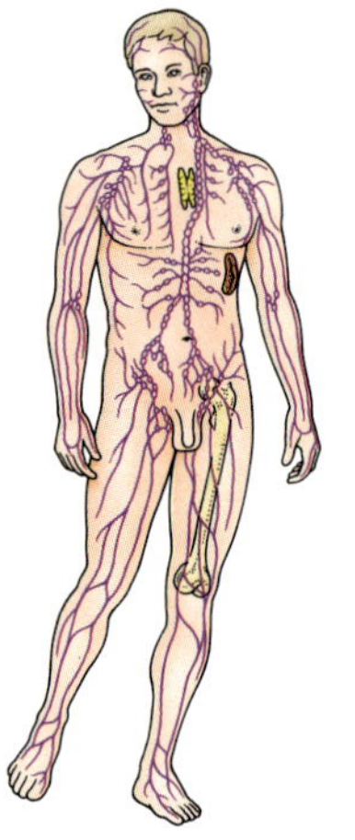

DER MENSCHLICHE KÖRPER WIRD STÄNDIG von Organismen wie Bakterien, Viren, Pilzen und Protozoen infiziert. Einige sind nützlich, wie die Darmbakterien, die die Verdauung unterstützen. Andere sind schädlich und verursachen mitunter schwere Krankheiten. Das Immunsystem produziert Antikörper, die Infektionen bekämpfen und solche, die eine erneute Infektion verhindern.

BAKTERIEN

Bakterien kommen im Boden, im Wasser und in der Luft vor. Sie können schwere Krankheiten verursachen wie Tetanus und Syphilis. Glücklicherweise gibt es Antibiotika, die Bakterien bekämpfen, indem sie die Bakterienwand zerstören. Außerdem stehen noch eine Reihe von Impfstoffen zur Verfügung, mit denen man bakterielle Infektionen wie Tetanus und *Haemophilus influenzae B* bekämpfen kann.

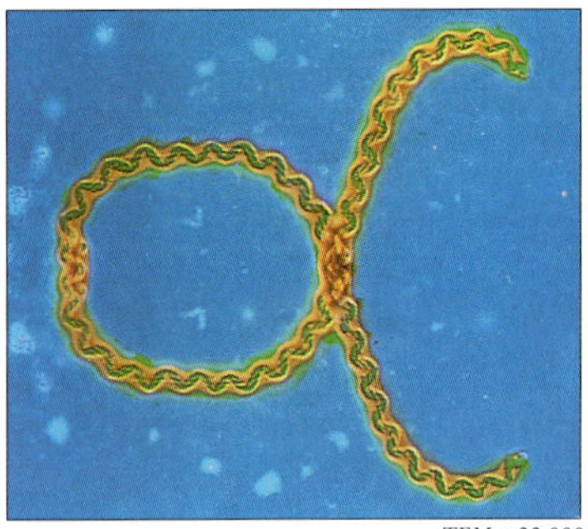

TEM x 33 000

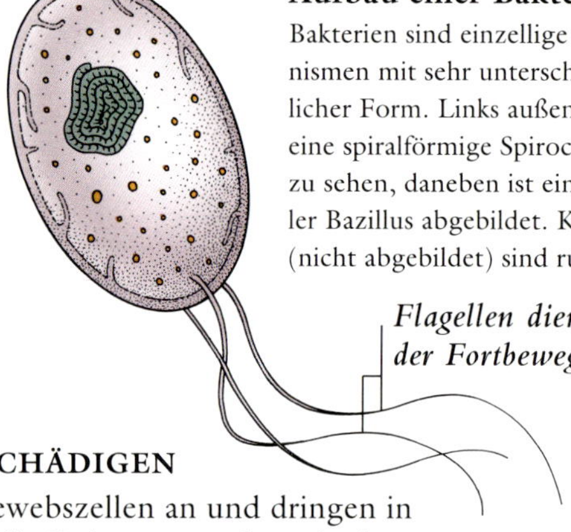

Aufbau einer Bakterie
Bakterien sind einzellige Organismen mit sehr unterschiedlicher Form. Links außen ist eine spiralförmige Spirochäte zu sehen, daneben ist ein ovaler Bazillus abgebildet. Kokken (nicht abgebildet) sind rund.

WIE BAKTERIEN GEWEBE SCHÄDIGEN

Einige Bakterien heften sich an Gewebszellen an und dringen in sie ein wie die *Shigella*-Bakterien, die Ruhr verursachen. Andere produzieren giftige Substanzen, die Toxine. Einige Toxine sind sehr gefährlich: Mit 3 kg Botulinum könnte man die gesamte Weltbevölkerung auslöschen.

1 Toxine können chemische Reaktionen in Zellen so verändern, daß die normale Zellfunktion unterbrochen wird oder die Zelle abstirbt. Ein Beispiel ist das Diphtherie-Toxin, das den Herzmuskel schädigt, indem es die Eiweißsynthese verhindert.

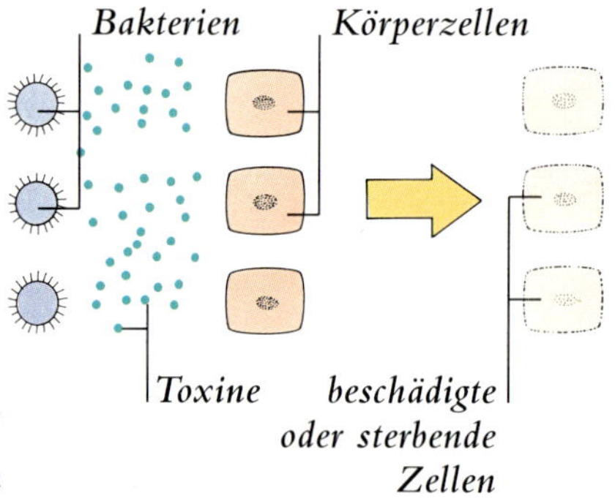

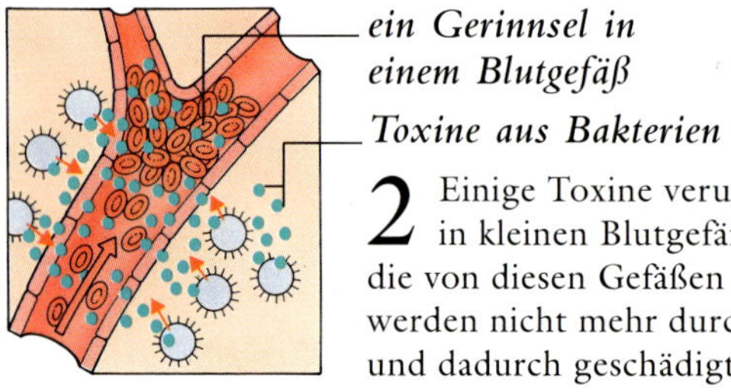

2 Einige Toxine verursachen Blutgerinnsel in kleinen Blutgefäßen. Gewebsbereiche, die von diesen Gefäßen versorgt werden, werden nicht mehr durchblutet und dadurch geschädigt.

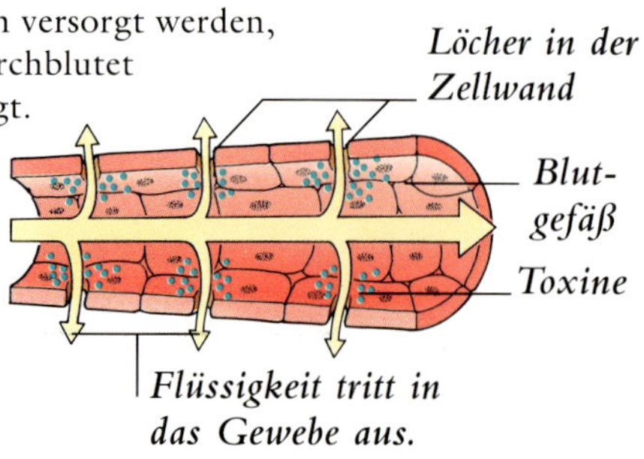

3 Toxine können die Zellwände von Blutgefäßen so sehr schädigen, daß Blut herausfließt. Dieser Flüssigkeitsverlust führt zu einem verminderten Blutdruck. Schließlich kann das Herz nicht mehr ausreichende Mengen an Blut zum Gehirn transportieren.

RESISTENZ GEGEN ANTIBIOTIKA

Seit der Einführung des Penizillins 1940 haben viele Bakterien raffinierte Methoden entwickelt, wie sie gegen Antibiotika resistent werden können. Die wirksamste Methode ist der schnelle Transfer von Plasmiden – kleine Bällchen der DNS der Zelle zwischen Bakterienpopulationen. Plasmide können resistente Gene enthalten: Die Bakterien, die diese Plasmide erhalten, erben die resistenten Gene und entwickeln so die gleiche Resistenz wie die Spenderbakterie.

Die Rolle der Plasmide
Plasmide signalisieren den Bakterien, daß sie Enzyme produzieren sollen, die Medikamente inaktivieren können. Sie können die Bakterie auch dazu anregen, ihre Rezeptorstellen zu ändern.

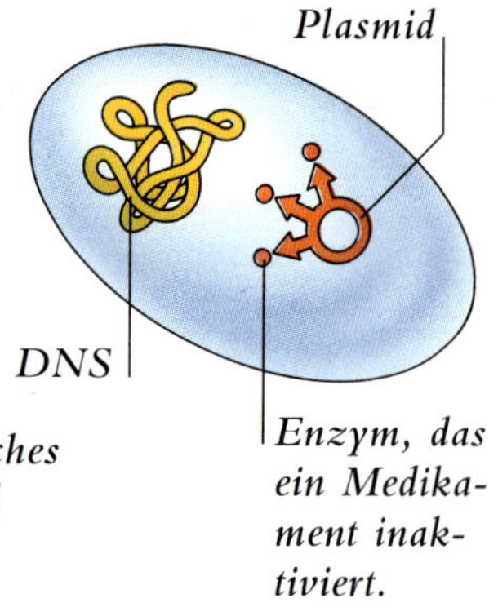

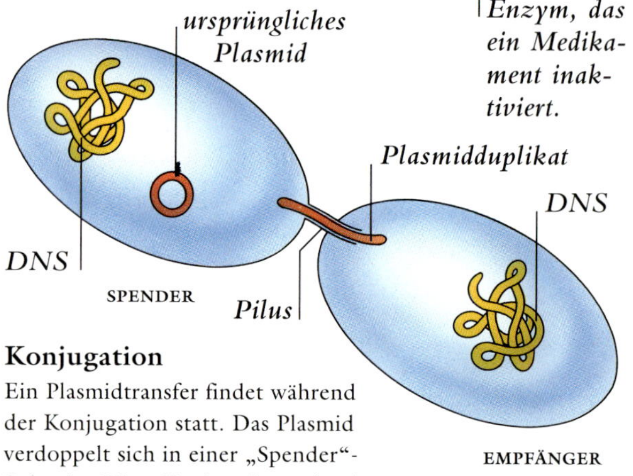

Konjugation
Ein Plasmidtransfer findet während der Konjugation statt. Das Plasmid verdoppelt sich in einer „Spender"-Bakterie. Diese Kopie gelangt durch einen Schlauch, den Pilus, in die „Empfänger"-Zelle.

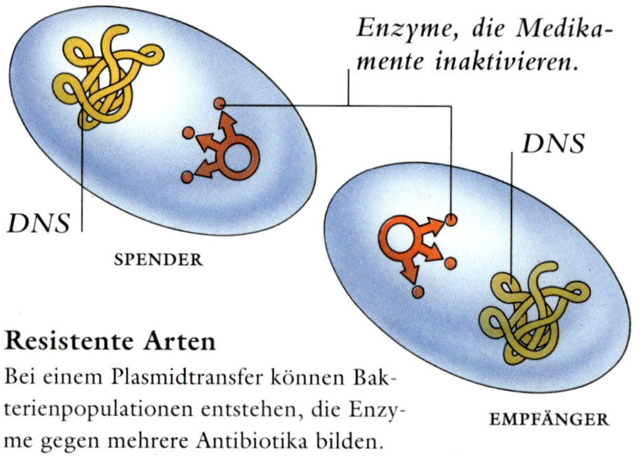

Resistente Arten
Bei einem Plasmidtransfer können Bakterienpopulationen entstehen, die Enzyme gegen mehrere Antibiotika bilden.

VIREN

Milliarden von Viren haben auf einem Stecknadelkopf Platz, und diese winzigen Keime können Infektionen auslösen, die eine ganze Reihe von Krankheiten verursachen, einschließlich Erkältung, Polio und AIDS. Im Gegensatz zu Bakterien können Viren nicht durch Antibiotika abgetötet werden.

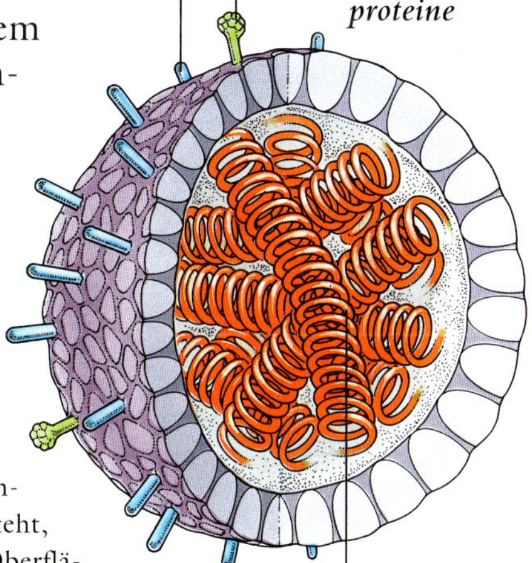

Typische Struktur

Jedes Virus hat einen Kern aus Nukleinsäure, der aus DNS oder RNS besteht, sowie ein oder zwei Proteinhüllen. Oberflächenproteine, Antigene, sitzen auf der Außenhülle.

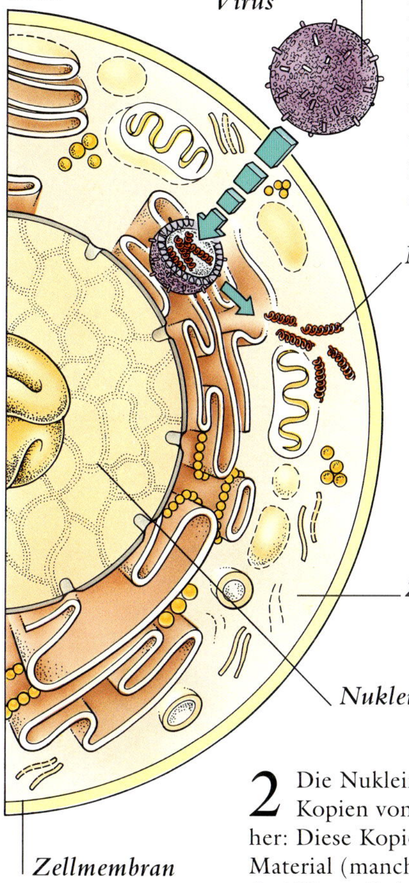

WIE VIRUSERKRANKUNGEN ENTSTEHEN

Da Viren nur sehr wenige Gene besitzen, können sie sich nicht selbst reproduzieren und nicht selbständig Nährstoffe verarbeiten. Viren können nur überleben, wenn sie in Wirtszellen eindringen, die dann sterben oder nicht mehr richtig funktionieren.

1 Bevor ein Virus in eine Wirtszelle eindringt, müssen sich seine Oberflächenproteine an spezifische Rezeptorstellen auf ihrer Oberfläche anheften. Danach dringen Teile des Virus oder das gesamte Virus in die Wirtszelle ein, die Proteinhülle wird abgestoßen und die Nukleinsäure freigesetzt.

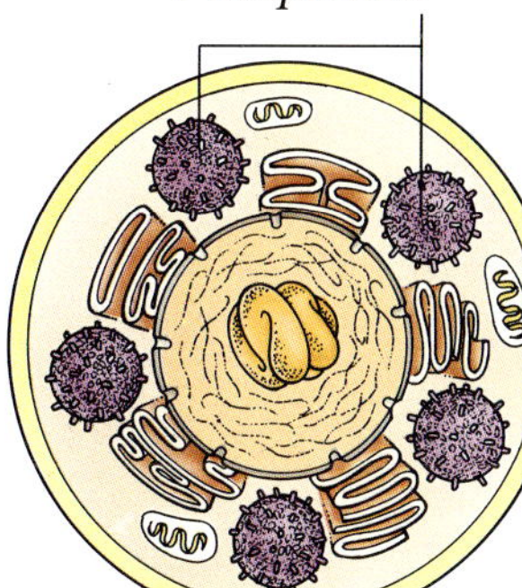

2 Die Nukleinsäure stellt Kopien von sich selbst her: Diese Kopien werden aus Material (manchmal Enzyme) der Wirtszelle hergestellt. Die vermehrte Nukleinsäure erzeugt neue Viruspartikel.

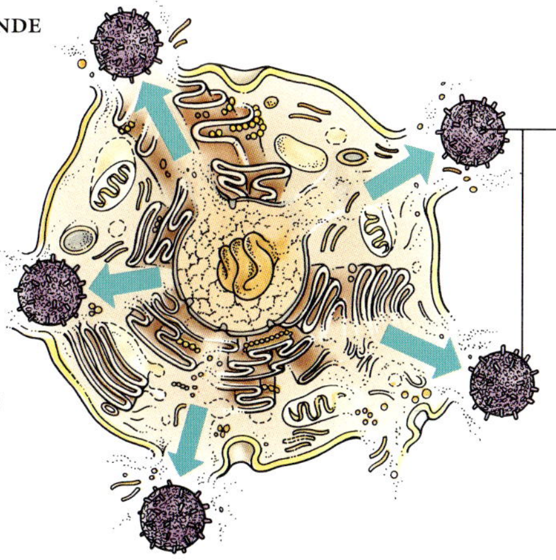

3 Die Zelle schwillt mit neuen Viruspartikeln an, kann aufplatzen und sterben. Wenn die Zelle platzt, werden die Viruspartikel freigesetzt, die daraufhin andere Zellen befallen. Allerdings zerstören nicht alle Viren Zellen, wenn sie die Zellen verlassen. Einige, wie die Herpesviren, bilden Knospen, nehmen einen Teil der Zellmembran der Wirtszelle mit sich fort und bilden eine Hülle.

ANTIGENSHIFT BEI INFLUENZA

Es gibt drei Influenzavirenarten: Influenza A, B und C. Jede kann ihre Struktur verändern. Die Antikörper, die den Körper vor einer vorhergehenden Virusart schützen konnten, sind möglicherweise gegen eine neue Art unwirksam. Diese Veränderung in der Struktur, der Antigenshift, findet in Oberflächenproteinen (Antigenen) statt, an die sich Antikörper anheften.

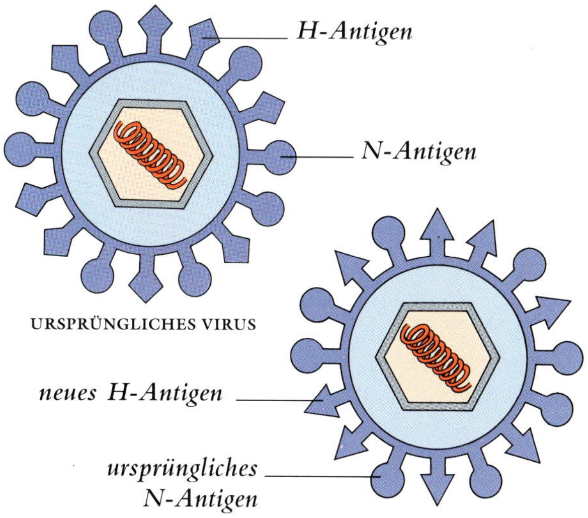

VIRENARTEN

Viren können grob in RNS- und DNS-Viren eingeteilt werden, je nachdem, aus welchem genetischen Material sie hauptsächlich zusammengesetzt sind. Eine weitere Einteilung erfolgt nach der Größe, der Form und der Symmetrie des Virus.

FAMILIE	ART UND KRANKHEIT
Adenoviren	DNS-Viren. Verursachen Infektionen der Mandeln, der Atemwege und der Augen (Bindehautentzündung).
Papovaviren	DNS-Viren. Leiten das Wachstum von gutartigen oder nichtkrebsartigen Tumoren ein wie Warzen an den Händen und Füßen.
Herpesviren	DNS-Viren. Verursachen kalte, wunde Stellen, Herpes genitalis, Windpocken, Gürtelrose und Drüsenfieber.
Coronaviren	RNS-Viren. Ihr Name weist darauf hin, daß sie wie die Corona der Sonne aussehen. Sie verursachen gewöhnliche Erkältungen.
Picornaviren	RNS-Viren. Sie verursachen Myokarditis, Polio, virale Hepatitis und eine Form der Meningitis.
Retroviren	RNS-Viren, die DNS in RNS umwandeln können. Sie verursachen AIDS und eine Art von Leukämie.
Reoviren	RNS-Viren. Verursachen Infektionen der Atemwege; eine Art (Rotaviren) verursacht Gastroenteritis.
Orthomyxoviren	RNS-Viren. Verursachen Influenza mit Symptomen wie Fieber, Husten und Halsschmerzen.
Paramyxoviren	RNS-Viren. Verursachen Mumps, Masern, Röteln und Atemwegsinfektionen wie Krupp.

PROTOZOEN

Protozoen sind primitive, einzellige Lebewesen; einige sind Parasiten, die ernsthafte Krankheiten beim Menschen auslösen können. Malaria und Toxoplasmose werden von parasitären Protozoen verursacht, die ungefähr ein Drittel der Weltbevölkerung infizieren. Parasiten verwenden verschiedene Mechanismen, mit denen sie in das Immunsystem des Körpers eindringen. Der Leishmania-Parasit, der die Kala-Azar-Krankheit auslöst, lebt und vermehrt sich in Phagozyten, also Blutzellen, die Mikroorganismen verschlingen.

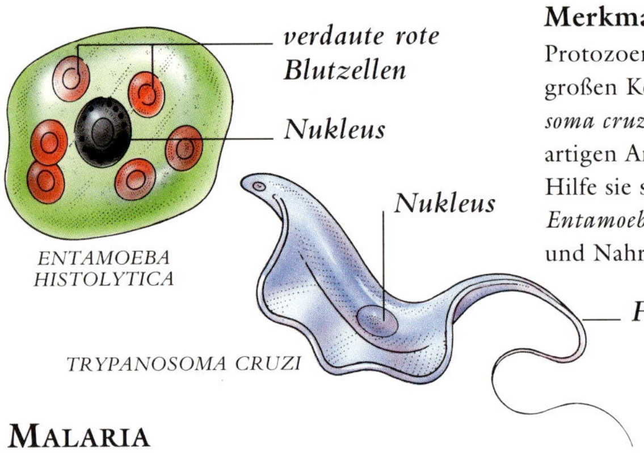

Merkmale der Protozoen

Protozoen haben keine Zellwand und einen großen Kern. Viele Protozoen wie *Trypanosoma cruzi* haben mindestens einen schwanzartigen Anhang, ein Flagellum, mit dessen Hilfe sie sich fortbewegen. Amöben wie *Entamoeba histolytica* können rote Blutzellen und Nahrungspartikel verdauen.

MALARIA

Vier Arten des *Plasmodium*-Protozoons können Malaria verursachen. Malaria wird durch den Stich der weiblichen *Anopheles*-Mücke verbreitet, von denen die meisten einen ähnlichen Lebenszyklus haben (siehe unten). Eine Art, *Plasmodium falciparum*, befällt lebenswichtige Organe wie Niere und Gehirn und kann innerhalb weniger Stunden zum Tode führen. Da die Resistenz gegenüber Malariamedikamenten immer mehr zunimmt, versuchen Wissenschaftler, neue Impfstoffe zu entwickeln.

TEM x 5000

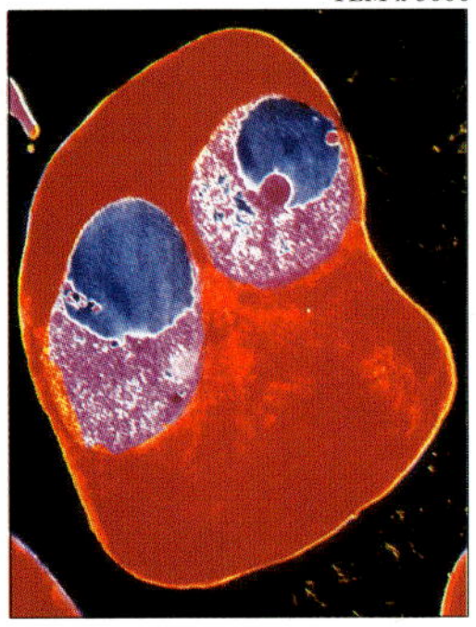

Zwei *P. falcipari* in einer roten Blutzelle.

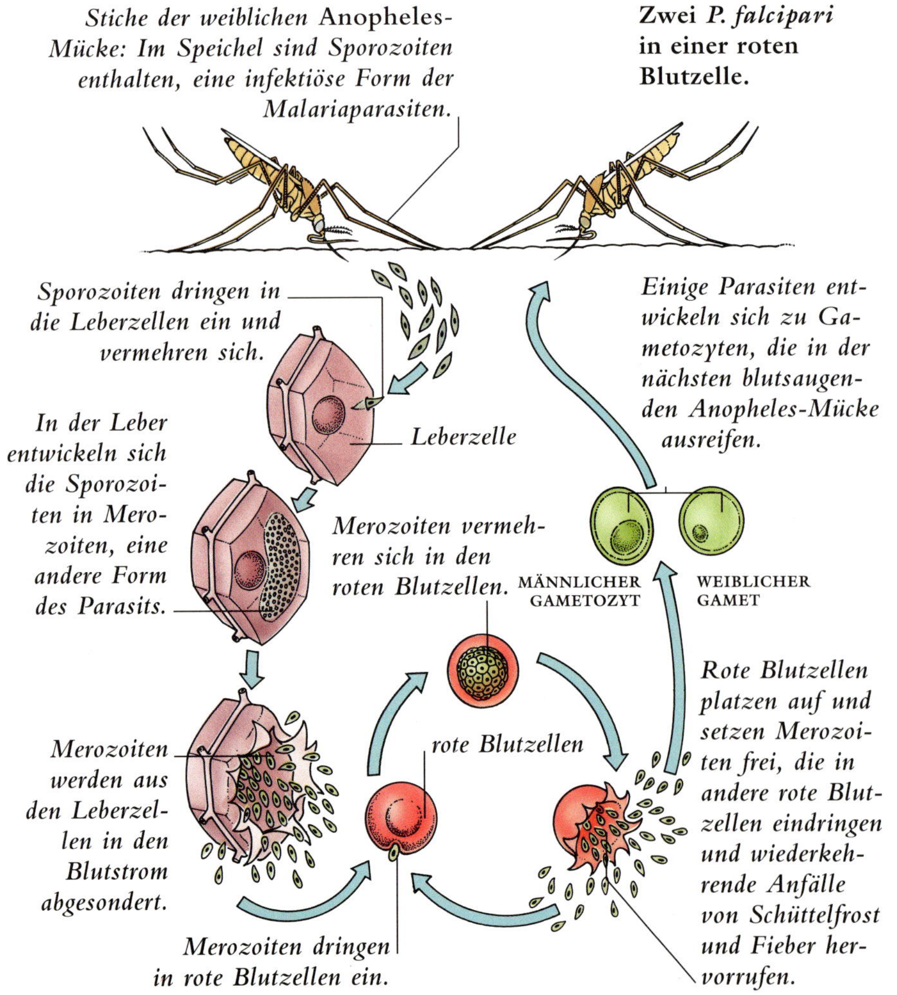

PILZE

Pilze sind einfache Organismen, die totes oder faules Gewebe zersetzen. Einige Arten können den Menschen befallen und entweder harmlose, oberflächliche Erkrankungen hervorrufen oder tödliche Infektionen lebenswichtiger Organe wie der Lunge.

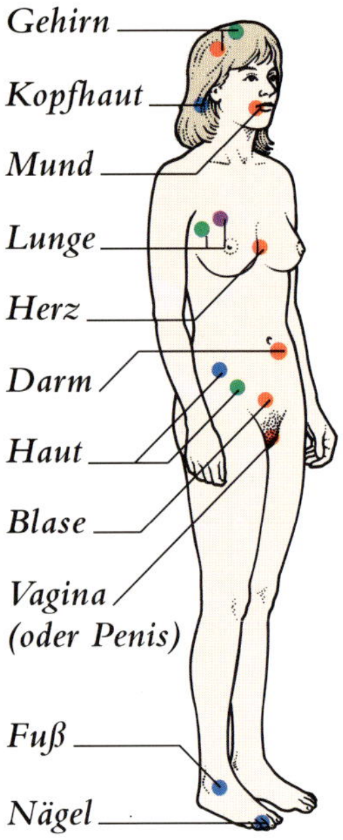

- ***Cryptococcose***
  Diese Infektion verursacht Meningitis und Pneumonie und kann die Haut und die Knochen befallen.
- ***Aspergillose***
  Eine Pilzinfektion, die sich durch die Atemwege bis hin zur Lunge ausbreiten kann.
- ***Dermatophytose***
  Eine Hautinfektion, auch Tinea genannt, die am häufigsten an der Kopfhaut, den Füßen oder den Nägeln auftritt.
- ***Candidiasis***
  Candida infizieren den Mund und die Genitalien und befallen das Herz, den Darm, die Blase und das Gehirn.

Histoplasmose

Histoplasmose entwickelt sich, wenn der Boden mit Vogelkot verschmutzt ist. Pilzsporen können vom Menschen eingeatmet werden und eine Pneumonie verursachen. Die Sporen können sich auch auf andere Organe wie das Herz ausbreiten.

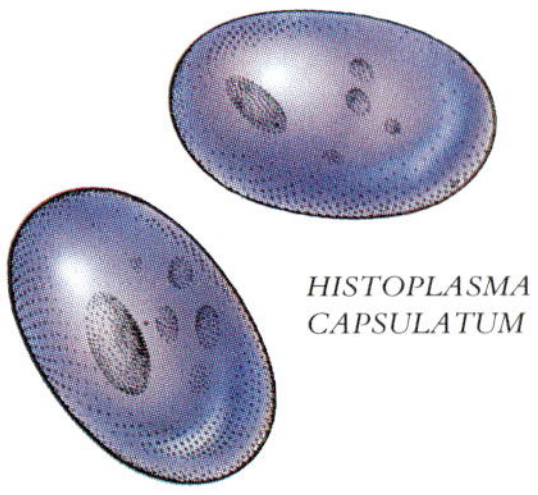

THERAPIE

Für Pilzinfektionen steht eine Vielzahl von Antimykotika zur Verfügung. Oberflächliche Infektionen wie Soor (orale Candidiasis) reagieren auf lokale Anwendung von Antimykotika. Tiefreichende Infektionen bei Menschen mit herabgesetzter Immunität erfordern oft eine lange Therapie.

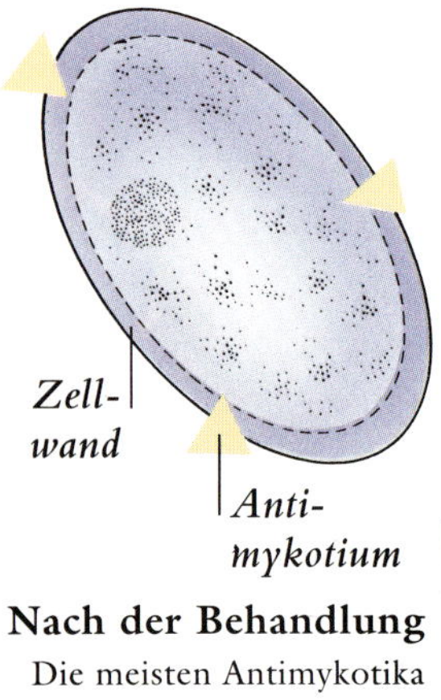

Vor der Behandlung

Pilzzellen ähneln in etwa menschlichen Zellen. Medikamente müssen zwischen den beiden Zelltypen unterscheiden, damit die menschlichen Zellen unbeschädigt bleiben.

Nach der Behandlung

Die meisten Antimykotika bilden Kanäle in der Membran der Pilzzelle, durch die lebenswichtiger Zellinhalt auslaufen kann. Folge: Die Zelle stirbt.

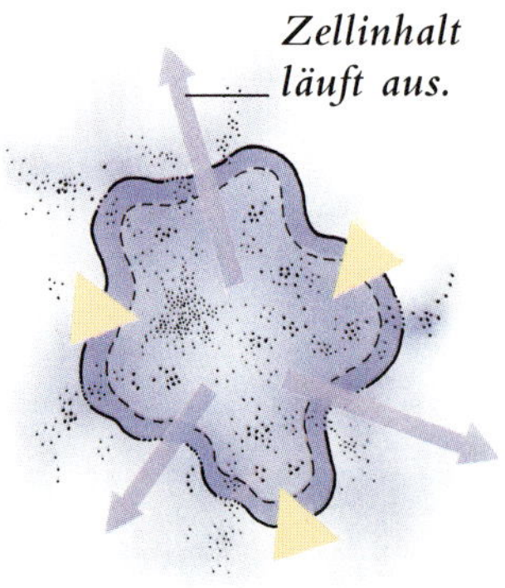

DIAGNOSE

Infektiöse Erkrankungen werden gewöhnlich im Labor mit dem Mikroskop oder durch Anlegen einer Kultur bestätigt. Viele Bakterien sind farblos. Bei der Gram-Färbung nehmen verschiedene Bakterienarten verschiedene Farben an.

Kultur
Bakterien und Pilze werden identifiziert, indem man Proben von ihnen in Kultur züchtet. Sie werden auf eine Platte gelegt, wo sie zu sichtbaren Kolonien anwachsen. Viren werden auf lebenden Zellen gezüchtet.

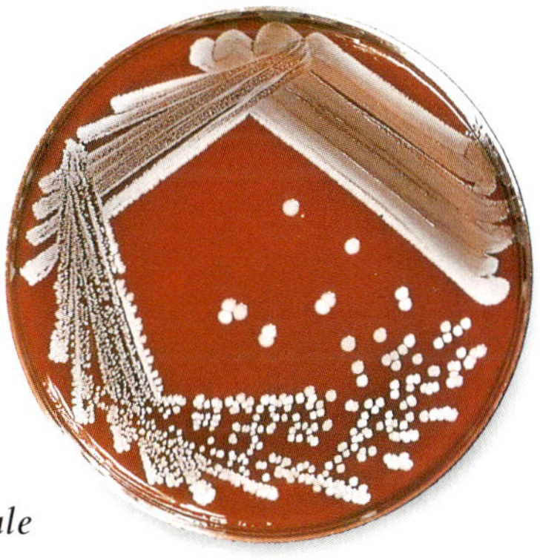

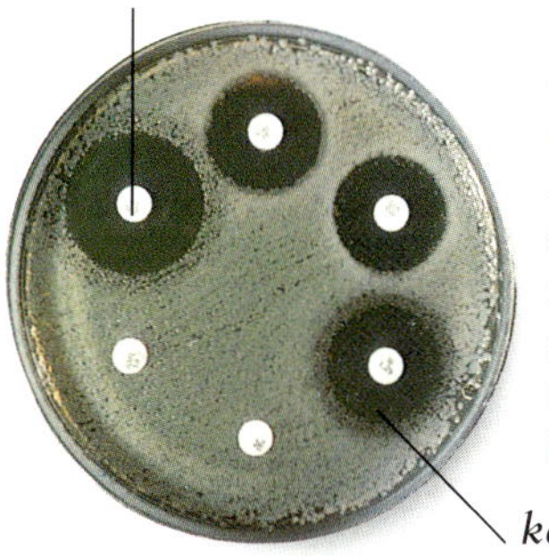

Antibiotische Sensibilität
Man kann Bakterienkolonien auf Schalen übertragen, die mit verschiedenen Antibiotika gesättigt sind. Um das wirksamste Antibiotikum wachsen keine Bakterien.

VIRENTESTS

Viren sind so klein, daß man sie mit einem Lichtmikroskop nicht sehen kann. Stattdessen werden Virusinfektionen indirekt durch ihre Auswirkungen auf Zellen diagnostiziert. Bestimmte Viren verändern die Oberfläche der Zellen, die daraufhin verklumpen.

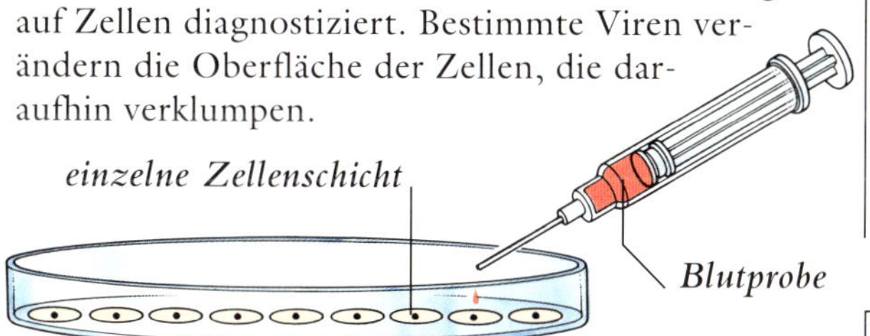

1 Eine einzelne Schicht aus Gewebezellen wird auf einer präparierten Platte gezüchtet. Eine Probe, z. B. das Blut eines infizierten Menschen, wird auf die Platte aufgetragen.

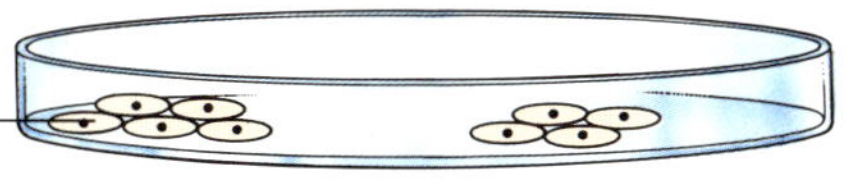

2 Das Vorhandensein eines Virus kann auf mehrere Arten nachgewiesen werden. Hier hat ein Virus die einzelne Schicht aus Gewebezellen zusammenklumpen lassen.

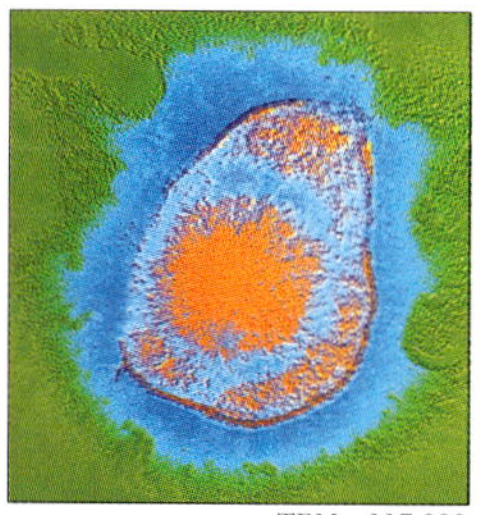

TEM x 117 000

Verklumpung
Wie viele Viren wird auch das Herpes-simplex-Virus nicht unter dem Mikroskop, sondern durch Zusammenballung von Zellen identifiziert. Das Bild links zeigt in starker Vergrößerung die Proteinhülle des Virus (orange), die von einer unregelmäßigen Membran umgeben ist.

IMPFUNG

Es gibt einige Infektionskrankheiten, die bei einem Menschen wiederholt auftreten können. Andere treten nur einmal im Leben auf, da das Immunsystem sich an den Organismus erinnern kann und deshalb gegenüber nachfolgenden Infektionen resistent ist. Mit einer Impfung kann man künstlich ein „Gedächtnis" schaffen und dadurch Epidemien ernsthafter Krankheiten wie Kinderlähmung vorbeugen.

AKTIVE IMPFUNG

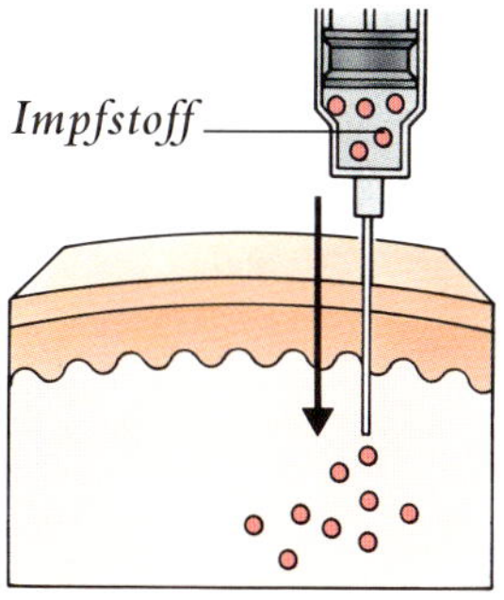

1 Ein Impfstoff mit toten oder unschädlichen Arten eines Organismus wird injiziert.

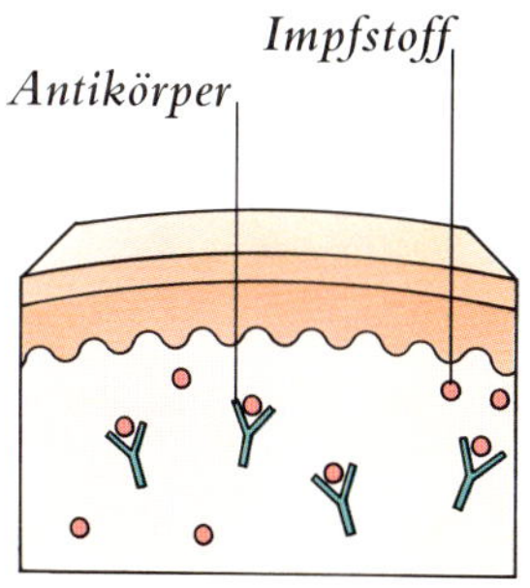

2 Das regt das Immunsystem an, Antikörper zu produzieren, die sich an den Organismus erinnern.

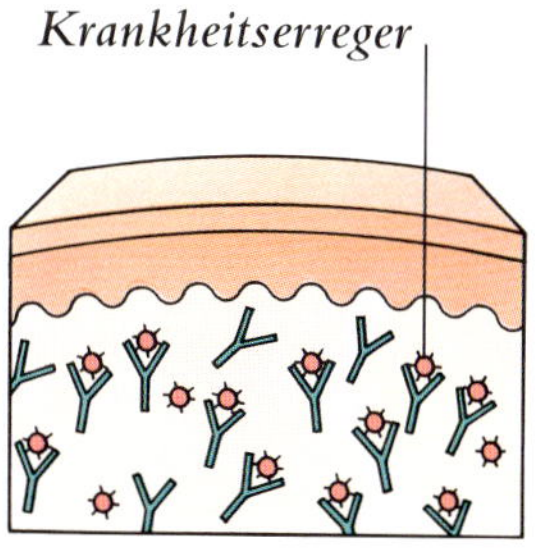

3 Bei jeder weiteren Infektion erkennen die Antikörper den Erreger und stoppen ihn.

PASSIVE IMMUNISIERUNG

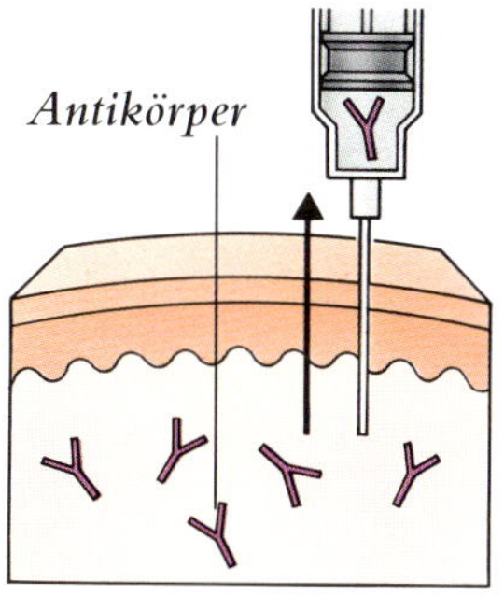

1 Blut mit Antikörpern wird Menschen oder Tieren entnommen, die vor kurzem erkrankt waren.

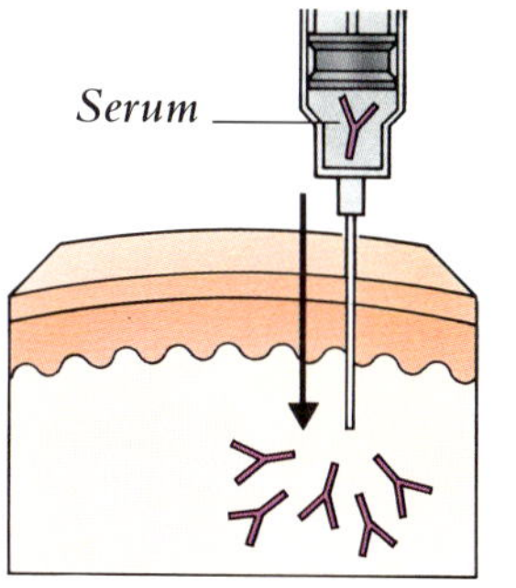

2 Blut mit Antikörpern wird getrennt, und man erhält ein Serum, das gereinigt und injiziert wird.

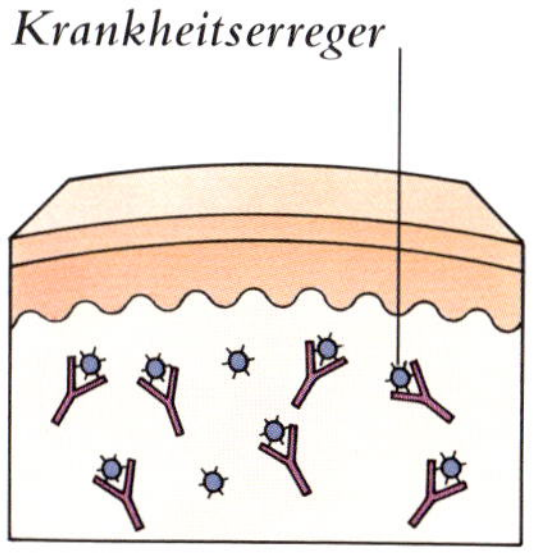

3 Antikörper greifen entweder eine bestehende Infektion an oder erzeugen einen kurzzeitigen Schutz.

GENMANIPULIERTE VIREN

Der Begriff Genmanipulation beschreibt ein Verfahren, in dem das Erbgut (DNS) eines Organismus verändert wird, indem man Gene eines anderen Organismus in ihn einschleust. So auch Virengene: Sie vervielfältigen sich, und die vermehrten Viren können als Impfstoffe verwendet werden.

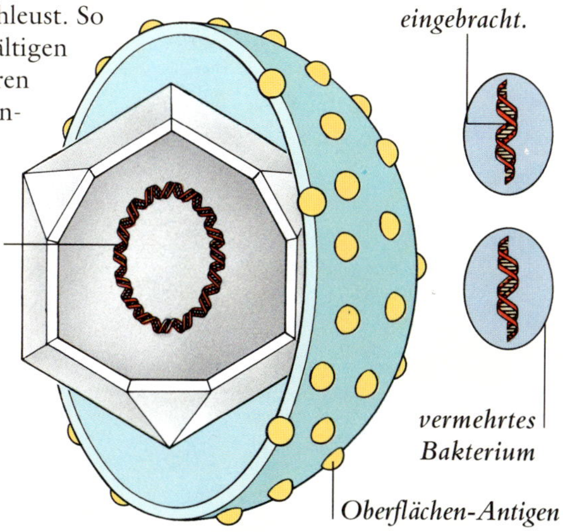

Hepatitis B-Impfstoff
Das Gen des Oberflächen-Antigens (Protein) des Hepatitis-B-Virus wird in die DNS einer Bakterienzelle eingebracht. Diese Zelle produziert Antigene, die nach Injektionen eine Immunreaktion hervorrufen.

Erkrankungen des Immunsystems

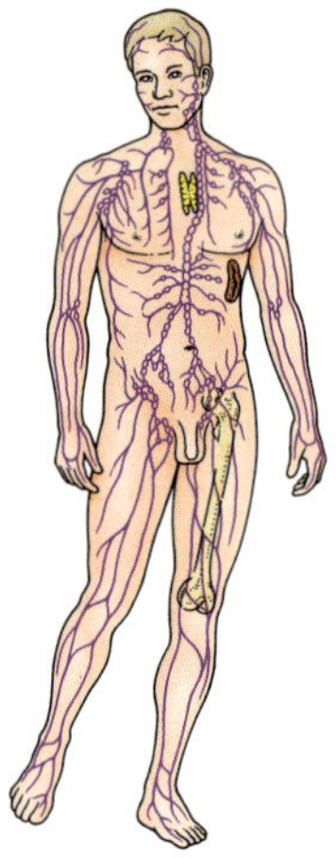

Das Immunsystem versorgt den Körper mit Abwehrkräften gegen Infektionen, Krebs und Verletzungen. Es gibt zwei Arten von Erkrankungen des Immunsystems. Bei Allergien und Autoimmunkrankheiten kommt es zu einer Überreaktion des Systems; bei Immundefekten sind die Abwehrmechanismen zu schwach, um eine Bedrohung der Gesundheit abzuwenden.

Die allergische Reaktion

Eine Allergie ist eine Reaktion des Immunsystems auf eine Substanz, die für die meisten Menschen normalerweise harmlos ist. Diese Substanzen, die Allergene, können eingeatmet oder geschluckt werden, oder sie können in direkten Kontakt mit den Augen oder der Haut kommen und allergische Reaktionen wie Heuschnupfen, Asthma oder Ausschläge hervorrufen.

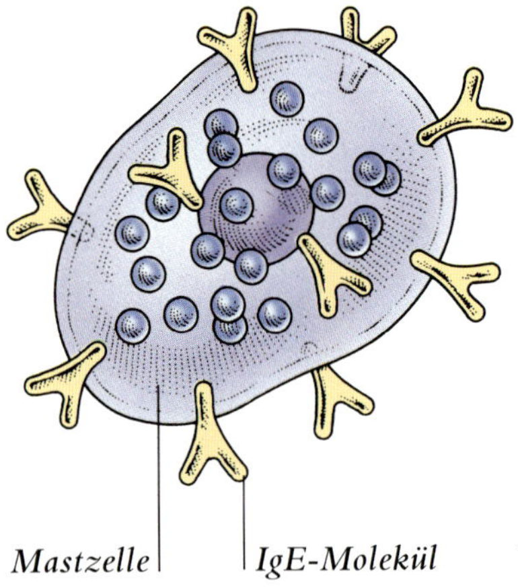

1 Allergene können das Immunsystem dazu bringen, einen Antikörper, das Immunglobulin E (IgE), zu produzieren. Die IgE-Moleküle überziehen die Oberfläche von Mastzellen, die sich in der Haut und der Auskleidung des Magens, der Lunge und in den oberen Atemwegen befinden.

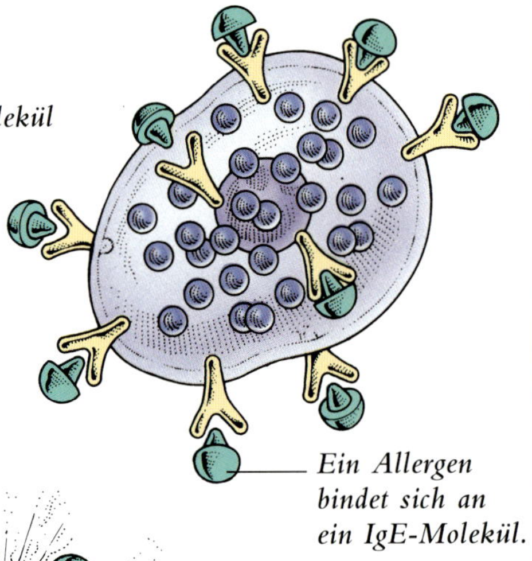

2 Wenn ein Allergiker bestimmte Substanzen entweder mit der Nahrung aufnimmt oder einatmet, binden sich diese Allergene an die IgE-Moleküle.

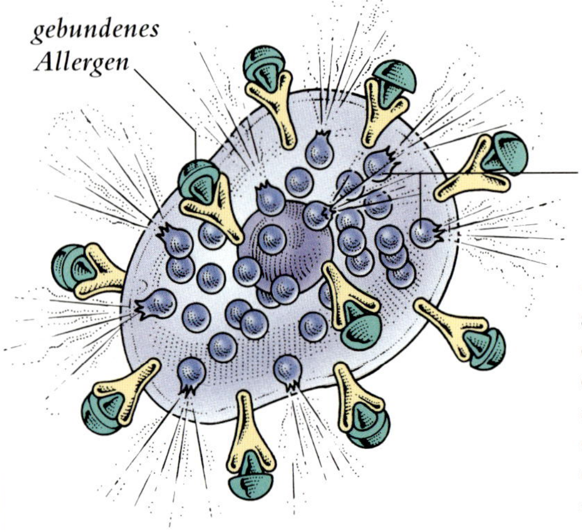

3 Als Folge der Allergenbindung sondern Granulen die entzündungserregenden Substanzen Histamin und Prostaglandin ab, die eine allergische Reaktion auslösen.

Autoimmunkrankheiten

Manchmal bildet das Immunsystem Antikörper, die nicht auf Eindringlinge reagieren, sondern sich gegen das körpereigene Gewebe richten. Der fälschliche Angriff kann gegen ein bestimmtes Organ wie die Schilddrüse gerichtet sein oder eine allgemeinere Krankheit hervorrufen (siehe Tabelle unten). Diese Krankheiten sind im mittleren Lebensalter häufiger und betreffen vor allem Frauen.

Vitiligo
Melanozyten sind Zellen, die Melanin produzieren, ein Pigment, das die Haut dunkler macht. Vermutlich ist Vitiligo eine Autoimmunkrankheit, bei der diese Zellen fehlen. Es bilden sich weiße, unregelmäßige Flecken auf der Haut.

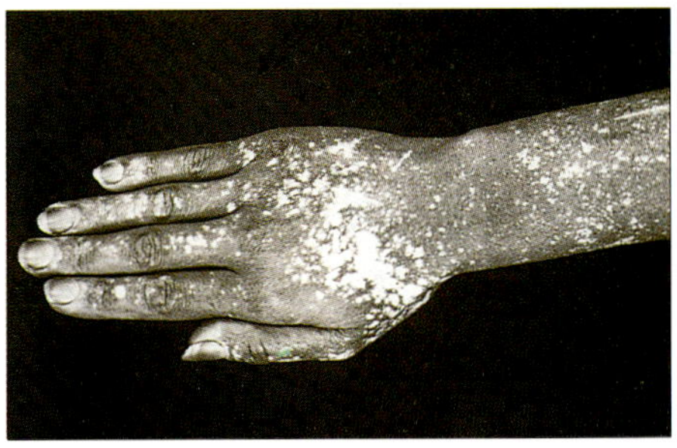

Krankheit	Beschreibung
Addison-Krankheit	Eine Schädigung der Nebennierenrinde verursacht niedrigen Blutdruck und Schwäche, und der Körper kann nicht mehr so gut auf Belastungen reagieren.
Insulinabhängiger Diabetes	Zellverbände der Bauchspeicheldrüse, die Langerhans Inseln, können nicht mehr genug Insulin produzieren; dies führt zu einem erhöhten Blutzuckerspiegel (Diabetes mellitus).
Hämolytische Anämie	Diese autoimmune Form einer Anämie verkürzt die Lebensdauer der roten Blutzellen; die Symptome sind Energieverlust, bleiches Aussehen, Kopfschmerzen und Atemnot.
Basedow-Krankheit	Die Schilddrüse ist überaktiv, kann sich vergrößern und zu einem Kropf anwachsen. Symptome sind Gewichtsverlust, Ruhelosigkeit und Zittern.
Multiple Sklerose	Schäden an den Nervenfaserscheiden bewirken Muskelschwäche, gestörte Empfindungen sowie Sprech- und Sehstörungen.
Myasthenia Gravis	Ein Schaden an den Verbindungsstellen zwischen den Nerven und den Muskeln bewirkt besonders im Gesicht Muskelschwäche und allgemeine Müdigkeit.
Systemischer Lupus Erythematodes	Beschädigtes Bindegewebe verursacht einen fortschreitenden Funktionsverlust der Niere, der Lunge und der Gelenke. Auf dem Gesicht breitet sich ein deutlicher Ausschlag aus.

AIDS

Das Immunschwäche-Syndrom AIDS wird durch das HI-Virus (Human-Immunodeficiency-Virus) übertragen. Es zerstört eine Art weißer Blutzellen, die CD_4-Lymphozyten. Die Anzahl dieser Zellen nimmt ab, und das Immunsystem funktioniert nicht mehr richtig. Ungefähr 10 Jahre nach einer Infektion kann der Tod eintreten. HIV wird durch Geschlechtsverkehr und infiziertes Blut übertragen.

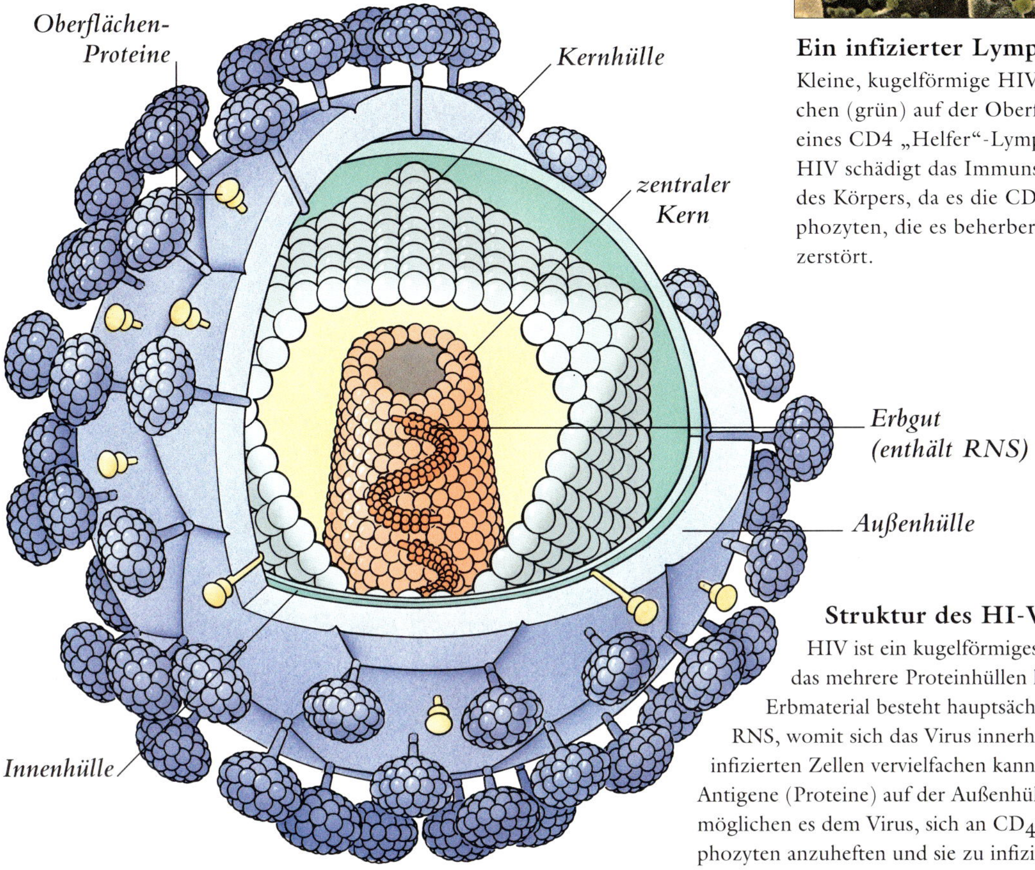

Struktur des HI-Virus
HIV ist ein kugelförmiges Virus, das mehrere Proteinhüllen hat. Sein Erbmaterial besteht hauptsächlich aus RNS, womit sich das Virus innerhalb von infizierten Zellen vervielfachen kann. Die Antigene (Proteine) auf der Außenhülle ermöglichen es dem Virus, sich an CD_4-Lymphozyten anzuheften und sie zu infizieren.

REM x 16 000

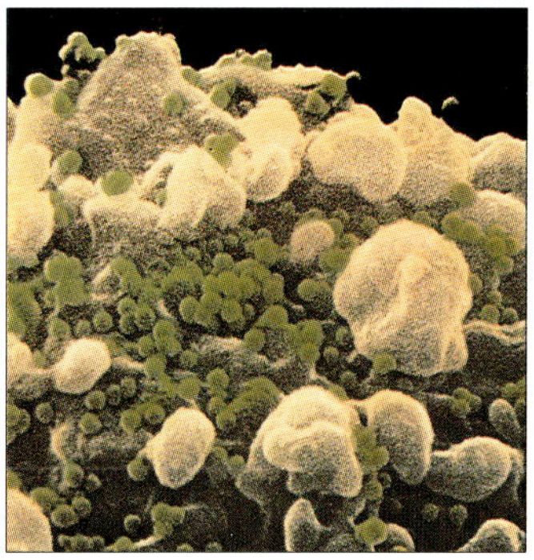

Ein infizierter Lymphozyt
Kleine, kugelförmige HIV-Teilchen (grün) auf der Oberfläche eines CD4 „Helfer"-Lymphozyts. HIV schädigt das Immunsystem des Körpers, da es die CD_4-Lymphozyten, die es beherbergen, zerstört.

Auswirkungen von AIDS

Viele Infizierte haben mehrere Jahre lang keine Symptome; sie werden deshalb „asymptomatische" Träger genannt. Im späteren Stadium verlieren sie an Gewicht, leiden an nächtlichen Schweißausbrüchen, Fieber und Durchfall. Wenn sich das Vollbild von AIDS entwickelt hat, werden die Infizierten für eine Vielzahl von Infektionen anfällig.

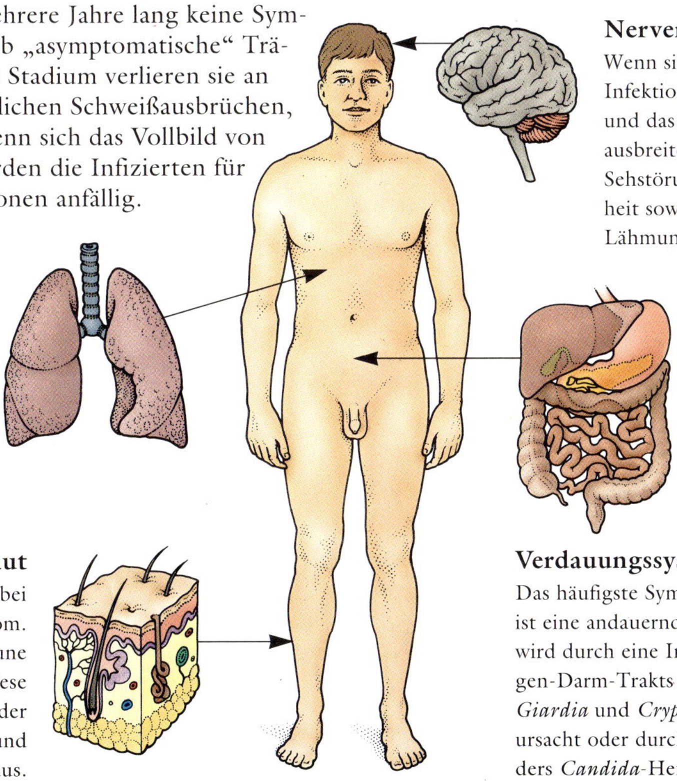

Nervensystem
Wenn sich eine HIV-Infektion auf das Gehirn und das Nervensystem ausbreitet, sind Demenz, Sehstörungen oder Blindheit sowie Schwäche oder Lähmungen die Folge.

Lunge
Wenn das Immunsystem durch das HI-Virus geschädigt ist, entwickeln sich häufig Lungeninfektionen. Eine Form ist die *Pneumozystis Pneumonie*, die durch den Erreger Pneumocystis carinii ausgelöst wird.

Haut
Die häufigste Krebsart bei AIDS ist das Kaposi-Sarkom. Auf der Haut erscheinen braune oder blaue Flecken. Diese breiten sich allmählich auf der ganzen Körperoberfläche und den inneren Organe aus.

Verdauungssystem
Das häufigste Symptom bei AIDS ist eine andauernde Diarrhoe. Sie wird durch eine Infektion des Magen-Darm-Trakts mit Parasiten wie *Giardia* und *Cryptosporidien* verursacht oder durch Pilze, besonders *Candida*-Hefen.

ELISA

Bei einem Bluttest werden Antikörper gegen das Virus gesucht, die leicht festzustellen sind. Das Verfahren wird enzyme-linked immunosorbent assay oder ELISA genannt. Stellt man Antikörper fest, wird noch ein weiterer Test, der Western Blot, zur Bestätigung durchgeführt.

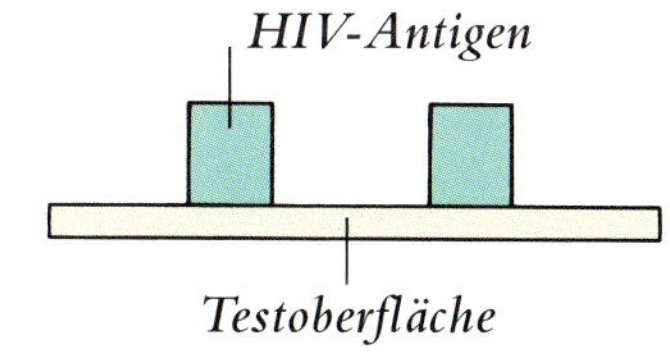

1 Antigene des AIDS-Virus werden zuerst auf eine präparierte Testoberfläche oder auf die Innenseite eines Reagenzglases gegeben.

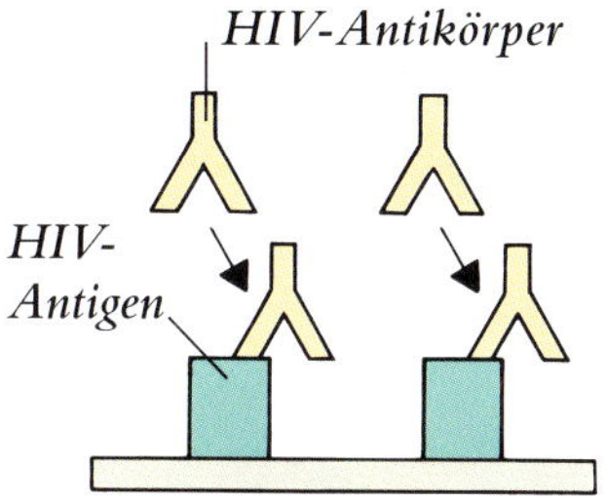

2 Auf die Testoberfläche wird ein Serum gestrichen. Wenn das Serum HIV-Antikörper enthält, binden diese sich an die HIV-Antigene.

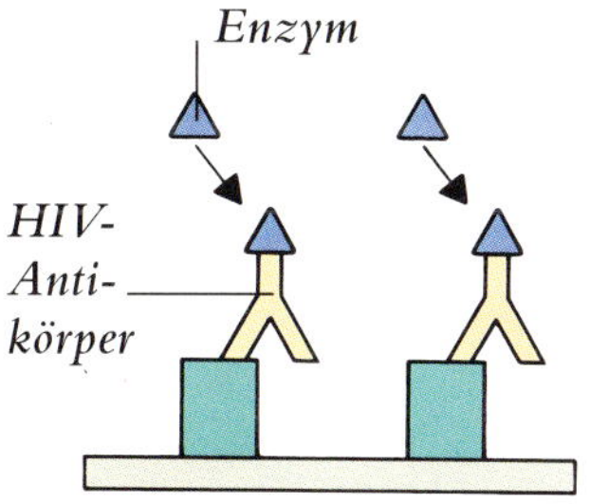

3 Die Testoberfläche wird gewaschen. Eine spezielle chemische Substanz, die mit dem Enzym Peroxidase verknüpft ist, das sich an HIV-Antiköper bindet, wird auf die Testoberfläche aufgebracht.

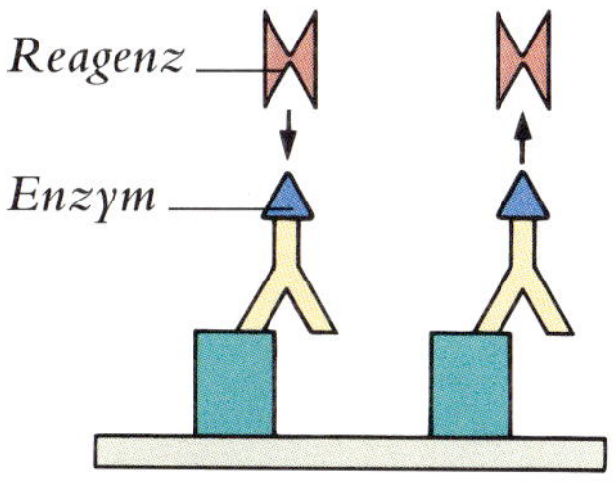

4 Ein Reagenz – eine Substanz zur Analyse biologischer Substanzen – wird auf die Testoberfläche gegeben. Sind HIV-Antikörper vorhanden, ändert sich die Farbe des Reagenz.

8. KAPITEL

ATMUNGS-SYSTEM

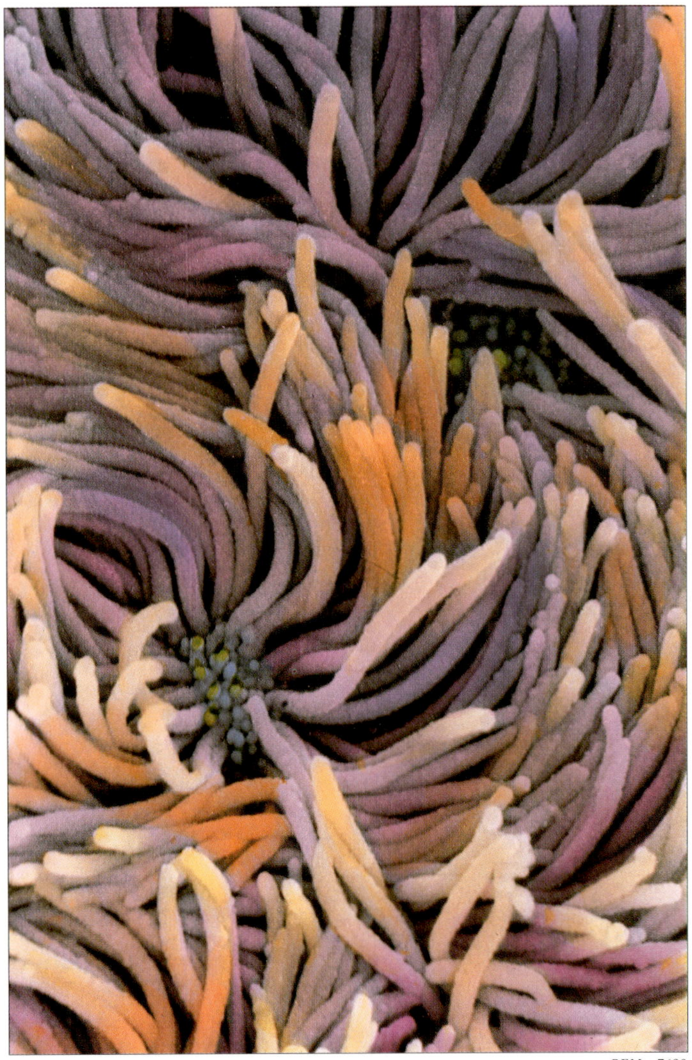

Zilien, winzige Härchen, die aus der Schleimhautauskleidung des Respirationssystems ragen

REM x 7680

EINLEITUNG

Unsere Lunge steht gleich an zweiter Stelle nach dem Herzen, was das Leistungsvermögen betrifft: Jeder Lungenflügel dehnt sich zwischen 12 und 80mal in der Minute aus, zieht sich wieder zusammen und versorgt so den Körper mit dem nötigen Sauerstoff. Ferner sorgt er für den Abtransport von Kohlendioxid. Die Luft ist manchmal mit chemischen Stoffen verunreinigt und enthält Staub, Pollen, Bakterien und Viren. So überrascht es nicht, daß Erkrankungen der Atemwege in den Industrieländern der häufigste Grund für einen Arztbesuch sind. Wie auch in anderen Gebieten der Medizin hat sich die Untersuchung von Patienten mit einer Lungenerkrankung durch die Entwicklung faseroptischer Endoskope verändert, da es möglich geworden ist, sich das Innere der Atmungsorgane im Detail anzusehen. Auch können Ärzte in Labortests die Leistungskraft der Lunge sehr genau messen. Aber trotz dieser entscheidenden Fortschritte ist die Liste der wichtigsten Atemwegserkrankungen lang: Bronchitis als Folge des Rauchens ist eine der häufigsten Ursachen für eine schwerwiegende Erkrankung der Atemwege. Lungenkrebs (meist auch durch Rauchen verursacht) ist immer noch einer der Hauptgründe für den frühzeitigen Tod bei Erwachsenen. Ältere Menschen sterben häufig an Lungenentzündung, während Tuberkulose inzwischen wieder eine Bedrohung für alle Altersgruppen darstellt. Die Anzahl der Kinder, die an Asthma leiden, hat sich in den vergangenen 20 Jahren verdoppelt, die Ursache dafür ist unbekannt.

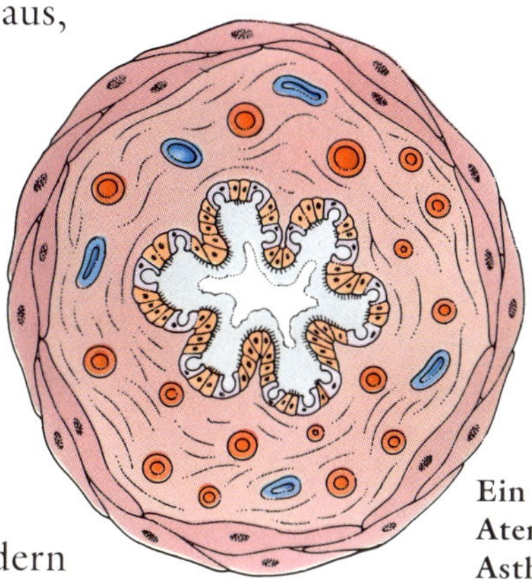

Ein verengter Atemweg bei Asthma

REM x 570

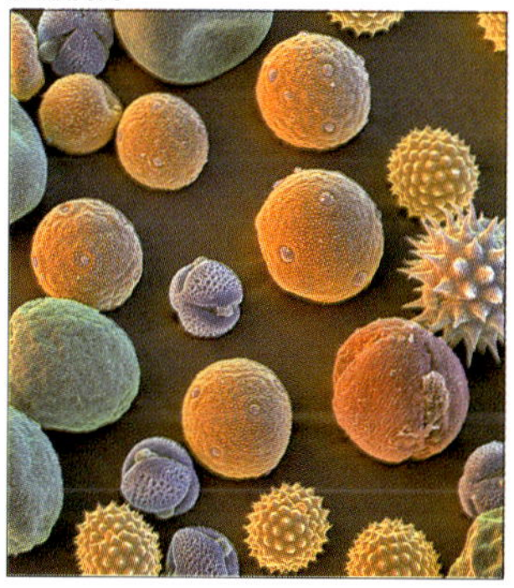

Pollenkörner

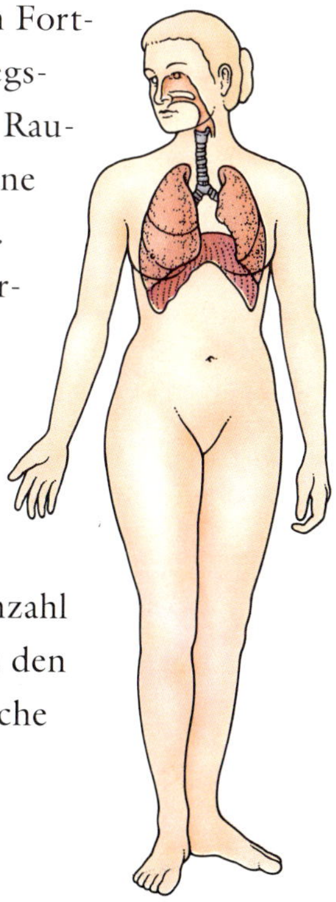

DAS ATMUNGSSYSTEM

GASAUSTAUSCH IM KÖRPER

DIE KÖRPERZELLEN BENÖTIGEN SAUERSTOFF, UM ZU FUNKTIONIEREN. Das Atmungssystem, das aus den Luftwegen, Lungengefäßen, der Lunge und aus Atmungsmuskeln besteht, liefert Sauerstoff an das Blut, das diesen dann an die übrigen Körpergewebe verteilt. Außerdem entfernt es Kohlendioxid, ein Abfallprodukt des Stoffwechsels. Als Ergebnis der Druckänderungen, die entstehen, wenn sich das Zwerchfell und andere Atmungsmuskeln zusammenziehen und entspannen, strömt Luft in die Lunge hinein und wieder hinaus. Die normale Atmung ist hauptsächlich ein unwillkürlicher Prozeß, der von den Atmungszentren im Hirnstamm gesteuert wird.

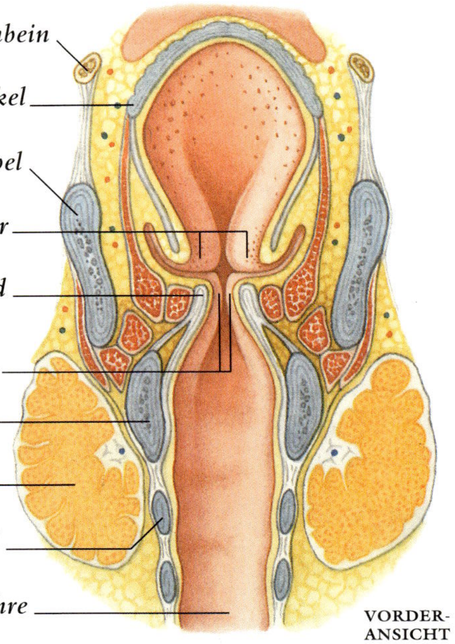

VORDER-ANSICHT

DER KEHLKOPF

Der Kehlkopf spielt eine wichtige Rolle beim Sprechen. Wenn Laute erzeugt werden, schließen sich die Stimmbänder und vibrieren, wenn Luft zwischen ihnen durchströmt. Die falschen Stimmbänder haben für die Spracherzeugung keine Bedeutung: Sie verschließen den Kehlkopf während des Schluckens.

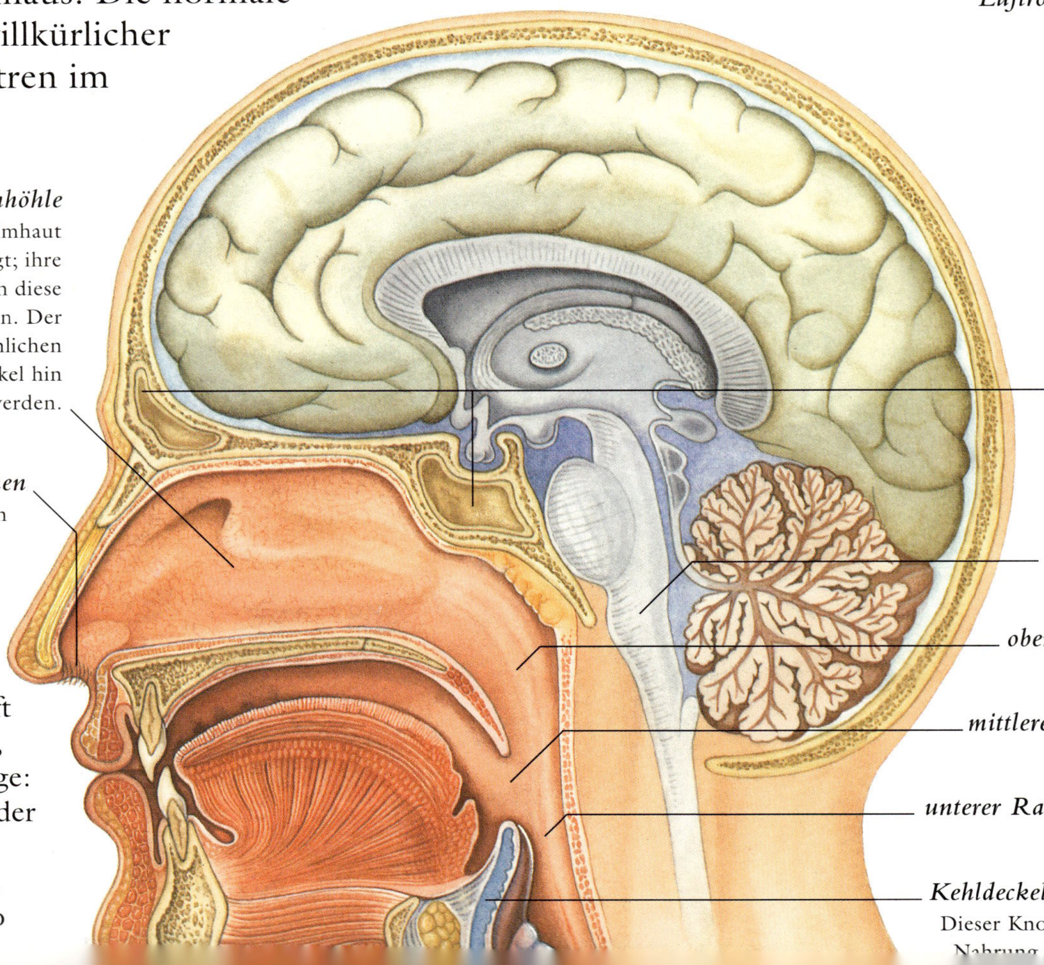

Nasenhöhle
Die Nasenhöhle wird von einer klebrigen Schleimhaut ausgekleidet, die Staubpartikelchen einfängt; ihre Oberflächenhaare, die Zilien, transportieren diese Partikel zur Nase, wo sie herausgeniest werden. Der Kehlkopf und die Luftröhre sind mit einer ähnlichen Membran ausgekleidet: Sie transportiert Partikel hin zum Rachenraum, wo sie verschluckt werden.

Nasenhärchen
Haare am Eingang der Nase fangen große, eingeatmete Partikel ein.

Nasennebenhöhlen
Im Schädel sind Lufträume, die ihn leichter machen. In diesen Zwischenräumen wird der Schall reflektiert und Resonanz erzeugt.

Rachen
Der Rachen besteht aus drei Teilen. Im oberen Teil kann Luft durchströmen, durch die unteren Teile passiert flüssige und feste Nahrung.

Kehldeckel
Dieser Knorpelteil verhindert, daß Nahrung in die Luftröhre gelangt.

LUFTWEGE

Luft wird durch die Nase eingeatmet, gefiltert, erwärmt und verflüssigt. Die Luft fließt dann durch den Hals, den Kehlkopf, die Luftröhre und die Bronchien zur Lunge: Erneut werden Partikel herausgefiltert. Jeder Lungenflügel enthält einen Baum aus sich verzweigenden Röhrchen, die in winzigen Lungenbläschen, den Alveolen, enden, wo

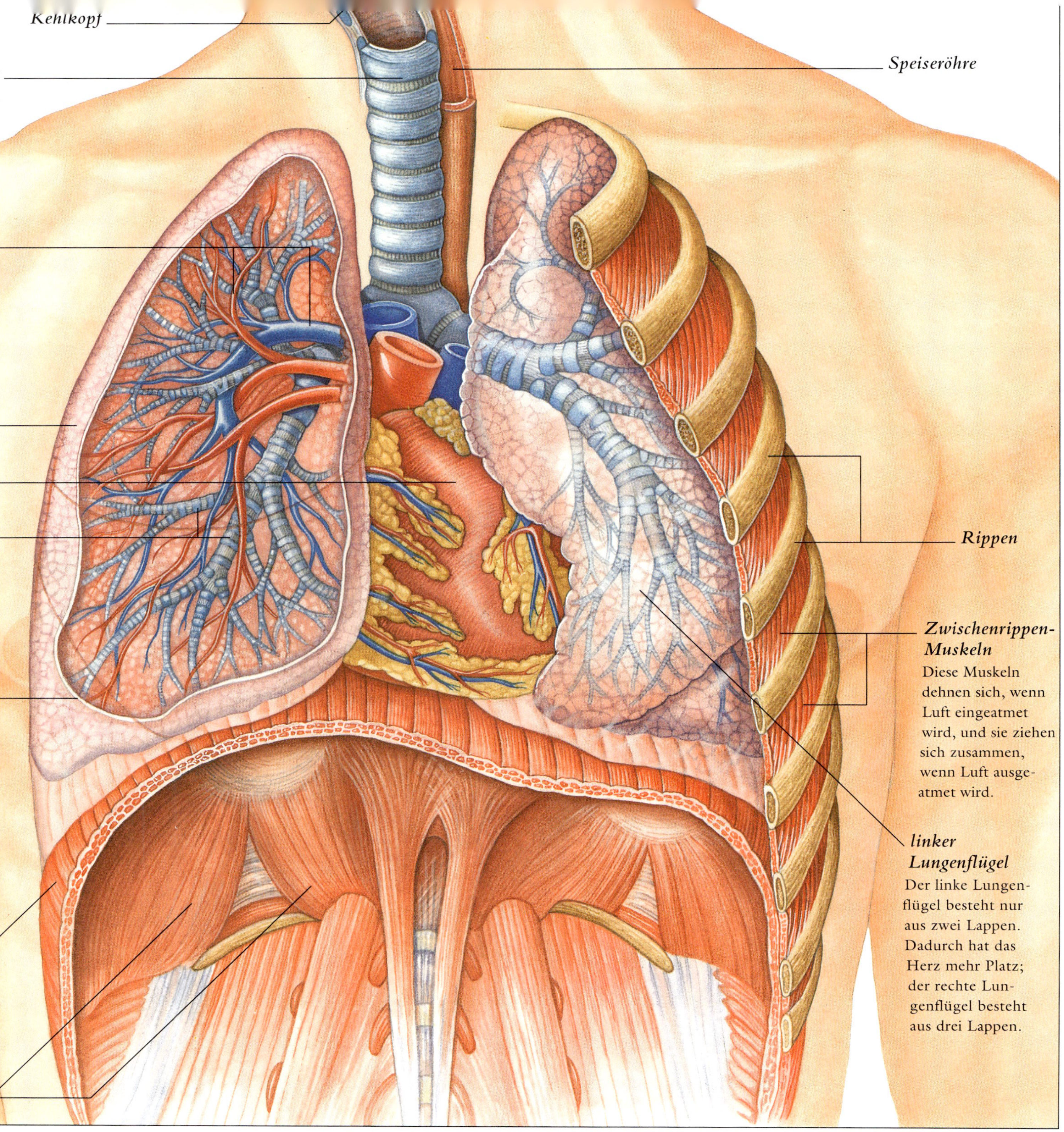

Kehlkopf

Luftröhre
Der Hauptluftweg in der Lunge, die Luftröhre, teilt sich in zwei große Hauptbronchien, die Luft in den rechten oder linken Lungenflügel kanalisieren.

Pulmonalgefäße
Sauerstoffarmes Blut fließt vom Herz durch die Pulmonalarterien (blau) zur Lunge; mit Sauerstoff angereichertes Blut wird durch die Pulmonalvenen (rot) wieder zum Herz zurücktransportiert.

rechter Lungenflügel

Herz

Bronchien
Die zwei Hauptbronchien, jeweils eine auf jeder Seite, verzweigen sich zu immer kleiner werdenden Luftwegen.

Rippenfell
Jeder Lungenflügel ist von einem Sack aus zwei dünnen Membranen umschlossen. Eine dieser Rippenfellmembranen sondert Flüssigkeit ab, so daß sie während der Atmung leicht übereinander gleiten können.

Zwerchfell
Das kuppelförmige Zwerchfell trennt den Brustraum von der Bauchhöhle; es ist der wichtigste Atmungsmuskel.

Muskeln, die am Zwerchfell hängen.

Speiseröhre

Rippen

Zwischenrippen-Muskeln
Diese Muskeln dehnen sich, wenn Luft eingeatmet wird, und sie ziehen sich zusammen, wenn Luft ausgeatmet wird.

linker Lungenflügel
Der linke Lungenflügel besteht nur aus zwei Lappen. Dadurch hat das Herz mehr Platz; der rechte Lungenflügel besteht aus drei Lappen.

LUNGE

DIE ZWEI SCHWAMMARTIGEN LUNGENFLÜGEL nehmen den größten Teil des Brustraumes ein; sie sind durch den flexiblen Rippenkasten geschützt. Die Lunge ist eines der größten Organe. Zusammen mit dem Kreislaufsystem erfüllt sie ihre wichtigste Aufgabe: den Gasaustausch und die Verteilung des Sauerstoffs. Das Außengewebe, das für den Gasaustausch zuständig ist, hat eine riesige Oberfläche: Es ist 40mal größer als die gesamte Körperoberfläche.

AUFBAU DER LUNGE

Jeder Lungenflügel hat eine zapfenartige Struktur mit einer Basis, die auf dem Zwerchfell sitzt. Luft strömt durch Luftgänge in die Lungen, die an der Luftröhre unterhalb des Kehlkopfs beginnen. Die Luftröhre gabelt sich und bildet zwei Hauptbronchien, die am Lungenstiel in jeden Lungenflügel eintreten. Die Zweige unterteilen sich in kleiner werdende Äste bis zu den Alveolen (Lungenbläschen), die sie mit Luft versorgen.

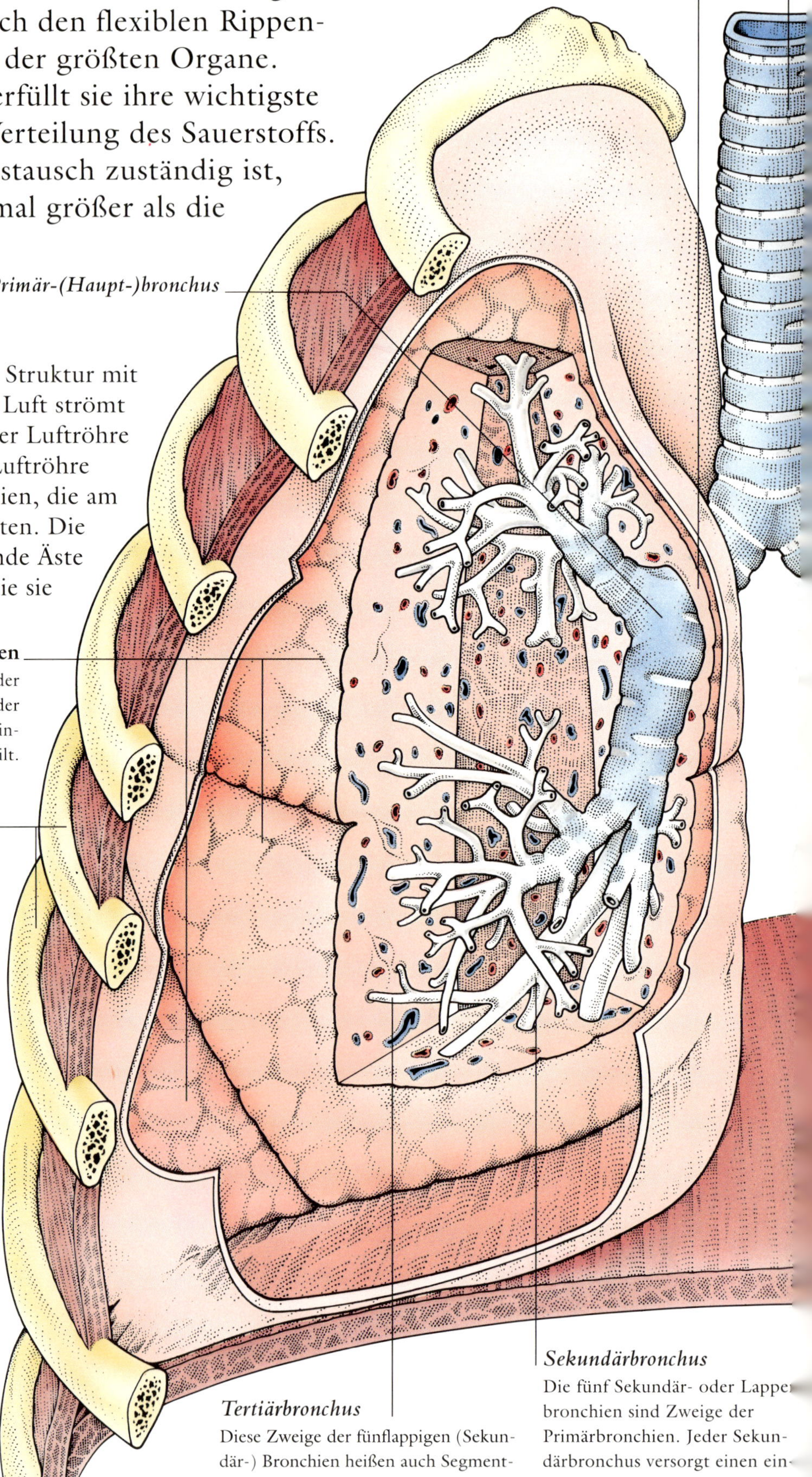

Lungenlappen

Der rechte Lungenflügel wird durch Spalten in der Oberfläche in drei Lappen eingeteilt, während der kleinere linke Lungenflügel nur in zwei Lappen eingeteilt ist. Jeder Lappen ist in Segmente unterteilt.

Tertiärbronchus

Diese Zweige der fünflappigen (Sekundär-) Bronchien heißen auch Segmentbronchien, da jeder ein einzelnes Segment innerhalb eines Lappens mit Luft versorgt. Sie können in 50 bis 80 Terminal-(End-)bronchien unterteilt werden.

Sekundärbronchus

Die fünf Sekundär- oder Lappen bronchien sind Zweige der Primärbronchien. Jeder Sekundärbronchus versorgt einen einzelnen Lappen der Lunge.

BRONCHIALBAUM

Das komplizierte Netzwerk aus Luftgängen, das die Lunge versorgt, sieht in etwa wie ein umgedrehter Baum aus. Das Bild unten zeigt einen Harzguß dieses Bronchienbaums; jede Farbe bedeutet ein einzelnes Segment der Lunge. Da jedes Segment von einem Tertiär- oder Segmentbronchus mit Luft versorgt wird, ist es möglich, ein einzelnes Segment operativ zu entfernen.

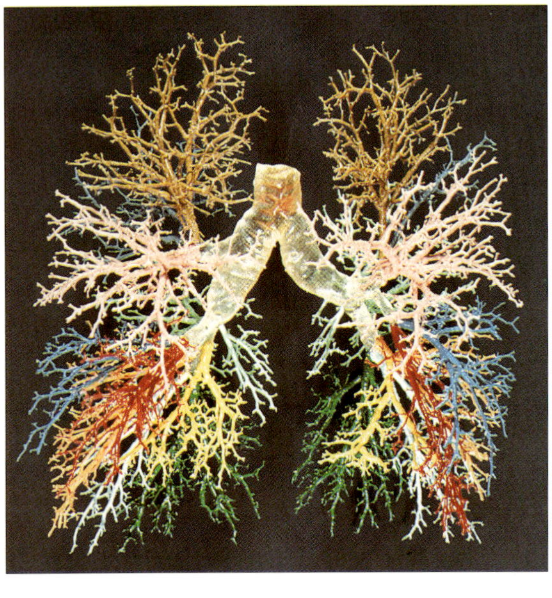

Terminalbronchiolen
Diese winzigen Bronchiolen – ungefähr 30.000 in jedem Lungenflügel – sind die Enden der Segmentbronchien. Sie teilen sich in zwei oder mehr Bronchioli, die über die Alveolargänge in die Alveolen münden.

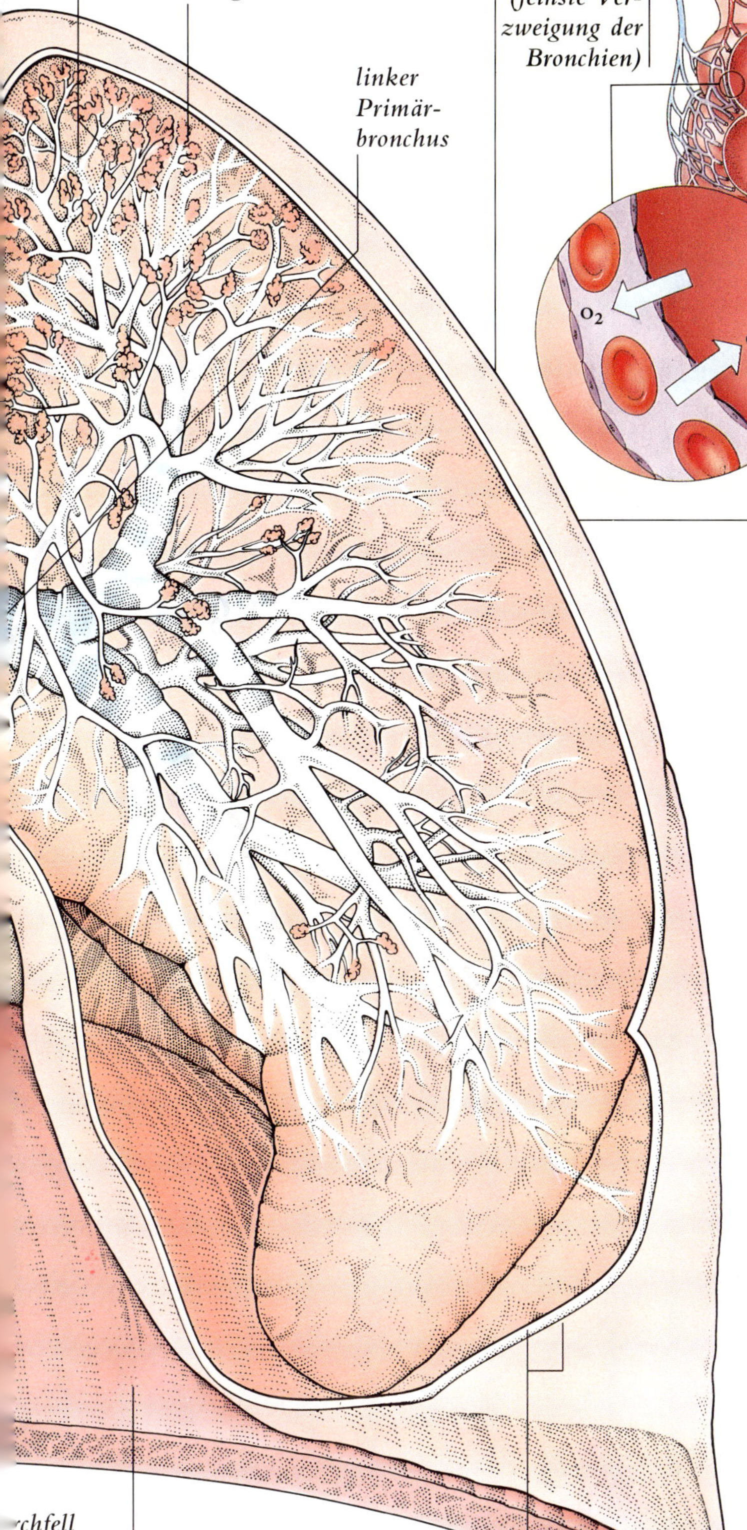

…chfell
…r gewölbte Muskel trennt …rustkorb von der Bauch-… . Während des Einatmens …er sich zusammen, wird fla-…nd macht so Platz für die …ömende Luft. Während des …mens ist er entspannt, und …ft strömt nach außen.

Rippenfellmembran
Jeder Lungenflügel ist von zwei Membranschichten überzogen. Eine Gleitflüssigkeit sorgt dafür, daß die Membranen während der Atmung leicht übereinander gleiten können.

Alveolen: Ballonartige Säckchen

Die Lungenbläschen (Alveolen) sind elastische, dünnwandige Gebilde, die von den Bronchiolen mit Sauerstoff versorgt werden. Makrophagen (Freßzellen) sind ständig auf der inneren Oberfläche einer jeden Alveole präsent; sie zerstören Reizstoffe wie Bakterien und Staub, die mit der Luft in die Lunge gelangen. Wenn Alveolen zerstört werden, wird die Oberfläche kleiner, und es kann nicht mehr genügend Gas ausgetauscht werden: Die Folge ist Atemlosigkeit.

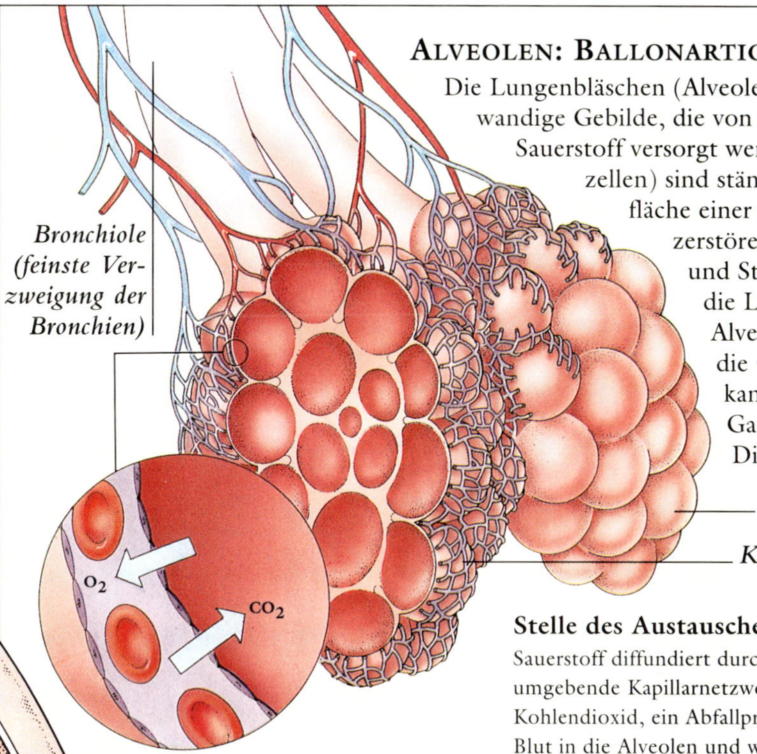

Stelle des Austausches
Sauerstoff diffundiert durch die Alveolenwände in das umgebende Kapillarnetzwerk und gelangt ins Blut. Kohlendioxid, ein Abfallprodukt, diffundiert aus dem Blut in die Alveolen und wird von dort ausgeatmet.

SURFACTANT

Die Alveolen sondern eine wichtige Flüssigkeit ab, die dafür sorgt, daß auch nach dem Ausatmen noch etwas Luft in der Lunge zurückbleibt. Dieser Surfactant wird von spezialisierten Zellen produziert und besteht aus fettigen Eiweißen. Vermutlich wirkt er auch Lungeninfektionen entgegen.

Ohne den Surfactant
Eine Flüssigkeit in jeder Alveole sorgt dafür, daß Sauerstoff und Kohlendioxid sich lösen und durch die Alveolenwände diffundieren können. Da die Flüssigkeitsmoleküle kohärent sind, ziehen sich die Alveolenwände nach innen und kollabieren.

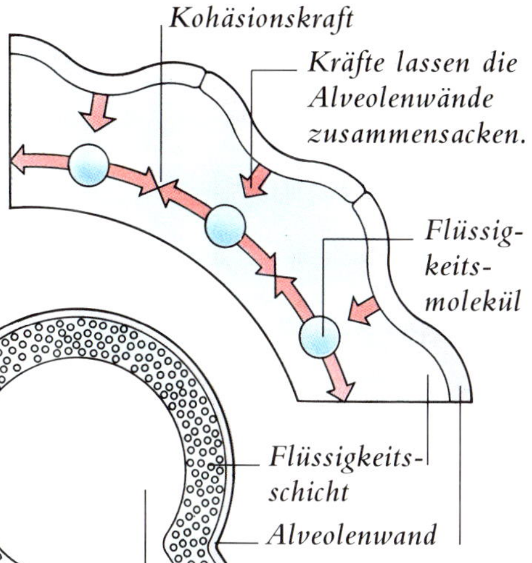

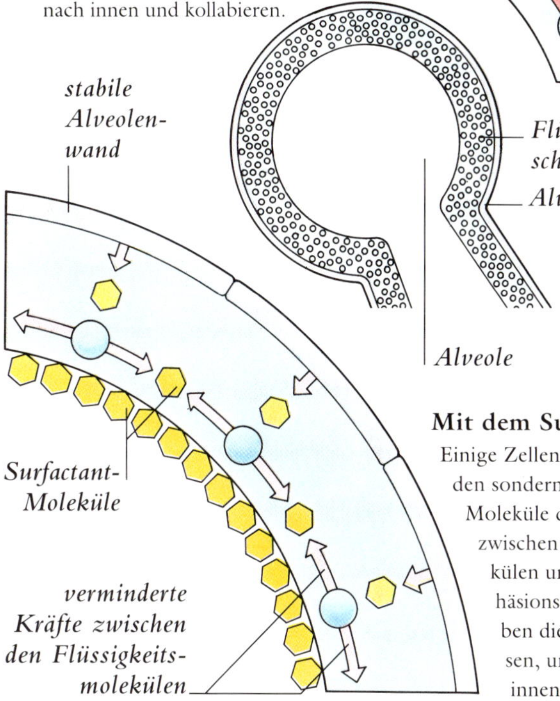

Mit dem Surfactant
Einige Zellen in den Alveolenwänden sondern einen Surfactant ab. Moleküle dieser Substanz fließen zwischen den Flüssigkeitsmolekülen und vermindern die Kohäsionskraft. Dadurch bleiben die Alveolen aufgeblasen, und Luft kann nach innen und außen strömen.

Atmung und Atemtechnik

Da der Körper keinen Sauerstoff speichern kann, muß der Mensch Tag und Nacht atmen, damit Luft in die Lunge und aus der Lunge strömen kann. Man kann die Frequenz und die Tiefe der Atemzüge willentlich steuern, aber die eigentliche Atemmechanik wird von Zentren im Hirnstamm automatisch gelenkt. Hier wird die Zufuhr von Sauerstoff und der Abtransport von Kohlendioxid geregelt, ohne daß wir uns dessen bewußt sind.

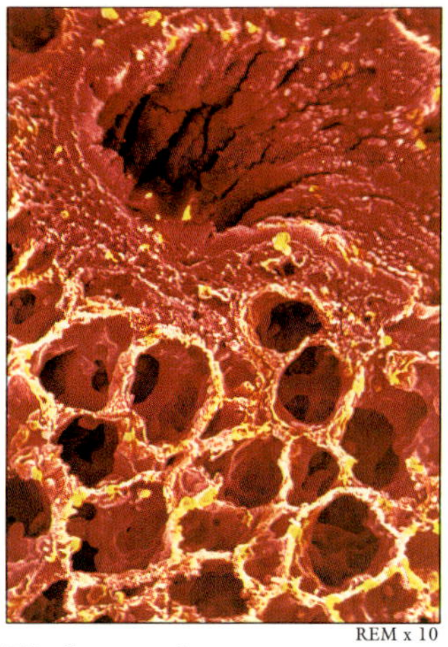

Tiefenstruktur

Tief in der Lunge bringt eine Bronchiole (oben im Bild) Luft zu den kleineren Alveolen, wo der Gasaustausch stattfindet.

Innere und äussere Atmung

Die äußere Atmung regelt den Austausch von Sauerstoff und Kohlendioxid in der Lunge. Die innere Atmung findet in den Körpergeweben statt, wenn Sauerstoff (der mit dem Blut aus der Lunge transportiert wird und die Zellen mit Energie versorgt) und Kohlendioxid ausgetauscht werden. Wasser und Kohlendioxid werden erzeugt, wenn die Zellen Nährstoffe wie Glukose zersetzen. Kohlendioxid wandert mit dem Blut zur Lunge und wird ausgeatmet.

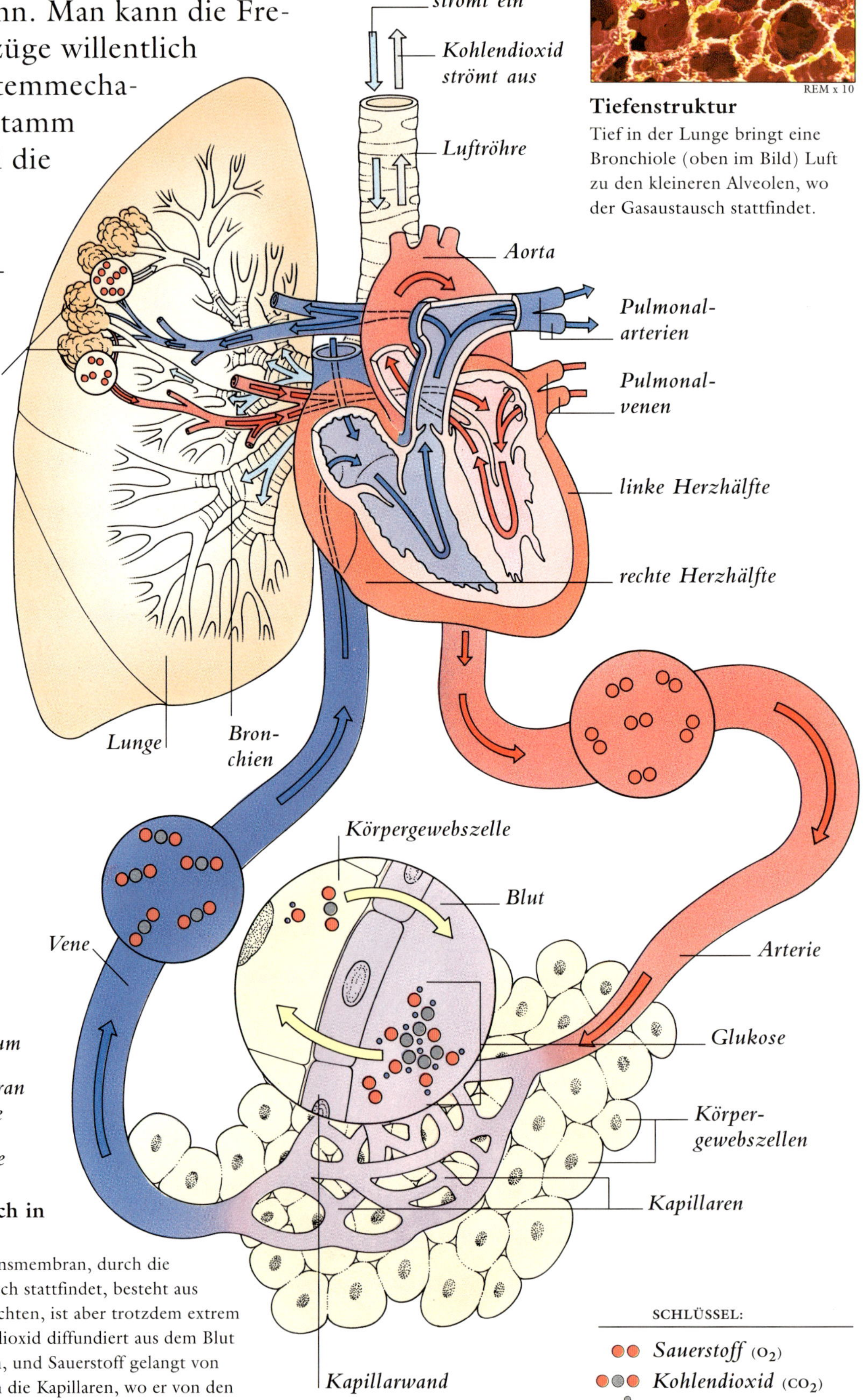

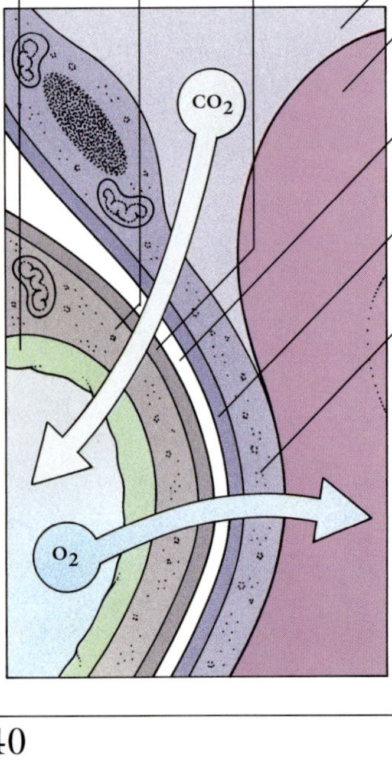

Gasaustausch in der Lunge

Die Respirationsmembran, durch die der Gasaustausch stattfindet, besteht aus mehreren Schichten, ist aber trotzdem extrem dünn. Kohlendioxid diffundiert aus dem Blut in die Alveolen, und Sauerstoff gelangt von den Aveolen in die Kapillaren, wo er von den roten Blutzellen absorbiert wird.

SCHLÜSSEL:

- Sauerstoff (O_2)
- Kohlendioxid (CO_2)
- Wasser (H_2O)

ATEMMECHANIK

Die Bewegung von Luft in die Lunge und aus der Lunge wird durch die Druckunterschiede inner- und außerhalb des Körpers verursacht. Dabei sind Zwerchfell sowie innere und äußere Zwischenrippenmuskulatur die wichtigsten Muskeln. Normalerweise atmet ein Mensch 12- bis 17mal pro Minute ca. 500 Milliliter Luft ein und aus. Wenn der Körper mehr Sauerstoff benötigt, z. B. bei körperlicher Betätigung, erhöht sich die Atemfrequenz.

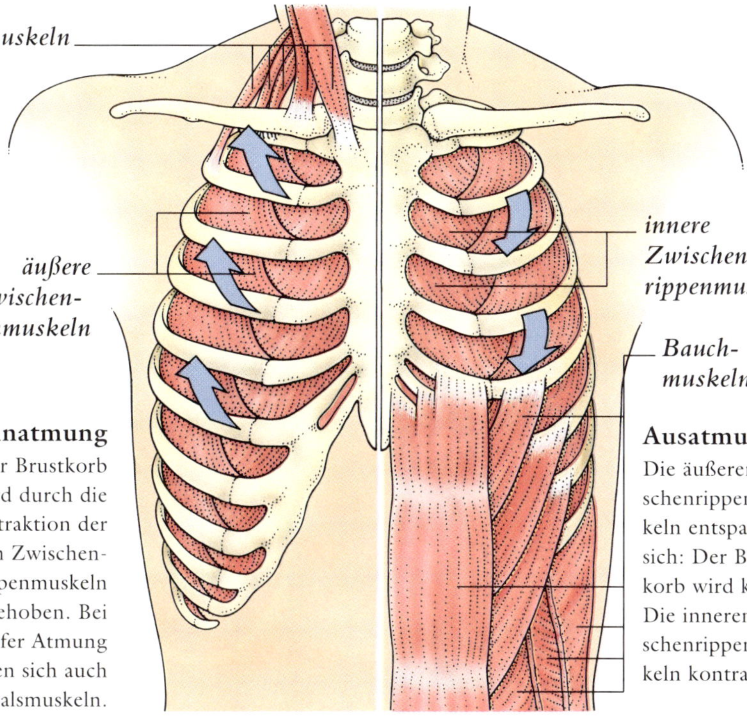

Einatmung
Der Brustkorb wird durch die Kontraktion der äußeren Zwischenrippenmuskeln angehoben. Bei tiefer Atmung spannen sich auch die Halsmuskeln.

Ausatmung
Die äußeren Zwischenrippenmuskeln entspannen sich: Der Brustkorb wird kleiner. Die inneren Zwischenrippenmuskeln kontrahieren.

Druckänderungen

Der Luftdruck beträgt etwa 760mmHg. Beim Einatmen zieht sich das Zwerchfell zusammen: Der Brustkorb weitet sich. In der Lunge und dem Rippenfellraum entsteht Unterdruck, und Luft strömt in die Lunge ein. Das Zwerchfell entspannt sich, der Druck im verkleinerten Brustkorb steigt. Luft wird ausgeatmet und der Druckunterschied ausgeglichen.

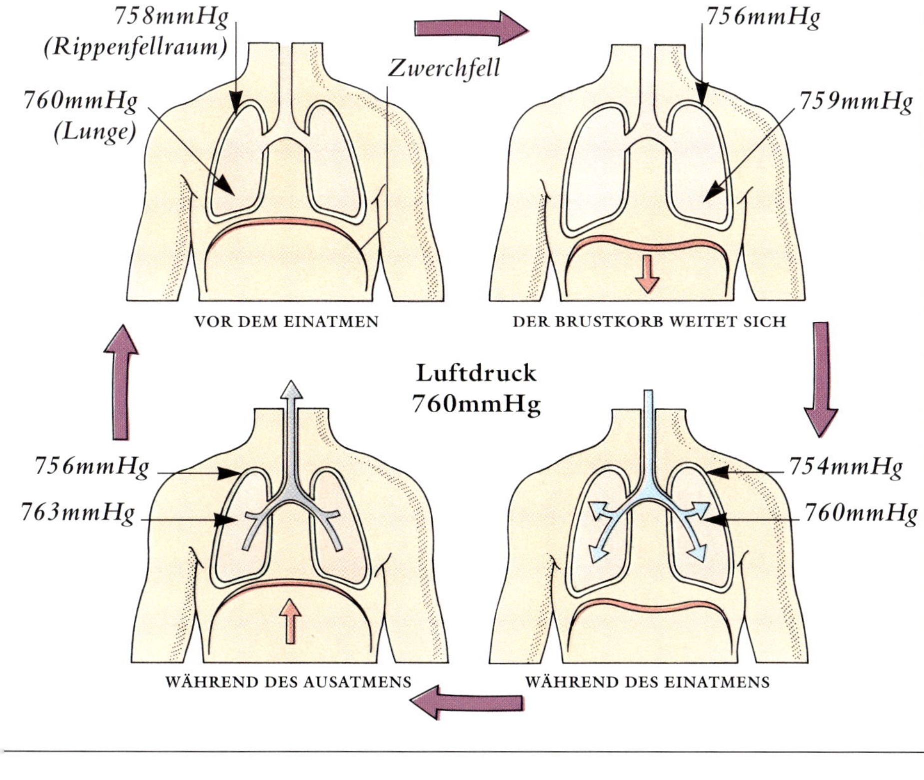

STIMMBÄNDER

Die Stimmbänder an der Kehlkopfbasis bestehen aus Fasergewebe. Stimmklang entsteht, wenn sich beim Ausatmen die Bänder fest zusammenziehen und Luft hindurchströmt. Die Tonhöhe steigt mit der Spannung der Stimmbänder.

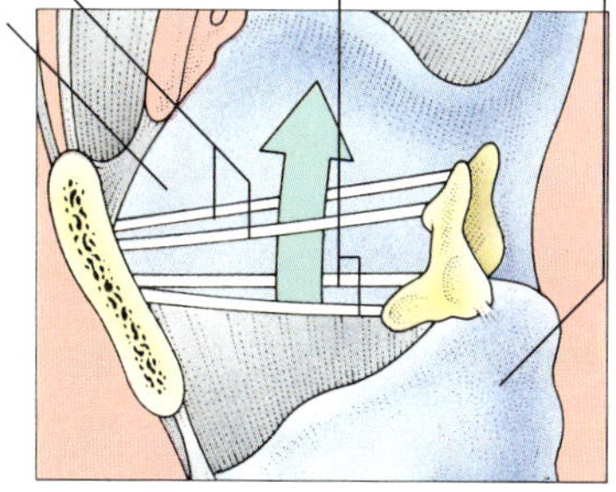

Stimmbänder
Die falschen Stimmbänder, ein oberes Faltenpaar, erzeugen keine Töne. Sie verhindern, daß während des Schluckens Nahrung in den Kehlkopf gelangt.

Husten

Eingeatmete Teilchen stimulieren Nervenzellrezeptoren im Kehlkopf, in der Luftröhre und den Bronchien. Nervensignale wandern zum Gehirnstamm und werden interpretiert: Durch den ausgelösten Hustenreflex werden die Reizstoffe aus dem Körper entfernt.

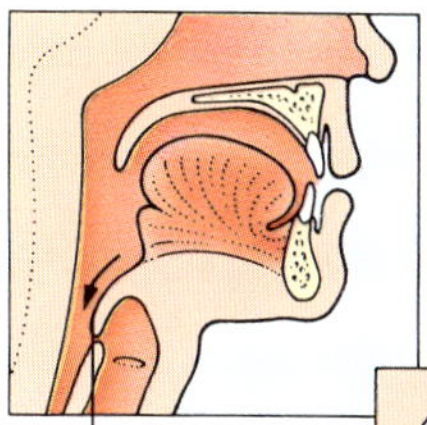

1 Der Kehldeckel, eine blattähnliche Knorpelplatte an der Kehlkopfspitze, senkt sich während des Einatmens nach unten: Die Stimmbänder schließen sich, die Luft bleibt in der Lunge.

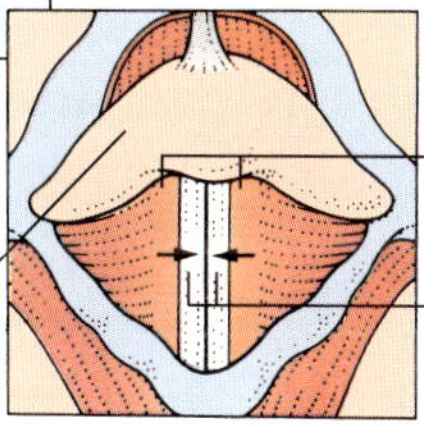

2 Das Zwerchfell hebt sich, die Bauchmuskeln ziehen sich zusammen, die Lunge wird immer mehr zusammengepreßt: Dadurch wird der Brustraum kleiner, das Luftvolumen geringer und der Druck somit größer.

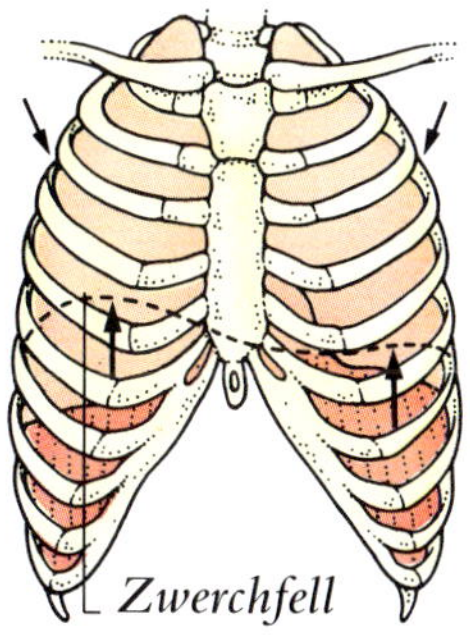

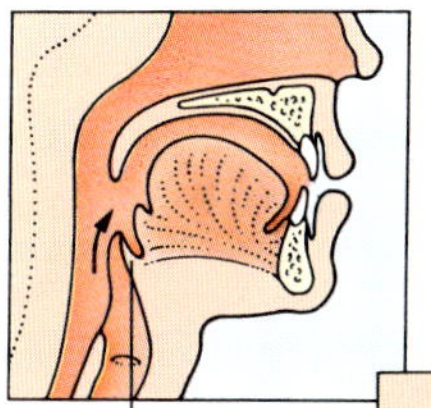

3 Bei maximalem Druck bewegt sich der Kehldeckel nach oben, und die Stimmbänder gehen auseinander. Die Luft wird nach oben gepreßt und ausgehustet.

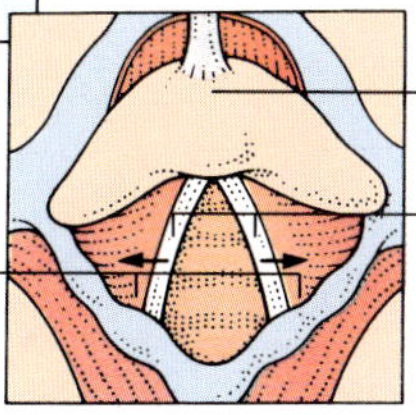

Atemwegsinfektionen

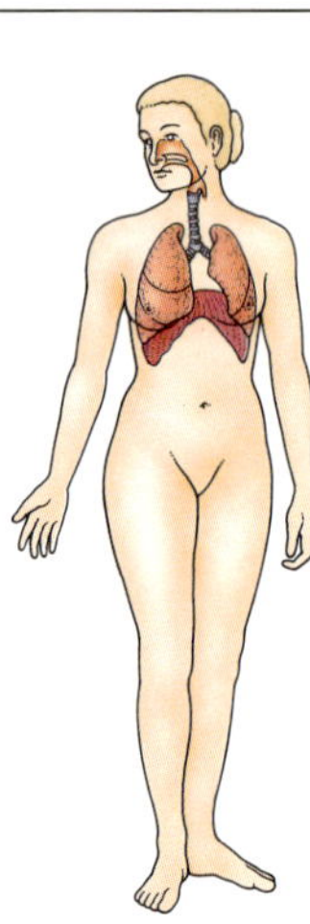

Millionen von Mikroorganismen – Bakterien, Viren und Pilze – schwirren in der Luft herum. Beim Einatmen können diese winzigen Organismen leicht in die Lunge geraten. Dadurch entstehen oft Infektionen der oberen Luftwege oder des oberen Respirationstrakts, die leichtere Erkrankungen wie eine banale Erkältung verursachen können oder auch schwerwiegendere wie eine Nebenhöhlenentzündung. Auch die unteren Luftwege können angegriffen werden und Bronchitis oder Lungenentzündung verursachen.

Infektionen der oberen Luftwege

Infektionen der Nasennebenhöhlen, des Rachens und des Kehlkopfs entstehen, wenn Tröpfchen eingeatmet werden, die Viren oder Bakterien enthalten. Infektionen führen oft zu entzündeten und angeschwollenen Nasenschleimhäuten. Im Alter ist man gegen die meisten allgemeinen Viren immun und infiziert sich nicht mehr so leicht.

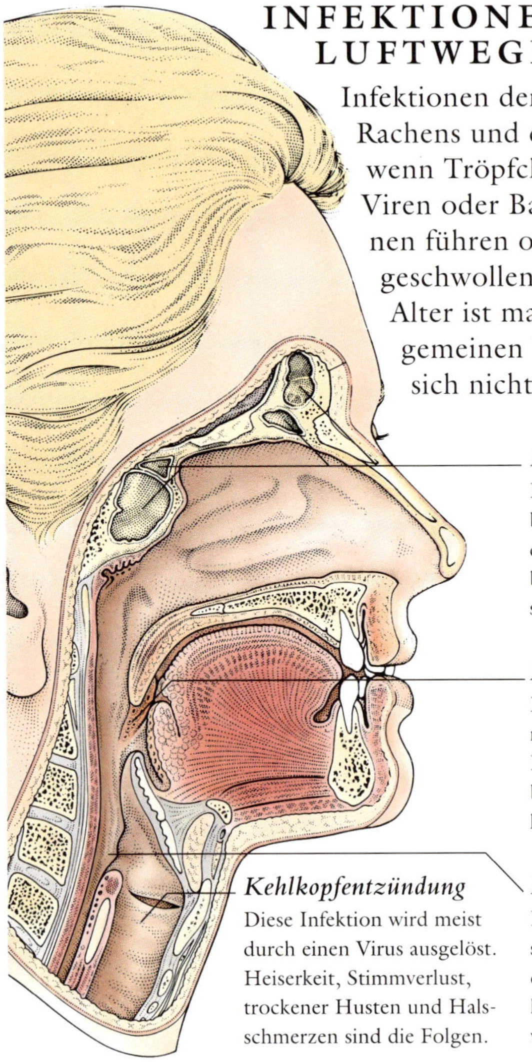

Nebenhöhlenentzündung
Bei einer Virusinfektion kann sich eine bakterielle Infektion entwickeln, bei der sich eitriges Sekret in den Nasennebenhöhlen ansammelt. Die Symptome sind u. a. Fieber und Kopfschmerzen.

Mandelentzündung
Bei Kindern entzünden sich die Gaumenmandeln besonders häufig. Fieber, Kopf- und Halsschmerzen, Schluckbeschwerden und Ohrenschmerzen können die Folge sein.

Kehlkopfentzündung
Diese Infektion wird meist durch einen Virus ausgelöst. Heiserkeit, Stimmverlust, trockener Husten und Halsschmerzen sind die Folgen.

Rachenentzündung
Eine Infektion des Rachens, die Halsschmerzen, Fieber, Schluckbeschwerden und manchmal geschwollene Halslymphknoten und Ohrenschmerzen verursacht.

Influenza

Diese schwere Virusinfektion wird allgemein als Grippe bezeichnet. Sie verursacht Fieber, Schüttelfrost, Kopf-und Muskelschmerzen, Schwäche, Husten und Appetitlosigkeit. Sie breitet sich meist örtlich begrenzt, alle paar Jahre auch seuchenartig aus. Es gibt drei Hauptvirusarten: A, B und C. Einige Virusarten können neue Stämme bilden, gegen die eine vorher erworbene Immunität nicht schützt. Bei Kindern oder älteren Menschen kann eine Grippe zum Tod führen.

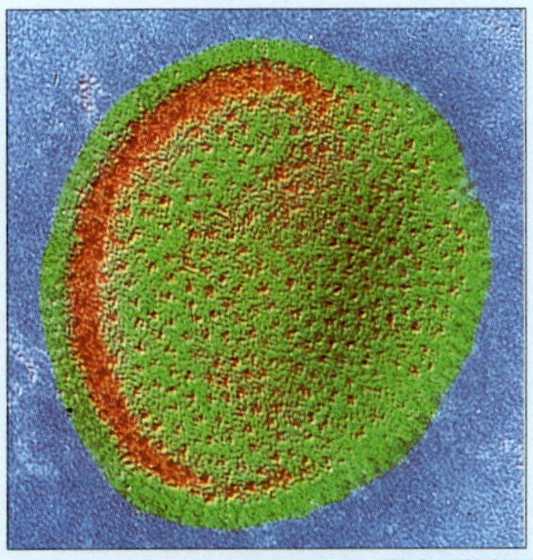
TEM x 379 000

Grippe-Virus

Die banale Erkältung

Erkältungen erfolgen meist durch Einatmen virenhaltiger Tröpfchen, die in die Luft ausgeniest oder ausgehustet werden. Es gibt ca. 200 verschiedene Viren als Erkältungserreger. Antibiotika zeigen keine Wirkung, man kann nur die Symptome behandeln. Die Erreger können lediglich vom Immunsystem bekämpft werden.

1 Das Virus dringt in infizierten Tröpfchen in den Körper ein und befällt die Zellen, die den Hals und die Nase auskleiden. Die Viruspartikel vermehren sich sehr schnell und bilden immer weitere Partikel.

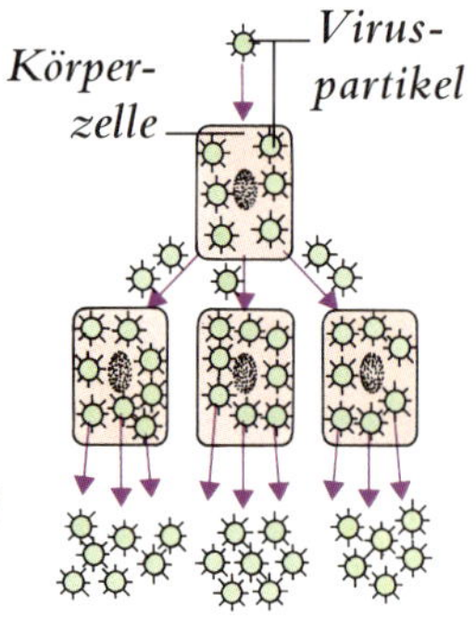

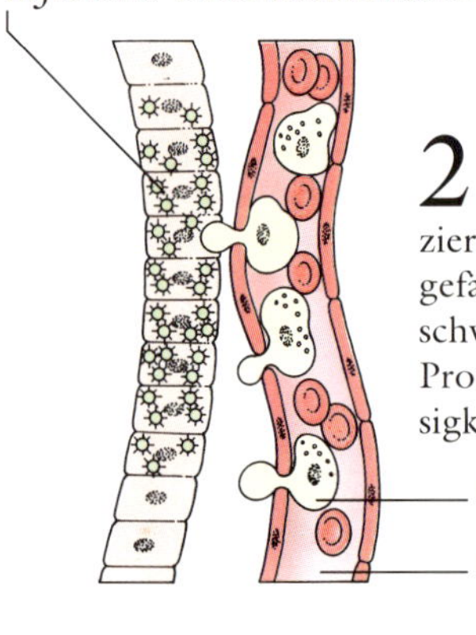

2 Lymphozyten gelangen mit dem Blut in die infizierten Schleimhäute. Die Blutgefäße in den Schleimhäuten schwellen an; die Folge ist die Produktion überschüssiger Flüssigkeit: Die Nase „läuft“.

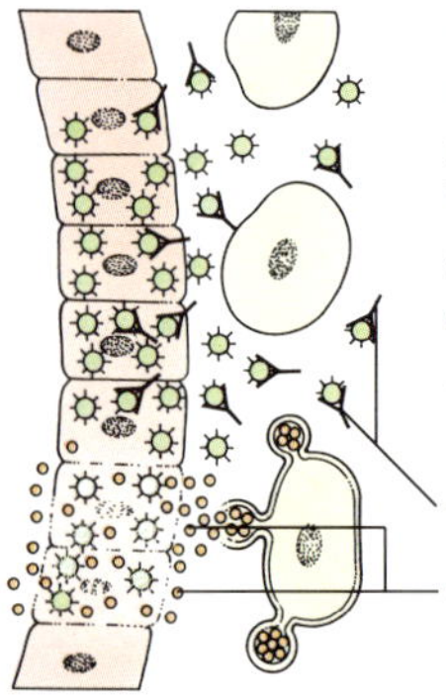

3 Einige Lymphozytenarten stellen virusspezifische Proteine (Antikörper) her, welche die Viruspartikel stoppen, während andere Arten chemische Stoffe absondern, die infizierte Zellen zerstören können.

4 Phagozyten, eine Art weißer Blutzellen, können tote oder gestoppte Viren und beschädigte Zellen zerstören. Die Erkältungssymptome klingen rasch ab.

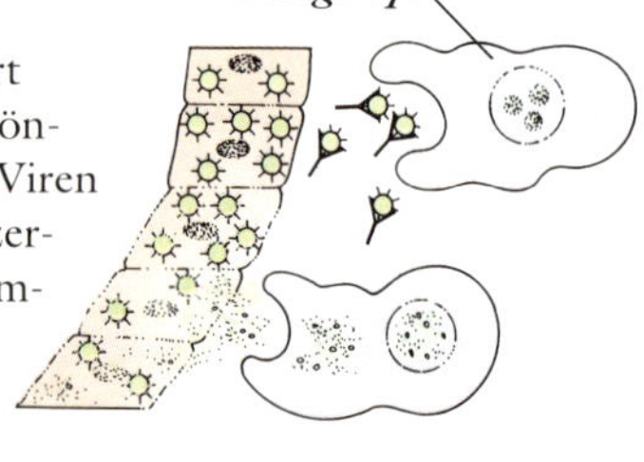

AKUTE BRONCHITIS

Diese Form der Bronchitis, eine Entzündung der Bronchien, entsteht sehr plötzlich, meist als Komplikation einer Infektion der oberen Atemwege, z. B. einer banalen Erkältung, sowie bei Masern oder Grippe. Meist wird diese harmlose Krankheit durch einen Virus verursacht. Die Symptome sind Husten mit Schleimauswurf, leicht erhöhte Temperatur und manchmal keuchender Atem.

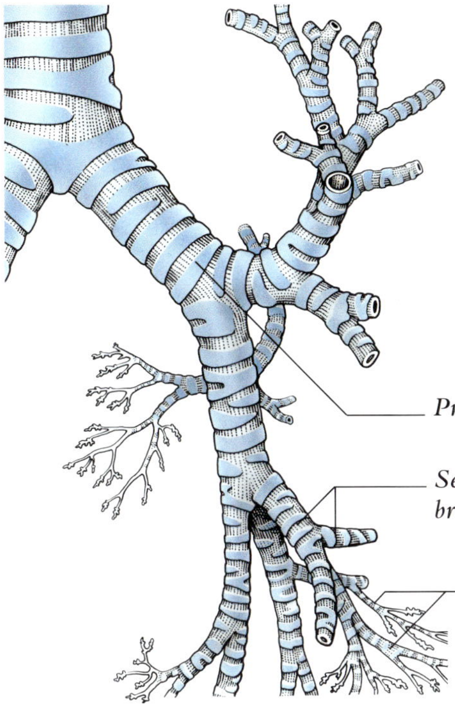

Ort der Infektion

Meist sind nur die großen oder mittleren Bronchien entzündet. Die Drüsen in den Bronchienwänden produzieren reichlich Schleim, der nach oben transportiert und ausgehustet wird. Bei Kindern, älteren Menschen oder Menschen mit einer Lungenerkrankung kann sich die Infektion ausbreiten.

Auswirkungen

Bei einer akuten Bronchitis verengt sich das Lumen, da sich die Auskleidung oder das tiefere Gewebe der Bronchien entzündet und anschwillt. Vermehrte Schleimbildung verursacht Verengung.

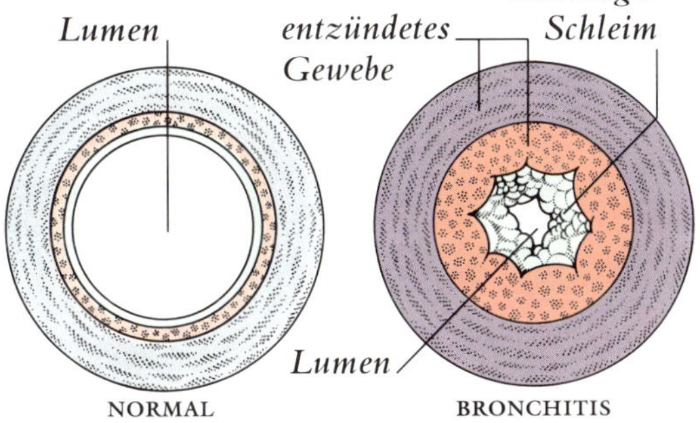

PNEUMONIE

Bei einer Lungenentzündung sind die kleinsten Bronchiolen und die Alveolen entzündet. Es gibt zwei Hauptarten: Die Lobärpneumonie breitet sich nur auf einen Lungenlappen aus, die Bronchopneumonie auf Gewebe in mehreren Lappen. Lungenentzündung ist die Folge einer Infektion durch Viren oder Bakterien, aber auch durch Pilze, Candida-Arten oder Protozoen. Symptome sind Fieber, Appetitlosigkeit, Gelenk- und Muskelschmerzen, gefolgt von Brustschmerzen, Husten und Atemnot.

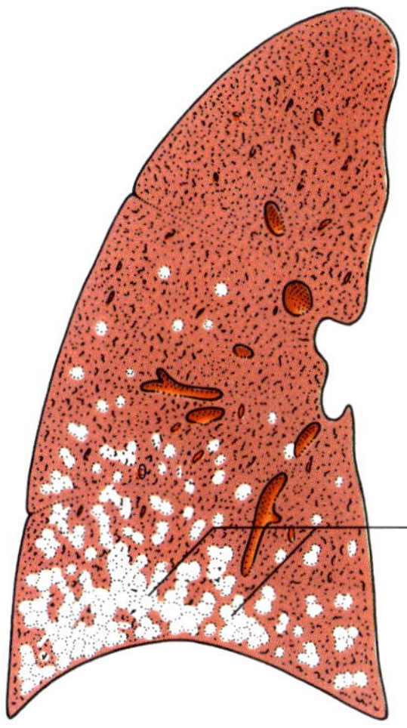

Bronchopneumonie

Diese Art von Lungenentzündung tritt hauptsächlich bei chronisch Kranken, älteren Menschen oder Kindern auf oder als Folge von Masern oder Grippe. Die verstreuten, weißen Flecken auf dem Bild sind entzündetes Lungengewebe.

Gesunde Alveolen

Zahlreiche Makrophagen sind ständig in den Alveolen vorhanden. Diese Zellen verdauen träge, eingeatmete Reizstoffe, reagieren aber langsam auf Bakterien.

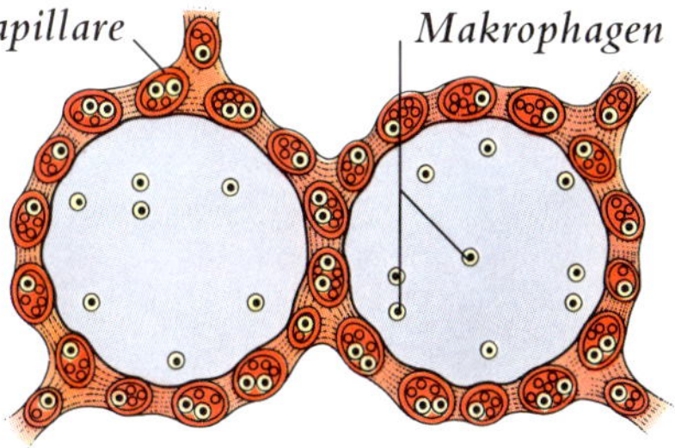

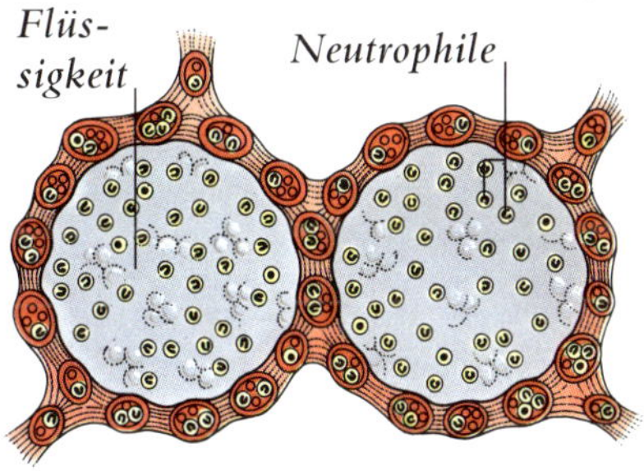

Infizierte Alveolen

Durch eine Infektion verändern sich die Kapillarwände, und Neutrophile (eine Art weiße Blutzelle) können einströmen und die Erreger bekämpfen. Flüssigkeit strömt ein und sammelt sich an.

RIPPENFELLERGUSS

Eine Entzündung des Rippenfells kann die Folge von Infektionen sein. Zwischen den beiden Membranen des Rippenfells sammelt sich überschüssige Flüssigkeit an, und es bildet sich ein Erguß, der Atemnot verursachen kann. U. U. muß die Flüssigkeit durch eine Hohlnadel oder Dränage abgesaugt werden.

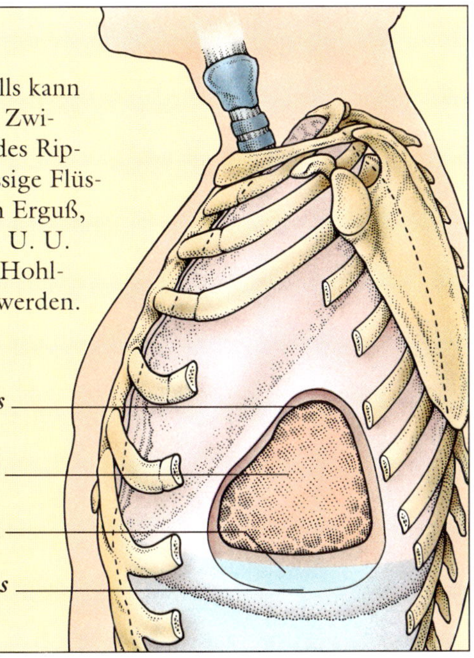

LEGIONÄRSKRANKHEIT

Eine seltene, durch Bakterien verursachte Infektion, die mehr Männer als Frauen betrifft. Sie wurde 1976 beschrieben, nachdem Veteranen bei einem Treffen amerikanischer Legionäre an schwerer Lungenentzündung erkrankt waren. Die Symptome sind hohes Fieber, Schüttelfrost, Muskelschmerzen, Verwirrung, starke Kopfschmerzen, Bauchschmerzen und Diarrhoe. Behandelt wird meist stationär mit intravenösen Antibiotika wie z. B. Erythromycin.

Die Ursache

Die Bakterie Legionella pneumophila ist in kleinen Mengen in fast allen Wassersystemen zu finden. Sie vermehrt sich am besten in wassergekühlten Klimaanlagen und Wasserrohren, in denen das Wasser stagniert.

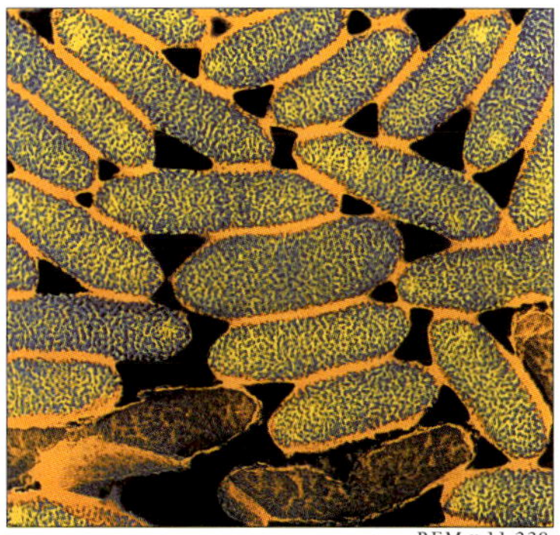

REM x 11 230

LUNGENERKRANKUNGEN

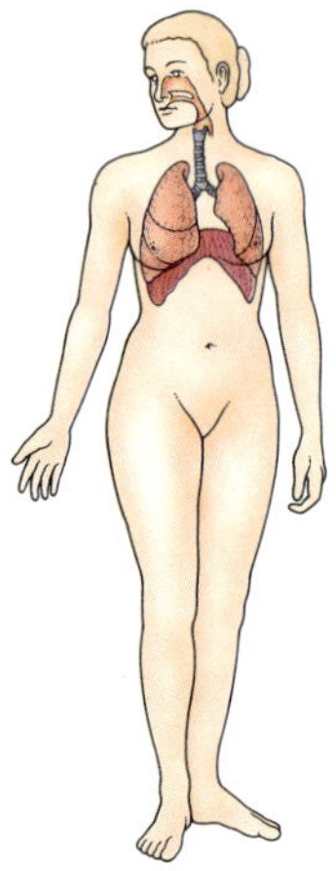

KRANKHEITEN, DIE PROBLEME BEIM ATMEN VERURSACHEN, können von Geburt an bestehen oder sich über viele Jahre hinweg entwickeln. Andere können ganz plötzlich auftreten. Eingeatmete Substanzen wie Mineralstaub, Gase, Rauch oder chemische Reizstoffe können zu einigen Krankheiten führen, während bei anderen die Ursache unbekannt ist. Lungenerkrankungen wirken sich hauptsächlich als Entzündung durch Infektionen aus, als Allergien oder andere Autoimmunkrankheiten oder sind auf Tumoren und genetische Faktoren zurückzuführen.

LUNGENHOCHDRUCK

Erhöhter Blutdruck in den Pulmonalarterien kann die Folge einer Lungenkrankheit wie z. B. einer Lungenüberblähung sein oder durch Blutgerinnsel an den Beinen entstehen, die kleine Lungengefäße verstopfen. Bei einer Linksherzinsuffizienz staut sich Blut in der Lunge, und der Pulmonalarteriendruck steigt.

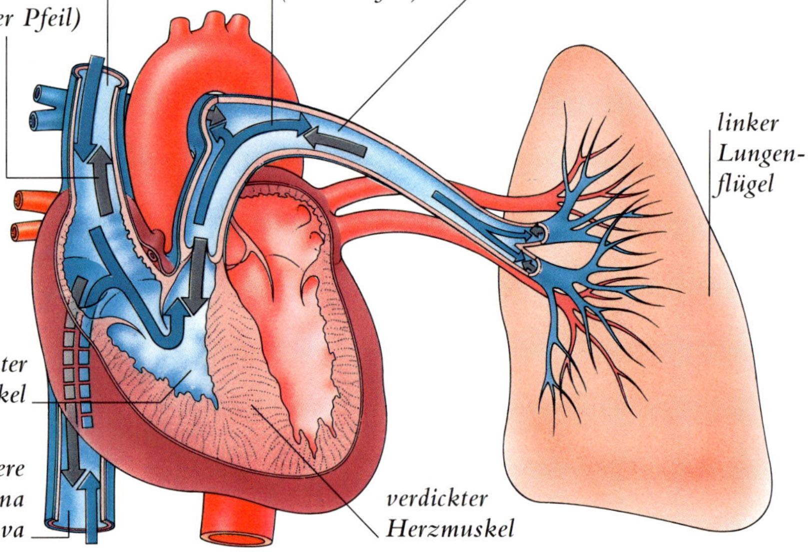

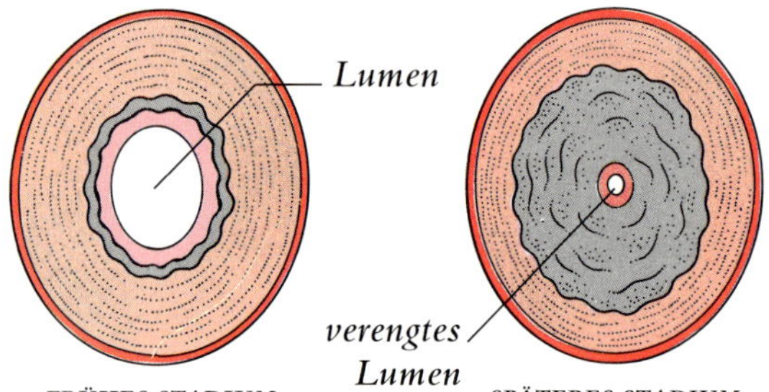

Frühes und spätes Stadium
Bei fortschreitendem Lungenhochdruck verdicken sich die Wände der Pulmonalarterien mit Muskel- und Fasergewebe. Dadurch wird das Lumen verengt, der Blutfluß behindert und der Arteriendruck weiter erhöht: Das Herz kann immer weniger Blut hinauspumpen.

SARKOIDIOSE

Sarkoidiose ist vermutlich die Folge einer Überreaktion des Immunsystems. Das Erscheinungsbild ist gekennzeichnet durch viele entzündete Flecken, die mit faserigem und körnigem Gewebe durchsetzt sind. Die kreisförmigen Knoten, die Granulome (rechts im Bild), treten oft in der Lunge, den Lymphknoten und den Augen auf.

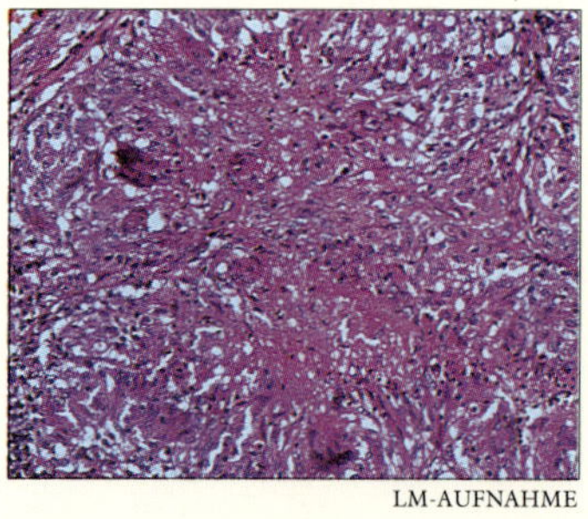

LM-AUFNAHME

PNEUMOTHORAX

Ein Pneumothorax entwickelt sich, wenn eine der Rippenfellmembranen reißt, Luft in den Rippenfellraum dringt und die Lunge zusammendrückt. Manchmal kommt es zu einem spontanen Pneumothorax, ansonsten ist er die Folge einer Verletzung. Die häufigsten Symptome sind Brustschmerzen und Atemnot. Da die Luft nicht reabsorbiert wird, muß sie mit einer Nadel oder einem Schlauch vom Rippenfellraum dräniert werden.

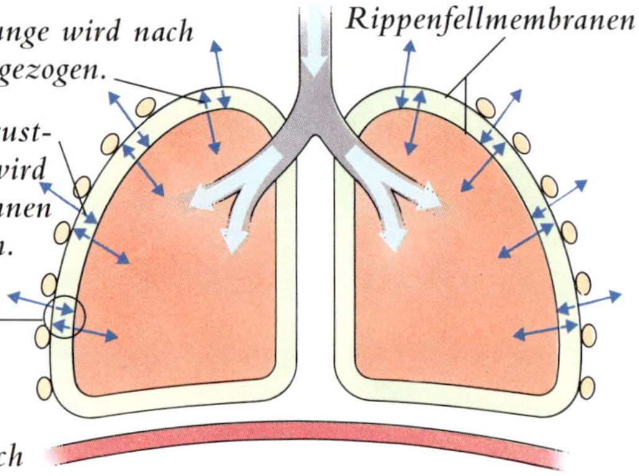

Gesunde Lunge
Bei der normalen Atmung füllt sich die Lunge mit Luft und wölbt sich nach außen, die Brustwand zieht sich nach innen. Während dieser entgegengesetzten Druckrichtungen herrscht im Rippfellraum ein empfindliches Gleichgewicht.

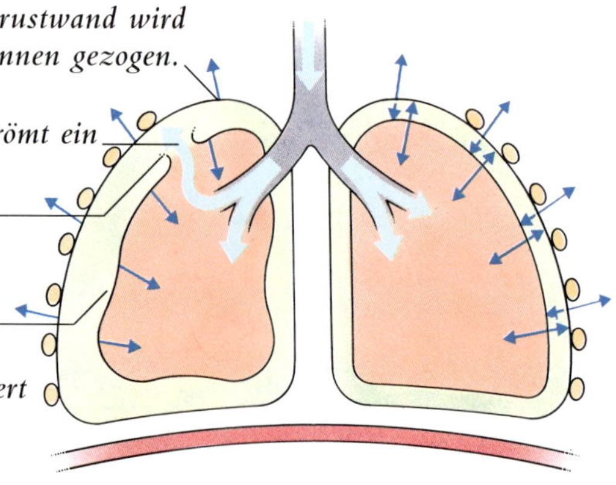

Pneumothorax
Wenn Luft in den Rippenfellraum einströmt, ändert sich das Druckgleichgewicht, und die Lunge kollabiert abrupt nach innen.

FIBROSIERENDE ALVEOLITIS

Fibrosierende Alveolitis oder Idiopathische Lungenfibrose (ILF) ist eine Autoimmunkrankheit unbekannter Ursache. In einigen Fällen tritt sie zusammen mit anderen Immunkrankheiten wie rheumatoider Arthritis auf. Die Krankheit verursacht Fibrose (Vernarbung) und Verdickung der Alveolen sowie schwere Atemnot. Oft werden Kortikosteroide verordnet.

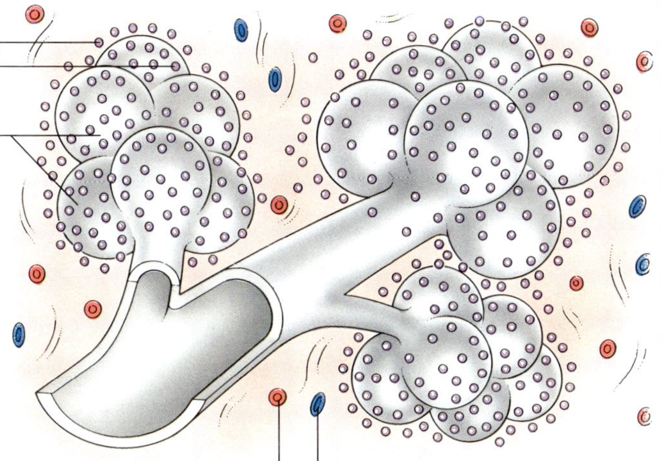

Frühe Stadien

ILF kann die Folge einer erhöhten Anzahl von weißen Blutzellen in den Alveolen sein. Wenn diese Zellen zerfallen, sondern sie entzündungserregende Stoffe ab.

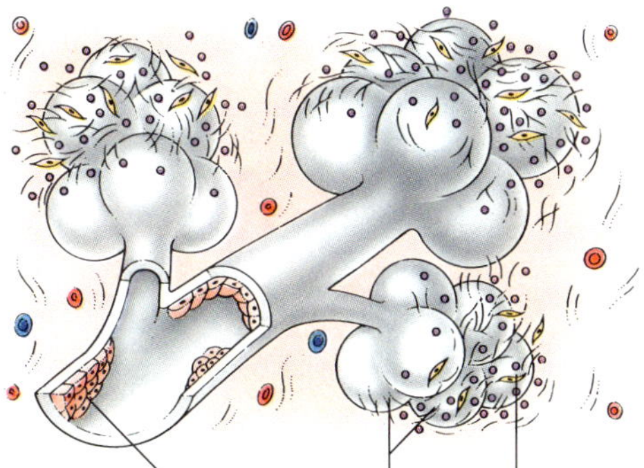

Fibröses Wachstum

Die entzündungserregenden Stoffe regen Fibroblasten an, vermehrt fibröses Gewebe zu produzieren. Anstatt der normalerweise dünnen Zellen, die die Bronchien auskleiden, wachsen dicke Kuboidzellen und behindern den Sauerstofftransport.

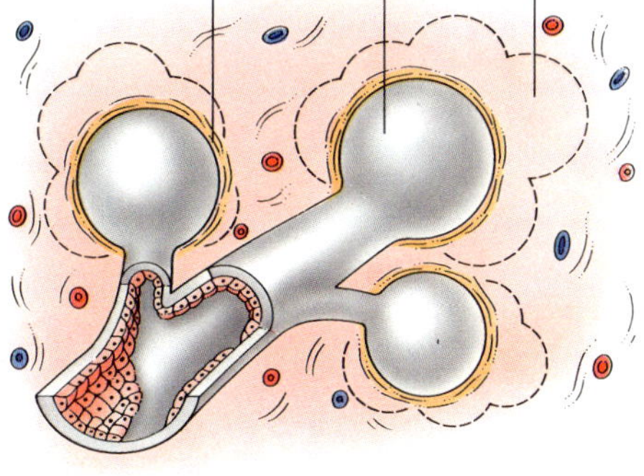

Späte Stadien

Durch die Bildung von Narbengewebe (Fibrose) werden allmählich die Alveolenwände zerstört: Die Oberfläche für den Gasaustausch wird kleiner. Das Narbengewebe kann sich zusammenziehen und die Expansion der Lunge behindern.

BRONCHOSKOPIE

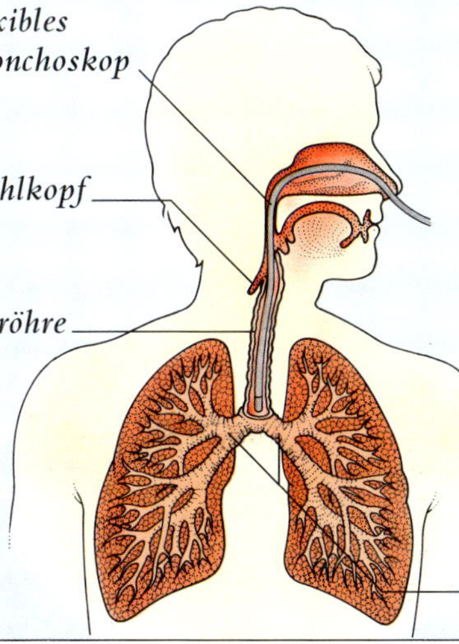

Mit einer Bronchoskopie können Lungenerkrankungen diagnostiziert und manchmal auch behandelt werden. Ein Bronchoskop reicht tief in die kleinen Luftwege. Der Patient erhält eine Lokalanästhesie, danach wird die Röhre in den Hals bis zu den Bronchien eingeführt. Die Röhre ist mit Spezialaufsätzen versehen, mit denen man Gewebsproben entnehmen oder kleinere Operationen vornehmen kann.

STAUBLUNGE

Werden Staubpartikel eingeatmet, können Asbestose, Silikose oder Pneumokoniose die Folgen sein. Die Teilchen reizen und entzünden das Lungengewebe und verursachen irreversible Vernarbungen. Das größte Risiko besteht, wenn man über mehrere Jahre berufsbedingt Staub einatmet. Einige Schimmelpilze, die in Heu, Getreide oder Stroh gedeihen, können eine Farmerlunge, eine allergische Entzündung der Alveolen, verursachen.

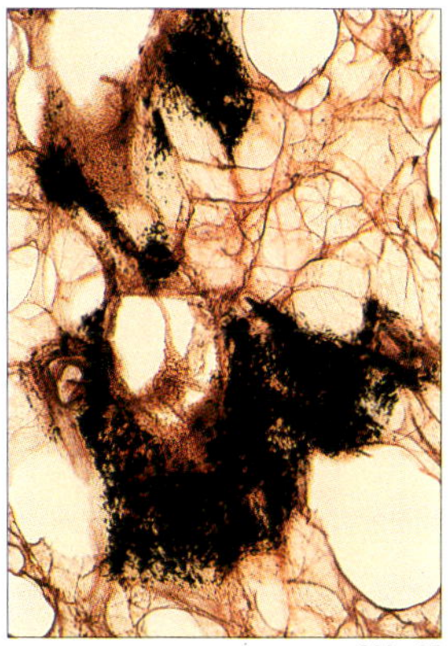

LM x 25

Pneumokoniose bei Kohlebergleuten

Wenn über mehr als 10 bis 15 Jahre Kohlenstaub eingeatmet wird, kann sich eine Pneumokoniose (Staublunge) entwickeln. Die Staubablagerungen im Lungengewebe (links) verursachen entzündete Knötchen. Um diese bilden sich Vernarbungen (Fibrose), die das Lungengewebe zerstören.

SILIKOSE

Silikose ist die weltweit häufigste Berufskrankheit. Es ist eine Form der Lungenfibrose, die durch kieselsäurehaltigen Staub, meist Quarz, verursacht wird. Gefährdet sind u. a. Arbeiter im Steinbruch, Steinmetze und Kohlebergleute. Viele Symptome zeigen sich erst nach Jahren. Die Krankheit kann sich u. U. zu Lungenkrebs ausweiten.

1 Eingeatmete, kieselsäurehaltige Staubablagerungen werden von Makrophagen absorbiert.

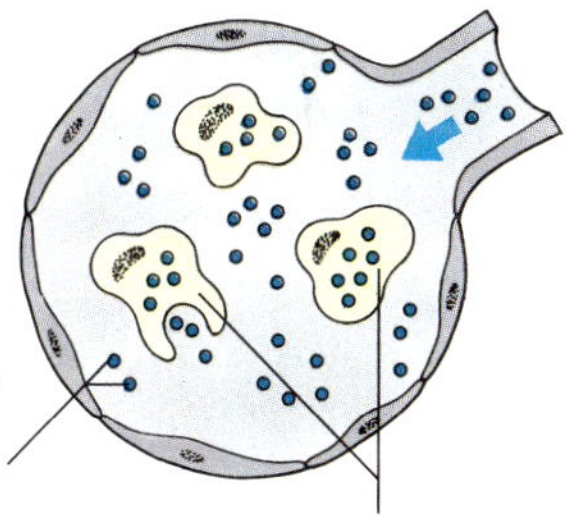

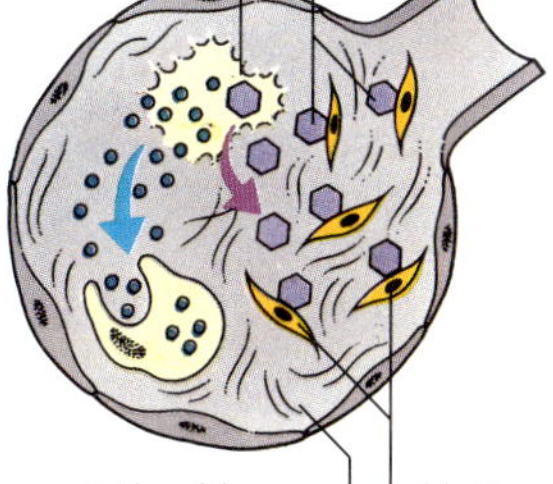

2 Die Makrophagen platzen und sterben ab: Kieselsäurehaltiger Staub und Substanzen, die Fibroblasten anlocken, werden freigesetzt. Die Makrophagen verschlingen noch mehr Staubpartikel, und der Vorgang wiederholt sich.

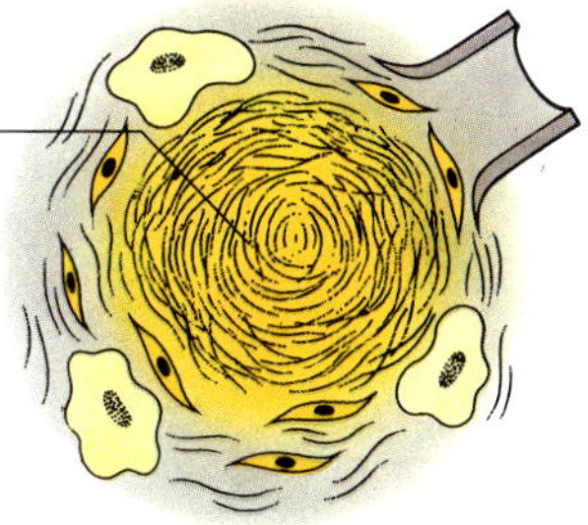

3 Die vermehrte Bildung von Narbengewebe erzeugt dichte Narbengewebsknoten, die die Lungenfunktion stark beeinträchtigen.

Chronische Erkrankungen

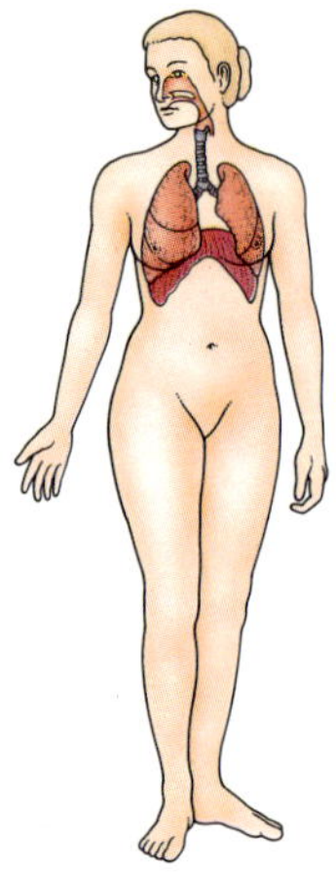

Die Zahl chronisch-obstruktiver Lungenerkrankungen ist weltweit angestiegen, besonders in Städten und Industriegebieten sowie bei Rauchern. Früher waren meist Männer betroffen. Die Zahl der erkrankten Frauen aber nimmt zu, auch weil immer mehr von ihnen rauchen. Zu den bekannten Risikofaktoren zählen wiederholte Atemwegsinfektionen während der Kindheit sowie genetische Komponenten. Während der letzten 20 Jahre hat sich die Zahl der Kinder, die an Asthma leiden, verdoppelt. Die Ursache für diesen plötzlichen Anstieg ist noch ungeklärt.

Chronische Bronchitis

Eine chronische Entzündung der Bronchien kann die Folge einer rezidivierenden akuten Bronchitis (ausgelöst durch Viren oder Bakterien) sein, aber die Hauptursachen sind das Rauchen sowie das Einatmen chemischer Reizstoffe. Ein quälender Husten entwickelt sich oft erst in den feuchten, kalten Monaten, dauert aber schließlich das ganze Jahr über an. Weitere Symptome können Heiserkeit und Atemnot sein.

Wie sich eine Bronchitits entwickelt

Wenn die Bronchien durch Rauchen oder längeren Kontakt mit Schadstoffen gereizt werden, produzieren sie zu viel Schleim, der die Luftwege verstopft und immer stärker werdende Hustenreize auslöst.

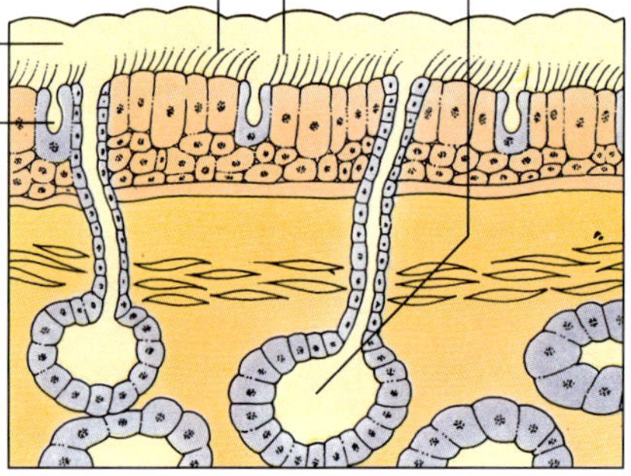

Gesunde Bronchien

Bei einer gesunden Lunge sind die Luftwege mit Zilien (Härchen) ausgekleidet. Diese stoßen Schleim, der von Schleimdrüsen produziert wird, hinauf zum Hals, wo er ausgehustet oder geschluckt wird.

1 Eingeatmete Reizstoffe bewirken eine Vermehrung der Schleimdrüsen und eine Vergrößerung der Becherzellen, wodurch mehr Schleim produziert wird. Die beschädigten Zilien können den Schleim nicht mehr ausstoßen.

2 Schleim in den Luftwegen bildet einen Nährboden für Bakterien, das Risiko einer erneuten Entzündung steigt. Zilien werden langsam zerstört, so daß sich noch mehr Schleim ansammelt.

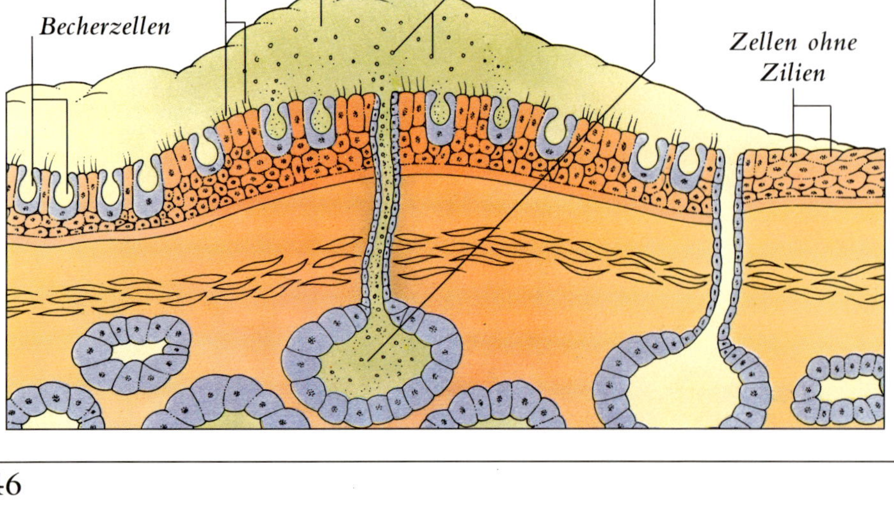

Lungenüberblähung

In der Lunge sind Millionen Alveolen. Bei einer Lungenüberblähung dehnen sie sich zu weit aus und reißen. Starke Raucher sind am häufigsten betroffen, weiterer Risikofaktor ist eine seltene Enzymmangelkrankheit. Lungenüberblähung ist unheilbar, aber der Verlauf kann hinausgezögert werden, wenn man mit dem Rauchen aufhört.

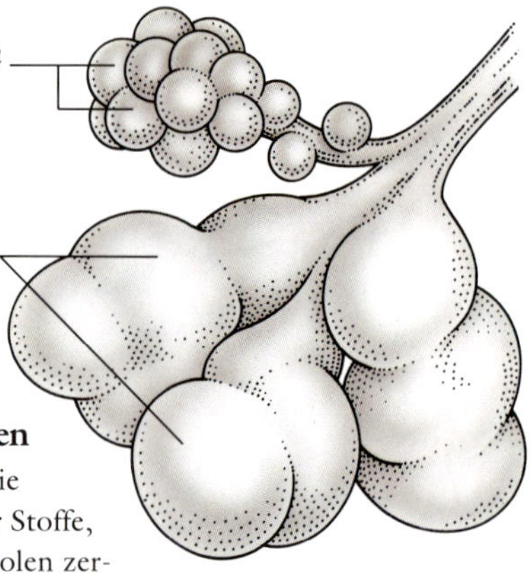

Beschädigte Alveolen

Schadstoffe bewirken die Freisetzung chemischer Stoffe, die die Wände der Alveolen zerstören. Diese fließen zu größeren Blasen zusammen, die Oberfläche für den Gasaustausch wird kleiner. Die Folge ist Atemnot.

Todesfälle durch Rauchen

Unten im Bild ein Vergleich der Todesfälle bei Nicht-Rauchern und Rauchern als Folge chronischer Bronchitis und Lungenüberblähung.

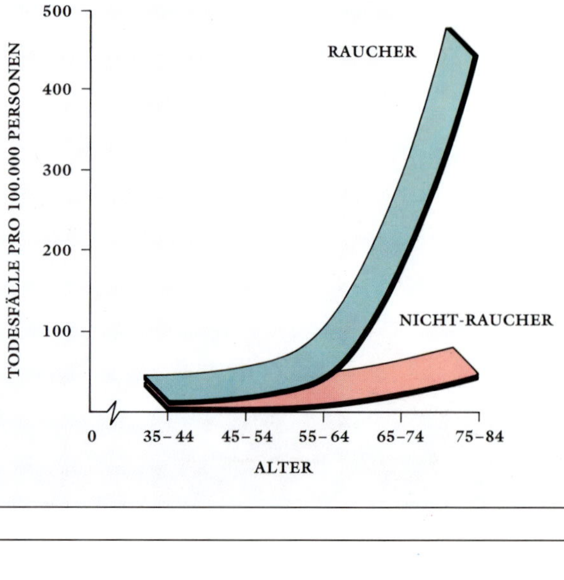

ASTHMA

Verengte Luftwege lösen Asthma aus, d. h. wiederkehrende Anfälle von Atemnot mit unterschiedlicher Stärke. Mit Hilfe von Lungenfunktionstests sowie Haut-und Bluttests können die Substanzen, die diese Anfälle auslösen, identifiziert und eine Diagnose erstellt werden. Asthma entwickelt sich oft in der Kindheit, manchmal bilden sich Ekzeme. Bei einigen Formen ist kein äußerer Auslöser erkennbar.

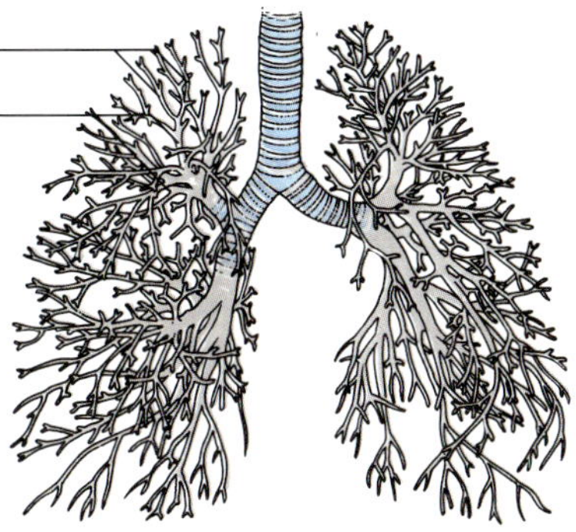

Luftwege bei Asthma
Die kleineren Bronchien und Bronchiolen (die kleinsten Luftwege) verengen und entzünden sich. Sie verstopfen mit Schleim, und die Atmung wird erschwert.

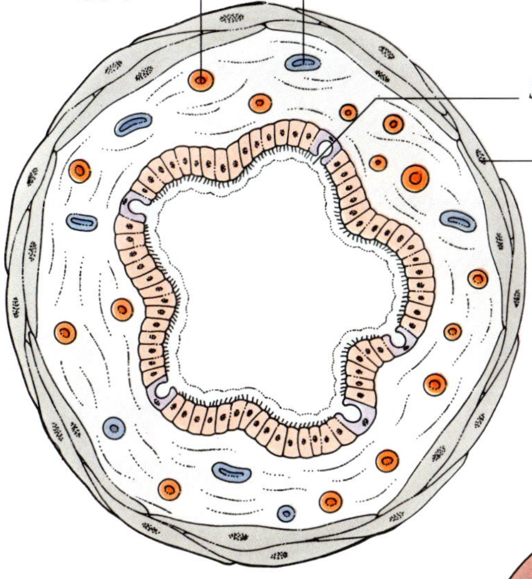

Gesunder Luftweg
Eine gesunde Bronchiole hat ein weites Lumen in der Mitte, da der glatte Muskel in der Bronchienwand entspannt ist: Luft kann stets ungehindert durchströmen und den nötigen Sauerstoff bereitstellen.

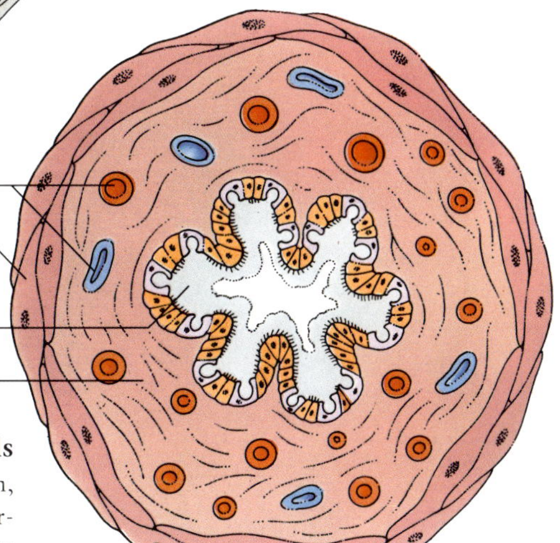

Während eines Asthmaanfalls
Die Muskelwände ziehen sich zusammen, die Luftwege verengen. Allergene bewirken die Freisetzung chemischer Stoffe: Die Bronchiolenwände entzünden sich.

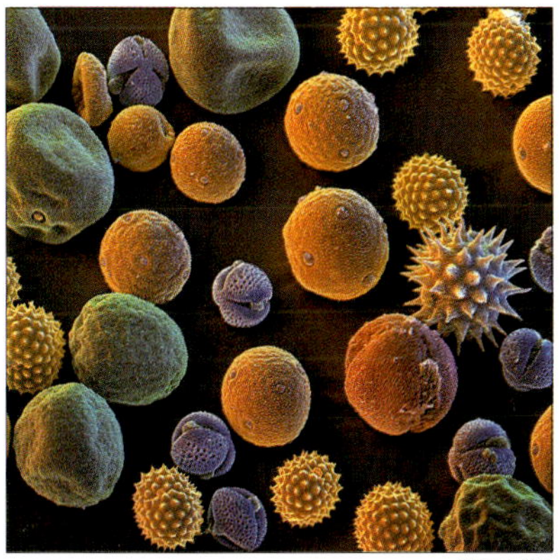
REM x 470

DIE ROLLE DER ALLERGENE

Allergene sind Substanzen, die eine allergische Reaktion auslösen können. Gräserpollen, Tierhaare, Staub sowie bestimmte Nahrungsmittel und Medikamente sind Allergene, die einen Asthmaanfall auslösen oder verstärken können. Andere Faktoren sind etwa Angst oder Streß.

Ein spezifisches Allergen
Gräserpollen können bei einigen Menschen Asthmaanfälle auslösen. Links ist eine Reihe verschiedener Pollen abgebildet.

THERAPIE BEI ASTHMA

Meidet man spezifische Allergene, kann die Anzahl und Stärke der Anfälle reduziert werden. Inhalierte Steroid-Präparate unterdrükken Entzündungen und weiten die Atemwege, Bronchodilatatoren entspannen die Bronchiolenwände. Diese Medikamente sind als tragbare Aerosolinhalatoren erhältlich, als Nebulatoren, die das Medikament als feinen Nebel versprühen, und als Tabletten oder Injektionen.

MASTZELL-STABILISATOREN

Mastzellen spielen bei allergischen Reaktionen eine entscheidende Rolle. Antigen/Antikörper-Komplexe heften sich an diese Zellen an, die daraufhin Histamin ausschütten. Mastzell-Stabilisatoren tragen dazu bei, die Histaminausschüttung zu verhindern, die Entzündung der Luftwege klingt ab.

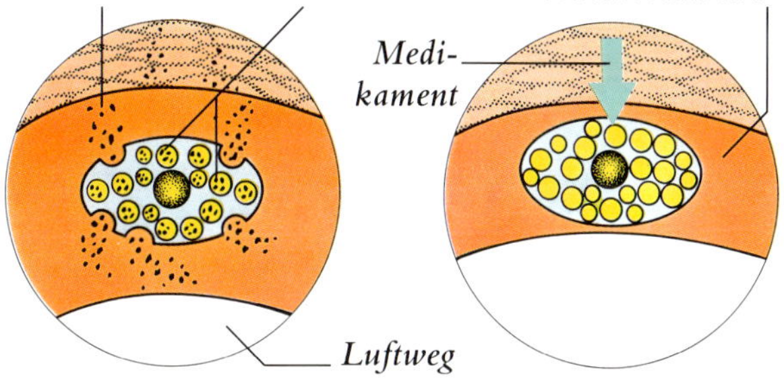

BRONCHODILATATOREN UND STEROID-PRÄPARATE

Bronchodilatatoren wirken auf Nervensignale ein, die die Kontraktion und Entspannung der Bronchiolenmuskeln steuern. Die Schleimhautentzündung geht dadurch nicht zurück. Kortikosteroide, die meist inhaliert werden, verringern Entzündungen und weiten die Bronchien.

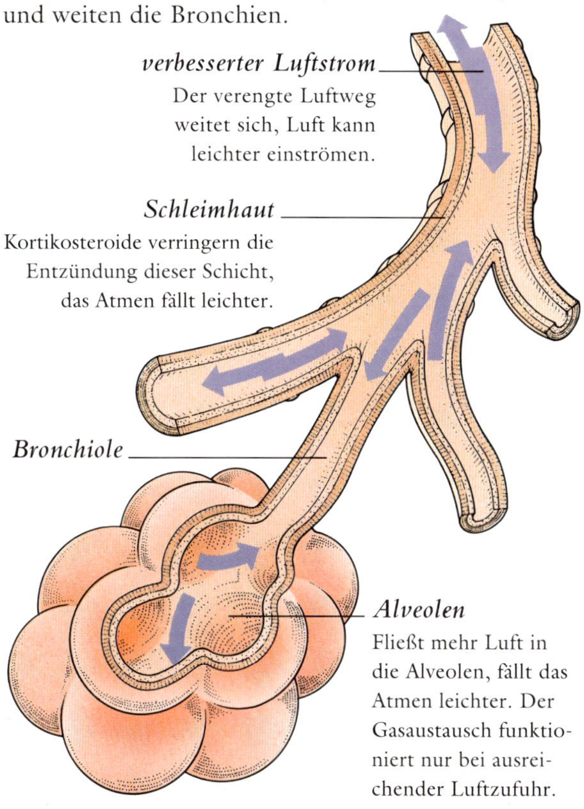

verbesserter Luftstrom
Der verengte Luftweg weitet sich, Luft kann leichter einströmen.

Schleimhaut
Kortikosteroide verringern die Entzündung dieser Schicht, das Atmen fällt leichter.

Alveolen
Fließt mehr Luft in die Alveolen, fällt das Atmen leichter. Der Gasaustausch funktioniert nur bei ausreichender Luftzufuhr.

LUNGENKREBS

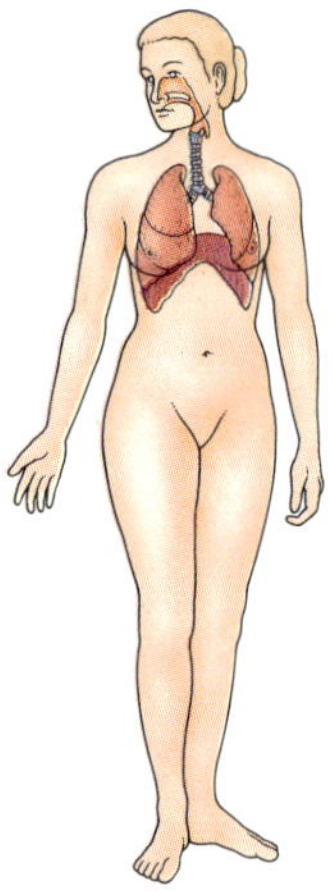

TABAKRAUCH IST DIE HÄUFIGSTE URSACHE FÜR LUNGENKREBS – in Deutschland macht das fast 90 Prozent aller Fälle aus. Früher erkrankten Männer weitaus häufiger an Lungenkrebs als Frauen, da es kaum Raucherinnen gab. Die Zahl der rauchenden Frauen ist jedoch rapide angestiegen, und es scheint, als ob bald Lungen- und nicht mehr Brustkrebs unter den Krebsarten die häufigste Todesursache bei Frauen wird. Weitere Ursachen von Lungenkrebs sind Kohlestaub, Asbest und Radon. Industriegebiete sind mehr betroffen als ländliche Gebiete.

URSACHEN FÜR LUNGENKREBS

Viele eingeatmete Reizstoffe lösen anormales Zellwachstum in der Lunge aus. Zigarettenrauch enthält Tausende bekannter Karzinogene (krebserregende Substanzen) und ist die Hauptursache für Lungenkrebs. Eine Diagnose kann durch Röntgenaufnahmen, Biopsien und Bronchoskopien unterstützt werden.

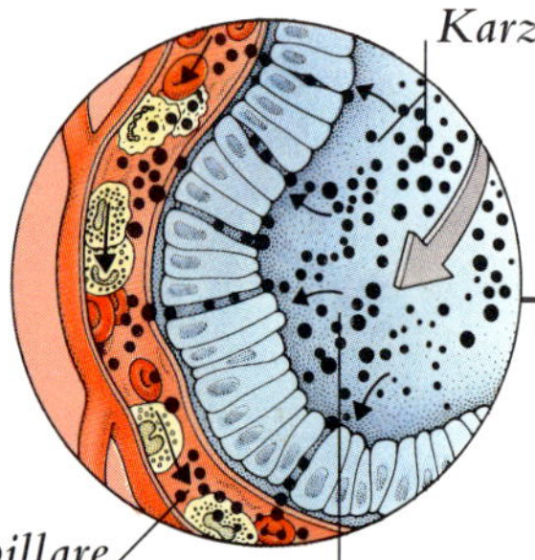

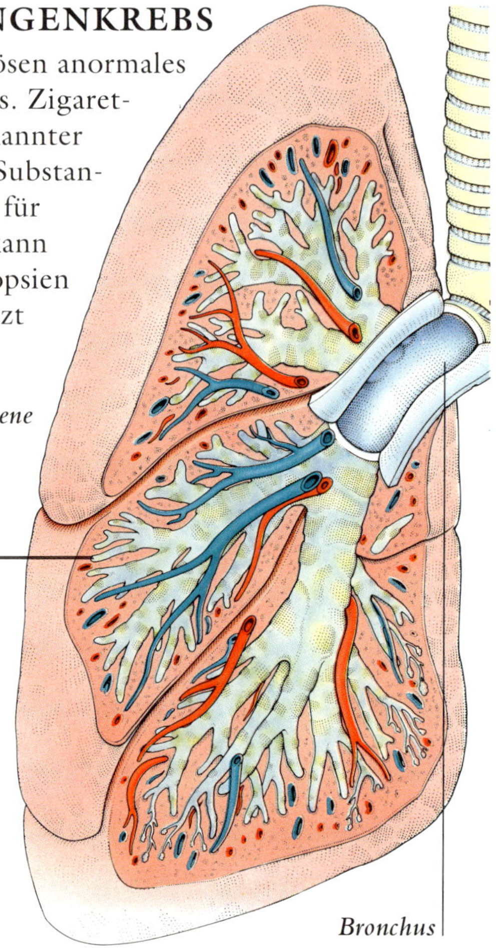

Ausbreitung von Karzinogenen
Jeder Lungenflügel enthält Millionen von Lufträumen, durch die karzinogene Substanzen aus Tabakrauch, besonders Teer, direkt in den Blutstrom gelangen können.

WACHSTUM VON LUNGENKREBS

Bei ungefähr 95 Prozent aller Lungenkrebsfälle wächst der Tumor zuerst in den Bronchien, wo er sich vergrößern oder bluten und die Atmung behindern kann. Einige Bronchialtumorzellen können sich loslösen und in andere Teile der Lunge eindringen oder vom Entstehungsort, dem Primärtumor, auf andere Organe übergreifen (Metastasenbildung).

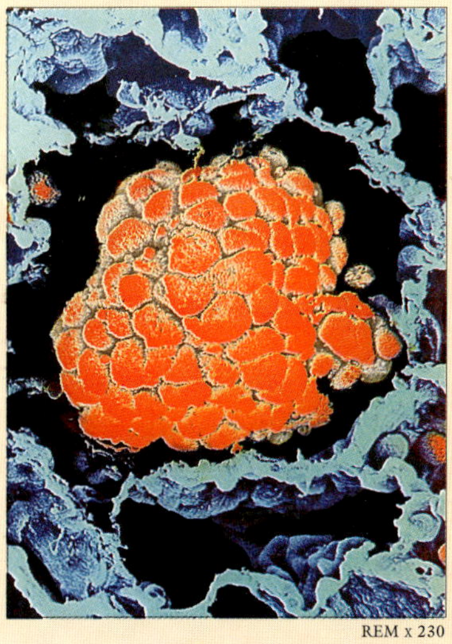

Tumor in einer Alveole
Ein winziger Tumor füllt eine einzelne Alveole. Ein paar dieser Krebszellen (rot) haben sich losgelöst und breiten sich aus.

WIE RAUCHEN DER LUNGE SCHADET

Tabakrauch ist ein komplexes Gemisch aus über 3000 verschiedenen Substanzen, und verbrennender Teer ist extrem karzinogen. Faktoren, die das Risiko von Lungenkrebs erhöhen, sind die tägliche Anzahl der gerauchten Zigaretten, der Teergehalt, die Anzahl der Jahre, während der man geraucht hat, sowie die Tiefe der einzelnen Inhalationen.

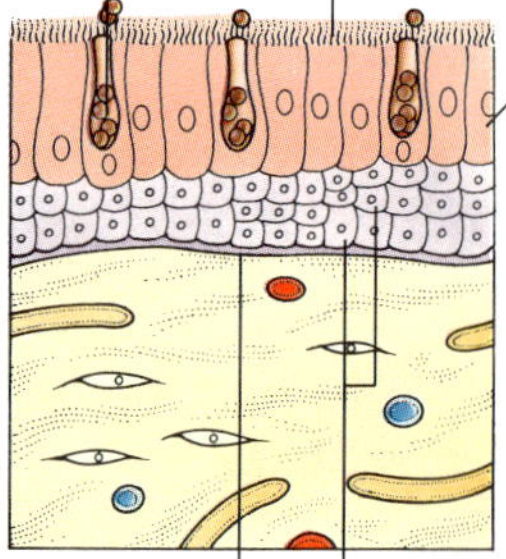

1 Gesunde Bronchien sind mit Zylinderzellen ausgekleidet, an deren Spitze sich Zilien (winzige Härchen) befinden. Darunter sind die Basalzellen, die sich ständig teilen und beschädigte Zylinderzellen ersetzen.

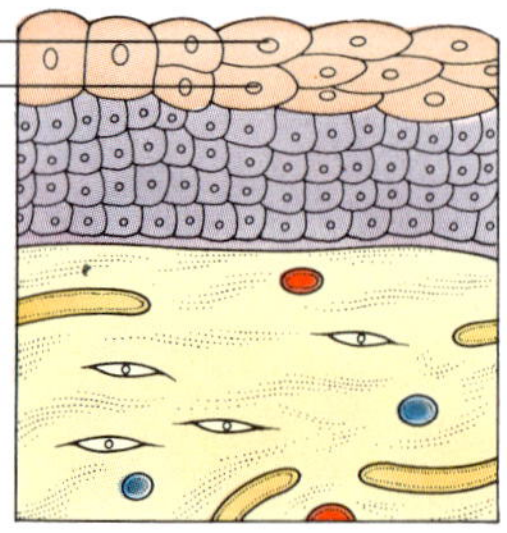

2 Zylinderzellen, die über mehrere Jahre hinweg durchs Rauchen beschädigt wurden, flachen ab und werden zu Plattenzellen, die allmählich ihre Zilien verlieren.

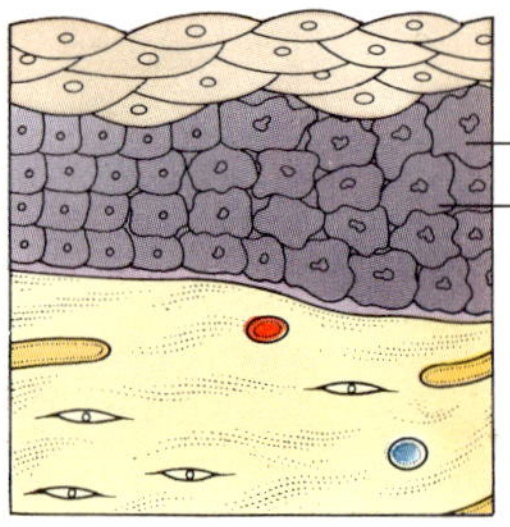

3 Die Basalzellen, die die beschädigten Plattenzellen ersetzen wollen, vermehren sich immer schneller. Einige neue Basalzellen entwickeln sich zu Krebszellen.

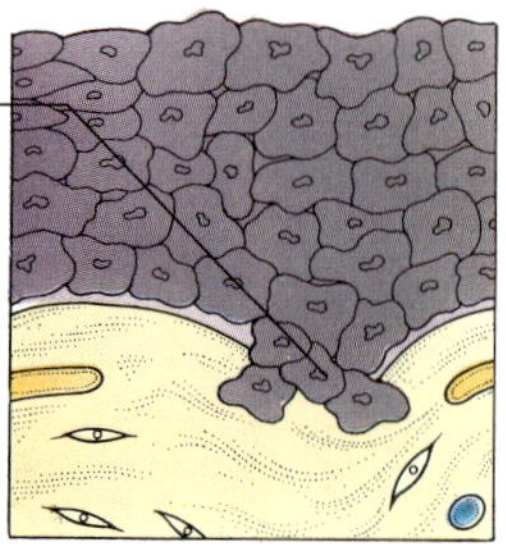

4 Die Krebszellen fangen an, gesunde Zellen zu ersetzen. Zellen, die durch die Basalmembran brechen, können Metastasen (neue Krebsherde) bilden.

SYMPTOME

Hartnäckiger Husten ist meist das erste Symptom von Lungenkrebs. Da die meisten Menschen, die an Lungenkrebs erkranken, Raucher sind, wird der Husten oft fälschlicherweise für „Raucherhusten" gehalten. Weitere Symptome sind Aushusten von Blut, keuchender Atem, Gewichtsverlust, andauernde Heiserkeit und Brustschmerzen.

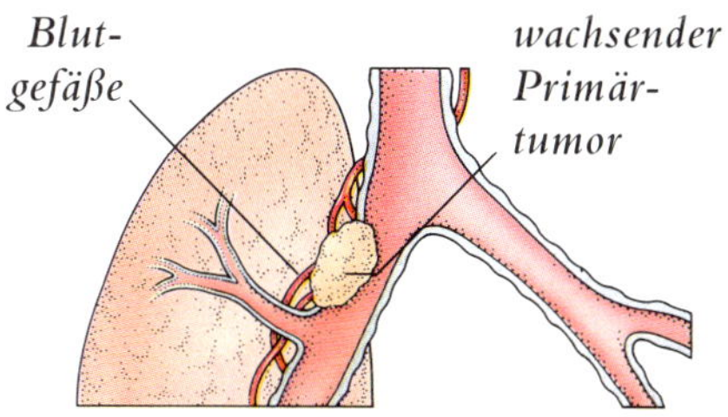

Symptome von Tumorwachstum
Wächst ein Tumor, kann er einen Bronchus verstopfen und Brustschmerzen verursachen. Ein Tumor, der auf die Speiseröhre drückt, kann Schluckbeschwerden hervorrufen.

Symptome für die Ausbreitung von Krebs
Lungenkrebs kann Metastasen bilden. Metastasen in den Knochen können Schmerzen und Brüche bewirken; im Gehirn können sie zu Lähmungen und Verwirrung, in der Leber zu Gewichtsverlust und Übelkeit führen.

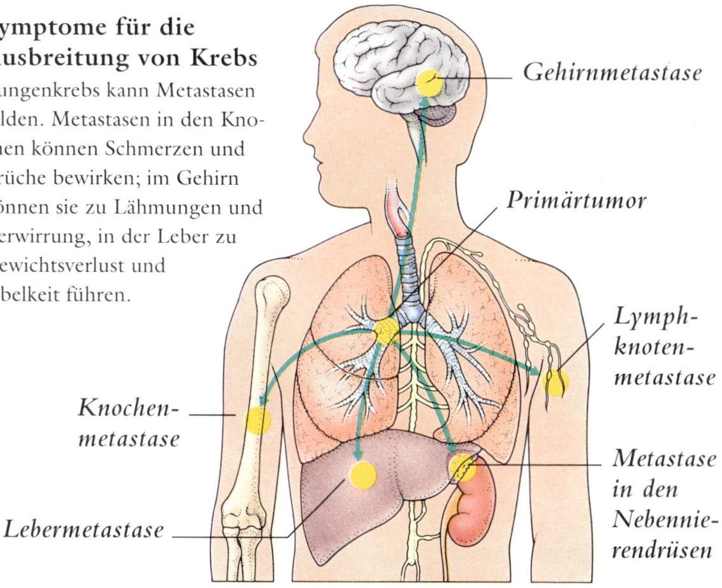

MEDIKAMENTÖSE BEHANDLUNG

Bei einigen Lungenkrebsarten kann man mit bestimmten Medikamenten die Symptome lindern oder beheben. Da diese Medikamente auch gesunde Zellen angreifen, werden sie in einem Abstand von 3 bis 4 Wochen verabreicht, damit sich das gesunde Gewebe in der Zwischenzeit erholen kann. Mögliche Nebenwirkungen sind Übelkeit, Diarrhoe oder Haarausfall.

Zytotoxische Antibiotika
Zellen vermehren sich durch die DNS-Replikation. Zytotoxische Antibiotika verhindern die DNS-Replikation und stoppen so die Entwicklung von Krebszellen.

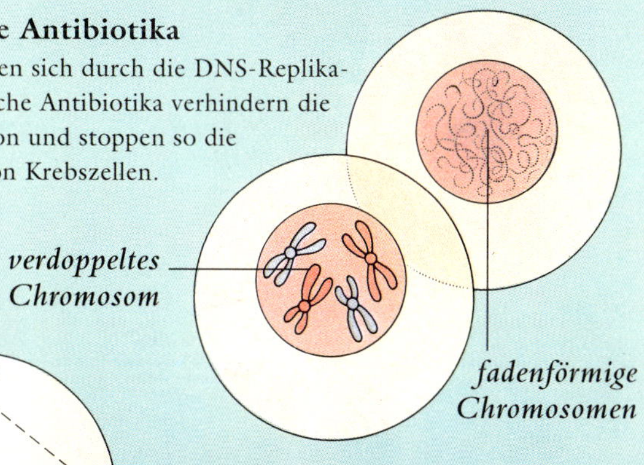

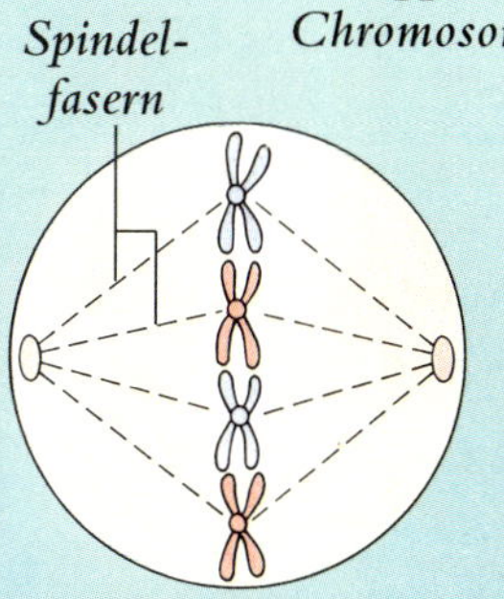

Alkylierende Substanzen
Während des Teilungsvorganges bilden sich in den Zellen Spindelfasern. Alkylierende Substanzen brechen diese Fasern auf und behindern die Vermehrung von Krebszellen.

OPERATION

LOBEKTOMIE

Wenn der Verdacht auf Lungenkrebs mit Hilfe diagnostischer Tests bestätigt wurde, kann eine Lobektomie (Entfernen eines Lungenlappens) ausgeführt werden. Dazu muß jedoch der Tumor klein und auf ein bestimmtes Gebiet begrenzt sein, es dürfen sich keine Metastasen gebildet haben und der Allgemeinzustand des Patienten muß zufriedenstellend sein. Eine Lobektomie kann die Symptome lindern und bietet eine Chance auf Heilung, ist aber nur für sorgfältig ausgesuchte Patienten geeignet.

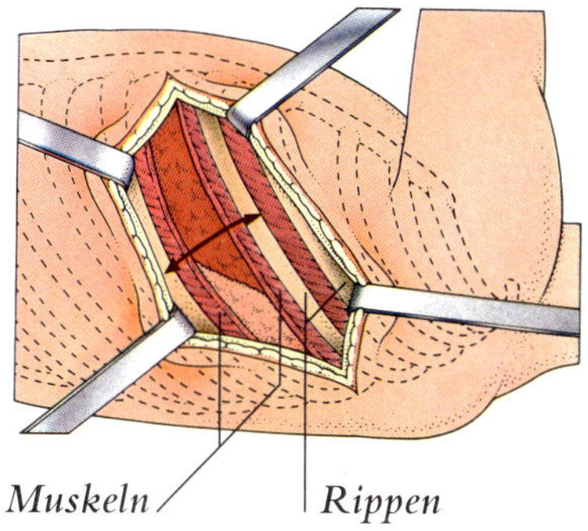

1 Unter Vollnarkose wird ein Bogenschnitt durch die Brustseite gelegt. Die Muskeln zwischen den Rippen werden durchtrennt und die Rippen auseinandergedehnt. Der erkrankte Lungenlappen, der vom Rippenfell umhüllt ist, liegt jetzt frei.

2 Der erkrankte Lappen wird beiseite geschoben, damit die Blutgefäße und Lymphknoten besser zu sehen sind. Aus den Lymphknoten werden Gewebsproben entnommen, die unter dem Mikroskop auf eventuelle Metastasen in den Lymphknoten untersucht werden.

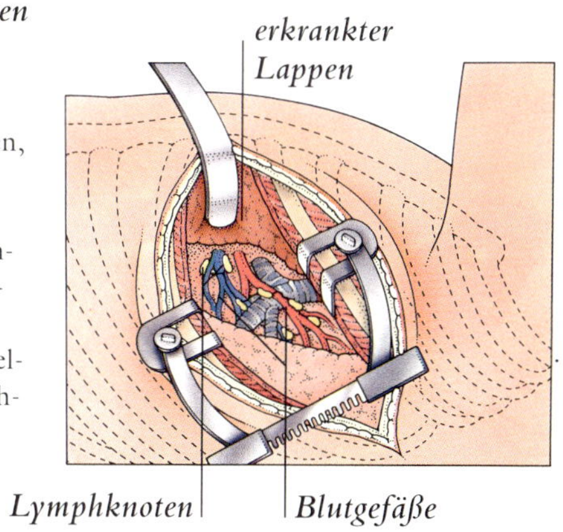

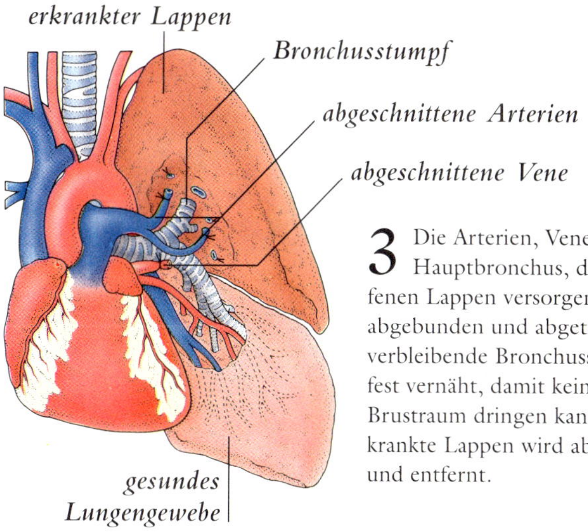

3 Die Arterien, Venen und der Hauptbronchus, die den betroffenen Lappen versorgen, werden abgebunden und abgetrennt. Der verbleibende Bronchusstumpf wird fest vernäht, damit keine Luft in den Brustraum dringen kann. Der erkrankte Lappen wird abgeschnitten und entfernt.

4 Bevor der Einschnitt vernäht wird, werden zwei Dränagen in den Brustraum eingeführt, die überschüssige Flüssigkeit aus dem Gebiet um die Lunge absaugen. Nach 3 bis 5 Tagen werden sie wieder entfernt.

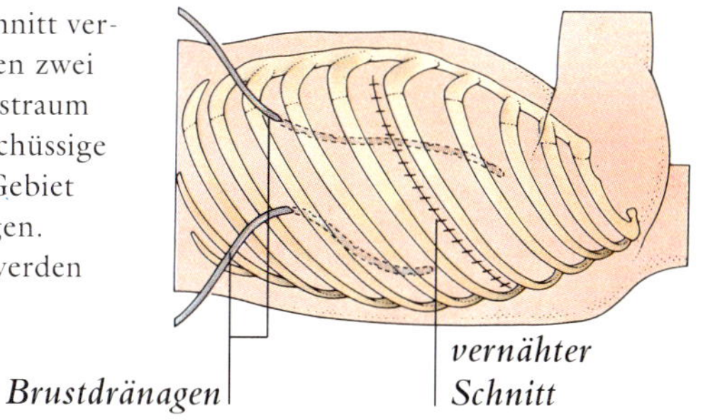

9. KAPITEL

VERDAUUNGS-SYSTEM

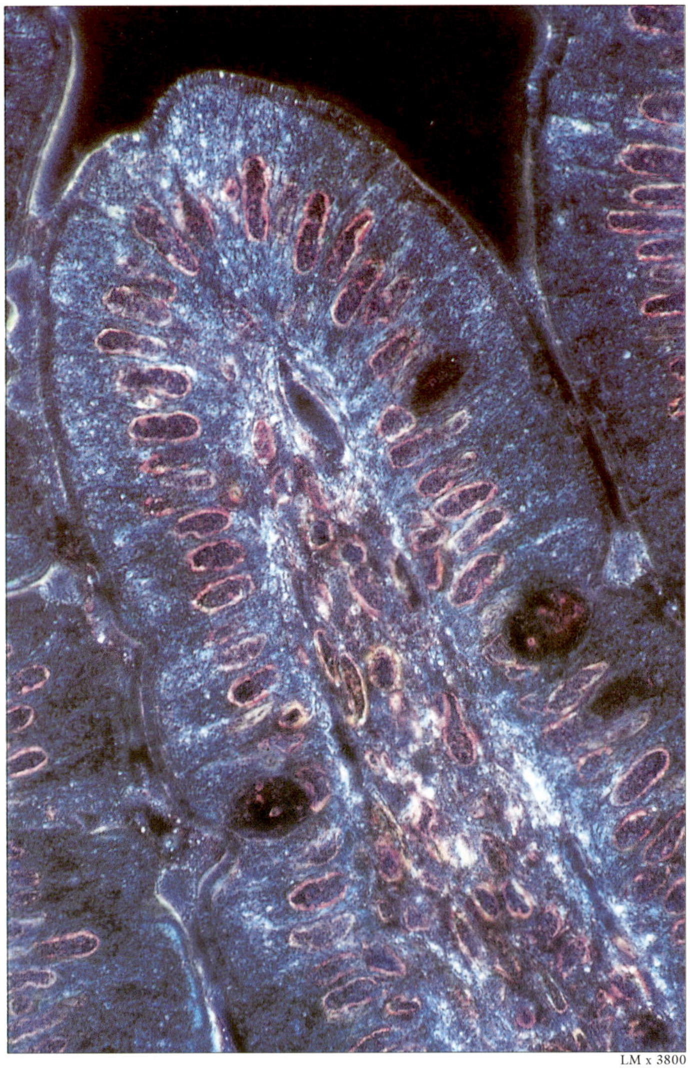

Querschnitt durch eine Dünndarmzotte

LM x 3800

EINLEITUNG

Kein anderes System in unserem Körper läßt es uns so genau spüren, ob es gut oder schlecht funktioniert, wie das Verdauungssystem. Hunger und das Bedürfnis, den Darm zu entleeren, sind zwei Botschaften, die wir nicht lange ignorieren können. Viele allgemeine Erkrankungen, einschließlich Gastritis, Magengeschwüre, Darmentzündungen oder Reizdarm, haben oft auch psychische Ursachen. Deshalb ist es nicht überraschend, daß Verdauungsprobleme so häufig sind und daß bei einer Behandlung nicht nur die physische, sondern auch die psychische Seite berücksichtigt werden sollte. In den letzten zwei Jahrzehnten sind die Kenntnisse über diese Erkrankungen weit vorangeschritten. So hat z. B. das Wissen über die Bedeutung ballaststoffreicher Kost viel zur Vermeidung von Verstopfung beigetragen. Ein weiterer wichtiger Fortschritt bei der Therapie von Magengeschwüren war die Identifizierung der Bakterien, die sie verursachen. Jetzt steht eine Vielzahl von Diagnoseverfahren zur Verfügung, die einen gänzlichen Wandel in der Magen-Darm-Heilkunde bewirkt haben. Die Endoskopie – die Untersuchung der inneren Organe mit Hilfe eines Sehrohrs – ist die wichtigste Methode, um Organe wie die Speiseröhre, den Magen, den Darm und die Gallengänge zu untersuchen. Diese Technik ermöglichte es, Krebsarten im frühen Stadium zu erkennen und die Behandlung zu überwachen.

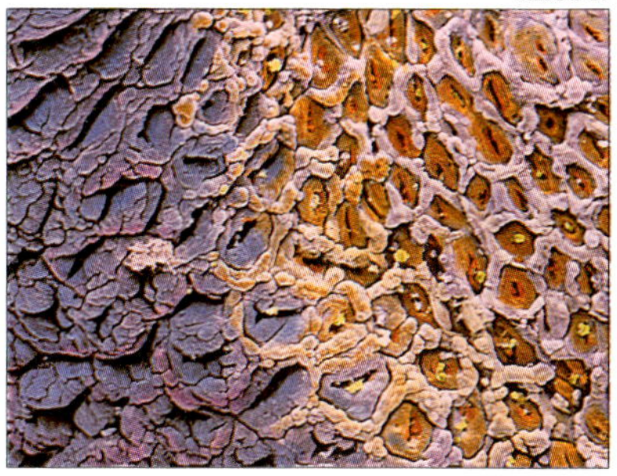

Verbindung zwischen Dünn- und Dickdarm

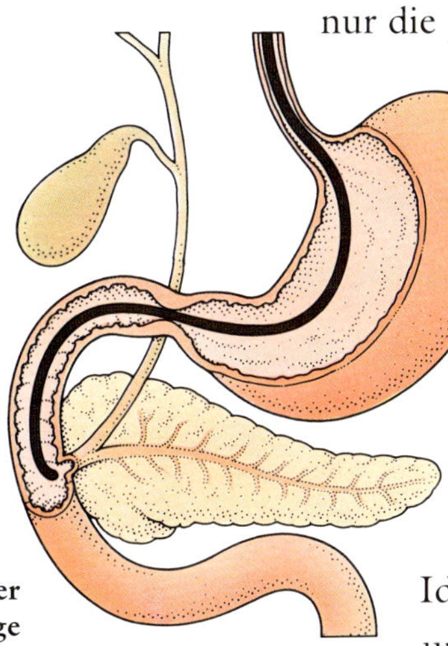
Endoskopie der Gallengänge

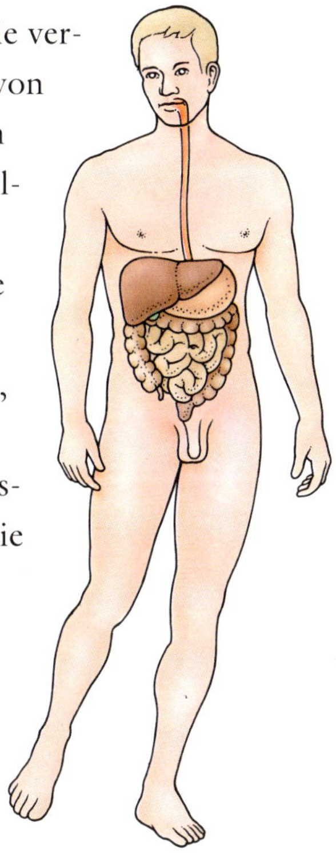
DAS VERDAUUNGSSYSTEM

VERDAUUNGS-ORGANE

DAS VERDAUUNGSSYSTEM ist für die physikalische und chemische Zersetzung der Nahrung zuständig. Feste und flüssige Nahrung liefert dem Körper die Energie und die Substanzen, die er zum Wachsen und zur Erneuerung von Körperstrukturen benötigt. Die Nahrung gelangt vom Mund in den Verdauungstrakt, wo sie in kleinere Moleküle zersetzt wird, die vom Darm absorbiert und im Körper transportiert werden können. Unverdaute Nahrung wird als Stuhl aus dem Körper ausgeschieden. Die Verdauung wird gemeinsam von Hypothalamus, Hormonen und Nerven gesteuert.

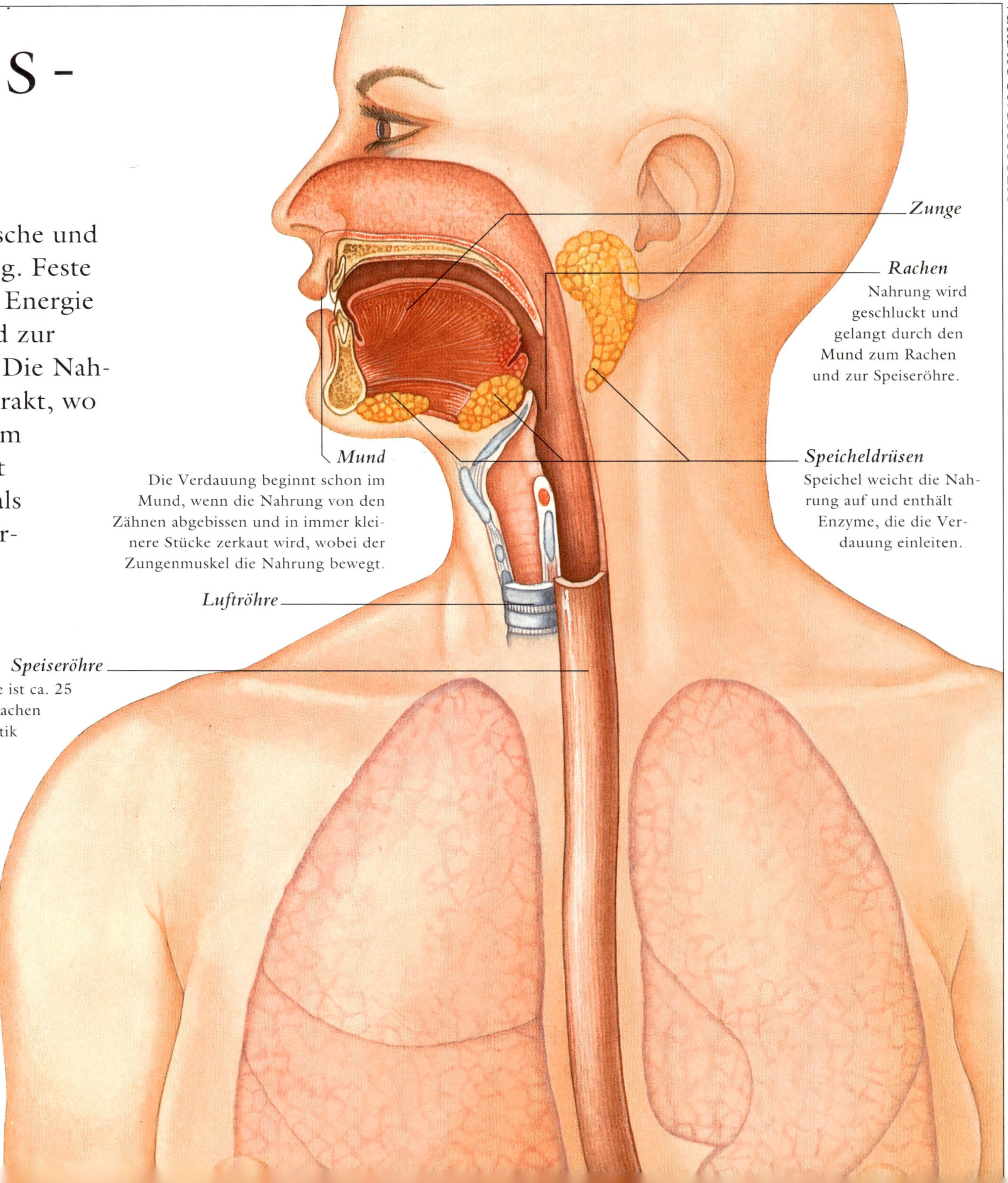

VERDAUUNGSORGANE

Der Verdauungstrakt ist ein ca. 9 Meter langer Schlauch für die Nahrungspassage; er besteht aus Mund, Rachen, Speiseröhre, Dünndarm, Dickdarm und After sowie den angeschlossenen Organen: Drei Speicheldrüsenpaare, Bauchspeicheldrüse, Leber sowie die Gallenblase mit ihren Gängen. Jedes dieser Organe spielt eine wichtige Rolle bei der Verdauung. Der Wurmfortsatz des Blinddarms, der am ersten Dickdarmabschnitt hängt, ist ein Organ des Abwehrsystems.

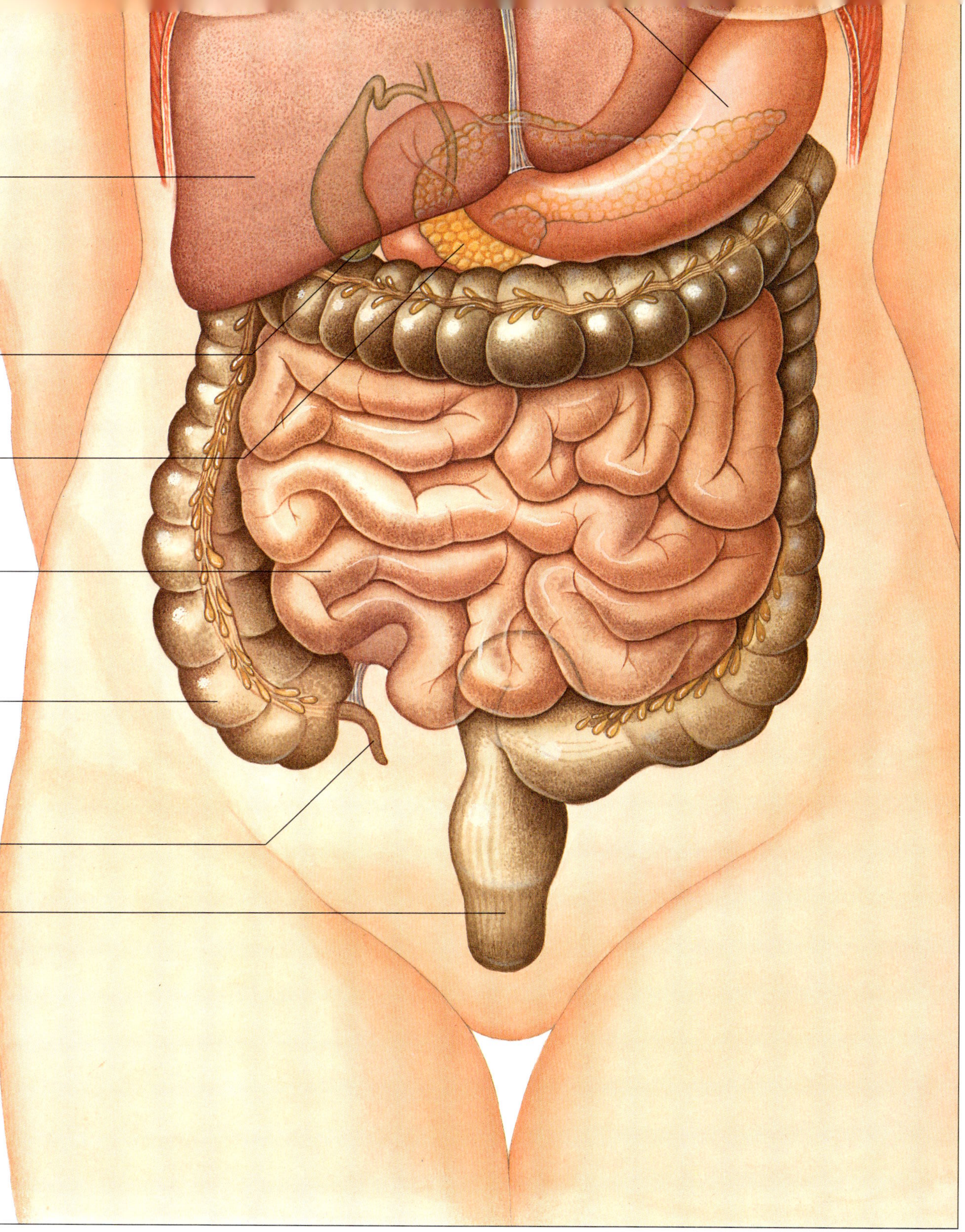

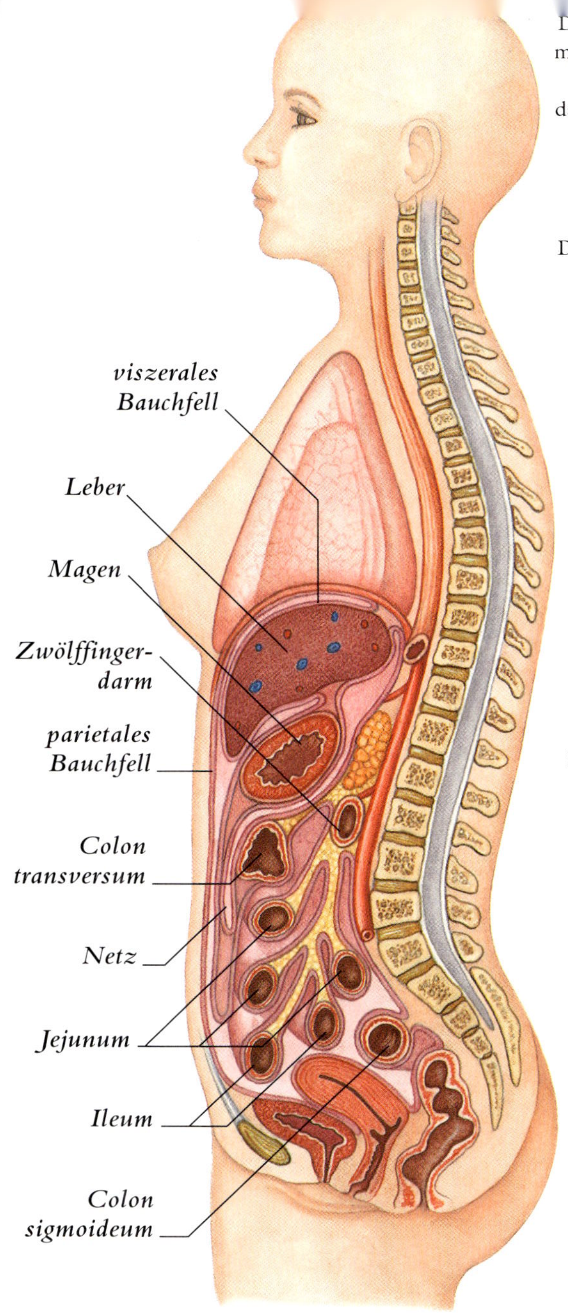

DAS BAUCHFELL

Diese komplexe, zweischichtige Membran produziert eine Gleitflüssigkeit, die die Reibung zwischen den Organen verringert. Das parietale Bauchfell kleidet die Bauchwand aus; das viszerale Bauchfell überzieht die Bauchorgane. Das Netz ist eine schürzenartige Bauchfellduplikatur, die beschädigte innere Organe schützt.

VERDAUUNGSVORGANG

DER VERDAUUNGSTRAKT IST EIN MUSKULÄRER SCHLAUCH, der vom Mund durch den Magen und Darm bis zum After reicht. Seine Aufgabe ist es, die Nahrung soweit zu zerlegen, daß sie in den Blutstrom aufgenommen und an die Körperzellen verteilt werden kann, sowie Abfallprodukte zu beseitigen. Die Speicheldrüsen, die Bauchspeicheldrüse und das Gallensystem produzieren Substanzen, die für eine gesunde Verdauung lebenswichtig sind.

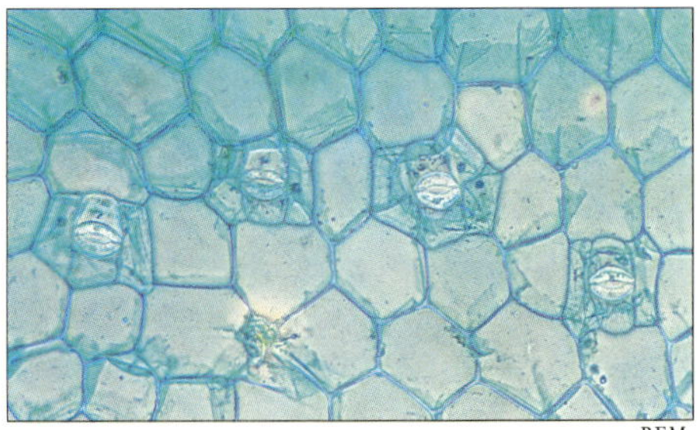

NÄHRSTOFFASER (ZELLULOSE)

1 IM MUND UND IN DER SPEISERÖHRE
Die Nahrung wird von den Zähnen zerkaut und mit dem Speichel vermischt. Das Enzym Amylase im Speichel beginnt mit der Zerlegung von Stärke in Zucker. Jeder Bolus, ein weich zerkauter Nahrungsbrocken, wird geschluckt und mit Hilfe der Peristaltik die Speiseröhre hinunter zum Magen geschoben.

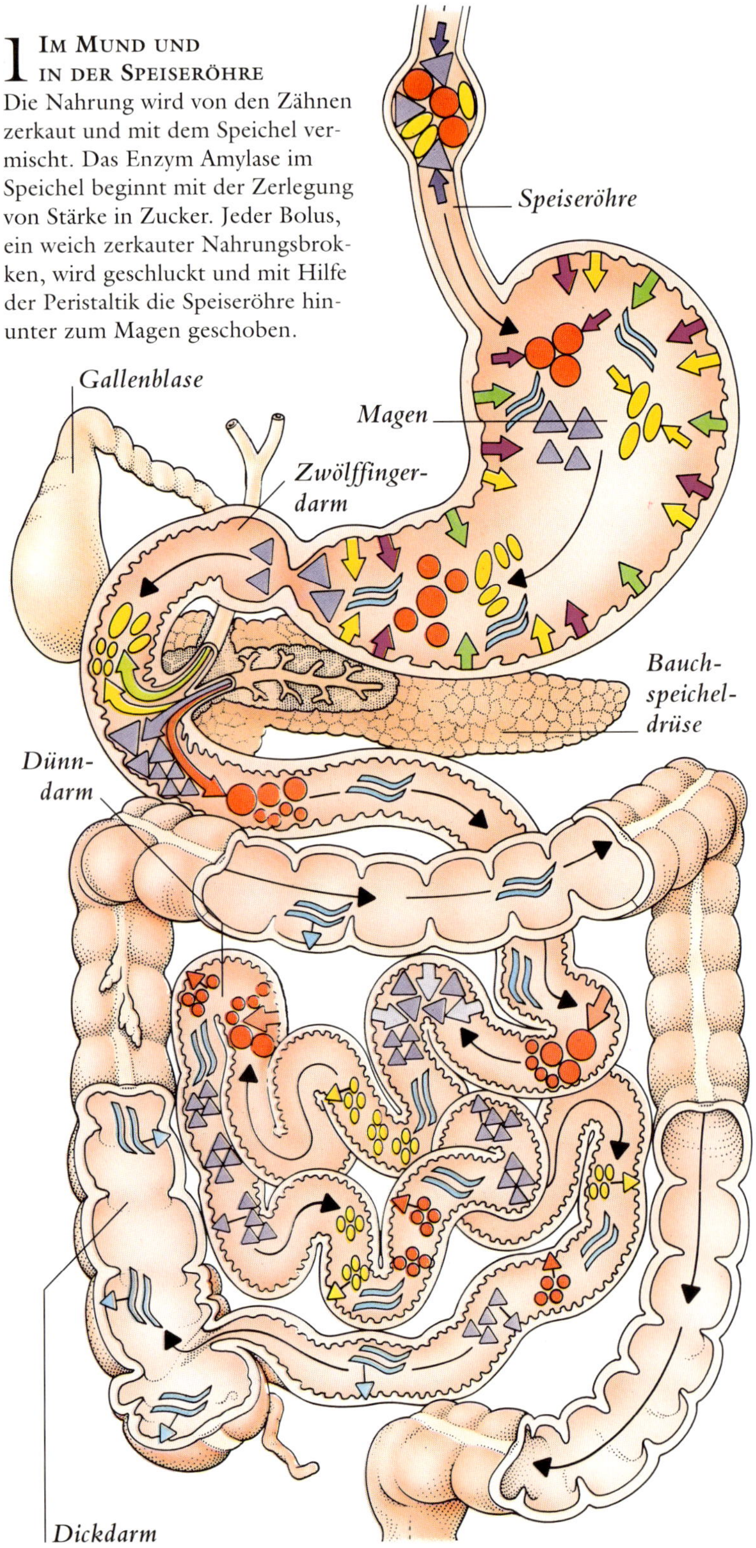

ZERLEGUNG VON NÄHRSTOFFEN

Bestimmte Nährstoffe wie Salze und Mineralien können direkt in die Zirkulation absorbiert werden. Proteine, Fette und Kohlehydrate müssen jedoch in kleinere Moleküle zerlegt werden, ehe sie aufgenommen werden können. Die Nahrungszerlegung erfolgt auf mechanische und, durch die Verdauungsenzyme, auf chemische Weise. Fette werden in Glyzerin und Fettsäuren, Kohlehydrate in Monosaccharide und Proteine in kürzere Ketten und schließlich in einzelne Aminosäuren gespalten.

2 IM MAGEN
Das Enzym **Pepsin** wird produziert, wenn inaktives Pepsinogen durch Magensäure umgewandelt wird. Es spaltet Proteine in kleinere Einheiten, die Polypeptide und Peptide. Die Magenwand produziert Salzsäure, die für die Wirkungsweise von Pepsin wichtig ist und Bakterien abtöten kann.

3 IM ZWÖLFFINGERDARM
Lipase, ein Enzym der Bauchspeicheldrüse, spaltet Fette in Glyzerin und Fettsäuren auf. **Amylase**, ein weiteres Enzym der Bauchspeicheldrüse, zerlegt Stärke in Maltose, ein Disaccharid. **Trypsin** und **Chymotrypsin,** ebenfalls Enzyme der Bauchspeicheldrüse, zerlegen die Proteine in Polypeptide und Peptide.

4 IM DÜNNDARM
Spezielle Drüsen in der Darmwand sondern Enzyme ab: **Maltase**, **Sukrase** und **Laktase** wandeln Disaccharide in Monosaccharide um, **Peptidase** spaltet große Peptide in kleinere und dann in einzelne Aminosäuren.

5 IM DICKDARM
Unverdaute Nahrung gelangt in den Dickdarm. Die Dickdarmwand absorbiert Wasser und Salz. Die Reste werden zusammen mit Abfallpigmenten, toten Zellen und Bakterien in Stuhlform gepreßt und gespeichert, bis sie ausgeschieden werden.

SYMBOLE

- *Speichelamylase*
- *Bauchspeicheldrüse*
- *Maltase, Sukrase und Laktase*
- *Pepsin*
- *Trypsin und Chymotrypsin*
- *Peptidase*
- *Lipase*
- *Gallensalze*
- *Salzsäure*
- *Stärke*
- *Disaccharide (Maltose, Sukrose, Laktose)*
- *Monosaccharide (Glukose, Fruktose, Galaktose)*
- *Proteine*
- *Peptide*
- *Aminosäuren*
- *Fette*
- *Fettsäuren*
- *Gylzerin*
- *Wasser*

NAHRUNGSBESTANDTEILE

Nahrung enthält Kohlehydrate, Fette und Proteine sowie Vitamine, Mineralien, Wasser und Ballaststoffe. Stärke- und zuckerhaltige Nahrung ist reich an Kohlehydraten, die zusammen mit Fetten die Hauptenergiequelle des Körpers bilden.

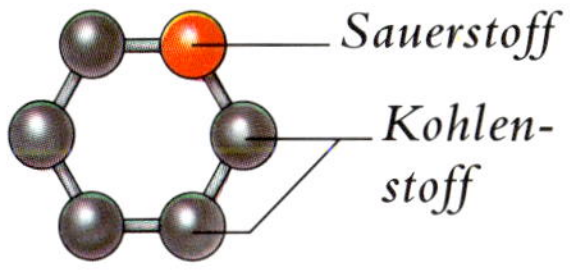

Monosaccharide

Diese einzelnen Zuckereinheiten haben eine Sechserring-Struktur. Sie sind die Bausteine der komplexeren Kohlehydrate.

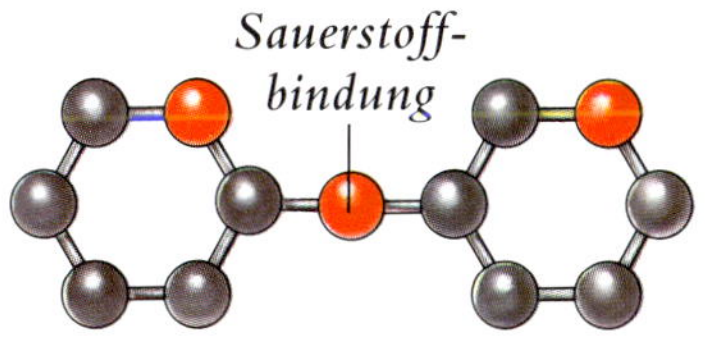

Disaccharide

Disaccharidmoleküle werden aus zwei einzelnen Sacchrideinheiten chemisch miteinander verbunden. Sukrose, Maltose und Laktose sind die Hauptdisaccharide.

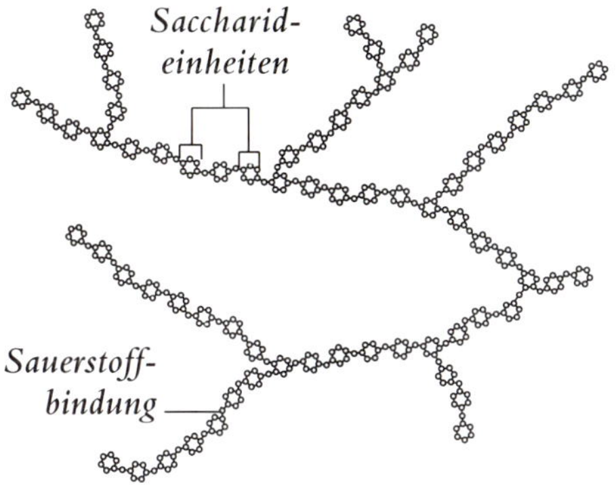

Polysaccharide

Polysaccharide bestehen aus langen Saccharideinheiten wie z. B. Stärke und Glykogen, die Kohlehydrate speichern. Zellulose, der Hauptbestandteil von Obst- und Gemüsefasern, ist ein weiteres Polysaccharid.

Fette

Die meisten Nahrungsfette bestehen aus drei Fettsäuren, die durch Sauerstoffbindungen an ein Glyzerinmolekül gebunden sind. Sie sind entweder gesättigt oder ungesättigt, je nach Art und Anzahl der Sauerstoffbindungen.

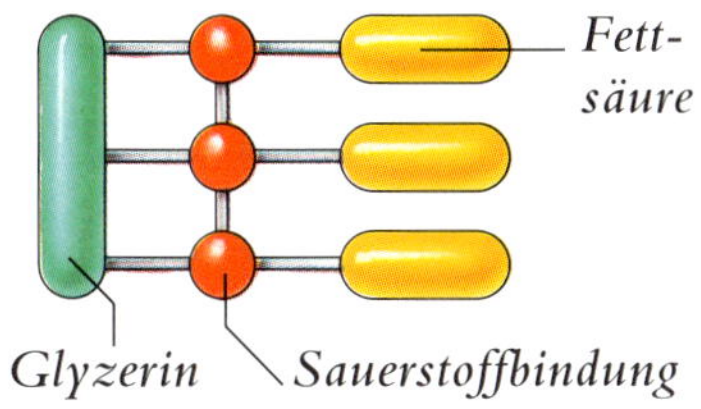

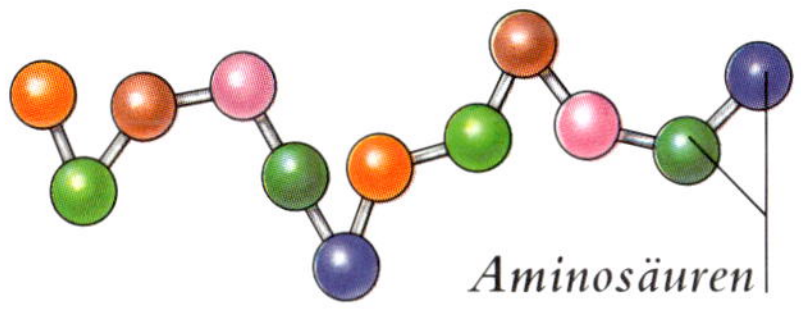

Proteine

Proteine sind komplexe Moleküle mit langen Aminosäureketten. Diese Säuren bilden viele verschiedene Proteine.

DIE ROLLE DER BALLASTSTOFFE

Ballaststoffe, die unverdaulichen Reste pflanzlicher Nahrung, machen die Masse des Stuhls aus und beschleunigen seine Passage durch den Darm. Ballaststoffe tragen auch zur Regulierung des Blutzuckerspiegels bei, da sie die Absorption des Zuckers hinauszögern. Außerdem verbinden sie sich mit Cholesterin und den Gallensäuren und können den Cholesterinspiegel im Blut senken.

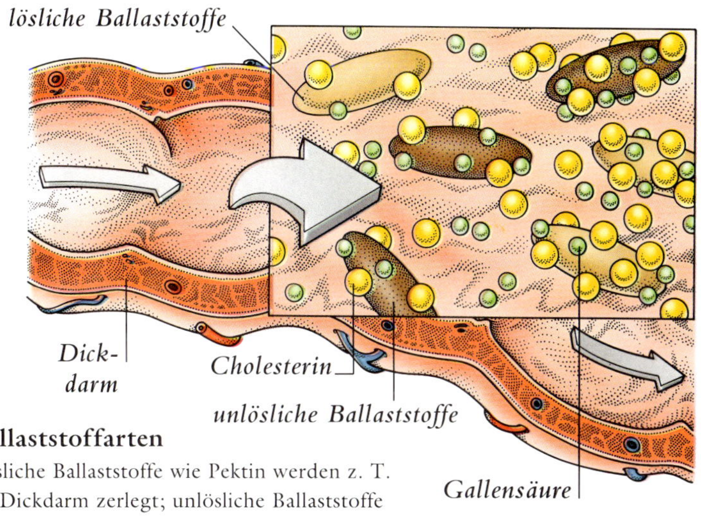

Ballaststoffarten

Lösliche Ballaststoffe wie Pektin werden z. T. im Dickdarm zerlegt; unlösliche Ballaststoffe wie Zellulose passieren ihn unverändert.

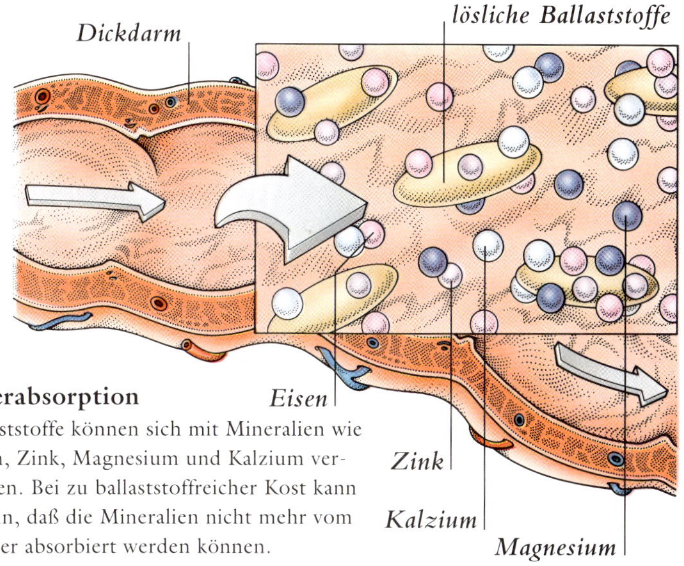

Überabsorption

Ballaststoffe können sich mit Mineralien wie Eisen, Zink, Magnesium und Kalzium verbinden. Bei zu ballaststoffreicher Kost kann es sein, daß die Mineralien nicht mehr vom Körper absorbiert werden können.

WIE NAHRUNG ENERGIE SPENDET

Die Spaltprodukte der Nahrung liefern die Energie, die zum Aufbau und zur Erneuerung der Körperzellen nötig ist. Energie wird in den Körperzellen durch eine komplizierte Kette chemischer Reaktionen verfügbar gemacht, zu denen der Zitrat-Zyklus gehört. Die freigesetzte Energie wird als chemische Energie in Form von Phosphatbindungen gespeichert. Bei der Spaltung dieser Phosphatbindungen wird Energie für die Zellaktivitäten frei.

1 Glukose und Fettsäuren sind die Hauptenergielieferanten, die der Zitrat-Zyklus zur Energieumwandlung benötigt. Fehlen diese Stoffe, können auch Aminosäuren verwendet werden.

2 Energie wird frei, wenn Adenosintriphosphat (ATP), der Hauptenergieträger des Körpers, sich in Adenosindiphosphat (ADP) umwandelt. Mit der Energie, die durch Glukose und Fettsäuren frei wird, wandelt sich ADP ständig in ATP um.

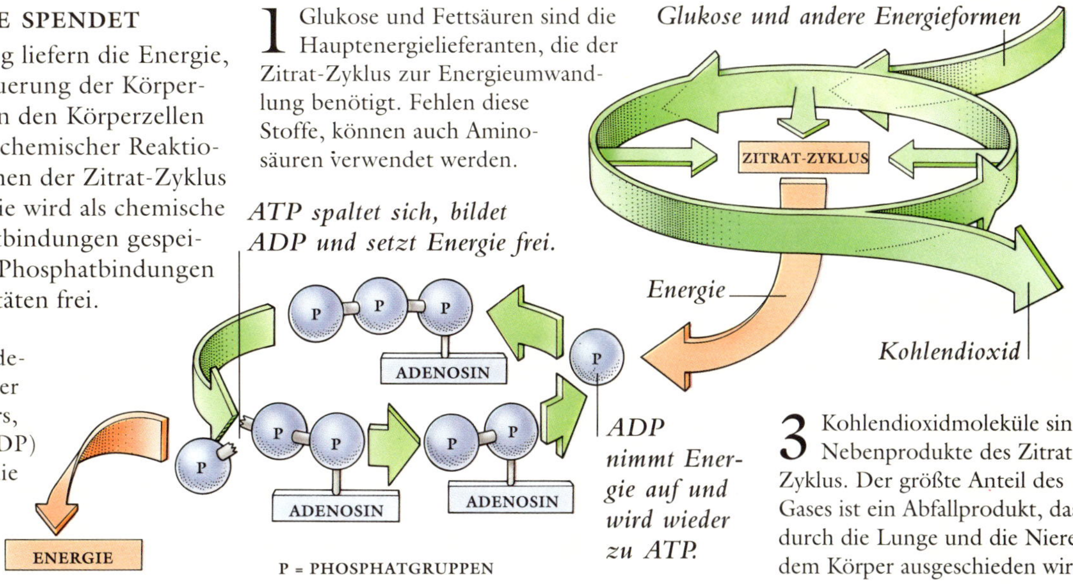

3 Kohlendioxidmoleküle sind Nebenprodukte des Zitrat-Zyklus. Der größte Anteil des Gases ist ein Abfallprodukt, das durch die Lunge und die Niere aus dem Körper ausgeschieden wird.

Mund, Rachen und Speiseröhre

Der Verdauungsprozess beginnt, sobald Nahrung in den Mund gelangt. Die Nahrung wird gekaut, eingespeichelt und von der Zunge vermischt und gepreßt. In etwa einer Minute ist sie zu einem weichen, feuchten, runden Brocken, einem Bolus, verarbeitet. Jeder Bolus wird geschluckt und gelangt vom Rachen in die Speiseröhre, einem muskulären Schlauch, in dem die Nahrung in ca. 1 bis 2 Sekunden in den Magen hinunter gedrückt wird.

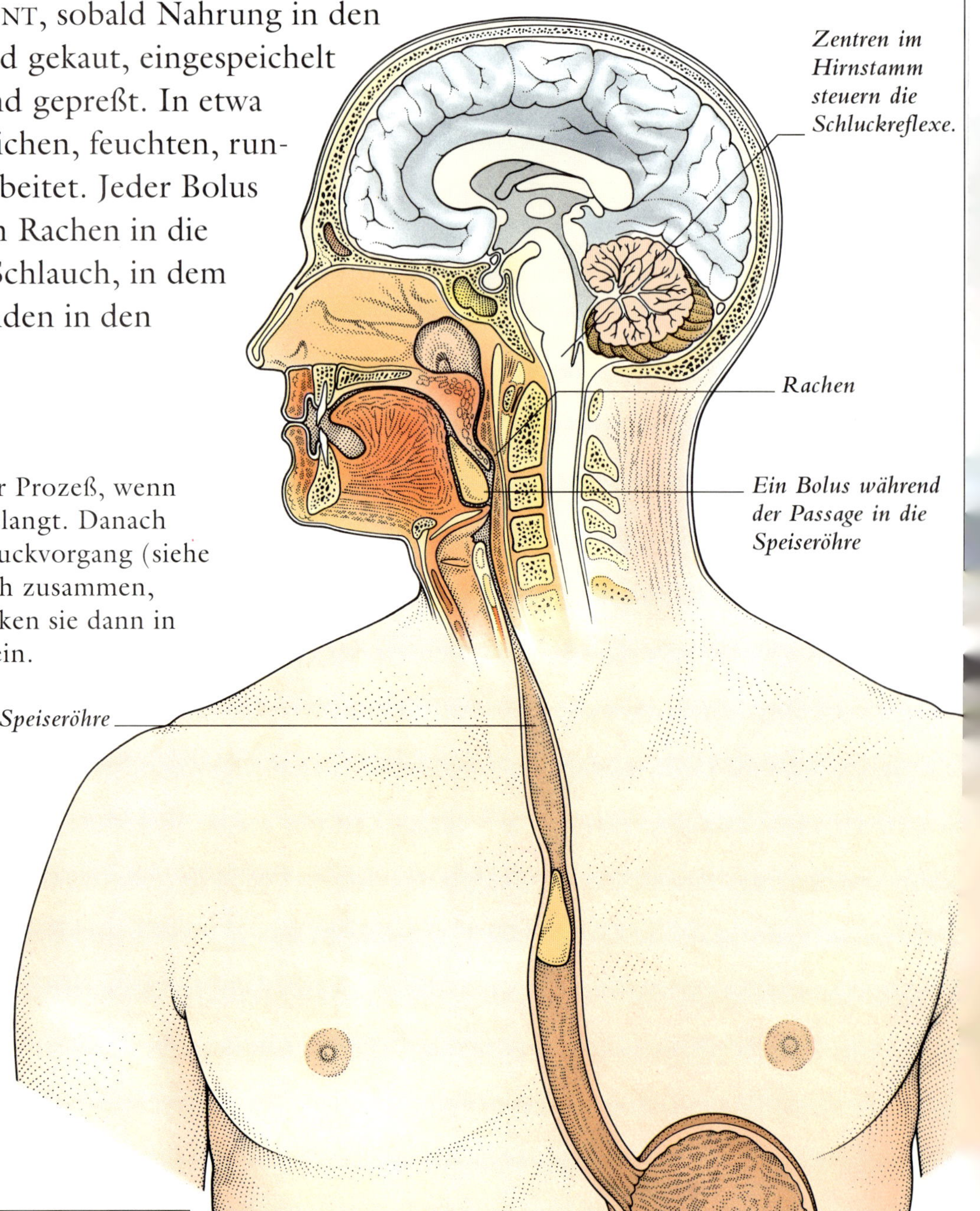

Das Schlucken

Das Schlucken beginnt als willkürlicher Prozeß, wenn Nahrung vom Mund in den Rachen gelangt. Danach steuern automatische Reflexe den Schluckvorgang (siehe rechts): Die Rachenmuskeln ziehen sich zusammen, schieben die Nahrung weiter und drücken sie dann in den oberen Speiseröhrenabschnitt hinein.

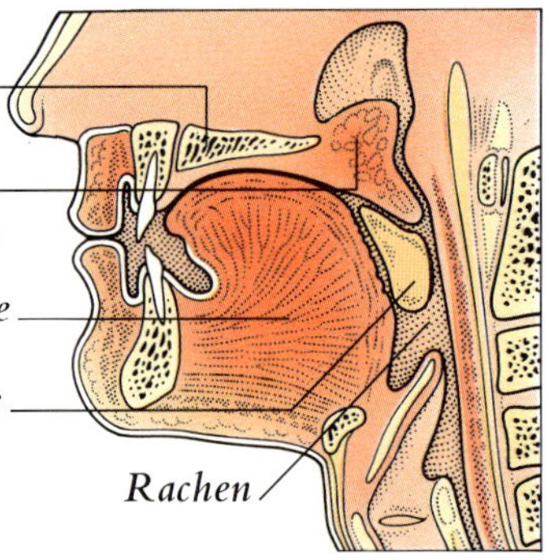

Im Mund

Der Schluckvorgang beginnt, wenn die Zunge die Nahrung nach oben zum hinteren Teil des Mundes schiebt. Der Gaumen drückt dann auf den Zungenrücken. Gleichzeitig hebt sich der Mundboden, und der Bolus wird in den Rachen gedrückt.

Peristaltik

Die Nahrung wird durch automatische Muskelkontraktionen die Speiseröhre entlang in den Magen gedrückt. Die Muskeln vor dem Bolus entspannen sich, die Muskeln dahinter ziehen sich zusammen und pressen die Nahrung durch. Diese rhythmischen Bewegungen, die Peristaltik, laufen auch im Magen und im Darm ab.

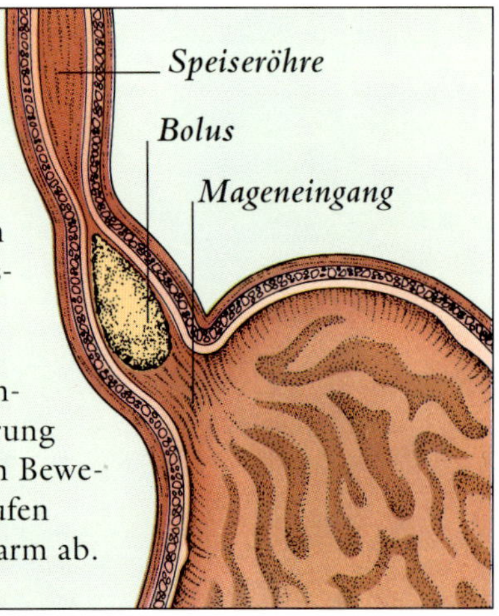

SPEICHELDRÜSEN

Der Speichel wird von drei Speicheldrüsenpaaren produziert: Glandula parotis, submandibularis und sublingualis. Es gibt auch zahlreiche kleine, zusätzliche Drüsen in der Mund- und Zungenschleimhaut. Speichel erleichtert das Kauen und Schlucken; er fließt durch Gänge aus den Drüsen und enthält Amylase, ein Verdauungsenzym.

Glandula parotis

Die Ohrspeicheldrüsen sind das größte Speicheldrüsenpaar. Jede Drüse sitzt vor dem Ohr und hat einen Gang, der sich auf der Höhe des zweiten oberen Backenzahns in die Backe öffnet. Genau über dem Gang sitzen kleine akzessorische Ohrspeicheldrüsen.

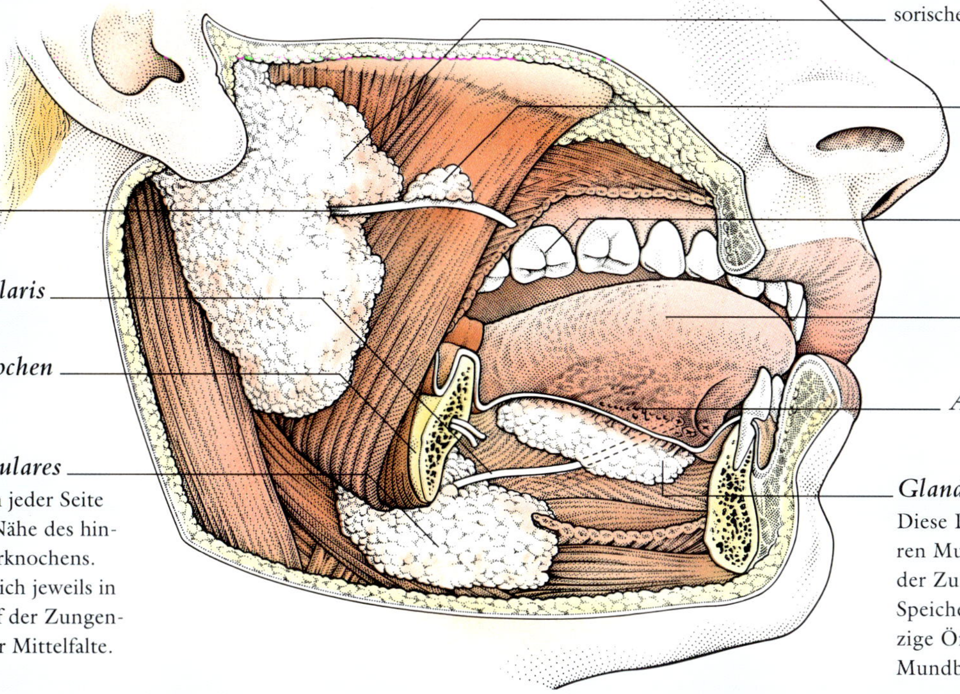

Glandulae submandibulares

Diese Drüsen sitzen tief in jeder Seite des Mundbodens, in der Nähe des hinteren Teils des Unterkieferknochens. Die Drüsengänge öffnen sich jeweils in eine kleine Schwellung auf der Zungenunterseite, in der Nähe der Mittelfalte.

Glandula sublingualis

Diese Drüsen sitzen im vorderen Mundbereich genau unter der Zunge. Es sind die kleinsten Speicheldrüsen. Sie haben winzige Öffnungen, die sich in den Mundboden öffnen.

DIE ROLLE DER ZÄHNE

Die Zähne bestehen aus hartem, knochenähnlichem Material. Sie sitzen im Zahnfleisch, das als Puffer wirkt. Die Schneidezähne haben scharfe Kanten zum Abbeißen, während die spitzen Eckzähne zum Zerreißen geeignet sind. Die Backenzähne und die flacheren Mahlzähne, die größten und stärksten Zähne, zermalmen die Nahrung.

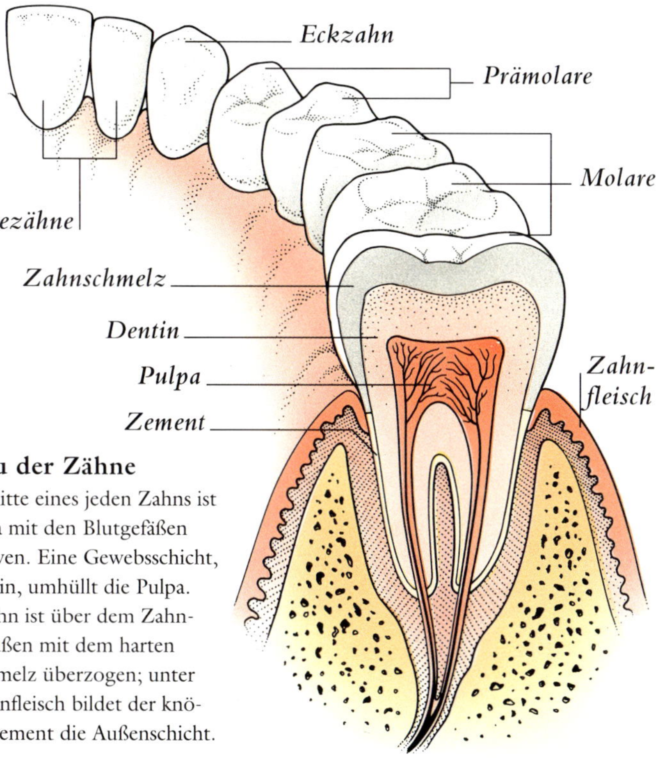

Aufbau der Zähne

In der Mitte eines jeden Zahns ist die Pulpa mit den Blutgefäßen und Nerven. Eine Gewebsschicht, das Dentin, umhüllt die Pulpa. Jeder Zahn ist über dem Zahnfleisch außen mit dem harten Zahnschmelz überzogen; unter dem Zahnfleisch bildet der knöcherne Zement die Außenschicht.

ATMEN UND SCHLUCKEN

Der Rachen ist ein Kanal für Luft und Nahrung. Für die Atmung führt er in den Kehlkopf (Stimmorgan), für das Schlucken in die Speiseröhre. Der Schluckvorgang wird vom Gehirn aus gesteuert, so daß normalerweise keine Nahrung in den Kehlkopf gelangen kann. Geraten trotzdem Nahrungsteile in den Kehlkopf, lösen sie einen Hustenreiz aus, der verhindert, daß man erstickt.

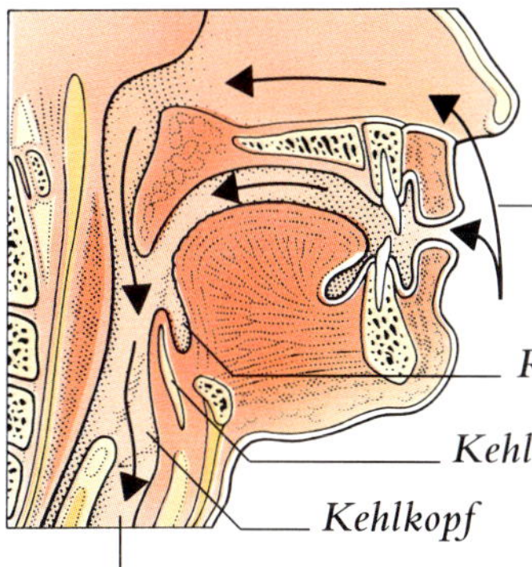

Atmen

Während des Atmens sind die Stimmbänder am Kehlkopfeingang entspannt und offen und bilden eine Ritze, die Glottis. Beim Einatmen strömt Luft aus dem Rachen durch die Ritze in die Luftröhre und von dort beim Ausatmen in den Rachen.

Schlucken

Während des Schluckens neigt sich der knorpelige Kehldeckel, und der Kehlkopf geht nach oben. Die Stimmbänder pressen sich zusammen und verschließen die Stimmritze und den Kehlkopfeingang. Sobald Nahrung in die Speiseröhre gelangt, öffnet sich die Ritze wieder.

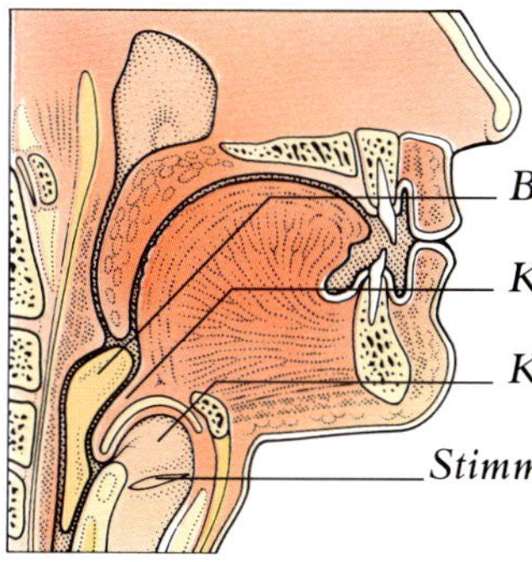

MAGEN UND DÜNNDARM

DER MAGEN IST EIN HOHLER, ELASTISCHER SACK, in dem die Nahrung verarbeitet und sorgfältig mit Säften vermischt wird, die von der Magenschleimhaut abgesondert werden. Dieser Prozeß beginnt kurz nachdem die Nahrung von der Speiseröhre in den Magen gelangt ist. Die verarbeitete Nahrung wird schrittweise in den Dünndarm abgegeben, einem ca. 5 Meter langen, gewundenen Schlauch; hier vervollständigen Enzyme die chemische Zersetzung der Nahrung. Die Verdauungsprodukte werden durch die Darmschleimhaut in den Blutstrom abgegeben und weitertransportiert.

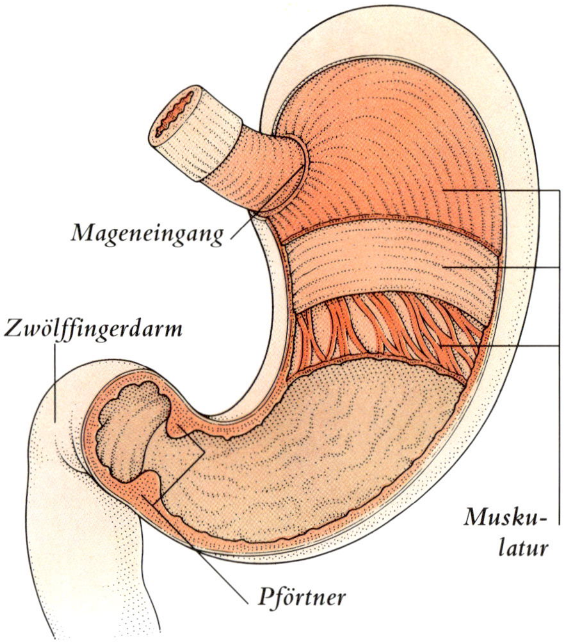

AUFBAU DES MAGENS

Der Magen ist J-förmig und bildet den breitesten Teil des Verdauungsschlauchs. Die Nahrung gelangt an der gastro-oesophagischen Verbindung in den Magen; sobald sie den ringförmigen Pförtner erreicht hat, gelangt sie in den Zwölffingerdarm. Die Magenwand besteht aus vier Hauptschichten: die Serosa, die Muskularis, die Submukosa und die Mukosa.

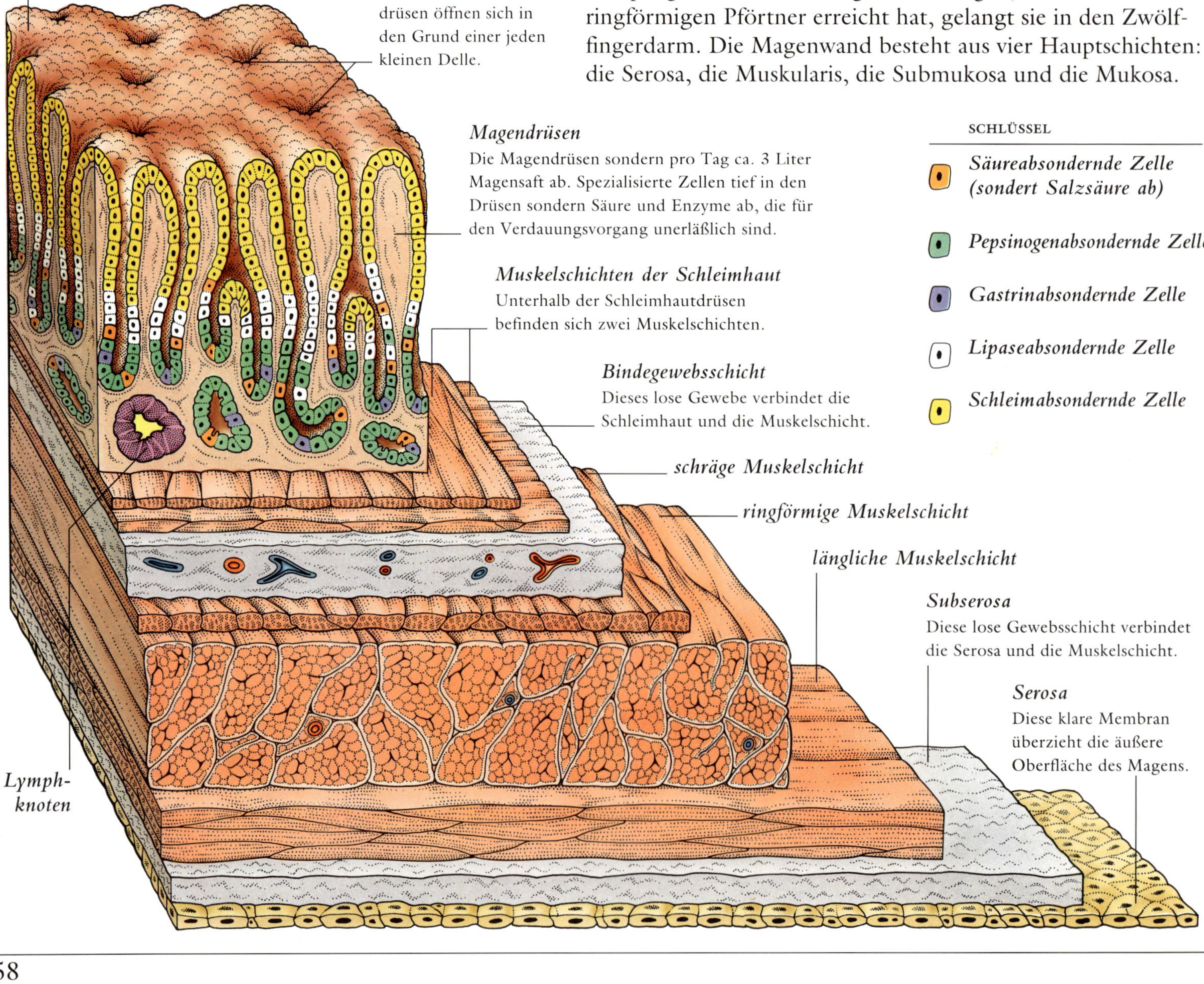

DÜNNDARM

Der Dünndarm besteht aus dem Zwölffingerdarm, dem Jejunum und dem Ileum. Der kurze, C-förmige Zwölffingerdarm erhält Sekrete aus der Leber und der Bauchspeicheldrüse. Das Jejunum und das Ileum sind lang und gewunden, aber das Jejunum ist dicker, röter und etwas kürzer als das Ileum. Im Dünndarm wird die Nahrung durch den Bauchspeichel, die Galle und durch die Darmsäfte zerlegt, so daß die Nährstoffe absorbiert und verwertet werden können.

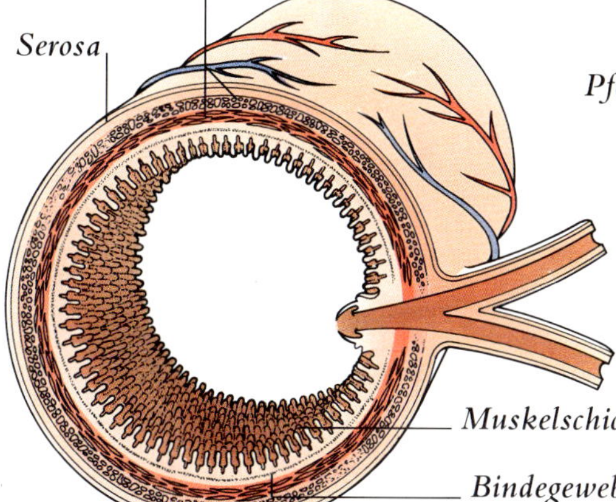

Querschnitt durch den Darm
Die Darmwand hat vier Schichten. Die äußerste Schicht ist die schützende Serosa; als nächste kommt die Muskelschicht mit den äußeren Längs- und den inneren Ringmuskelfasern; danach kommt die Bindegewebsschicht, eine lose Schicht mit Gefäßen und Nerven; die innerste Schicht ist die Schleimhaut.

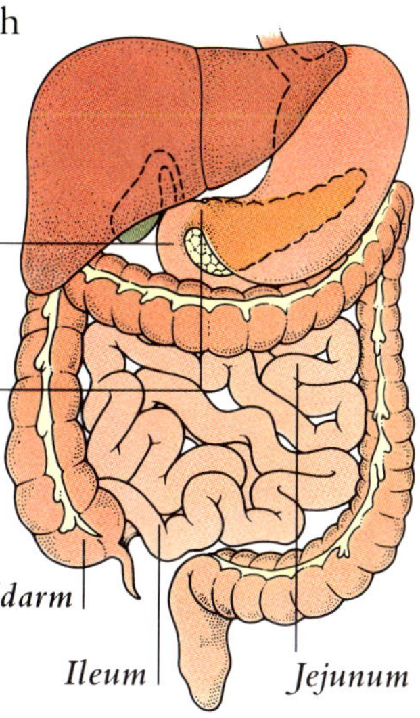

Verlauf
Der Dünndarm beginnt am Pförtner und endet am beutelförmigen Blinddarm, dem Beginn des Dickdarms.

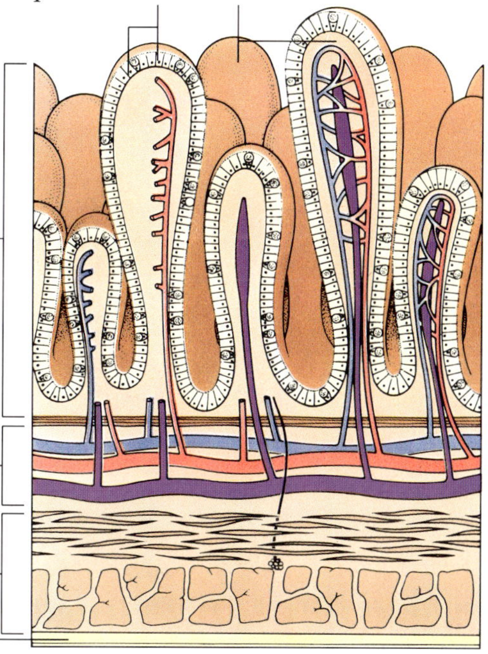

Villi
Die Schleimhaut hat Millionen von Ausstülpungen, die Villi, die jeweils mit einer Epithel- oder Zellschicht bedeckt sind, welche Nährstoffe absorbiert. Die Ausstülpungen der Epithelzellen heißen Mikrovilli. Die Villi und die Mikrovilli vergrößern die Absorptionsfläche des Dünndarms.

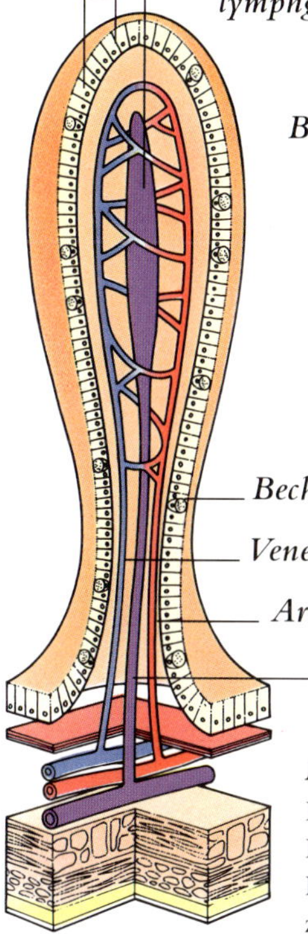

Aufbau eines Villus
Der zentrale Kern eines Villus enthält ein Lymphgefäß und ein Netzwerk aus winzigen Blutgefäßen. Das ganze Epithel ist mit Becherzellen durchsetzt, die Schleim absondern.

BEWEGUNG DER NAHRUNG

Schlucken löst eine Entspannnung der Muskeln am Mageneingang aus, und Nahrung kann in den Magen gelangen. Die Peristaltik drückt die Nahrung durch den Magen und preßt jeweils kleine Mengen in den Zwölffingerdarm. Durch die Kontraktionen des Dünndarms wird die Nahrung in den Dickdarm geschoben.

1 Durch die Muskeltätigkeit der Magenwand wird Nahrung mit Magensaft vermischt und zu Chymus, einem dicken Brei, verarbeitet.

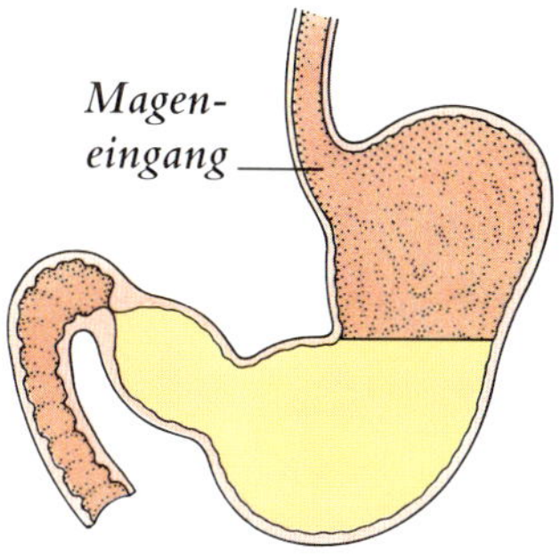

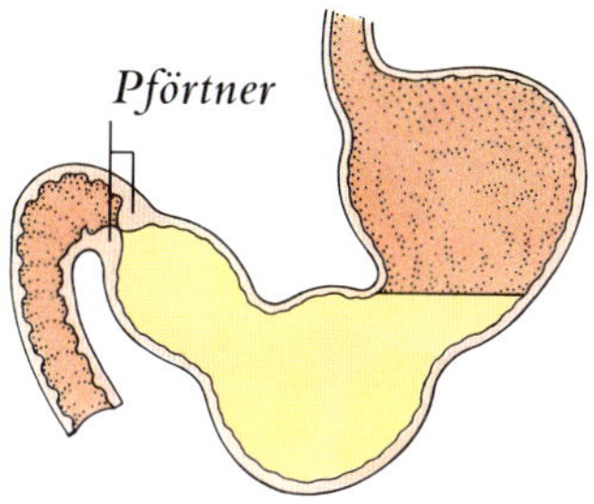

2 Die Peristaltik ist besonders in der unteren Magenhälfte aktiv, wo sie den Mageninhalt hin zum (verschlossenen) Pförtner bringt.

3 Angeregt vom Chymus öffnet sich der klappenartige Pförtner und läßt jeweils nur kleine Nahrungsmengen in den Zwölffingerdarm.

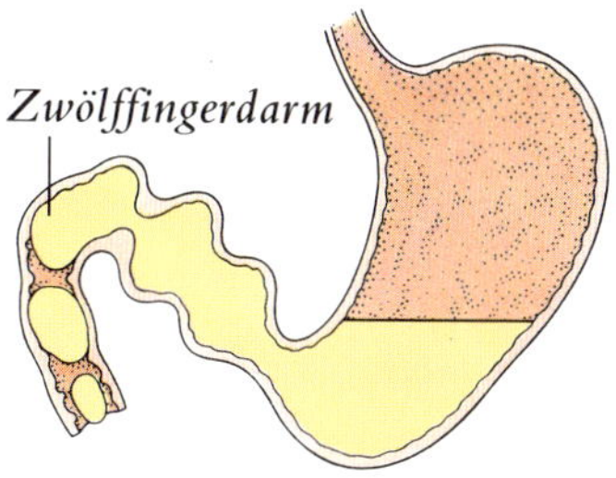

DARMBEWEGUNG

Der Dünndarm bewegt sich durch die wellenartigen Bewegungen der Peristaltik und durch Segmentation. Kontraktionen schieben die Nahrung voran. Die kurzen Darmabschnitte strecken sich und ziehen sich rhythmisch wieder zusammen. Die Segmentation erzeugt in gleichmäßigen Abständen ringförmige Kontraktionen.

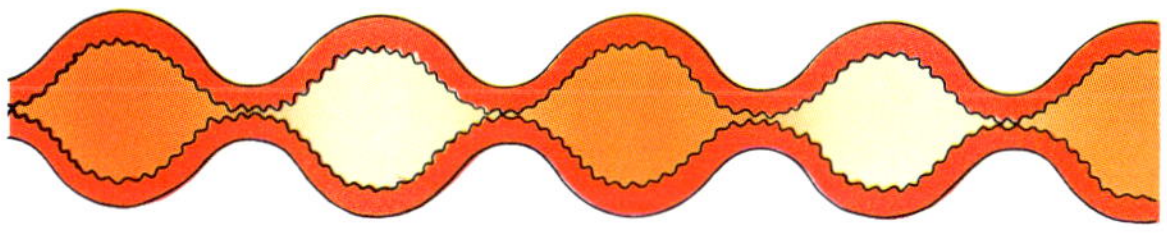

KONTRAKTION 1

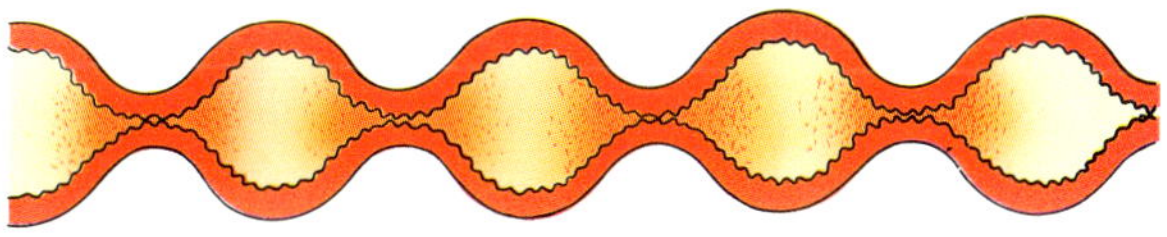

KONTRAKTION 2

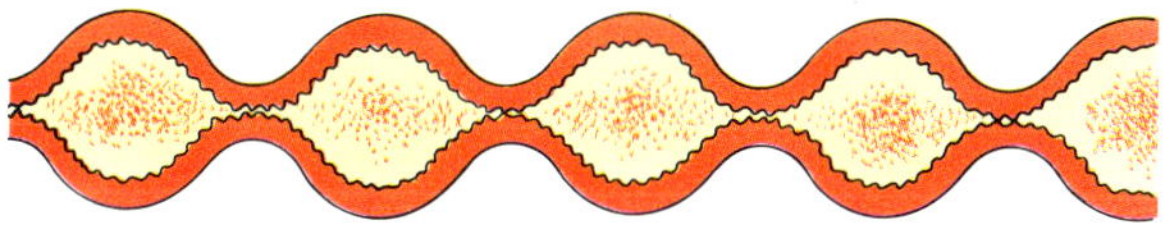

KONTRAKTION 3

Segmentation
In dieser Reihe konzentrischer Kontraktionen des Dünndarms wird der Chymus bis zu 12 mal pro Minute vermischt.

Leber, Bauchspeicheldrüse und Gallenblase

Die Leber, die Bauchspeicheldrüse und die Gallenblase sind eigenständige Organe, die dennoch eng mit dem Verdauungstrakt verbunden sind. Die Leber ist das größte und wichtigste innere Organ. Sie ist wie eine chemische Verarbeitungsfabrik mit vielen Funktionen, einschließlich der Produktion von Galle, einem Verdauungssaft. Die Bauchspeicheldrüse produziert einen Verdauungssaft, die Gallenblase speichert und konzentriert Galle. Diese Organe geben ihre Verdauungssäfte in den Zwölffingerdarm, den ersten Teil des Dünndarms, ab.

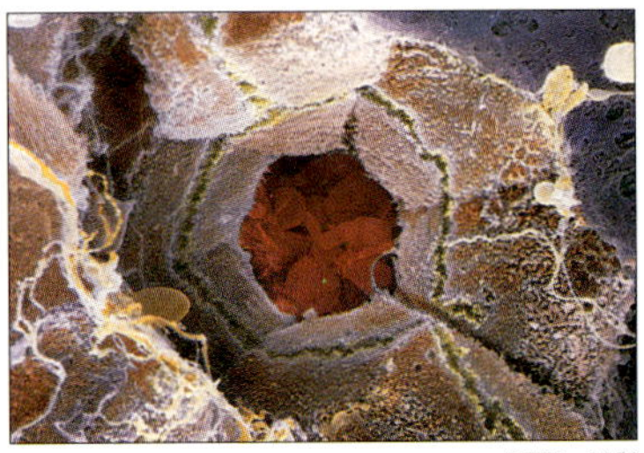

Zellen eines Leberläppchens REM x 1050

Leberfunktionen

Die Leber produziert Cholesterin und Galle aus den Zersetzungsprodukten von Fett und alten roten Blutzellen. Sie produziert Proteine und speichert Glykogen, Eisen und einige Vitamine. Sie entfernt auch toxische Substanzen aus dem Blut und wandelt sie in unschädlichere Stoffe um.

Aufbau der Leber

Die keilförmige Leber ist durch ein Band in zwei Lappen geteilt. Der linke Lappen ist kleiner als der rechte. Sie besteht aus Tausenden deutlich hexagonaler Läppchen, die aus Milliarden von Zellen aufgebaut sind. Die Gallengänge, winzige Röhrchen, durchziehen als Netz die gesamte Leber.

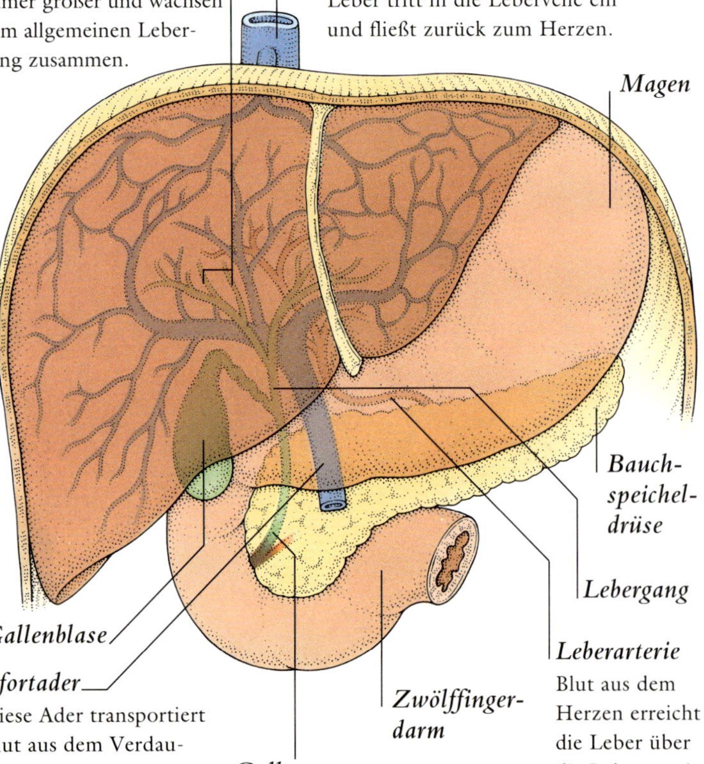

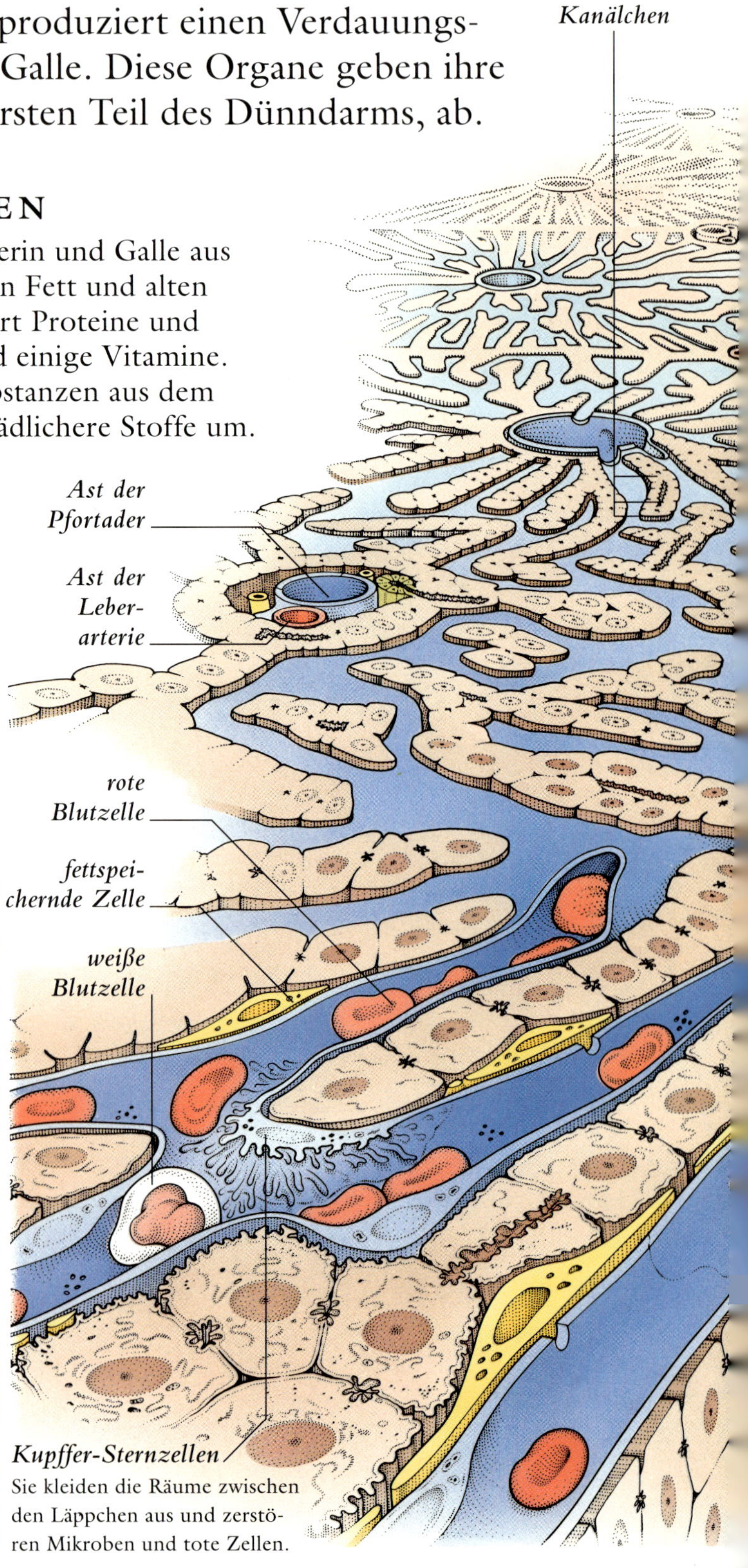

Die Rolle der Bauchspeicheldrüse bei der Verdauung

Wenn Nahrung in den oberen Verdauungstrakt gelangt, sondert die Bauchspeicheldrüse Saft aus fettspaltenden Enzymen, Nukleinsäuren, Proteinen, Kohlehydraten und Natriumbikarbonat ab, das die Magensäure neutralisiert. Die Enzyme werden über den Bauchspeicheldrüsengang in den Zwölffingerdarm transportiert.

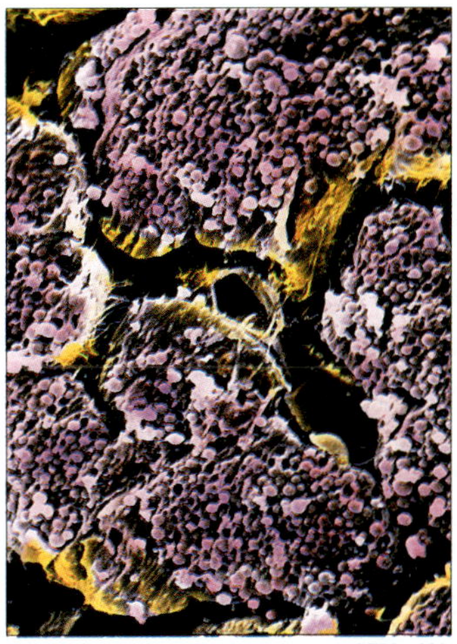

Acinuszellen der Bauchspeicheldrüse
Traubenförmige Zellansammlungen in der Bauchspeicheldrüse, die Acini, enthalten Tröpfchen mit Enzymen.

REM x 900

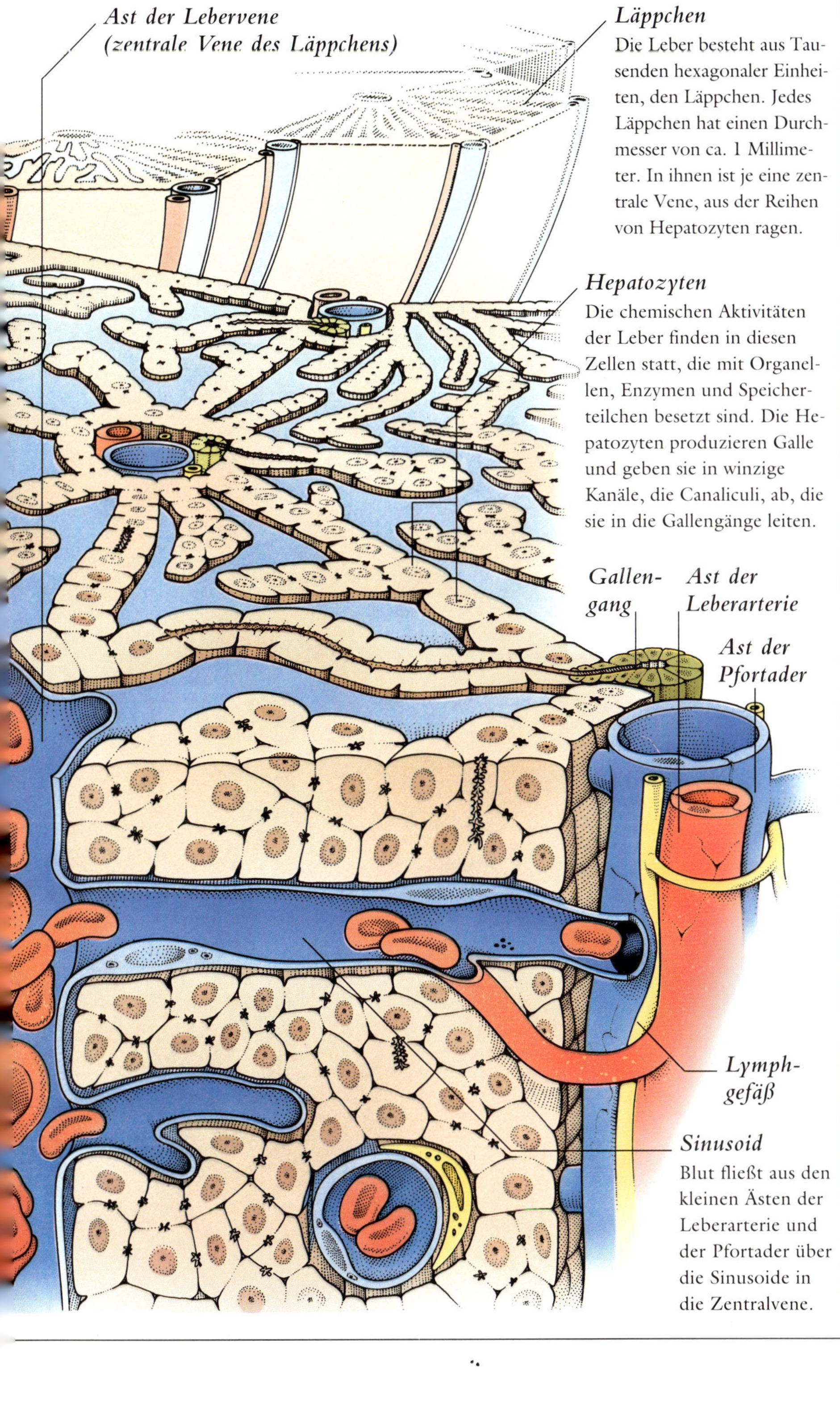

GALLENSYSTEM

Das Gallensystem besteht aus den Gallengängen und der Gallenblase. Galle ist ein Sekret, das von der Leber produziert wird; sie spielt eine Rolle bei der Verdauung von Fetten. Der Gallengang verbindet sich mit dem Bauchspeicheldrüsengang an der Ampulle, der Einmündung zum Zwölffingerdarm.

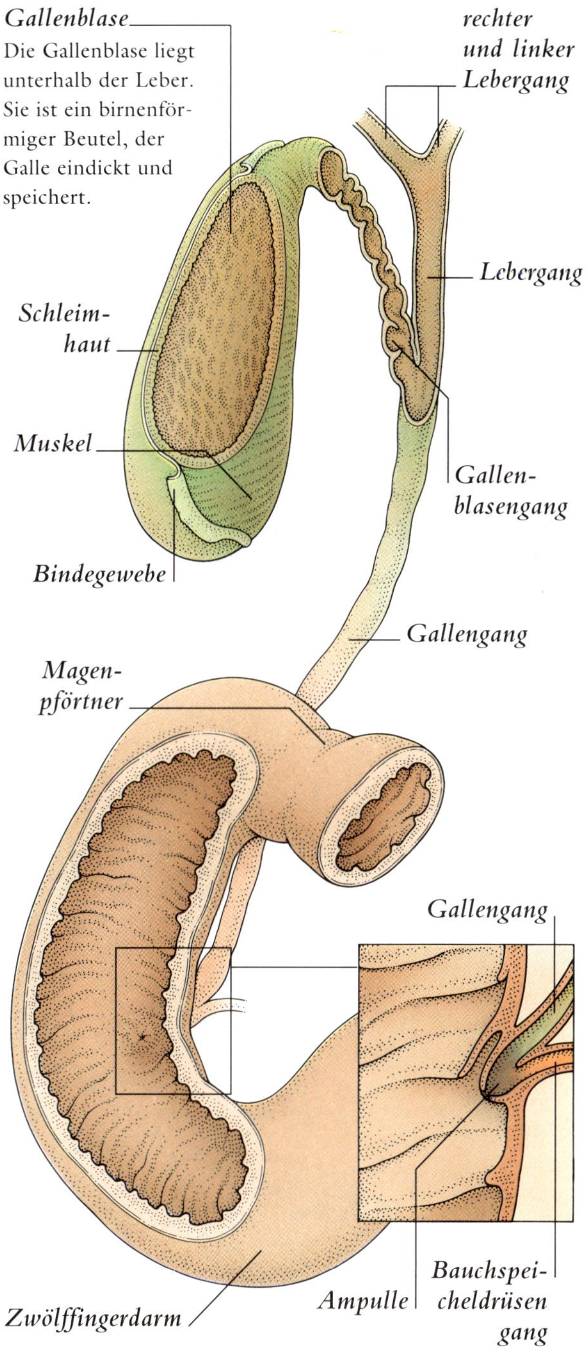

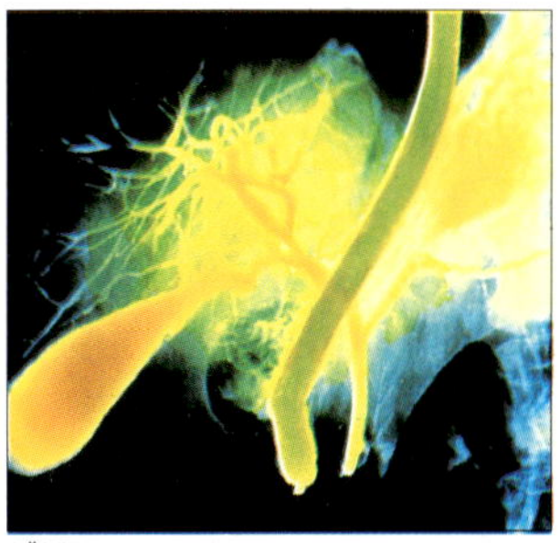

RÖNTGENAUFNAHME

Speicherort der Galle
Nach der Nahrungsaufnahme drückt die sackförmige Gallenblase (orange) gespeicherte Galle in den Gallenblasengang, der sich dann mit dem Lebergang verbindet. Für die Aufnahme wurde Farbstoff durch die Röhre geleitet (grün).

DICKDARM, ENDDARM UND AFTER

DAS ENDE DES VERDAUUNGSTRAKTES besteht aus dem Dickdarm, dem Enddarm und dem After. Ein kurzer Beutel, der Blinddarm, verbindet den Dünndarm mit dem Dickdarm. Der Blinddarm und der Enddarm gehören zum Dickdarm, der ca. 1,5 Meter lang ist. Er konzentriert die nichtverdaulichen Abfallprodukte als Stuhl, der durch Enddarm und After ausgeschieden wird. Wenn der Darminhalt den Dickdarm erreicht, sind die Nährstoffe, die die Körperfunktionen aufrechterhalten, bereits im Blut.

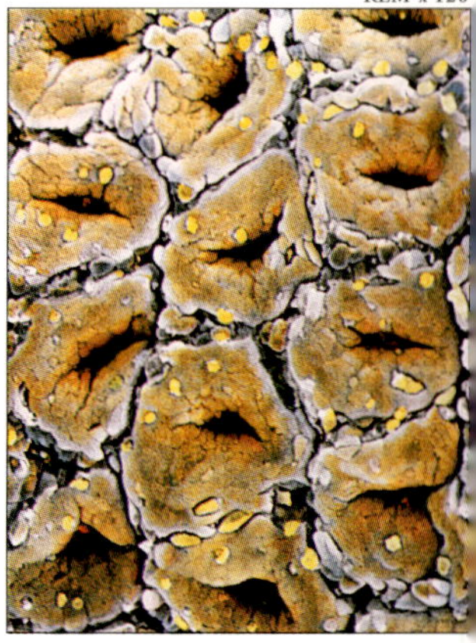

Dickdarmdrüsen
Die obere Ansicht zeigt Einmündungen in röhrenartige Drüsen, die den Dickdarm auskleiden. Sie entziehen dem Stuhl Wasser.

ZEITLICHER VERLAUF

Die Nahrung wird zuerst bewußt geschluckt und dann durch automatische Reflexe in die verschiedenen Abschnitte des Verdauungssystems geschoben. Unten im Bild ist aufgezeigt, wie lang die Nahrung etwa in jedem Abschnitt bleibt. Wie lange die Nahrung in Magen und Dickdarm verbleibt, hängt von ihrer Zusammensetzung ab und ist zudem von Mensch zu Mensch verschieden. Je länger die Phasen sind, desto eher können sich Krankheiten wie Dickdarmkrebs entwickeln.

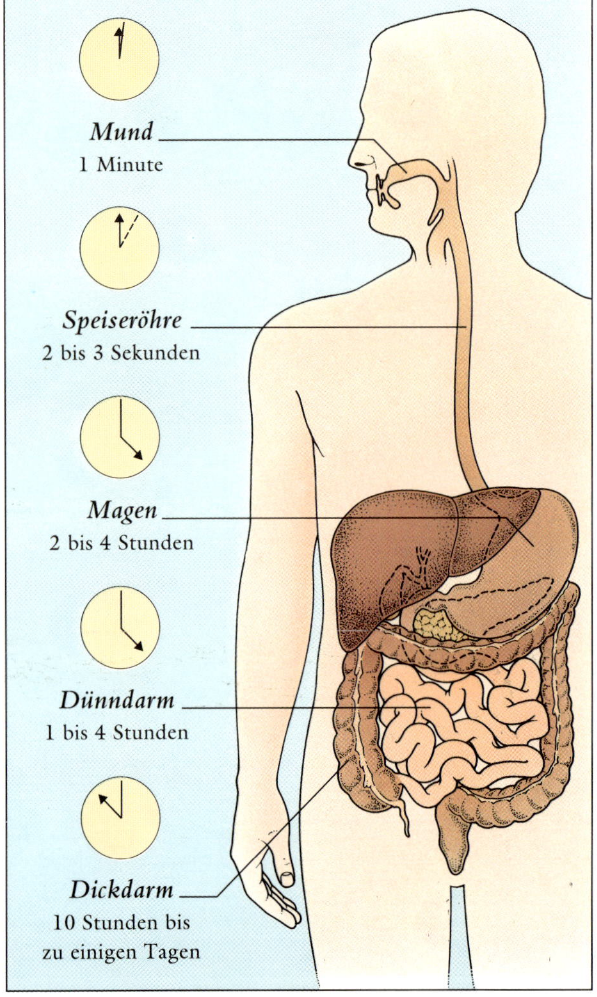

VORGÄNGE IM DICKDARM

Die Hauptaufgabe des Dickdarms ist es, den Speisebrei aus dem Dünndarm, den Chymus, in Stuhl umzuwandeln. Milliarden von Bakterien im Dickdarm produzieren die Vitamine K und B sowie Wasserstoff, Kohlendioxid, Schwefelwasserstoff und Methan. Schleim aus der Dickdarmwand hält die Darminnenwand geschmeidig und erleichtert die Stuhlpassage. Der Schleim enthält Antikörper, die vor Krankheiten schützen.

Absorption von Wasser aus dem Stuhl
Natrium, Chlorid und Wasser werden durch die Dickdarmwand in Blut und Lymphe absorbiert: Der Stuhl wird eingedickt. Bikarbonat und Kalium werden vom Dickdarm abgesondert, Natrium und Wasser aufgenommen.

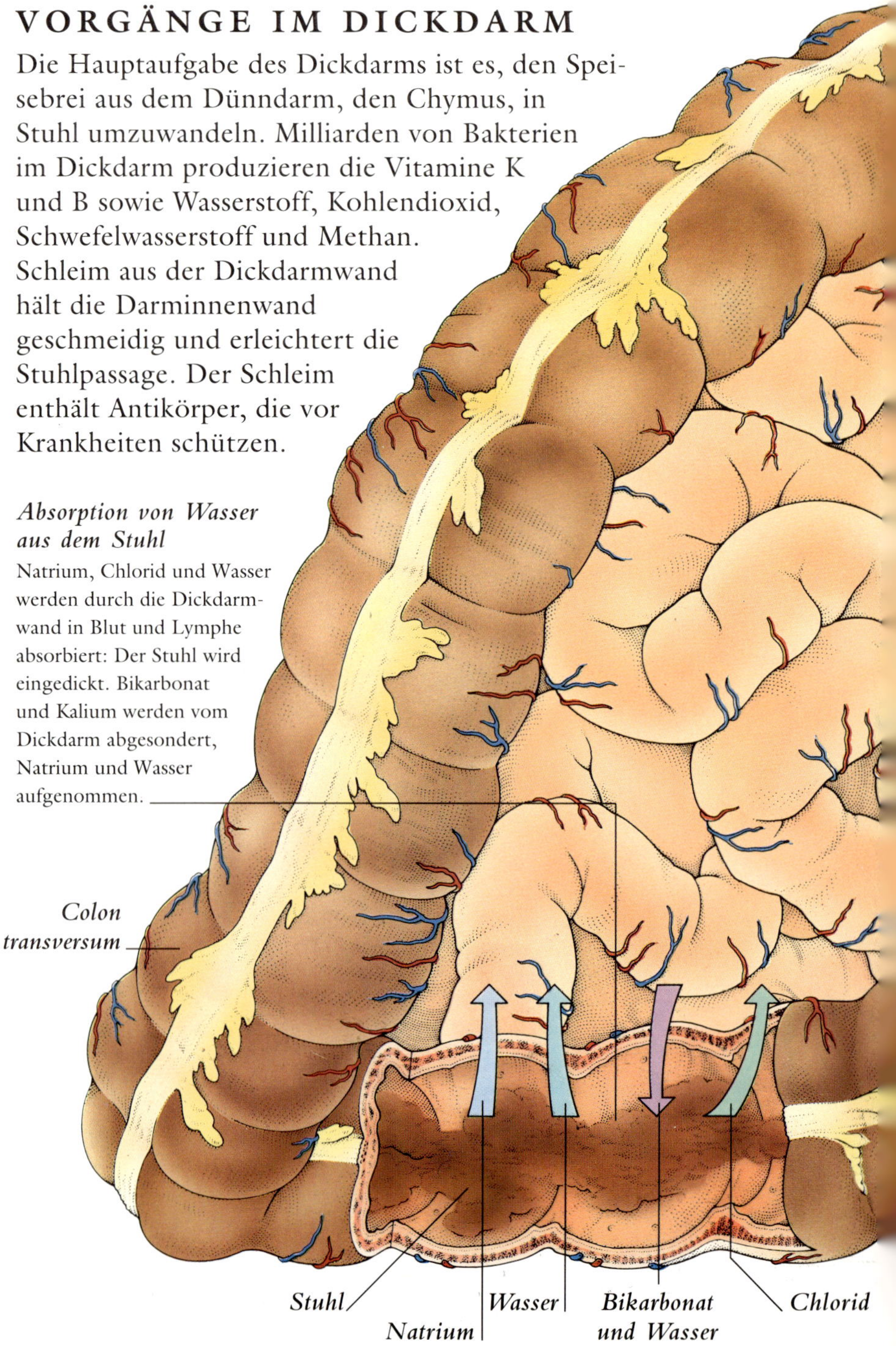

DICKDARMPERISTALTIK

Die Muskelkontraktionen in der Dickdarmwand vermischen den Stuhl und drücken ihn bis zum Enddarm. Die Geschwindigkeit, die Stärke und die Art der Stuhlbewegungen im Dickdarm ändern sich. Die Bewegungsarten lauten: Segmentation, Peristaltik und Massenbewegungen. Der Stuhl wandert langsamer durch den Dickdarm als durch den Dünndarm; pro Tag werden ca. 1,4 Liter Wasser reabsorbiert.

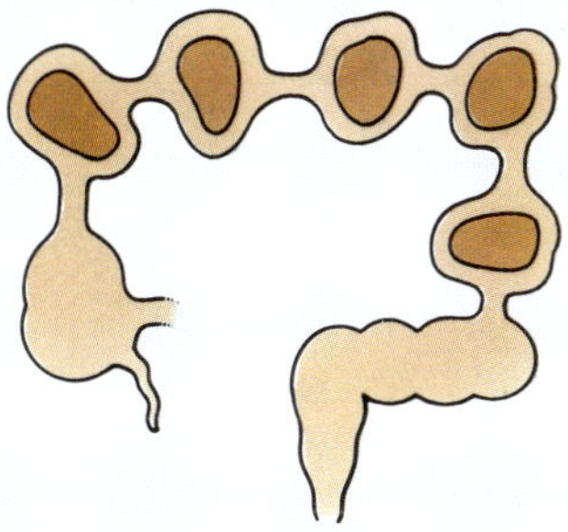

Segmentation
Eine Reihe ringartiger Kontraktionen in regelmäßigen Abständen; der Stuhl wird vermischt und verarbeitet, aber nicht weitergeschoben.

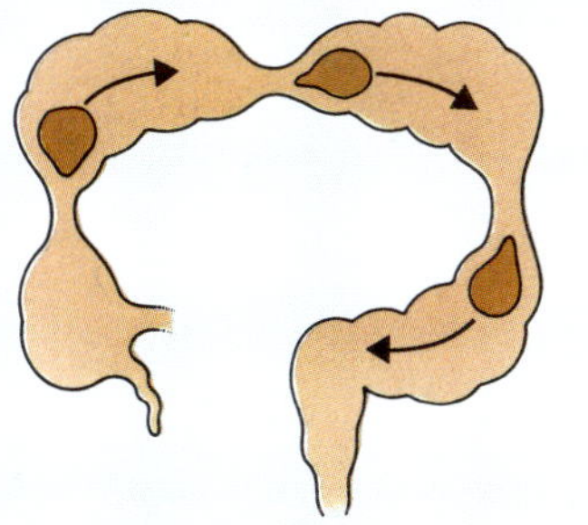

Peristaltik
Durch Kontraktion gelangt der Stuhl zum Enddarm. Hinter der Nahrung ziehen sich die Muskeln zusammen, davor entspannen sie sich.

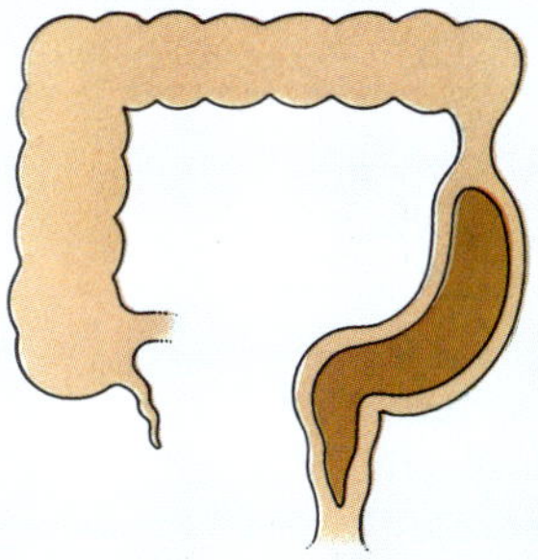

Massenbewegungen
Starke Peristaltikwellen transportieren den Stuhl ca. zwei- bis dreimal pro Tag über relativ lange Abschnitte.

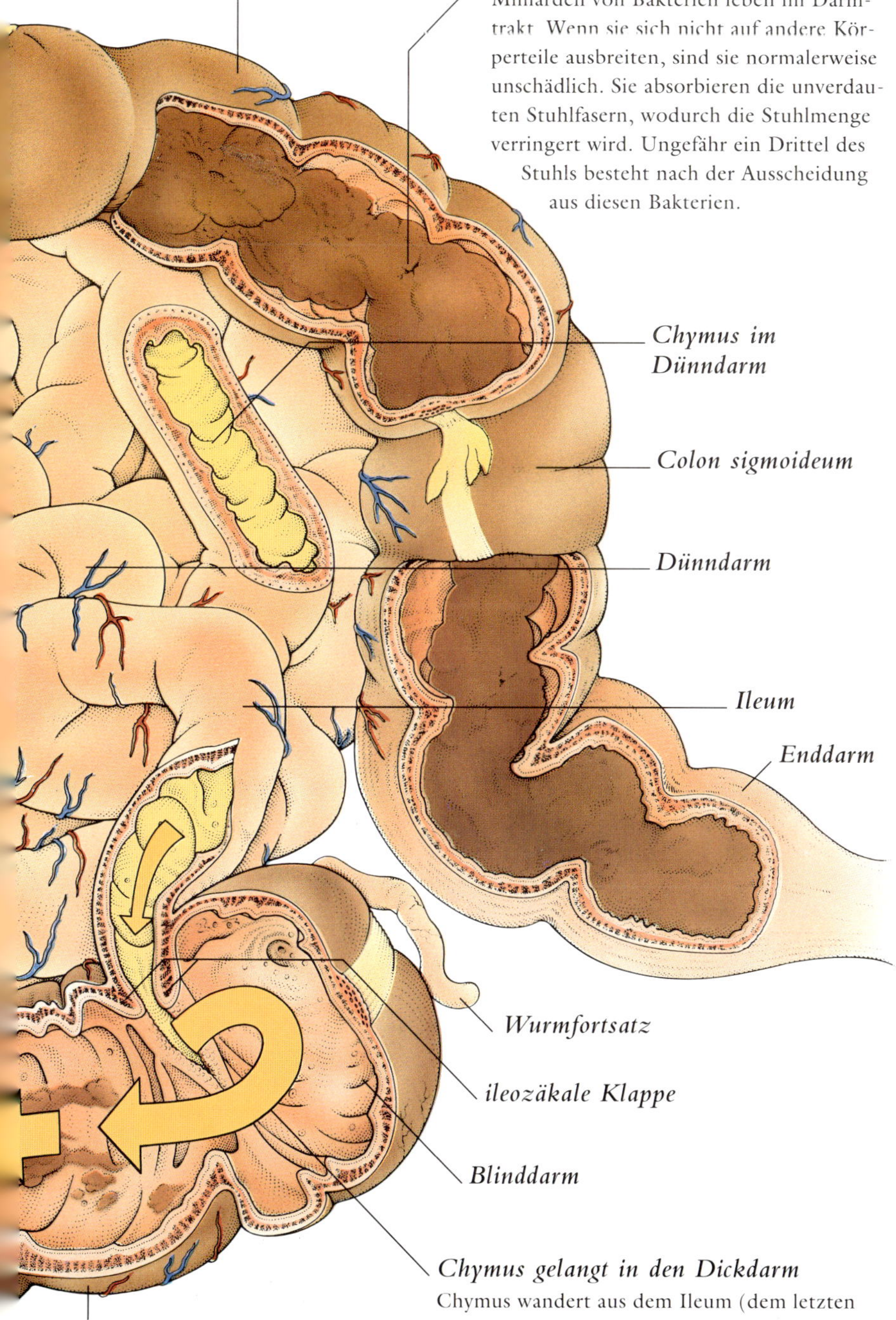

Eindickung des Stuhls
Milliarden von Bakterien leben im Darmtrakt. Wenn sie sich nicht auf andere Körperteile ausbreiten, sind sie normalerweise unschädlich. Sie absorbieren die unverdauten Stuhlfasern, wodurch die Stuhlmenge verringert wird. Ungefähr ein Drittel des Stuhls besteht nach der Ausscheidung aus diesen Bakterien.

Chymus gelangt in den Dickdarm
Chymus wandert aus dem Ileum (dem letzten Teil des Dünndarms) durch die ileozäkale Klappe. Wenn sich die Klappe öffnet, wird ein Teil des Chymus aus dem Ileum in den Blinddarm bis hin zum Colon ascendens gedrückt.

ENDDARM UND AFTER

Der Enddarm ist ca. 12 Zentimeter lang und nur direkt vor der Stuhlentleerung gefüllt. Unter dem Enddarm liegt der After. Er ist ca. 4 Zentimeter lang und mit Längswülsten ausgekleidet. In den Wänden des Afters befinden sich der innere und der äußere Schließmuskel, die als Klappen wirken und sich während der Stuhlentleerung entspannen.

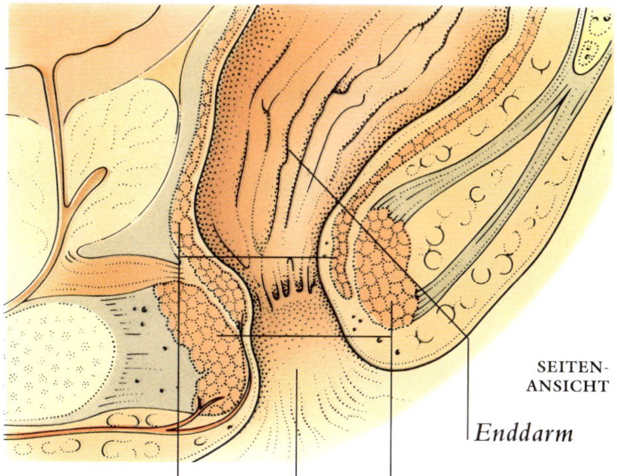

STUHLENTLEERUNG

Peristaltikwellen im Dickdarm schieben den Stuhl in den Enddarm, und der Reflex zur Stuhlentleerung wird ausgelöst. Der Stuhl wird durch Kontraktionen weitergeschoben, die Schließmuskeln entspannen sich: Der Stuhl wird ausgeschieden. Der Reflex zur Stuhlentleerung kann bewußt durch Kontraktionen der Bauchmuskeln unterstützt, aber auch unterdrückt werden.

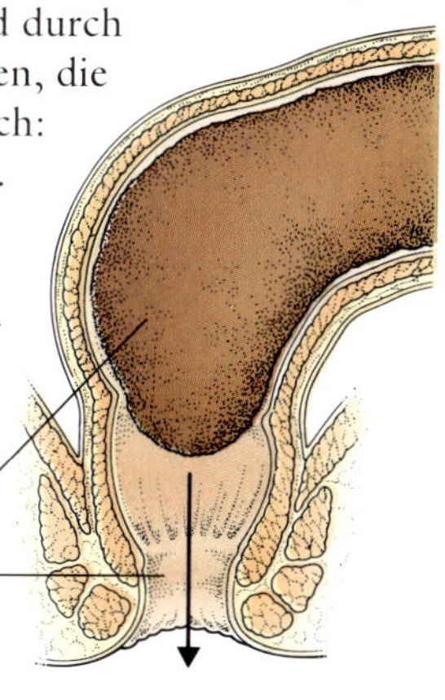

Erkrankungen des Magens und des Zwölffingerdarms

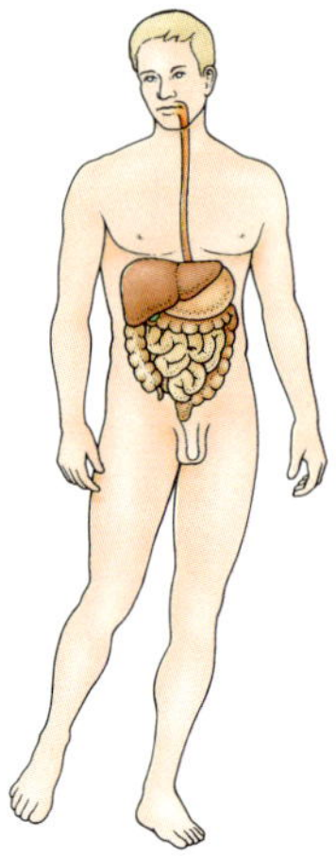

Die häufigsten Erkrankungen des Magens, die von Gastroenterologen behandelt werden, sind Magen- und Zwölffingerdarmgeschwüre (peptische Geschwüre). Weitere wichtige Störungen sind Hiatushernien, Entzündungen (Gastritis und Duodenitis) sowie Magenkrebs, die oft mit Hilfe einer Endoskopie (Einführen eines flexiblen, faseroptischen Sehrohrs durch den Mund bis zum Magen) diagnostiziert werden.

Hernien

Bei einer Hiatushernie wird, bedingt durch zu schwache Zwerchfellmuskeln, ein Teil des Magens durch einen anormalen Spalt im Zwerchfell in den Brustraum vorgestülpt. Am häufigsten sind Übergewichtige, Menschen mittleren oder höheren Alters, besonders Frauen, betroffen.

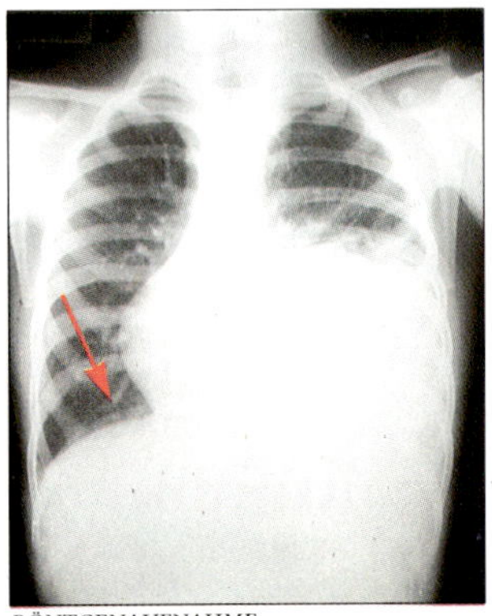

RÖNTGENAUFNAHME

Zwerchfellhernie

Diese Form kann man kurz nach der Geburt mit einer Röntgenaufnahme feststellen. Der undurchsichtige Bereich über dem Zwerchfell (Pfeil) in der Aufnahme links zeigt, daß die Bauchorgane sich in eine Brustseite vorstülpen. Dieser Zustand kann lebensbedrohlich sein und muß operativ behoben werden.

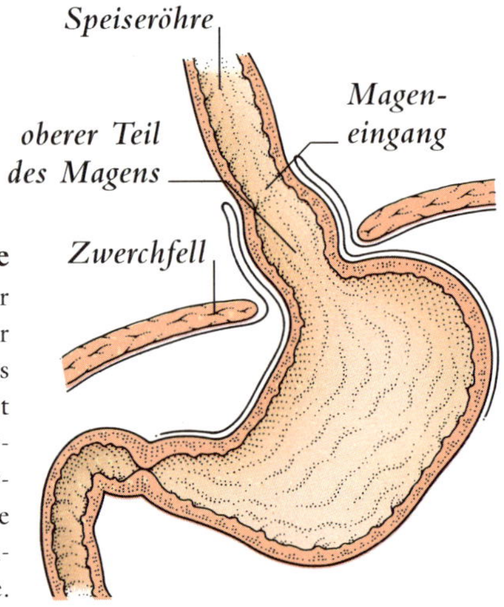

Gleitende Hiatushernie

Dies ist die häufigste Form einer Hiatushernie. Der untere Teil der Speiseröhre und der obere Teil des Magens gleiten durch einen Spalt (Hiatus) in das Zwerchfell. Dies verursacht eine Störung der Druckverhältnisse am Mageneingang. Die Folge ist Sodbrennen durch Rückfluß von Speisen und Säure.

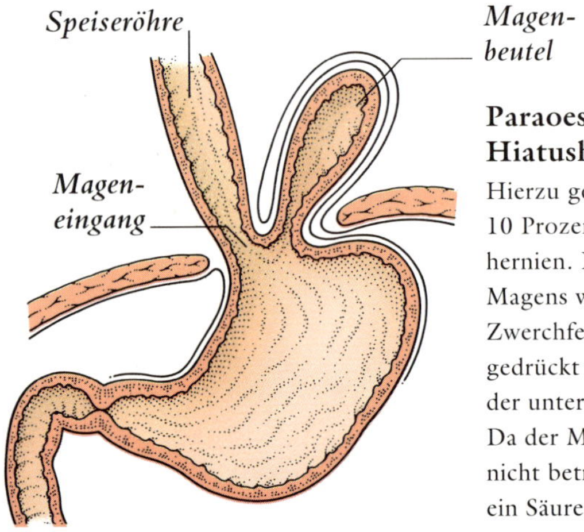

Paraoesophageale Hiatushernie

Hierzu gehören ca. 10 Prozent aller Hiatushernien. Ein Teil des Magens wird durch das Zwerchfell nach oben gedrückt und liegt neben der unteren Speiseröhre. Da der Mageneingang nicht betroffen ist, bleibt ein Säurereflux aus.

Magenkrebs

Magenkrebs macht in Deutschland noch immer über 10 Prozent der Todesfälle durch Krebs aus, obwohl die Erkrankungen während der letzten 50 Jahre zurückgegangen sind. Meistens sind 50–70jährige Männer betroffen. Die Symptome sind ähnlich wie bei einem Magengeschwür. Wenn sich der Krebs noch nicht auf andere Organe ausgebreitet hat, bietet eine Gastrektomie Aussicht auf Heilung.

Totale Gastrektomie

Der gesamte Magen wird nur selten entfernt, und die Speiseröhre wird dann mit dem oberen Dünndarm verbunden. Zur Vorbeugung gegen Anämie werden bei einer totalen Gastrektomie Vitamin-B_{12}-Injektionen verabreicht.

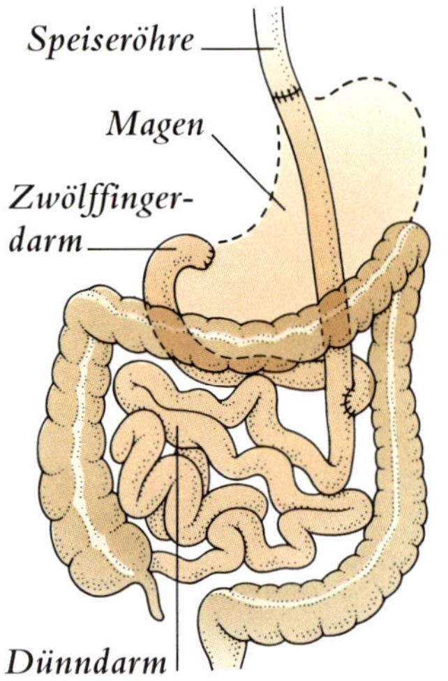

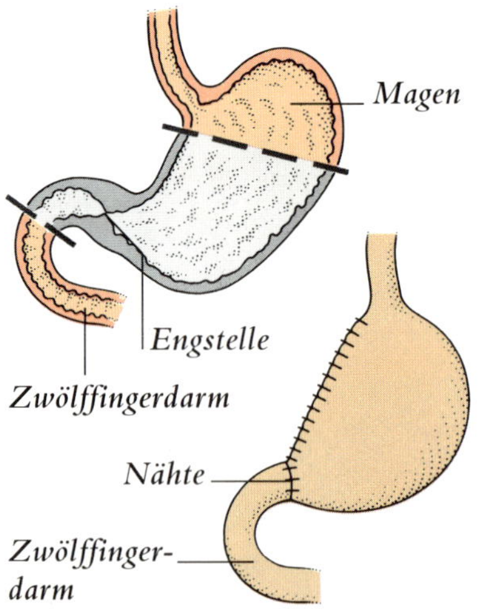

Partielle Gastrektomie

Auch wenn keine vollständige Heilung möglich ist, kann eine partielle Gastrektomie Hilfe bieten, wenn Krebs den oberen oder, wie hier gezeigt, den unteren Teil des Magens verstopft.

Gastritis

Eine Gastritis (Magenschleimhautentzündung) kann durch Alkohol, nichtsteroidale Antiphlogistika und /oder durch Rauchen entstehen. Die neueste Forschung konzentriert sich auf Infektionen durch das Bakterium *Helicobacter pylori* (rechts) als mögliche Ursache der Erkrankung. Eine Gastritis kann plötzlich oder allmählich entstehen. Symptome können Übelkeit, Schmerzen im Oberbauch und Verdauungsstörungen sein.

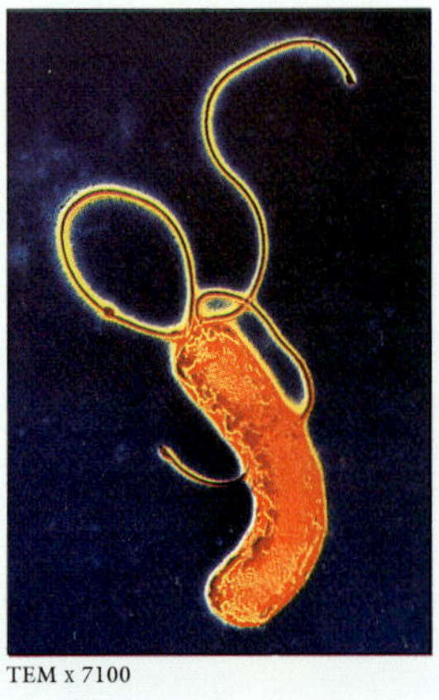

TEM x 7100

Peptisches Geschwür

In den Industrieländern erkranken ungefähr 10 Prozent aller Menschen im Laufe ihres Lebens an einem peptischen Geschwür. Die genaue Ursache ist nicht bekannt, aber das Bakterium Helicobacter pylori erhöht die Produktion von Magensäure und kann so Entzündungen und Geschwürbildung auslösen. Weitere Faktoren sind Reizstoffe wie Alkohol, Tabakrauch, nicht-steroidale Antiphlogistika, Streß und falsche Ernährung. Das Hauptsymptom sind Schmerzen im Oberbauch.

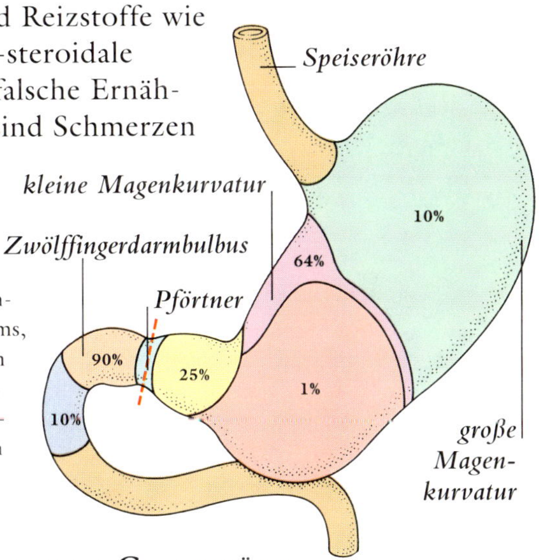

Vorkommen von peptischen Geschwüren

Peptische Geschwüre treten hauptsächlich im ersten Teil des Zwölffingerdarms, dem Bulbus, auf. Im Magen entstehen sie meist an der kleinen Kurvatur. Die Darstellung zeigt die prozentuale Verteilung von peptischen Geschwüren in der Bevölkerung der USA.

Entwicklung eines peptischen Geschwürs

Normalerweise schützt eine Schleimschicht, die von den Schleimzellen abgesondert wird, die Wand des Magens und des Zwölffingerdarms vor Salzsäure, Pepsin (ein Verdauungsenzym) und anderen, potentiell gefährlichen Substanzen.

1 Wenn Magensaft in Kontakt mit den Zellen der Magenwand kommt, wird die schützende Schleimschranke beschädigt. Im frühen Stadium wird die Schleimhaut nur teilweise zerstört. Die Folge ist Erosion, eine oberflächliche Schädigung der Schleimhaut.

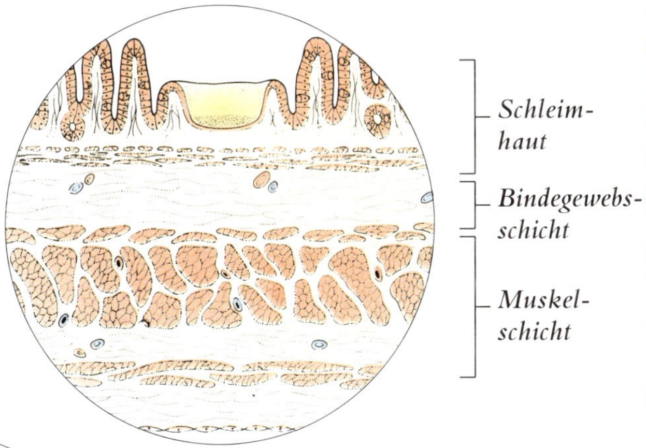

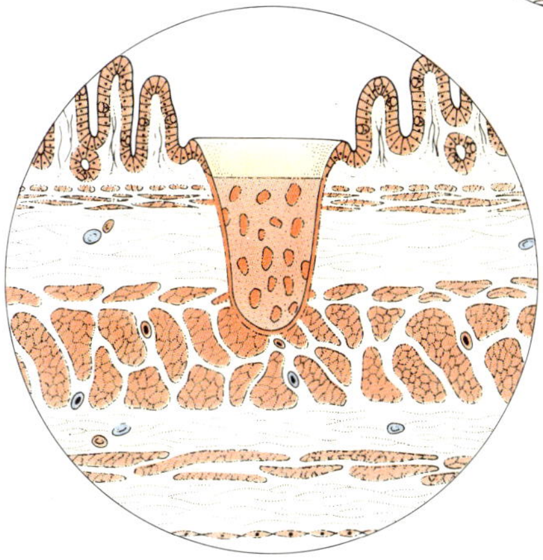

2 Ein echtes Geschwür durchdringt die gesamte Schleimhaut, oft auch die Bindegewebs- oder die Muskelschicht. Peptische Geschwüre sind meistens rund oder oval. Sie sind chronisch, und das Gewebe wird zur gleichen Zeit zerstört und erneuert.

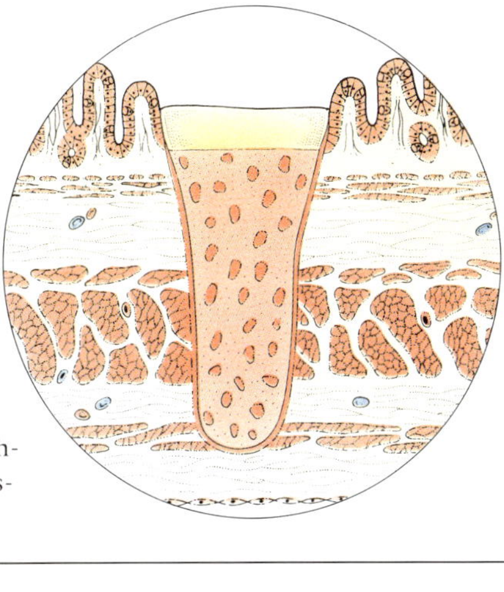

3 Ein peptisches Geschwür kann sich durch die gesamte Wand eingraben. Die Folge kann die Erosion einer großen Arterie mit starker Blutung sein. Weitere Komplikationen sind Perforationen der Wand, Entzündung des Bauchfells (Peritonitis) oder Verengung des Magenausgangs durch Narbengewebe.

Medikamentöse Behandlung

Antazida neutralisieren die Magensäure, schleimschützende Mittel bilden eine Schutzhülle. H_2-Blocker und Protonenpumpenblocker hemmen die Säureproduktion der Magenwandzellen. Neuere Ansätze sind Kombinationen von verschiedenen antibakteriellen Mitteln zur Bekämpfung von *Heliobacter pylori.*

Wirkung der Antazida

Antazida wie Magnesiumsilikat und Kalziumkarbonat sind hauptsächlich alkalische Substanzen, die die Magenwand neutralisieren. Sie lindern Schmerzen bei Geschwüren und fördern die Heilung.

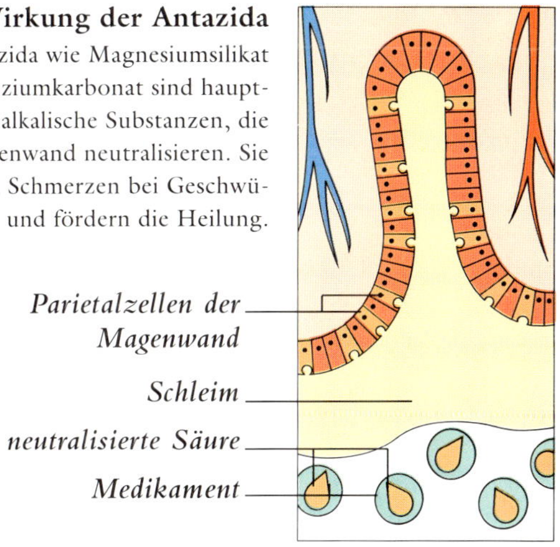

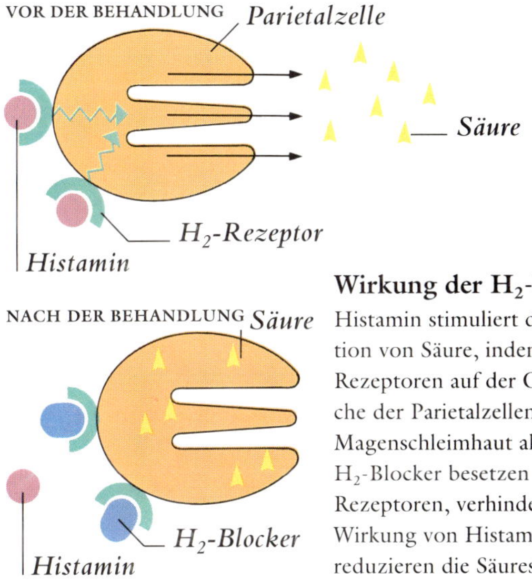

Wirkung der H_2-Blocker

Histamin stimuliert die Sekretion von Säure, indem es H_2-Rezeptoren auf der Oberfläche der Parietalzellen in der Magenschleimhaut aktiviert. H_2-Blocker besetzen diese Rezeptoren, verhindern die Wirkung von Histamin und reduzieren die Säuresekretion.

Operation

Einige Patienten müssen bei andauernder Geschwürbildung, Perforation, Blutung, Verengung oder Vernarbung operativ behandelt werden. Bei einer partiellen Gastrektomie wird entweder der säuresezernierende Teil des Magens entfernt oder, bei einem Magengeschwür, das Geschwür selbst.

Vagotomie

Eine Vagotomie reduziert die Säuresekretion, indem Nervenimpulse daran gehindert werden, in die Magenwand zu gelangen. Bei der trunkulären Vagotomie wird der gesamte Vagusnerv abgetrennt, bei der selektiven Vagotomie werden nur bestimmte Nervenäste durchtrennt (siehe Bild).

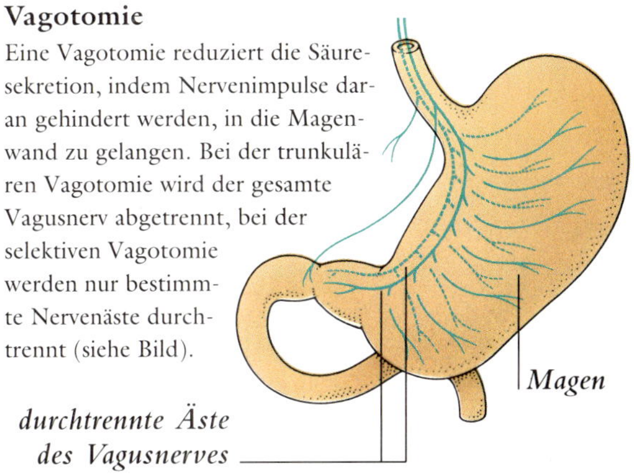

Erkrankungen der Leber

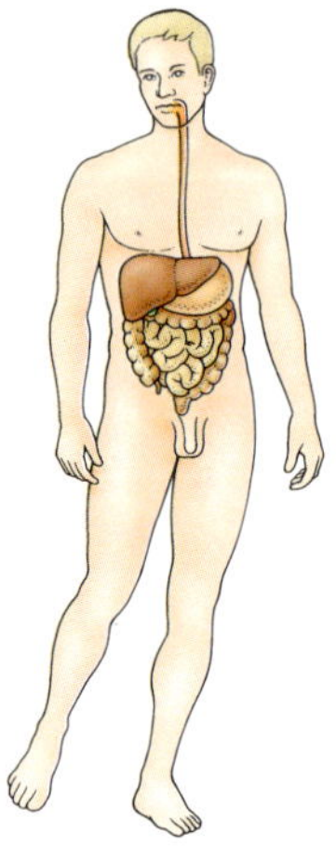

HÄUFIGE URSACHEN FÜR LEBERERKRANKUNGEN sind, neben übermäßigem Alkoholkonsum, Virusinfektionen der Leber und Arzneimittelunverträglichkeit. Chronische Leberschäden können Zirrhose verursachen. Wenn die Leber an Krebs erkrankt, ist dies meist die Folge von Metastasenbildung in anderen Körperteilen. Bei einer seltenen Störung, der Gallengangsatresie, sind die Gallenwege fehlentwickelt. Erfolgt innerhalb weniger Wochen keine Behandlung, kann diese Krankheit bei den betroffenen Neugeborenen zu Gelbsucht und Leberschäden führen.

Alkoholleber

Alkoholmißbrauch führt zu Leberschäden, die u. U. irreversibel sind. Im frühen Stadium treten keine Symptome auf, aber Bluttests können eine anormale Leberfunktion aufzeigen. Bei manchen Menschen entwickelt sich eine Alkoholleber aufgrund erblicher Veranlagung eher. Alkohol wird durch Leberenzyme zerlegt. Da Frauen weniger Enzyme haben, sind sie stärker gefährdet.

Fortschreitende Erkrankung

Alkohol verursacht zuerst eine anormale Ansammlung von Fett in den Leberzellen (Fettleber). Manchmal entwickelt sich eine Entzündung oder Alkoholhepatitis. Wenn der Alkoholkonsum nicht reduziert wird, können die Folgen Zirrhose und Leberversagen sein.

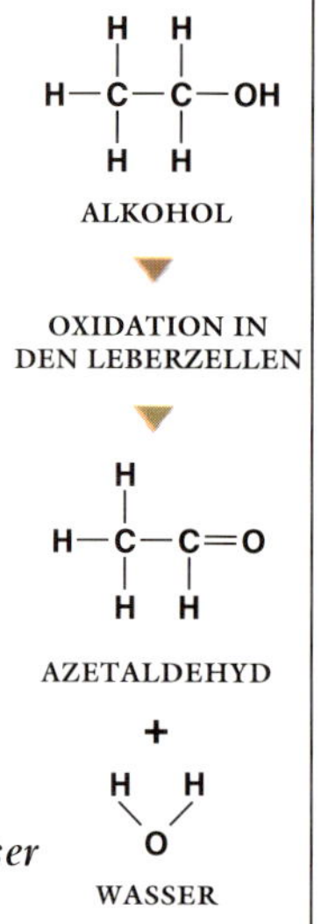

Wie ein Schaden entsteht
Ein Teil des Alkohols wird mit dem Urin oder Atem unverändert ausgeschieden, der größte Teil wird aber in der Leber in Azetaldehyd umgewandelt. Alkohol und Azetaldehyd sind für die Leber giftig.

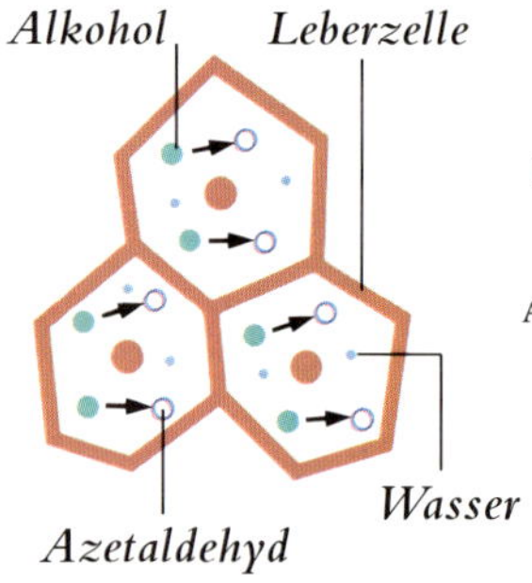

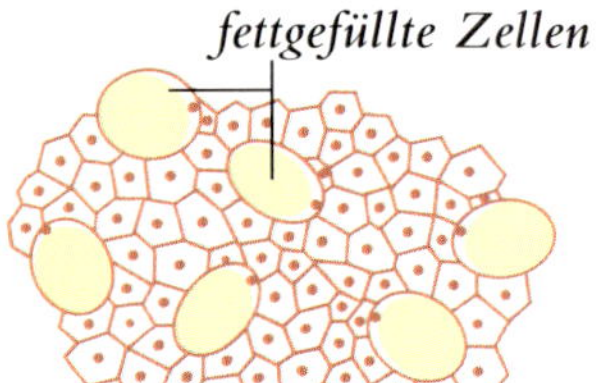

Fettleber
Da die Leberzellen mit Fetttröpfchen infiltriert werden, vergrößert sich die Leber.

Alkoholhepatitits
Azetaldehyd bewirkt eine akute Entzündung und Schädigung der Leber, die Leberfunktion ist beeinträchtigt.

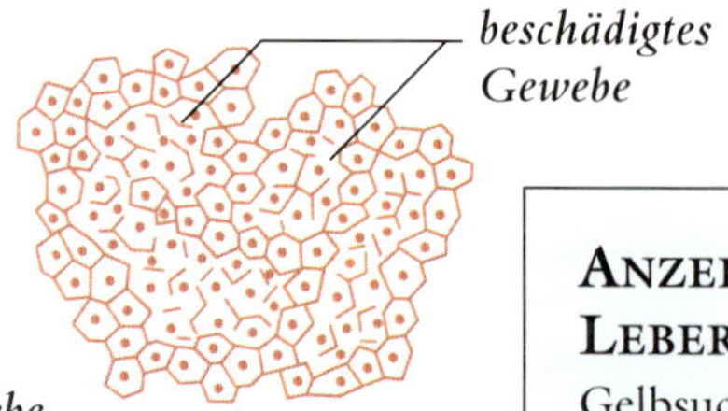

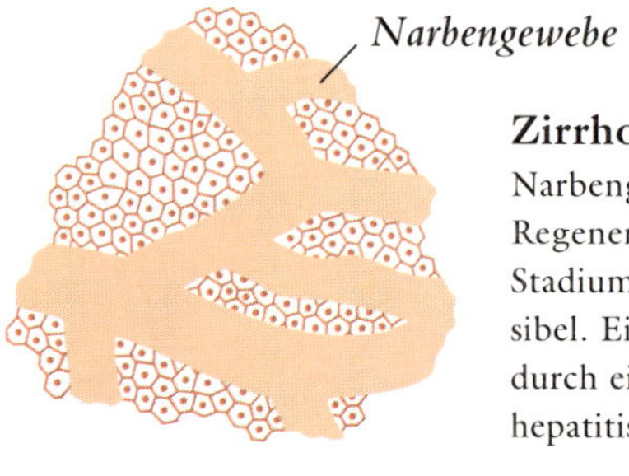

Zirrhose
Narbengewebsstreifen und Regeneratknötchen: In diesem Stadium ist der Schaden irreversibel. Eine Zirrhose kann auch durch eine chronische Virushepatitis verursacht werden.

Pfortaderhochdruck

Narbengewebe bei einer Zirrhose kann den Blutfluß in der Leber behindern, als Folge steigt der Druck in der Pfortader. Der erhöhte Druck bewirkt eine Ausweitung der Venen in der unteren Speiseröhre und dem Oberbauch. Die ausgeweiteten Venen können platzen und Blutungen verursachen. Wenn sich die Leberfunktion immer mehr verschlechtert, kann es zu geistigen Schäden kommen.

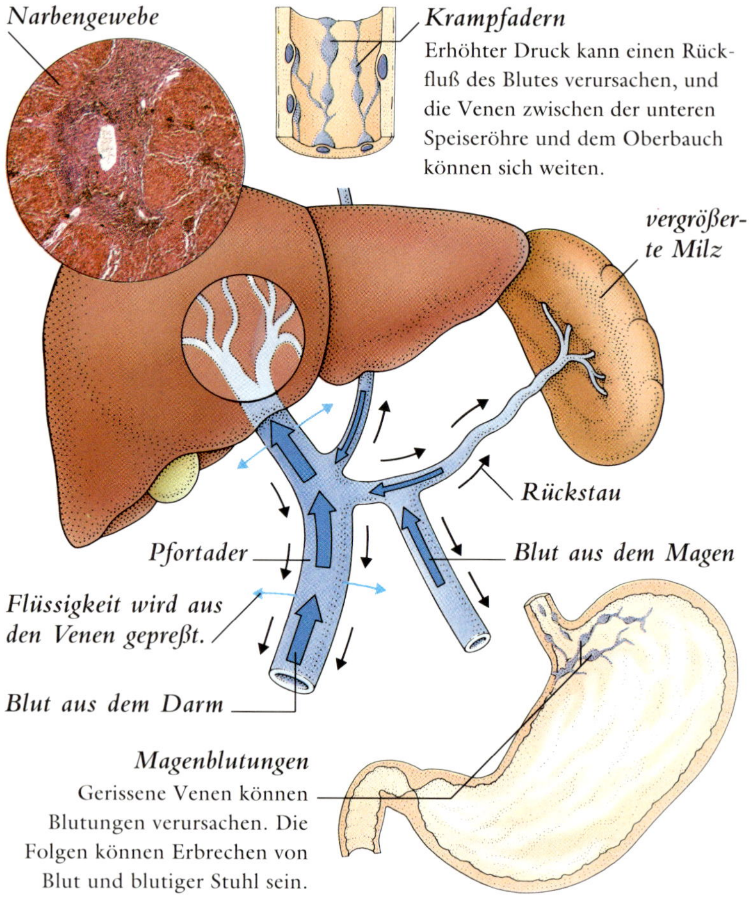

Anzeichen einer Lebererkrankung

Gelbsucht ist ein deutliches Symptom für eine Lebererkrankung. Die Augen und die Haut erscheinen gelb (siehe rechts). Weitere Symptome sind Übelkeit, Appetitlosigkeit, Gewichtsverlust, Bauchspannung und -schmerzen, gestörte Blutgerinnung und, bei Männern, Vergrößerung der Brüste.

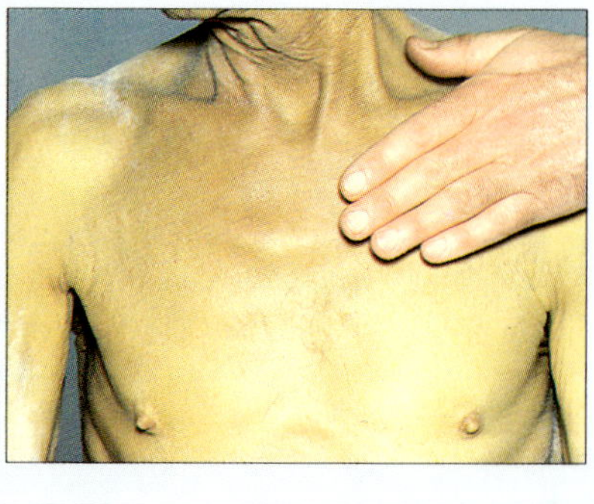

HEPATITIS

Hepatitis (Leberentzündung) wird meist durch eine Virusinfektion verursacht, besonders durch das Hepatitis-A-, -B- oder -C-Virus. Die Virushepatitis ist eine akute, kurz andauernde Erkrankung. Chronische Entzündungen können jedoch Zirrhose verursachen und das Risiko von Leberkrebs erhöhen. Andere Ursachen sind Arzneimittelunverträglichkeit, Vergiftung durch toxische Chemikalien (auch Medikamente und Alkohol) und bakterielle Infektionen.

Hepatitis-B-Virus

Eine Proteinhülle mit Oberflächenantigenen (Proteinen) umgibt den DNS-Kern dieses Virus, das durch kontaminiertes Blut, Spritzen, Geschlechtsverkehr oder von der Mutter bei der Geburt auf ihr Baby übertragen wird.

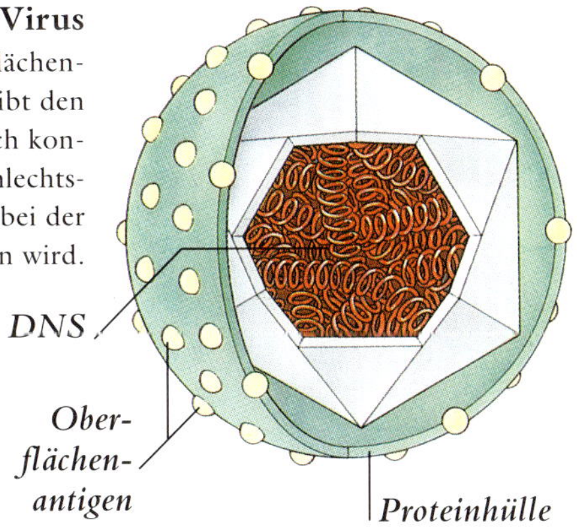

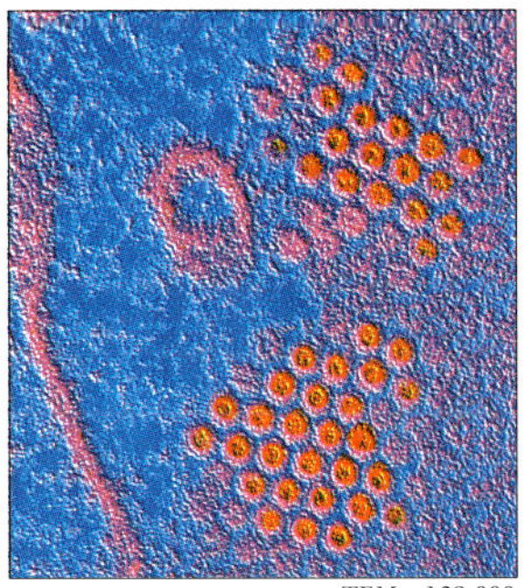

TEM x 139 000

Hepatitis-A-Virus

Hepatitis-A-Virusteilchen (rote Kreise) sind kleine, 20flächige Strukturen, die RNS enthalten. Dieser Typ wird meistens durch die Aufnahme verunreinigter Nahrung übertragen.

LEBERABSZESS

Ein Abszeß (Eiteransammlung) in der Leber kann die Folge einer Infektion durch Bakterien oder Amöben sein. Bakterien können sich von einem Infektionsherd auf eine andere Körperstelle ausbreiten. Ein Amöbenleberabszeß kommt häufig in den Tropen vor, v. a. nach einer Diarrhoe. Leberabszesse können Fieber, Übelkeit, Gewichtsverlust, Lebervergrößerung und Brustschmerzen auslösen.

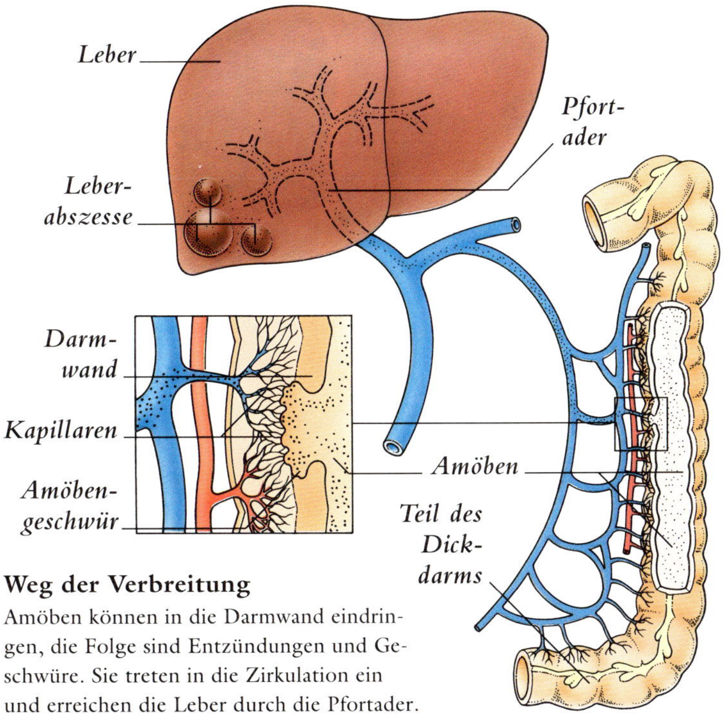

Weg der Verbreitung

Amöben können in die Darmwand eindringen, die Folge sind Entzündungen und Geschwüre. Sie treten in die Zirkulation ein und erreichen die Leber durch die Pfortader.

OPERATION

LEBERTRANSPLANTATION

Bei Leberkranken, die an einer stark schwächenden oder lebensbedrohlichen Krankheit leiden wie an fortgeschrittener Hepatitis, angeborener Gallengangsatresie oder primärer biliärer Zirrhose, kann die erkrankte Leber durch eine gesunde Spenderleber ersetzt werden. Die Patienten sollten nicht an schweren Infektionen, Herz- oder Lungenkrankheiten leiden. Sie müssen Immunsuppressiva einnehmen, um Abstoßungsreaktionen zu verhindern.

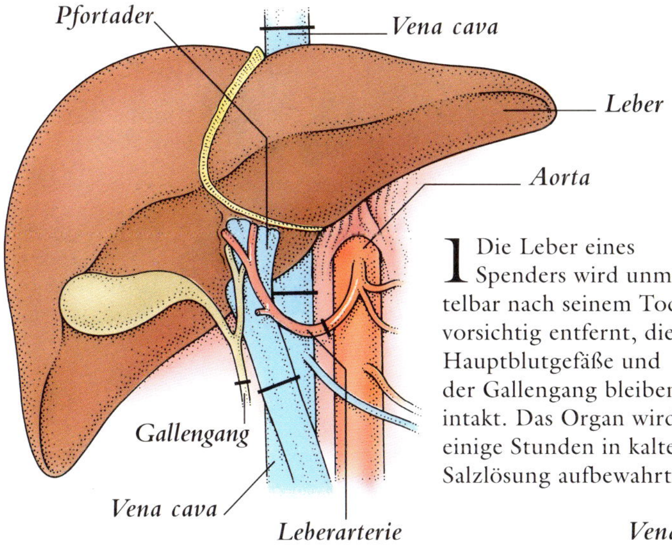

1 Die Leber eines Spenders wird unmittelbar nach seinem Tod vorsichtig entfernt, die Hauptblutgefäße und der Gallengang bleiben intakt. Das Organ wird einige Stunden in kalter Salzlösung aufbewahrt.

2 Der Bauch des Empfängers wird geöffnet, und die Hauptvene im Bauch, die Vena cava, wird ober- und unterhalb der Leber abgeklemmt. Venöses Blut wird über einen Bypass abgeleitet. Die Leberarterie, der Gallengang sowie die Pfortader werden abgetrennt und die gesamte erkrankte Leber entfernt.

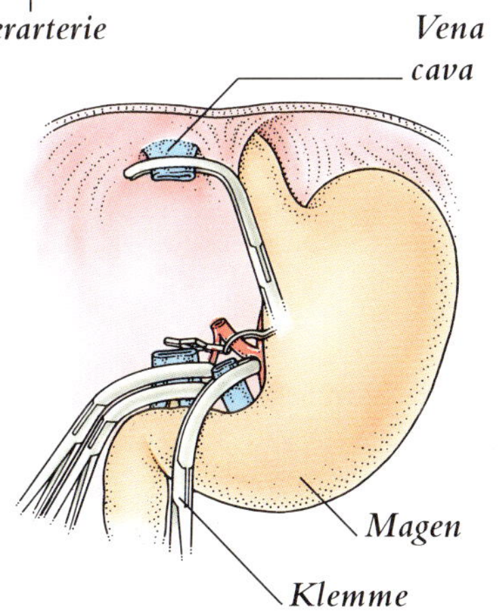

3 Die neue Leber wird eingesetzt, die Vena cava, die anderen Blutgefäße und der Gallengang werden wieder verbunden.

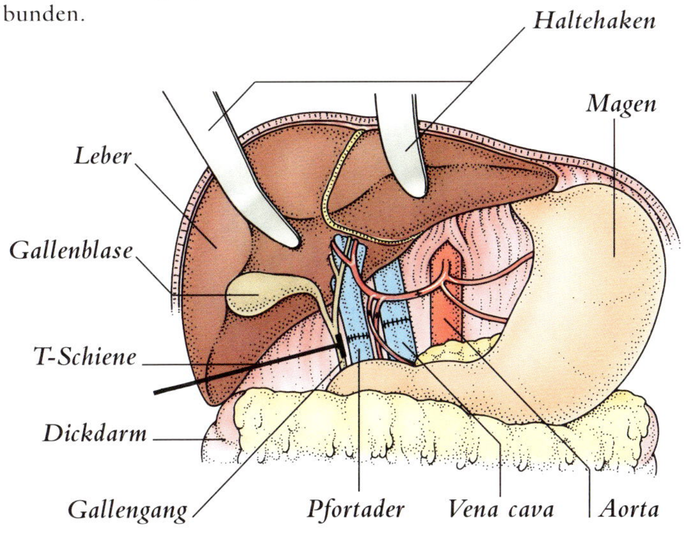

ERKRANKUNGEN DER GALLENBLASE UND DER BAUCHSPEICHELDRÜSE

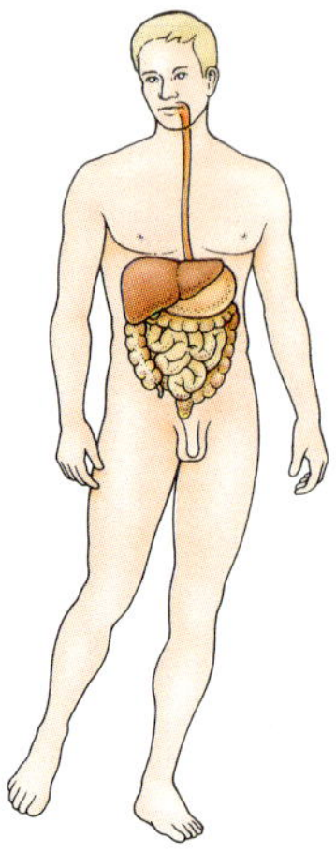

DIE MEISTEN ERKRANKUNGEN DER GALLENBLASE werden durch Gallensteine verursacht. Bauchspeicheldrüsenentzündung kann die Folge von Gallensteinen, Alkoholmißbrauch oder einer Virusinfektion sein. Weitere Erkrankungen der Bauchspeicheldrüse (Pankreas) sind Krebs und Pseudozysten. Eine gestörte Drüsenfunktion kann Diabetes mellitus verursachen und die Absorption von Nährstoffen behindern.

BAUCHSPEICHELDRÜSENKREBS

Bauchspeicheldrüsenkrebs tritt meist bei älteren Menschen auf. Die Hauptsymptome sind dumpfe Schmerzen im Oberbauch, die bis in den Rücken ausstrahlen, Appetits- und Gewichtsverlust sowie Gelbsucht. Der Krebs kann sich vom Bauchspeicheldrüsenkopf direkt in den Zwölffingerdarm sowie auf die Leber und die Lunge ausbreiten.

Krebsherd
Am häufigsten entwickelt sich Krebs im Bauchspeicheldrüsenkopf, besonders im Bereich der Ampulle. Das exokrine Gewebe ist häufiger betroffen als das endokrine.

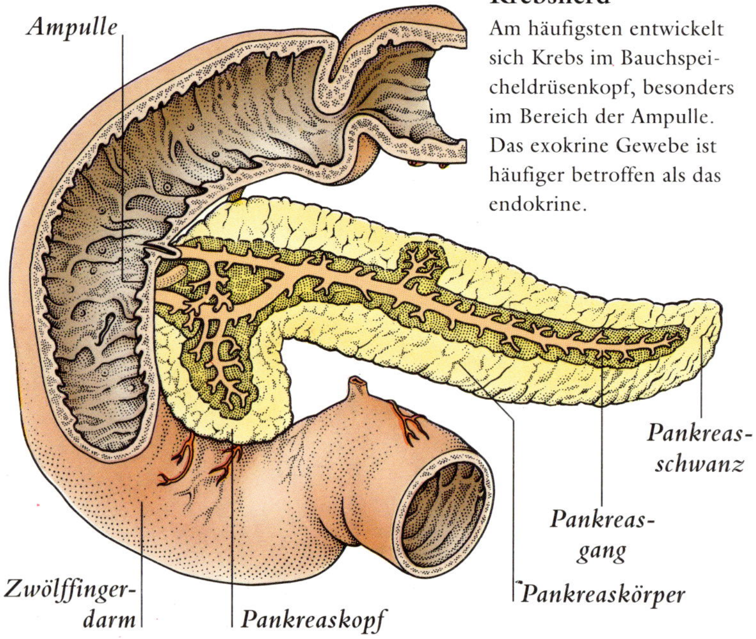

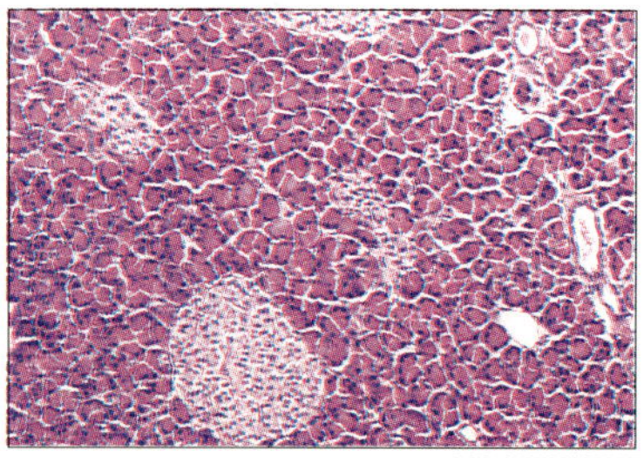
LM-AUFNAHME

Gesundes Gewebe
Das exokrine Gewebe besteht aus Zellansammlungen (Acini), die Verdauungsenzyme absondern. Der große, blasse Kreis stellt die Langerhans Inseln (endokrines Gewebe) dar, die Hormone direkt in den Blutstrom abgeben.

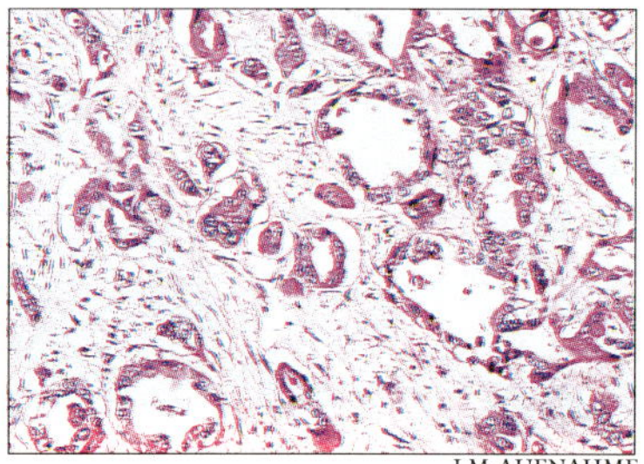
LM-AUFNAHME

Krebsgewebe
Bei einem Bauchspeicheldrüsenkarzinom ersetzen Gruppen unregelmäßig geformter, bösartiger Zellen mit einem vergrößerten Kern die kleineren, gesunden Zellen. Erkranktes Gewebe ist nicht so systematisch aufgebaut wie gesundes.

OPERATION

DRÄNIEREN EINER PSEUDOZYSTE

Eine Bauchspeicheldrüsen-Pseudozyste ist eine flüssigkeitsgefüllte Blase, die sich zwischen Bauchspeicheldrüse und Magen entwickelt. Oft ist sie die Folge einer entzündeten Bauchspeicheldrüse (Pankreatitis). Die Symptome sind Übelkeit, Fieber und Aufblähen des Oberbauchs. Viele Zysten verschwinden von alleine, manche müssen operiert werden.

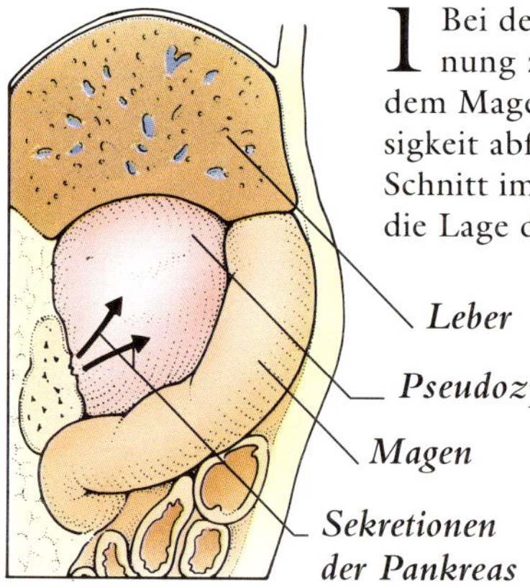

SEITENANSICHT

1 Bei der Operation wird eine Öffnung zwischen der Pseudozyste und dem Magen geschaffen, damit die Flüssigkeit abfließen kann. Zuerst wird ein Schnitt im Oberbauch ausgeführt und die Lage der Pseudozyste festgestellt.

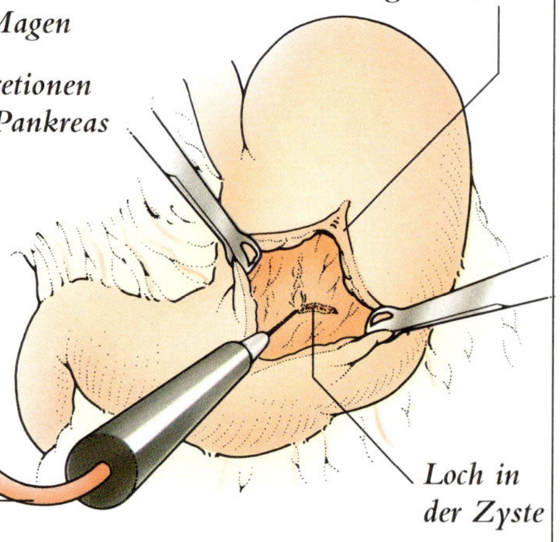

2 Die vordere Magenwand wird geöffnet. Durch diese Öffnung wird ein Loch in die hintere Magenwand geschnitten sowie ein weiteres Loch in die Zystenwand.

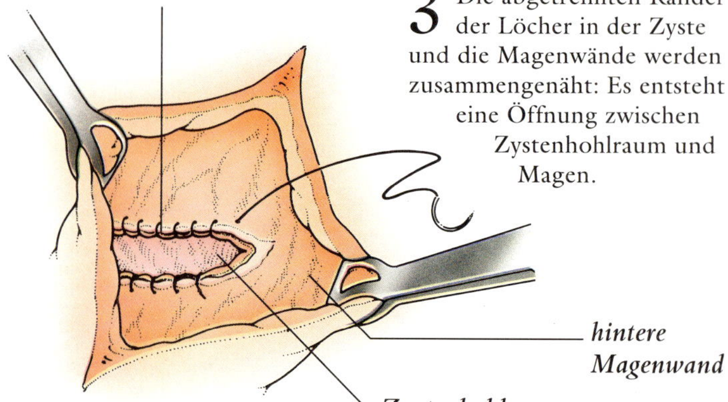

3 Die abgetrennten Ränder der Löcher in der Zyste und die Magenwände werden zusammengenäht: Es entsteht eine Öffnung zwischen Zystenhohlraum und Magen.

GALLENSTEINE

Gallensteine bestehen aus Bilirubin und Cholesterin. Meist entstehen sie durch ein Ungleichgewicht der chemischen Zusammensetzung der Galle. Vor allem übergewichtige Frauen mittleren Alters sind betroffen. Die Steine können von der Gallenblase in den Ausführungsgang wandern, fallen aber u. U. wieder in den Gallenblasenraum zurück, gelangen durch den gemeinsamen Gallengang in den Zwölffingerdarm oder bleiben stecken.

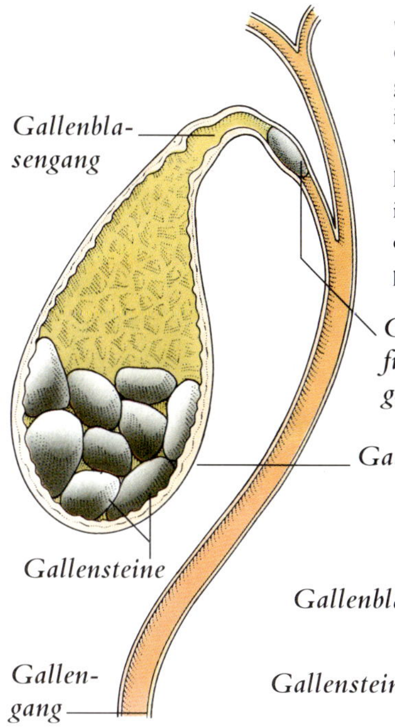

Steine im Gallenblasengang

Gallensteine, die durch den Gallenblasengang wandern, können starke Schmerzen im Oberbauch (Gallenkolik) auslösen. Wenn ein Stein im Gang steckenbleibt, kann Galle die Gallenblase reizen und infizieren. Die Folge ist Cholezystitis, eine akute Entzündung; mögliche Symptome sind Übelkeit und Fieber.

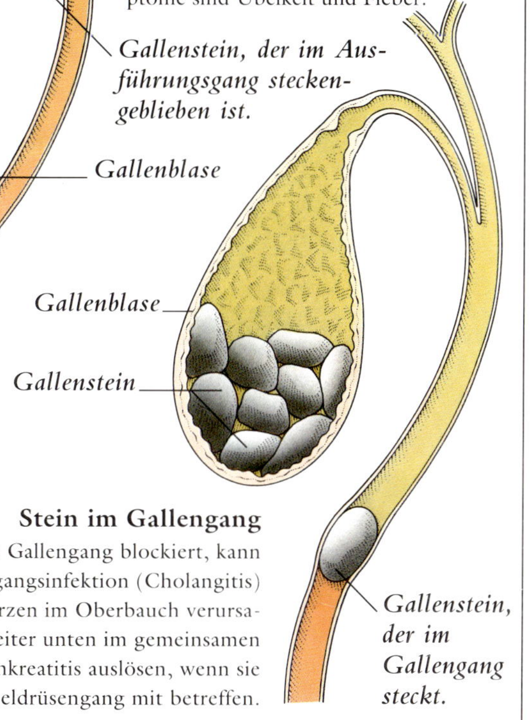

Stein im Gallengang

Ein Stein, der den Gallengang blockiert, kann Gelbsucht, Gallengangsinfektion (Cholangitis) oder schwere Schmerzen im Oberbauch verursachen. Gallensteine weiter unten im gemeinsamen Gallengang können Pankreatitis auslösen, wenn sie den Bauchspeicheldrüsengang mit betreffen.

Seltenere Komplikationen

Eine entzündete Gallenblase kann ein Empyem (Eiteransammlung) verursachen, oder sie kann perforieren und lecken. Wenn ein Stein den Gallenblasengang verstopft, kann sich eine Mukozele bilden, deren Schleim die Gallenblase ausweitet. Manchmal bildet sich zwischen Gallenblase und Darm ein anormaler Verbindungsgang, eine Fistel. Bei wiederholter Gallenblasenentzündung kann die Gallenblase schrumpfen oder vernarben.

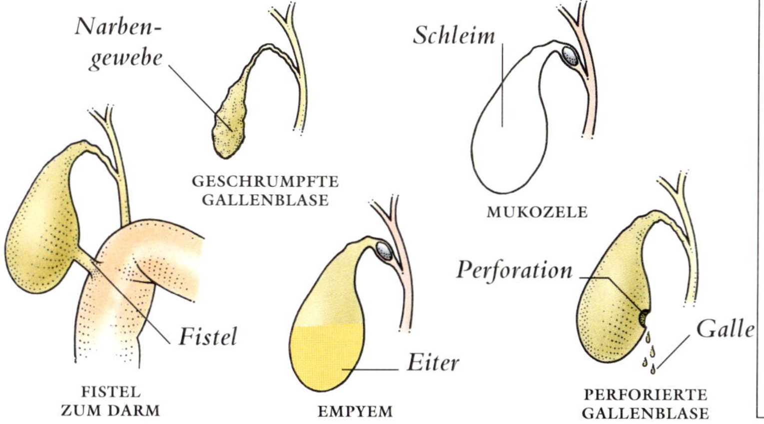

Behandlung von Gallensteinen

Gallensteine müssen behandelt werden, wenn Symptome auftreten, wenn die Gallenblase entfernt werden muß (Cholezystektomie) oder wenn Steine den Gallengang blockieren. Cholezystektomien werden immer häufiger mit einer Laparaskopie durchgeführt, wobei der Bauch nicht geöffnet werden muß. Kleine oder mittelgroße Steine können medikamentös aufgelöst werden.

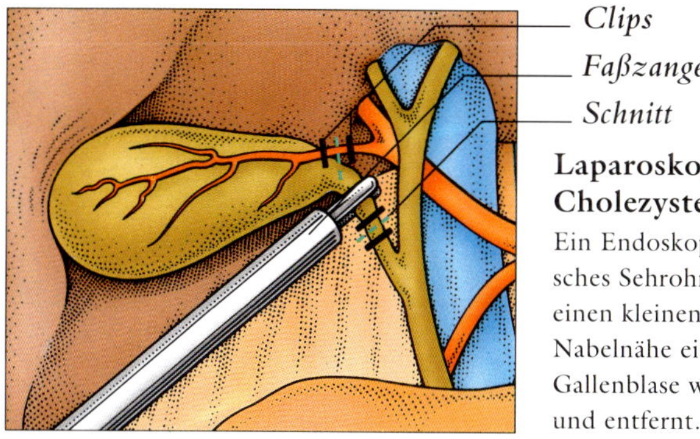

Laparoskopische Cholezystektomie

Ein Endoskop, ein faseroptisches Sehrohr, wird durch einen kleinen Schnitt in Nabelnähe eingeführt. Die Gallenblase wird abgetrennt und entfernt.

OPERATION

Entfernung eines Gallensteins

Gallensteine können mit einem flexiblen Endoskop aus dem unteren Ende des Gallengangs entfernt werden. Das Rohr wird durch den Mund, in die Speiseröhre, durch den Magen und schließlich in den Zwölffingerdarm eingeschoben. Durch die Ampulle können feine Drahtinstrumente in den Gallengang eingeführt werden.

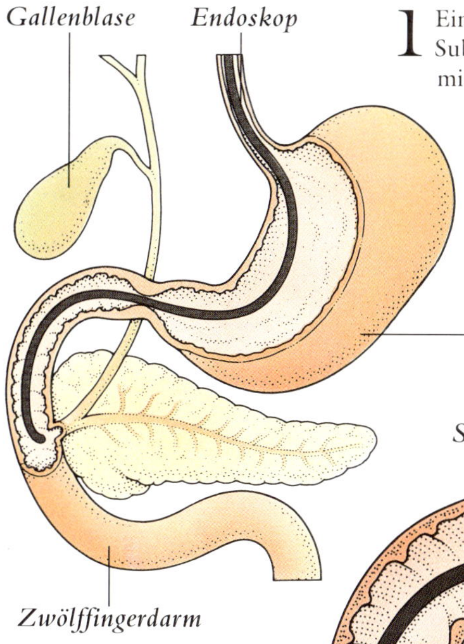

1 Eine strahlenundurchlässige Substanz oder ein Kontrastmittel wird über einen Kanal im Endoskop in den Gallengang eingeführt und der Gallenstein lokalisiert. Auf einem Monitor wird der Weg des Mittels entlang des Ganges verfolgt.

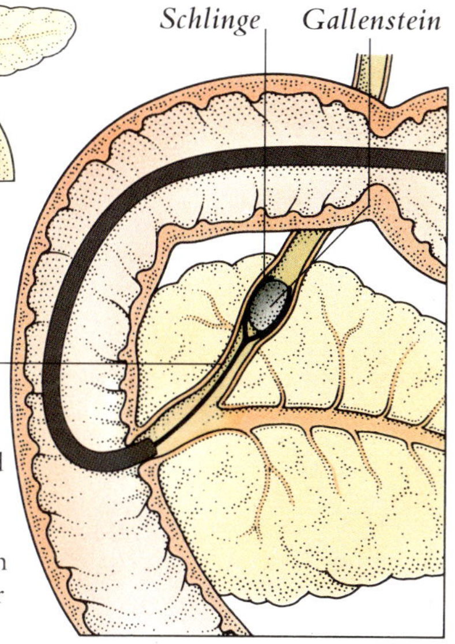

2 Eine Drahtschlinge wird durch einen anderen Kanal des Endoskops in den Gallengang eingeführt. Wenn der Stein zu groß ist, kann er zuerst zertrümmert werden.

Erkrankungen des Darms und des Afters

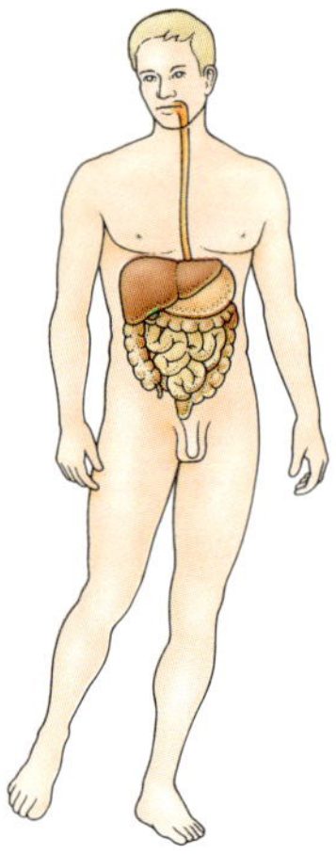

DARMINFEKTIONEN, DIE HÄUFIGSTEN ERKRANKUNGEN DES VERDAUUNGSTRAKTES, sind weltweit verbreitet. In den Entwicklungsländern sterben viele Kinder daran. In den Industrieländern sind sie ein geringeres Problem; hier sind die Hauptprobleme Krebs und chronische Entzündungen. Die Symptome einer Infektion sind Durchfall, Verstopfung, Fieber, Schüttelfrost, Schmerzen und Blutungen.

ENTZÜNDLICHE DARMKRANKHEITEN

Der Begriff entzündliche Darmkrankheiten umfaßt Colitis ulcerosa und die Crohn-Krankheit, beides chronische Darmentzündungen. Die Ursache kann ein Angriff des Immunsystems auf das körpereigene Gewebe sein. Die Symptome sind Fieber, Blutungen, Bauchschmerzen und Durchfall. Die Diagnose wird meistens durch Barium-Röntgenkontrastuntersuchungen, Darmspiegelungen und Mikroskopien von Darmgewebsproben erstellt. Zur Behandlung können nicht-steroidale Antiphlogistika eingesetzt werden.

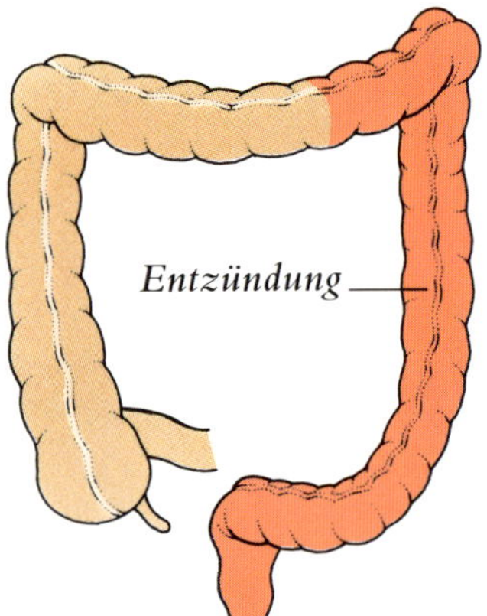

Colitis ulcerosa
Colitis ulcerosa betrifft den gesamten Dickdarm oder Teile davon. Die Symptome sind Diarrhoe und Blut, manchmal Eiter im Stuhl. Da bei den Betroffenen ein erhöhtes Darmkrebsrisiko besteht, sollten sie sich regelmäßig untersuchen lassen.

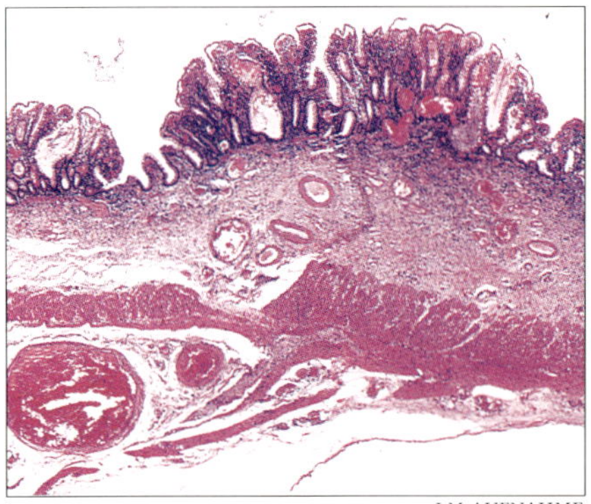

LM-AUFNAHME

Schleimhautentzündung
Diese Gewebsprobe aus einem an Colitis ulcerosa erkrankten Dickdarm zeigt das typische Fleckenmuster und die Entzündung der Schleimhaut.

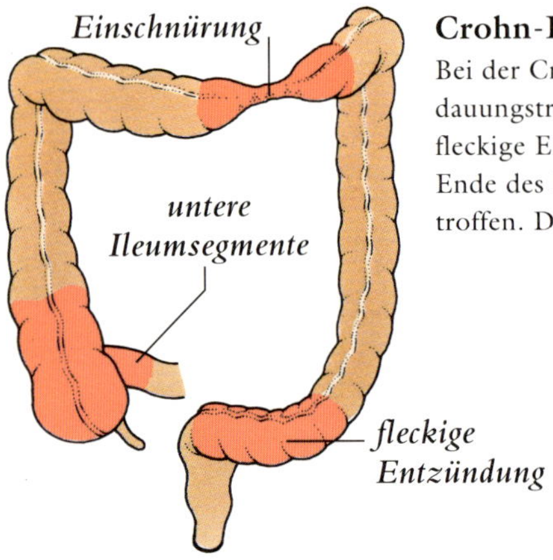

Crohn-Krankheit
Bei der Crohn-Krankheit können sich überall im Verdauungstrakt Verengungen oder Einschnürungen sowie fleckige Entzündungen bilden. Am häufigsten ist das Ende des Dünndarms am Übergang zum Dickdarm betroffen. Die Nahrung wird nur noch begrenzt absorbiert.

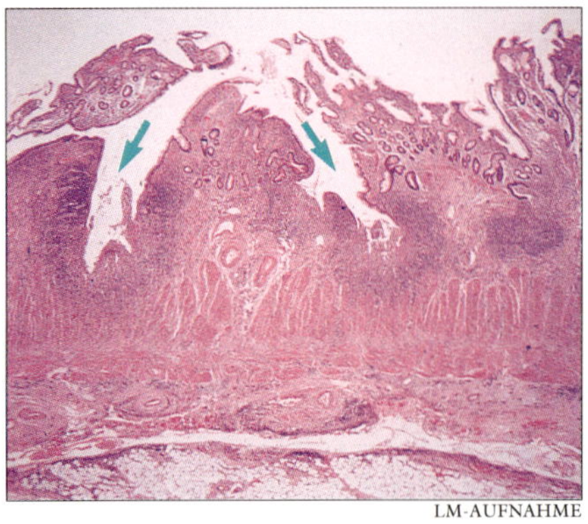

LM-AUFNAHME

Entzündete Wand
Typische Auswirkungen der Krankheit sind Entzündungen der Darmwand mit Geschwürbildung, die sich bis in die submuköse Schicht (Pfeile) erstreckt.

DIVERTIKULOSE

Diese Krankheit tritt meist bei älteren Menschen im unteren Dickdarm auf. Es gibt zwei Formen: Divertikulose (Taschen oder Divertikel in der Darmwand) und Divertikulitis (Entzündung dieser Taschen). Oft treten keine Symptome auf, manchmal kommt es zu Bauchschmerzen und -spannung, Durchfall, Verstopfung, Gasansammlungen und Rektalblutungen. Die Ursache ist u. a. eine ballaststoffarme Ernährung.

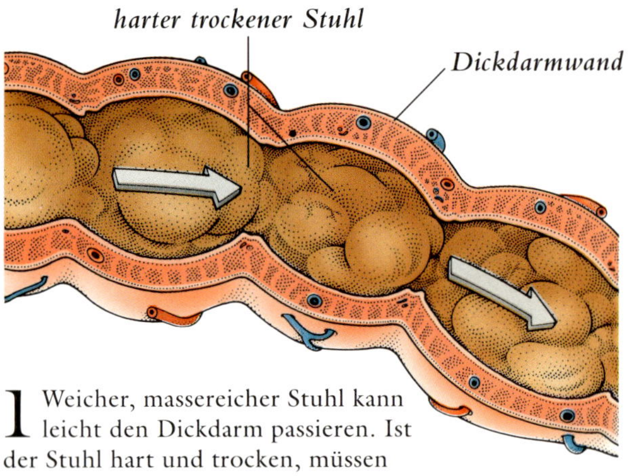

1 Weicher, massereicher Stuhl kann leicht den Dickdarm passieren. Ist der Stuhl hart und trocken, müssen die Kontraktionen stärker werden, auf die Dickdarmwand entsteht Druck.

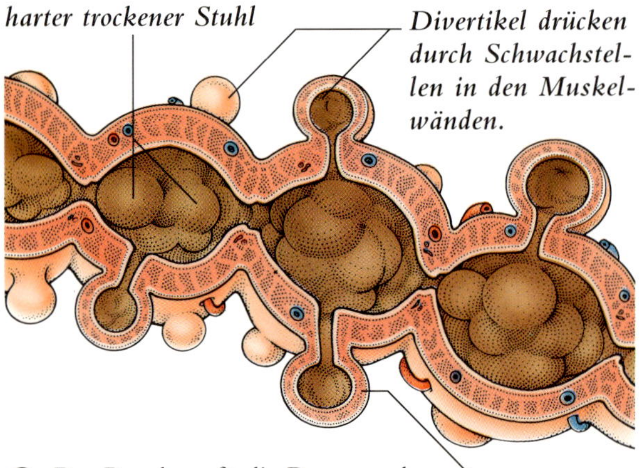

2 Der Druck preßt die Darmwand durch Schwachstellen im Darmwandmuskel: Taschen entstehen, in die leicht Bakterien eindringen und Entzündungen auslösen können. Die Folgen sind Bauchschmerzen und Schwellungen.

REIZKOLON

Bis zu 40 Prozent der Bevölkerung leiden möglicherweise an einem Reizkolon, aber nur wenige suchen einen Arzt auf. Die chronische Erkrankung ist die Folge einer gestörten Muskelbewegung im Dickdarm. Die Symptome können Durchfall, Verstopfung, Bauchschmerzen und Blähungen sein; Angstgefühle können den Zustand verschlimmern. Zu einer Therapie gehören Nahrungsumstellung, Entspannung und Spasmolytika.

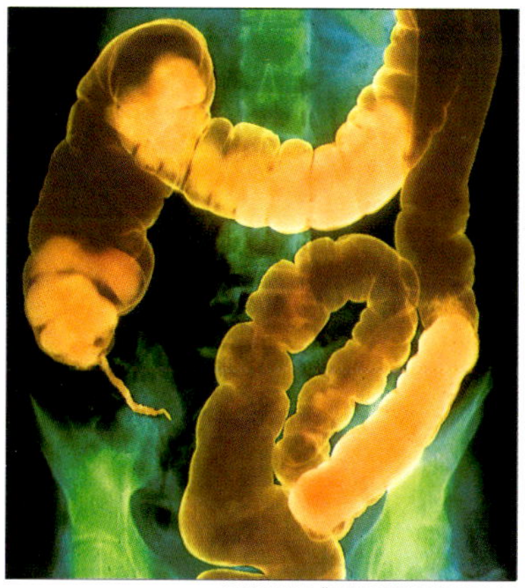

BARIUM RÖNTGENAUFNAHME

Diagnose
Bevor eine Diagnose auf Reizkolon erstellt wird, müssen alle anderen Erkrankungen ausgeschlossen werden. Mit einer Barium-Röntgenaufnahme kann man die Krankheit von der Divertikel-Krankheit, einer entzündlichen Darmkrankheit, und Dickdarmkrebs unterscheiden. Der Dickdarm links im Bild erscheint gesund.

DICKDARMKREBS

Dickdarmkrebs ist eine der häufigsten Krebsarten in den Industrieländern. Risikofaktoren sind eine entzündliche Darmkrankheit und Darmpolypen. Die Symptome sind Blut im Stuhl, veränderte Darmtätigkeit und Bauchschmerzen. Bei über 50jährigen sollte der Stuhl auf Blut untersucht werden; ist das Ergebnis positiv, wird eine Darmspiegelung durchgeführt.

Darmspiegelung
Ein Koloskop (flexibles Sehrohr) wird durch den After in den Dickdarm eingeführt: Die Ursache der Symptome kann festgestellt, Tumoren und entzündete Bereiche können lokalisiert und Gewebsproben entnommen werden.

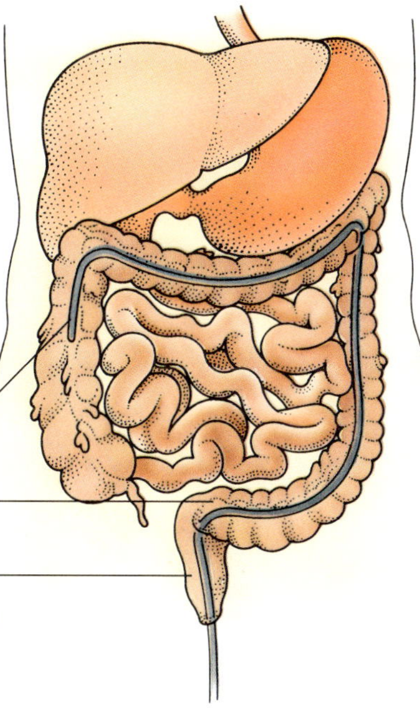

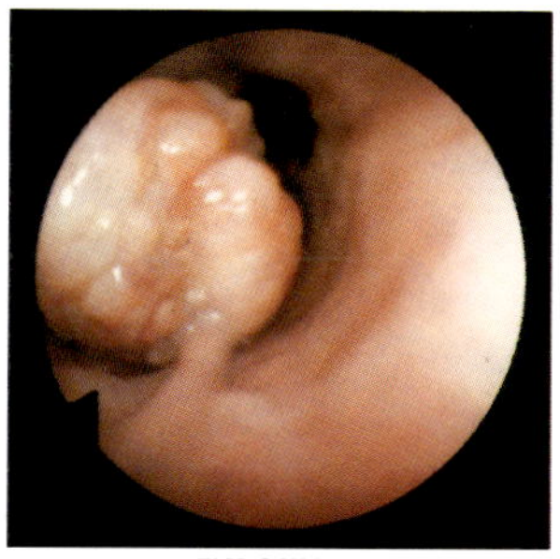

ENDOSKOPISCHE ANSICHT

Polyp im Dickdarm
Polypen sind anormale Auswüchse, die aus einer Schleimhaut ragen (links im Bild). Sie können Blutungen oder Anämie verursachen und auch bösartige Tumoren bilden. Während einer Darmspiegelung können sie entfernt werden.

OPERATION

TEIL-KOLEKTOMIE

Dickdarmkrebs kann entfernt werden, indem man das kranke Gewebe und noch einen Teil darüber hinaus sowie erkrankte Lymphknoten entfernt. Der gesunde Teil des Dickdarms wird dann wieder angenäht. Manchmal wird vorübergehend ein künstlicher Darmausgang gelegt, durch den der Stuhl entleert werden kann.

1 Dickdarmkrebs beginnt oft als Polyp in den Schleimdrüsen der Darmwand. Das Karzinom kann in die Darmwand eindringen oder sich auf nahegelegene Lymphknoten und dann auf entferntere Organe ausbreiten.

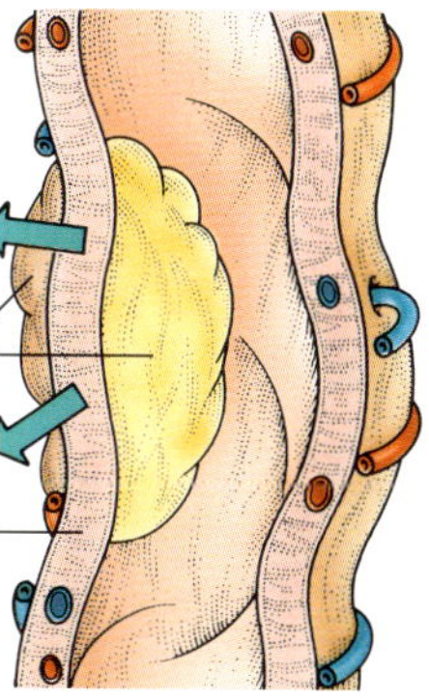

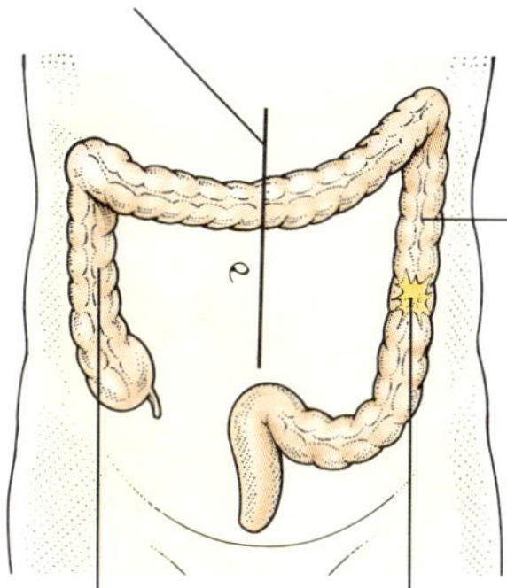

2 In die Bauchwand wird ein Schnitt ausgeführt. Jetzt kann der Dickdarm durch die Bauchhöhle untersucht und die Lage des Tumors bestätigt werden.

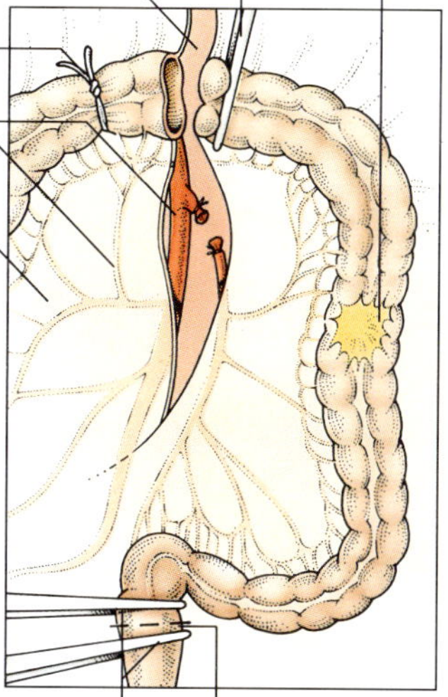

3 Der Dickdarm wird ober- und unterhalb der erkrankten Stelle abgeklemmt, der Abschnitt mit dem Tumor wird herausgeschnitten. Die umgebenden Lymph- und Blutgefäße sowie das Mesenterium (Bindegewebsmembran) werden zusammen abgeschnitten.

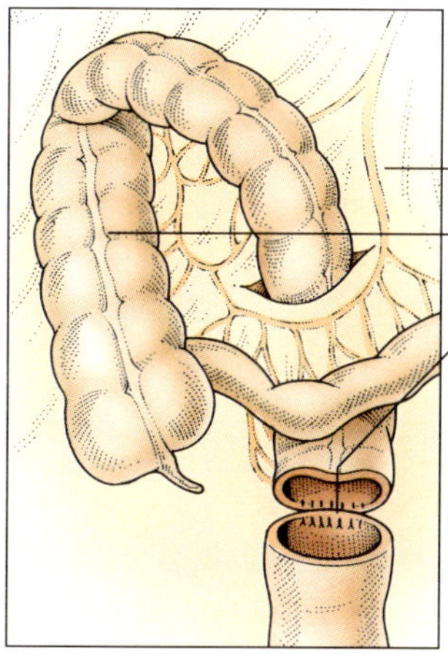

4 Die gesunden Schnittstellen des Dickdarms werden zusammengenäht. Manchmal wird das obere Ende mit einem speziellen Heftinstrument direkt mit dem Enddarm verbunden.

DARMINFEKTIONEN

Die verbreitetste Darminfektion ist eine Virus-Gastroenteritis, aber sie kann auch durch Bakterien und Protozoen ausgelöst werden, die Wasser oder Lebensmittel verseuchen. Die häufigsten Symptome sind Erbrechen, Durchfall und Bauchschmerzen. Normalerweise klingt eine Gastroenteritis nach ein paar Tagen wieder ab, lediglich der Flüssigkeitsverlust muß ausgeglichen werden. Andere Infektionen werden mit Antibiotika behandelt.

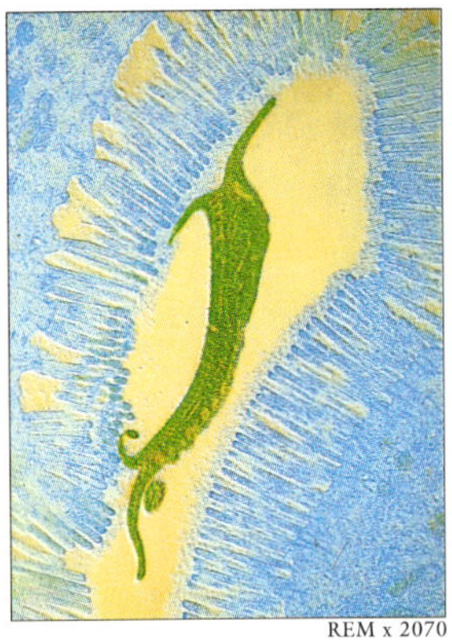

REM x 2070

Giardia

Giardia lamblia ist ein birnenförmiges Protozoon. Es heftet sich an den oberen Dünndarm. Infizieren können sich Menschen, die in Gebiete verreisen, in denen das Wasser verseucht ist.

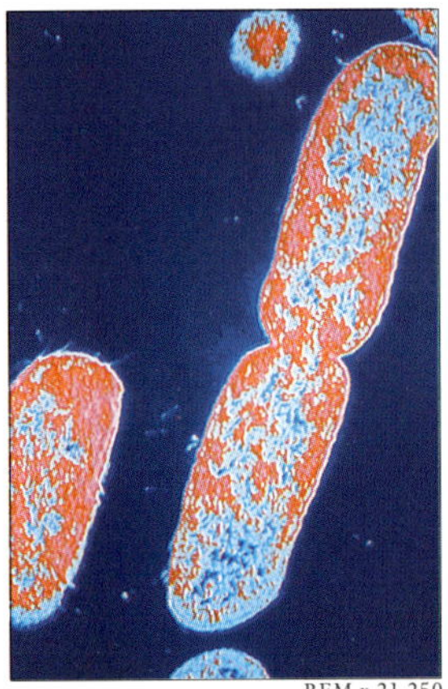

REM x 21 250

Salmonellen

Eier oder Geflügel, die mit *Salmonella enteritidis* verseucht sind, verursachen Gastroenteritis. Andere Salmonellenarten können in den Blutstrom eindringen und Schüttelfrost, Fieber oder Abszesse bewirken.

BLINDDARMENTZÜNDUNG

Besonders bei Kindern tritt häufig Blinddarmentzündung auf. Der rechte Unterbauch schmerzt und ist druckempfindlich. Weitere Symptome sind leichtes Fieber, Übelkeit, Erbrechen und Appetitsverlust. Gewöhnlich wird eine Appendektomie (Wurmfortsatzentfernung) durchgeführt. Ein nicht behandelter, entzündeter Wurmfortsatz kann durchbrechen und Peritonitis (Bauchfellentzündung) und Abszesse verursachen.

Entzündeter Wurmfortsatz

Bei Blinddarmentzündung ist der Wurmfortsatz entzündet, ein kurzer, blind endender Schlauch, der aus dem Blinddarm herausragt.

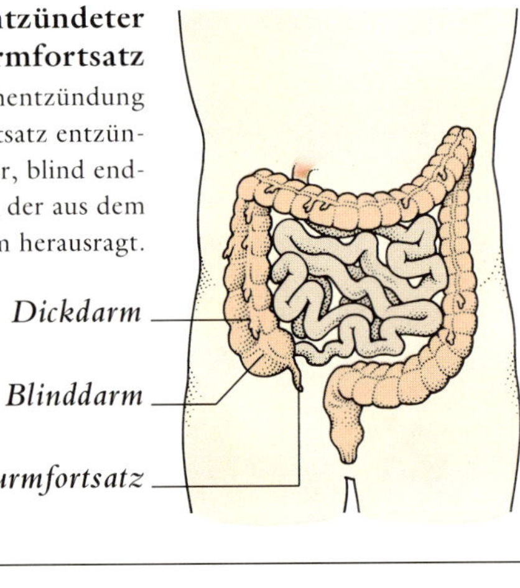

DARMVERSCHLUSS

Ein Darmverschluß muß u. U. sofort operativ behandelt werden. Er kann Bauchschmerzen und Blähungen, Verstopfung, Wasserverlust und manchmal Erbrechen verursachen. Ein Verschluß kann durch eine Röntgenaufnahme des Bauches bestätigt werden. Für gewöhnlich wird intravenös Flüssigkeit verabreicht und Flüssigkeit aus dem Bauch abgesaugt.

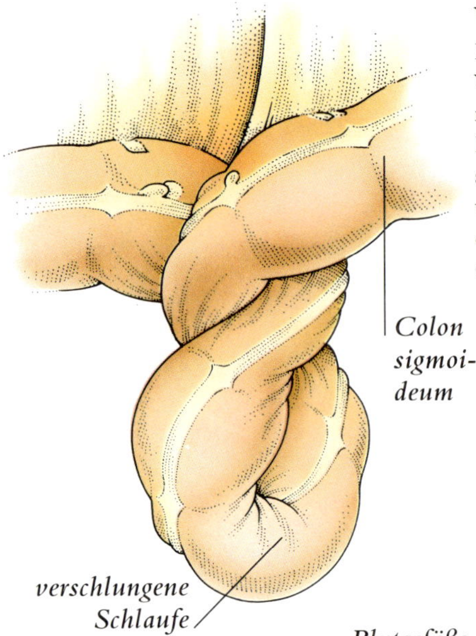

Volvolus

Ein Volvolus (Darmverschlingung) kann einen Verschluß verursachen. Er kann intermittierend auftreten und krampfartige Schmerzen, Blähungen und Erbrechen auslösen. Der verschlungene Abschnitt muß operativ entfernt werden. Ein nicht behandelter Volvulus kann die Blutzufuhr zum Darm unterbinden und eine Gangrän verursachen.

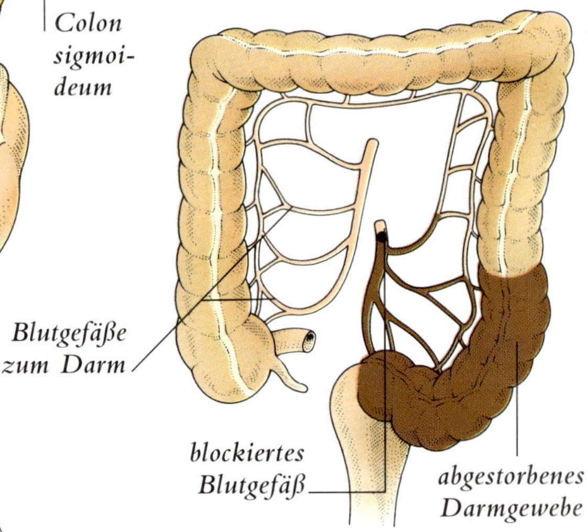

Mesenterialinfarkt

Wenn ein Blutgefäß in der Darmhaut – das Mesenterium – blockiert ist, wird ein Abschnitt des Darms nicht mehr durchblutet. Dieser sog. Mesenterialinfarkt ist selten, aber sehr gefährlich. Im betroffenen Segment entwickelt sich eine Gangrän, und es stirbt ab, wenn es nicht sofort behandelt wird.

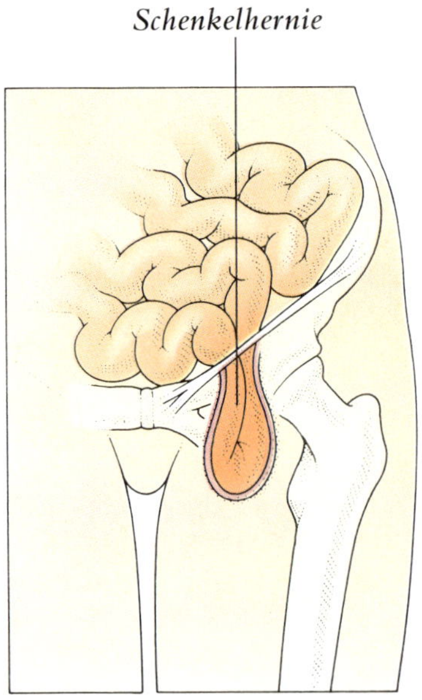

Hernie

Eine Hernie ist ein anormales Hervortreten von Darmteilen durch eine Schwachstelle in der Bauchwand. Im Bild links tritt der Darm durch einen engen Oberschenkelkanal, bleibt stecken und verursacht einen Verschluß und starke Schmerzen.

BLOCKIERUNG BEI KINDERN

Ein Darmverschluß bei kleinen Kindern kann die Folge von Invagination sein. Die Symptome sind Bauchkoliken, und der Stuhl ähnelt rotem Johannisbeergelee.

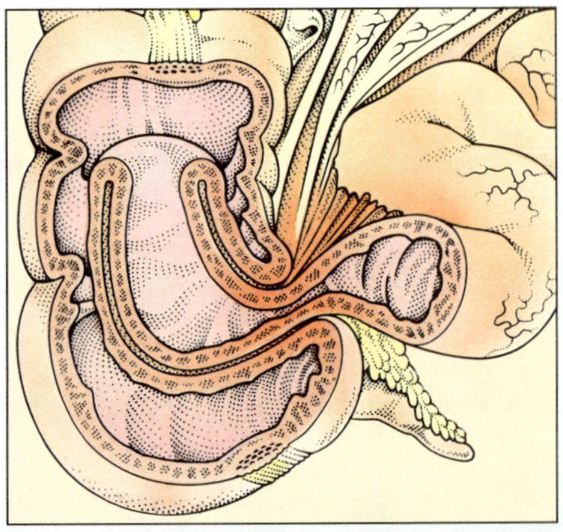

Invagination

Ein Teil des Darms stülpt sich nach innen und bildet ein Rohr innerhalb eines Rohres.

ERKRANKUNGEN DES ENDDARMS UND DES AFTERS

Erkrankungen des Enddarms und des Afters sind häufig durch Blutungen, Schmerzen, Verstopfungen, Ausfluß, Juckreiz und Knotenbildung gekennzeichnet. Infektionen sind oft die Folge von analem Geschlechtsverkehr. Krebs am After kann nach einer Infektion durch das Warzenvirus auftreten; er ist seltener als Enddarmkrebs.

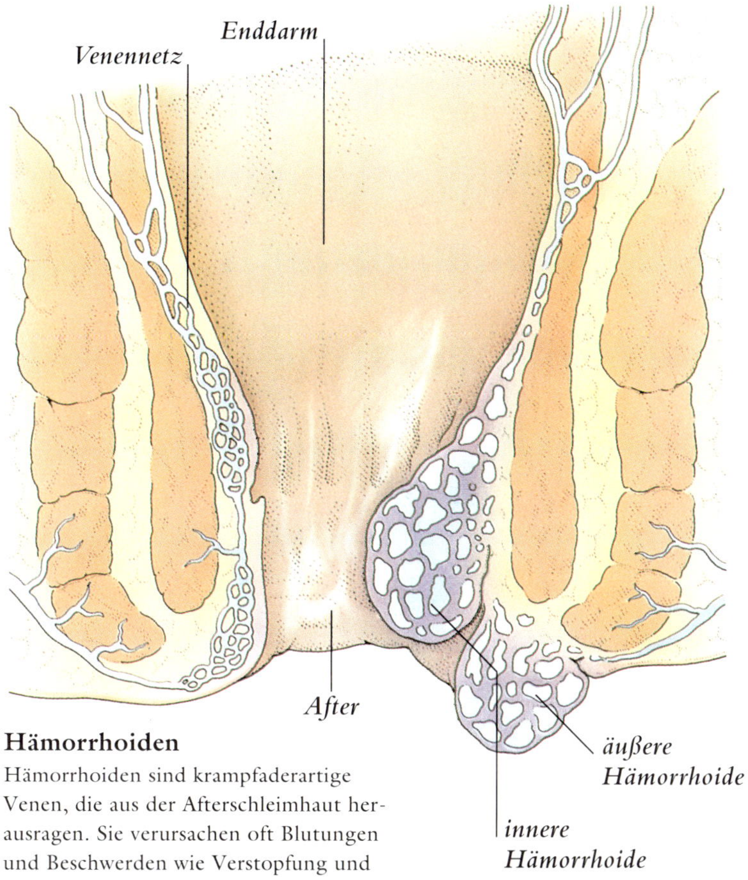

Hämorrhoiden

Hämorrhoiden sind krampfaderartige Venen, die aus der Afterschleimhaut herausragen. Sie verursachen oft Blutungen und Beschwerden wie Verstopfung und Schmerzen bei der Stuhlentleerung.

ENDDARMKREBS

Enddarmkrebs macht ein Viertel bis zu einem Drittel der Dickdarmkrebse aus, besonders bei den 50–70jährigen. Die Diagnose wird gewöhnlich durch eine Rektaluntersuchung und eine Biopsie bestätigt. Der Krebs muß operativ entfernt werden.

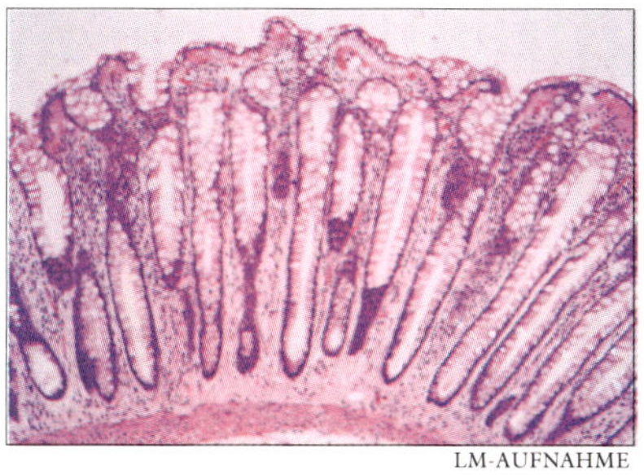

Gesunde Enddarmzellen

Dieser Abschnitt eines gesunden Enddarmgewebes zeigt den systematischen Aufbau der Schleimhaut. Parallele Drüsenzellensäulen stehen senkrecht zur Oberfläche.

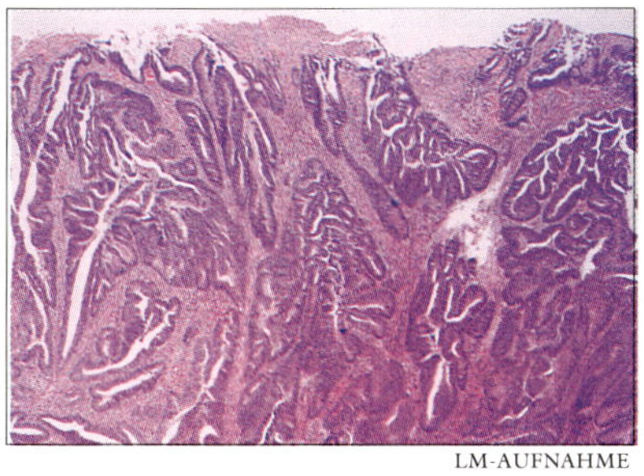

Krebsartige Enddarmzellen

Krebszellen haben die normale Anordnung des Drüsengewebes völlig durcheinandergebracht.

OPERATION

VORDERE RESEKTION DES ENDDARMS

Krebs im oberen Enddarm kann durch eine vordere Resektion behandelt werden: Der Tumor mit einem Teil des gesunden Darmgewebes wird auf beiden Seiten entfernt, der verbleibende Enddarm mit dem Dickdarm verbunden. Bei Krebs im unteren Enddarm muß der erkrankte Bereich und der After entfernt werden.

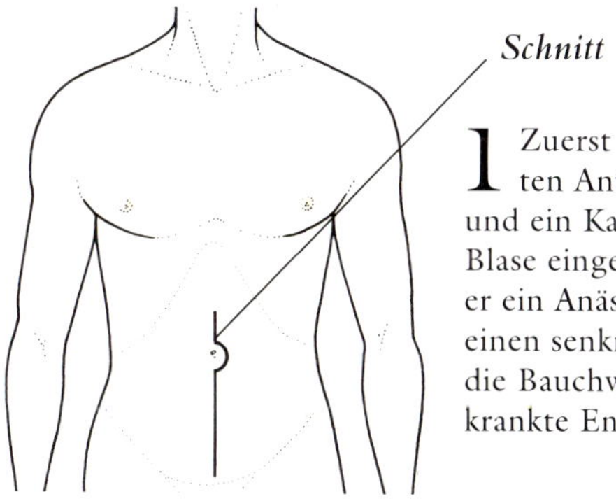

1 Zuerst werden dem Patienten Antibiotika verabreicht, und ein Katheder wird in die Blase eingeführt. Danach erhält er ein Anästhetikum. Durch einen senkrechten Schnitt in die Bauchwand wird der erkrankte Enddarm freigelegt.

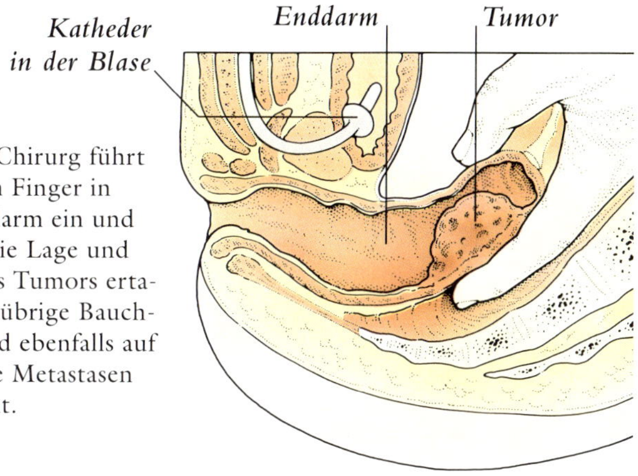

2 Der Chirurg führt einen Finger in den Enddarm ein und kann so die Lage und Größe des Tumors ertasten. Die übrige Bauchhöhle wird ebenfalls auf eventuelle Metastasen untersucht.

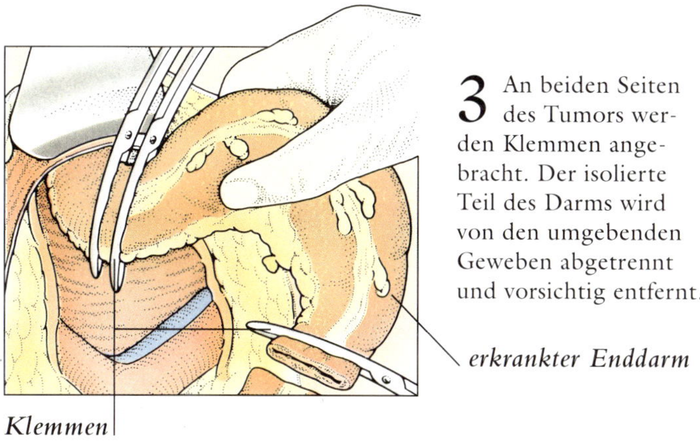

3 An beiden Seiten des Tumors werden Klemmen angebracht. Der isolierte Teil des Darms wird von den umgebenden Geweben abgetrennt und vorsichtig entfernt.

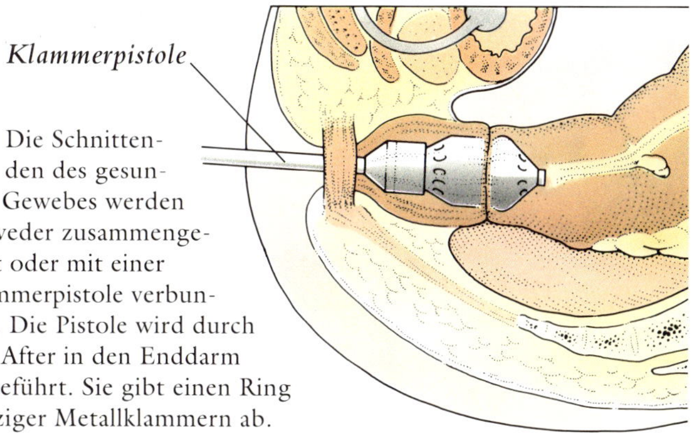

4 Die Schnittenden des gesunden Gewebes werden entweder zusammengenäht oder mit einer Klammerpistole verbunden. Die Pistole wird durch den After in den Enddarm eingeführt. Sie gibt einen Ring winziger Metallklammern ab.

10. KAPITEL

HARN-SYSTEM

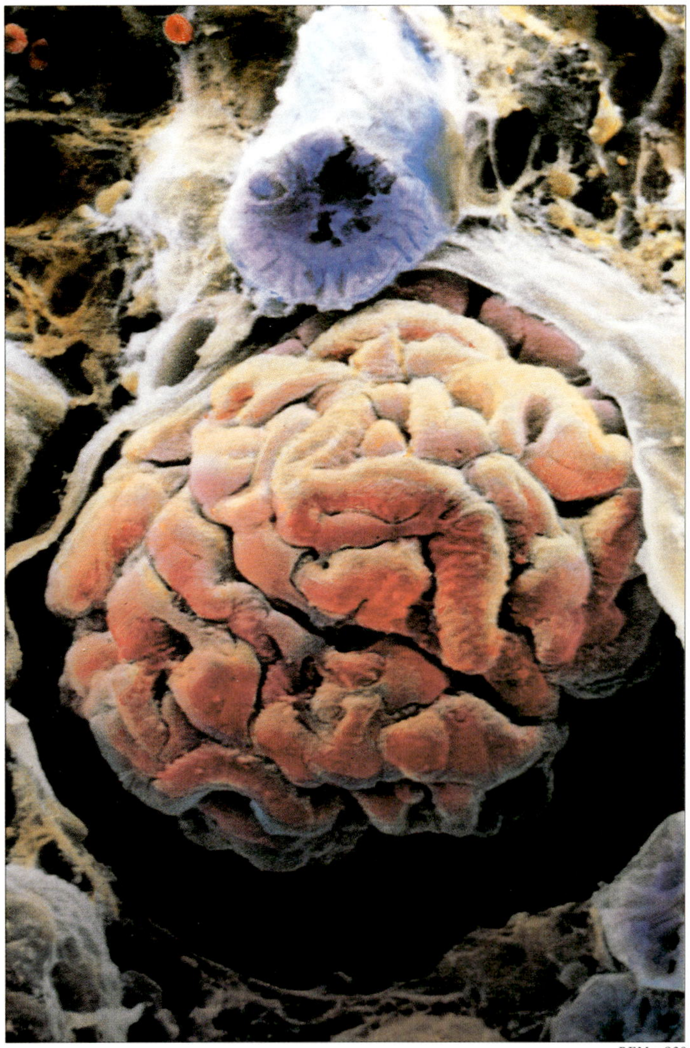

Ein Glomerulum – eines der winzigen Filtereinheiten in der Niere

REM x 930

EINLEITUNG

Wasser ist ein lebensnotwendiger Bestandteil sämtlicher lebender Organismen und macht ungefähr 60 Prozent des Körpergewichts beim Erwachsenen aus. Die verschiedenen Gewebe enthalten unterschiedliche Mengen an Wasser: Fett enthält nur wenig Flüssigkeit, während im Blut, in den Skelettmuskeln und der Haut die höchsten Wasserkonzentrationen vorliegen. Wasser verteilt Wärme im Körper, transportiert Nährstoffe und Hormone sowohl in wie auch zwischen den Zellen und stellt ein wichtiges Medium für chemische Reaktionen dar. Wasser arbeitet mit der Niere zusammen, hilft, Giftstoffe zu verdünnen und Abfallprodukte zu absorbieren. Ein gesunder Erwachsener benötigt ca. 2 Liter Flüssigkeit pro Tag, um das Wasser zu ersetzen, das durch ausgeatmete Luft, Schweiß und Stuhl verlorengegangen ist. Mit Hilfe des Wassers kann die Niere genügend Harn bilden und das chemische Gleichgewicht im Körper aufrechterhalten. Eine Reihe von Hormonen wirkt auf die Niere ein, die daraufhin die Menge, den Säure- und Salzgehalt des Harns steuert. Der Harn wird in der Niere gebildet und in der Blase gespeichert, die normalerweise drei- bis viermal pro Tag entleert wird. Ohne Behandlung kann eine gestörte Nierenfunktion zu chronischem Nierenversagen führen. Symptome wie erhöhte Harnausscheidung, Beschwerden oder Schmerzen beim Harnlassen, ungewöhnlicher Geruch oder Verfärbung des Harns deuten auf eine Erkrankung des Harnapparates hin und sollten unverzüglich abgeklärt werden.

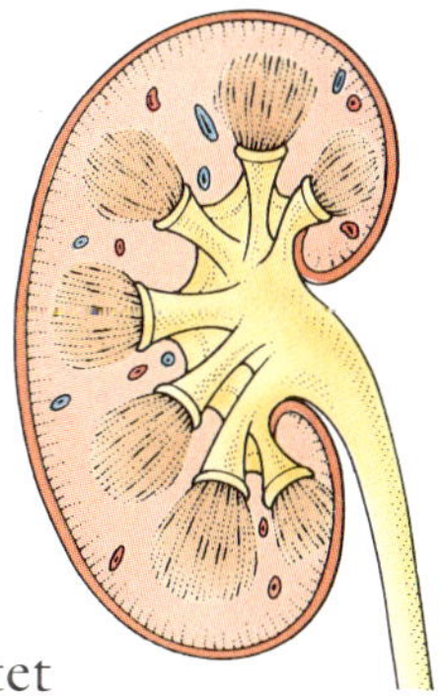

Niere

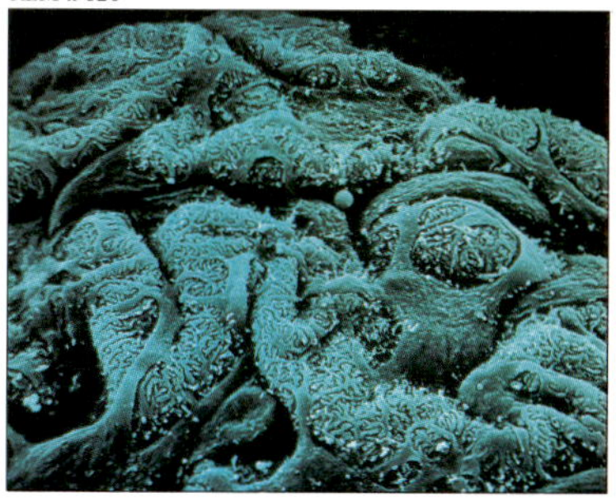

REM x 620

Zellen auf der Oberfläche eines Glomerulums

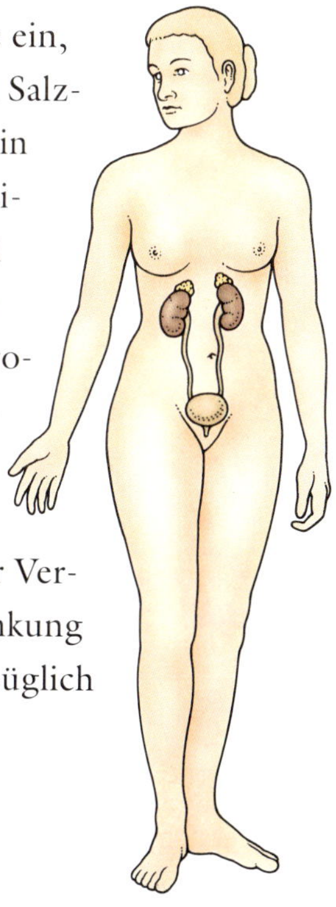

DAS HARNSYSTEM

ANATOMIE DES HARNSYSTEMS

DAS HARNSYSTEM REGULIERT DAS VOLUMEN UND DIE ZUSAMMENSETZUNG der Körperflüssigkeiten, beseitigt Abfallprodukte und überschüssige Flüssigkeit. Abfallprodukte werden von der Niere aus dem Blut gefiltert und mit dem Harn über die Harnleiter zur hohlen Harnblase ausgeschieden. Hier wird der Harn solange gespeichert, bis die Muskeln am Blasenausgang bewußt entspannt werden und der Harn durch die Harnröhre aus dem Körper fließen kann.

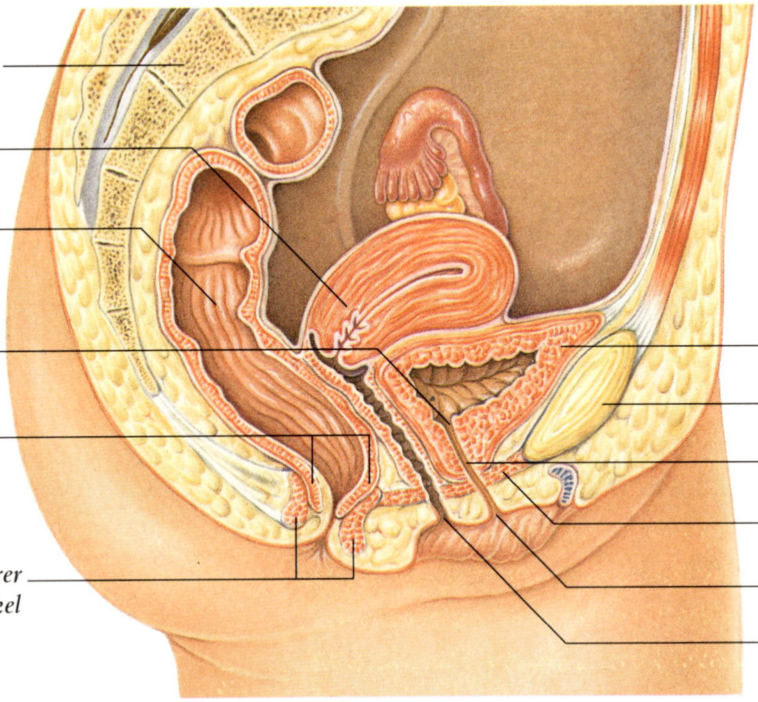

BLASE UND HARNRÖHRE DER FRAU

Bei Frauen liegt die Blase tiefer als bei Männern, und die Harnröhre ist nur ca. 4 Zentimeter lang. Dadurch ist ihr Harnsystem weitaus anfälliger für Infektionen. Die Gebärmutter liegt genau über der Blase; bei Schwangeren ist sie vergrößert, die Folge ist verstärkter Harndrang.

BLASE UND HARNRÖHRE BEIM MANN

Die Harnröhre eines Mannes ist ca. 20 Zentimeter lang. Ihre Aufgabe ist es, Harn und Samen aus dem Körper zu transportieren. Die Prostata umgibt die Harnröhre am Blasenboden; bei älteren Männern vergrößert sie sich, kann auf die Harnröhre drücken und Beschwerden beim Harnlassen verursachen.

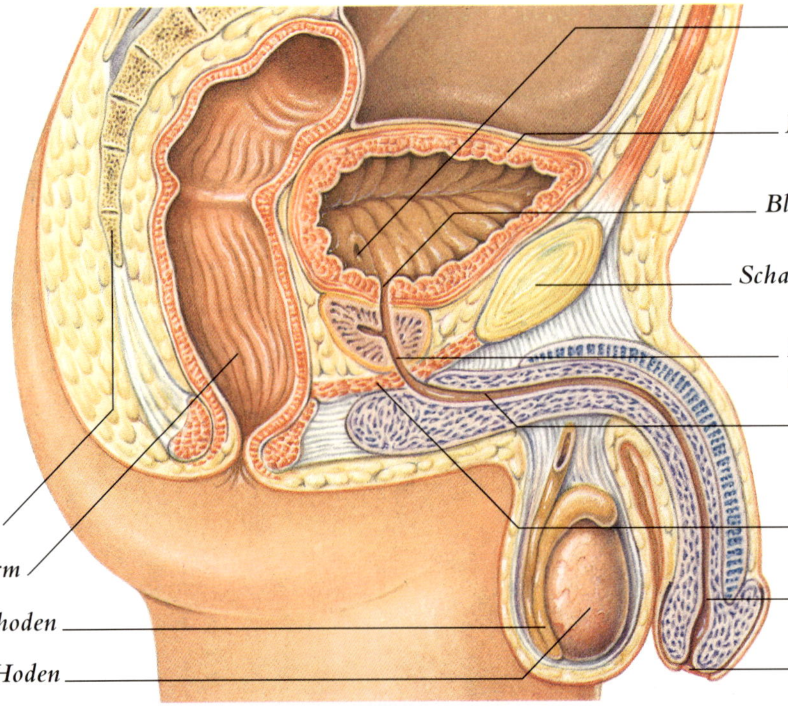

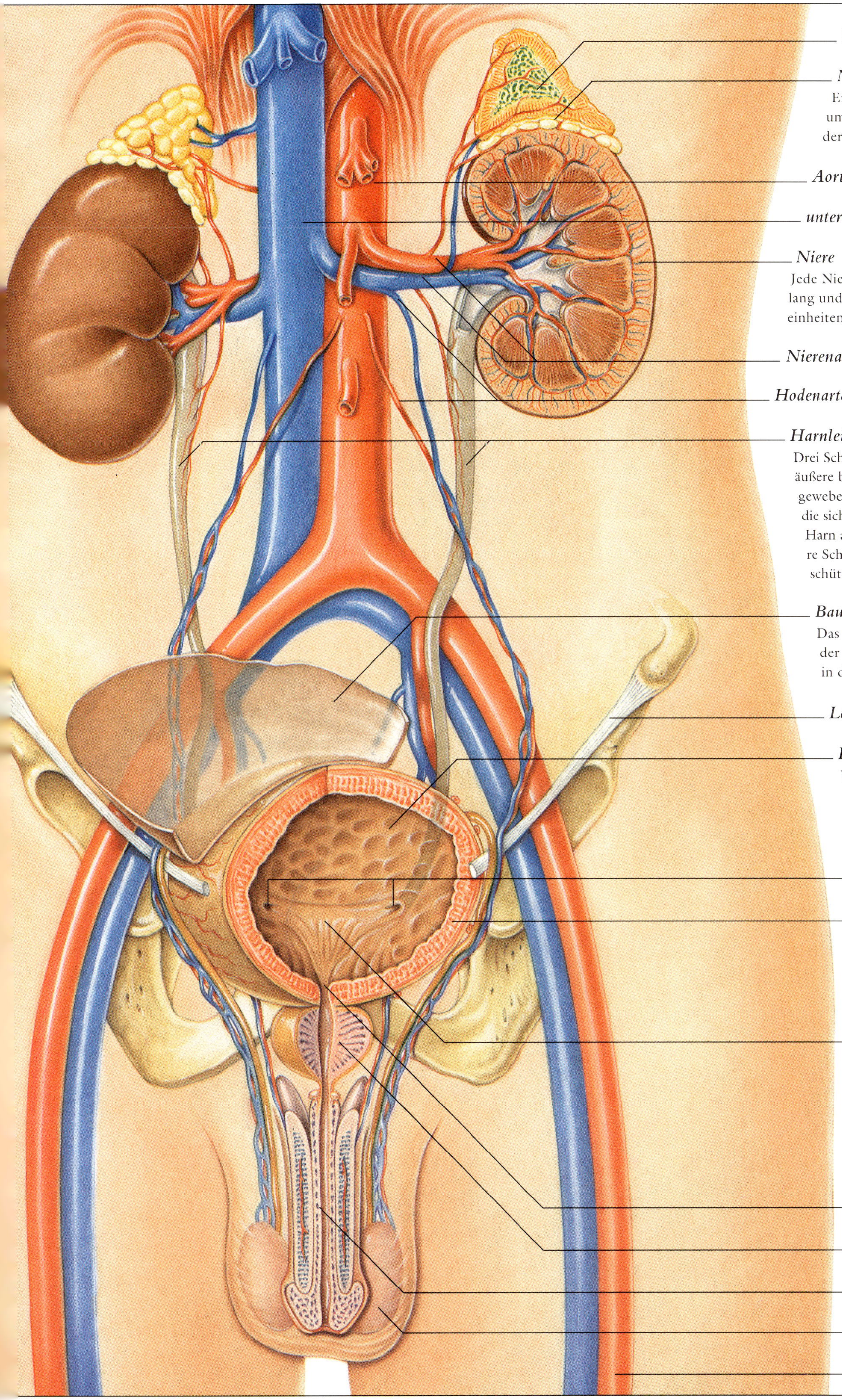

Nebenniere

Nierenkapsel
Eine Fettgewebsschicht umgibt und teilt die Niere von der Nebenniere.

Aorta

untere Vena cava

Niere
Jede Niere ist etwa 12,5 Zentimeter lang und enthält ca. 1 Million Filtereinheiten.

Nierenarterie und -vene

Hodenarterie und -vene

Harnleiter
Drei Schichten bilden seine Wände. Die äußere besteht aus Binde- und Fettgewebe, die mittlere aus Muskelfasern, die sich zusammenziehen und den Harn aus der Blase drücken. Die innere Schleimhautschicht dehnt sich und schützt den Harnleiter vor Harn.

Bauchfell
Das Bauchfell, die Auskleidung der Bauchhöhle, hält die Blase in der richtigen Lage.

Leistenband

Blasenschleimhaut
Wenn die Blase leer ist, ist die Schleimhaut stark gefaltet; sie glättet sich wieder, wenn sich die Blase füllt.

Harnleiteröffnungen

Blasenwand
Die muskulöse Blasenwand (Detrusormuskel) besteht aus drei Muskelfaserschichten.

Trigonum
Zwischen den zwei Harnleiteröffnungen und dem Blasenausgang ist ein kleiner, dreieckiger Bereich glatter (nicht gefalteter) Schleimhaut.

Blasenausgang

Prostata

Harnröhre

Hoden

Oberschenkelarterie

Aufbau und Funktion der Niere

Die Niere ist ein paariges, rot-bräunliches Organ im hinteren Bauchfellraum beiderseits der Wirbelsäule. Sie reguliert den Wassergehalt im Körper und sorgt dafür, daß die Konzentration der Körperflüssigkeiten und der Säuregehalt im Gleichgewicht bleiben. Diese Aufgaben erfüllt sie, indem sie das Blut filtert sowie Abfallprodukte und überschüssiges Wasser mit dem Harn ausscheidet.

Anatomie der Niere

Jede Niere besitzt einen äußeren Rand, die Nierenrinde; diese Rinde umgibt im Inneren das Nierenmark, das sich aus vielen kegelförmigen Abschnitten, den Pyramiden, zusammensetzt. Nierengewebe besteht aus zahlreichen harnproduzierenden Einheiten, den Nephronen, und harnsammelnden Röhrchen. Aus diesen Röhrchen fließt der Harn in größere Röhren, die Sammelröhren, die an den Spitzen der Pyramiden in die Kelche hineinragen.

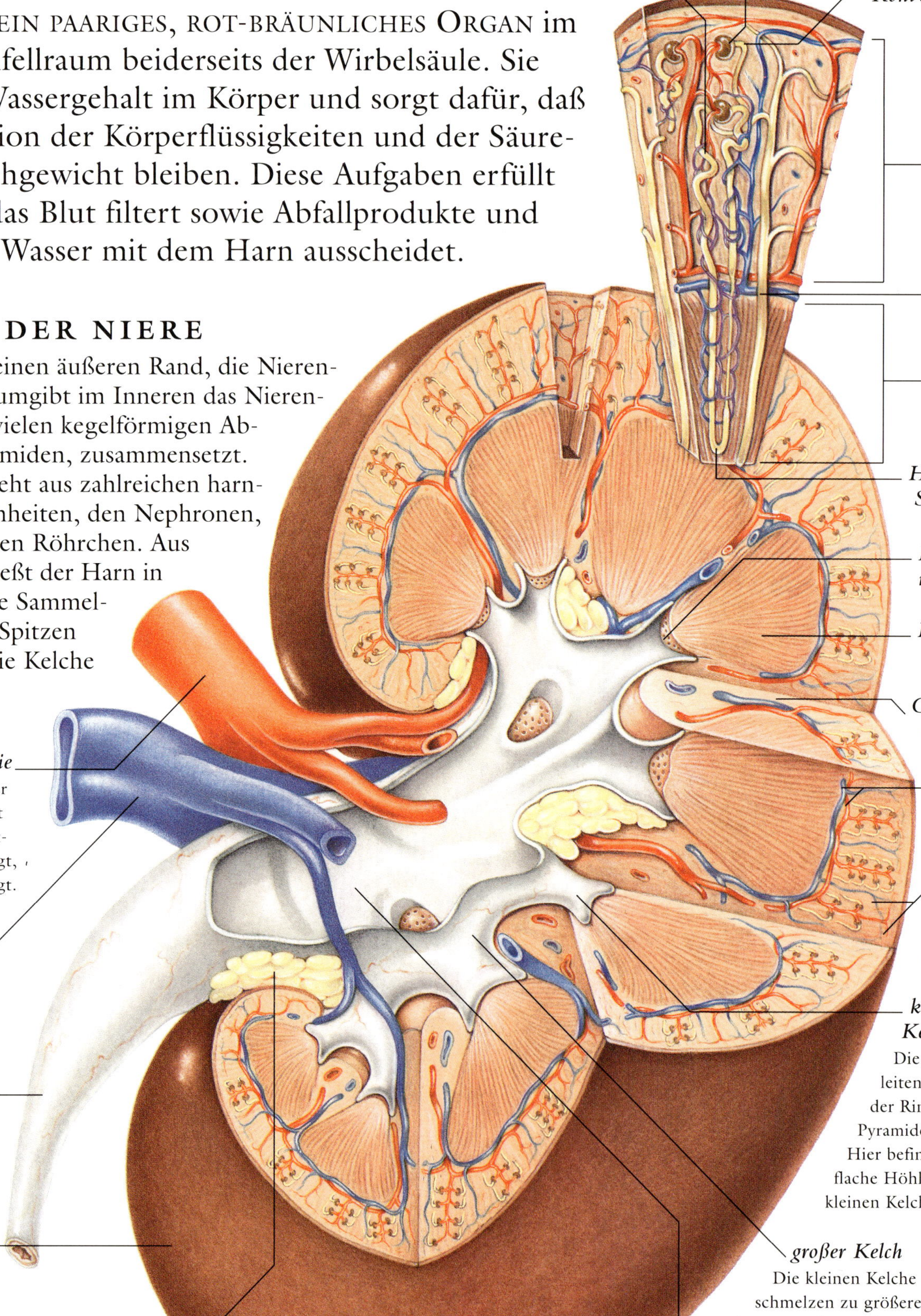

Nierenarterie
Die Niere wird von der Nierenarterie, die direkt von der Aorta (Hauptschlagader) abzweigt, mit Blut versorgt.

Nierenvene
Blut fließt aus der Niere durch die Nierenvene in die Vena cava (Hohlvene).

Harnleiter
Dieser Leiter transportiert Harn aus dem Nierenbecken zur Blase.

Nierenkapsel
Eine dünne Kapsel aus weißem Fasergewebe umhüllt jede Niere.

Fettgewebe
Die Niere und ihre Blutgefäße sind in einem Polster aus bindegewebsartigem Fettgewebe eingebettet.

kleiner Kelch
Die Sammelrohre leiten Harn aus der Rinde in den Pyramidenboden. Hier befinden sich flache Höhlen, die kleinen Kelche.

großer Kelch
Die kleinen Kelche verschmelzen zu größeren Zweigen, den großen Kelchen.

Nierenbecken
Das Nierenbecken ist ein trichterförmiger Schlauch, der sich in zwei oder drei Zweige, die großen Nierenkelche, teilt.

AUFBAU DES NEPHRONS

Die Niere enthält mehr als eine Million Nephronen. Jedes Nephron enthält ein Glomerulum (Kapillargefäßknäuel) und eine lange, dünne Nierenröhre. An einem Ende dieser Röhre ist eine becherförmige Membran, die Bowman-Kapsel, die sich um das Glomerulum stülpt. Das andere Ende verbindet sich mit einer geraden Sammelröhre. Die Glomerula sitzen v. a. in der Nierenrinde, die Röhren im Mark.

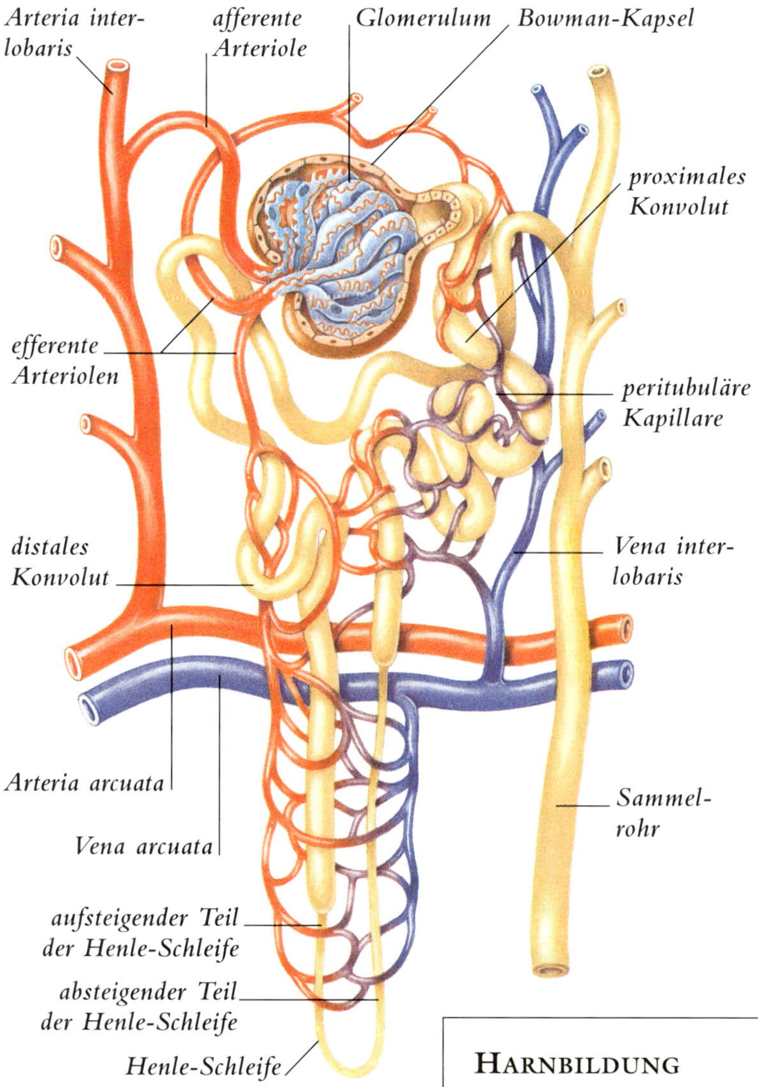

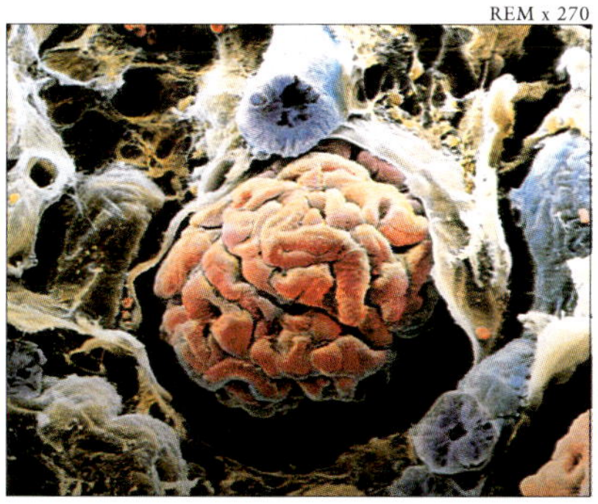

Ort der Blutfiltration

Unterhalb der Bowman-Kapsel sitzt das Glomerulum, ein Kapillarbündel (im Bild rot). Das vom Glomerulum produzierte Filtrat wird in der Bowman-Kapsel gesammelt und an ein Röhrennetz verteilt (im Bild blau).

GLOMERULÄRE FILTRATION

Blut, das durch die glomerulären Kapillaren fließt, wird unter Druck in die Bowman-Kapsel gefiltert. Dieses Filtrat enthält Wasser, Kalium, Bikarbonat, Natrium, Glukose und Aminosäuren sowie die Abfallprodukte Harnstoff und Harnsäure. Größere Teile wie die Blutzellen bleiben in den Kapillaren.

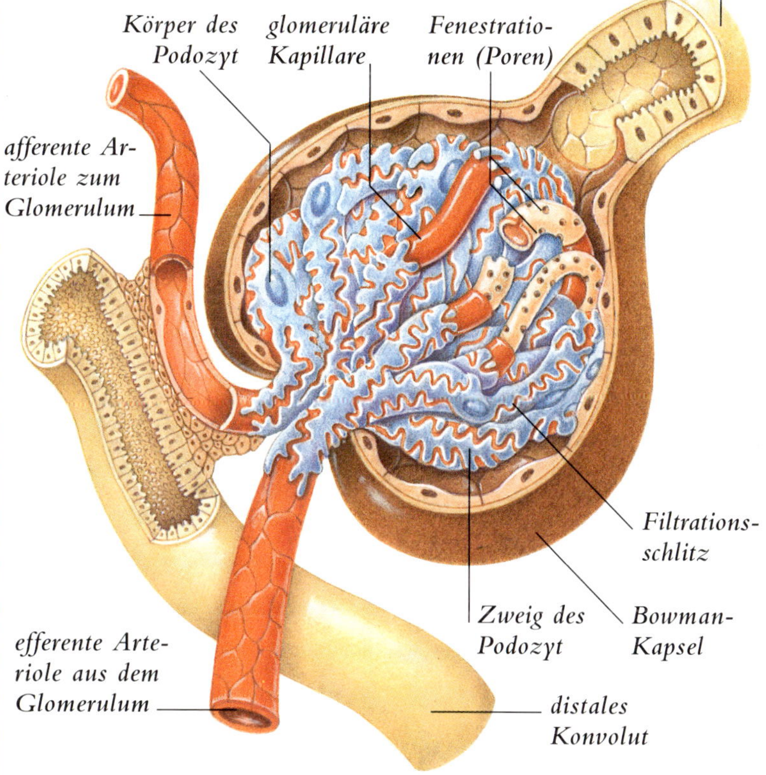

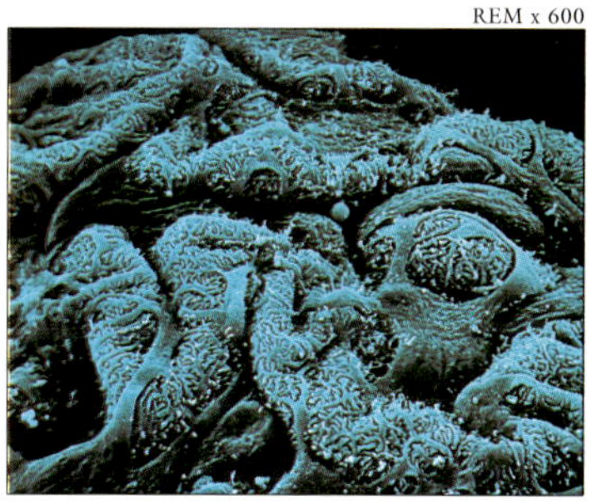

Podozyt

Podozyten sind spezialisierte Zweigzellen, die auf der Glomerulumoberfläche sitzen. Diese Zellen unterstützen die Filtration, indem sie die Größe der Moleküle, die durch die Kapillarmembranen wandern, begrenzen. Die Podozytenzweige sind mit Filtrationsschlitzen durchsetzt.

HARNBILDUNG

Wasser und andere Substanzen werden aus dem Filtrat reabsorbiert, während es die Nierenröhrchen passiert. Überschüssige Säure und Kalium werden sezerniert. Die Niere kann die Menge der reabsorbierten oder sezernierten Substanz, somit auch Volumen und Zusammensetzung des Harns, verändern.

SCHLÜSSEL

- Glukose
- Natrium
- Kalium
- Bikarbonat
- Harnstoff
- Wasser
- Säure
- Blutzellen
- Protein

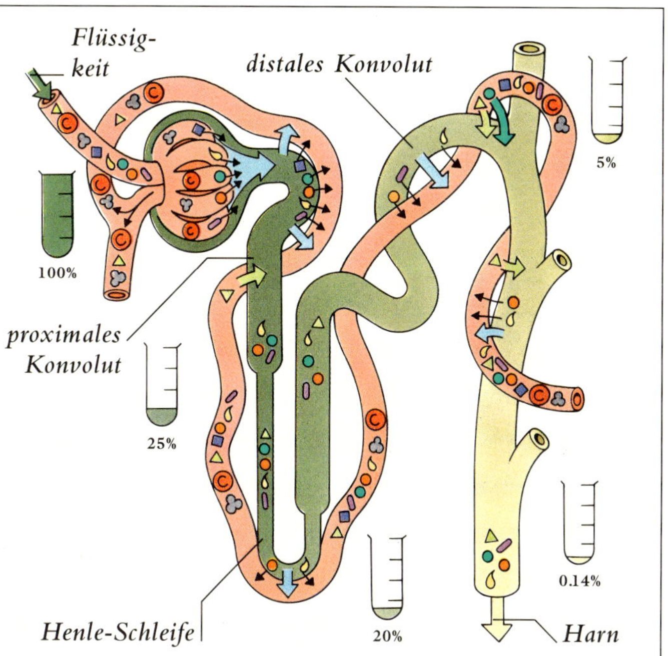

KRANKHEITEN DES HARNSYSTEMS

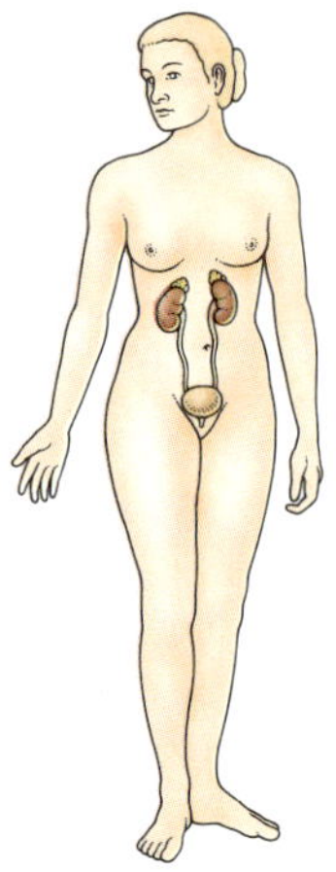

DAS HARNSYSTEM IST SEHR ANFÄLLIG FÜR INFEKTIONEN (v. a. bei Frauen) und chronische, schwächende Erkrankungen. Nierenversagen, einst eine der Haupttodesursachen bei jungen Erwachsenen, kann heute durch Dialyse und Transplantation geheilt werden, aber viele Symptome wie Inkontinenz bleiben problematisch, auch wenn man sie heute wesentlich besser im Griff hat.

AUFTRETEN DER ERKRANKUNGEN

Obwohl in jedem Harnorgan eigene, charakteristische Krankheiten auftreten können, kann eine Krankheit eines bestimmten Organs auch andere Teile des Systems betreffen. So können Nierensteine auch die Harnleiter beschädigen und den Harnabfluß behindern, da aufgrund des Rückstaus die Niere geschädigt wird.

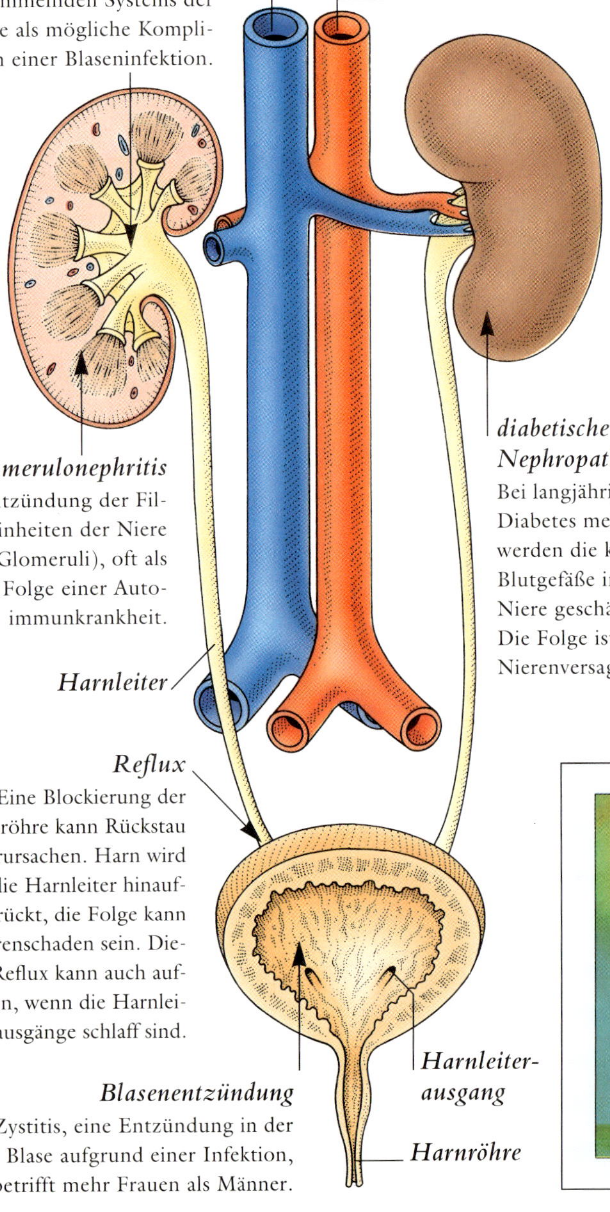

Nierenbeckenentzündung
Akute Infektion des harnsammelnden Systems der Niere als mögliche Komplikation einer Blaseninfektion.

Glomerulonephritis
Entzündung der Filtereinheiten der Niere (Glomeruli), oft als Folge einer Autoimmunkrankheit.

diabetische Nephropathie
Bei langjährigem Diabetes mellitus werden die kleinen Blutgefäße in der Niere geschädigt. Die Folge ist oft Nierenversagen.

Reflux
Eine Blockierung der Harnröhre kann Rückstau verursachen. Harn wird die Harnleiter hinaufgedrückt, die Folge kann Nierenschaden sein. Dieser Reflux kann auch auftreten, wenn die Harnleiterausgänge schlaff sind.

Blasenentzündung
Zystitis, eine Entzündung in der Blase aufgrund einer Infektion, betrifft mehr Frauen als Männer.

INKONTINENZ

Harninkontinenz – unfreiwilliger Harnabgang – tritt mehr bei Frauen als bei Männern auf, da bei Frauen nach einer Entbindung oft die Beckenbodenmuskeln geschwächt sind. Bei älteren Menschen ist Inkontinenz oft die Folge von Demenz. Gehirn- oder Rückenmarksschädigungen können ebenfalls Inkontinenz verursachen.

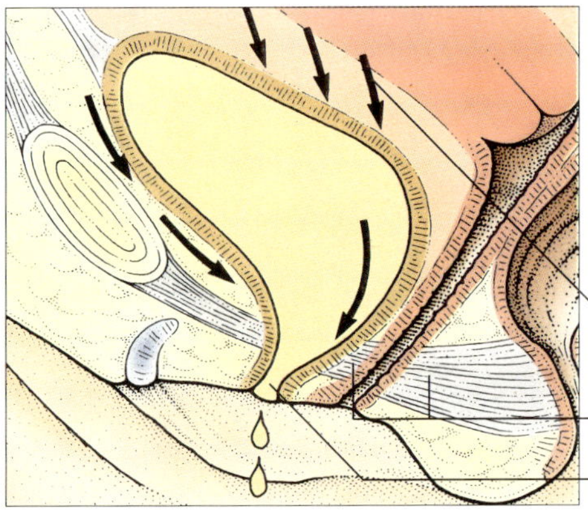

Streßinkontinenz
Bei schwacher Beckenbodenmuskulatur können bei körperlicher Anstrengung wie Laufen oder auch schon beim Husten kleine Harnmengen abgehen.

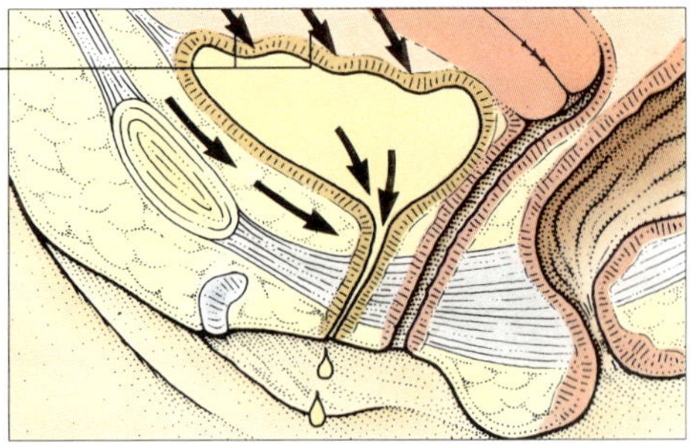

Dranginkontinenz
Eine Änderung der Körperposition kann zwanghaften Harndrang auslösen. Hat der Harn erst einmal zu fließen begonnen, wird die Blase völlig entleert.

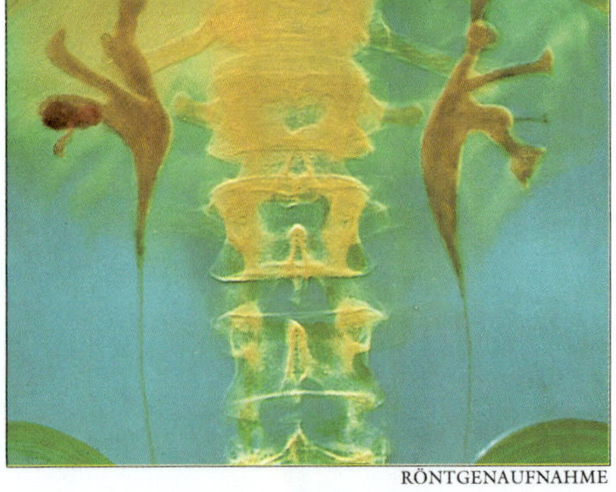
RÖNTGENAUFNAHME

NIERENSTEINE

Konzentrierte Substanzen im Harn können ausfällen und Nierensteine im harnsammelnden Teil der Niere, in den Harnleitern oder in der Blase bilden und starke Schmerzen erzeugen.

Aufnahme eines Nierensteins
Bei einem Pyelogramm wird Farbstoff injiziert, und mit Röntgenstrahlen werden Steine (orange) sichtbar gemacht.

NIERENVERSAGEN

Eine schwere Erkrankung der Nieren kann dazu führen, daß das Organ nicht mehr in der Lage ist, Abfallprodukte aus dem Blut zu beseitigen. Ist nur eine Niere geschädigt, ist dies nicht lebensbedrohlich, meist aber sind beide Nieren betroffen. Bei beidseitigem Nierenversagen muß oft eine Dialyse oder eine Transplantation durchgeführt werden.

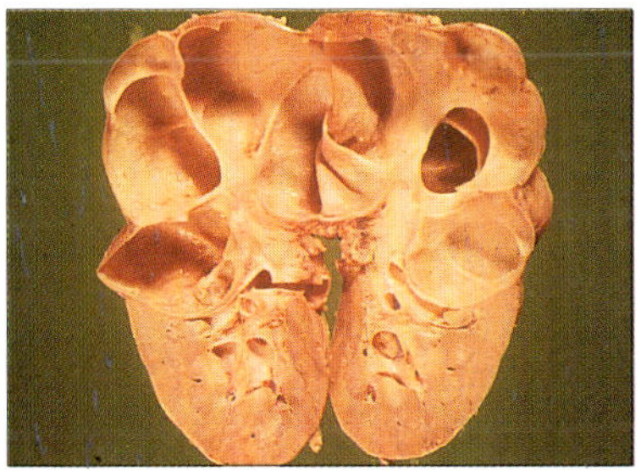

ZYSTENNIERE

Genetische Anomalie, bei der in der Niere viele Zysten (links) vorhanden sind. Im ersten Lebensjahr kann dies zum Tode führen. Eine Zystenniere bei Erwachsenen kann ebenfalls genetisch bedingt sein. Die Größe der Zysten nimmt allmählich zu, die Folgen sind Bluthochdruck und Zerstörung der Niere.

DIALYSE

Bei einer Dialyse wird Blut durch eine halbdurchlässige Membran gefiltert, die in eine spezielle Lösung, das Dialysat, eingetaucht wird. Kleinere Moleküle wie Harnstoff und andere Abfallprodukte wandern durch die Membran ins Dialysat und werden entfernt, größere Moleküle (z. B. Proteine) bleiben zurück. Das häufigste Verfahren ist die Hämodialyse.

Hämodialyse

Blut aus einer Arterie fließt durch einen Membranenschlauch und zurück in eine Vene. Der Schlauch wird in einen Behälter mit dem Dialysat getaucht. Abfallprodukte filtern in das Dialysat hinaus.

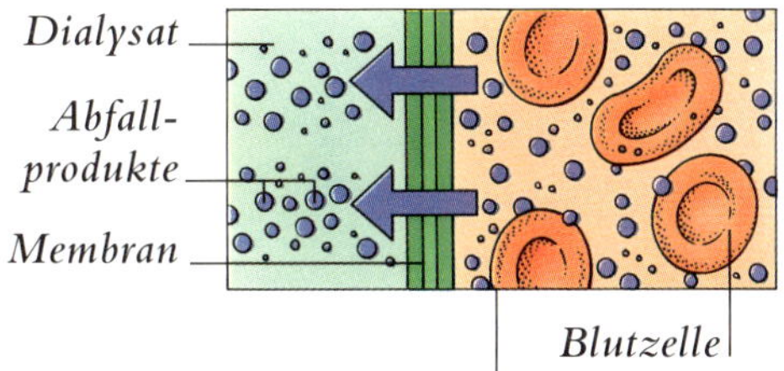

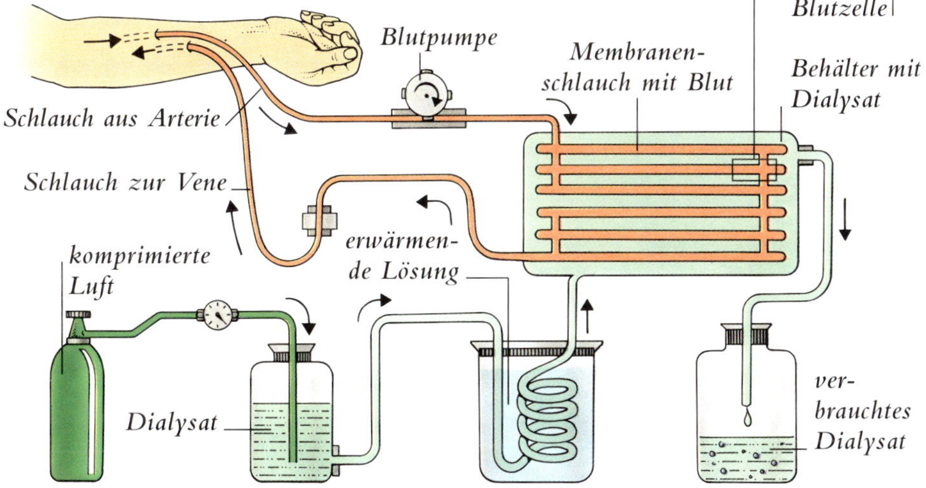

Bauchfelldialyse

Bei diesem Verfahren werden 2 Liter Dialysat in die Bauchhöhle geleitet und alle 4 Stunden erneuert. Abfallprodukte wandern von den Kapillaren, die die Bauchhöhle auskleiden, durch die Bauchfellmembran ins Dialysat.

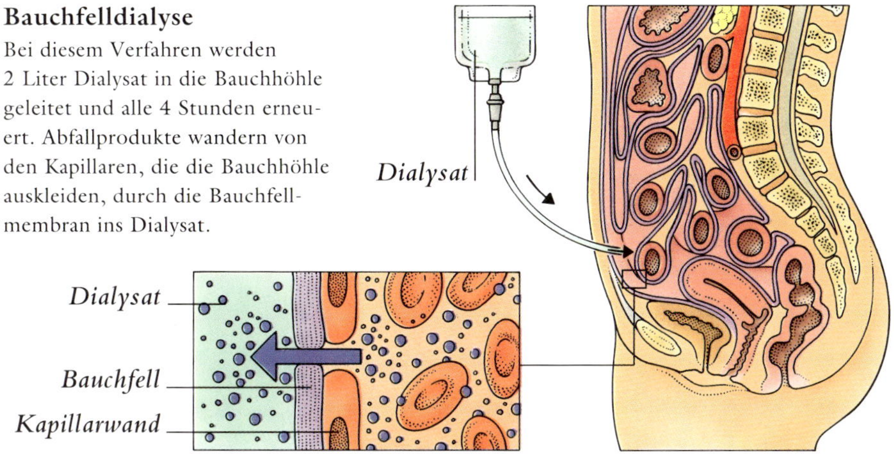

OPERATION

NIERENTRANSPLANTATION

Bei beidseitigem Nierenversagen wird eine Nierentransplantation durchgeführt. Im Vergleich zu anderen Organtransplantationen wird hier die höchste Erfolgsquote erzielt. Als Spender kommen meist nahe Verwandte in Frage, ansonsten wird mit dem Computer ein geeigneter Spender – meist ein Unfallopfer – gesucht.

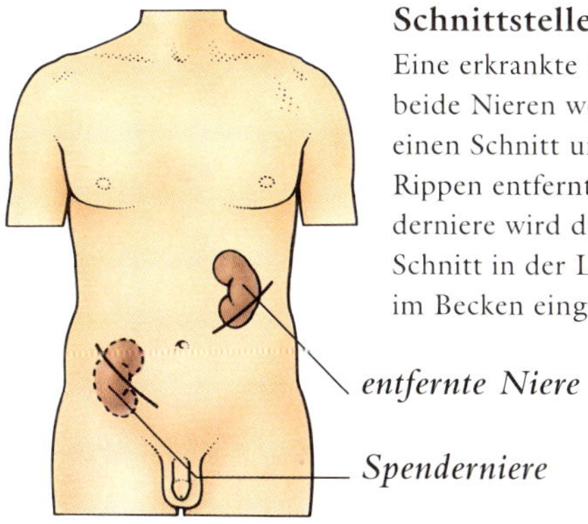

Schnittstellen

Eine erkrankte Niere oder beide Nieren werden durch einen Schnitt unterhalb der Rippen entfernt. Die Spenderniere wird durch einen Schnitt in der Leiste unten im Becken eingeführt.

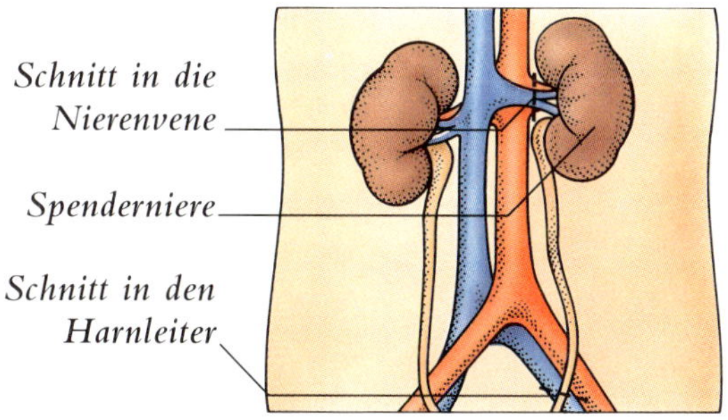

1 Die Nierenarterie und -vene des Spenders werden durchschnitten. Gewöhnlich wird die linke Niere, die weiter oben im Körper liegt, entfernt, da sie einen längeren Harnleiter hat und so besser dem Empfänger eingepflanzt werden kann.

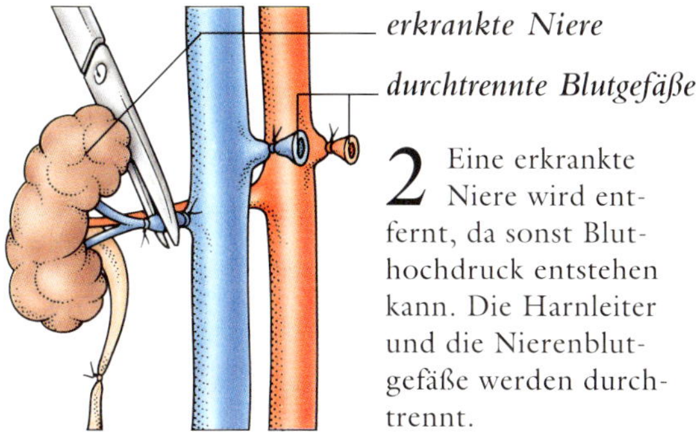

2 Eine erkrankte Niere wird entfernt, da sonst Bluthochdruck entstehen kann. Die Harnleiter und die Nierenblutgefäße werden durchtrennt.

3 Die Spenderniere wird ins Becken eingeführt. Das durchtrennte Ende des längeren Harnleiters wird durch einen Stichschnitt in die Blase eingeschoben und fest angenäht. Die Klemmen werden entfernt und der Schnitt geschlossen.

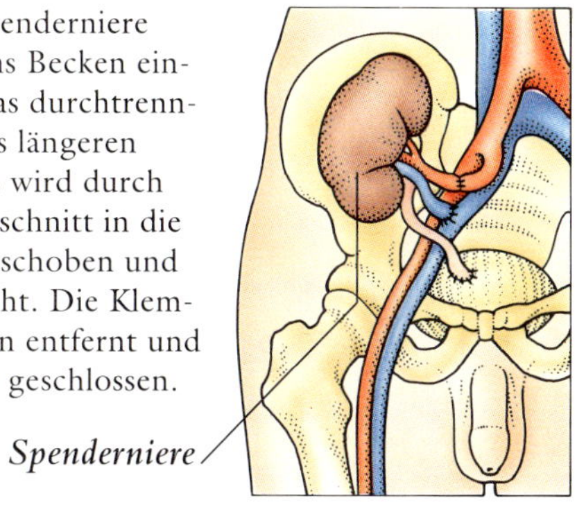

11. KAPITEL

FORTPFLANZUNGS-SYSTEM

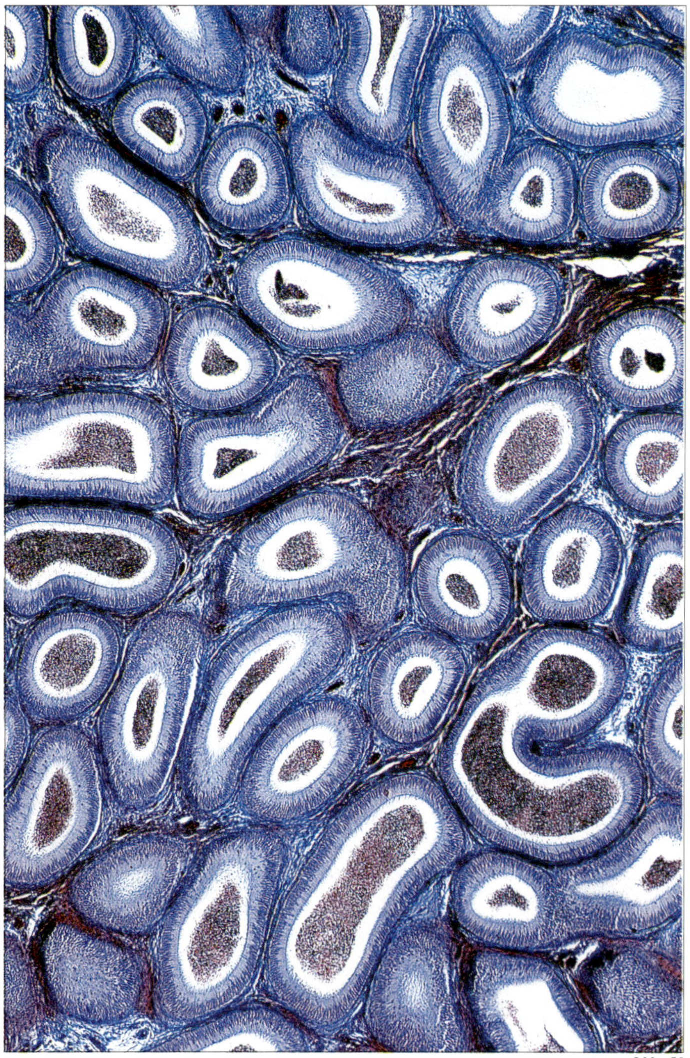
LM x 50

Nebenhoden (im Querschnitt), der gewundene Gang, in dem die Spermien heranreifen

E I N L E I T U N G

Biologisch gesehen ist es die Hauptaufgabe des menschlichen Körpers, sich fortzupflanzen. Der Geschlechtstrieb und der Wunsch, Kinder zu bekommen, sind daher die stärksten Triebe des Menschen. Im 20. Jahrhundert haben verläßliche Verhütungsmittel zu einem Wandel des Sexualverhaltens geführt. Viele Paare können jetzt noch relativ spät, wenn die Fruchtbarkeit schon nachläßt, Kinder bekommen, und es ist ein ganz neuer Wissenschaftszweig entstanden, der ihnen dabei behilflich ist. Die Hormone, die die Entwicklung der Spermien und Eier steuern, sowie der Vorgang der Empfängnis selbst sind ebenfalls ins Interesse der Forschung gerückt: Heute können viele Erkrankungen des Fortpflanzungssystems besser therapiert werden. Krebserkrankungen des männlichen und weiblichen Fortpflanzungssystems (meistens Prostata-, Brust-, Eierstock- und Gebärmutterkrebs) zählen jedoch immer noch zu den häufigsten tödlichen Krebsarten. Forscher arbeiten daran, diese Krankheiten in einem früheren Stadium zu erkennen und bessere Therapien zu entwickeln. Die sozialen Umbrüche des 20. Jahrhunderts haben sich wesentlich auf die Verbreitung sexuell übertragbarer Krankheiten ausgewirkt. Die schnelle Ausbreitung dieser Krankheiten während des Zweiten Weltkriegs konnte durch die Entwicklung von Antibiotika eingedämmt werden. Einige dieser Krankheiten wie Herpes und AIDS (engl. = acquired immune deficiency syndrome) sind jedoch unheilbar.

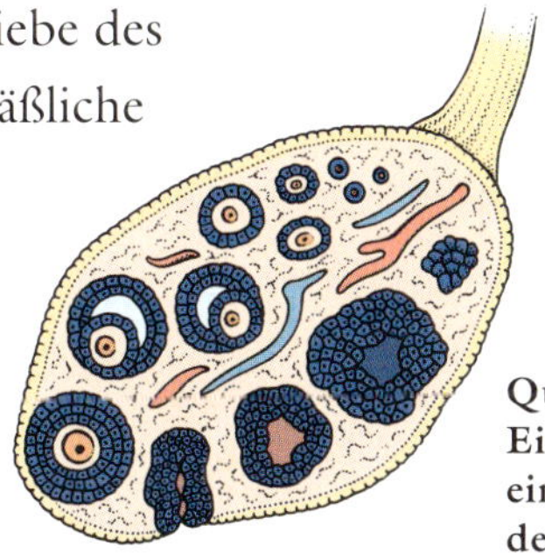

Querschnitt eines Eierstocks mit einem heranreifenden Ei

REM x 2520

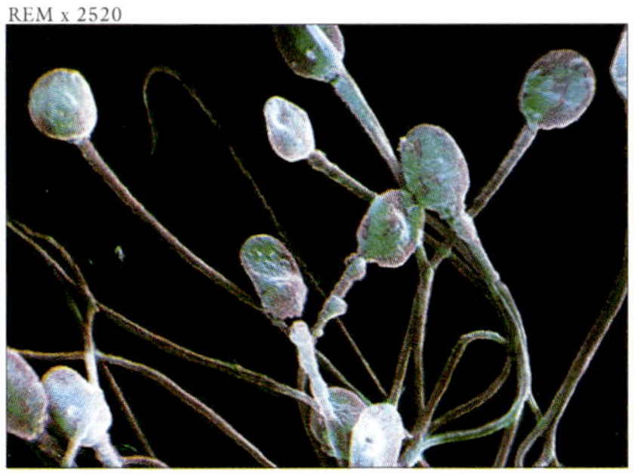

Eine Gruppe Spermien

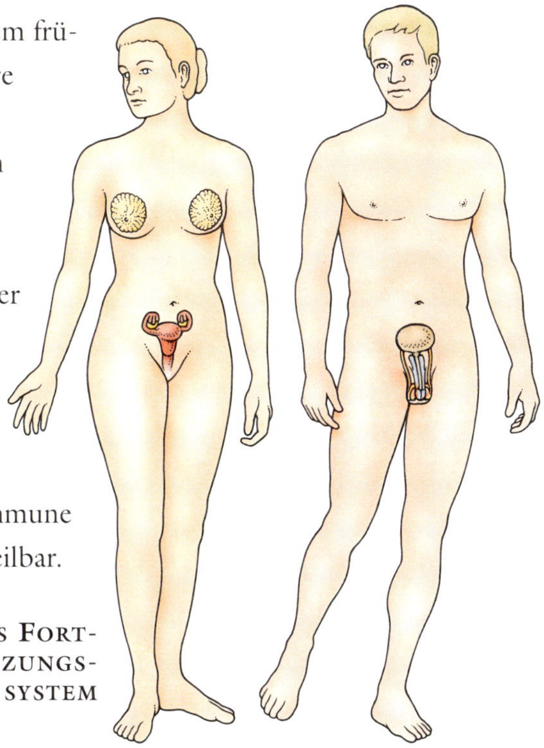

DAS FORTPFLANZUNGSSYSTEM

MÄNNLICHE FORTPFLANZUNGS-ORGANE

DIE HODEN, ein Drüsenpaar im Hodensack, produzieren Spermien und die männlichen Geschlechtshormone. Aus jedem Hoden wandern Spermien in den gewundenen Nebenhoden, wo sie heranreifen und bis zur Ejakulation oder Reabsorption durch den Körper gespeichert werden. Bei sexueller Erregung kommt es zur Erektion, wenn sich das schwammige Penisgewebe mit Blut füllt. Vor der Ejakulation werden die Spermien durch den langen Samenleitergang geschleudert; sie vermischen sich mit den Sekreten aus den zwei Samenbläschen und der Prostata, bei der Ejakulation werden sie aus der Harnröhre nach außen getrieben.

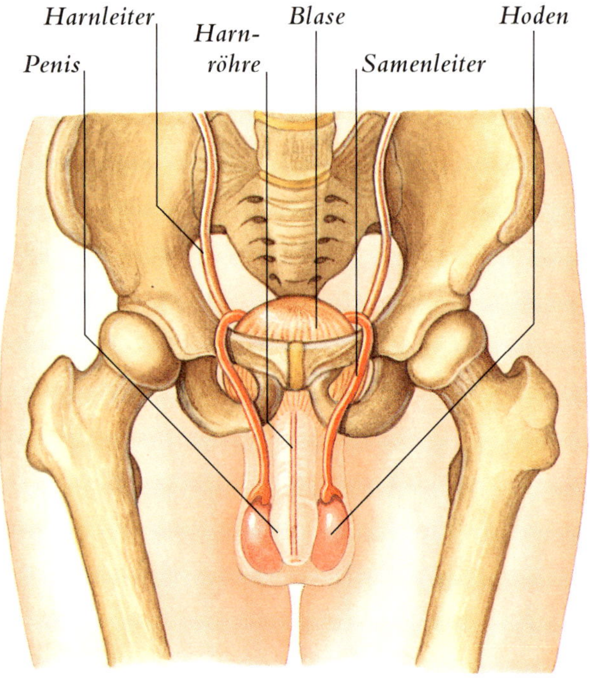

LAGE DER ORGANE
Die männlichen Fortpflanzungsorgane liegen nicht im Becken, wie bei der Frau, sondern außerhalb im Hodensack, da die Spermien zum Überleben eine niedrigere Temperatur als der übrige Körper benötigen. Das männliche Becken ist enger und tiefer als das weibliche und hat dickere, stärkere Knochen.

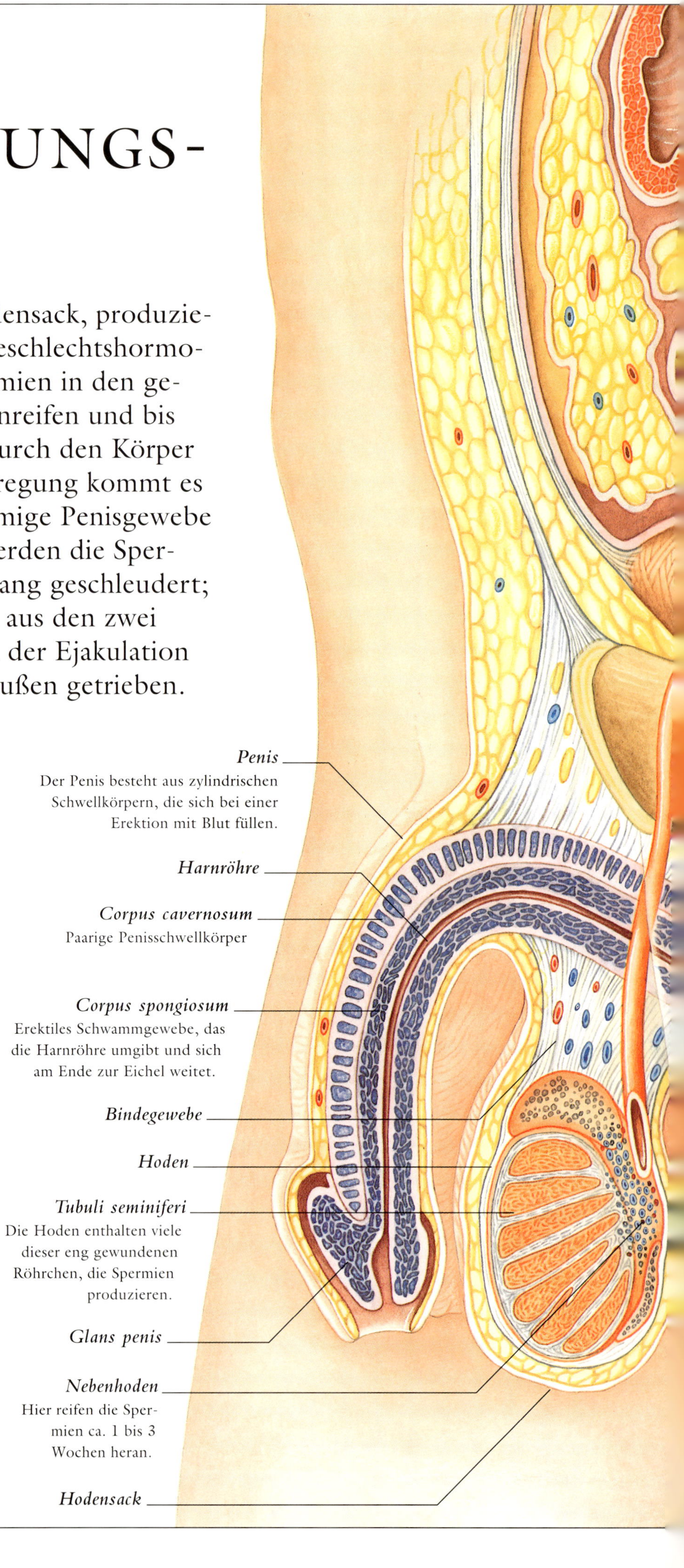

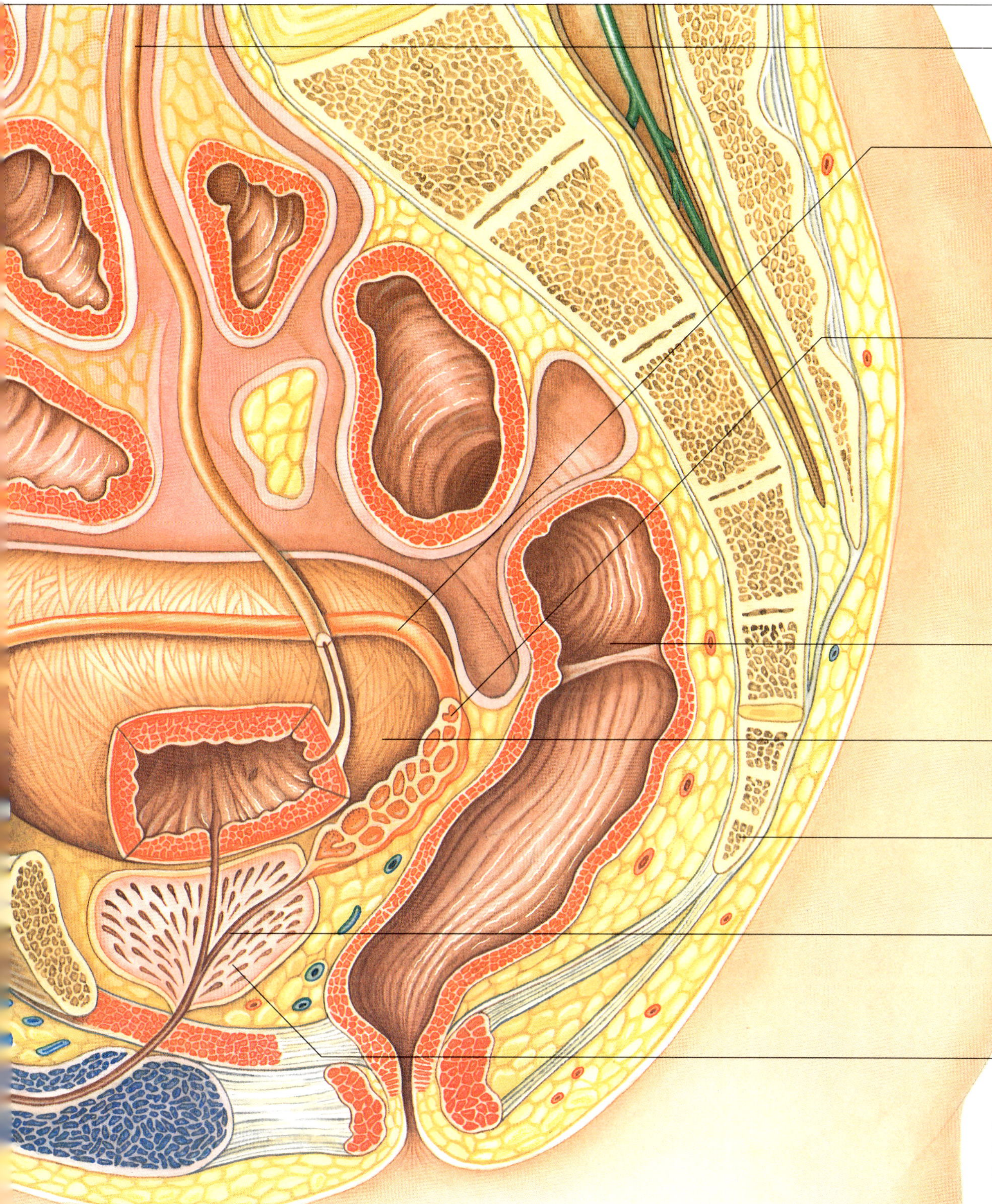

Samenleiter
Spermien werden aus den Nebenhoden durch diese Röhre zum Spritzkanal geschleudert.

Samenblase
Das Sekret aus diesen paarigen Samenbläschen macht ca. 60 Prozent der Spermien aus. Es enthält Fruktose, die die Beweglichkeit der Spermien fördert.

Prostata
Ca. 20 Prozent der Samenflüssigkeit besteht aus milchigen, alkalischen Sekreten aus dieser kleinen, eingekapselten Drüse.

Der Hodensack

Jeder Hoden ist von einer dünnen Gewebsschicht, der Tunica vaginalis, und dem Dartosmuskel umgeben. Er wirkt als Temperaturregler: Bei Wärme entspannt er sich und hält die Hoden vom Körper entfernt, bei Kälte zieht er sich zusammen. Der Muskel ist von Bindegewebe (Faszien) umhüllt. Jeder Hoden hängt an einem Samenstrang im Hodensack; er besteht aus Muskeln und Faszien, Blutgefäßen, Samenleiter und Nerven.

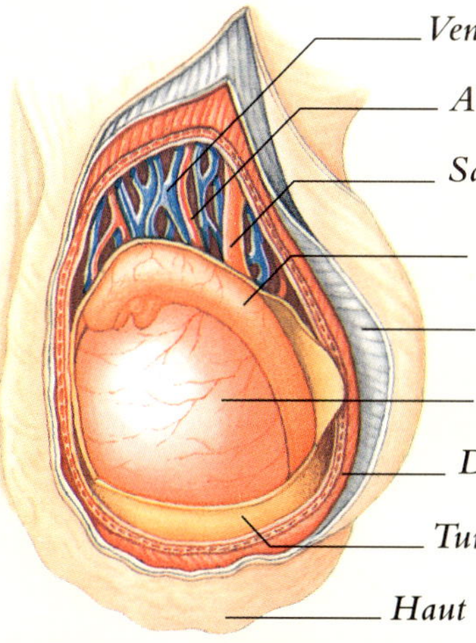

Weibliche Fortpflanzungsorgane

Die beiden Eierstöcke sind die wichtigsten Fortpflanzungsorgane der Frau. Mit der Pubertät setzt dieses Drüsenpaar die Ova, die weiblichen Geschlechtszellen, frei. Hier werden die Geschlechtshormone, v. a. Östrogen, produziert, die die Entwicklung der weiblichen Geschlechtsmerkmale (Körperform, Vergrößerung der Brüste, Menstruationszyklus) beeinflussen. Jeden Monat wird ein Ei abgestoßen, das eines der beiden Eileiter hinunter bis zur hohlen Gebärmutter in der Beckenmitte wandert.

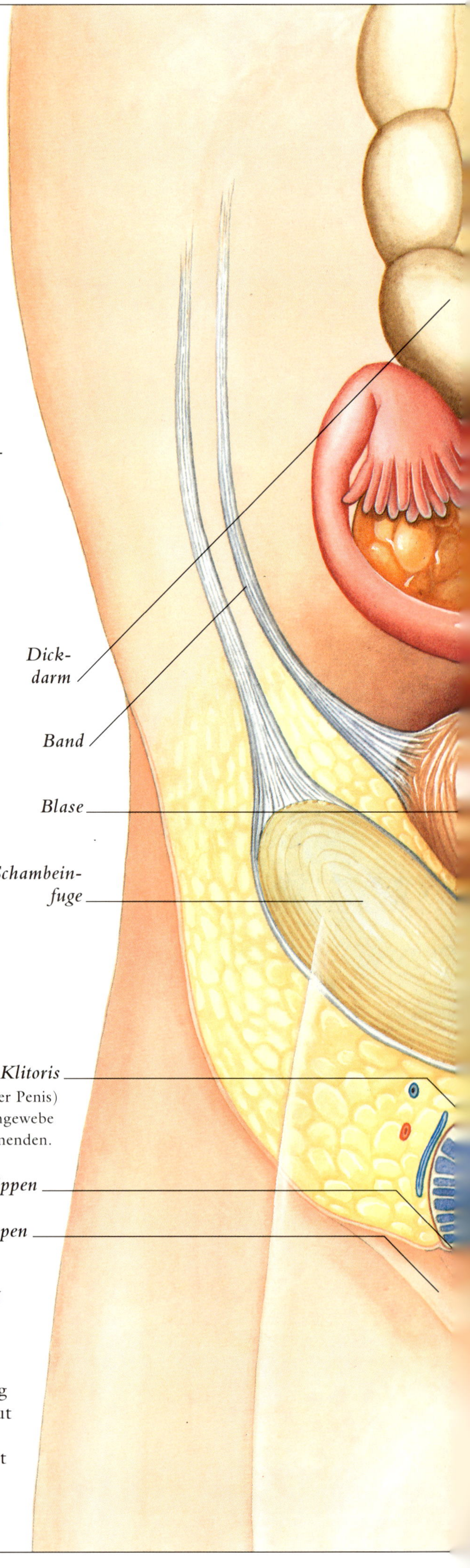

Enthält (wie der Penis) erektiles Schwammgewebe und Nervenenden.

Lage der Organe

Die weiblichen Fortpflanzungsorgane liegen in einer breiten, leeren Beckenhöhle, die von Beckenknochen umgeben ist. Das weibliche Becken ist breiter und flacher als das männliche, da sich die Gebärmutter während einer Schwangerschaft vergrößert.

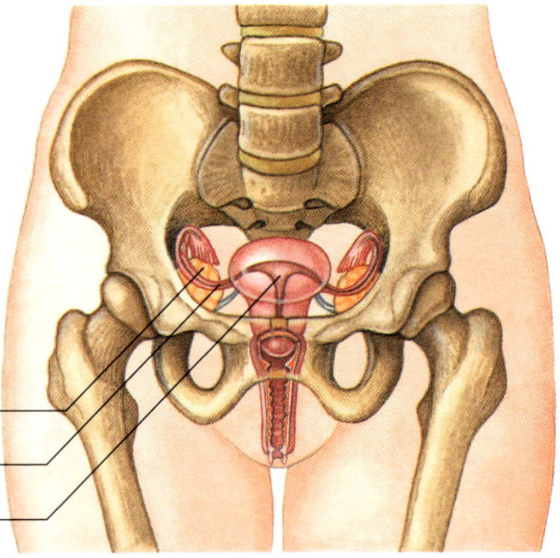

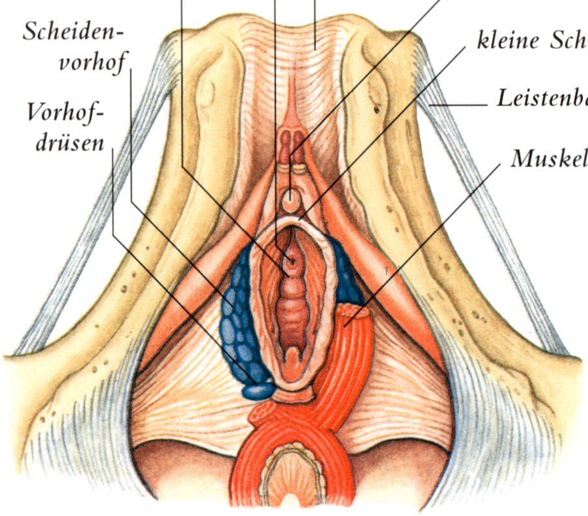

Äussere Genitalien

Die Scheiden- und Harnröhrenausgänge sind von Hautfalten, Lippen, umgeben. Bei sexueller Erregung schwillt die Klitoris mit Blut an, wird hochempfindsam, der Scheidenvorhof schwillt an, Drüsen halten die Schleimhäute gleitfähig.

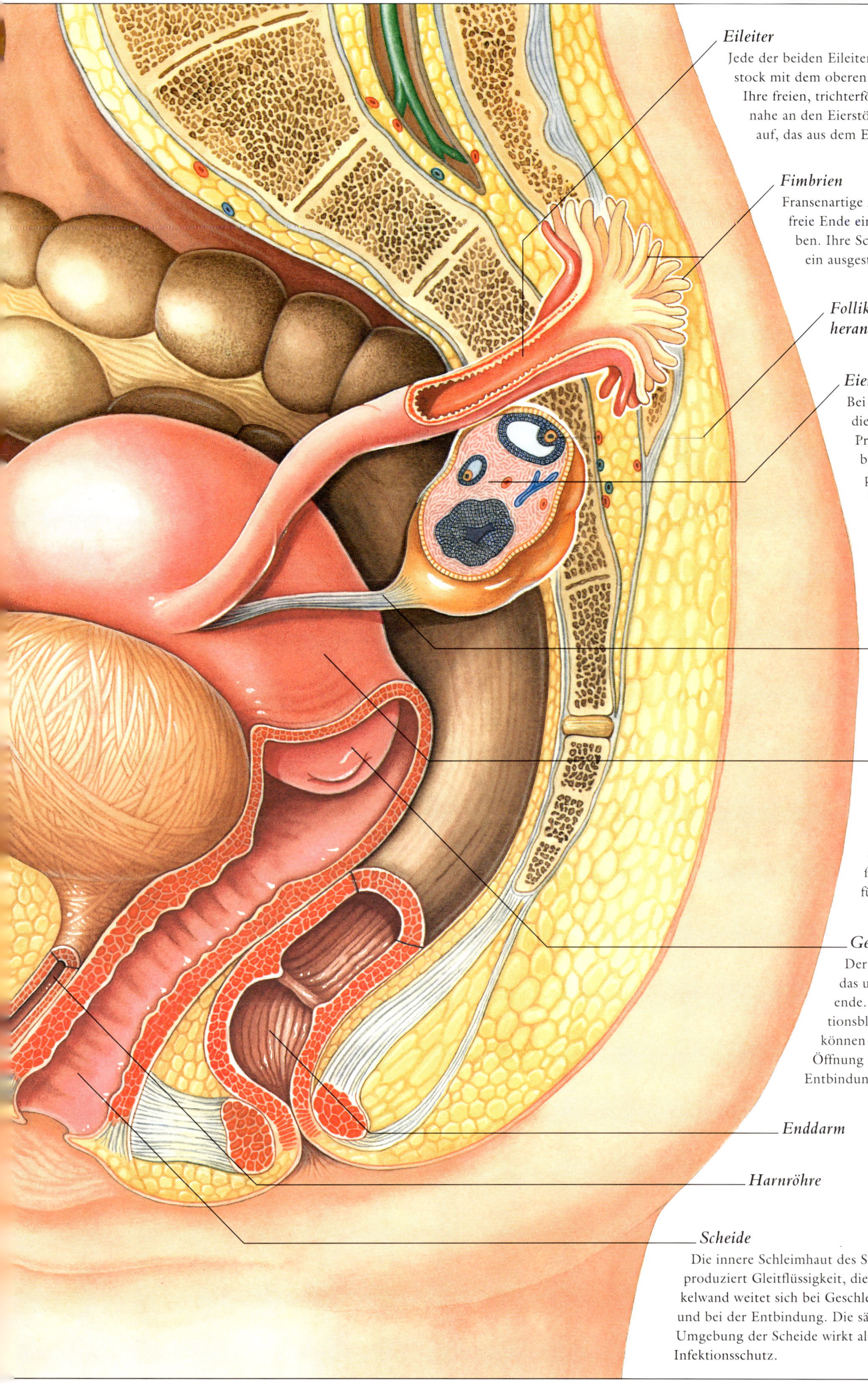

Eileiter

Jede der beiden Eileiter verbindet einen Eierstock mit dem oberen Ende der Gebärmutter. Ihre freien, trichterförmigen Enden liegen nahe an den Eierstöcken; sie fangen ein Ei auf, das aus dem Eierstock kommt.

Fimbrien

Fransenartige Ausstülpungen, die das freie Ende eines jeden Eileiters umgeben. Ihre Schwingungen befördern ein ausgestoßenes Ei in den Leiter.

Follikel mit heranreifendem Ei

Eierstock

Bei der Geburt enthalten die Eierstöcke Millionen Primärfollikel. In der Pubertät werden Hormone produziert, die die Reifung der Follikel anregen, so daß jeden Monat ein Eisprung (Ovulation) erfolgt. Manchmal reifen zwei oder drei Eier heran.

Eierstockband

Dieses kurze Band verbindet jeden Eierstock mit der Gebärmutter.

Gebärmutter

Während der Menstruation wird ein Teil der Gebärmutterschleimhaut ausgestoßen. In der Schwangerschaft vergrößert sich die Gebärmutter für den wachsenden Fötus.

Gebärmutterhals

Der Gebärmutterhals bildet das untere Gebärmutterende. Spermien, Menstruationsblut oder ein Baby können durch ihre zentrale Öffnung gelangen; bei einer Entbindung weitet sie sich stark.

Enddarm

Harnröhre

Scheide

Die innere Schleimhaut des Scheidenkanals produziert Gleitflüssigkeit, die äußere Muskelwand weitet sich bei Geschlechtsverkehr und bei der Entbindung. Die säurehaltige Umgebung der Scheide wirkt als chemischer Infektionsschutz.

ERKRANKUNGEN DER BRUST

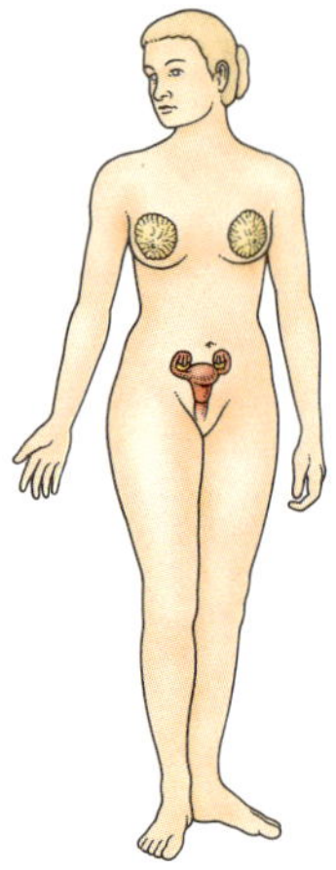

DIE WEIBLICHEN BRÜSTE unterliegen starken hormonellen Einflüssen, besonders während des Menstruationszyklus oder in der Schwangerschaft. Häufige Symptome sind Schmerzen, Brustwarzenausfluß und Knoten. Obwohl ca. 80 Prozent der Brustknoten nicht bösartig sind, muß jeder Knoten untersucht werden. Zu den wichtigsten Tests gehört die Mammographie (Röntgenaufnahme der Brust), die Ultraschallaufnahme und die Aspirationsbiopsie, bei der aus einem Knoten Flüssigkeit oder Zellen entnommen und unter dem Mikroskop untersucht werden.

HÄUFIGE BESCHWERDEN

Bei vielen Frauen treten zyklische Spannungsschmerzen in der Brust – Mastodynie – auf, die sehr stark sein können. Für gewöhnlich beginnen sie etwa eine Woche vor der Menstruation und verschwinden innerhalb eines Tages nach Eintritt der Periode. Die Symptome können medikamentös behandelt werden; in einigen Fällen hilft **Gamolensäure** (aus dem Nachtkerzensamenöl) oder eine Kost, die wenig gesättigte Fettsäuren enthält.

Gynäkomastie

Ein- oder doppelseitige Vergrößerung der männlichen Brustdrüsen, besonders in der Pubertät, als Folge hormoneller Störungen, Nebenwirkungen bei Medikamenten, Drogen- oder Alkoholmißbrauch.

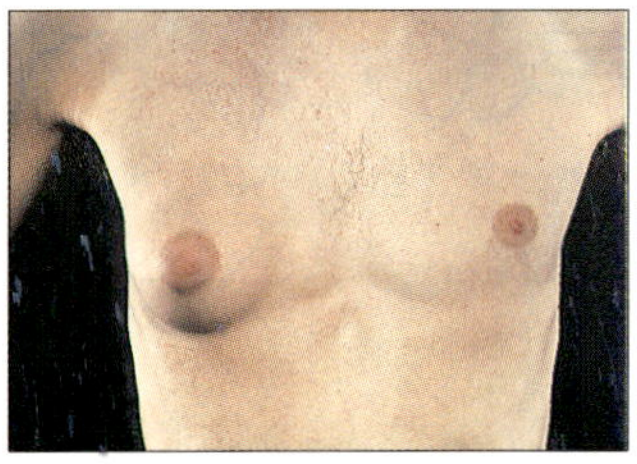

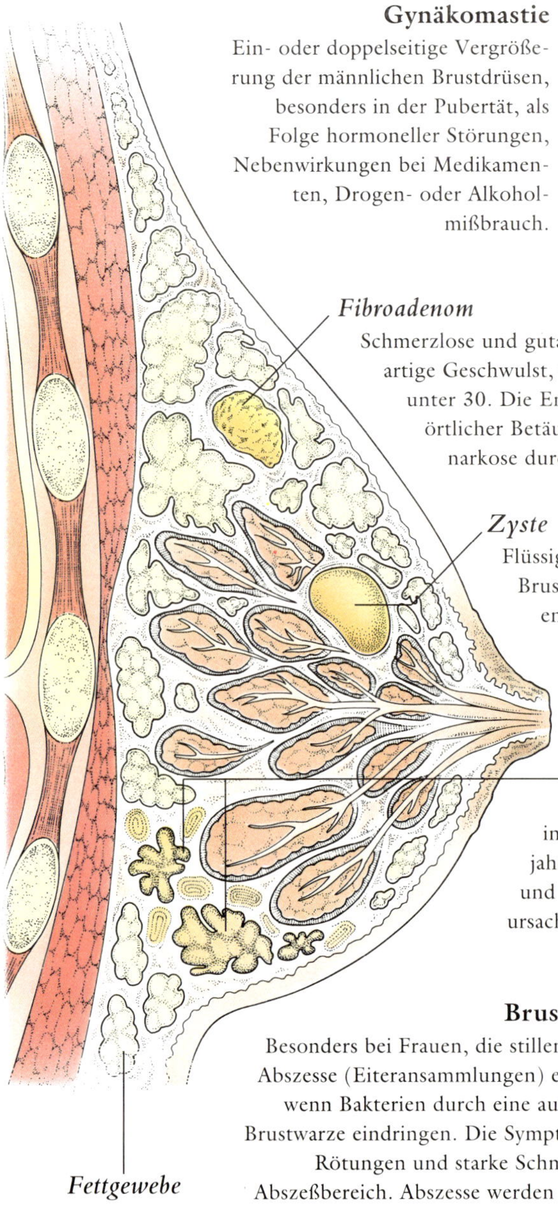

Fibroadenom

Schmerzlose und gutartige, bindegewebsartige Geschwulst, v. a. bei Frauen unter 30. Die Entfernung wird in örtlicher Betäubung oder Vollnarkose durchgeführt.

Zyste

Flüssigkeitsgefüllter Hohlraum in der Brust. Zysten sind meist gutartig. Sie enthalten eine klare Flüssigkeit, die durch eine Nadel oder Saugspritze entfernt werden kann (Aspiration).

Mastopathie

Faserartige Gewebswucherungen in der Brust können in den Wechseljahren und der Menopause Schmerzen und Knotenbildung in der Brust verursachen.

Brustabszeß

Besonders bei Frauen, die stillen, können Abszesse (Eiteransammlungen) entstehen, wenn Bakterien durch eine aufgerauhte Brustwarze eindringen. Die Symptome sind Rötungen und starke Schmerzen im Abszeßbereich. Abszesse werden mit Antibiotika behandelt oder operativ entfernt.

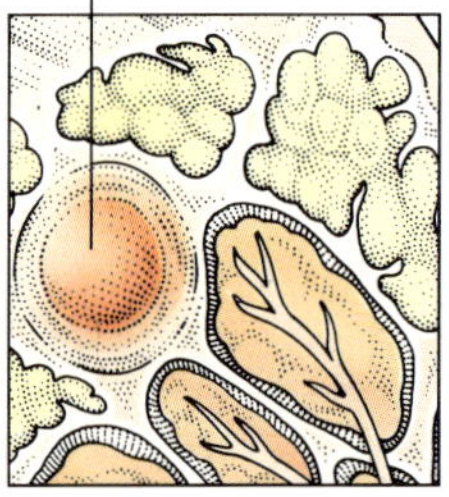

BRUSTKREBS

Brustkrebs, eine der Haupttodesursachen bei Frauen, betrifft eine von neun Frauen. Ältere Frauen oder Frauen, deren Mütter oder Schwestern Brustkrebs hatten, sind besonders gefährdet. Die Prognose hängt von der Art und Größe des Krebses ab.

Symptome

Das Hauptsymptom bei Brustkrebs ist ein Knoten. Weitere Anzeichen sind blutiger Warzenausfluß, Einziehen der Warze, manchmal bilden sich feine Höcker über der Brusthaut (rechts im Bild). Selten sind beide Brüste erkrankt.

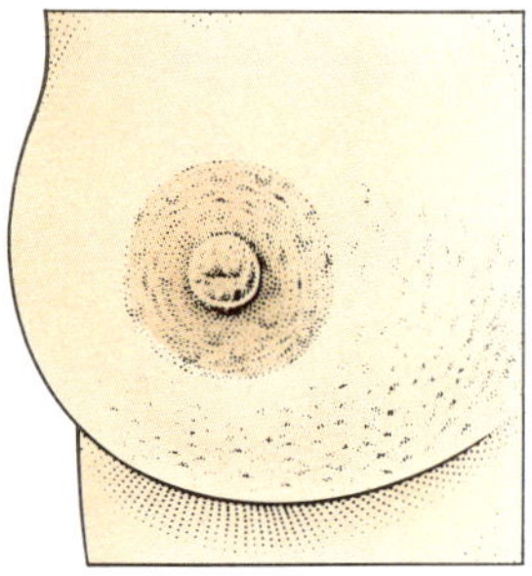

MAMMOGRAPHIE

Röntgenverfahren zur Vorsorgeuntersuchung der weiblichen Brust. Das Verfahren wird v.a. bei Frauen über 50 angewandt. Tumoren, die u. U. so klein sind, daß man sie nicht ertasten kann, können schon im Frühstadium entdeckt und erfolgreich behandelt werden.

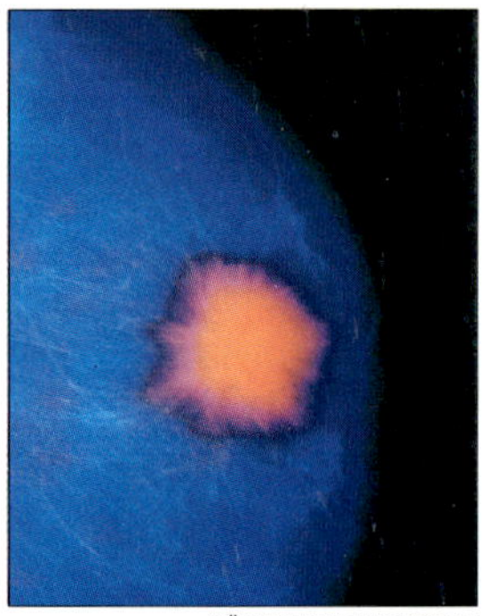

RÖNTGENAUFNAHME

Mammogramm

Ein Brusttumor erscheint auf der Röntgenaufnahme als dichte, unregelmäßig begrenzte Masse (im Bild links: orange). Die meisten Tumoren entwickeln sich in den Milchdrüsen. Die Diagnose wird durch Analyse einer Gewebsprobe bestätigt.

Das Verfahren

Die Brust ruht auf einer Röntgenplatte und wird gegen eine Plastikfolie am Röntgenapparat gedrückt. Es wird jeweils eine Brust geröntgt.

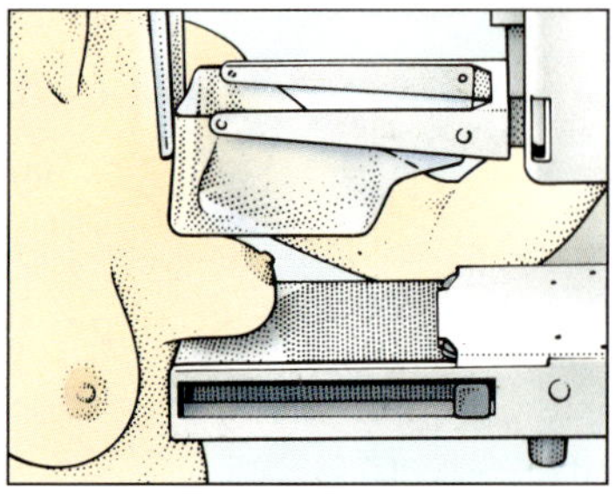

OPERATIVE EINGRIFFE

Brustknoten und -krebs können, je nach Größe und Art der Geschwulst, auf unterschiedliche Weise operativ entfernt werden. Manchmal wird aus kosmetischen Gründen – bei zu großen oder zu kleinen Brüsten – eine Mammaplastik durchgeführt.

LUMPEKTOMIE

Entfernung eines Brustknotens zusammen mit einem kleinen Bereich des umgebenden Gewebes. Bei kleineren Tumoren bietet sie gegenüber einer weitreichenden Operation gute Überlebenschancen.

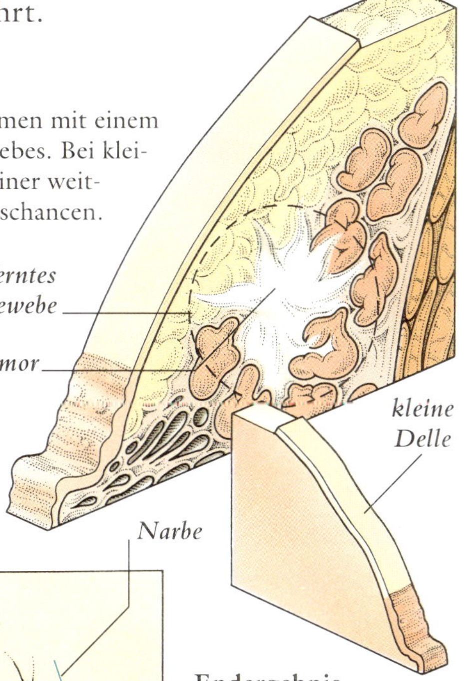

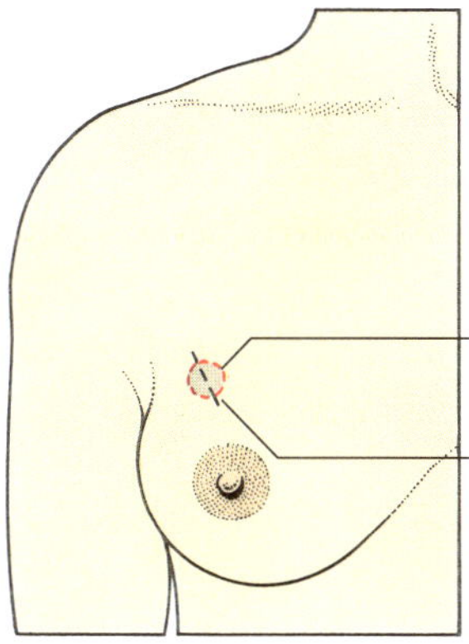

Der Schnitt
Über dem Knoten wird ein kleiner Schnitt ausgeführt. Der Tumor, ein Teil des umgebenden Gewebes sowie die Lymphknoten werden entfernt.

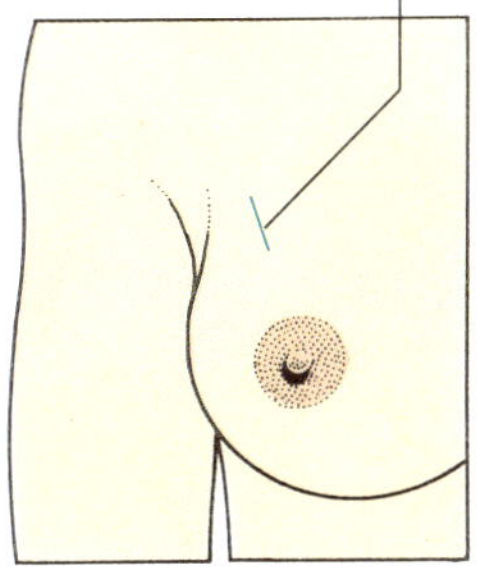

Endergebnis
Nach der Heilung bleiben eine kleine Narbe und eine Delle zurück. Anschließend wird mit Strahlen- oder Chemotherapie weiterbehandelt.

PARTIELLE MASTEKTOMIE

Teilweise operative Entfernung der Brust. Entweder wird nur der Krebs und ein Segment des umgebenden Brustgewebes entfernt (Segmentmastektomie), oder der betroffene Quadrant wird entfernt (Quadrantenresektion), eventuell auch die Lymphknoten in den Achseln.

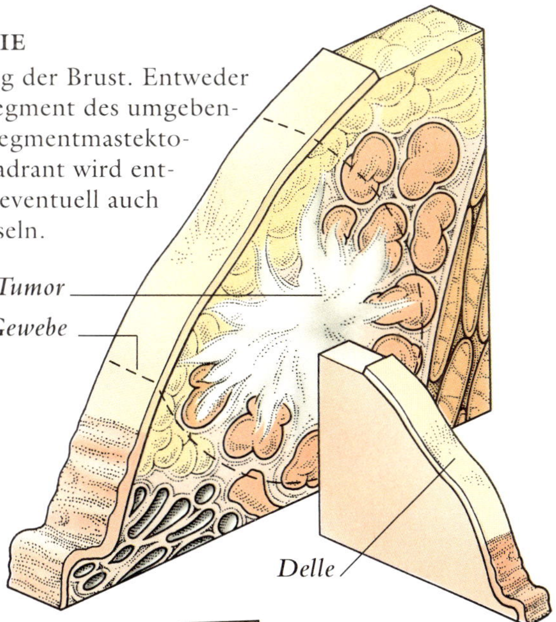

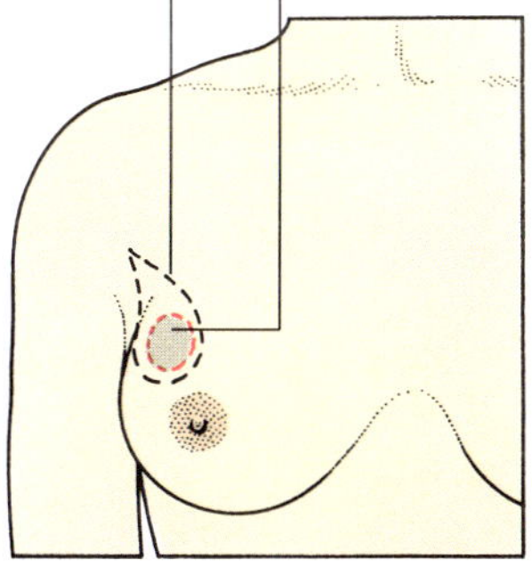

Der Schnitt
Der erkrankte Brustabschnitt und die darüberliegende Haut werden entfernt, eventuell auch die Lymphknoten in der Achselhöhle neben der Brust.

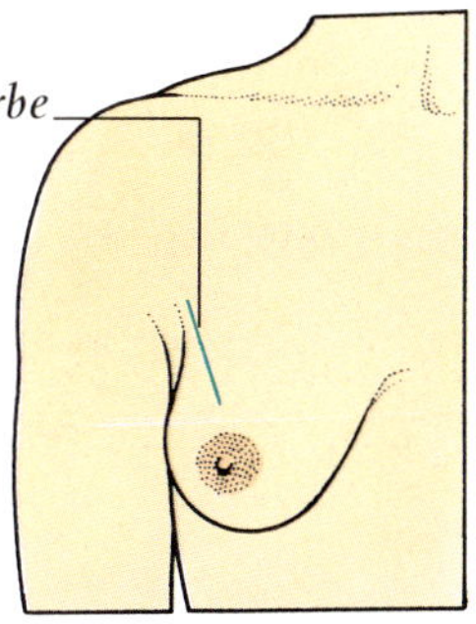

Endergebnis
Nach der Heilung bleibt eine Narbe und eine Vertiefung in der Haut zurück. Die Brust ist u. U etwas kleiner als zuvor. Anschließend erfolgt oft eine Chemo- oder Strahlentherapie.

SUBKUTANE MASTEKTOMIE

Entfernung des inneren Brustgewebes. Die Haut und die Brustwarze bleiben intakt. Mehrere Lymphknoten werden aus der Achselhöhle entfernt und unter dem Mikroskop untersucht. In den USA wird diese Operation auch präventiv durchgeführt.

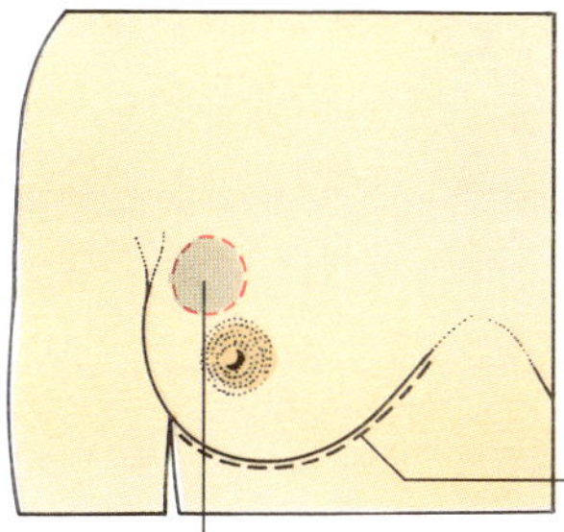

Der Schnitt
Unterhalb der Brust wird ein Schnitt durchgeführt und das Gewebe ausgeräumt. Bei einer einfachen Mastektomie werden auch die Brustwarze und die Haut entfernt.

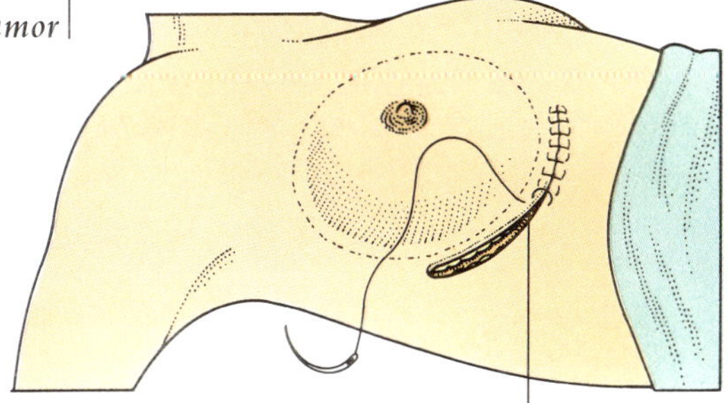

Einsetzen eines Implantats
Das fehlende Brustgewebe kann durch ein Implantat ersetzt werden. Die Form der Brust bleibt erhalten.

MODIFIZIERTE TOTALMASTEKTOMIE

Entfernung der gesamten Brust und der Lymphknoten in der Achselhöhle. Die Brust kann während der Operation oder später rekonstruiert werden. Eine Totalmastektomie, bei der auch die Brustmuskeln entfernt werden, wird heute aus ästhetischen Gründen selten durchgeführt.

Der Schnitt
Ein großer, ellipsenförmiger Schnitt schließt die Brust und die Lymphknoten in der Achselhöhle mit ein.

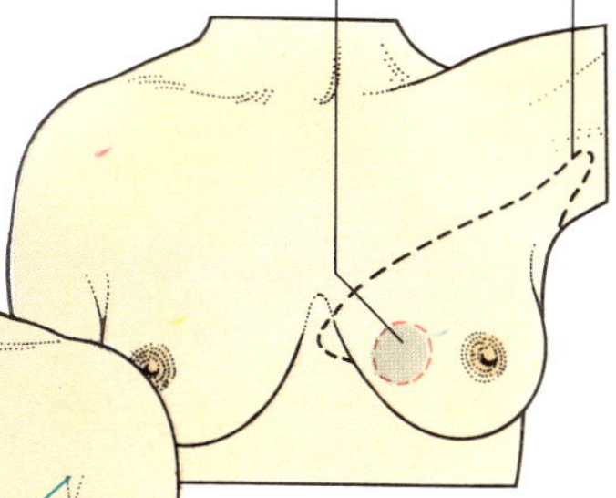

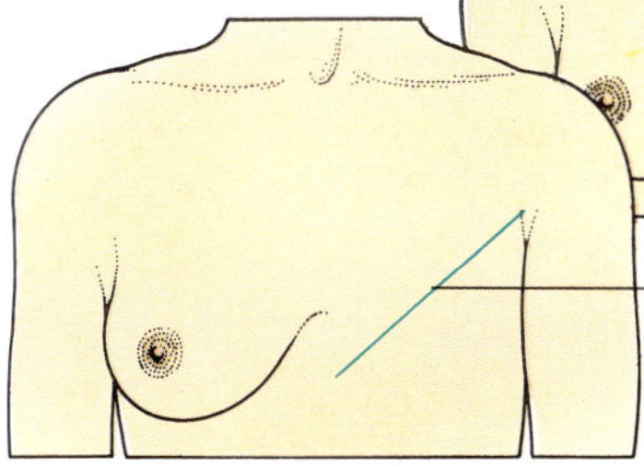

Nach der Heilung bleibt eine lange Narbe quer über der Brust zurück.

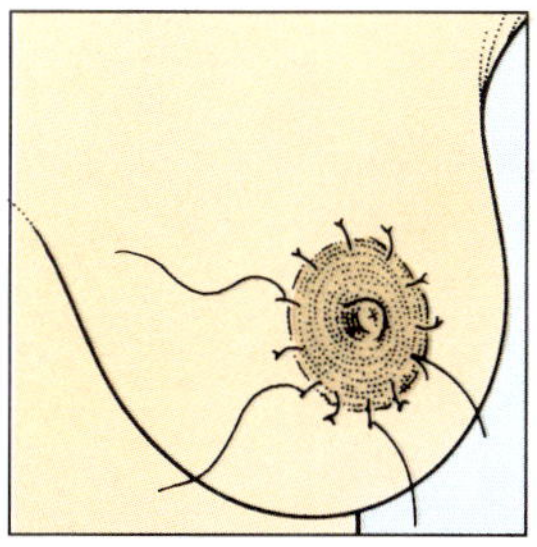

Rekonstruktion der Brust
Haut und Fettgewebe wird aus der Nähe der Brust oder aus dem Bauch entnommen. Ein Implantat kann eingesetzt und die Brustwarze nachgebildet werden.

Erkrankungen der Gebärmutter

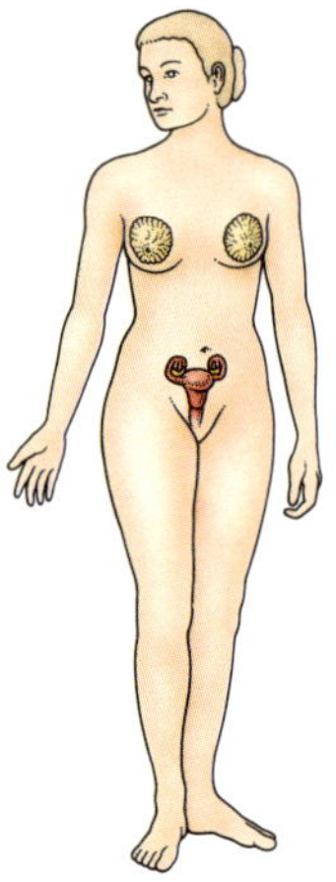

Kein anderes Organ im weiblichen Körper unterliegt so vielen Veränderungen wie die Gebärmutter. Während des monatlichen Menstruationszyklus, der ungefähr mit 13 Jahren beginnt und mit 55 aufhört, wird ihre Schleimhaut abgestoßen. Sie ist etwa so groß wie die Faust einer Frau, aber während einer Schwangerschaft dehnt sie sich enorm aus. Eine mögliche Komplikation bei einer Entbindung ist ein Gebärmutterriß; weitere Erkrankungen sind Myome, Gebärmuttervorfall, Endometriose, Polypen und Krebs, die entweder medikamentös oder operativ behandelt werden.

Myom

Gutartiger Gebärmuttertumor aus Faser- und Muskelgewebe bei ca. jeder 5. Frau über 35. Im Gegensatz zu kleinen, symptomlosen Myomen können größere Myome Beschwerden, heftige Blutungen und Harndrang auslösen. Sie können aus der Kapsel geschält werden, oder die Gebärmutter wird entfernt.

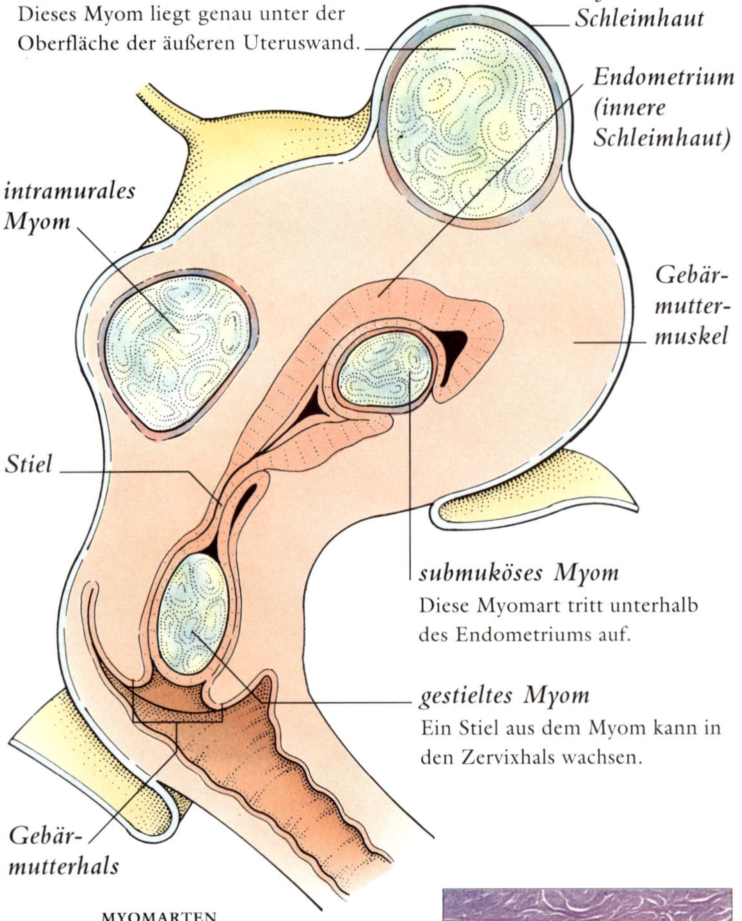

MYOMARTEN

Intramurales Myom

Ein intramurales Myom, die häufigste Myomart (rechts), wächst im Muskelgewebe der Gebärmutterwand. Die Gebärmutter kann sich vergrößern und verformen, die Höhle wird verlegt, die Folgen sind Menstruationsbeschwerden.

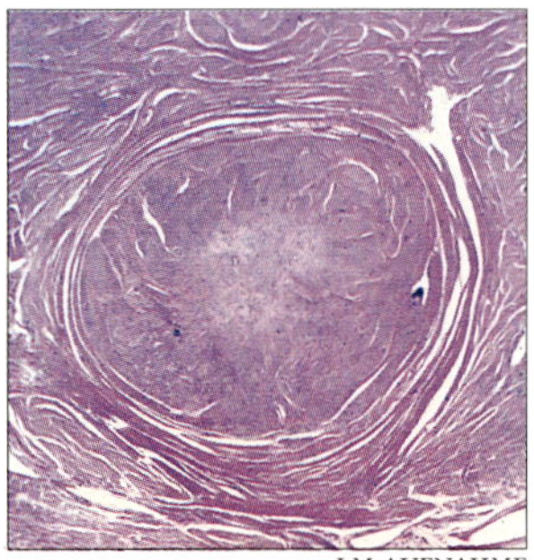

LM-AUFNAHME

Endometriose

Teile der Gebärmutterschleimhaut können über die Eileiter zu anderen Bereichen der Beckenhöhle wandern, sich dort einnisten und während der Periode bluten. Das Blut verursacht Zysten, während der Menstruation und bei Geschlechtsverkehr können Schmerzen auftreten. Die Menstruation kann medikamentös verhindert oder das eingenistete Endometrium zerstört werden, oder die Zysten, Leiter, Eierstöcke und die Gebärmutter werden entfernt.

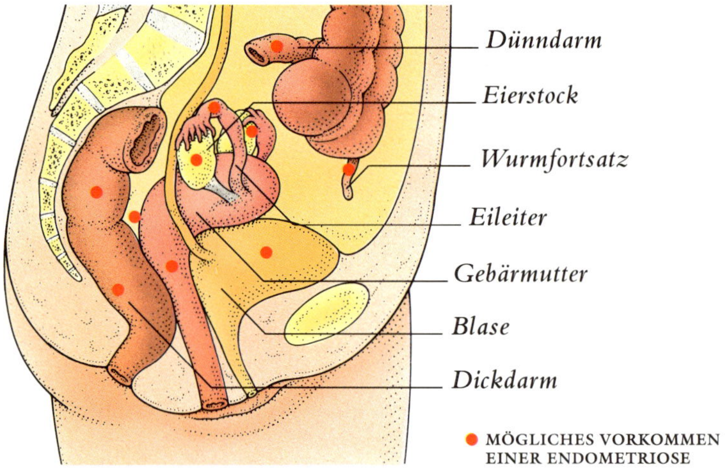

Gebärmuttervorfall

Bei einer Schwangerschaft und Entbindung können sich die Bänder, die die Gebärmutter in ihrer Position halten, dehnen, v. a. bei Frauen, die schon mehrmals entbunden haben: Die Gebärmutter sinkt, die Vagina verdreht sich, die Folgen sind Schwierigkeiten beim Wasserlassen und Stuhlgang. Schlaffe Bänder werden entweder operativ gestrafft, oder ein Plastikpessar wird eingesetzt.

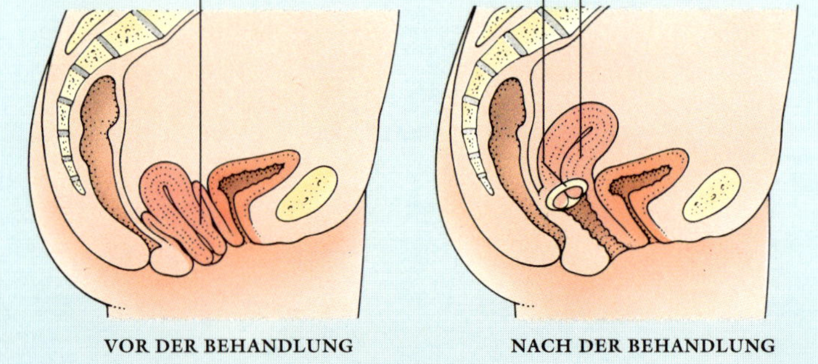

GEBÄRMUTTERHALSKREBS

Die häufigste Krebsart bei Frauen. Bei einer Abstrichuntersuchung werden Zellen aus der Gebärmutterhalsoberfläche entnommen und auf einen Glasobjektträger geschmiert. Auf diese Weise können Dysplasien (anormale Veränderungen) unter dem Mikroskop entdeckt werden, bevor sich ein Krebs entwikkelt oder ausbreitet. Bei frühzeitiger Behandlung sind die Prognosen gut.

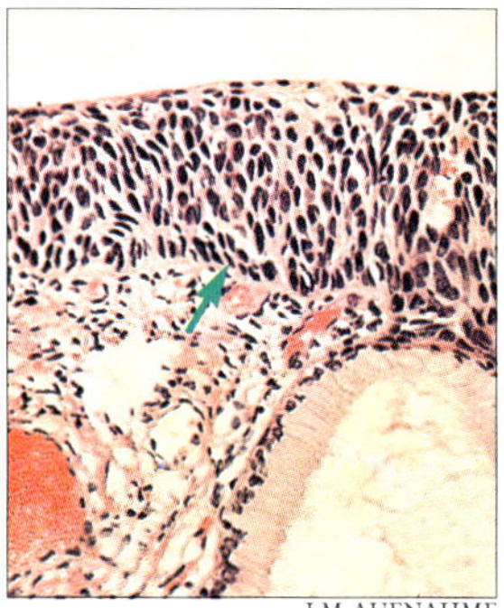

LM-AUFNAHME

Nichtinvasiver Krebs
Anormal große Zellen auf der Basalmembran, der untersten Schleimhautschicht (Pfeil), deuten auf eine schwere Dysplasie hin.

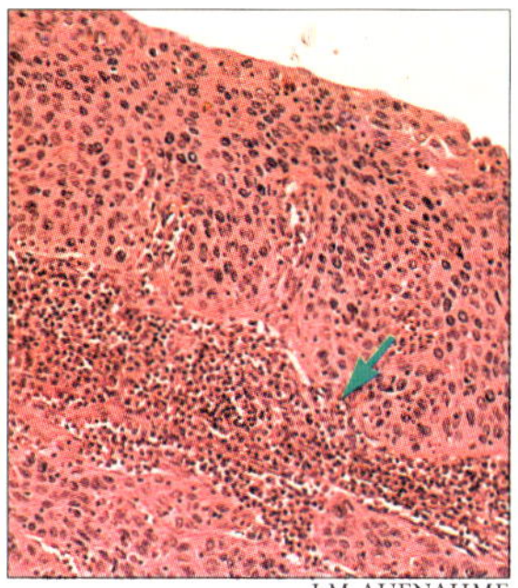

LM-AUFNAHME

Invasiver Krebs
Tumorzellen (rechts) haben die Basalmembran (Pfeil) durchbrochen. Sie haben sich aus der Schleimhaut ins tiefere Gewebe ausgebreitet.

Diagnose und Behandlung

Ergibt ein Abstrich eine Dysplasie, kann eine Scheidenspiegelung durchgeführt werden. Mit einem vergrößernden Spiegelgerät wird der Gebärmutterhals untersucht, kleine Gewebeproben werden aus dem krebsverdächtigen Bereich entnommen. Anormales Gewebe kann auch durch Kryokauterisation (Kaltverschorfung) oder Laserbehandlung zerstört werden.

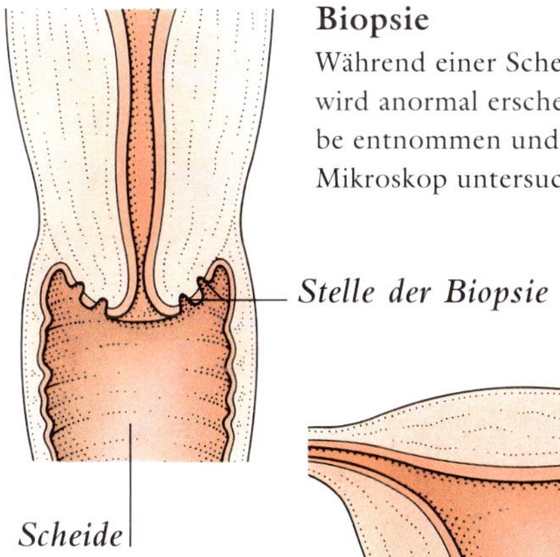

Biopsie
Während einer Scheidenspiegelung wird anormal erscheinendes Gewebe entnommen und unter einem Mikroskop untersucht.

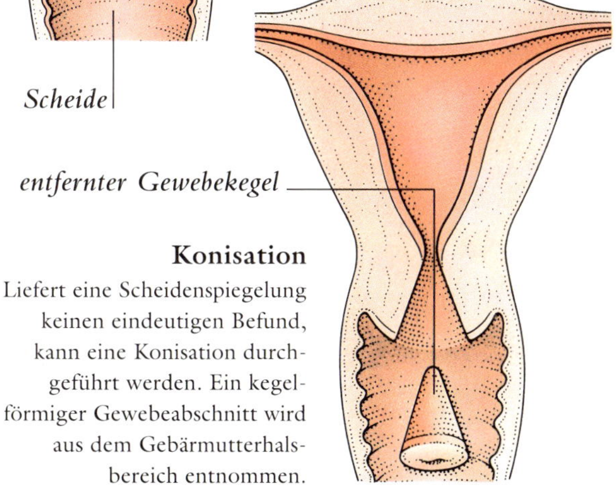

Konisation
Liefert eine Scheidenspiegelung keinen eindeutigen Befund, kann eine Konisation durchgeführt werden. Ein kegelförmiger Gewebeabschnitt wird aus dem Gebärmutterhalsbereich entnommen.

HYSTEREKTOMIE

Hysterektomie (Entfernen der Gebärmutter) wird in den Industrieländern sehr häufig bei Menorrhagie (verstärkte Monatsblutung), Myomen, Endometriose, Gebärmuttervorfall, Gebärmutter- oder Gebärmutterhalskrebs angewandt.

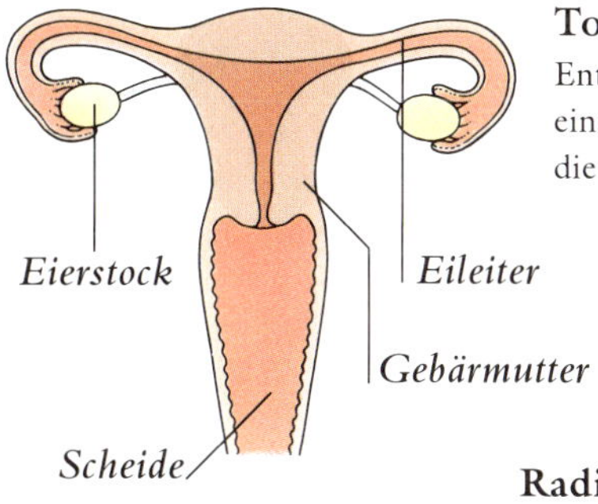

Totale Hysterektomie
Entfernung der gesamten Gebärmutter, einschließlich des Gebärmutterhalses, nur die Eierstöcke und Eileiter bleiben intakt.

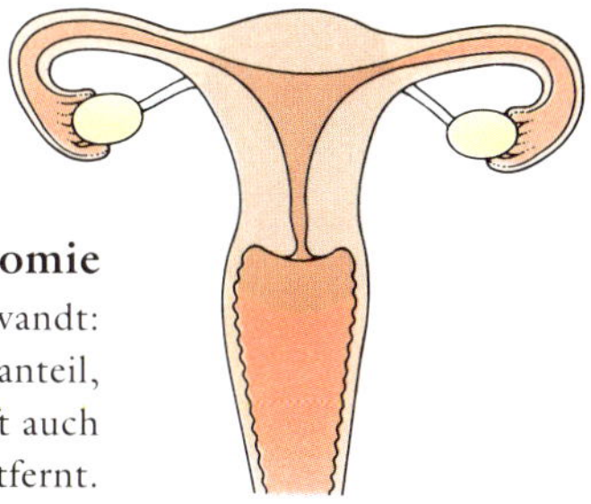

Radikale Hysterektomie
Wird oft bei Krebs angewandt: Gebärmutter, oberer Scheidenanteil, nahegelegene Lymphknoten, oft auch Eileiter und Eierstöcke werden entfernt.

OPERATION

Abdominale Hysterektomie

Durch einen Schnitt in die Bauchwand wird die Gebärmutter entfernt. Bei gutem Allgemeinzustand muß die Patientin ca. 1 Woche im Krankenhaus verbringen, bis zur völligen Rekonvaleszenz vergehen etwa 4 bis 6 Wochen. Ein Scheidenschnitt bedeutet ein erhöhtes Risiko und wird heute selten durchgeführt.

1 Schnitt in die Bauchwand, entweder waagrecht, parallel zur Schamhaarlinie oder senkrecht zwischen Nabel und Schamhaar.

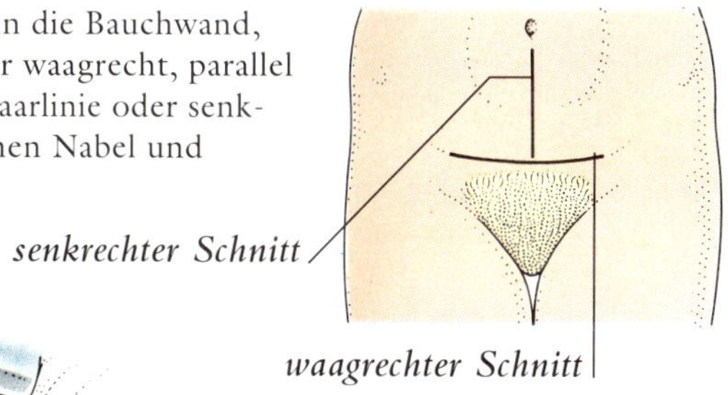

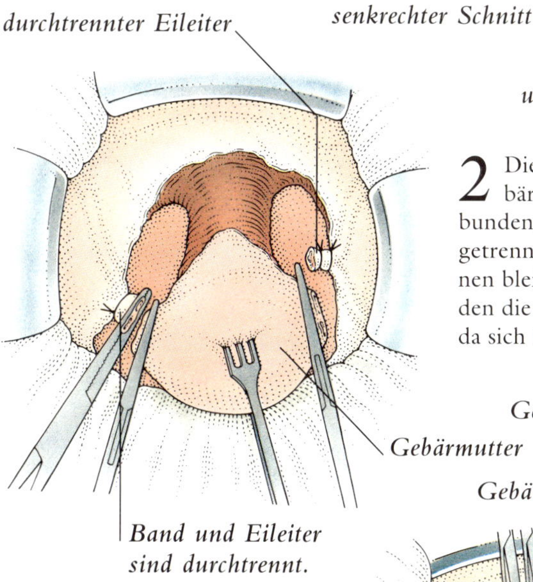

2 Die Blutgefäße der freigelegten Gebärmutter werden zusammengebunden, die stützenden Bänder werden getrennt, Eileiter und Eierstöcke können bleiben. Nach der Menopause werden die Eierstöcke jedoch oft entfernt, da sich hier häufig Krebs entwickelt.

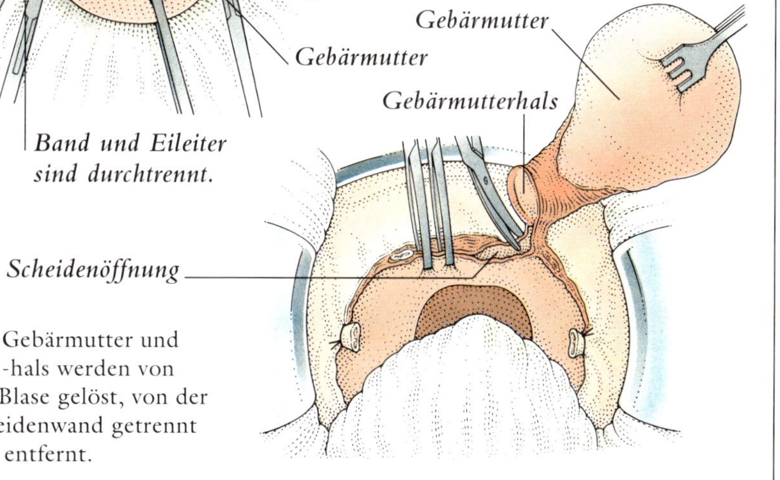

3 Gebärmutter und -hals werden von der Blase gelöst, von der Scheidenwand getrennt und entfernt.

Erkrankungen der Eierstöcke, des Hodens und der Prostata

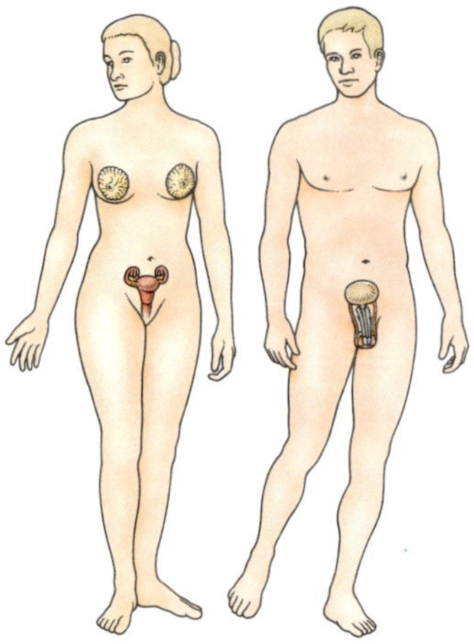

Eierstöcke, Hoden und Prostata können an Krebs, gutartigen Geschwulsten und sexuell übertragenen Infektionen erkranken. Hormonell bedingte Erkrankungen der Eierstöcke und Hoden sind oft die Folge von Erkrankungen anderer Organe. Einige Störungen, die direkt die Organe selbst betreffen, werden hier beschrieben.

Erkrankungen der Eierstöcke

Die Eierstöcke erkranken selten an Infektionen durch Viren oder Bakterien. In jedem Alter können sich eine oder mehrere Zysten bilden, die sehr groß werden können, aber meistens keine Symptome auslösen. Nur 5 Prozent sind bösartig.

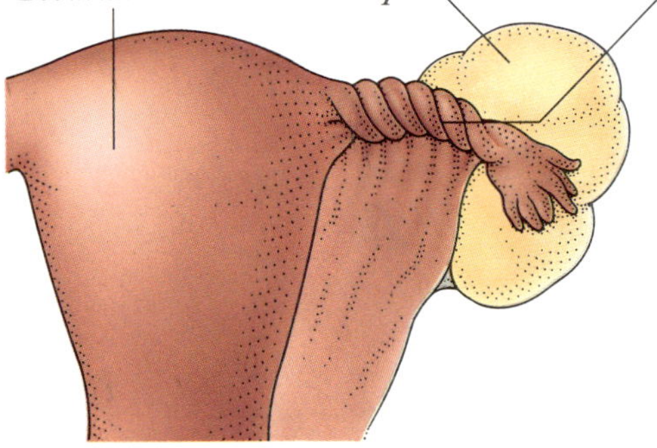

Stieldrehung
Der Zystenstiel kann sich verdrehen, wird nicht mehr durchblutet und verursacht plötzliche, schwere Bauchschmerzen. U. U. muß er sofort operativ entfernt werden.

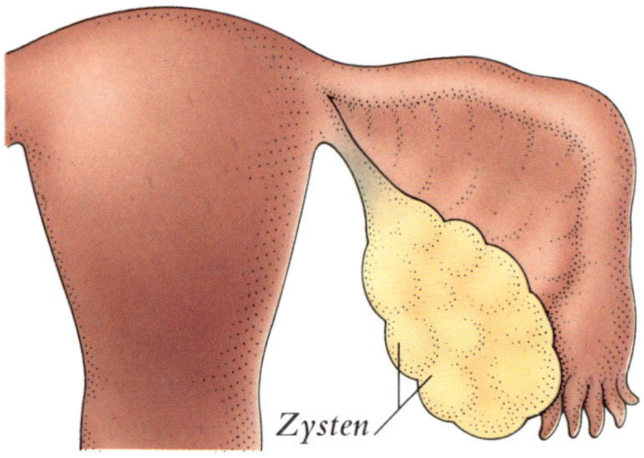

Polyzystische Eierstöcke
Hormonstörungen können viele kleine Zysten verursachen, die häufig zu Unfruchtbarkeit führen. Symptome können übermäßige Körperbehaarung, unregelmäßige oder ausbleibende Perioden und Fettleibigkeit sein.

Laparoskopie

Direkte Untersuchung der Bauchhöhle mit einem flexiblen, faseroptischen Sichtinstrument. Die Methode wird bei Beckenschmerzen oder Unfruchtbarkeit angewandt, aber auch zur Diagnose und Behandlung vieler gynäkologischer Erkrankungen wie Zysten, Endometriose und Krebs.

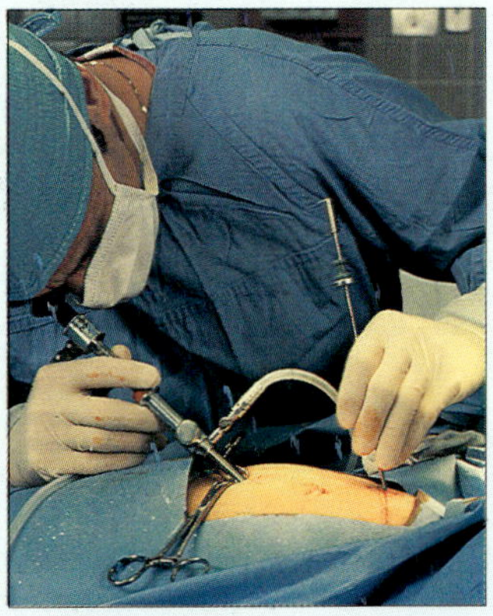

Eierstockkrebs

An Eierstockkrebs sterben mehr Frauen als an Gebärmutter- und Gebärmutterhalskrebs zusammen, da er oft zu spät erkannt wird. Meistens sind Frauen betroffen, die über 50 sind oder nie Kinder geboren haben. Frauen, die orale Kontrazeptiva genommen haben, sind weniger häufig betroffen. Zytostatika können auch bei fortgeschrittenem Tumor lebensverlängernd wirken.

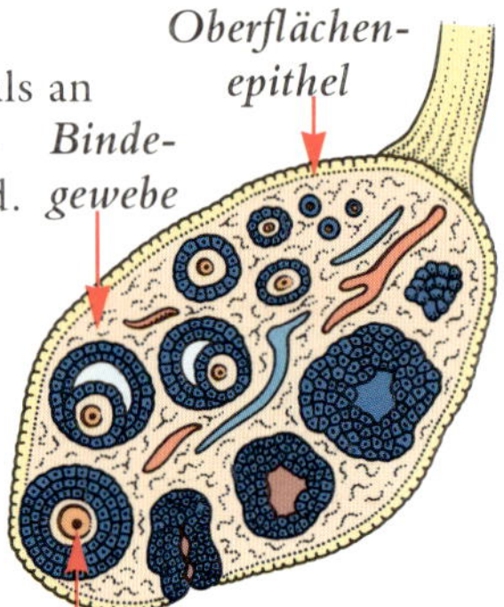

VORKOMMEN VON EIERSTOCKKREBS

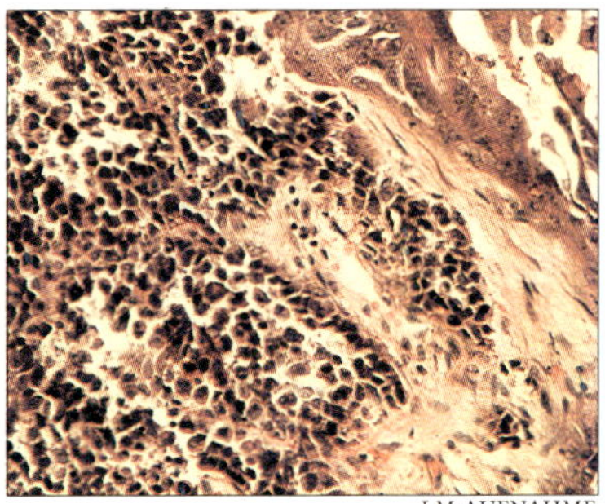

Krebszellen
Der Gewebeabschnitt links zeigt dunkel gefärbte Krebszellen, die gesundes Oberflächenepithel – eine bevorzugte Stelle für Eierstockkrebs – befallen.

Erkrankungen des Hodens

Schwellungen des Hodens sind häufig, meist schmerzlos und harmlos, sollten aber untersucht werden. Sie können die Folge von Verletzungen, Flüssigkeits-, Spermien- oder Blutansammlungen sein. Geht die Schwellung mit Fieber einher, ist sie wahrscheinlich durch eine Infektion bedingt. Hodenkrebs ist nur selten Ursache einer Schwellung.

Hydrozele
Besonders bei Männern mittleren Alters kann sich der Raum um einen Hoden mit strohfarbener Flüssigkeit füllen und eine weiche, schmerzlose Hydrozele bilden. Nur selten muß behandelt werden. Ist die Schwellung so groß, daß sie stört oder schmerzt, kann die Flüssigkeit durch eine Aspirationsnadel abgesaugt werden.

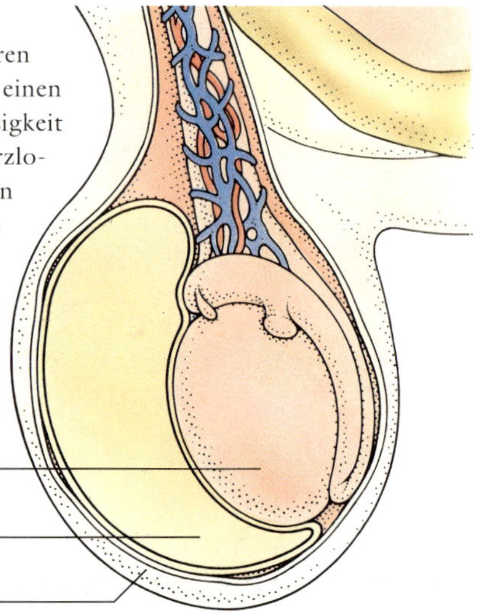

HODENKREBS

Hodenkrebs tritt v. a. bei Männern unter 40 auf, ist jedoch selten und meist eine Folge von Hodenhochstand in der Kindheit. Oft wird der Krebs bei einer Selbstuntersuchung als feste, schmerzlose Schwellung gefühlt, nur selten treten Schmerzen und Entzündungen auf. Die Diagnose kann durch Ultraschalluntersuchungen bestätigt werden. Der betroffene Hoden wird operativ entfernt, anschließend wird mit Zytostatika behandelt. Die Prognosen sind meist gut.

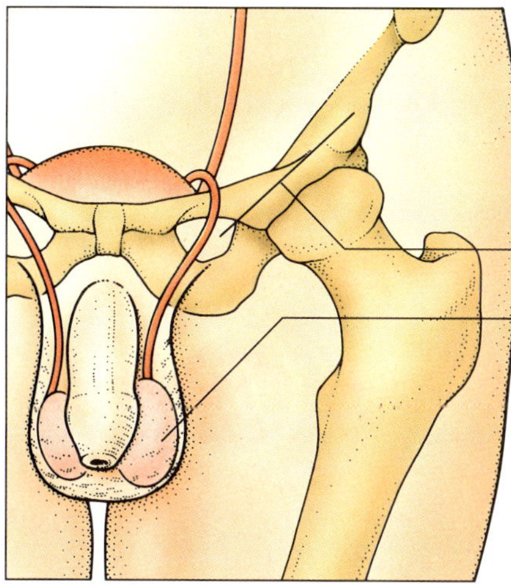

Entfernung des Hodens
Der erkrankte Hoden wird durch einen Schnitt in die Leiste entfernt und kann durch ein Implantat ersetzt werden.

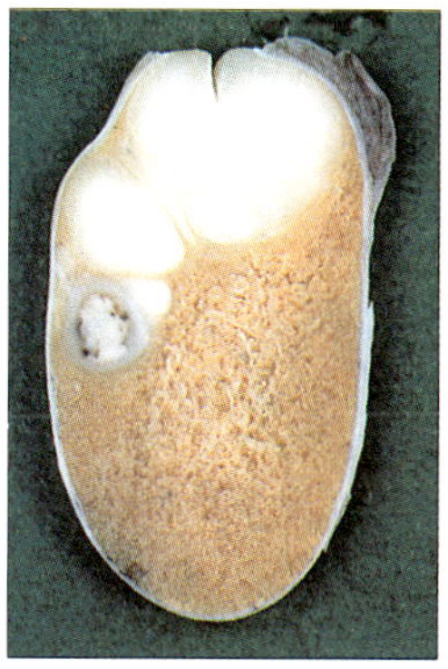

Hodenkrebs
Querschnitt eines entfernten Hodens (rechts). Das große weiße Gebiet ist ein Tumor. Die Entfernung eines Hodens verursacht im allgemeinen keine Unfruchtbarkeit.

ERKRANKUNGEN DER PROSTATA

Die Prostata liegt unter der Blase und umgibt die Harnröhre. Infektionen durch Bakterien, die möglicherweise sexuell übertragen wurden, können Schwellungen und Entzündungen verursachen. Bei über 50jährigen vergrößert sich die Drüse oft. Bei Männern ist ein Prostatakrebs eine der Haupttodesursachen bei Krebs.

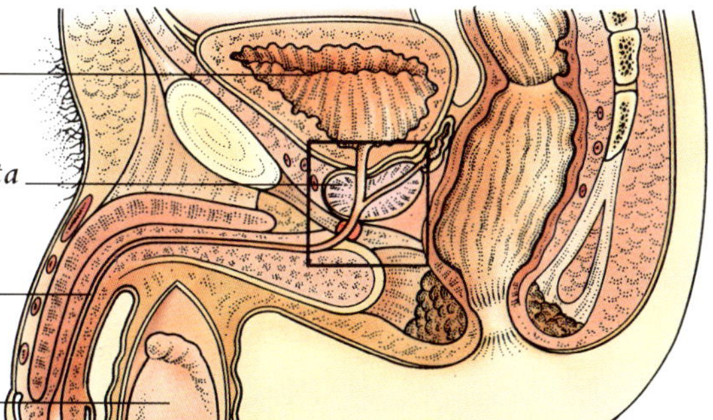

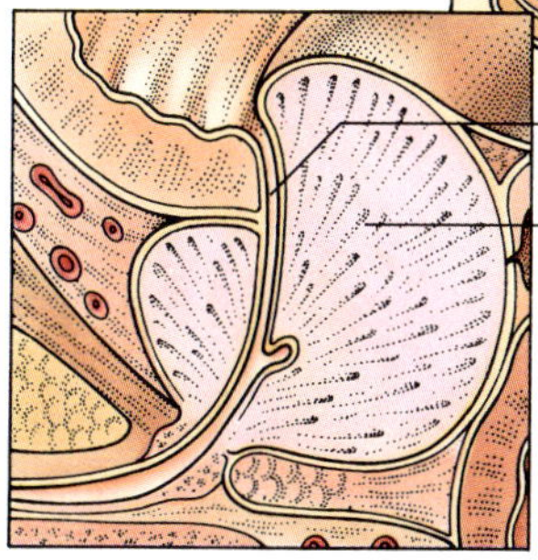

Vergrößerte Prostata
Eine vergrößerte Prostata verformt die Harnröhre. Die Folgen sind Harnträufeln und häufiges Wasserlassen, da die Blase nicht völlig geleert werden kann.

OPERATION

TRANSURETHRALE PROSTATEKTOMIE

Eine Methode zur Behandlung einer vergrößerten Prostata ist die transurethrale Prostatektomie, bei der nur der Teil der Drüse, der den Harnfluß blockiert, entfernt wird. Dies erfolgt bei einer Blasenspiegelung und erfordert nur einen kurzen Krankenhausaufenthalt.

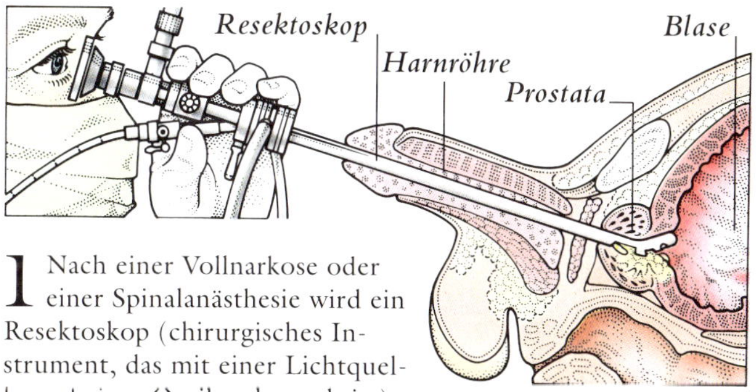

1 Nach einer Vollnarkose oder einer Spinalanästhesie wird ein Resektoskop (chirurgisches Instrument, das mit einer Lichtquelle und einer Optik gekoppelt ist) die Harnröhre hinaufgeschoben.

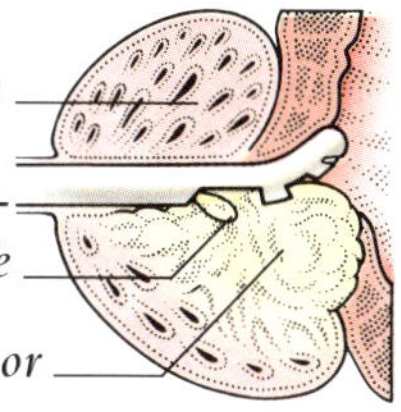

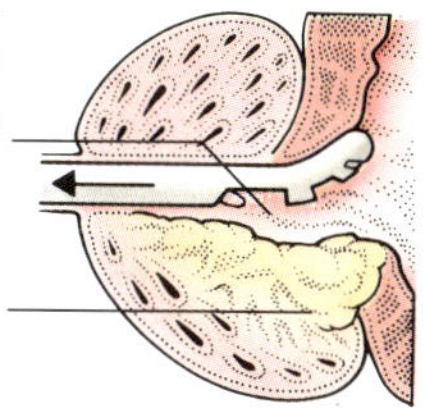

2 Mit einem Schneidegerät oder einer erhitzten Drahtschlaufe wird der Tumor soweit abgeschabt, daß der normale Harnfluß wieder einsetzen kann.

3 Teile des Prostatagewebes werden durch das Resektoskop weggespült. Ein Katheder bleibt bis zur völligen Heilung in der Blase.

RADIKALE, PERINEALE PROSTATEKTOMIE

Bei Krebs oder bei starker Vergrößerung der Prostata muß u. U. die ganze Drüse entfernt werden. Die Risiken bei dieser Methode sind Impotenz, Unfruchtbarkeit und Inkontinenz.

1 Nach einer Vollnarkose wird die Prostata durch einen senkrechten Schnitt in den Unterbauch freigelegt.

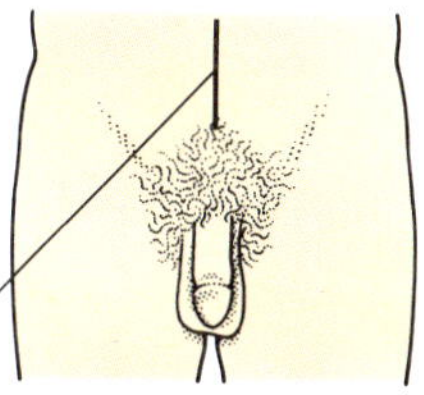

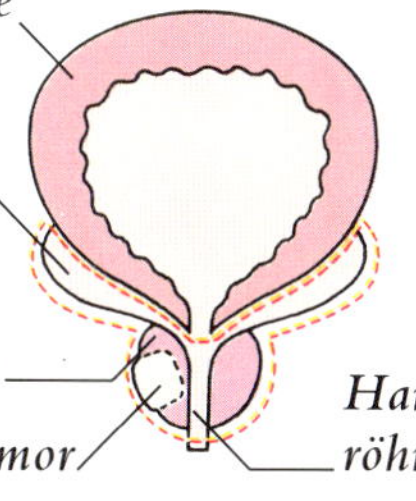

2 Die erkankte Prostata und die angrenzenden Teile werden entfernt. Ein Blasenkatheder hält den Harnfluß aufrecht.

3 Die Blase wird wieder mit der Harnröhre verbunden. Harn kann durch einen Katheder, der nach etwa einer Woche entfernt wird, abfließen.

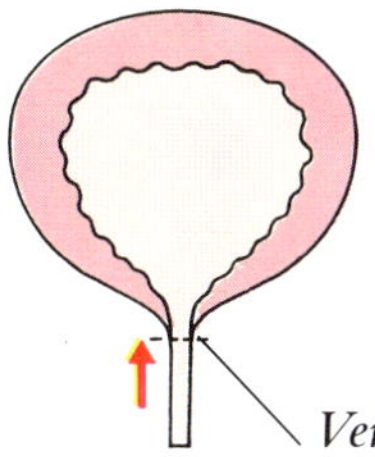

Sexuell übertragbare Krankheiten

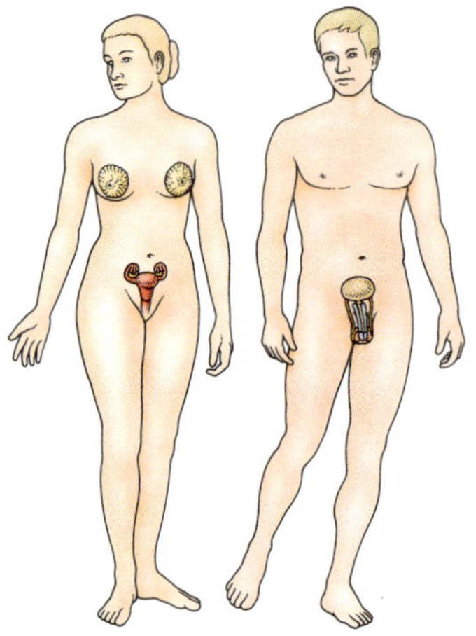

DIE ANZAHL DER INFEKTIONEN, die durch Geschlechtsverkehr übertragen werden, ist weltweit sehr hoch. Nach dem Zweiten Weltkrieg ist die Verbreitung von Syphilis- und Gonorrhöerkrankungen in den Industrieländern zurückgegangen, in den 60er und 70er Jahren wieder angestiegen, in den 80er Jahren gesunken. In einigen Gebieten nimmt die Zahl erneut zu.

Beckenentzündung

Eine Infektion der weiblichen Fortpflanzungsorgane, die meist nach einer nicht behandelten Gonorrhö oder Chlamydieninfektion auftritt. Die Diagnose stützt sich auf die Symptome sowie auf Zervikal- und Scheidenabstriche, die während einer Untersuchung genommen werden. Normalerweise wird die Infektion mit Antibiotika behandelt.

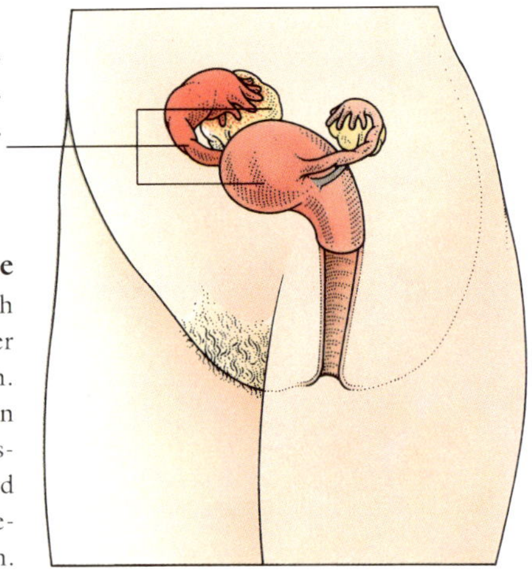

Betroffene Organe
Die Entzündung kann sich auf Gebärmutter, Eileiter und Eierstöcke ausbreiten. Die Symptome können Scheidenausfluß, Unterleibsschmerzen, Fieber und Schmerzen beim Geschlechtsverkehr sein.

Komplikationen

Eine Beckenentzündung ist weltweit die häufigste Ursache für Unfruchtbarkeit. Sie kann schwere Schäden und Vernarbungen in den Fortpflanzungsorganen, chronische Beckenschmerzen und anormale Menstruationsblutungen verursachen. Vernarbungen in den Eileitern können ein befruchtetes Ei blockieren und das Risiko einer ektopischen (sich außerhalb der Gebärmutter entwickelnden) Schwangerschaft erhöhen.

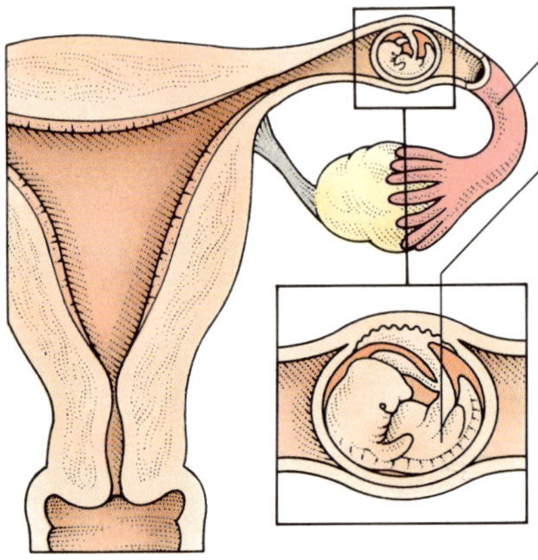

Ektopische Schwangerschaft
Eine ektopische Schwangerschaft findet meist im Eileiter statt. Der Eileiter kann platzen, vaginale Blutungen, schwere Unterleibsschmerzen und starke innere Blutungen auslösen.

Unspezifische Urethritis

Unspezifische Urethritis, eine der häufigsten sexuell übertragbaren Krankheiten, ist eine Harnröhrenentzündung, die nicht durch Gonorrhö verursacht wurde. Die Inkubationszeit beträgt gewöhnlich 1 bis 3 Wochen. Das Hauptsymptom bei Frauen ist Vaginalausfluß. Behandelt wird mit Antibiotika, z. B. Tetracyclin.

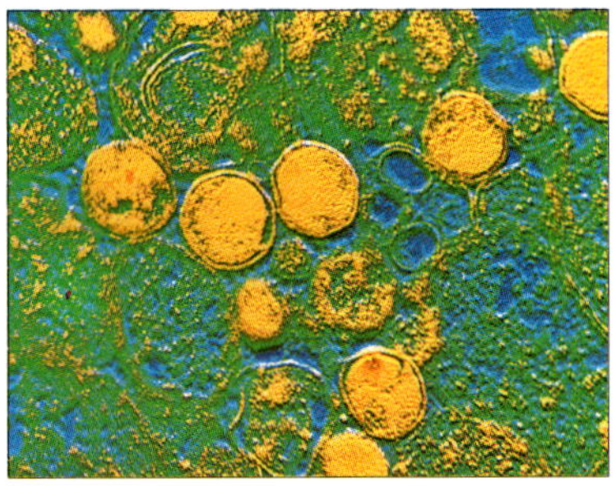
TEM x 29 100

Eine häufige Ursache
Unspezifische Harnröhrenentzündung wird meistens durch das Bakterium Chlamydia trachomatis (links) verursacht. Dieses Bakterium vermehrt sich nur in menschlichen Zellen; es kann auch andere Krankheiten auslösen, wie z. B. die Tropenkrankheit Lymphogranuloma venereum oder eine Augeninfektion.

Folgen bei Männern
Urethritis beim Mann verursacht meist Penisausfluß und Schmerzen beim Wasserlassen. Die Infektion kann sich auf die Nebenhoden ausbreiten und Schmerzen und Schwellungen im Hodenbereich verursachen.

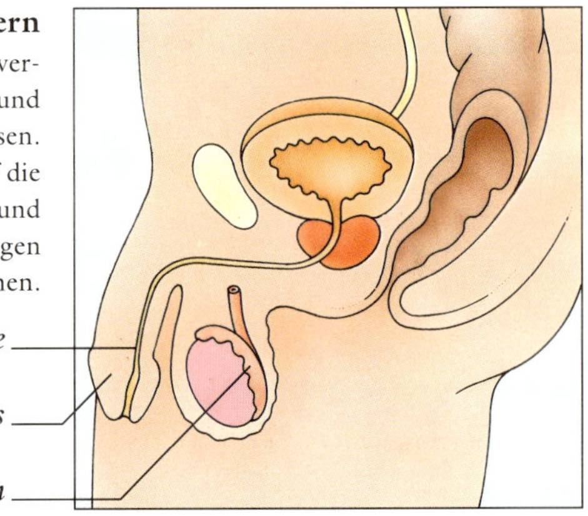

TEM x 49 850
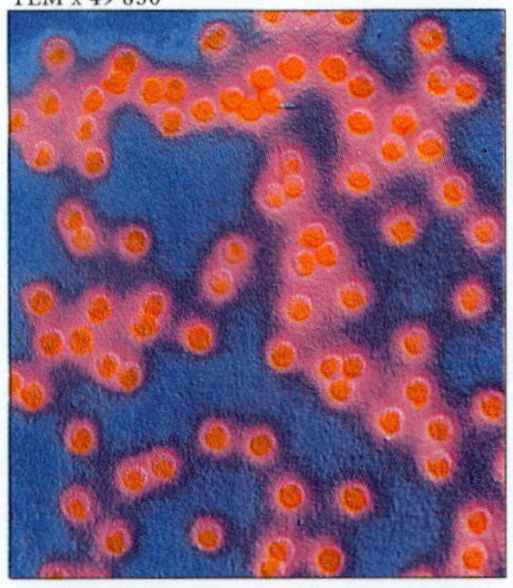
Humanes Papilloma-Virus

Warzen

Warzen im Genitalbereich sind die Folge einer Infektion durch das humane Papilloma-Virus (HPV). Auf eine HPV-Infektion kann Krebs im After und im Gebärmutterhals folgen. Betroffene Frauen sollten daher regelmäßig Scheidenabstriche machen lassen. Warzen können mit Kryochirurgie, durch Kauterisation oder mit Podophyllin entfernt werden.

GONORRHÖ

Gonorrhö, eine bakterielle Infektion, verursacht Eiterausfluß aus dem Penis oder der Scheide sowie Schmerzen beim Harnlassen. Hauptinfektionsherde sind die Harnröhre und, bei Frauen, der Gebärmutterhals; von hier aus können sich die Organismen auf die Gebärmutter, die Eileiter und die Eierstöcke ausbreiten. Eine infizierte Schwangere kann die Infektion bei der Entbindung auf das Baby übertragen. Gonorrhö wird mit Antibiotika behandelt, gegen die sich jedoch gebietsweise Resistenz entwickelt hat.

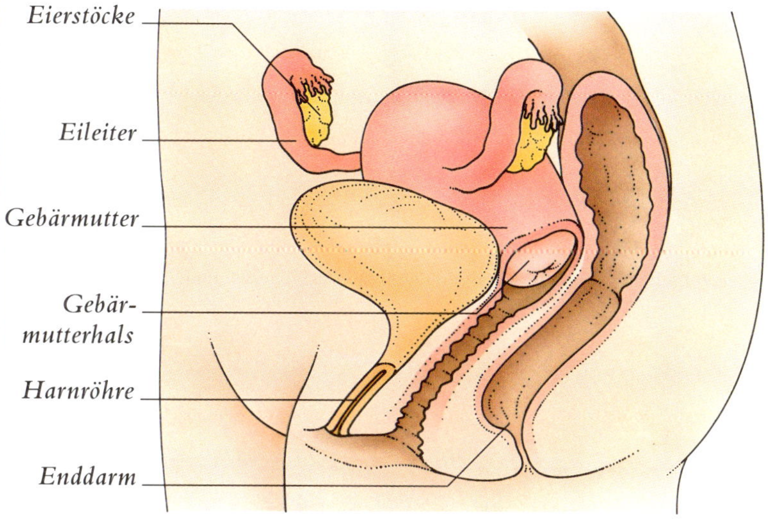

INFEKTIONSHERDE BEI FRAUEN

SYPHILIS

Früher war Syphilis ebenso gefürchtet wie heutzutage Aids. Die ersten Symptome sind Geschwüre im Genitalbereich und vergrößerte Lymphknoten. Später können auch das Herz, das Gehirn und die Knochen betroffen sein. Schwangere können die Infektion auf ihr Baby übertragen.

Infektiöser Organismus

Syphilis wird durch *Treponema pallidum*, eine Spirochäte, übertragen. Die Bakterien rechts im Bild sind wellenförmige, ausgedehnte Fäden in einer Hodenzelle. Syphilis kann im Primärstadium mit Penizillin geheilt werden, später sind die Schäden irreversibel.

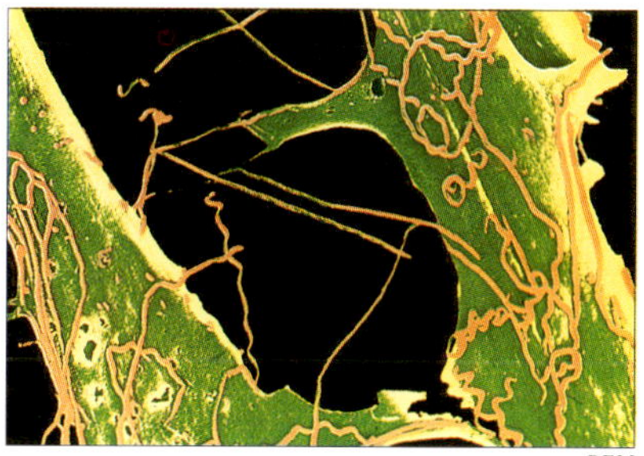

REM

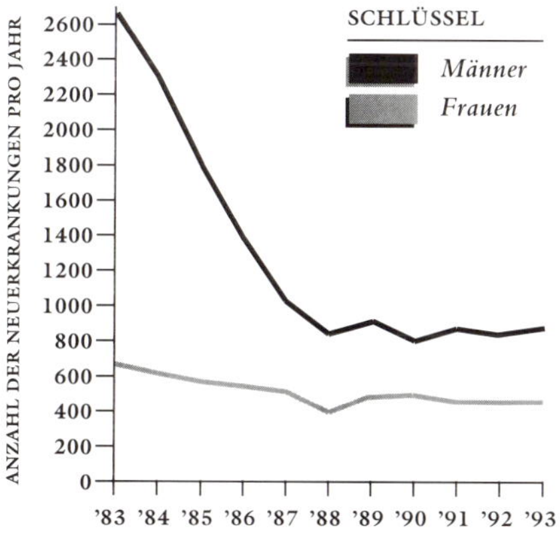

ANZAHL DER NEUERKRANKUNGEN IN ENGLAND, 1983 BIS 1993

Weniger Syphilisfälle

Männer erkranken viel häufiger an Syphilis als Frauen. Die Neuerkrankungen bei Männern sind von 1983 bis 1988 drastisch gesunken, wahrscheinlich, weil Homosexuelle jetzt verstärkt sicherere Sexualpraktiken (safer Sex) anwenden. Die Anzahl der Syphilisfälle bei Frauen ist im gleichen Zeitraum insgesamt weit weniger gesunken.

HERPES GENITALIS

Herpes genitalis ist eine der häufigsten sexuell übertragbaren Krankheiten. Auslöser ist das Herpes simplex-Virus. Laut Statistik ist in einigen Ländern die Anzahl der Fälle gestiegen. Ersterkrankungen verlaufen sehr schwer, während Rückfälle weniger schlimm verlaufen und seltener sind.

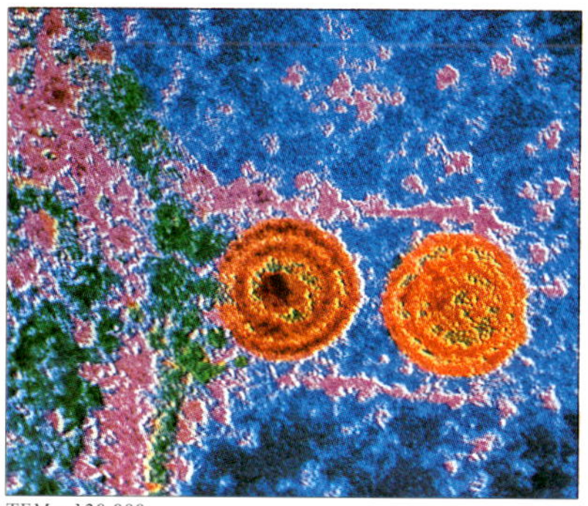

TEM x 120 000

Herpes simplex-Virus

Zwei Herpes simplex-Viruspartikel ragen aus einem Wirtszellkern in das umgebende Zytoplasma hinein. Herpes simplex verursacht auch Mundgeschwüre und Lippenherpes.

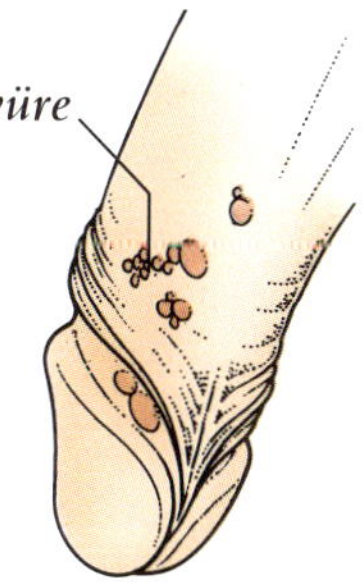

Symptome

Bei einem Herpes genitalis-Schub bilden sich viele kleine Bläschen auf dem Penis oder um die Scheide, die in flache, schmerzhafte Geschwüre übergehen. Genitalgeschwüre können mit Fieber, Kopfschmerzen und, beim ersten Schub, Halsschmerzen einhergehen.

BEHANDLUNG

Herpes genitalis ist nicht heilbar. Schmerzstillende Mittel wie Aspirin und warme Salzbäder können die Symptome lindern. Antivirale Mittel wie Aciclovir wirken schmerzstillend, fördern die Abheilung, die Rückfälle werden seltener und weniger schmerzhaft.

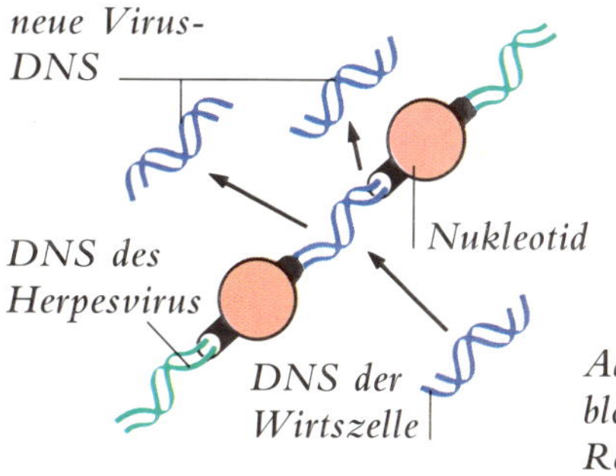

Replikation des Herpes-Virus

Das Herpes-Virus kann sich nur in einer Wirtszelle vermehren. Es benutzt die DNS der Wirtszelle, die aus Nukleotiden besteht, um Kopien seiner selbst anzufertigen.

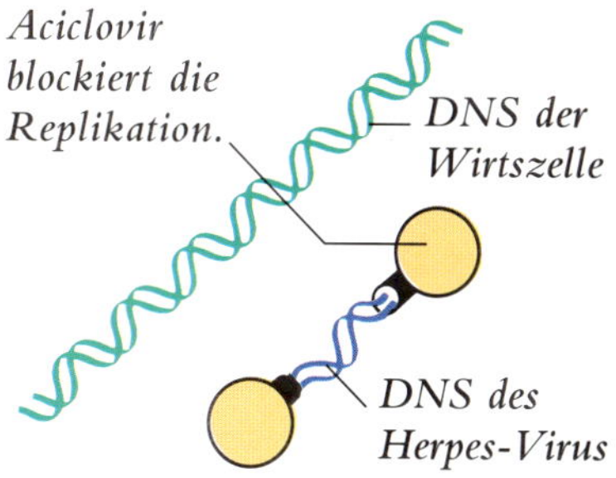

Verhinderte Replikation

Aciclovir greift in den Prozeß der Virenreplikation ein. Das Mittel wirkt innerhalb einer Wirtszelle wie ein Nukleotid und blockiert die DNS-Synthese des Virus.

VORBEUGEMASSNAHMEN

Sexuell aktive Menschen sollten die Anzahl ihrer Geschlechtspartner beschränken, Kondome verwenden und Praktiken vermeiden, die die Schleimhaut der Vagina oder des Penis verletzen können. Bei Symptomen oder während der Behandlung von sexuell übertragbaren Krankheiten sollte Geschlechtsverkehr vermieden werden.

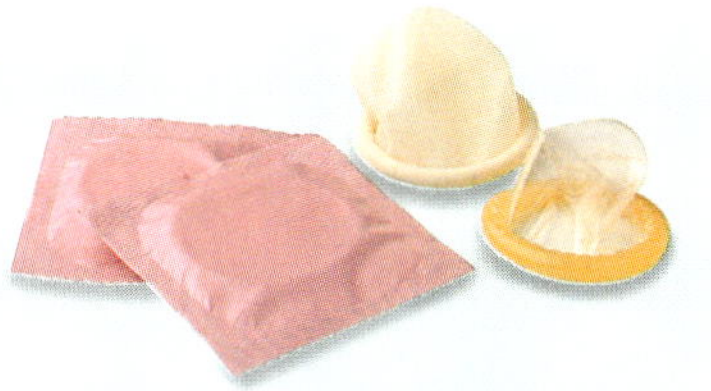

Kondome

Latexkondome bieten eine wirksame Barriere gegen Mikroorganismen, aber sie können platzen.

UNFRUCHTBARKEIT

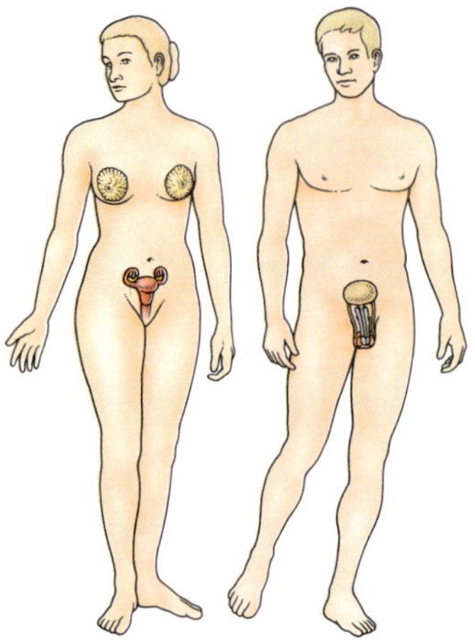

JEDES SECHSTE PAAR holt wegen Unfruchtbarkeit ärztlichen Rat ein. Diese Zahl wird aus sozialen wie auch medizinischen Gründen anwachsen, denn viele Frauen entscheiden sich erst spät für ein Kind. Nach dem 30. Lebensjahr aber beginnt die Fruchtbarkeit zu sinken. Bei etwa einem Drittel der Fälle ist die Ursache für Unfruchtbarkeit auf eine Erkrankung der Frau zurückzuführen. Bei einem weiteren Drittel liegt die Ursache beim Mann: Für gewöhnlich ist die Spermienanzahl zu niedrig.

ENDOMETRIOSE

Weltweit ist eine der häufigsten Ursachen für Unfruchtbarkeit eine Blockierung der Eileiter, z. B. als Folge einer unbehandelten Endometriose. Normalerweise kommt es zur Befruchtung, wenn ein Spermium und ein Ei im Eileiter aufeinandertreffen. Eine Blockierung muß u. U. operativ entfernt oder medikamentös behandelt werden.

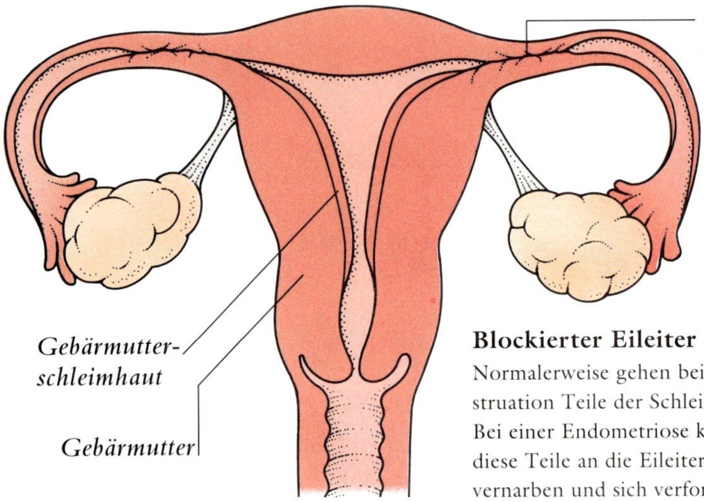

Blockierter Eileiter
Normalerweise gehen bei der Menstruation Teile der Schleimhaut ab. Bei einer Endometriose können sich diese Teile an die Eileiter heften, die vernarben und sich verformen.

ANTIKÖRPER GEGEN SPERMIEN

Manchmal ist Unfruchtbarkeit nach einer Samenleiterdurchtrennung auf die Bildung von Antikörpern gegen Spermien zurückzuführen. Die Spermien kleben zusammen und werden unbeweglich. In diesem Fall kann trotz Wiederherstellung der Samenleiter die Fruchtbarkeit nicht wiedergewonnen werden.

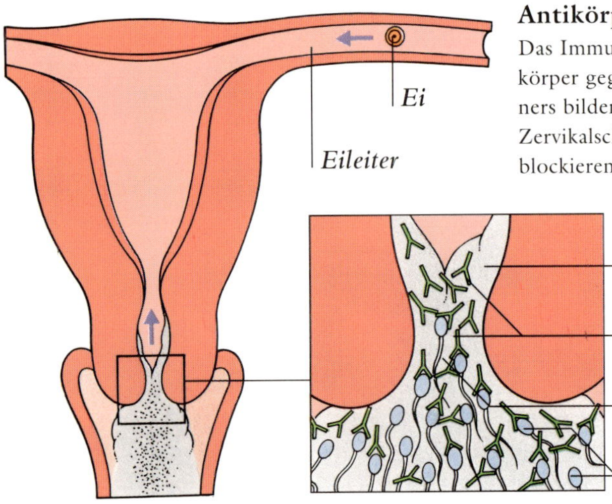

Antikörper der Frau
Das Immunsystem der Frau kann Antikörper gegen die Spermien ihres Partners bilden. Diese Antikörper sind im Zervikalschleim und können Spermien blockieren oder beschädigen.

URSACHEN FÜR UNFRUCHTBARKEIT BEI FRAUEN

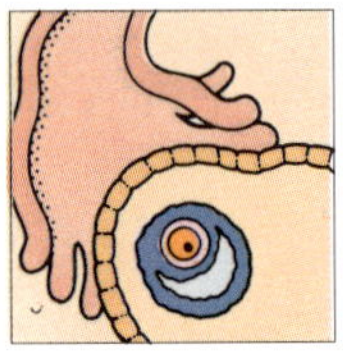

Eisprung
Manchmal setzten die Eierstöcke keine reifen Eier frei. Die Ursachen können ein hormonelles Ungleichgewicht aufgrund von Fettleibigkeit oder exzessivem Gewichtsverlust oder polyzystische Eierstöcke sein.

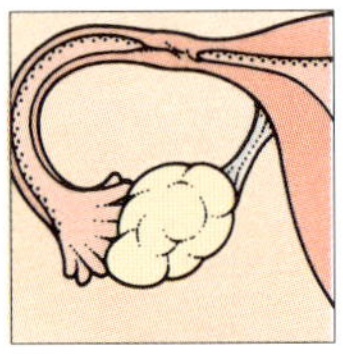

Blockierte oder beschädigte Eileiter
Verengte oder blockierte Eileiter als Folge von Vernarbung nach einer Infektion, Endometriose oder ektotropischen Schwangerschaft können eine Befruchtung oder Einnistung verhindern.

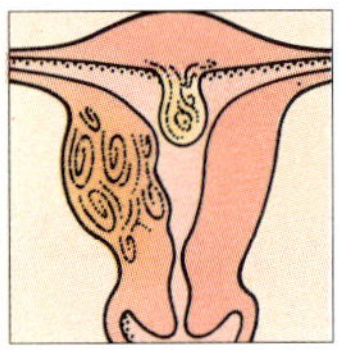

Gebärmutteranomalien
Anatomische Anomalien sind nur selten ein Grund für Unfruchtbarkeit. Die Gebärmutter kann von Geburt an verformt sein oder durch die Bildung von Fibroiden, durch eine Operation oder Infektion beschädigt sein.

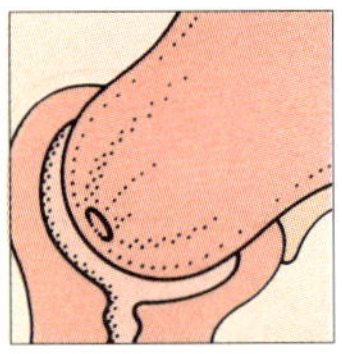

Gebärmutterhalsstörungen
Durch ein hormonelles Ungleichgewicht kann sich der Schleim im Gebärmutterhals verdicken und die Spermien auf ihrem Weg durch die Fortpflanzungsorgane der Frau blockieren. Schäden können durch Fehlgeburten entstehen.

URSACHEN FÜR UNFRUCHTBARKEIT BEI MÄNNERN

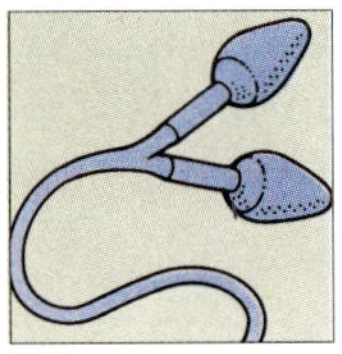

Spermienanomalie
Häufigste Ursache für Unfruchtbarkeit beim Mann ist eine zu niedrige Spermienanzahl, die Spermien können deformiert oder zu langsam sein. Ursachen können ein hormonelles Ungleichgewicht oder eine Erkrankung sein.

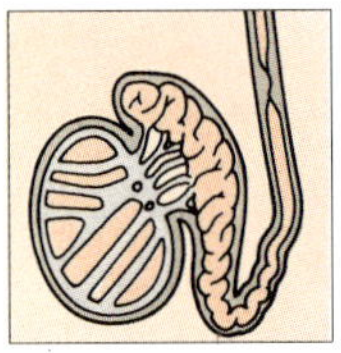

Erschwerte Spermienpassage
Die Spermien müssen sich ihren Weg durch die Epididymis und den Samenleiter bahnen, bevor sie sich mit Samenflüssigkeit vermischen und ejakuliert werden. Sind diese Durchgänge blokkiert, kann die Folge Unfruchtbarkeit sein.

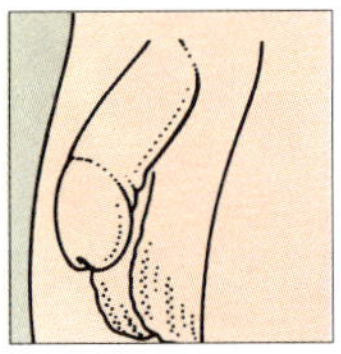

Ejakulationsprobleme
Nervenreflexe können durch Rückenmarkserkrankungen oder Medikamente beeinträchtigt sein. Eine Prostataoperation kann eine retrograde Ejakulation zur Folge haben, wobei der Samen rückwärts in die Blase ausgestoßen wird.

UNFRUCHTBARKEITSTESTS

Normalerweise werden erst dann Tests durchgeführt, wenn ein Paar mindestens ein Jahr lang vergeblich versucht hat, Kinder zu zeugen. Beide Partner werden getestet. Bei der Frau wird untersucht, ob sie einen Eisprung hat, beim Mann wird überprüft, ob seine Spermien gesund sind.

SAMENANALYSE

Samen wird untersucht, nachdem der Mann masturbiert hat, oder er wird aus der Scheide entnommen. Rund 20 Prozent der Millionen von Spermien, die täglich produziert werden, sind anormal. Ist der Prozentsatz höher, kann Unfruchtbarkeit die Folge sein.

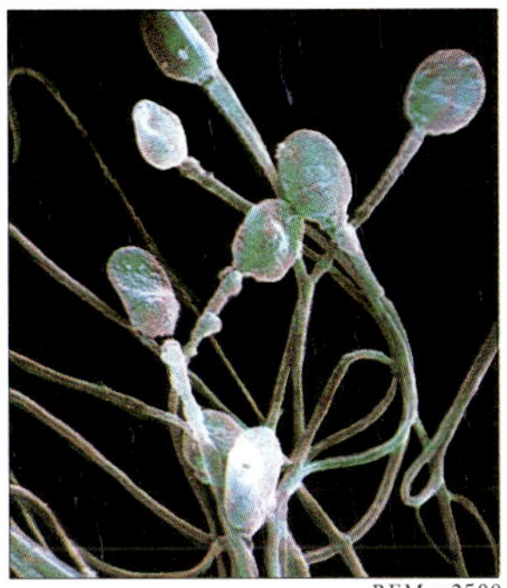
REM x 2500

Gesundes Spermium
Die Spermien werden gezählt und ihr Aussehen und ihre Beweglichkeit untersucht. Gesunde Spermien, wie links im Bild, haben eine einheitliche Größe und Form und bewegen sich sehr schnell.

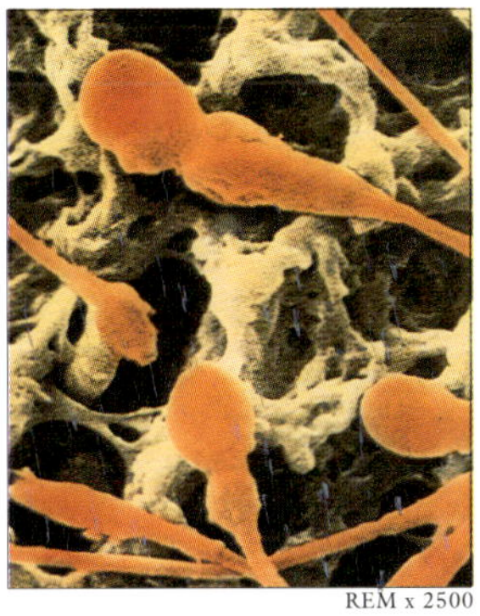
REM x 2500

Anormales Spermium
Eine Samenanalyse kann ergeben, daß die Anzahl der Spermien zu niedrig ist oder daß sie unbeweglich und deformiert sind. Rechts sind unregelmäßig geformte Spermien.

UNTERSUCHUNG DER EILEITER

Sobald der Eisprung bestätigt ist, wird überprüft, ob die Eileiter blockiert sind. Durch Röntgenaufnahmen oder mittels einer Bauchspiegelung wird der Weg verfolgt, den ein in die Gebärmutter eingeführter Farbstoff nimmt.

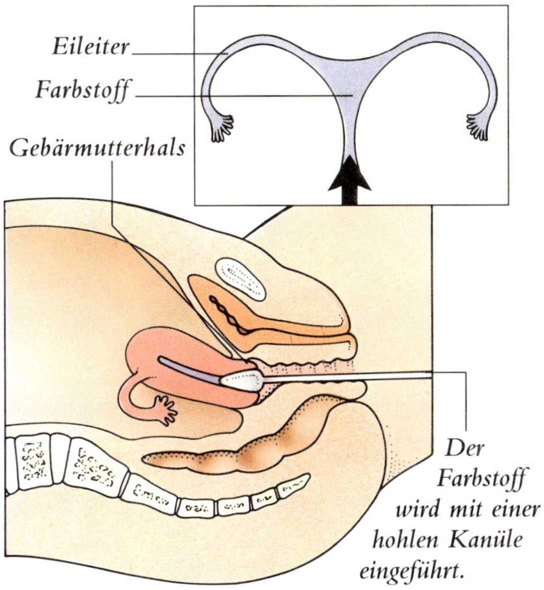

BEHANDLUNG BEI UNFRUCHTBARKEIT

Bei unregelmäßigem oder fehlendem Eisprung muß u. U. der allgemeine Gesundheitszustand untersucht werden, besonders wenn die betreffende Frau stark untergewichtig ist. Behandelt werden kann mit Fruchtbarkeitsmitteln oder Hormonen, die eine Reifung und Freigabe der Eier bewirken. Wenn beim Mann die Spermienzahl zu niedrig oder die Qualität der Spermien schlecht ist, kann ebenfalls eine Behandlung helfen. Sind die Spermien gesund, können sie zur Befruchtung der reifen Eier seiner Partnerin oder einer Ersatzmutter verwendet werden.

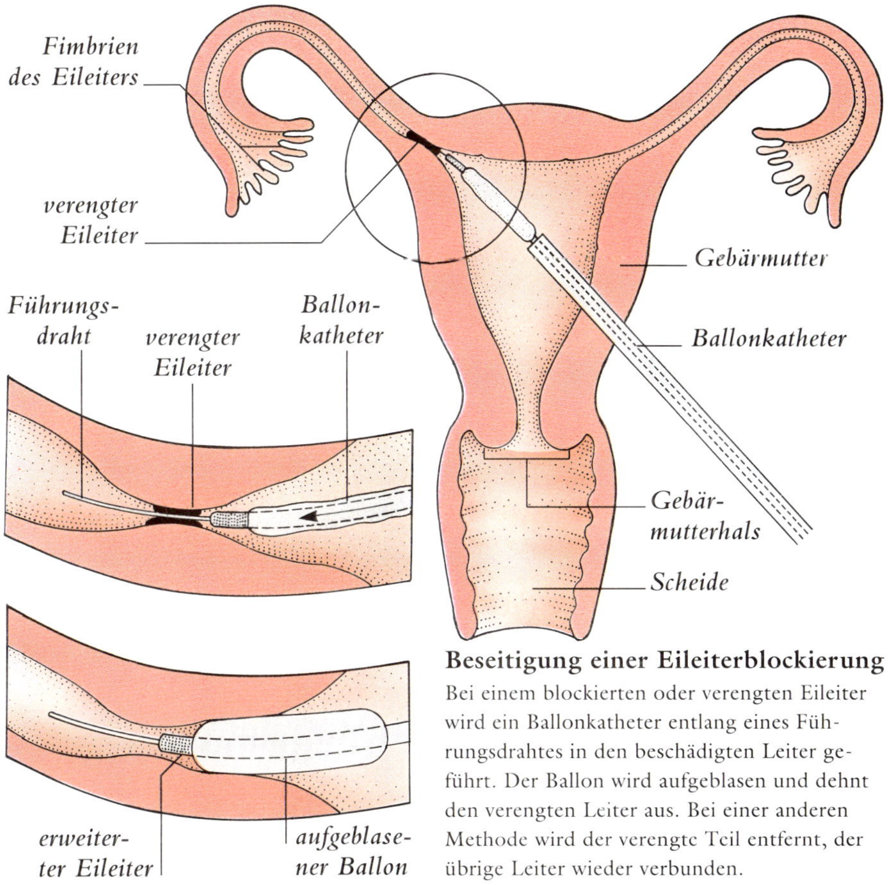

Beseitigung einer Eileiterblockierung
Bei einem blockierten oder verengten Eileiter wird ein Ballonkatheter entlang eines Führungsdrahtes in den beschädigten Leiter geführt. Der Ballon wird aufgeblasen und dehnt den verengten Leiter aus. Bei einer anderen Methode wird der verengte Teil entfernt, der übrige Leiter wieder verbunden.

IN-VITRO-FERTILISATION (IVF)

I.-v.-F kann eine große Chance für ein Paar sein, Kinder zu bekommen, wenn die Eileiter der Frau blockiert sind oder wenn die Ursache für die Unfruchtbarkeit nicht festgestellt werden kann. Die Eier werden gesammelt, mit Spermien vermischt und in einen Brutschrank gestellt. Nach der Befruchtung werden die Eier in die Gebärmutter der Frau eingesetzt.

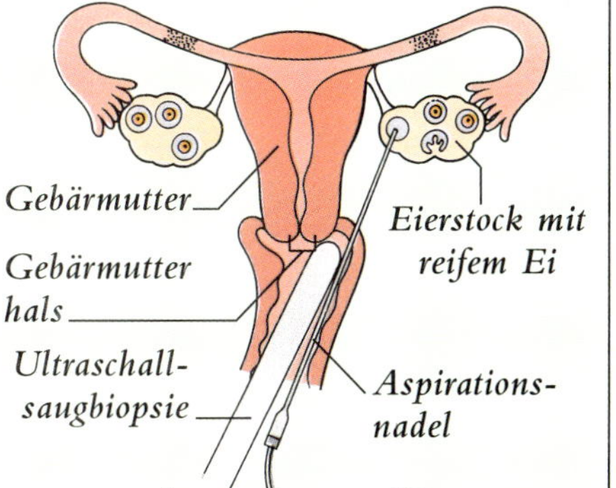

Sammeln von Eiern
Die Frau erhält fruchtbarkeitsfördernde Mittel. Mehrere reife Eier werden durch eine Bauchspiegelung oder ultraschallgeführte Saugbiopsie entnommen.

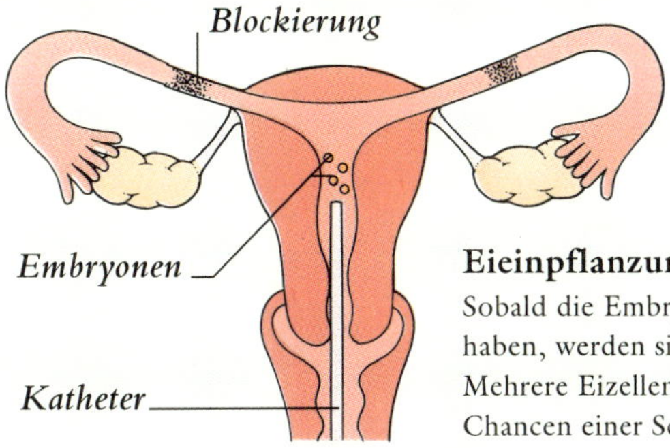

Eieinpflanzung
Sobald die Embryonen ca. acht Zellen entwickelt haben, werden sie in die Gebärmutter eingeführt. Mehrere Eizellen werden eingeführt, damit die Chancen einer Schwangerschaft steigen.

12. KAPITEL

MENSCHLICHER LEBENSZYKLUS

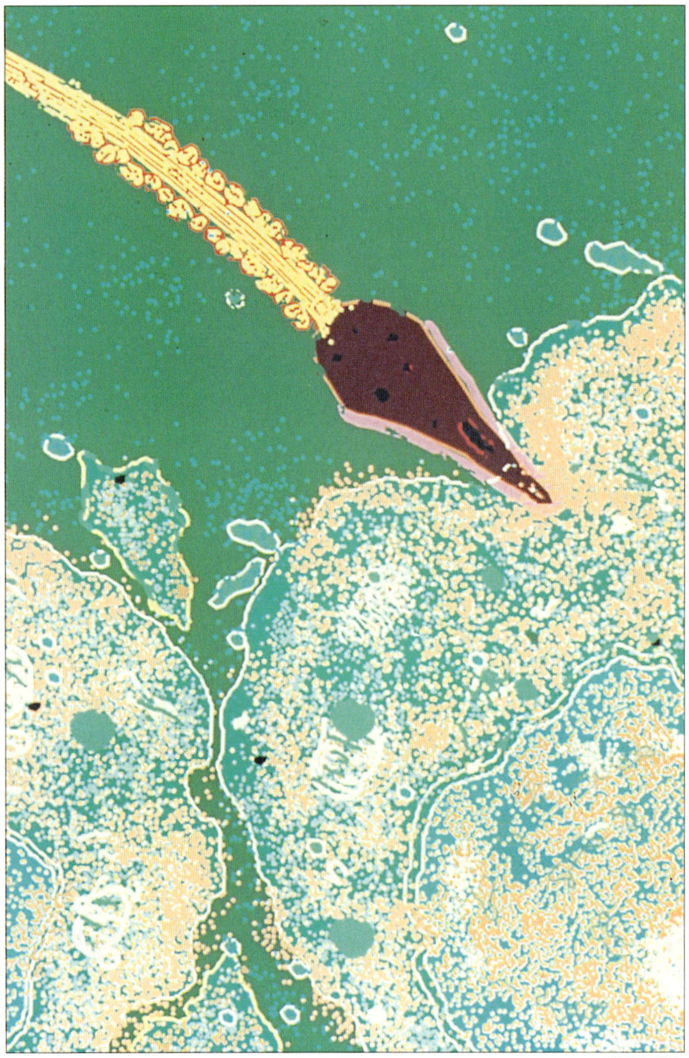

Ein menschliches Spermium durchdringt die Außenhaut eine Eies

TEM x 6000

EINLEITUNG

Nach der Befruchtung teilt sich ein Ei und untergliedert sich in drei Zellschichten. Diese Embryonenschichten entwickeln sich später zu Geweben und Organen. Im Kern der Ursprungszelle sind die Anweisungen für diese Entwicklung in den Genen enthalten. Zusammen bilden die Gene die 23 Chromosomenpaare. Die Entzifferung des Gencodes ist eine der aufregendsten Aufgaben der modernen Biologie. Das menschliche Genomprojekt konnte die genaue Lage von vielen Tausenden von Genen lokalisieren: Jetzt können Familien, bei denen eine Erbkrankheit vorliegt, genetisch beraten werden. Das Ersetzen defekter durch gesunde Gene wird in den nächsten Jahrzehnten eine wichtige Aufgabe sein. Weitere Methoden zur Reduzierung von Geburtsfehlern sind die Rötelnimpfung bei Frauen sowie die Verabreichung von Folsäure in den Wochen vor und nach einer Empfängnis. Die Lebenserwartung von Kindern, die nach 1990 geboren wurden, ist so hoch wie nie zuvor. Die meisten 80jährigen befinden sich heute in einem relativ guten Allgemeinzustand, obwohl sie für einige Krankheiten anfälliger geworden sind. Dies ist die Herausforderung für die Medizin der Zukunft: Eine höhere Lebenserwartung bei gutem Gesundheitszustand für die ältesten Mitglieder unserer Gesellschaft.

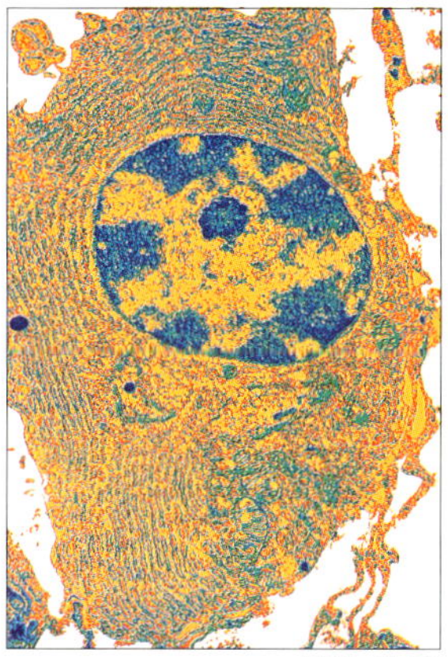
TEM x 10 800

Ein Zellkern mit seinen Chromosomen

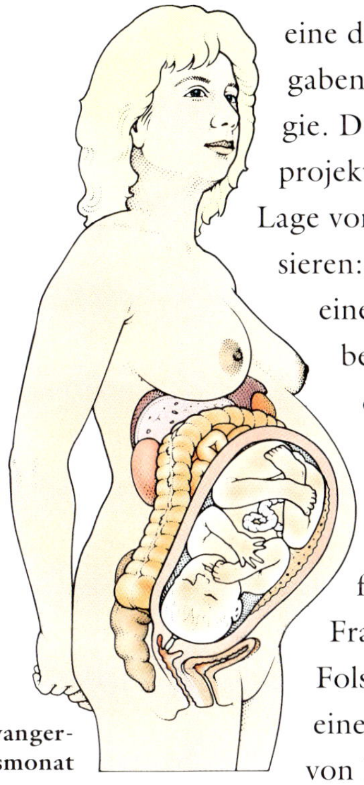

Der neunte Schwangerschaftsmonat

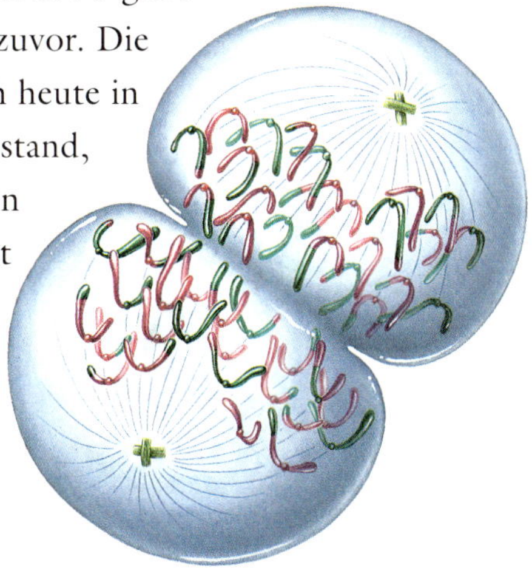

Chromosomen teilen sich während der Spermien- oder Eibildung

EMBRYO

Während der ersten acht Wochen der Schwangerschaft bezeichnet man das ungeborene Kind als Embryo, danach, bis zur Geburt, als Fötus. Der Embryo entwickelt sich aus einem Zellhaufen, der bei der wiederholten Teilung eines befruchteten Eies gebildet wird. Einige dieser Zellen bilden Membranen, die den Embryo und die Plazenta schützen.

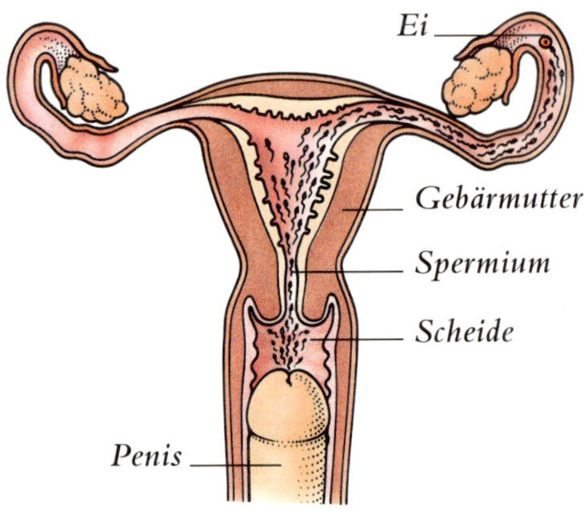

Die Reise des Spermiums
Nach einer Ejakulation dringen ca. 300 Millionen Spermien in den Gebärmutterhals ein. Nur ca. 300 dieser Spermien erreichen die Eileiter, und nur eines wird das weibliche Ei befruchten.

BEFRUCHTUNG

Eine Befruchtung findet statt, wenn der Kopf eines Spermiums in eine reife Eizelle im Eileiter eindringt. Die beiden Zellkerne, die jeweils 23 Chromosomen enthalten, verschmelzen miteinander und bilden eine Zygote mit 46 Chromosomen. Auf ihrem Weg den Eileiter hinab teilt sie sich bereits mehrfach.

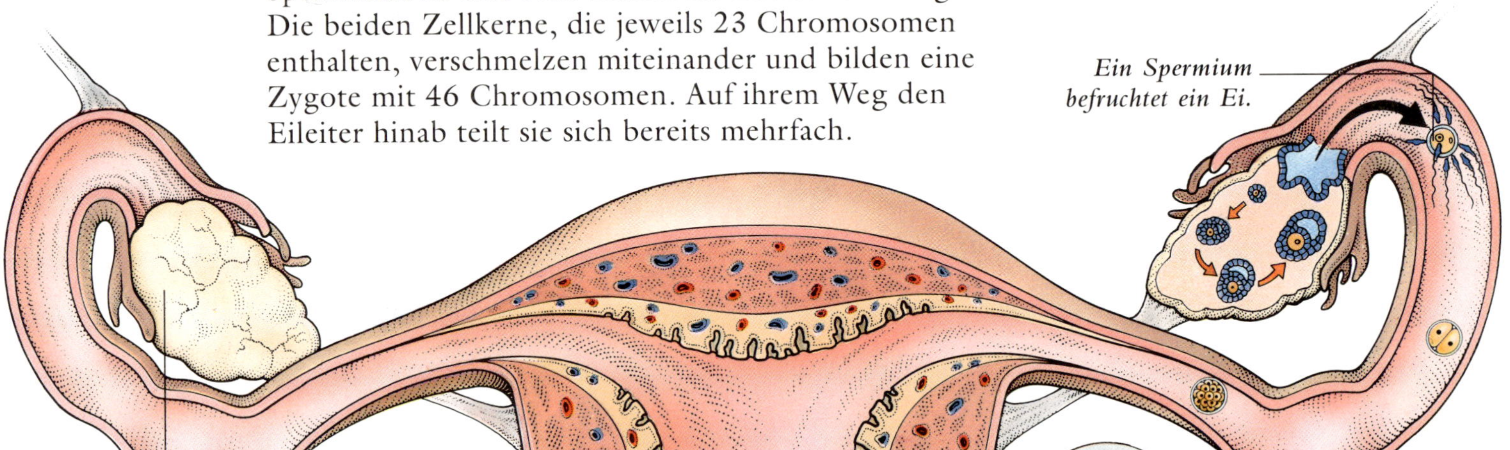
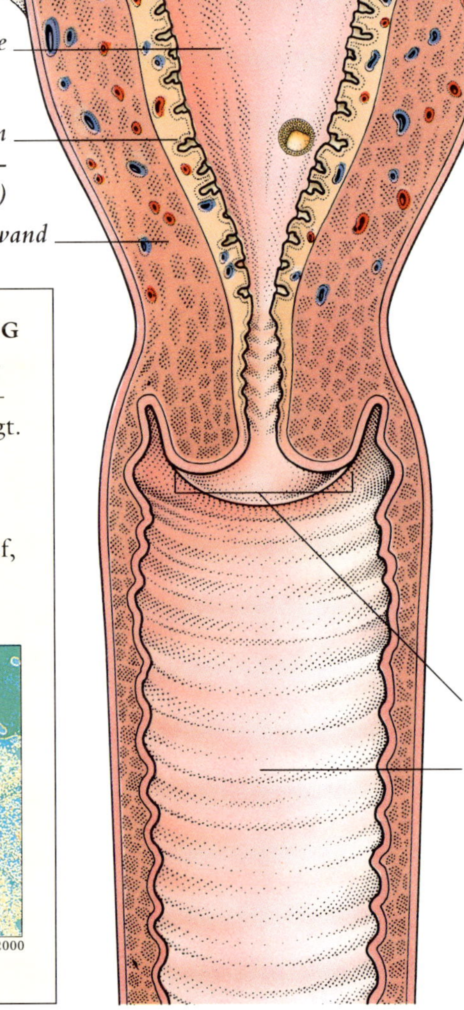

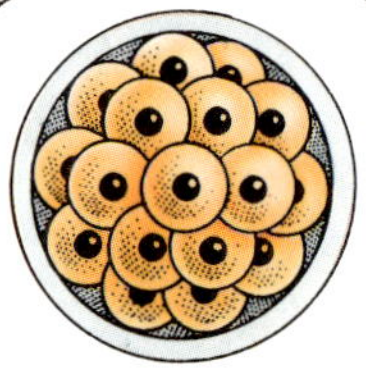

Morula
Die Zygote teilt sich mehrfach und bildet eine feste Zellkugel, die Morula (das lat. Wort für „Maulbeere“).

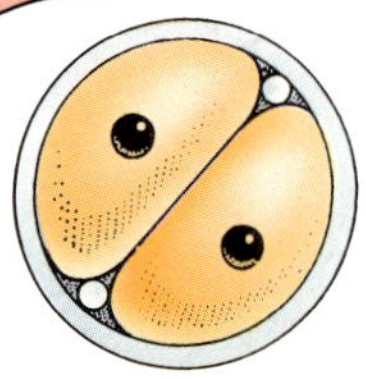

Zygote
Die Zygote mißt ca. 0,1 Millimeter. Sie enthält das Erbmaterial, das für die Entwicklung eines Fötus nötig ist.

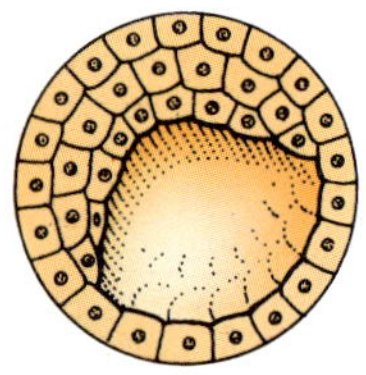

Blastozyste
Ca. 6 Tage nach der Befruchtung bildet die Morula einen Hohlraum, die Blastozyste, die sich in die Gebärmutterschleimhaut einnistet.

DER MOMENT DER BEFRUCHTUNG

Die Befruchtung beginnt, wenn ein einzelnes Spermium in die äußere Schicht der Eizelle der Frau, die Corona radiata, eindringt. Jetzt lösen Enzyme chemische Reaktionen aus, die verhindern, daß noch ein weiteres Spermium eindringt. Das Spermium stößt den Körper und den Schwanz ab. Der Kopf, der den Kern und das Erbmaterial enthält, wandert weiter zum Kern der Eizelle.

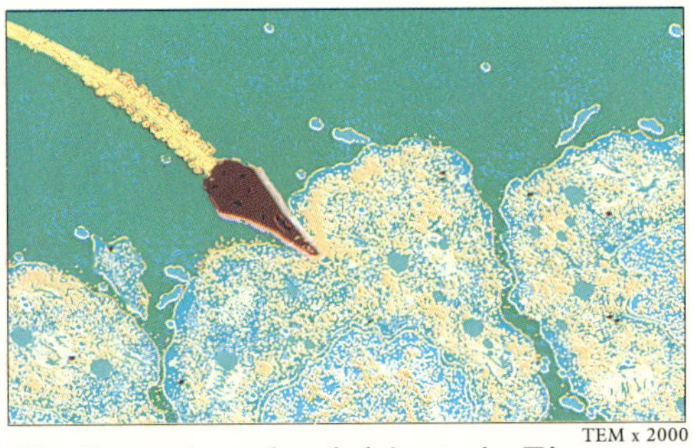

TEM x 2000

Ein Spermium durchdringt ein Ei.

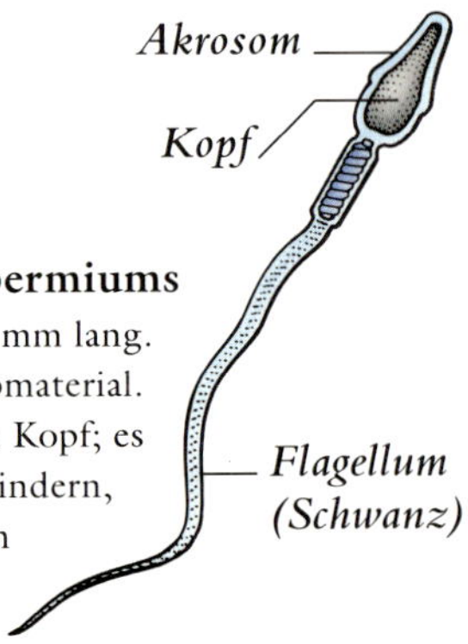

Aufbau eines Spermiums
Jedes Spermium ist ca. 0,5 mm lang. Der Kopf enthält das Erbmaterial. Das Akrosom umgibt den Kopf; es enthält Enzyme, die verhindern, daß ein weiteres Spermium in die Eizelle dringt.

EINNISTUNG UND FRÜHE ENTWICKLUNG

Die Blastozyste schwimmt ca. 48 Stunden lang frei in der Gebärmutterhöhle und bewegt sich dann auf die Gebärmutterschleimhaut zu. Ein Teil der Schleimhaut wird so dünn und weich, daß sich die Blastozyste einnisten kann. Ungefähr am 10. Tag nach der Befruchtung ist der Embryo vollständig in der Gebärmutterwand eingenistet. Bei zu niedrigem Östrogen- und Progesteronspiegel kann sich die Gebärmutterschleimhaut abbauen. Die Folge ist eine Fehlgeburt.

1 Die Blastozyste ist von einer Hülle, dem Trophoblast, umgeben. Sobald sich die Blastozyste eingenistet hat, sondern spezialisierte Trophoblasten ein Enzym ab, das die Gebärmutterschleimhaut weich macht; andere Trophoblasten graben sich tiefer ein und bilden die ernährende Plazenta. Der Zellhaufen in dem flüssigkeitsgefüllten Blastozystenhohlraum entwickelt sich zum Embryo.

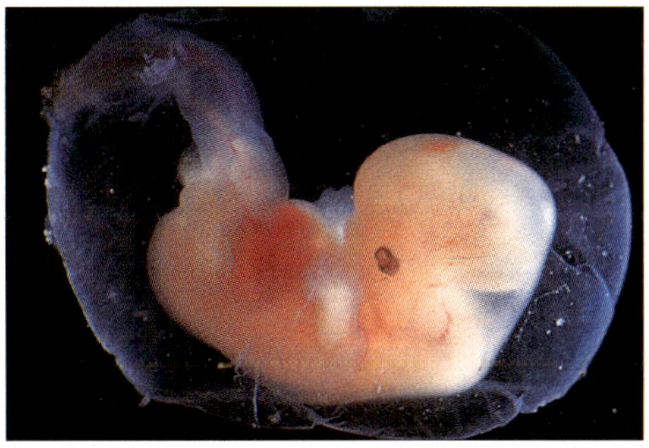

Embryo mit 5 Wochen

Das Bild (in 5-facher Vergrößerung) ist ein 5 Wochen alter Embryo in der Fruchtblase. Ein Auge, die Arm- und Beinknospen sowie die Nabelschnur, die den Embryo mit der Zirkulation der Mutter verbindet, sind sichtbar.

BLASTOZYSTE

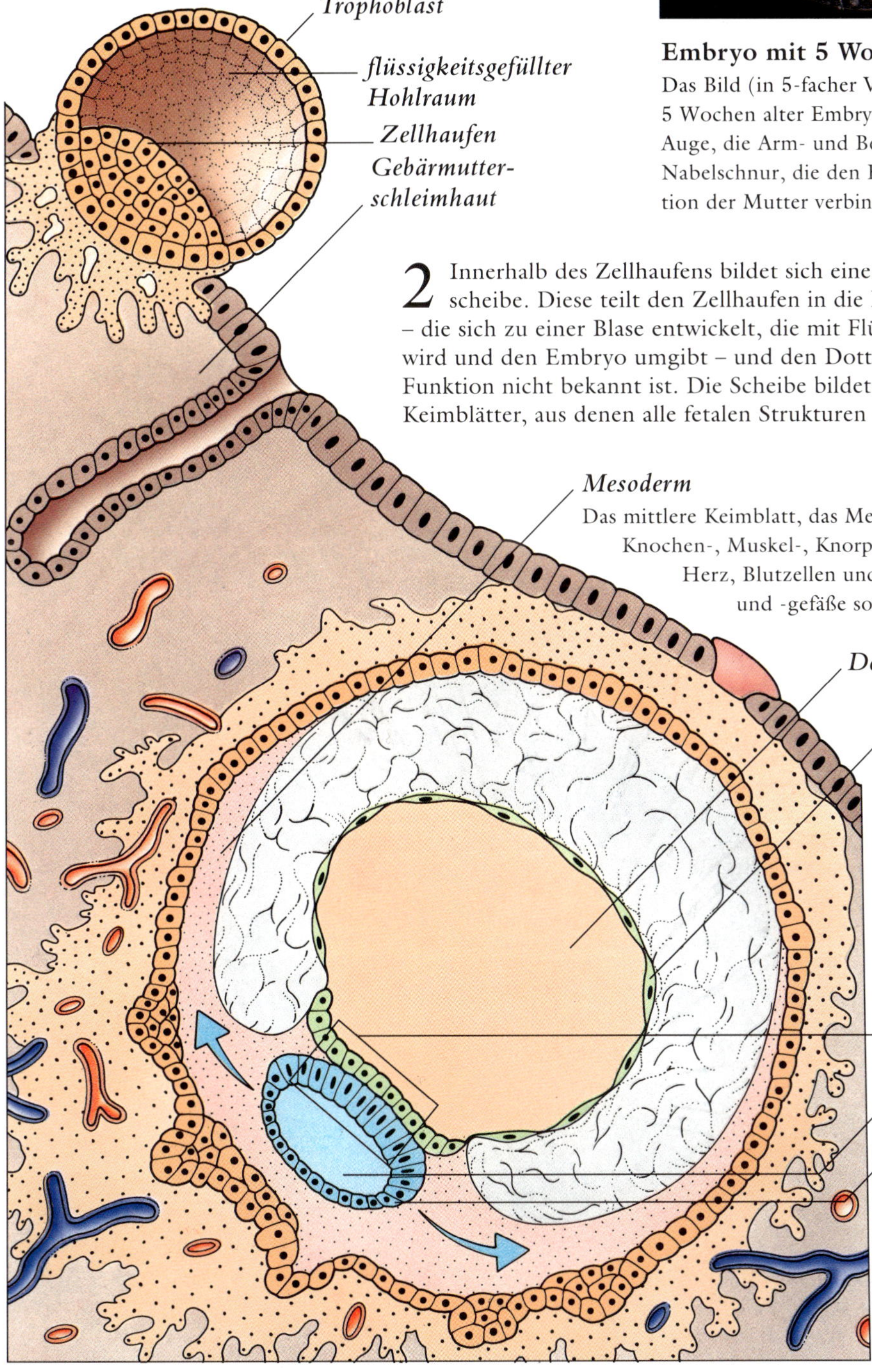

2 Innerhalb des Zellhaufens bildet sich eine Embryonenscheibe. Diese teilt den Zellhaufen in die Fruchthöhle – die sich zu einer Blase entwickelt, die mit Flüssigkeit gefüllt wird und den Embryo umgibt – und den Dottersack, dessen Funktion nicht bekannt ist. Die Scheibe bildet drei primitive Keimblätter, aus denen alle fetalen Strukturen stammen.

Mesoderm
Das mittlere Keimblatt, das Mesoderm, bildet Knochen-, Muskel-, Knorpel- und Bindegewebe, Herz, Blutzellen und -gefäße, Lymphzellen und -gefäße sowie viele der Drüsen.

Dottersack

Endoderm
Das innere Keimblatt bildet die Auskleidung des Verdauungs- und Respirationstrakts, verschiedener Drüsen (z. B. Schilddrüse und Mandeln) sowie die Leber- und Gallengänge.

Embryonenscheibe

Fruchthöhle

Ektoderm
Das äußere Keimblatt entwickelt sich zu Haut, Haaren, Nägeln, Zahnschmelz, Zentralnervensystem, Teilen der Augen, Ohren und Nasenhöhle.

DER WACHSENDE EMBRYO

Am Ende der 3. Woche hat sich ein Neuralrohr gebildet, das später das Rückenmark werden wird. Zwischen der 3. und 4. Woche beginnt das Herz zu schlagen, Leber und Lunge werden sichtbar. Mit 8 Wochen beginnt der Embryo, sich zu bewegen.

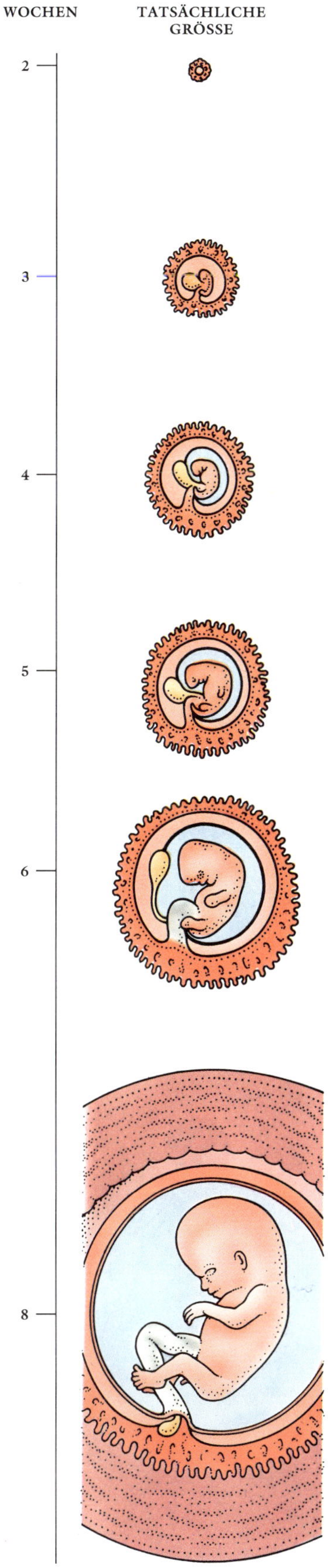

ENTWICKLUNG DES FÖTUS

VON DER 8. SCHWANGERSCHAFTSWOCHE bis zur Geburt entwickelt sich der Fötus innerhalb eines Beutels in der Gebärmutter. Dieser Beutel ist mit einer klaren Flüssigkeit, dem Fruchtwasser, gefüllt, das den empfindlichen Fötus vor Verletzung schützt. Das Fruchtwasser wird vom Fötus geschluckt, in den Blutstrom absorbiert und als Harn ausgeschieden. Sauerstoff und Nährstoffe gelangen aus dem Blut der Mutter über die Plazenta zum Fötus.

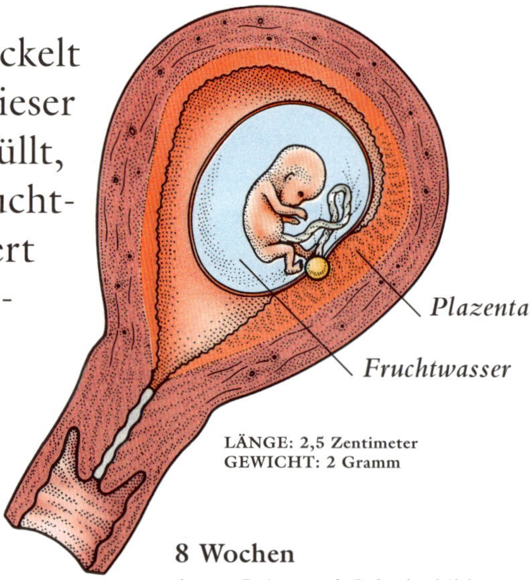

LÄNGE: 2,5 Zentimeter
GEWICHT: 2 Gramm

8 Wochen

Arme, Beine und Gelenke bilden sich, der Fötus beginnt, sich zu bewegen, aber die Mutter spürt die Bewegungen noch nicht. Zehen und Finger bilden sich aus, können aber immer noch durch Häute verbunden sein. Die fetalen Blutzellen kreisen in unreifen Blutgefäßen.

DER WACHSENDE FÖTUS

Die wichtigsten Körperorgane des Fötus entwickeln sich in den ersten Schwangerschaftsmonaten. In dieser Zeit stellen Krankheitserreger und Giftstoffe wie Alkohol und das Rötelnvirus eine große Gefahr für den Fötus dar. In den späteren Monaten wird der Fötus größer und entwickelt sich weiter. Ungefähr in der 32. Woche dreht er sich mit dem Kopf nach unten und sieht fast so aus wie bei der Geburt.

12 Wochen

Obwohl der Kopf im Vergleich zum übrigen Körper sehr groß ist, ist der Fötus schon als menschliches Wesen erkennbar. Die wichtigsten inneren Organe haben sich gebildet, winzige Nägel wachsen an seinen Fingern und Zehen. Die Außenohren, die Augenlider und die 32 bleibenden Zahnknospen haben sich entwickelt.

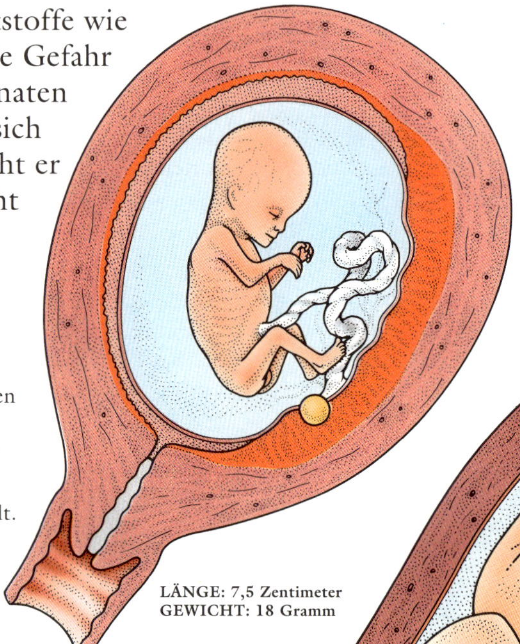

LÄNGE: 7,5 Zentimeter
GEWICHT: 18 Gramm

16 Wochen

Der Fötus wächst schnell und kann sich heftig bewegen, ohne daß die Mutter es spürt. Die äußeren Geschlechtsorgane sind sichtbar, der Körper ist mit feinem Flaum, dem Lanugo, bedeckt.

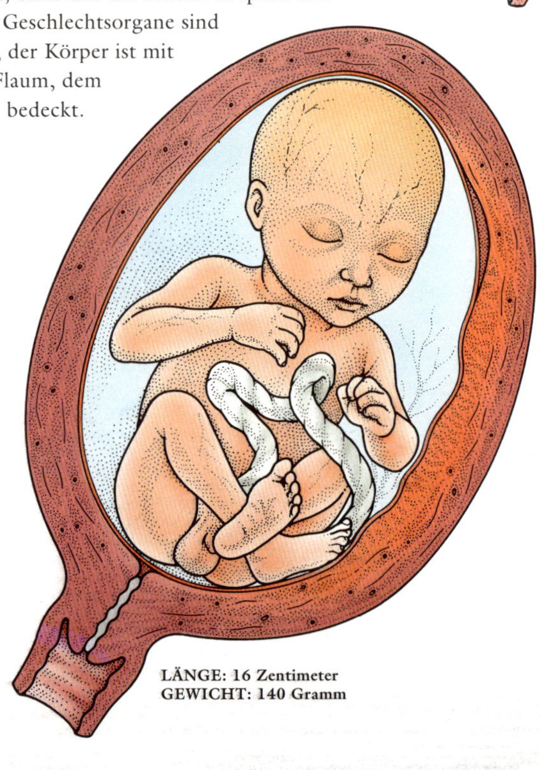

LÄNGE: 16 Zentimeter
GEWICHT: 140 Gramm

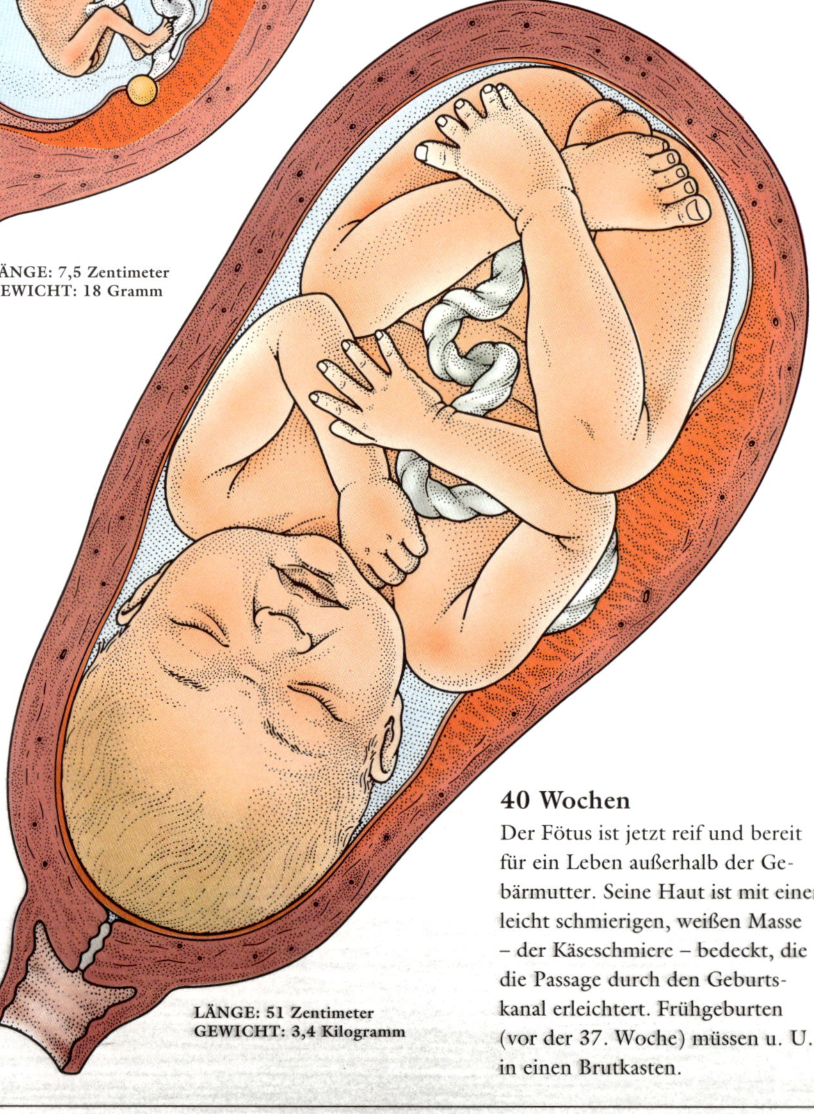

LÄNGE: 51 Zentimeter
GEWICHT: 3,4 Kilogramm

40 Wochen

Der Fötus ist jetzt reif und bereit für ein Leben außerhalb der Gebärmutter. Seine Haut ist mit einer leicht schmierigen, weißen Masse – der Käseschmiere – bedeckt, die die Passage durch den Geburtskanal erleichtert. Frühgeburten (vor der 37. Woche) müssen u. U. in einen Brutkasten.

DIE ENTWICKLUNG DER PLAZENTA

Die Plazenta versorgt den Fötus mit Sauerstoff und Nährstoffen, absorbiert fetale Abfallprodukte und wirkt als Schadstoffschranke. Sie stammt von einem Trophoblasten, der äußeren Schicht einer Blastozyste (Zellhaufen, der sich nach der Befruchtung in die Gebärmutterschleimhaut einnistet). Gleich nach der Einnistung beginnt sie sich zu entwickeln und ist am 10. Tag ausgebildet. Hormone der Plazenta erhalten die Gebärmutterschleimhaut, damit sie nicht abgestoßen wird.

1 Spezialisierte Zellen des eingebetteten Trophoblasten erstrecken sich in nahegelegene Blutgefäße der Gebärmutter. Blut von der Mutter fließt aus diesen Blutgefäßen in Räume innerhalb des Trophoblasten.

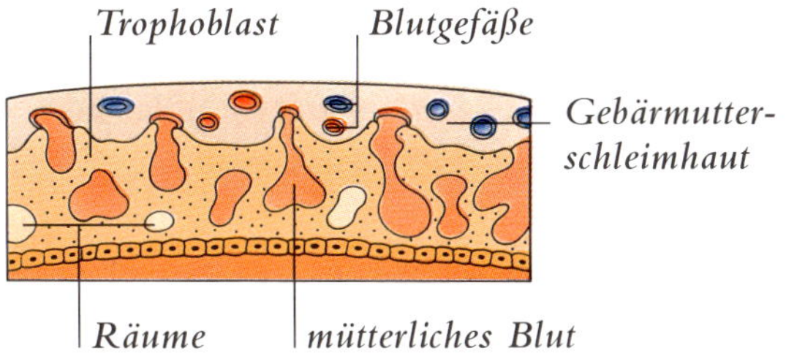

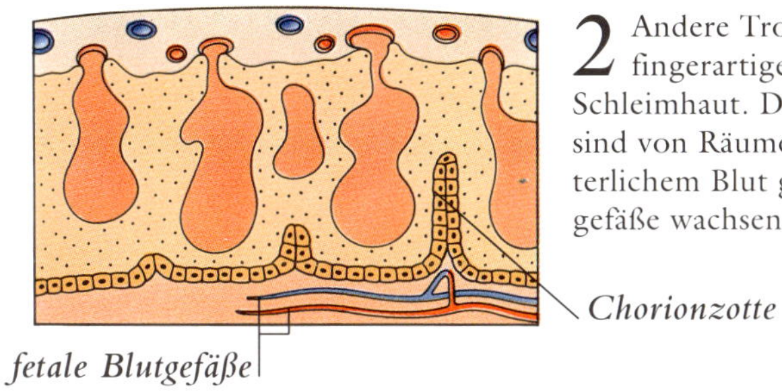

2 Andere Trophoblasten reichen mit fingerartigen Ausstülpungen in die Schleimhaut. Diese sog. Chorionzotten sind von Räumen umgeben, die mit mütterlichem Blut gefüllt sind. Fetale Blutgefäße wachsen in die Chorionzotten.

3 Mütterliches und fetales Blut sind in der Plazenta durch eine Zellschranke getrennt. Durch diese Schranke gelangen Sauerstoff, Nährstoffe und schützende Antikörper zum Fötus, Abfallprodukte wandern zurück zur Plazenta.

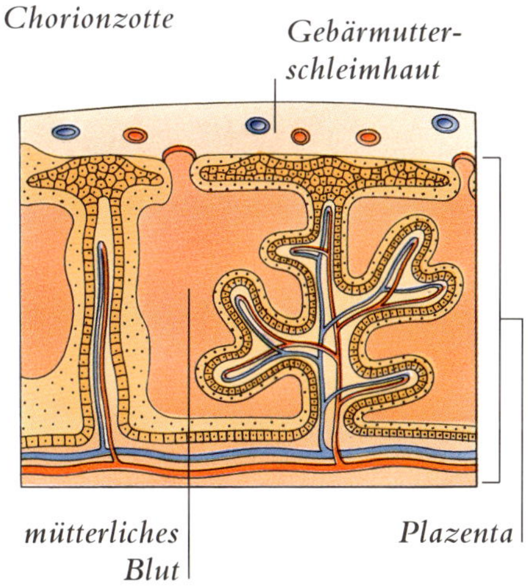

4 Der Fötus wächst, die Plazenta entwickelt sich weiter. Gegen Ende der Schwangerschaft ist sie ca. 20 Zentimeter breit und 2,5 Zentimeter dick. Sie ist durch die Nabelschnur mit der Bauchmitte des Fötus verbunden.

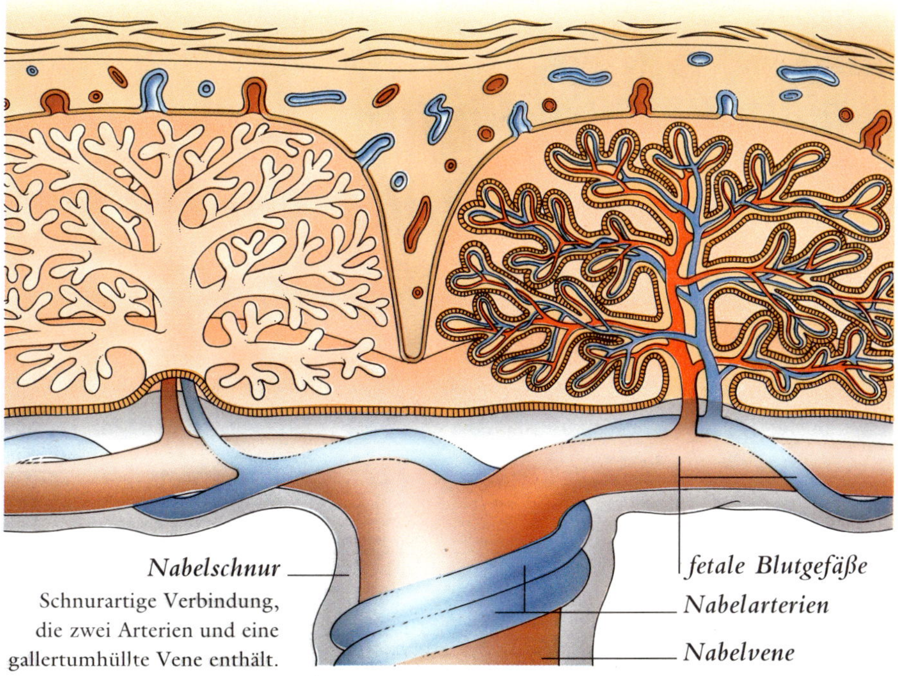

SCHWANGERSCHAFT

Eine Schwangerschaft dauert im Normalfall 40 Wochen – vom ersten Tag der letzten Menstruation der Frau an gerechnet. Sie wird in drei Phasen unterteilt, die jeweils drei Monate dauern. In dieser Zeit paßt sich der Körper der Frau ständig an die Bedürfnisse des Fötus an und bereitet sich auf die Geburt vor.

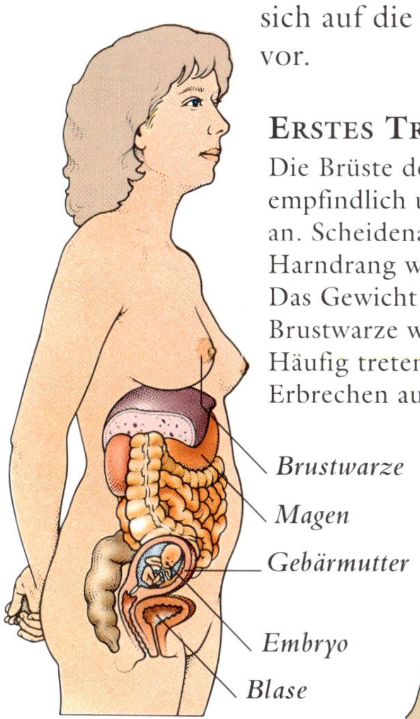

ERSTES TRIMENON

Die Brüste der Frau werden empfindlich und schwellen an. Scheidenausfluß und Harndrang werden stärker. Das Gewicht nimmt zu, die Brustwarze wird dunkler. Häufig treten Übelkeit und Erbrechen auf.

ZWEITES TRIMENON

Die Gebärmutter wird größer, die Schwangerschaft ist deutlich zu erkennen. Das Herz pumpt mehr Blut, die Herzfrequenz steigt an. Mit 8 Wochen beginnt sich der Fötus zu bewegen, doch die meisten Frauen spüren die Bewegungen erst nach 20 Wochen.

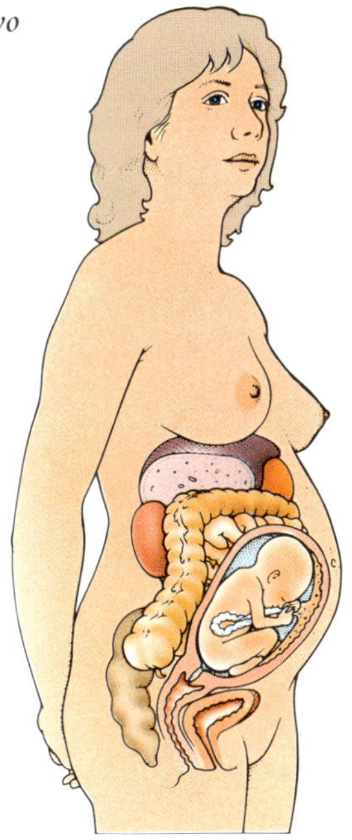

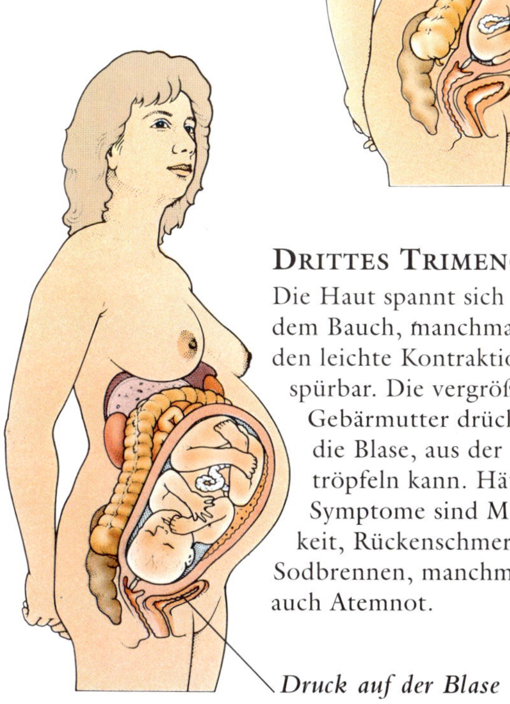

DRITTES TRIMENON

Die Haut spannt sich über dem Bauch, manchmal werden leichte Kontraktionen spürbar. Die vergrößerte Gebärmutter drückt auf die Blase, aus der Harn tröpfeln kann. Häufige Symptome sind Müdigkeit, Rückenschmerzen, Sodbrennen, manchmal auch Atemnot.

Schwangerschafts-Vorsorgeuntersuchungen

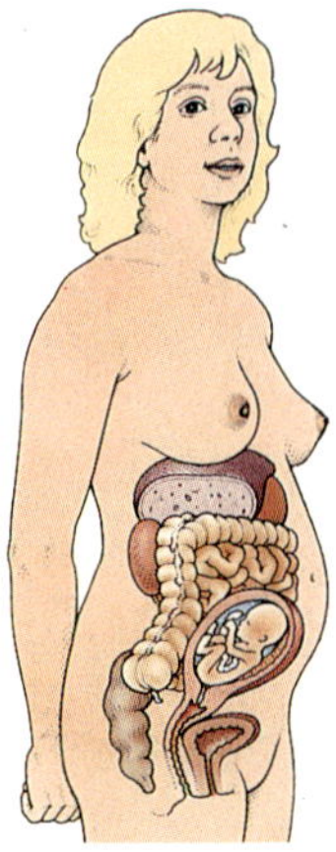

Sobald eine Frau weiss, daß sie schwanger ist, sollte sie regelmäßig einen Arzt oder eine Hebamme aufsuchen und ihren eigenen Gesundheitszustand und den des Fötus überprüfen lassen. Heute werden bei der Schwangerenbetreuung nicht nur routinemäßige Tests wie eine Blutgruppenanalyse und Blutdruckmessungen vorgenommen, sondern auch verschiedene Tests, mit denen mögliche Anomalien beim Fötus festgestellt und möglichst früh behandelt werden können. Bei einer schweren Anomalie können sich die Eltern beraten lassen.

Ultraschall-Diagnostik

Mit der Ultraschall-Diagnostik, einer unschädlichen aber verläßlichen Methode, kann ungefähr ab der 16. Woche eine klare Aufnahme vom Fötus erstellt werden. Die Aufnahmen dienen dazu, das Wachstum, die Lage sowie die Entwicklung der wichtigsten Körperteile und inneren Organe wie Herz und Lunge zu überwachen.

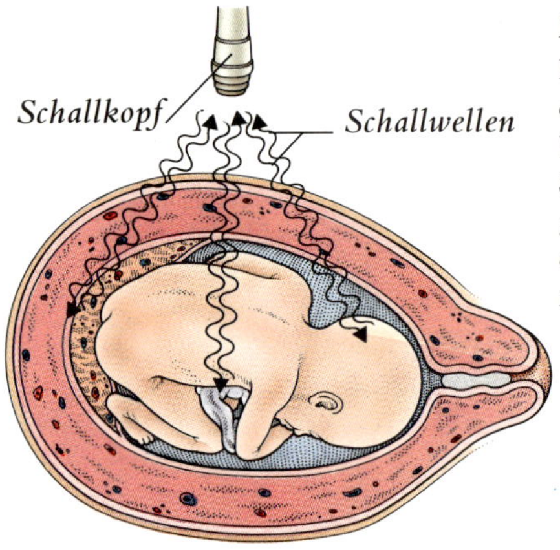

Methode
Hochfrequente Ultraschallwellen dringen durch das Körpergewebe, schädigen es aber nicht. Ein Schallkopf wird über den Bauch geführt; er sendet Wellen aus, die auf den Fötus treffen und reflektiert werden.

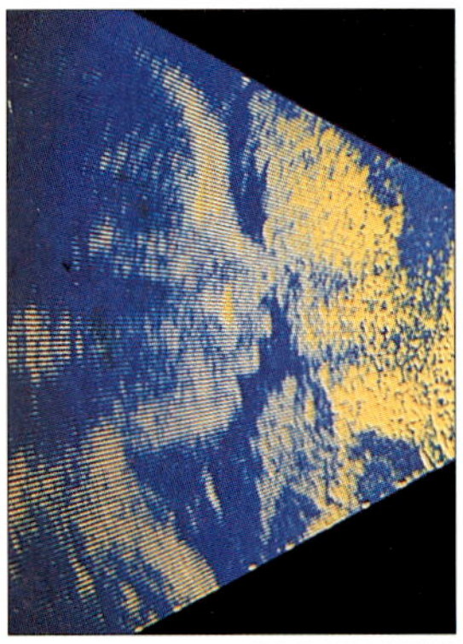

ULTRASCHALLAUFNAHME

Das Bild auf dem Schirm
Schallwellen werden von einem Computer umgewandelt und als Bild sichtbar gemacht. Aus der Größe des Fötus kann man ziemlich genau auf sein Alter schließen, bei den inneren Organen sind schon früh eventuelle Anomalien erkennbar, die u. U. behandelt werden müssen oder die Entbindung erschweren.

Alphafetoprotein (AFP)-Test

AFP wird in der Leber des Fötus produziert und gelangt in den Blutstrom der Mutter, wo es gemessen werden kann. Erhöhte AFP-Spiegel können auf die Möglichkeit von Zwillingen oder Anomalien wie Spina bifida hinweisen, bei der sich die Wirbel um das Rückenmark nicht schließen.

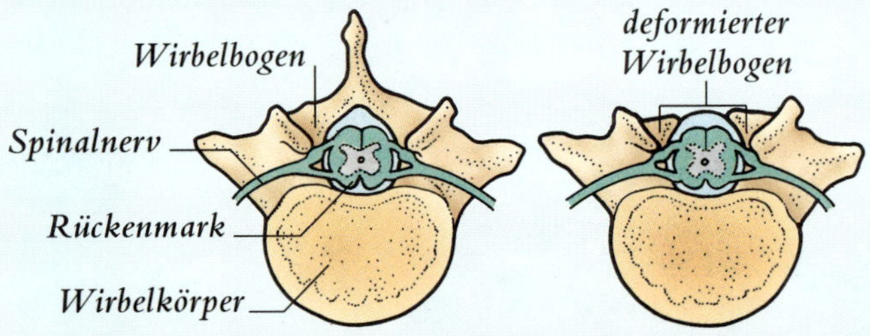

NORMALES RÜCKGRAT — SPINA BIFIDA

Amniozentese

Ein Membransack, die Fruchtblase, umgibt und schützt den Fötus. Eine Fruchtwasserprobe enthält Fötuszellen, die in eine Nährlösung gegeben werden. In ihr sind die Chromosomen des Fötus sowie Substanzen, die analysiert werden können, enthalten. Meistens wird eine Amniozentese zwischen der 16. und 18. Woche durchgeführt.

Chromosomenanalyse
Die Fötuszellen werden im Labor gezüchtet. Kolchizin, eine chemische Substanz, die die Teilung der Zellen stoppt, wenn sie am besten zu erkennen sind, wird hinzugefügt. Die Zellen und die 23 Chromosomenpaare werden überprüft. Rechts vier Chromosomen.

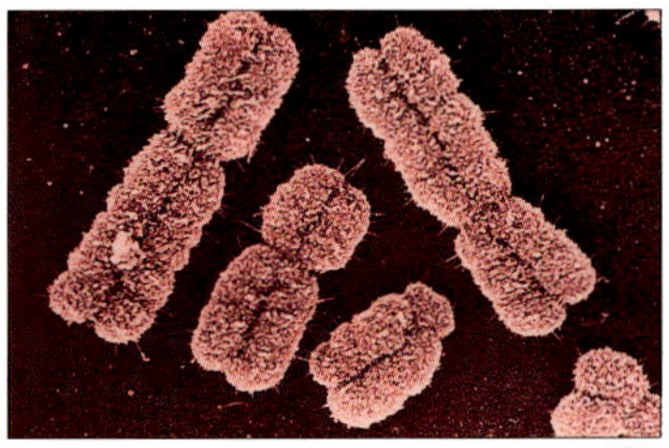

REM

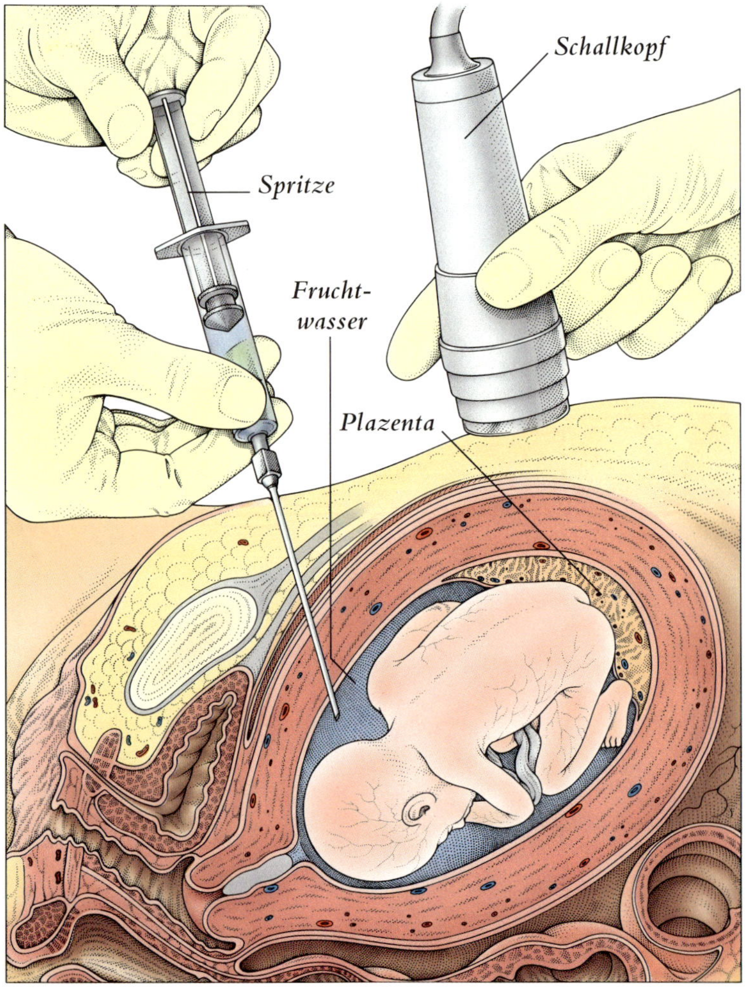

CHORIONZOTTENBIOPSIE

Das Chorion ist die äußere der beiden Eihäute, die den Fötus umgeben. Eine Biopsie der Zotten – winzige Ausstülpungen des Chorions – kann schon in der 8. Schwangerschaftswoche durchgeführt werden. Die Zellen, die aus dieser Gewebsprobe gezüchtet wurden, können zur Chromosomenanalyse verwendet werden. Der Test trägt ein leichtes Fehlgeburtsrisiko in sich.

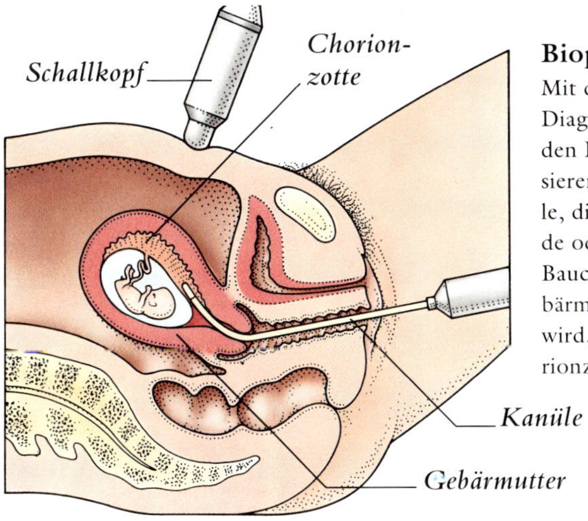

Biopsie
Mit der Ultraschall-Diagnostik kann man den Fötus genau lokalisieren. Mit einer Kanüle, die durch die Scheide oder direkt in die Bauchwand hin zur Gebärmutter geschoben wird, werden die Chorionzellen entnommen.

1 Chorionzellen werden in eine Nährlösung gegeben, in der sie sich vermehren können. Wenn die Zellen am besten sichtbar sind, wird die Zellteilung chemisch gestoppt. Jetzt kann man sie unter einem Mikroskop betrachten.

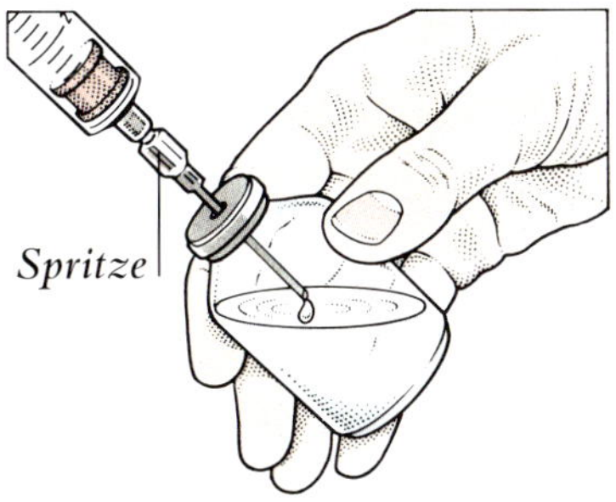

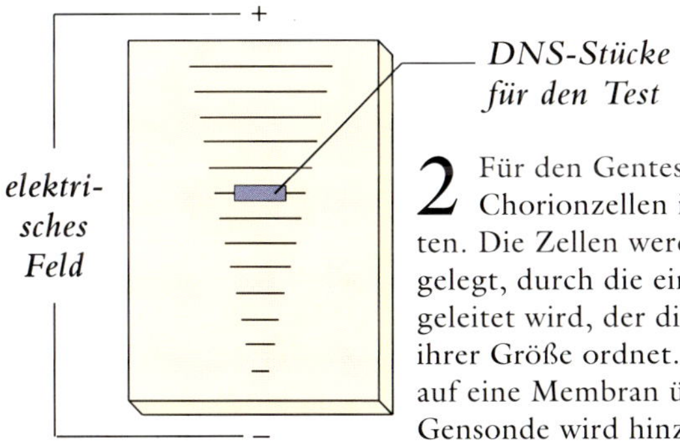

2 Für den Gentest wird DNS aus den Chorionzellen in Stücke geschnitten. Die Zellen werden in eine Lösung gelegt, durch die ein elektrischer Strom geleitet wird, der die DNS-Stränge nach ihrer Größe ordnet. Die Stränge werden auf eine Membran übertragen, eine Gensonde wird hinzugefügt.

3 Die Gensonde besteht aus radioaktiv gekennzeichneter DNS, die sich an passende DNS-Stränge auf der Membran heftet. Dunkle Bänder erscheinen auf einem Autoradiographen (ein Film), die mit entsprechenden Mustern verglichen werden können.

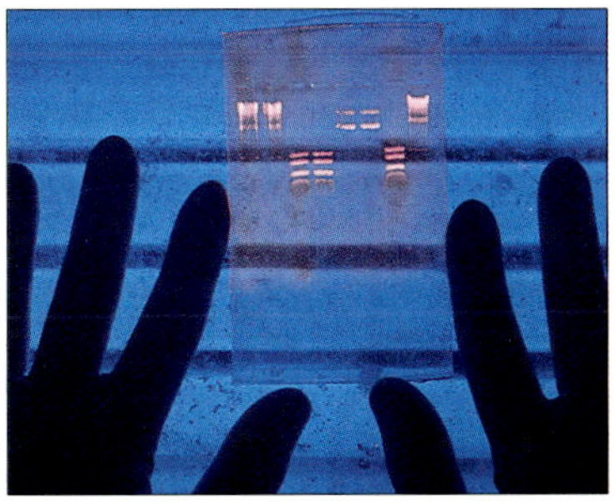

Autoradiographen-Analyse

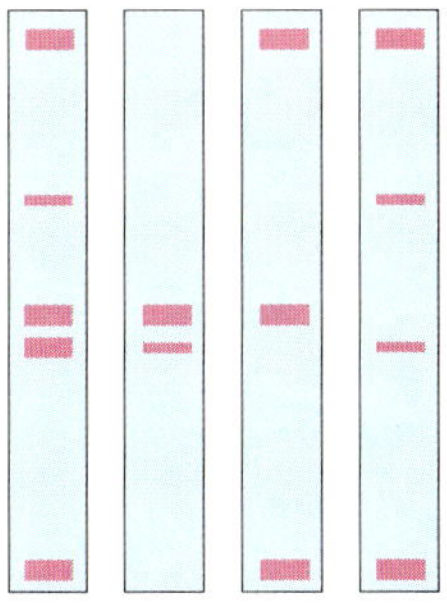

Ergebnisse einer Genanalyse
Links sind die Ergebnisse von Gensonden, die bei vier Jungen mit Verdacht auf Muskeldystrophie vom Duchenne-Typ durchgeführt wurden. Nur das Muster links außen ist normal, bei den anderen sind die Bänder entweder unterschiedlich groß oder fehlen.

KARDIOTOKOGRAPHIE (KTG)

Die fetale Herztätigkeit gibt genauen Aufschluß über den Gesundheitszustand des Fötus. Während der Schwangerschaft und der Wehen wird oft ein elektronischer Apparat zur Messung der Herzfrequenz und der Gebärmutterkontraktionen verwendet. V. a. wenn Komplikationen befürchtet werden, wird die fetale Herztätigkeit während der Wehen ständig überwacht.

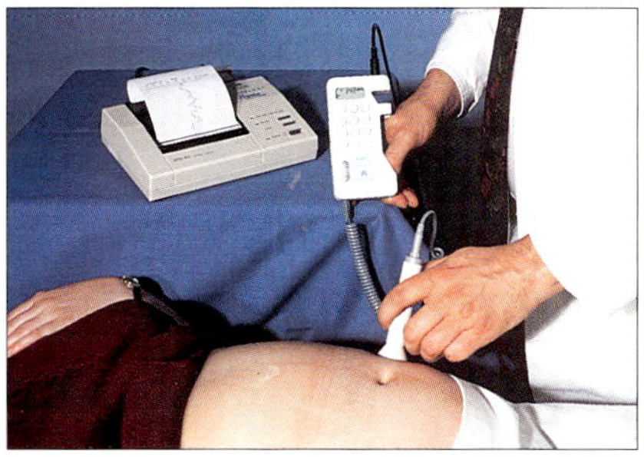

Doppler-Ultraschall
Dieses Verfahren kann man ungefähr ab der 12. Schwangerschaftswoche anwenden. Pulsierende Ultraschallwellen werden vom Herzen des Fötus reflektiert und in hörbare Signale umgewandelt.

WEITERE TESTS

Wenn beim Fötus der Verdacht einer Blutkrankheit besteht, kann man aus der Nabelschnur eine Blutprobe entnehmen. Bei einer Fetoskopie kann der Fötus in der Gebärmutter mit einem Endoskop betrachtet werden. Das Verfahren ist nicht risikolos, so daß es nur angewandt wird, wenn andere Tests keine brauchbaren Ergebnisse erzielt haben.

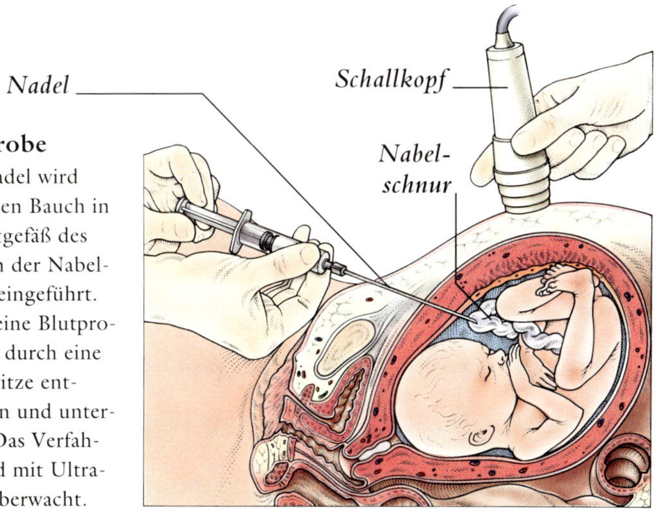

Blutprobe
Eine Nadel wird durch den Bauch in ein Blutgefäß des Fötus in der Nabelschnur eingeführt. Eine kleine Blutprobe wird durch eine Saugspritze entnommen und untersucht. Das Verfahren wird mit Ultraschall überwacht.

ÜBERSICHT SCHWANGERSCHAFTS-VORSORGEUNTERSUCHUNGEN

ZEITPUNKT	VERFAHREN UND GRUND
BEIM ERSTEN ARZTBESUCH	Feststellen der Blutgruppe, Ausschluß einer Anämie, einer Proteinurie und eines Diabetes mellitus. Blutdruckmessung, Feststellen des Gewichts und der Größe.
WÄHREND DER GESAMTEN SCHWANGERSCHAFT	Blutdruckmessungen, Urinprobenanalysen. Abtasten des Bauches. Beschwerden oder Warnsignale wie z. B. Scheidenblutungen werden behandelt.
9–10 WOCHEN	Bei Verdacht auf eine genetische Anomalie wie z. B. eine Muskeldystrophie: Chorionzottenbiopsie, Analyse der Fötuszelle.
16–18 WOCHEN	Ultraschall-Diagnostik zur Kontrolle des Wachstums und der Entwicklung. Bei Hochrisiko-Schwangerschaften: Amniozentese oder Chorionzottenbiopsie.

BEGINN DER WEHEN

VERÄNDERUNGEN IM KÖRPER während des letzten Trimenons kündigen die bevorstehende Geburt an. Der Kopf des Fötus sinkt tiefer ins Becken, die Schwangere kann an Gewicht verlieren. Mit Beginn der Wehen wird der Schleimhautpfropf, der den Gebärmutterhals verschließt, als blutiger Ausfluß (erstes „Zeichen“) ausgestoßen. Die Kontraktionen werden stärker und regelmäßiger. Der Membranbeutel um das Fruchtwasser platzt, es kommt zum „Blasensprung“.

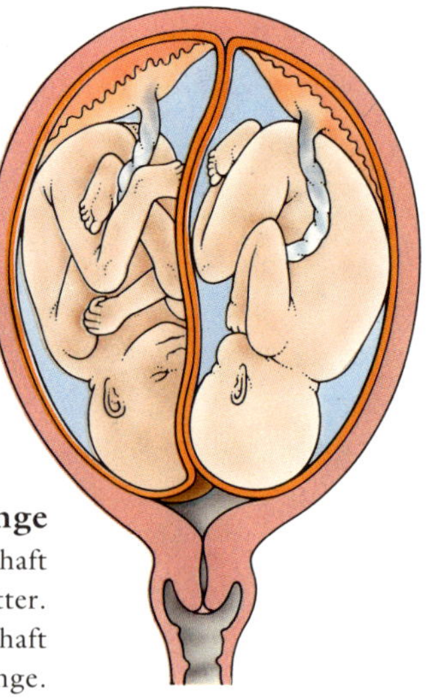

Zwillinge
Bei einer Mehrlingsschwangerschaft ist mehr als ein Fötus in der Gebärmutter. Bei ungefähr jeder 80. Schwangerschaft bilden sich Zwillinge.

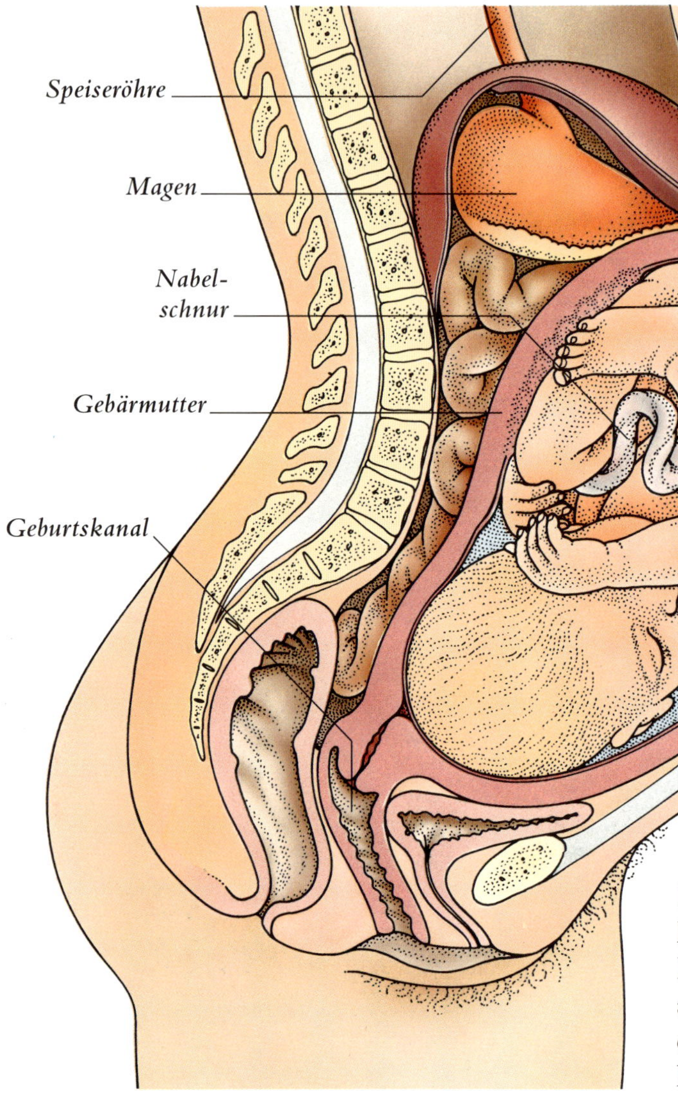

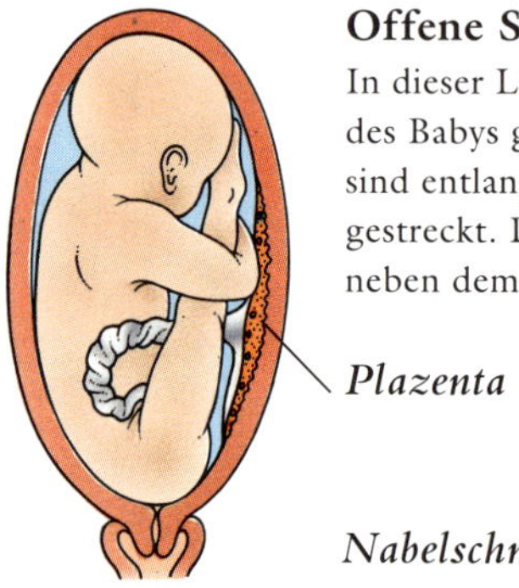

Offene Steißlage
In dieser Lage ist die Hüfte des Babys gebogen, die Beine sind entlang des Körpers gestreckt. Die Füße liegen neben dem Kopf.

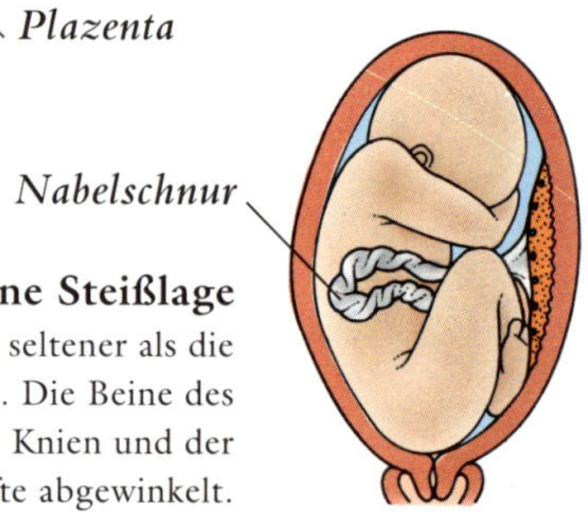

Geschlossene Steißlage
Diese Lage ist seltener als die offene Steißlage. Die Beine des Babys sind an den Knien und der Hüfte abgewinkelt.

GEBURTSLAGEN

Ungefähr vor der 30. Woche beginnt der Fötus, sich in der Gebärmutter zu drehen. Danach liegt der Kopf für gewöhnlich unten, mit dem Gesicht zum Rükken der Mutter, den Nacken nach vorne gebeugt. Diese Lage ist für den Geburtsvorgang optimal. Ca. 3 Prozent aller voll ausgetragenen Geburten sind Steißgeburten, bei denen der Steiß des Babys der vorangehende Teil ist. Bei Frühgeburten ist die Steißlage noch häufiger.

VERÄNDERUNGEN AM GEBÄRMUTTERHALS

Der Gebärmutterhals ist ein festes Band aus Muskel- und Bindegewebe. Gegen Ende der Schwangerschaft wird er weich und bereitet sich auf die Geburt vor. Durch Kontraktionen wird er dünner, damit er sich während der Geburt weit genug öffnen kann.

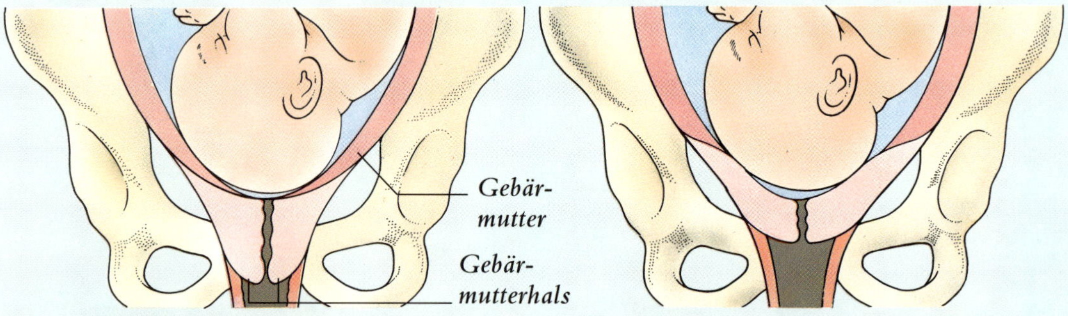

DER GEBÄRMUTTERHALS WIRD WEICH

DER GEBÄRMUTTERHALS WIRD DÜNN

Der Gebärmutterhals weitet sich

Die erste Phase der Wehen beginnt mit regelmäßigen, schmerzhaften Kontraktionen, die den Gebärmutterhals laufend weiten. Wenn der Muttermund einen Durchmesser von ca. 10 Zentimeter hat, beginnt die zweite Phase. Die Fruchtwassermembran kann jederzeit platzen.

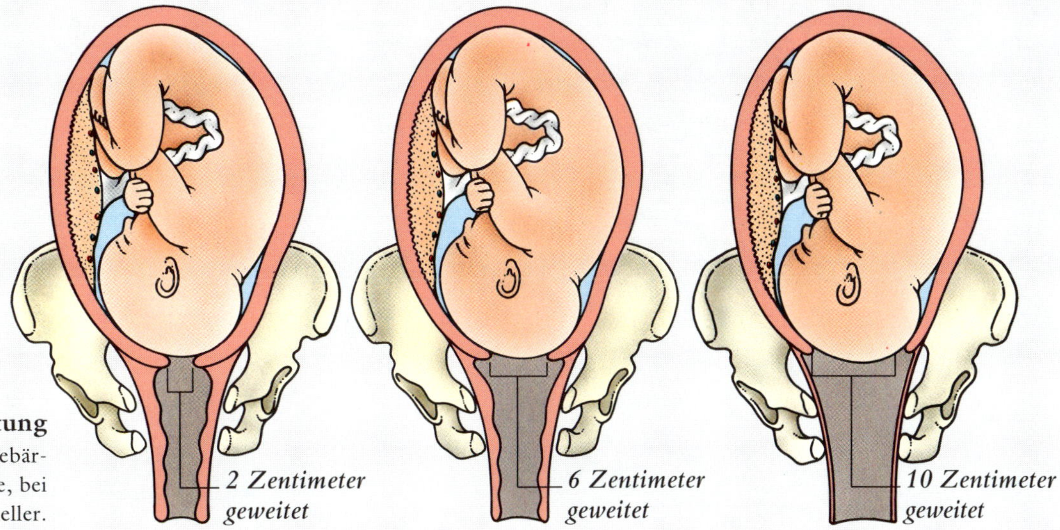

Weitung
Bei einer Erstgeburt weitet sich der Gebärmutterhals ca. 1 Zentimeter pro Stunde, bei weiteren Geburten weitet er sich schneller.

BECKENGRÖSSE UND -FORM

Ob eine Geburt leicht oder schwer verläuft, hängt entscheidend von der Größe und Form des Beckens ab. Jedes Mißverhältnis zwischen dem Becken der Mutter und dem Kopf des Kindes erschwert den Geburtsvorgang.

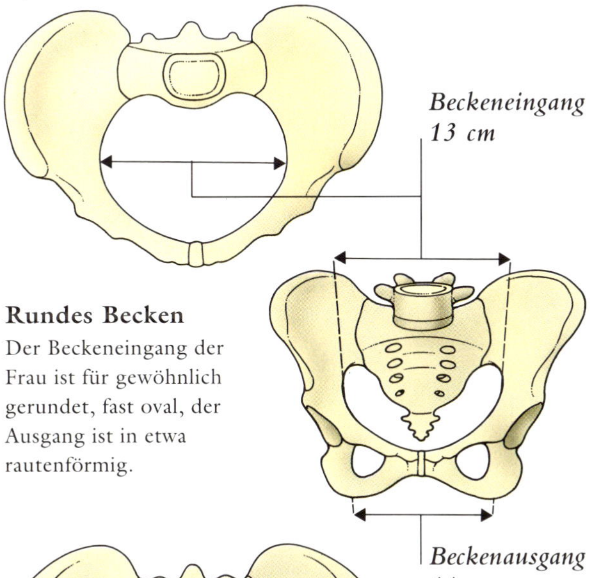

Rundes Becken
Der Beckeneingang der Frau ist für gewöhnlich gerundet, fast oval, der Ausgang ist in etwa rautenförmig.

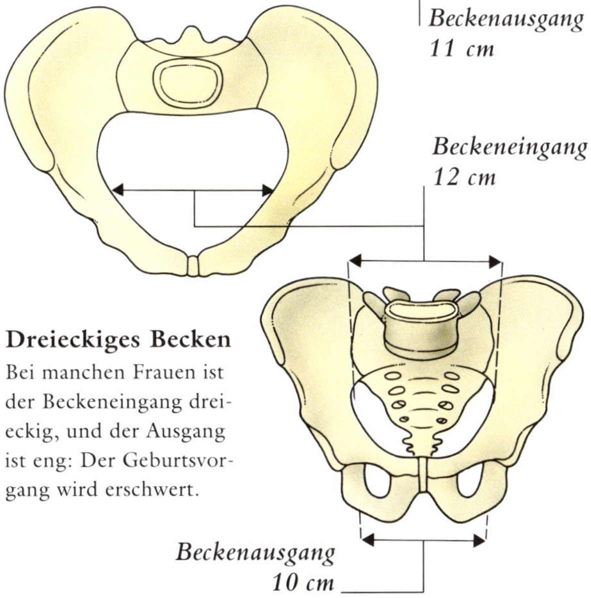

Dreieckiges Becken
Bei manchen Frauen ist der Beckeneingang dreieckig, und der Ausgang ist eng: Der Geburtsvorgang wird erschwert.

STELLWEHEN

In den letzten Wochen der Schwangerschaft senkt sich der Kopf des Babys in die Beckenhöhle, er stellt sich ein. Diese Stellwehen können den Druck auf das Zwerchfell und die Atmung erleichtern. Bei einer Erstgeburt geschieht dies meist in der 36. Woche, bei nachfolgenden Geburten manchmal erst mit dem Einsetzen der Wehen.

Vor den Stellwehen
Gegen Ende der Schwangerschaft, bevor sich der Kopf des Babys einstellt, reicht der obere Teil der Gebärmutter bis zum Sternum (Brustbein). Der breiteste Abschnitt des Kopfes ist noch vor dem Beckeneingang.

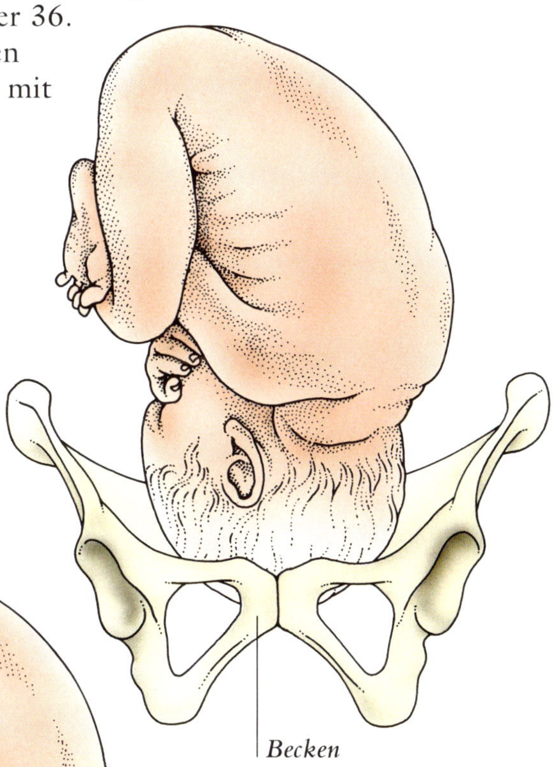

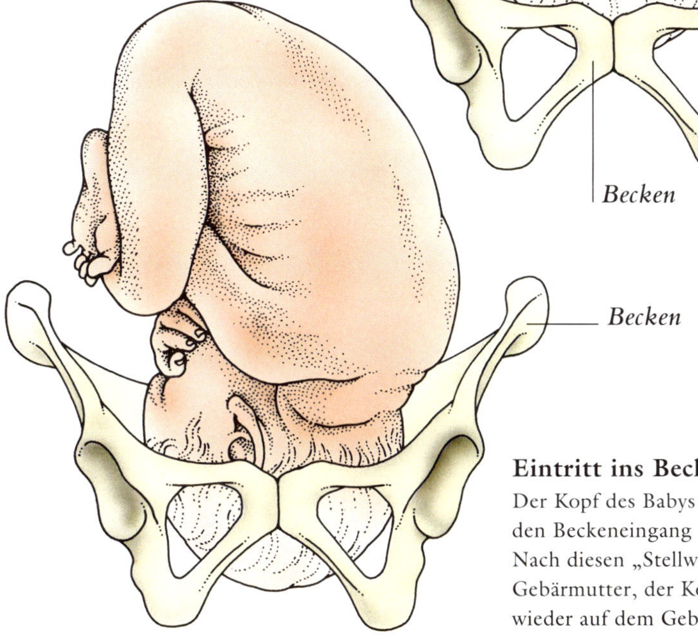

Eintritt ins Becken
Der Kopf des Babys senkt sich durch den Beckeneingang in die Beckenhöhle. Nach diesen „Stellwehen“ senkt sich die Gebärmutter, der Kopf des Babys ruht wieder auf dem Gebärmutterhals.

ENTBINDUNG

WÄHREND DER ERSTEN PHASE DER WEHEN weitet sich der Muttermund. In der zweiten Phase hat die Mutter ein starkes Bedürfnis, mit jeder Kontraktion zu pressen. Die dritte Phase dauert von der Entbindung bis zum Ausstoßen der Nachgeburt. Manche Frauen empfinden bei der Geburt nur wenig Schmerzen, andere dagegen umso mehr.

WEHENVERLAUF

Der Verlauf der Wehen wird gewöhnlich von einer Hebamme überwacht. Die zweite Phase dauert bei Erstgeburten ca. 50 Minuten, bei nachfolgenden Geburten ca. 20. Die dritte Phase dauert ca. 5 Minuten. Medikamente helfen, Nachblutungen zu vermeiden.

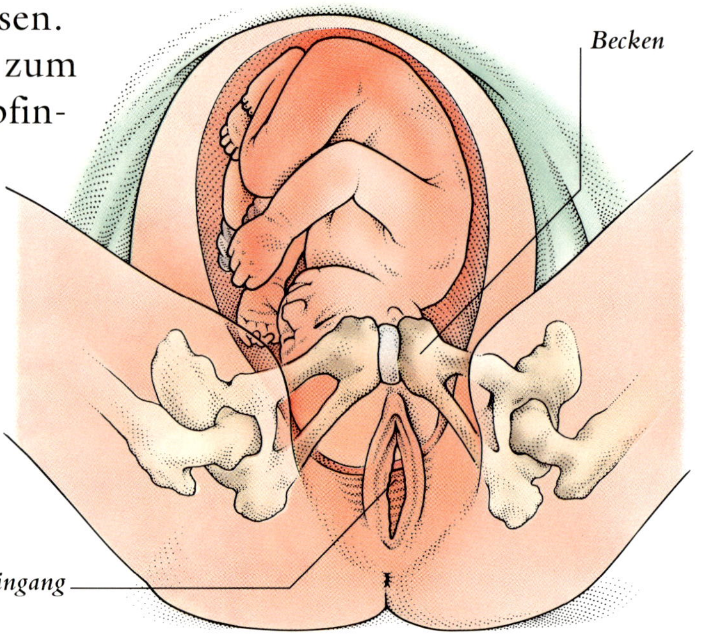

1 Das Baby bewegt sich kreisförmig durch den Geburtskanal, die Beckenbodenmuskeln drücken nach unten. Der Damm zwischen Scheide und After wölbt sich nach unten, der Scheideneingang weitet sich.

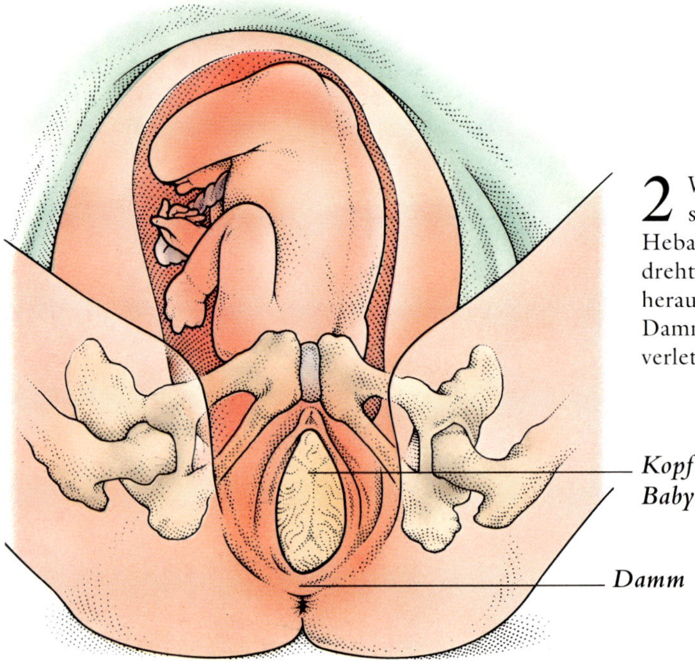

2 Wenn der Kopf des Babys erscheint, wird er von einer Hebamme langsam nach außen gedreht. Wenn der Kopf zu schnell herausgedreht wird, kann der Damm oder der Kopf des Babys verletzt werden.

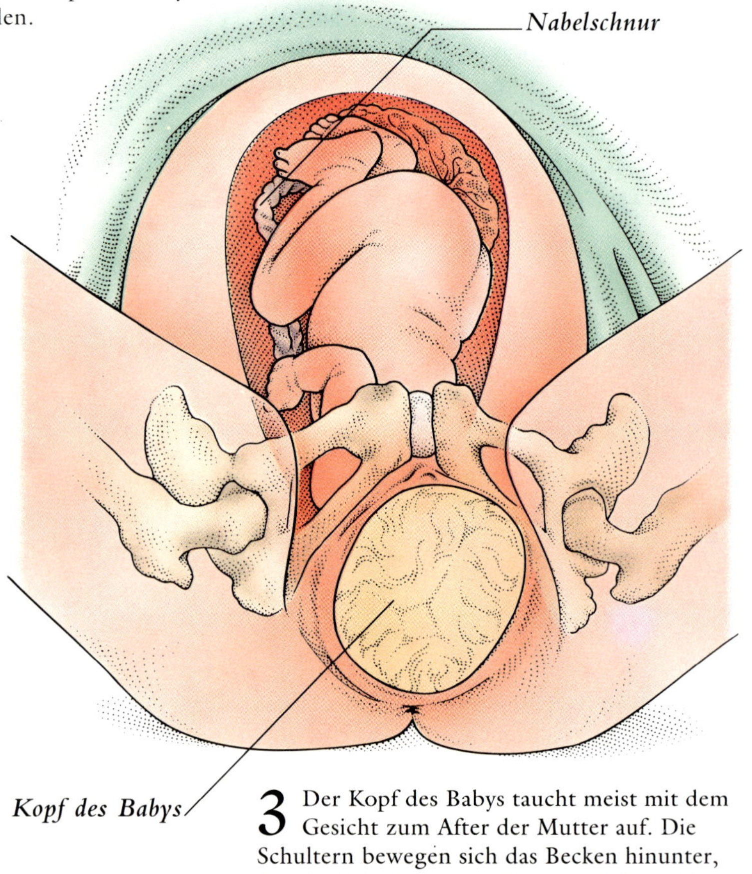

3 Der Kopf des Babys taucht meist mit dem Gesicht zum After der Mutter auf. Die Schultern bewegen sich das Becken hinunter, der Kopf dreht sich zur Seite, so daß er sich wieder in einer Linie mit dem Körper befindet.

KARDIOTOKOGRAPHIE (KTG)

Während der Wehen wird die fetale Herzfrequenz (normalerweise zwischen 120 und 160 Schläge pro Minute) gemessen. Am Anfang einer Kontraktion verlangsamt sich der Herzschlag für gewöhnlich und wird dann wieder normal. Ist er für längere Zeit zu langsam, kann dies auf eine Komplikation hindeuten.

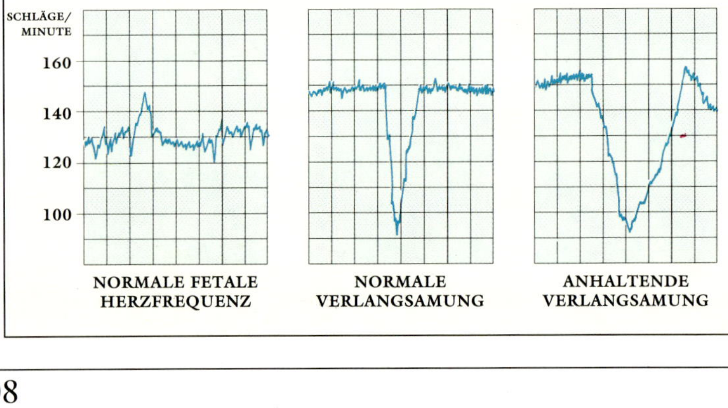

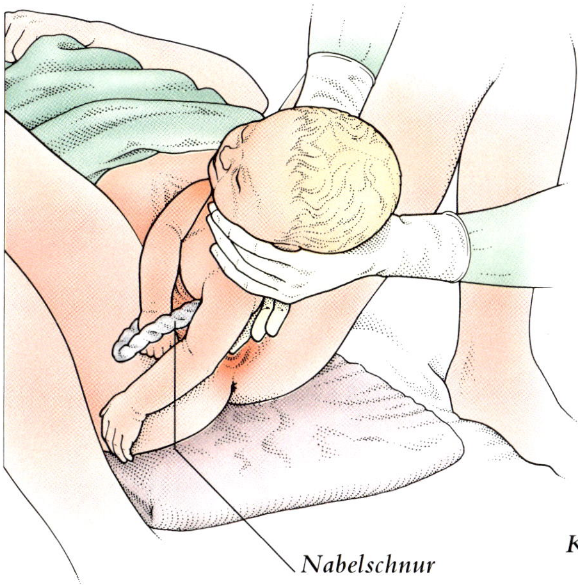

4 Die Hebamme fühlt mit dem Finger, ob sich die Nabelschnur um den Hals des Babys gewickelt hat und streift sie nötigenfalls sanft über den Kopf. Sie entfernt Flüssigkeit aus der Nase und dem Mund des Babys und holt dann die Schultern heraus.

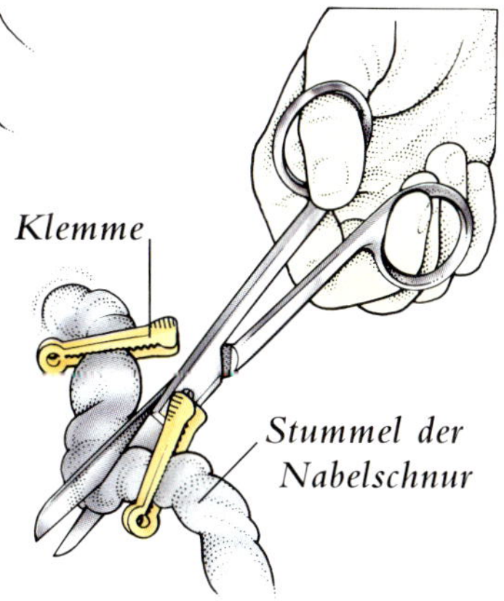

5 Der übrige Körper des Babys gleitet mit der nächsten Kontraktion leicht aus dem Körper. Nach der Entbindung klemmt die Hebamme die Nabelschnur an zwei Stellen ab und schneidet sie dazwischen durch. Das Baby empfindet dabei keine Schmerzen.

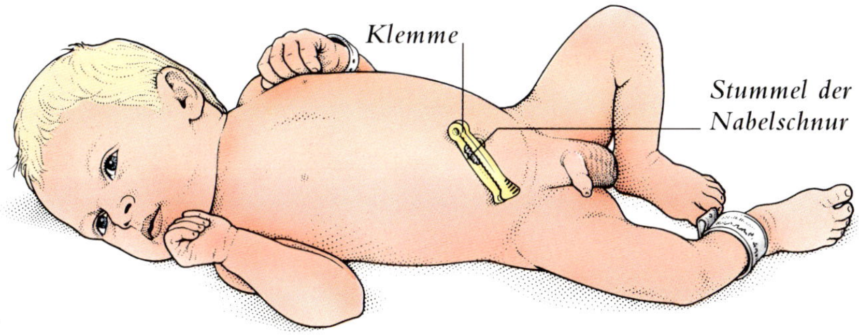

6 Mit dem Apgar-Index (s. S. 212) wird der Zustand des Babys überprüft. Wenn die Werte in Ordnung sind, wird das Baby der Mutter übergeben. In der Zwischenzeit wird die Plazenta durch Nachwehen aus der Gebärmutter abgestoßen.

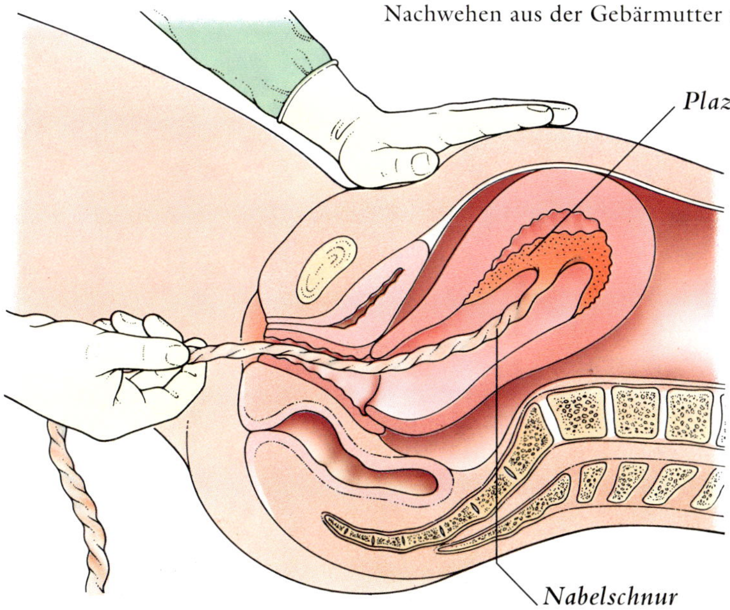

7 Die Plazenta wird von der Gebärmutter abgetrennt. Die Hebamme zieht mit einer Hand leicht an der Nabelschnur, mit der anderen preßt sie gegen den Unterbauch. Die Plazenta gleitet heraus.

Schmerzlinderung

Natürliche Methoden wie eine richtige Atemtechnik können Schmerzen bei der Geburt verringern. Eine weitere sichere Methode ist die Verabreichung eines Gemisches aus Distickstoffoxid und Luft in einem Verhältnis 50 : 50, das bei jeder Wehe durch eine Maske verabreicht wird.

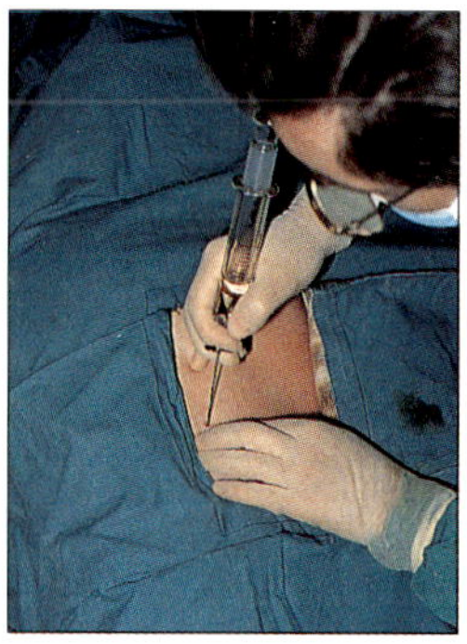

Epiduralanästhesie

Eine Hohlnadel wird in den Epiduralraum des Rückenmarkskanals eingeführt (s. links). Durch die Nadel wird ein weicher Schlauch geführt. Durch den Schlauch kann bei Bedarf eine Lokalanästhesie injiziert werden.

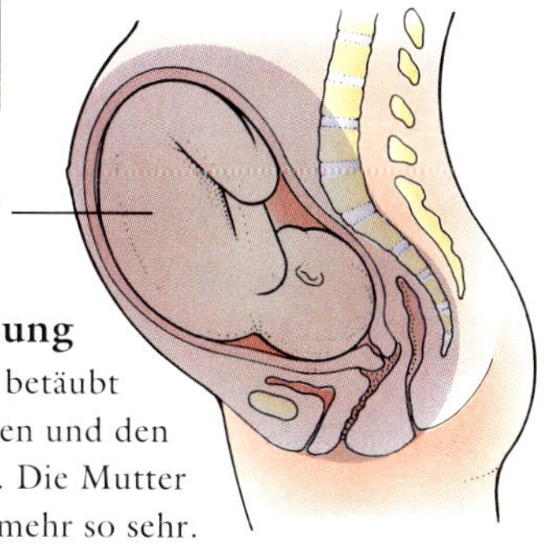

Bereich der Betäubung

Eine Epiduralanästhesie betäubt die Nerven, die das Becken und den Unterbauch versorgen. Die Mutter spürt die Wehen nicht mehr so sehr.

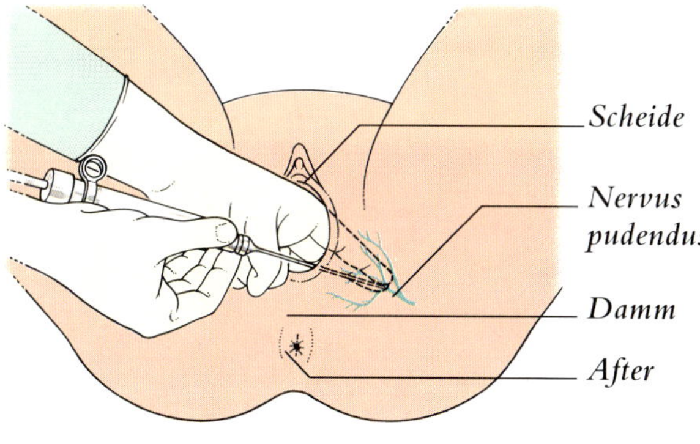

Pudendusblockade

Eine Lokalanästhesie über die Scheide in den Pudendusnerv kann während der zweiten Phase der Wehen die Dehnungs-, aber nicht die Kontraktionsschmerzen unterdrücken.

Zwillingsgeburt

Zwillinge müssen während der Wehen genau überwacht werden. Nach der Entbindung des ersten Babys wird die Lage des zweiten festgestellt. Wenn das Baby mit dem Kopf nach unten oder in der Steißlage liegt und sich in einem gutem Gesundheitszustand befindet, kann es normal entbunden werden. Liegt es quer, kann ein Geburtshelfer es vielleicht in Längsrichtung drehen.

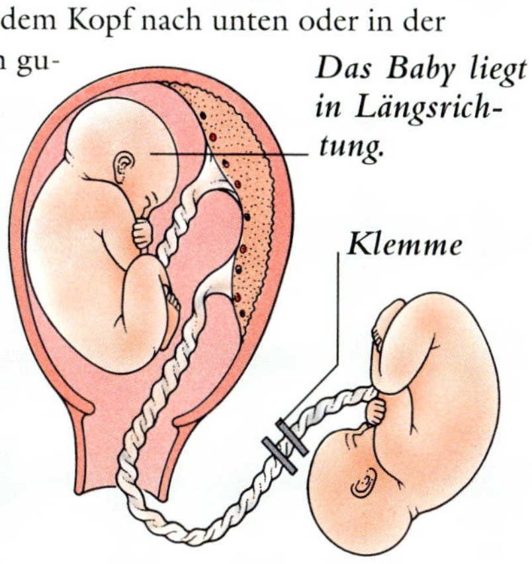

Entbindung von Zwillingen

Nach der Entbindung des ersten Zwillings muß die Nabelschnur abgetrennt werden, damit das Blut des zweiten Babys nicht in die Zirkulation des ersten gelangt.

Komplikationen während Schwangerschaft und Geburt

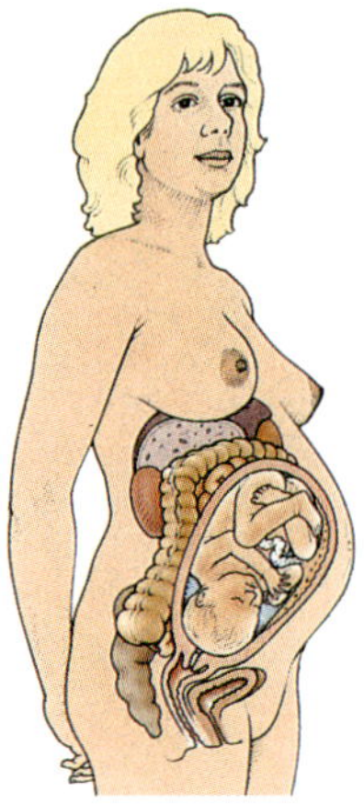

Die meisten Frauen haben eine normale Schwangerschaft und entbinden nach 9 Monaten ohne große Schwierigkeiten. Die Beschwerden bei der Geburt sind weder für die Mutter noch für das Kind eine ernste Gefahr. Es können jedoch auch Probleme auftreten, die eine ernste Bedrohung für die Gesundheit der Mutter und/oder des Babys darstellen.

Frühe Komplikationen

Bei einer ektopischen Schwangerschaft nistet sich ein Ei außerhalb der zentralen Gebärmutterhöhle ein. Die Ursache ist nicht immer bekannt, aber meist tritt dies bei Frauen ein, die eine Spirale zur Verhütung oder eine Beckenentzündung hatten. Die Symptome sind Schmerzen, Übelkeit und Erbrechen.

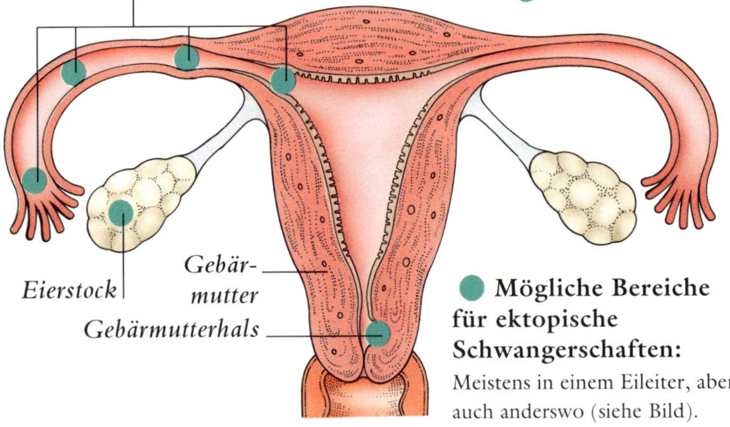

Mögliche Bereiche für ektopische Schwangerschaften:
Meistens in einem Eileiter, aber auch anderswo (siehe Bild).

Fehlgeburt

Abgang eines Fötus vor der 20. Schwangerschaftswoche. Ungefähr 20 Prozent aller Schwangeren erleiden eine Fehlgeburt, was ihnen oft nicht bewußt ist, da sie zu diesem frühen Zeitpunkt oft nicht wissen, daß sie schwanger sind. Manchmal ist die Ursache nicht bekannt, aber häufig sind Chromosomenabweichungen oder fetale Entwicklungsstörungen der Grund.

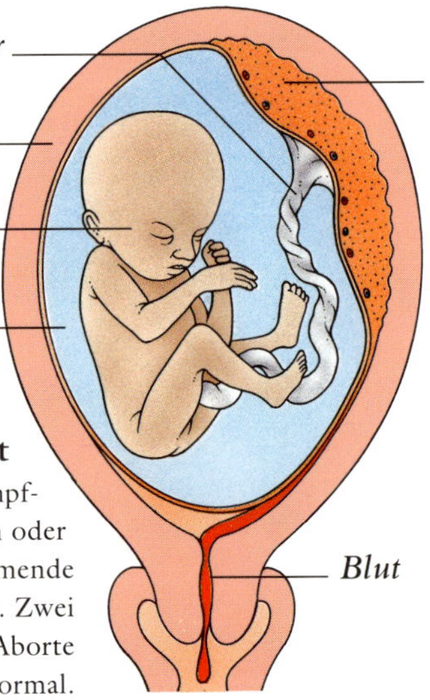

Drohende Fehlgeburt
Scheidenblutungen und krampfartige Schmerzen im Rücken oder Unterbauch sind ernstzunehmende Anzeichen für eine Fehlgeburt. Zwei Drittel der drohenden Aborte verlaufen jedoch normal.

Probleme mit der Plazenta

Eine gesunde Plazenta ist die Voraussetzung dafür, daß die Schwangerschaft normal verläuft. Zu Beginn sollte sich die Plazenta in der oberen Gebärmutterwand entwickeln. Wenn sie sich ablöst oder zu niedrig liegt, kann es zu einer Blockierung des Gebärmutterhalses, zu Blutungen oder vorzeitigen Wehen kommen.

Vorzeitige Plazentaablösung
Ein Teil der Plazenta löst sich trotz richtiger Lage von der Gebärmutterwand ab. Die Folgen können plötzliche Bauchschmerzen, manchmal auch Blutungen sein, die jedoch nicht immer bemerkt werden.

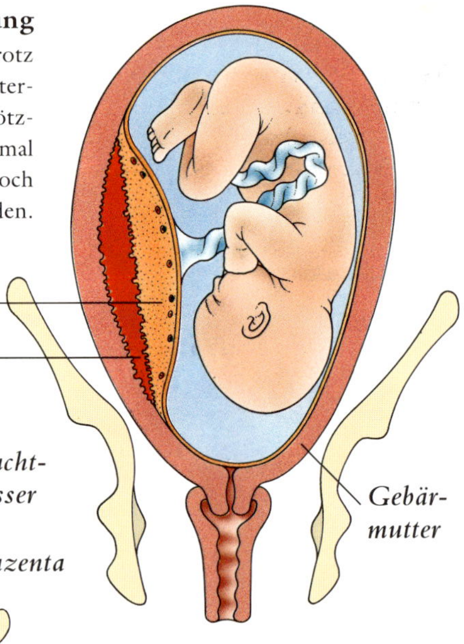

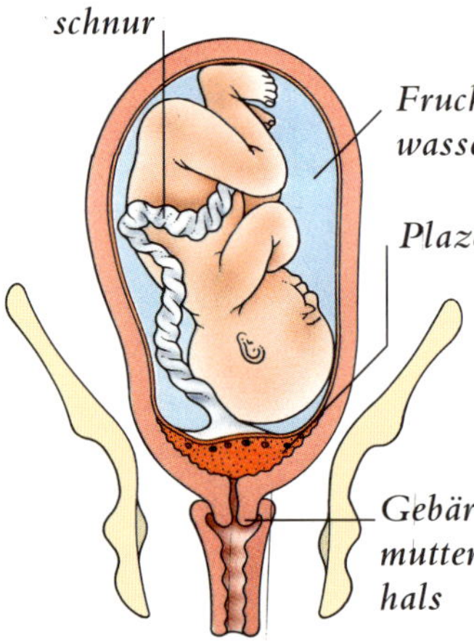

Plazenta praevia
Die Plazenta hat sich oberhalb oder in der Nähe des Gebärmutterhalses eingepflanzt. Wenn die Plazenta den gesamten Gebärmutterhals umgibt, kann sie sich zu Beginn der Wehen ablösen.

Bluthochdruck

Ein anormal erhöhter Blutdruck in der zweiten Hälfte der Schwangerschaft in Verbindung mit Ödemen und Protein im Urin kann ein Anzeichen für eine Präeklampsie sein. Weitere Symptome sind Kopfschmerzen, verschwommene Sicht und Bauchschmerzen. Unbehandelt kann eine Präeklampsie gefährliche Anfälle verursachen.

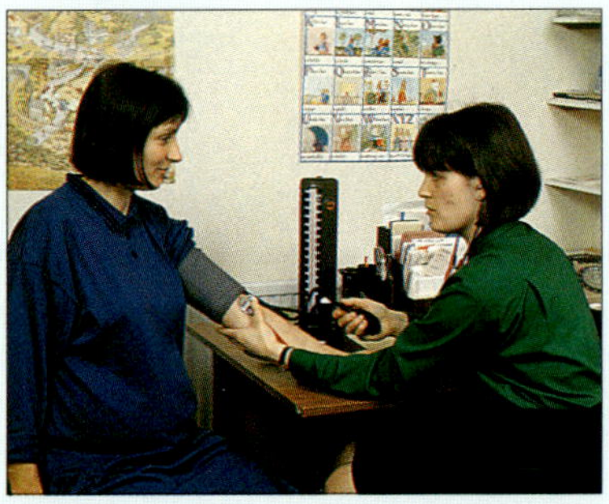

Messung des Blutdrucks

UNTERSTÜTZTE GEBURT

Wenn der Wehenverlauf nicht zufriedenstellend ist, muß bei der Geburt u. U. nachgeholfen werden. Heute wird eine Zange nicht mehr so häufig verwendet wie früher, aber sie ist nützlich, wenn die Entbindung schnell gehen soll, die Mutter erschöpft ist oder starke Blutungen hat. Es kann auch eine Saugglocke verwendet werden.

Zangenentbindung

Eine Geburtszange besteht aus zwei gebogenen Metallflächen, die um den Kopf des Babys passen. Der Kopf des Kindes wird vorsichtig den Geburtskanal hinuntergezogen. Sobald der Kopf sichtbar ist, wird die Zange entfernt, die Entbindung kann normal weiterverlaufen.

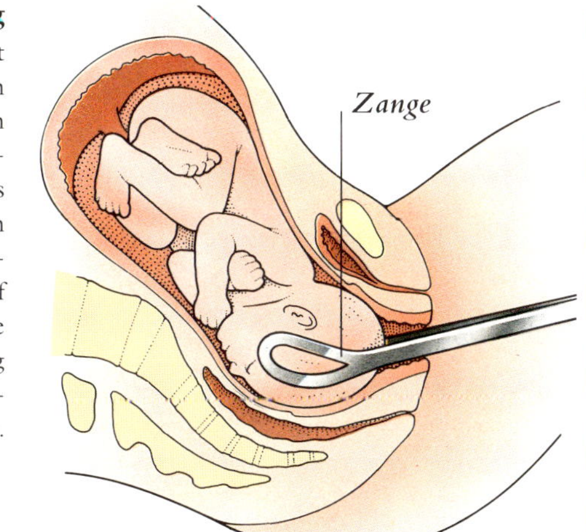

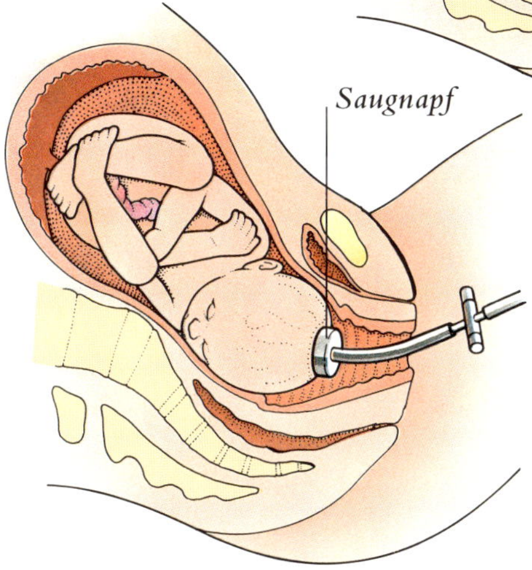

Vakuumextraktion

Eine Vakuumpumpe ist an einen Saugnapf aus Metall, Gummi oder Plastik angeschlossen. Der Napf wird am Kopf des Babys angesetzt und die Pumpe eingeschaltet. Bei jeder Wehe wird das Baby leicht aus der Scheide herausgezogen.

VERLETZUNG DES GENITALGEWEBES

Bei Erstgebärenden wird häufig das Genitalgewebe verletzt. Am häufigsten reißt der Damm, der Bereich zwischen Scheide und After. Die Risse können sehr klein sein, aber auch große, zackige Risse kommen vor. Der Gebärmutterhals reißt nur selten.

Riß ersten Grades

Ein Riß in den Schamlippen oder der Scheidenschleimhaut ist ein Riß ersten Grades, der entweder von selbst heilt oder genäht wird. Ein Riß zweiten Grades kann bis in die Dammuskeln reichen.

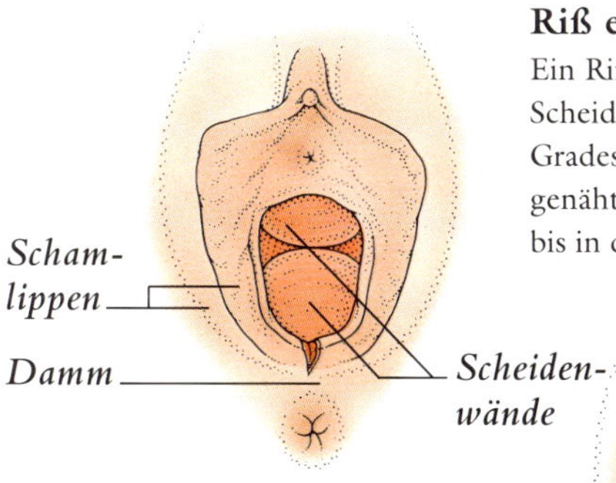

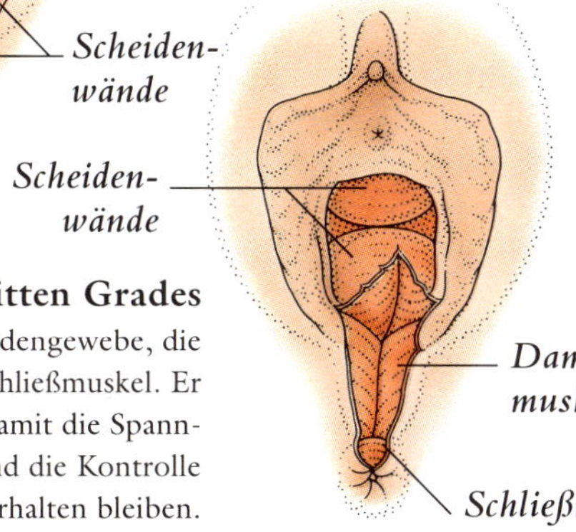

Riß dritten Grades

Er reicht durch das Scheidengewebe, die Dammuskeln und den Schließmuskel. Er wird in Schichten vernäht, damit die Spannkraft des Schließmuskels und die Kontrolle über den Darm erhalten bleiben.

OPERATION

KAISERSCHNITT

Bei einem Kaiserschnitt wird das Baby durch einen Schnitt in den Bauch entbunden. Bei Mehrlingsgeburten oder fetaler Fehllage, wenn die Mutter an einer Infektion der Scheide leidet oder ihre Gebärmutter als Folge vorheriger Kaiserschnitte vernarbt ist, kann die Operation vorausgeplant werden. Bei Sauerstoffmangel wird er auch als Notoperation angewandt. Die Operation dauert 20 bis 60 Minuten.

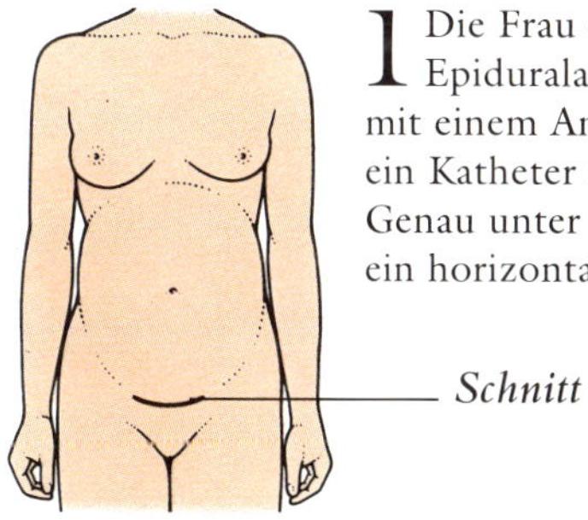

1 Die Frau erhält eine Vollnarkose oder Epiduralanästhesie, ihr Bauch wird mit einem Antiseptikum gereinigt und ein Katheter in ihre Blase eingeführt. Genau unter der Schamhaarlinie erfolgt ein horizontaler Schnitt.

2 Das Fettgewebe und die Bauchwandmuskeln werden sorgfältig aufgeschnitten, das Gewebe wird mit einem Haken zurückgehalten, in das Bauchfell wird ein Schnitt ausgeführt.

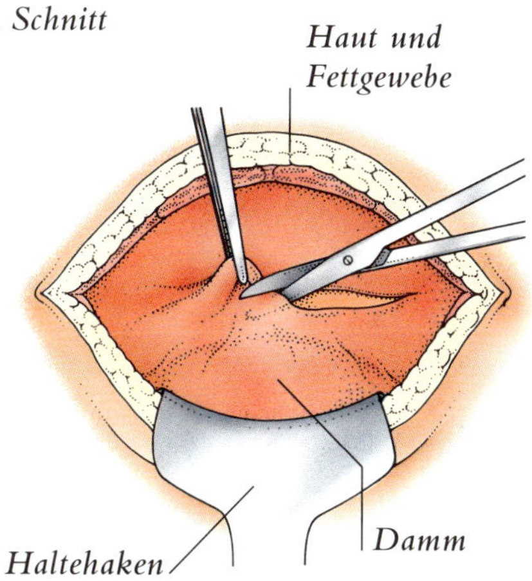

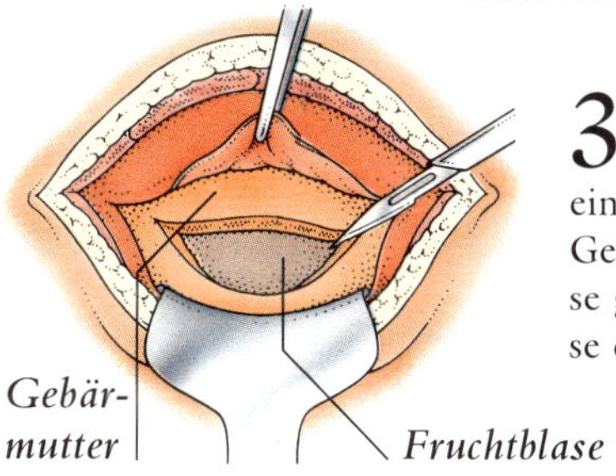

3 Mit einem Haken wird die Blase zurückgehalten; jetzt kann ein Schnitt in den unteren Teil der Gebärmutter bis hin zur Fruchtblase gemacht werden. Die Fruchtblase dient als Schutz für das Baby.

4 Der Arzt durchtrennt die Fruchtblase und führt seine Hand unter den Kopf oder Steiß des Babys und zieht es vorsichtig aus der Gebärmutter. Die Nabelschnur wird abgetrennt.

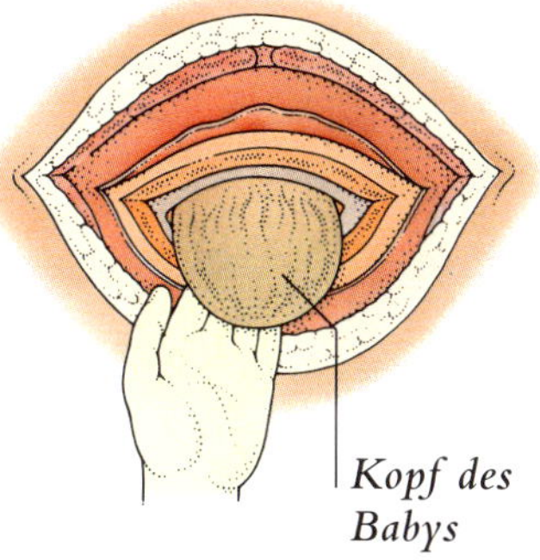

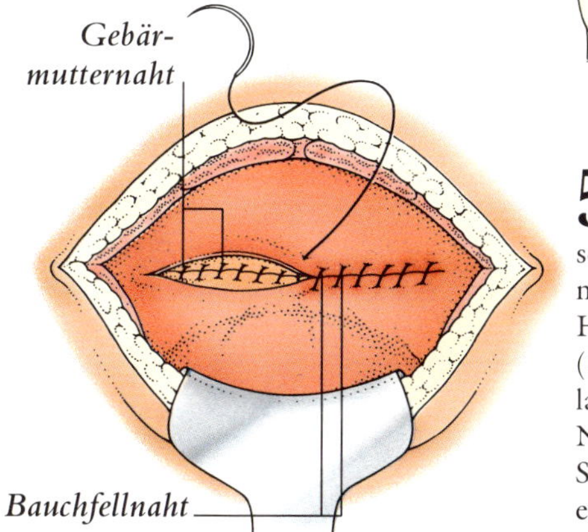

5 Die Gebärmutter und die Bauchschichten werden vernäht. Der Schnitt in die Haut wird mit Metallclips (Klammern) oder einem langen Stich geschlossen. Nach 5 Tagen werden die Stiche oder Klammern entfernt, die Frau kann nach Hause.

NACH DER GEBURT

DAS WOCHENBETT ist der Zeitraum von etwa 6 Wochen nach der Entbindung, in dem sich die weiblichen Geschlechtsorgane zurückbilden. Leichte Beschwerden wie eine wunde Scheide und Verstopfung sind normal, werden aber aufgrund der Freude über das neue Baby nicht als schlimm empfunden. Inzwischen muß sich das Neugeborene an ein Leben außerhalb der schützenden Gebärmutter anpassen.

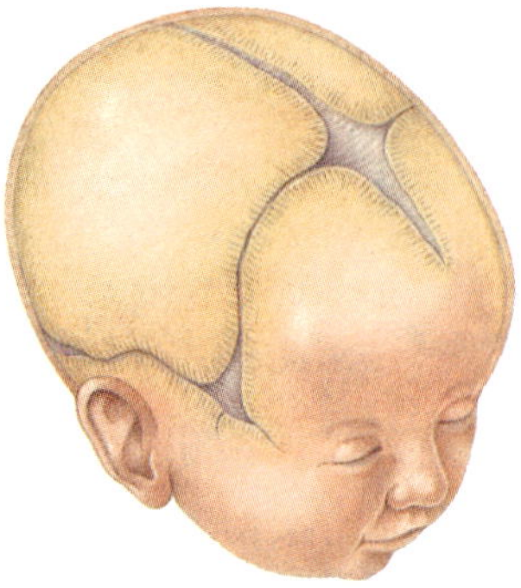

Fontanellen
Fontanellen sind weiche Lücken zwischen den Schädelknochen. Mit ca. 18 Monaten schließen sie sich.

DAS NEUGEBORENE

Ein voll ausgetragenes Baby wiegt durchschnittlich 3,5 Kilogramm und ist 51 Zentimeter lang. Anfangs verliert das Baby bis zu 10 Prozent seines Geburtsgewichts, das es nach ca. 10 Tagen wiedererlangt. Bei der Geburt ist das Baby meist mit einer schmierigen, weißlichen Masse, der Käseschmiere, bedeckt, die es in der Gebärmutter schützt und die nach der Geburt abgewischt wird.

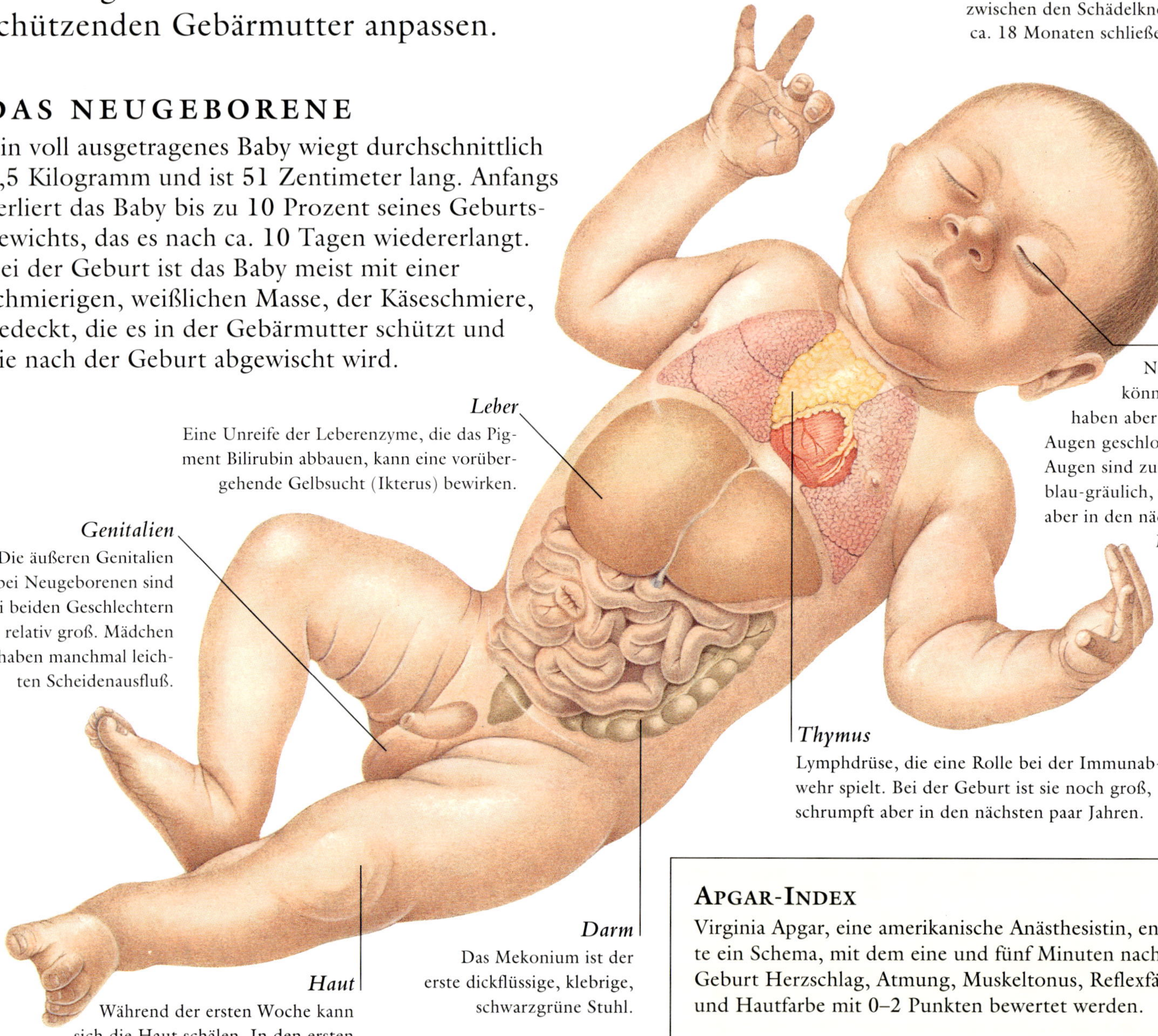

Leber
Eine Unreife der Leberenzyme, die das Pigment Bilirubin abbauen, kann eine vorübergehende Gelbsucht (Ikterus) bewirken.

Genitalien
Die äußeren Genitalien bei Neugeborenen sind bei beiden Geschlechtern relativ groß. Mädchen haben manchmal leichten Scheidenausfluß.

Augen
Neugeborene können sehen, haben aber meist die Augen geschlossen. Die Augen sind zuerst oft blau-gräulich, wechseln aber in den nächsten paar Monaten die Farbe.

Thymus
Lymphdrüse, die eine Rolle bei der Immunabwehr spielt. Bei der Geburt ist sie noch groß, schrumpft aber in den nächsten paar Jahren.

Darm
Das Mekonium ist der erste dickflüssige, klebrige, schwarzgrüne Stuhl.

Haut
Während der ersten Woche kann sich die Haut schälen. In den ersten Monaten bilden sich häufig leichtere Ausschläge und Hautflecken.

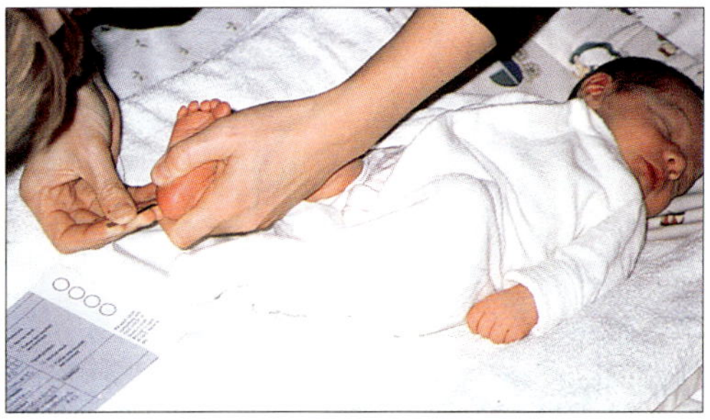

Guthrie-Test
Innerhalb der ersten 10 Tage wird eine Blutprobe aus der Ferse des Babys entnommen und auf eine eventuelle Schilddrüsenstörung und Phenylketonurie (seltene Krankheit, die schwere Hirnschäden verursachen kann) untersucht.

APGAR-INDEX

Virginia Apgar, eine amerikanische Anästhesistin, entwickelte ein Schema, mit dem eine und fünf Minuten nach der Geburt Herzschlag, Atmung, Muskeltonus, Reflexfähigkeit und Hautfarbe mit 0–2 Punkten bewertet werden.

FAKTOR	PUNKT: 0	PUNKT: 1	PUNKT: 2
HERZSCHLAG	keiner	unter 100	über 100
ATMUNG	keine	langsam oder unregelmäßiges Schreien	regelmäßiges Schreien
MUSKELTONUS	schlaff	geringes Beugen der Glieder	aktive Bewegungen
REFLEXE	keine	Grimassenziehen oder Wimmern	Schreien, Niesen, Husten
HAUTFARBE	blaß, blau	blaue Extremitäten	rosig

ÄNDERUNGEN IN DER ZIRKULATION

Das Zirkulationssystem des Fötus unterscheidet sich von dem des Babys bei der Geburt, da er Sauerstoff und Nährstoffe aus der Plazenta erhält (siehe unten). Besondere Merkmale der fetalen Zirkulation: Das Foramen ovale, ein Loch, durch das Blut aus dem rechten zum linken Vorhof fließt; der Ductus arteriosus, ein Kanal, der die Lunge umgeht; sowie der Ductus venosus, eine Umgehung der Leber.

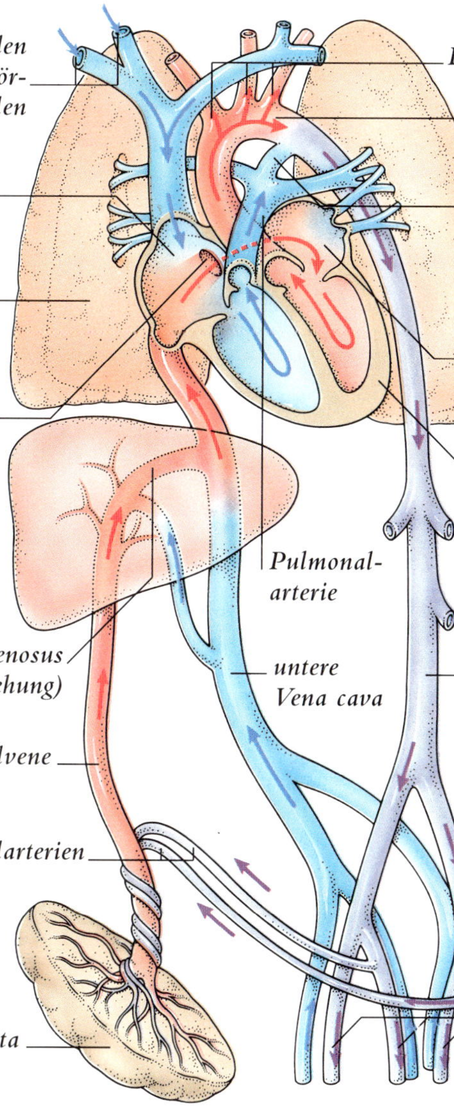

ZIRKULATION BEI DER GEBURT

Bei der Entbindung übernimmt die Lunge die Funktion der Plazenta. Der Lungenblutfluß steigt an, der der Plazenta hört auf. Der Druck in den linken Herzkammern steigt an, das Foramen ovale schließt sich. Nabelgefäße, Ductus arteriosus und venosus schließen sich und bilden Bänder.

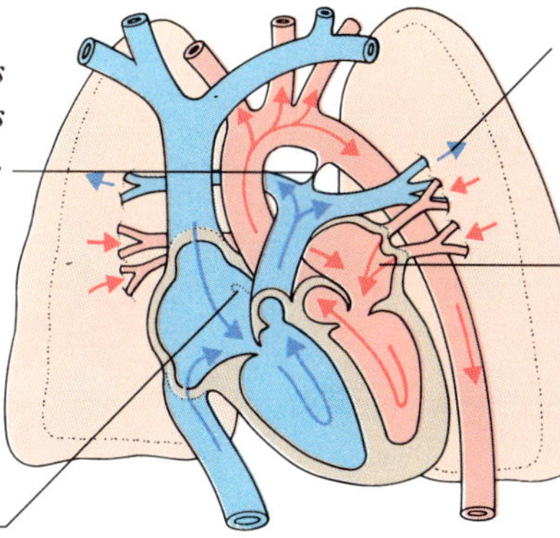

WOCHENBETT

Während des Wochenbetts bilden sich die Genitalorgane der Mutter wieder zurück. Die Plazentastelle heilt, Gewebeteile aus der Gebärmutter werden in Form eines Ausflusses, der Lochia, ausgestoßen. In der ersten Woche nach der Geburt ist die Lochia blutig, danach cremefarben. Die Vagina schrumpft langsam zu ihrer normalen Größe.

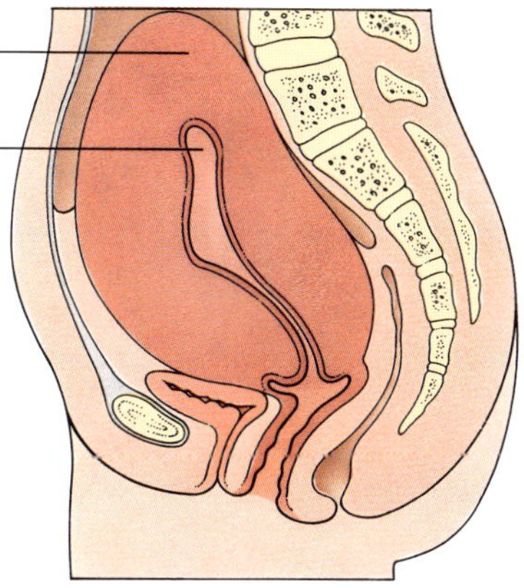

GEBÄRMUTTER UNMITTELBAR NACH DER GEBURT

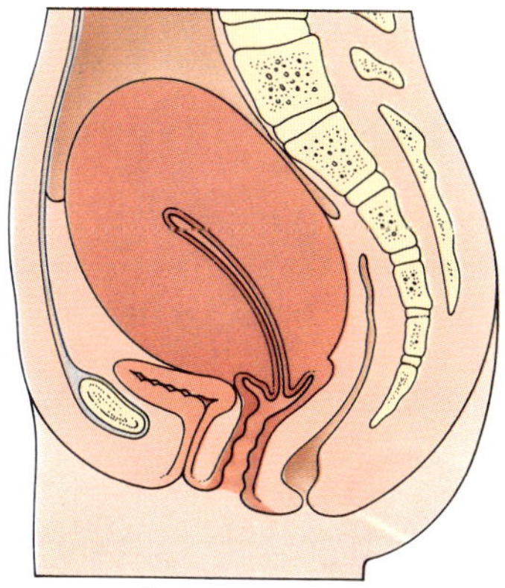

GEBÄRMUTTER 1 WOCHE NACH DER GEBURT

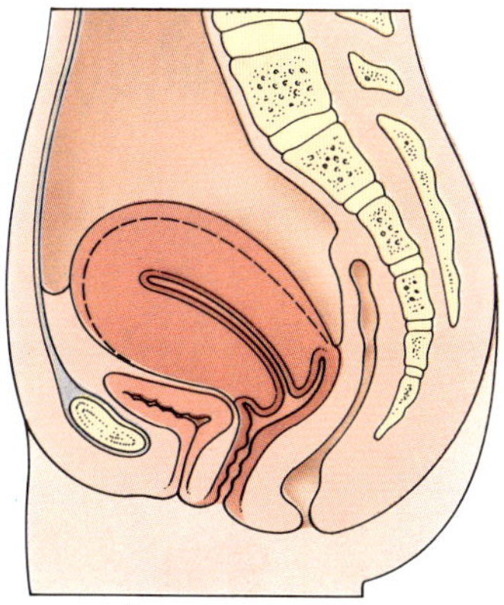

GEBÄRMUTTER 6 WOCHEN NACH DER GEBURT

Schrumpfende Gebärmutter

Die Nachwehen gehen während des Wochenbetts weiter, die Gebärmutter schrumpft wieder fast auf ihre vorherige Größe. Die Nachwehen können so stark sein, daß sie Bauchkrämpfe auslösen. Durch das Stillen wird ein Hormon freigesetzt, das die Verkleinerung der Gebärmutter unterstützt.

Gebärmutterhals

Bei einer Nullipara (eine Frau, die noch keine Kinder geboren hat) ist die Öffnung fast rund. Durch die Entbindung wird der Gebärmutterhals gedehnt und leicht gerissen. Er schließt sich wieder, nimmt aber nicht mehr seine ursprüngliche Form an.

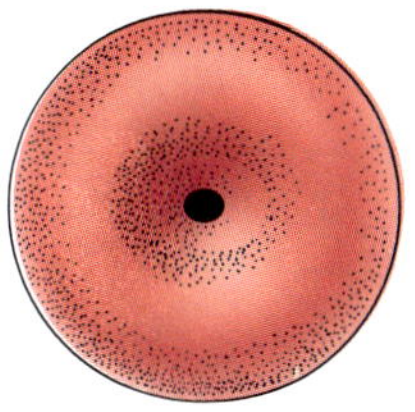

GEBÄRMUTTERHALS EINER KINDERLOSEN FRAU

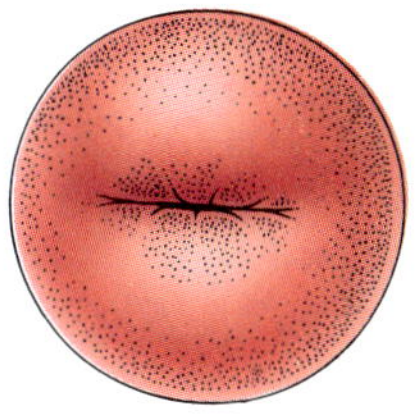

GEBÄRMUTTERHALS NACH ENTBINDUNG

MILCHSEKRETION

Während der Schwangerschaft werden die Brüste größer, die Drüsen bereiten sich auf das Stillen vor. Die Muttermilch enthält alles, was ein Neugeborenes braucht. Das Baby kann sofort nach der Geburt saugen; daduch wird die Freigabe von Oxytocin (Hypophysenhormon, das den Milchfluß und die Nachwehen fördert) angeregt.

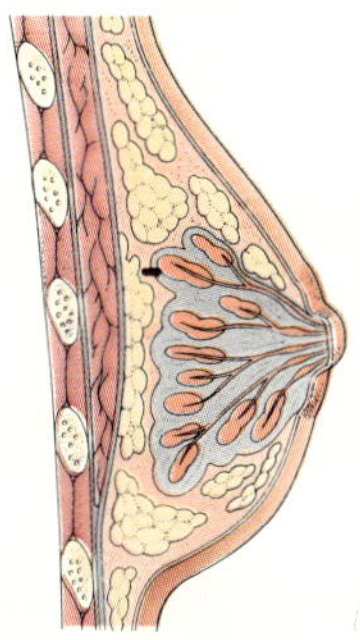

VOR DER SCHWANGERSCHAFT

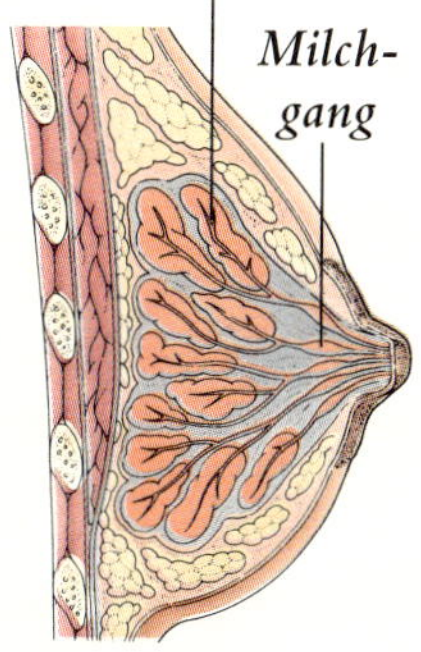

WÄHREND DER SCHWANGERSCHAFT UND STILLZEIT

WACHSTUM UND ENTWICKLUNG

IN DEN ERSTEN JAHRE erwerben Kinder grundlegende Fähigkeiten wie Gehen und Sprechen. Sie werden immer beweglicher, ihre intellektuellen Fähigkeiten nehmen zu. In der Kindheit schreitet das Wachstum sehr rasch voran, bleibt eine Zeit relativ konstant und nimmt in der Pubertät wieder stark zu. In der Pubertät wird das Kind geschlechtsreif und entwickelt sich zum Erwachsenen.

KNOCHENWACHSTUM

Die meisten Röhrenknochen entwickeln sich aus Knorpel. Die Verknöcherung beginnt vor der Geburt an sog. primären Ossifikationszentren in den Knochenschäften. Nach der Geburt entwickeln sich sekundäre Ossifikationszentren nahe den Knochenenden. Nach Beendigung der Verknöcherung endet das Wachstum.

Epiphysenlinie
Die Epiphysenfuge verknöchert beim Heranwachsenden und bildet eine dichte Epiphysenlinie.

Wachsende Enden
Der Schaft (Diaphyse) eines Röhrenknochens ist von der Wachstumszone (Epiphyse) des Knochens durch die Epiphysenfuge nahe am Knochenende getrennt. Diese Fuge ist die Hauptstelle, an der die Knochen in die Länge wachsen.

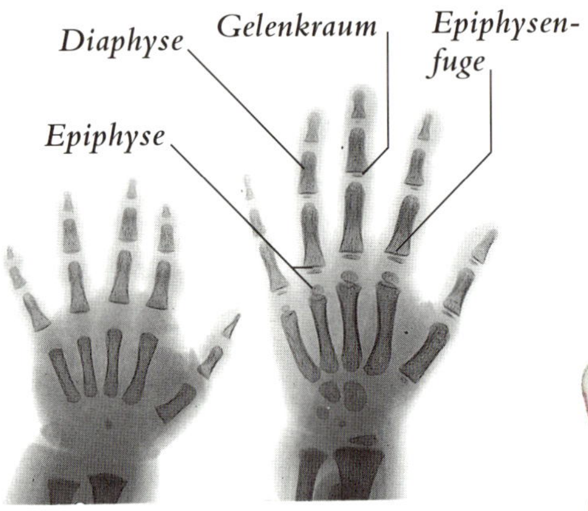

NEUGEBORENES MIT CA. 11 JAHREN

Alter der Knochen
Mit Röntgenaufnahmen kann die Reife eines heranwachsenden Kindes bestimmt werden, da jeder Knochen in einem voraussagbaren Alter ossifiziert und der weniger dichte Knorpel nicht so deutlich zu sehen ist. Die Epiphysenfugen, weitere Knorpelwachstumszonen und die Gelenkräume erscheinen als Lücken.

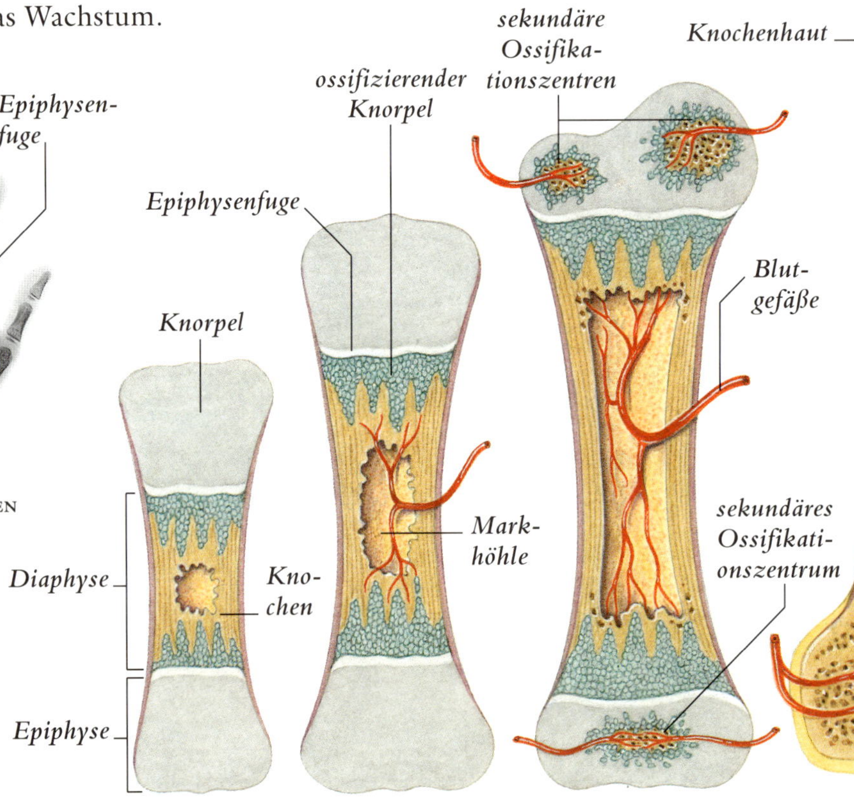

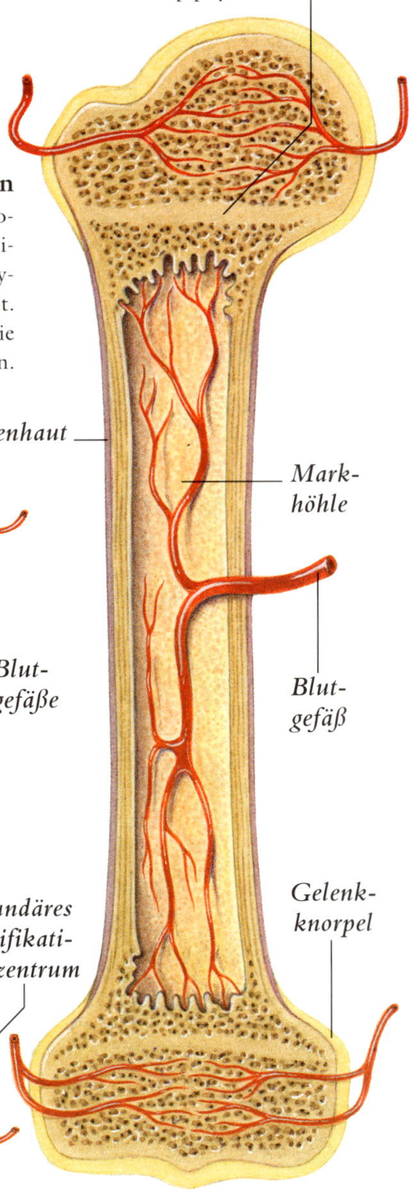

VERÄNDERUNG DER KÖRPERPROPORTIONEN

Bildet man den Körper in verschiedenen Altersstufen vor einem Gitter ab, das in acht gleiche Teile eingeteilt ist, kann man die Veränderungen bei den Körperproportionen sehen, die in der Kindheit ablaufen. Bei einem Neugeborenen ist der Kopf relativ groß, ca. ein Viertel der Gesamtkörperlänge. Beim Wachsen nimmt die relative Größe des Kopfes und Rumpfes ab, die Glieder werden länger. Beim Erwachsenen beträgt die Kopfgröße ca. ein Achtel der Körperlänge.

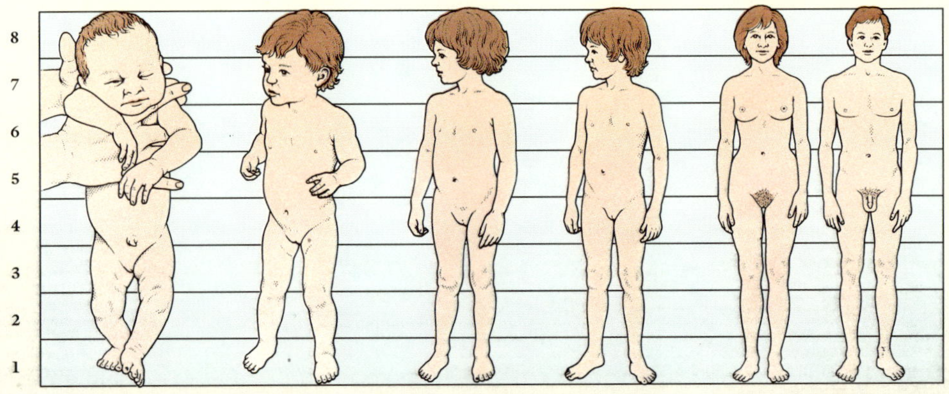

NEUGEBORENES 2 JAHRE 5 JAHRE 8 JAHRE ERWACHSENER

Entwicklung des Kindes

Babies können von Geburt an sehen, hören und Reflexhandlungen ausführen. In der frühen Kindheit werden grundlegende motorische Fähigkeiten, Bewegungsabläufe und soziale Verhaltensweisen erlernt, die Sprache entwickelt sich. Die Entwicklung läuft nach bestimmten, vorhersehbaren Stufen ab. Trotzdem gibt es individuelle Unterschiede.

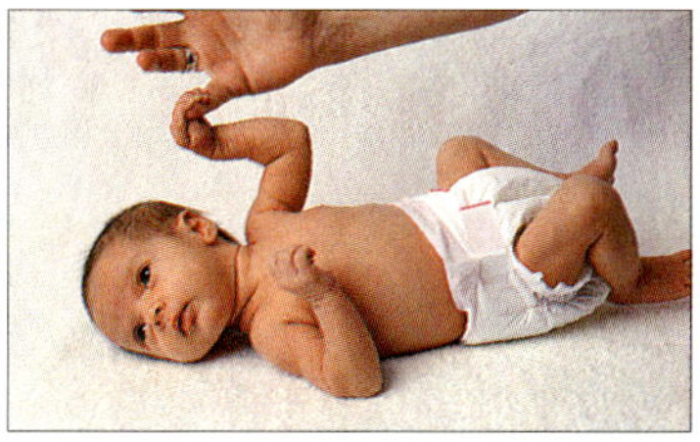

Greifreflex

Ein Neugeborenes kann bestimmte automatische Bewegungen, sog. primitive Reflexe, ausführen wie z. B. das feste Umklammern eines Gegenstandes, den man in seine Hand legt. Diese Reflexe verschwinden nach ein paar Monaten wieder.

Suchreflex

Wenn man die Wange des Babys in der Mundwinkelgegend sanft berührt, dreht es seinen Kopf zu dieser Seite und öffnet den Mund. Dieser Reflex ermöglicht es dem Baby, die Brustwarze zu finden.

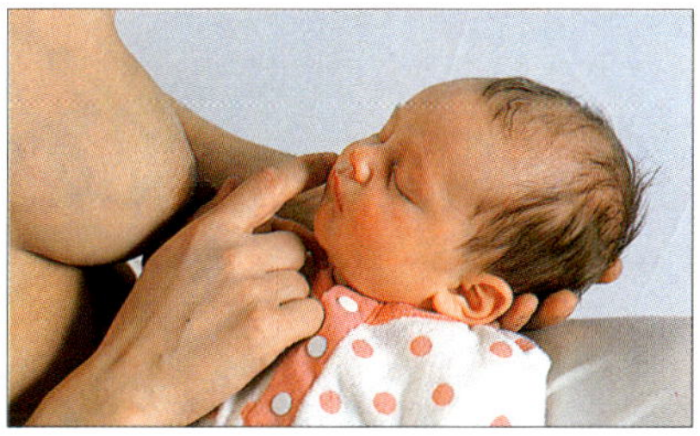

Entwicklung der Zähne

Die ersten Zähne, die Milchzähne, treten nach einem bestimmten Muster etwa ab dem achten Monat bis zum dritten Lebensjahr durch das Zahnfleisch. Mit ungefähr 6 Jahren werden die Milchzähne locker und fallen aus, die bleibenden Zähne wachsen aus dem Zahnfleisch. Das bleibende Gebiß ist erst dann vollständig, wenn die Weisheitszähne (dritte Molare) ab ca. 17 bis 21 Jahren erscheinen.

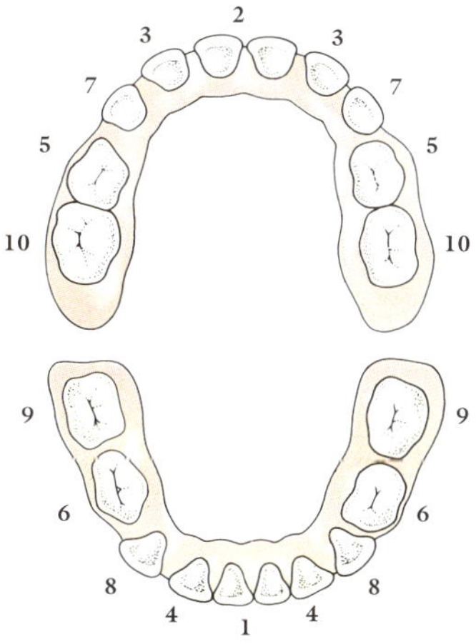

WACHSTUMSFOLGE DER ERSTEN ZÄHNE

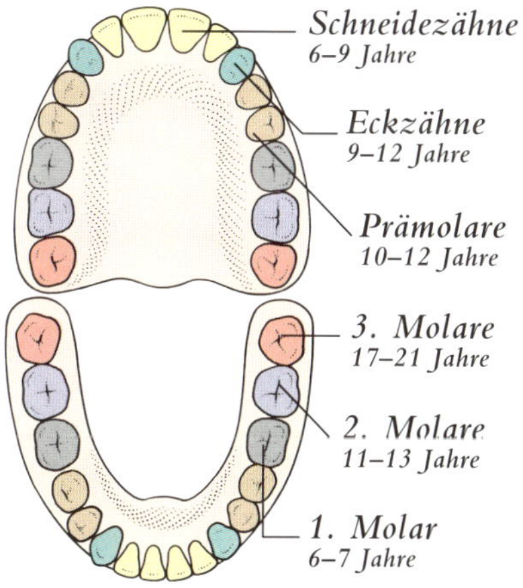

WACHSTUMSFOLGE DER BLEIBENDEN ZÄHNE

Alter	Bewegung	Bewegungsablauf	Soziales Verhalten
1 Monat	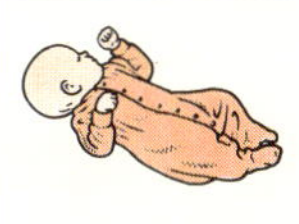 Liegt mit dem Kopf auf einer Seite. Schläft die meiste Zeit, außer es wird gestillt oder hochgehoben.	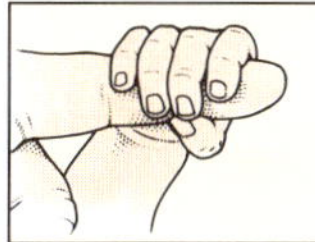 In Ruhestellung sind die Hände geschlossen, greifen bei Berührung der Handinnenflächen aber fest zu.	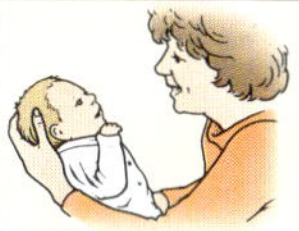 Beobachtet intensiv das Gesicht der Mutter, wenn sie ihm nahekommt. Lächelt mit ca. 5–6 Wochen.
6 Monate	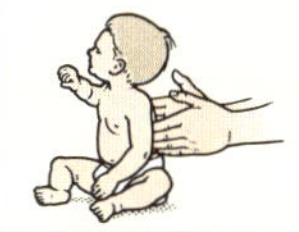 Kann mit Unterstützung sitzen. Hält Kopf und Rücken gerade. Dreht den Kopf, um sich umzublicken.	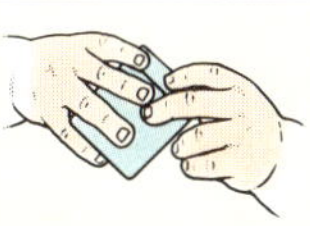 Umgreift mit der ganzen Hand Gegenstände. Nimmt Gegenstände von einer Hand in die andere.	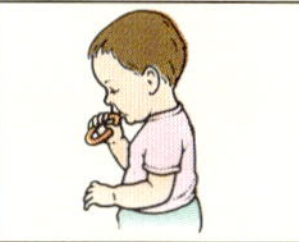 Nimmt alles in den Mund. Dreht sich schnell um, wenn es eine vertraute Stimme im Raum hört.
9 Monate	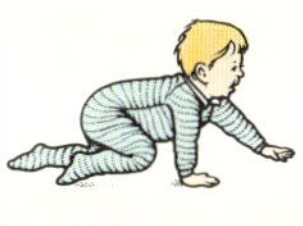 Versucht, auf allen Vieren zu krabbeln. Kann ein paar Sekunden stehen, wenn es sich festhalten kann.	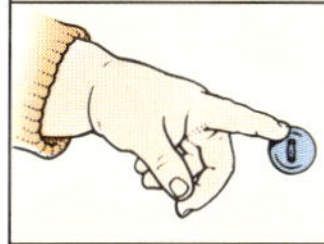 Greift zwischen Daumen und Zeigefinger. Bohrt mit dem Zeigefinger nach kleinen Gegenständen.	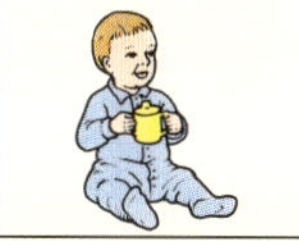 Hält Gegenstände fest und kaut darauf herum. Brabbelt. Schreit, um auf sich aufmerksam zu machen.
12 Monate	 Hält sich beim Gehen mit einer oder beiden Händen fest. Geht um die Möbel herum, tritt zur Seite.	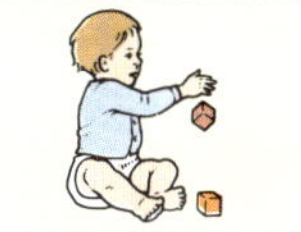 Läßt absichtlich Spielzeug nacheinander auf den Boden fallen und schaut dabei zu.	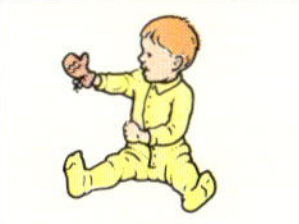 Streckt Arme und Füße aus, wenn es angezogen wird. Versteht einfache Anweisungen.
18 Monate	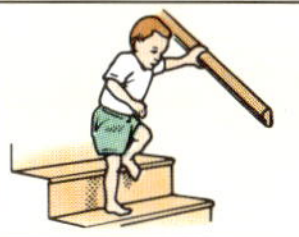 Kann die Treppe hinauf- und hinunterlaufen, wenn es sich am Geländer oder der Hand festhält. Wirft Bälle.	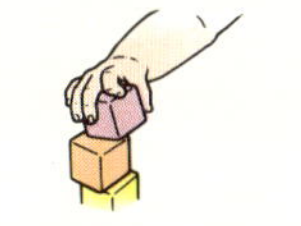 Kann einen Turm aus drei oder vier Klötzen bauen. Kritzelt mit einem Blei- oder Farbstift auf Papier.	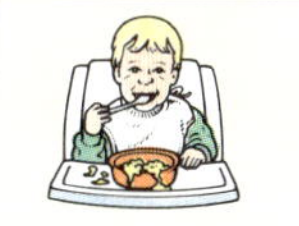 Kann gut mit dem Löffel umgehen. Zeigt, wenn es zur Toilette muß. Verwendet einige Wörter aktiv.
2 Jahre	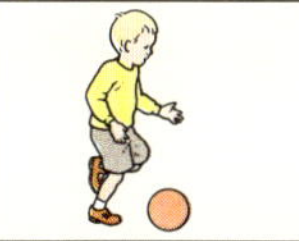 Läuft ohne Schwierigkeiten herum. Kann Türen öffnen. Kickt Bälle, ohne das Gleichgewicht zu verlieren.	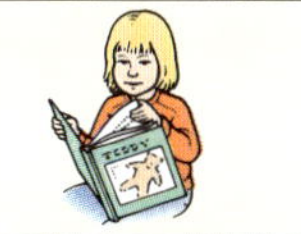 Blättert ein Buch um. Kann einen Turm aus sechs oder sieben Klötzen bauen.	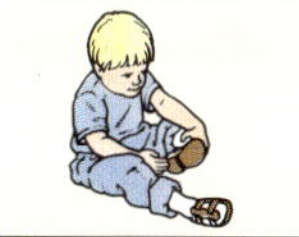 Zieht sich Schuhe und Strümpfe an. Bildet einfache Sätze. Bittet um Essen und Trinken.
3 Jahre	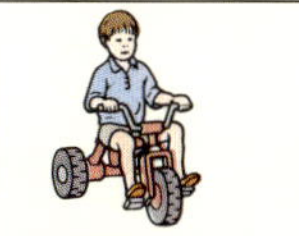 Kann auf einem Dreirad fahren, auf Zehenspitzen laufen. Steigt Treppen mit wechselnder Schrittfolge.	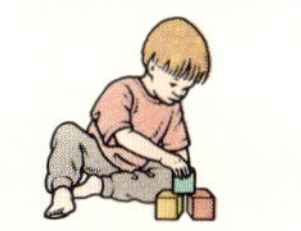 Kann Linien und Kreise nachzeichnen, eine Brücke aus drei Klötzen nachbauen.	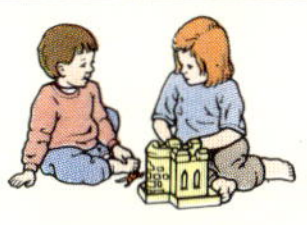 Weiß, was Teilen bedeutet. Spielt mit anderen. Versucht, aufzuräumen. Benutzt eine Gabel.
4 Jahre	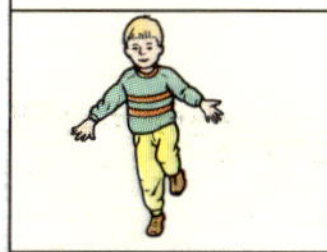 Kann auf einem Fuß hüpfen, auf Zehenspitzen laufen, Bäume und Leitern hinaufklettern.	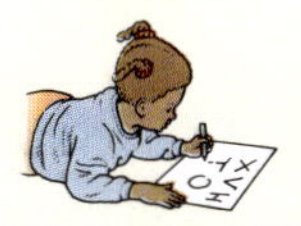 Schreibt einige Buchstaben nach (X,V,H,T und O). Kann einen Menschen und ein Haus zeichnen.	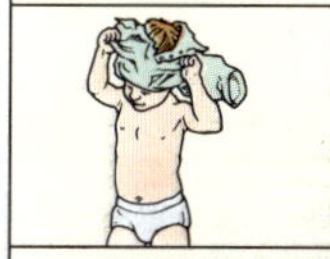 Kann sich an- und ausziehen. Die Sprache ist grammatikalisch und vollkommen verständlich.
5 Jahre	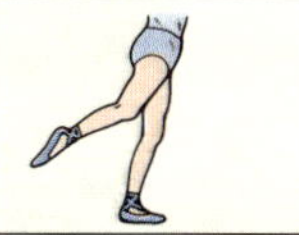 Kann abwechselnd auf den Füßen hüpfen, problemlos auf den Zehenspitzen laufen. Tanzt gut zu Musik.	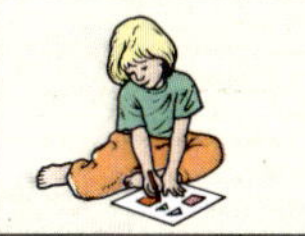 Malt Quadrate, Dreiecke und viele Buchstaben nach. Kann zügig einige Buchstaben schreiben.	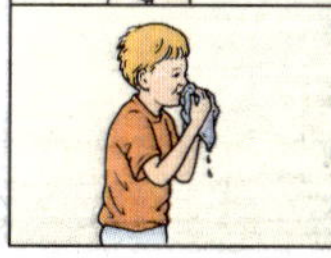 Wäscht sich das Gesicht. Benutzt ein Messer. Weiß, wann es Geburtstag hat. Kann Geschichten nacherzählen.

PUBERTÄT

In der Pubertät stimulieren hormonelle Veränderungen das Körperwachstum, bewirken Veränderungen im Verhalten und den Geschlechtsorganen: Es kommt zur Geschlechtsreife, diese wird ausgelöst, wenn gonadotrope Hormone (G.H.) aus dem Hypothalamus auf die vordere Hypophyse wirken.

Hormone bei Mädchen

Die Hypophyse setzt follikel-stimulierendes Hormon (FSH) und Luteinisierungshormon (LH) frei, die den Eierstock anregen, Eier abzustoßen sowie die beiden weiblichen Geschlechtshormone zu produzieren.

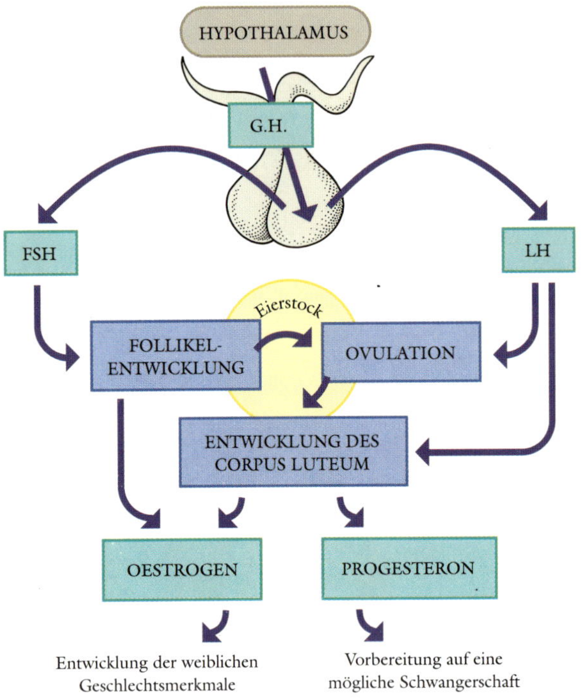

Hormone bei Jungen

FSH und LH aus der Hypophyse veranlassen Hodenzellen, ihre Sekretion von Testosteron (das männliche Geschlechtshormon) zu erhöhen sowie Spermatozoen oder Sperma zu produzieren.

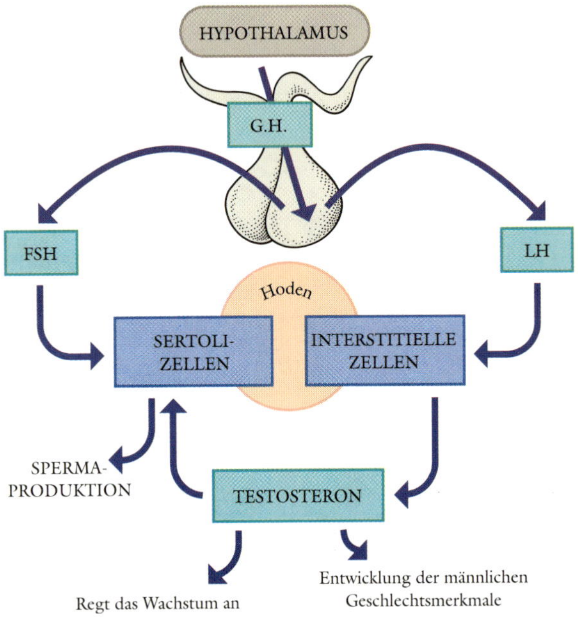

ENTWICKLUNG IN DER PUBERTÄT

Die körperlichen Veränderungen in der Pubertät beginnen bei Mädchen mit etwa 10 bis 11, bei Jungen mit etwa 12 bis 13 Jahren. Die Geschlechtsreife ist meist innerhalb von 3 bis 4 Jahren abgeschlossen. Bei beiden Geschlechtern kommt es zu rapiden Wachstumsschüben, Gewichtszunahme sowie zu seelischen und geistigen Veränderungen. Da die Wachstumsschübe bei Jungen später auftreten als bei Mädchen, dauert die Wachstumsperiode von Jungen länger, und sie werden meist größer.

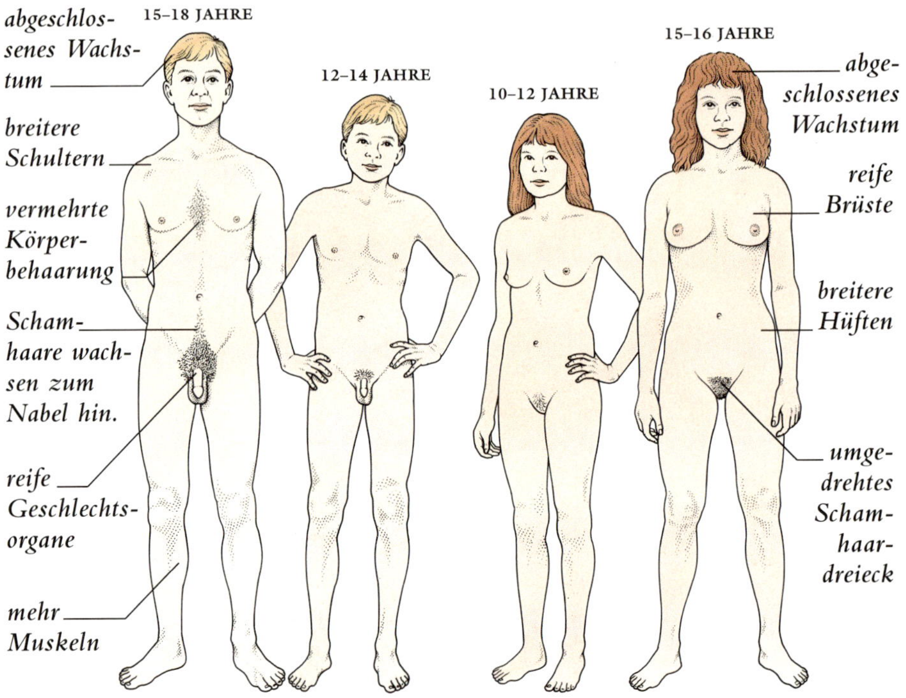

Veränderungen bei Jungen

Die Geschlechtsorgane werden größer, Scham- und Achselhaare wachsen, Gesichts- und Körperbehaarung sowie Muskelmasse nehmen zu. Der Kehlkopf vergrößert sich, die Stimme wird tiefer.

Veränderungen bei Mädchen

Die Brüste knospen, Scham- und Achselhaare wachsen, es kommt zur Menstruation, die am Anfang noch unregelmäßig sein kann. Um die Hüften bildet sich Fett.

Spermaproduktion

Die Spermaproduktion findet in den Hodenkanälchen statt. Spermien entwickeln sich, nachdem sich Spermatogonia mehrfach geteilt, sich in Spermatozyten und schließlich in Spermatide umgewandelt haben. Wenn die Spermatide zu Spermien reifen, bewegen sie sich von stützenden Zellen – den Sertoli-Zellen – weg in die zentrale Höhle des Hodenkanälchens hinein.

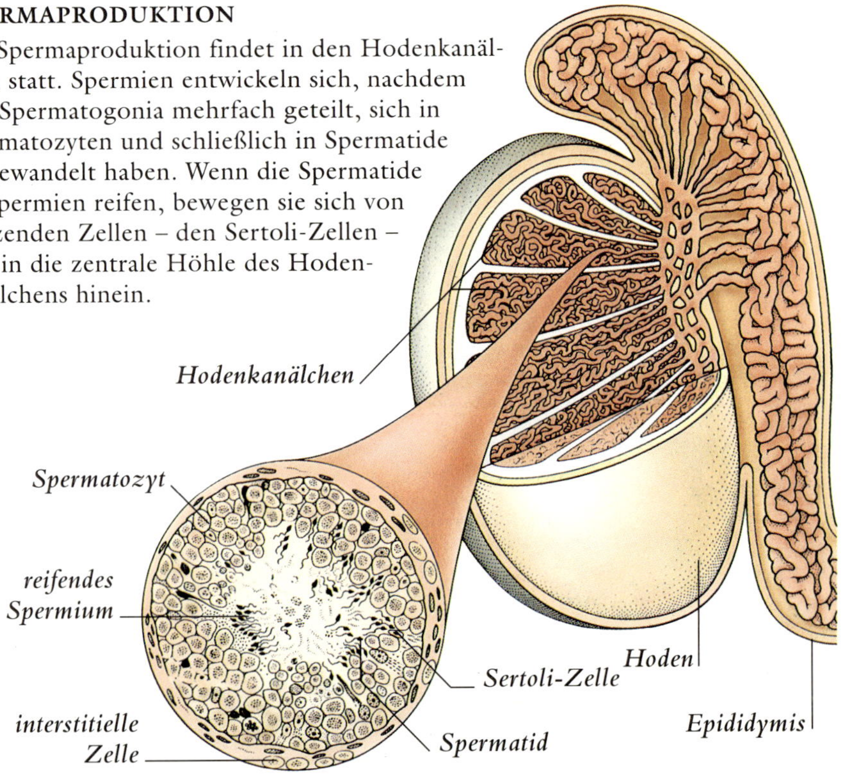

MENSTRUATIONSZYKLUS

Der Beginn der Menstruation (regelmäßige Blutungen aus der Scheide), ist das Hauptmerkmal dafür, daß ein Mädchen geschlechtsreif geworden ist. In jedem Monatsszyklus gibt einer der beiden Eileiter ein Ei (Ovum) ab. Falls keine Befruchtung erfolgt, wird die Gebärmutterschleimhaut ca. 2 Wochen später abgestoßen. Der Zyklus wird von verschiedenen Hormonen aus der Hypophyse und den Eierstöcken gesteuert.

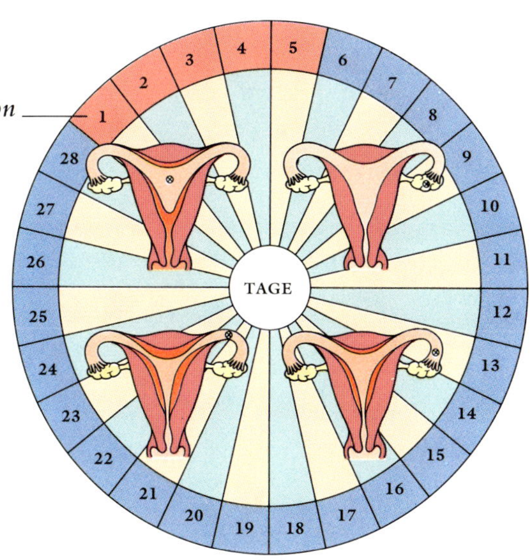

28-Tage-Zyklus

Der normale Zyklus dauert 28, machmal auch 23 bis 35 Tage. Die Blutungen dauern im Durchschnitt 5, aber auch 1 bis 8 Tage. Der Eisprung findet normalerweise um den 14. Tag statt.

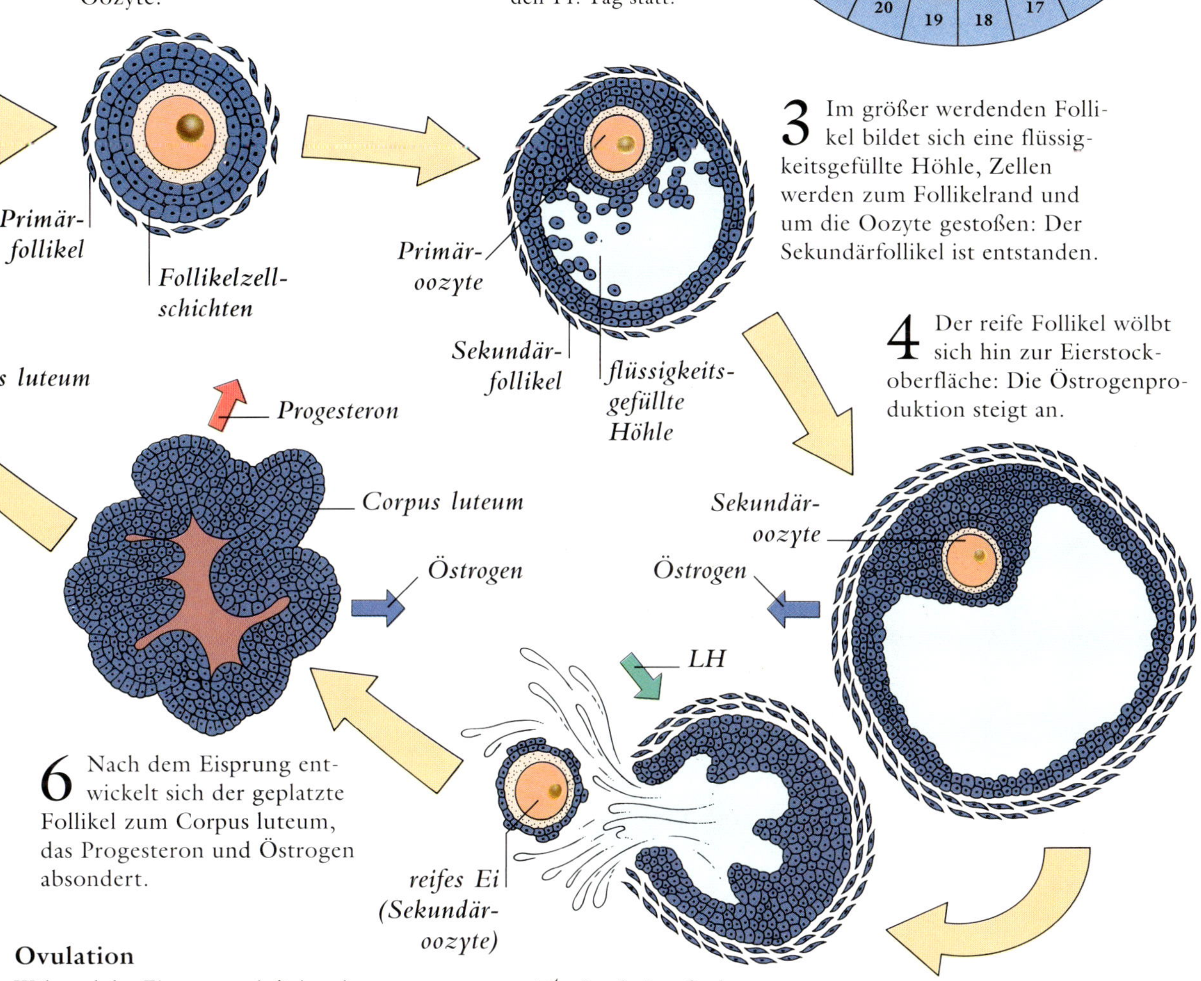

1 FSH veranlaßt die Eierstöcke, das Wachstum von Primärfollikeln (enthalten Primäroozyten) anzuregen. Gewöhnlich reift pro Zyklus nur ein Follikel.

2 Die Oozyte wird größer, die Primärfollikelzellen vermehren sich und bilden mehrere Schichten um die Oozyte.

3 Im größer werdenden Follikel bildet sich eine flüssigkeitsgefüllte Höhle, Zellen werden zum Follikelrand und um die Oozyte gestoßen: Der Sekundärfollikel ist entstanden.

4 Der reife Follikel wölbt sich hin zur Eierstockoberfläche: Die Östrogenproduktion steigt an.

5 Ovulation findet statt, wenn die Hypophyse vermehrt LH absondert, der reife Follikel platzt und das Ei vom Eierstock ausgestoßen wird.

6 Nach dem Eisprung entwickelt sich der geplatzte Follikel zum Corpus luteum, das Progesteron und Östrogen absondert.

7 Falls keine Befruchtung erfolgt, baut sich das Corpus luteum während der zweiten Woche nach dem Eisprung ab.

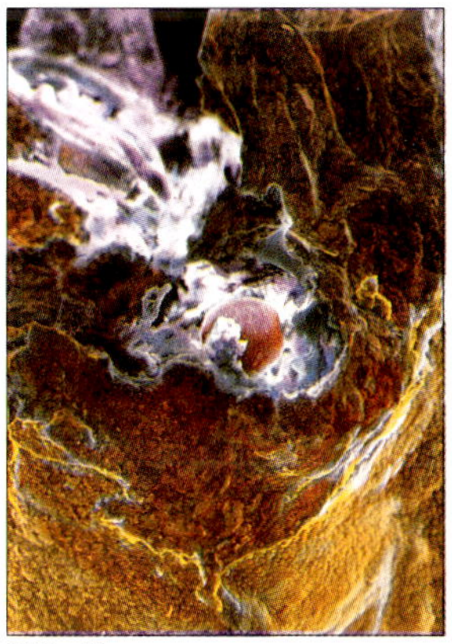

REM x 72

Ovulation

Während des Eisprungs wird ein reifes Ei (rot) von der Eierstockoberfläche ausgestoßen. Das Ei ist von Zellen und Flüssigkeit aus dem geplatzten Follikel umgeben.

VERÄNDERUNGEN IN DER GEBÄRMUTTER

Zu Beginn eines jeden Monatszyklus wird die Gebärmutterschleimhaut (Endometrium) ausgestoßen. Nach jeder Blutung verdickt sich die Schleimhaut und bereitet die Gebärmutter darauf vor, sich auf eine Schwangerschaft einzustellen. Falls keine Befruchtung erfolgt, wird das unbefruchtete Ei ausgestoßen, der Zyklus beginnt von vorne.

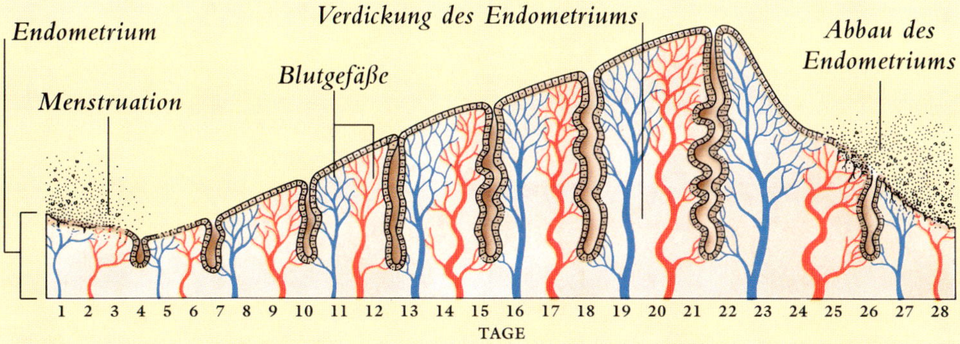

ALTERUNGSPROZESS

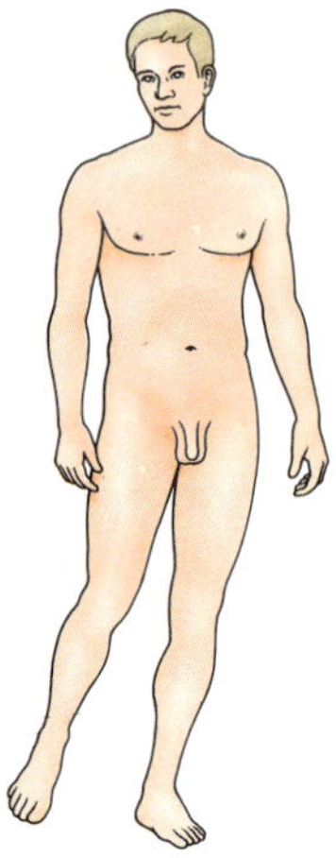

ALLE LEBEWESEN HABEN EINE NATÜRLICHE LEBENSDAUER. Beim Menschen beträgt sie ca. 85 Jahre, manchmal auch länger. Gehirn, Muskeln, Gelenke, Augen und Ohren – alles läßt nach, aber gesunde Menschen spüren diese Veränderungen erst jenseits des 60. Lebensjahrs. Für die Erhaltung der Gesundheit ist es wichtig, daß man sein normales Gewicht beibehält, regelmäßig Sport treibt, nicht zu viel raucht oder zu viel Alkohol trinkt. Durch regelmäßige Überprüfungen des Gesundheitszustandes können eventuelle Beschwerden schon früh wirksam behandelt werden.

GEWEBEVERÄNDERUNGEN

Bindegewebe besteht hauptsächlich aus Kollagen und Elastin. Es hält die Körperstrukturen zusammen, bildet die Masse der Sehnen und Bänder sowie die Matrix für Knochen und Muskeln. Im Alter verliert das Gewebe an Elastizität, die Kollagenfasern verdicken und werden steif, die Arterien verhärten, Muskeln und Gelenke sind weniger flexibel, die Haut wird faltig.

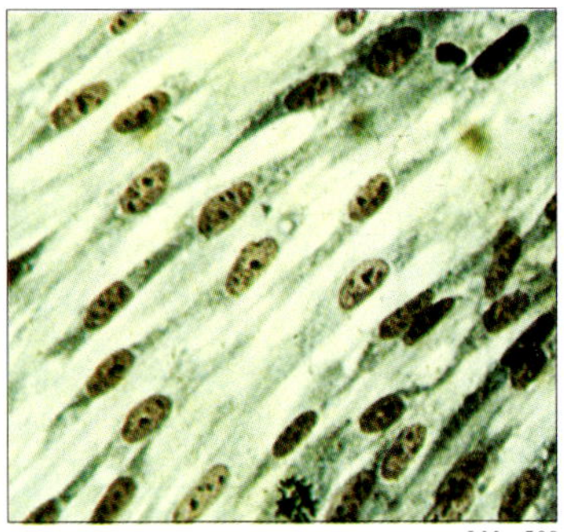

Junges Bindegewebe
Dunkle, ovale Kerne bilden ein regelmäßiges, pflastersteinartiges Muster, das Pigment ist gleichmäßig verteilt.

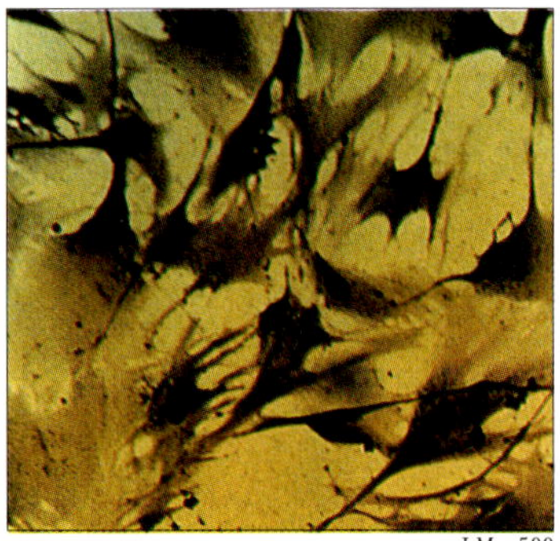

Alterndes Bindegewebe
Das Gewebe hat weniger Zellen, das Muster ist unregelmäßig, die Struktur wird weniger flexibel, selbst geringfügige Wunden heilen nur schlecht.

HAUT

Ältere Haut ist dünner und empfindlicher, die tiefen Schichten enthalten weniger elastisches Gewebe. Die Blutgefäße verlieren an Elastizität, wodurch sich die Verletzbarkeit erhöht. Auf der Haut können kleine, flache, braune Flecken – Lentigene (aus dem lat. Wort für „Linsen") – auftreten.

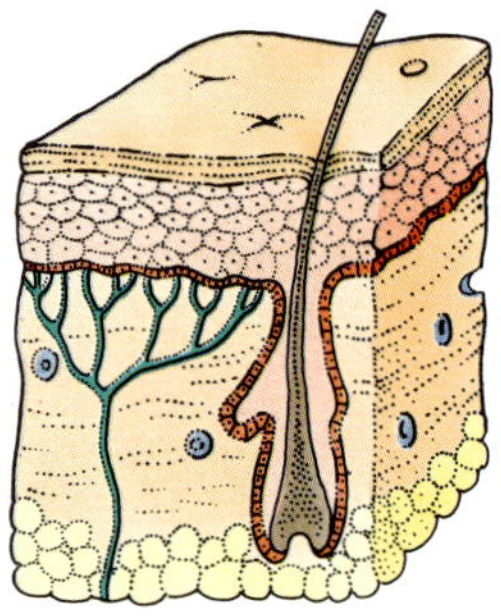

Junge Haut
Die Oberhaut ist dick, in den tieferen Schichten sind viele elastische Fasern: Die Haut sieht glatt aus.

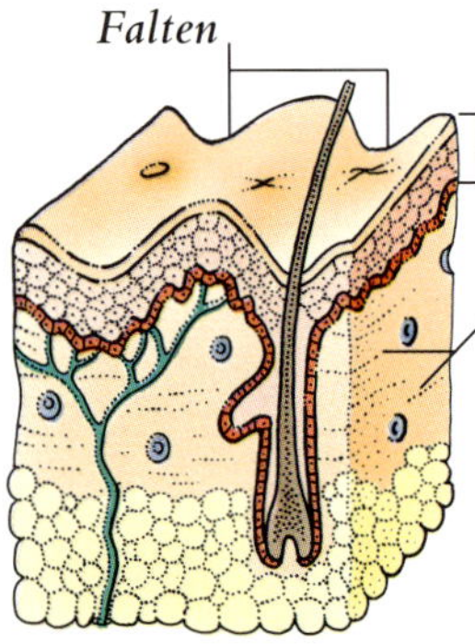

Ältere Haut
Die Oberhaut wird dünner, die tieferen Schichten haben weniger elastische Fasern: Die Haut sieht faltig und runzelig aus.

NERVENSYSTEM

Ab dem 20. Lebensjahr nimmt die Anzahl der Gehirnzellen ab. Mit zunehmenden Alter reduziert sie sich immer schneller, die Blutzufuhr zum Gehirn verlangsamt sich, geistige Funktionen lassen nach. Aber auch bei den über 80jährigen gibt es noch viele geistig rege Menschen.

GEHÖR

Bei älteren Menschen läßt das Hörvermögen oft nach, sie nehmen Laute dumpfer und verzerrter wahr und haben Schwierigkeiten, einem Gespräch zu folgen. Sie sollten daher einmal im Jahr ihr Gehör untersuchen lassen und eventuell Hörgeräte tragen.

Nachlassen der Cochlea
Bei älteren Menschen kann Hörverlust die Folge einer Degeneration der Cochlea sein, v. a. dann, wenn sie häufig starkem Lärm ausgesetzt waren.

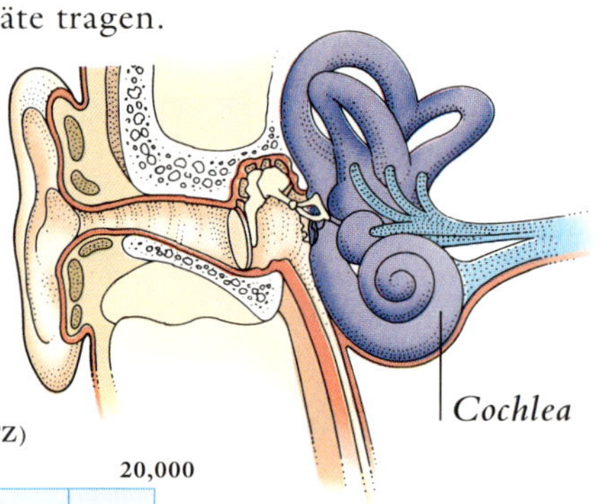

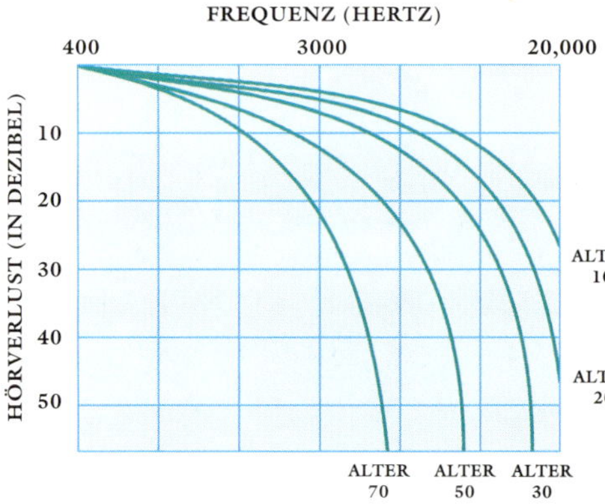

Hörverlust
Im Alter ist ein gewisser Hörverlust unvermeidlich, v. a. die hohen Töne bereiten Schwierigkeiten. Mit der Zeit sind alle Frequenzen betroffen.

SEHVERMÖGEN

Strukturelle Veränderungen bewirken, daß nahegelegene Objekte im Alter nicht mehr so gut gesehen werden. Das Sehvermögen kann auch aufgrund einer Degeneration der Makula (zentraler Fleck in der Netzhaut) oder eines Katarakts (Linsentrübung) nachlassen.

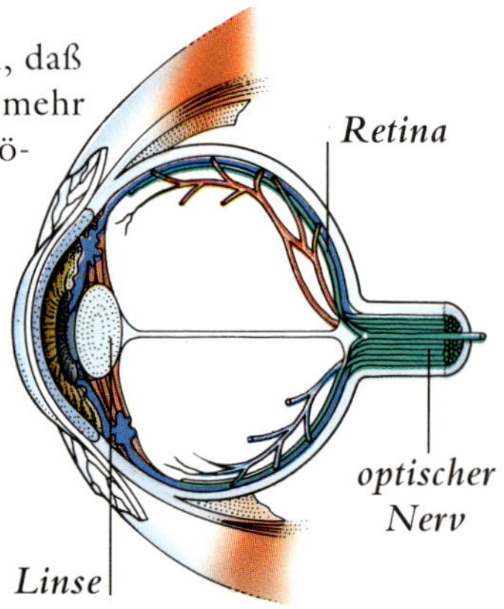

Veränderungen der Linse
Das Gewebe verliert an Elastizität, die Linse wird steif und kann ihre Form nicht mehr so ändern, daß ein klares Bild auf der Netzhaut entsteht.

KNOCHEN, MUSKELN, GELENKE

Knochen sind auf unterschiedliche Weise dem Alterungsprozeß unterworfen. Als Folge von Osteoporose werden sie brüchiger, Verlust an Kollagen geht mit Verlust an Masse und Stärke einher. Knorpelschwund verursacht Schmerzen, da sich die Gelenke versteifen und verformen.

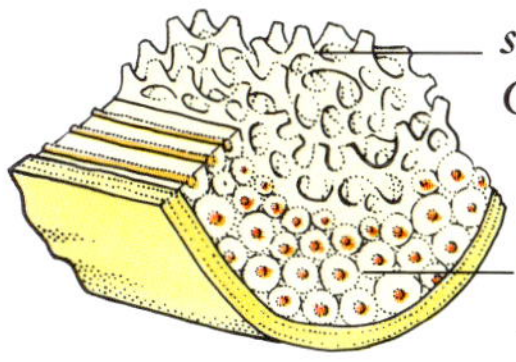

Junge Knochen
Junge Knochen haben eine dicke, starke Außenschicht aus dichtem, kompaktem Knochen, ihr weicher, schwammiger Innenkern ist mit vielen Blutgefäßen versorgt.

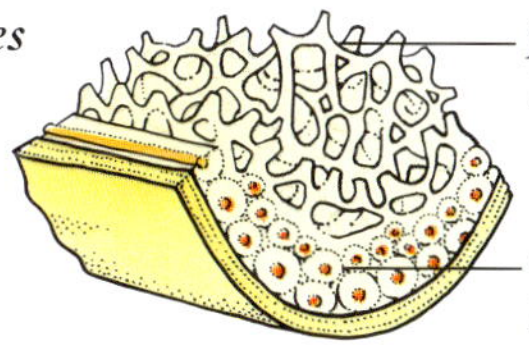

Osteoporöser Knochen
Die Außenschicht der Knochen ist bei älteren Menschen dünner und schwächer. Das innere Schwammgewebe ist poröser und hat weniger Blutgefäße und Kalzium.

HERZZIRKULATION

Die Arterien verengen sich als Folge von Arteriosklerose, der Blutdruck steigt, das Herz muß stärker schlagen. Wie alle Muskeln wird es im Alter leistungsschwächer. Die Klappen werden steif; beim elektrischen Leitungssystem, das für einen regelmäßigen Herzrhythmus sorgt, können Defekte auftreten.

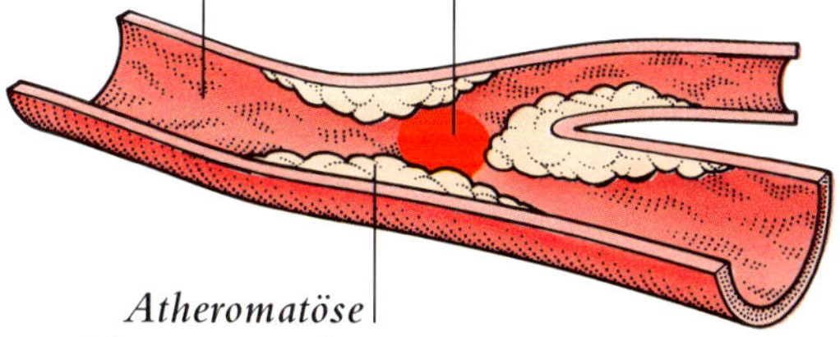

Arteriosklerose
An der Arterieninnenwand lagern sich cholesterinreiche Atherome (Plaques) ab. Risse in der Plaque können Blutgerinnsel verursachen, die den Blutfluß behindern.

LEBER- UND NIERENFUNKTION

In der Jugend können Organe wie die Leber und die Niere mehr Leistung erbringen, eventuelle Schäden können leicht ausgeglichen werden. Im Alter können auch leichtere Erkrankungen ein Versagen bewirken. Erhöhter Blutdruck, Arteriosklerose, Alkohol und langandauernder Gebrauch von Schmerzmitteln beschleunigen den natürli-

Niere
Im 45. Lebensjahr kann die Niere nur noch ca. 88 Prozent der Leistung erbringen wie mit 25. Der Leistungsverfall schreitet weiter voran und wird nach dem 80. Lebensjahr immer schneller.

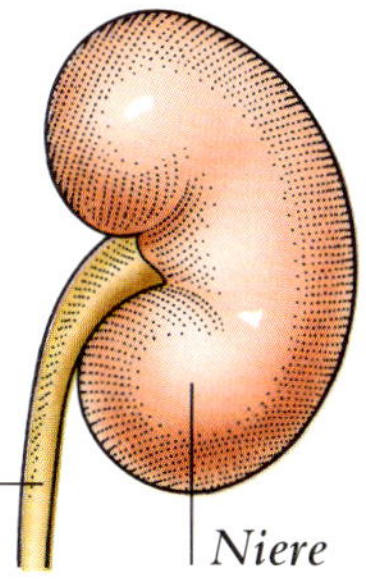

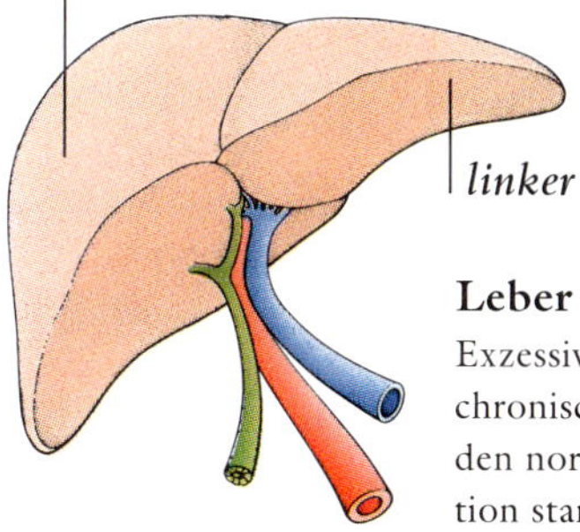

Leber
Exzessiver Alkoholkonsum oder chronische Virusinfektionen können den normalen Abbau der Leberfunktion stark beschleunigen.

MENOPAUSE

Langjähriger, allmählicher Funktionsverlust der Eierstöke verursacht erhebliche Symptome, meist als Folge eines gesunkenen Östrogenspiegels. Die Menstruation hört auf, manche Frauen leiden an Hitzewallungen, Nachtschweiß, Urethralsyndrom und dünnhäutiger und trockener Scheide. Die körperlichen Beschwerden können zusammen mit psychologischen Symptomen auftreten.

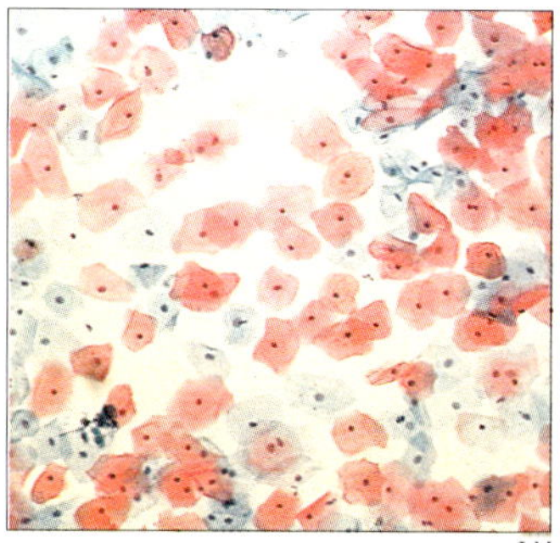

Vaginazellen in der Prämenopause
Vor der Menopause ist die Scheidenschleimhaut dick und gleitflüssig. Ein Zervixabstrich ergibt gewöhnlich viele große Zellen mit kleinen Kernen.

Vaginazellen in der Postmenopause
Ein sinkender Östrogenspiegel verdünnt die Scheidenschleimhaut. Der Abstrich rechts zeigt weniger Zellen, die sich verklumpen, sowie große Kerne.

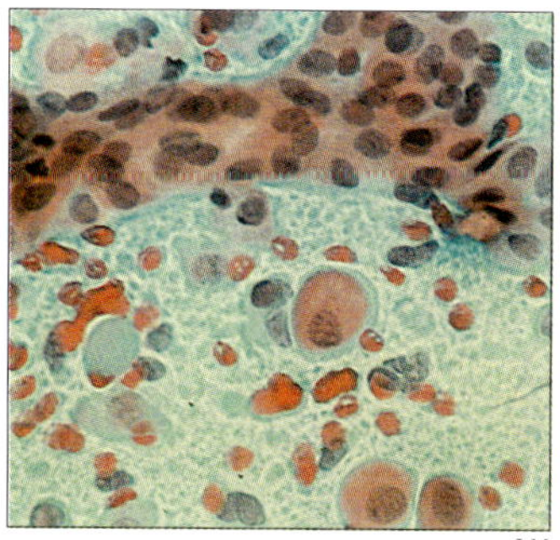

HORMONERSATZBEHANDLUNG

Symptome der Menopause können oft mit Östrogenen in Form von Tabletten, Injektionen, Implantaten, Hautpflastern, Cremes oder Zäpfchen behandelt werden. Die Wahl der Medikamente und die Art der Einnahme hängt davon ab, ob die betreffende Frau eine Hysterektomie hatte, wie ihr Allgemeinzustand ist und welche Symptome auftreten.

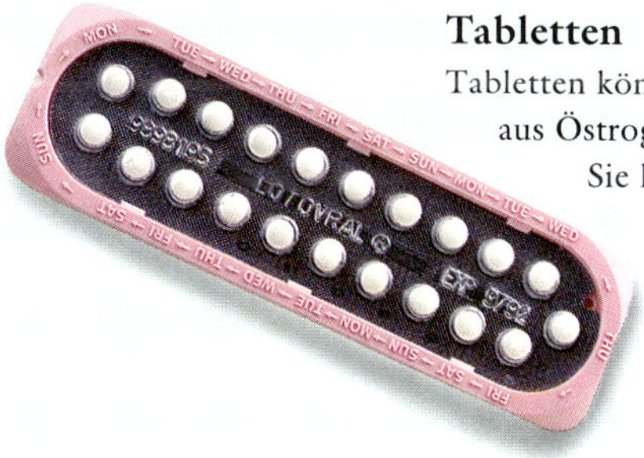

Tabletten
Tabletten können nur aus Östrogen oder aus Östrogen und Gestagen bestehen. Sie können täglich oder 21 bis 25 Tage im Monat eingenommen werden.

Hautpflaster
Pflaster geben die Hormone durch die Haut direkt ins Blut ab. Sie werden meistens am Bauch angebracht, jeweils alle 3 bis 4 Tage an einer anderen Stelle.

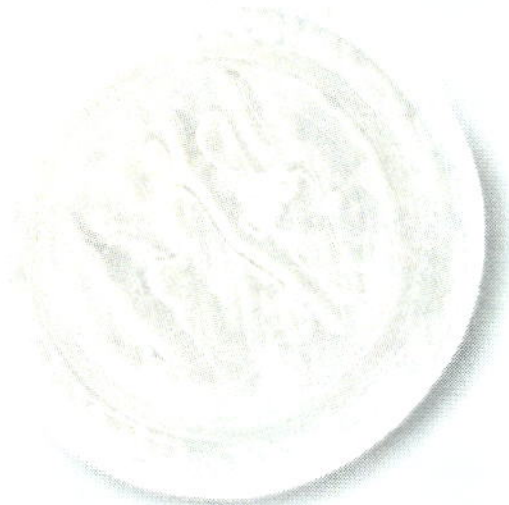

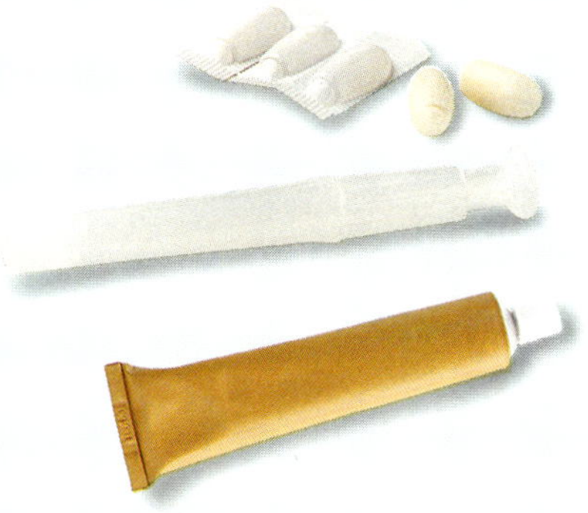

Cremes und Zäpfchen
Auf eine zu trockene Scheidenwand kann eine hormonhaltige Creme aufgetragen werden. Rektal oder vaginal verabreichte Zäpfchen geben Hormone direkt ins Blut ab.

VERERBUNG

GENE GEBEN GRUNDLEGENDE ANWEISUNGEN WEITER, wie z. B. die Entwicklung eines befruchteten Eies zu einem menschlichen Embryo. Sie transportieren aber auch komplexere Anweisungen über psychologische und andere persönliche Merkmale der Eltern, wie z. B. eine Anfälligkeit für bestimmte Krankheiten oder sportliche Fähigkeiten. In der Genetik wird untersucht, wie Gene ausgewählt und in ein winziges, gerade befruchtetes Ei verpackt werden.

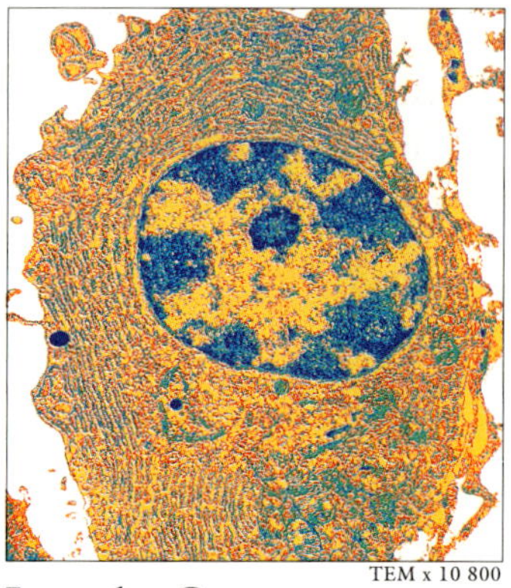

Lage der Gene
Gene sind winzige Chromosomenabschnitte, die im Zellkern enthalten sind (Bildmitte).

MEIOSE

Bei der Meiose werden Gene von beiden Eltern so ausgetauscht, daß jede der gebildeten Zellen eine einzigartige Mischung erhält. Die Zellen teilen sich dann in zwei Stufen und bilden vier neue Geschlechtszellen mit jeweils 23 Chromosomen. Bei der Empfängnis verschmelzen Spermium und Ovum: Der Embryo hat einen vollständigen Satz aus 46 Chromosomen, von jedem Elternteil jeweils die Hälfte.

SCHLÜSSEL

- *Gene des Vaters*
- *Gene der Mutter*

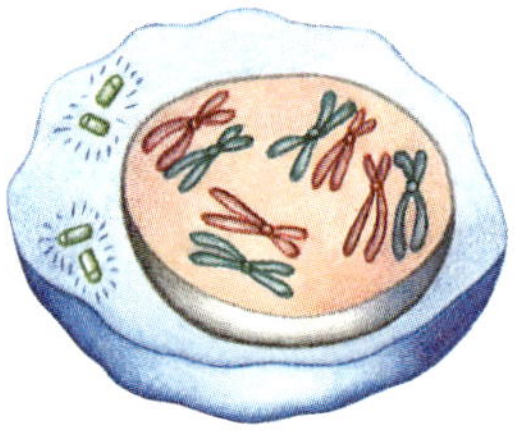

1 Jede Hälfte der 23 Chromosomenpaare verdoppelt sich zunächst (hier sind 4 Paare zu sehen), danach lagert sich jedes der verdoppelten, X-förmigen Chromosomen paarweise aneinander.

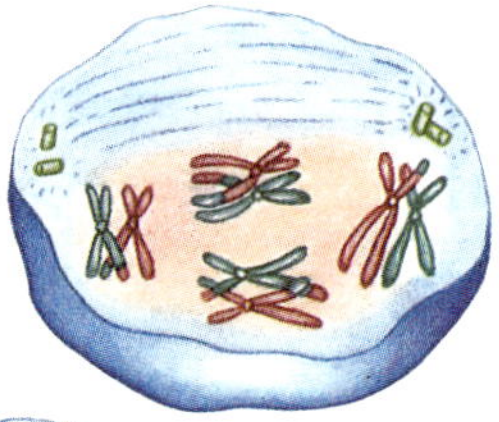

2 Die Chromosomenpaare gehen aueinander und tauschen im Prozeß des Crossing-overs willkürlich DNS-Material miteinander aus. Die Gene werden wie beim Kartenmischen auf einzigartige Weise vermischt.

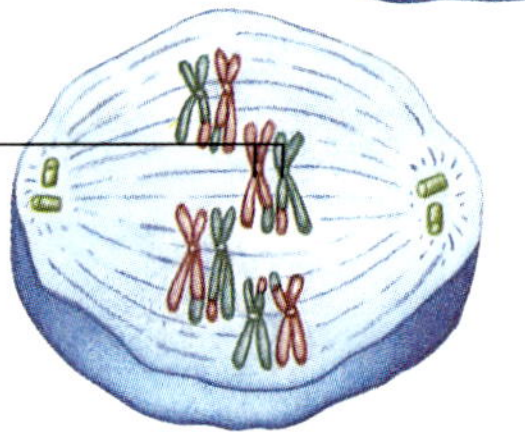

homologe Chromosomen
Die Chromosomen in einem Paar sind ähnlich (homolog), aber nicht identisch.

3 Die passenden (homologen) Chromosomenpaare reihen sich in der Zellmitte aneinander.

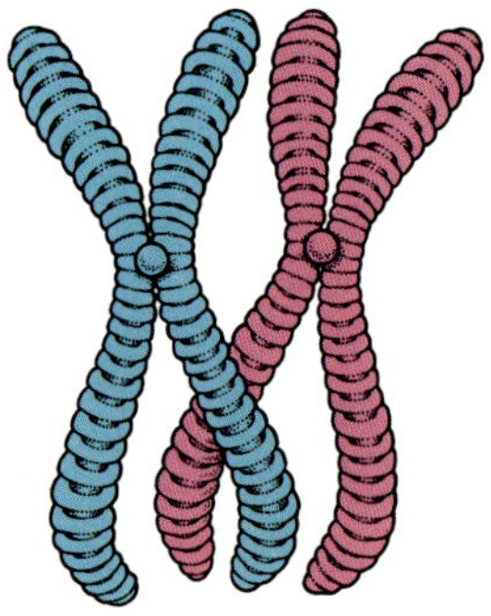

Crossing-over
Homologe Chromosomenpaare tauschen entsprechende Gene (jene, die auf jedem Chromosom an der gleichen Stelle liegen) aus.

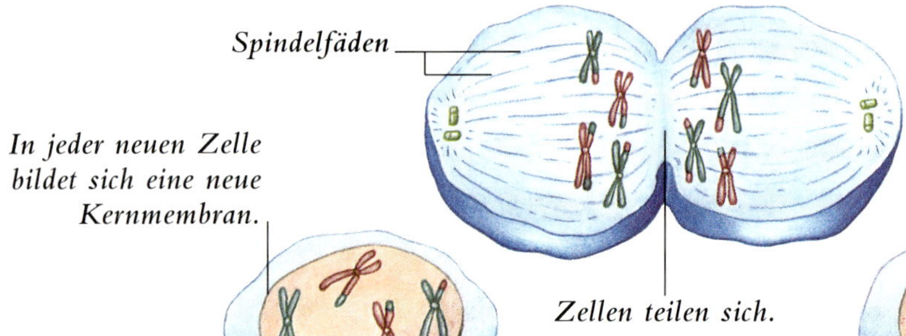

4 Die Spindelfäden ziehen jedes der verdoppelten Chromosomen in einem Paar auf gegenüberliegende Seiten, es entstehen zwei getrennte Zellen.

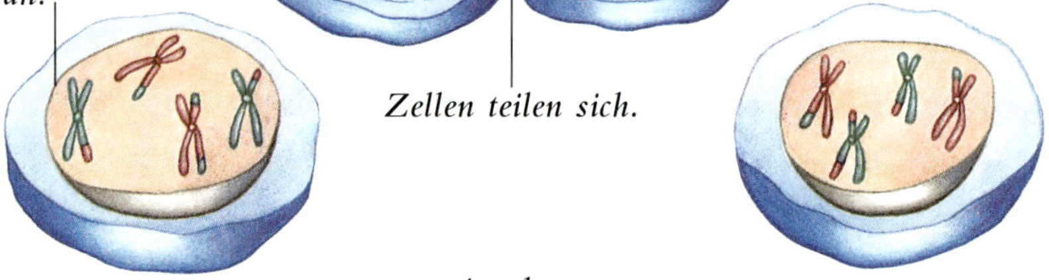

5 Jede neue Zelle (mit neuer Kernmembran) hat aus jedem der 23 Paare ein verdoppeltes Chromosom.

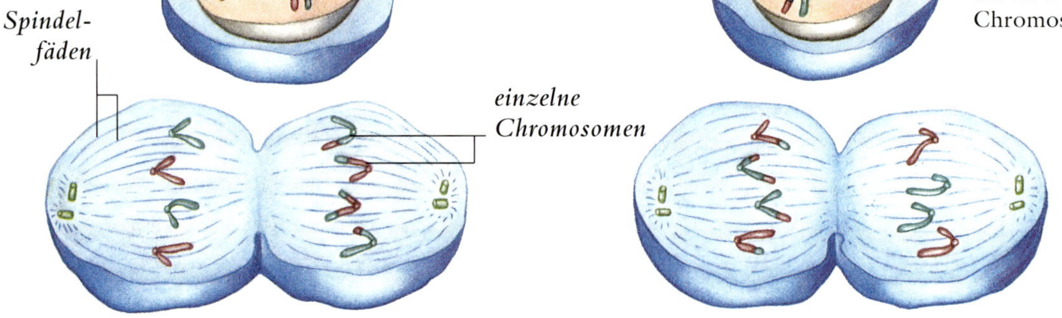

6 Spindelfäden bilden sich, die Chromosomen reihen sich in der Zellmitte aneinander. Sie teilen sich in einzelne Chromosomen, die auf gegenüberliegende Seiten gezogen werden.

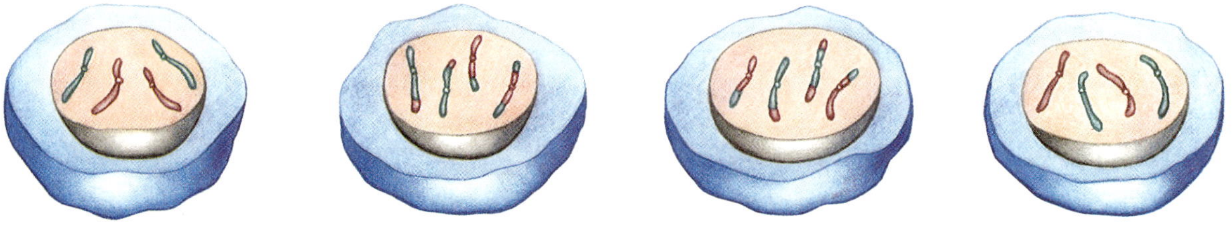

7 Die zwei Zellen teilen sich wieder. Jede der vier neuen Zellen erhält nun 23 Chromosomen, in denen DNS aus den 46 Chromosomen der Ursprungszelle enthalten ist.

DIE ROLLE DER GENE

Bei den meisten Genen spielt es keine Rolle, daß sie ein Gemisch aus den Elterngenen enthalten, da beide Gene den Code für die gleichen chemischen Vorgänge enthalten. Bei anderen Funktionen oder Merkmalen wie Haarfarbe oder Größe „wetteifern" zwei oder mehr Gene um die gleiche Qualität. Das resultierende Gengemisch bestimmt die individuellen Merkmale eines jeden Menschen.

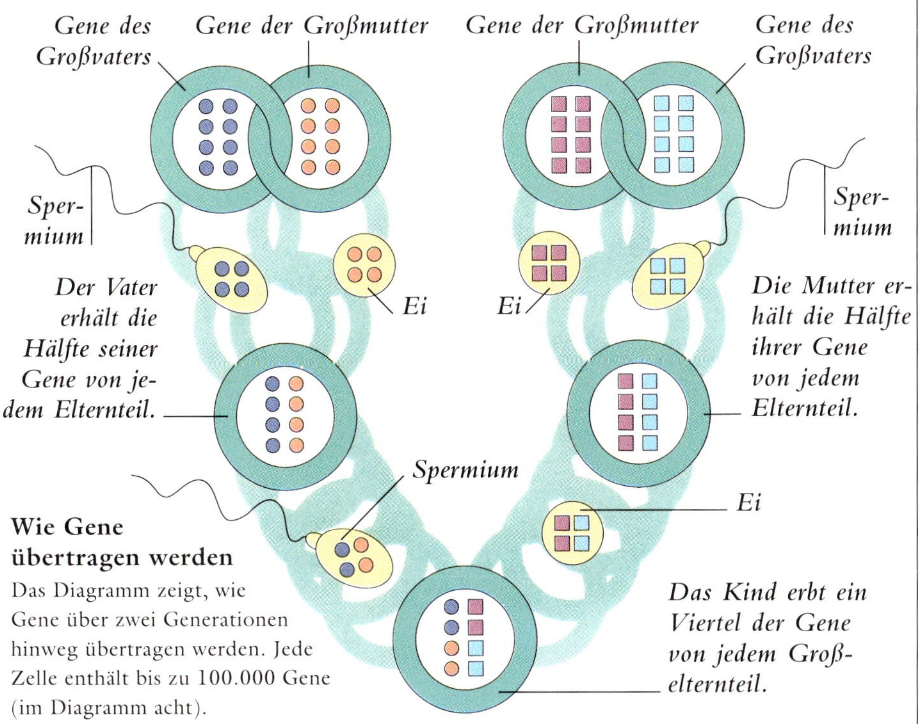

Wie Gene übertragen werden
Das Diagramm zeigt, wie Gene über zwei Generationen hinweg übertragen werden. Jede Zelle enthält bis zu 100.000 Gene (im Diagramm acht).

VERERBUNGSMUSTER

Das Geschlecht wird vom 23. Chromosomenpaar festgelegt. Die anderen 22 Paare tragen die Gene für die meisten anderen Merkmale. Die Augenfarbe z. B. wird durch ein einzelnes Gen bestimmt, die meisten anderen aber, z. B.die Intelligenz, werden durch mehrere Gene auf verschiedenen Chromosomen bestimmt. Merkmale, wie z. B. die Größe, werden auch durch Umweltfaktoren beeinflußt.

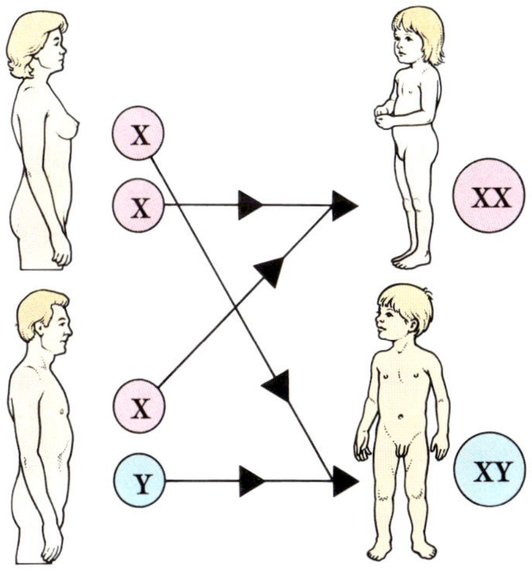

Bestimmung des Geschlechts
Embryos mit zwei X-Chromosomen -eines von jedem Elternteil- werden zu Mädchen, jene mit einem Y-Chromosom vom Vater und einem X-Chromosom von der Mutter zu Jungen. Das Y-Chromosom ist viel kleiner als das X-Chromosom.

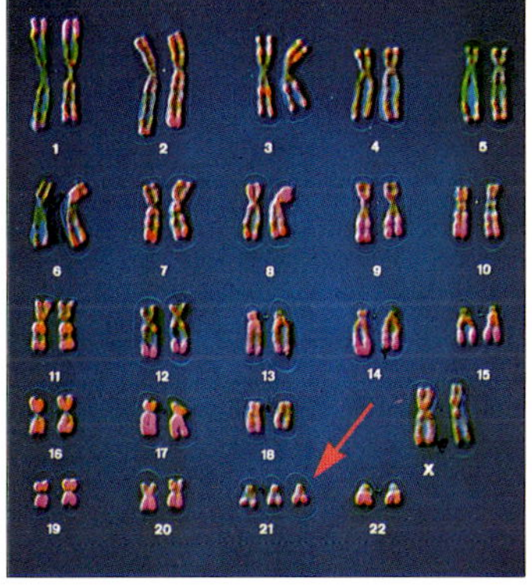

Chromosomenanomalien
Wenn Geschlechtszellen mit beschädigten oder der falschen Anzahl an Chromosomen an der Befruchtung teilnehmen, ist die Folge entweder eine Fehlgeburt, oder das Kind kann behindert sein. Beim Down-Syndrom ist das Chromosom 21 überzählig (siehe rechts).

DOMINANTE UND REZESSIVE GENE

Wenn mehrere verschiedene Gene an derselben Position eines Chromosomenpaars auftreten, übernimmt die Zelle nur von einem, dem sog. dominanten Gen (das das rezessive Gen „überdeckt"), Anweisungen. Bei rezessiven Merkmalen müssen zwei Kopien des rezessiven Gens vorliegen.

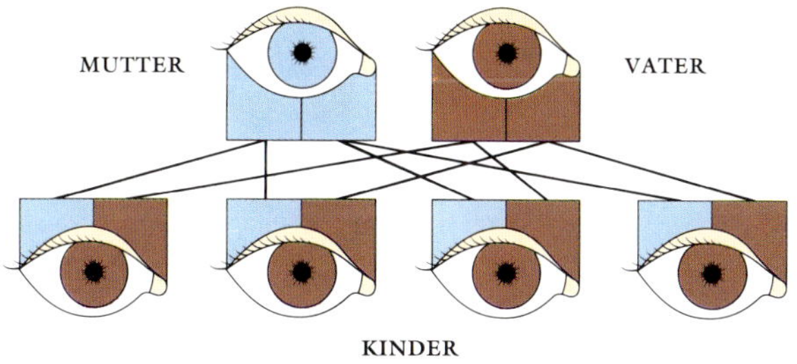

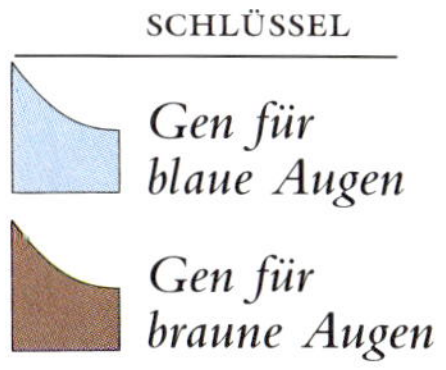

Gene für die Augenfarbe
Das Gen für braune Augen ist dominant. Ein Kind, das ein Gen für braune Augen von einem Elternteil geerbt hat, wird braune Augen haben.

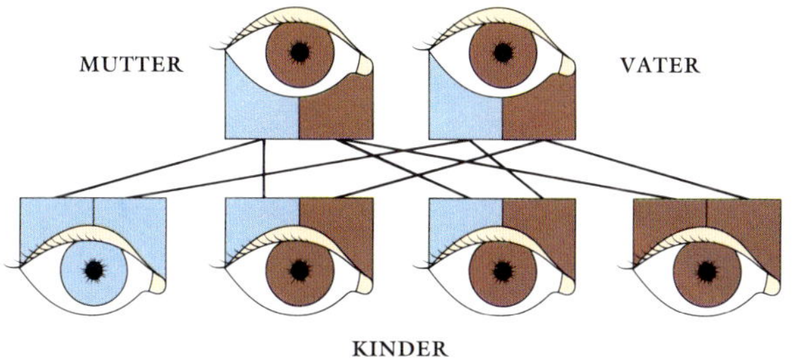

Blaue oder braune Augen?
Wenn beide Eltern ein Gen für braune Augen und eins für blaue Augen haben (d.h. heterozygot sind), beträgt bei jedem Kind die Chance 1 : 4, daß es blaue Augen, sowie 3 : 4, daß es braune Augen haben wird.

GESCHLECHTSGEBUNDENE VERERBUNG

Mehrere schwere Krankheiten, wie z.B. Hämophilie, sind die Folge von defekten Genen auf dem X-Chromosom. Diese Gene sind rezessiv, so daß eine Frau, die ein gesundes und ein krankes Gen erbt, oft gesund erscheint, die Krankheit aber übertragen kann, während ein Mann mit einem defekten X-Chromosom erkranken wird.

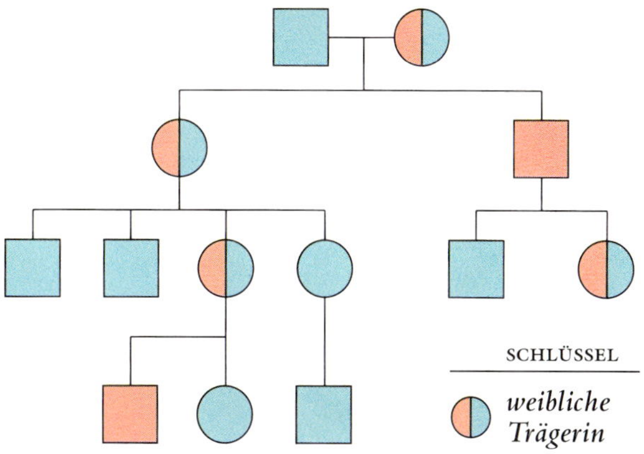

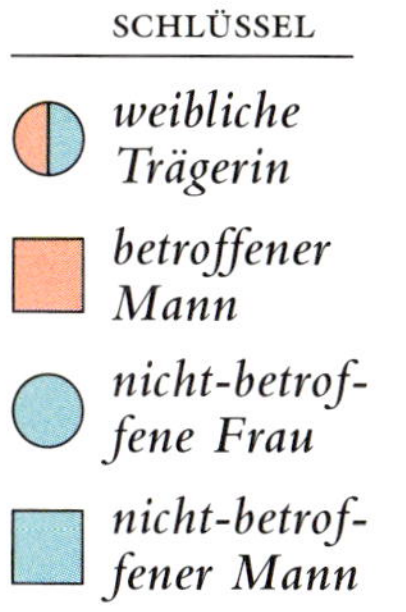

Hämophilie
Eine Tochter eines betroffenen Mannes wird ein anormales Gen haben und die Krankheit an die Hälfte ihrer Söhne übertragen, die Hälfte ihrer Töchter werden Überträgerinnen sein.

GLOSSAR

Begriffe in ***halbfettem Kursivdruck*** nehmen auf andere Einträge im Glossar Bezug.

A

Abszeß
Eiteransammlung in einem abgegrenzten Hohlraum, der von entzündetem oder absterbendem Gewebe umgeben ist.

Adenoide
Ansammlungen von ***Lymphgewebe*** an beiden Seiten des Rachendachs.

Aids
(Abk. für acquired immune deficiency syndrom, Immun-Schwäche-Syndrom) Infektion mit dem HI-Virus ***(Human immunodeficiency virus)*** durch Geschlechtsverkehr oder infiziertes Blut. Aids schwächt das Immunsystem und verursacht einige Krebsarten.

Akkomodation
Vorgang, mit dem das Auge seine Sehschärfe auf nahegelegene oder entfernte Objekte einstellt.

Akustikusneurinom
Tumor auf dem ***Nerv***, der das Ohr und das Gehirn verbindet.

Akut
Plötzlich auftretender, kurzzeitiger Zustand im Gegensatz zu ***chronischen*** Erkrankungen.

Allergen
Substanz, die nach einem Erstkontakt bei jedem weiteren Kontakt allergische Reaktionen auslöst.

Alveole
Siehe Darstellung oben rechts.

Alzheimer-Krankheit
Fortschreitende ***Demenz*** als Folge schrumpfender Gehirnsubstanz.

Amniozentese
Verfahren, bei dem eine Flüssigkeitsprobe aus der Gebärmutter entnommen wird. Es gibt Aufschluß über den Gesundheitszustand und die genetische Zusammensetzung des ***Fötus***.

Anämie
Erkrankung, die auf einer Verminderung des ***Hämoglobins*** beruht.

Aneurysma
Anschwellen einer ***Arterie*** als Folge einer beschädigten oder geschwächten Gefäßwand.

Angina
Schmerzen oder Beklemmung in der Brustmitte nach körperlicher Anstrengung als Folge unzureichender Durchblutung des Herzmuskels.

Angiographie
Siehe Darstellung unten rechts.

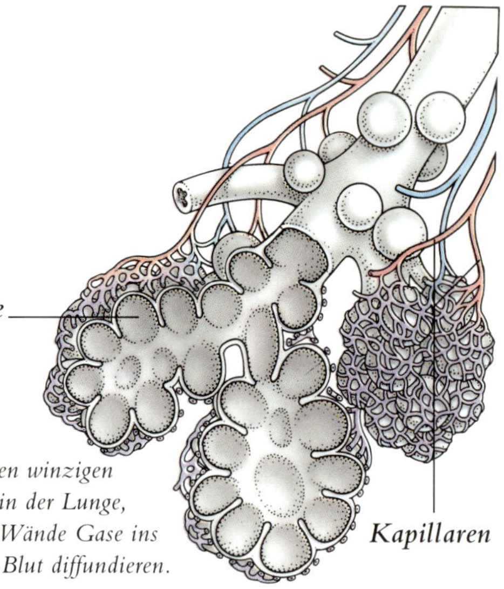

ALVEOLE
Eins von vielen winzigen Luftbläschen in der Lunge, durch dessen Wände Gase ins und aus dem Blut diffundieren.

Angioplastik
Verfahren zur Behandlung von krankhaft verengten ***Arterien***. Siehe auch ***Ballondilatation***.

Antikoagulans
Präparat, das die Neigung zur Bildung von Blutgerinnseln in den ***Arterien*** oder ***Venen*** unterdrückt.

Antikörper
Lösliches Eiweiß, das sich an eindringende Fremdstoffe wie ***Bakterien*** heftet und zu deren Zerstörung beiträgt.

Aorta
Siehe Darstellung unten links.

Aortenklappe
Dreizipfelige Klappe am Anfang der ***Aorta***, durch die Blut aus dem linken Ventrikel austritt, aber nicht mehr zurückfließen kann.

Appendix (Wurmfortsatz)
Kurzer, blind endender Schlauch, der am Anfang des Dickdarms herausragt. Die Funktion ist nicht bekannt.

Arrhythmie
Unregelmäßiger Herzschlag in Folge eines Defekts bei den elektrischen Impulsen oder den Bahnen, die die Kontraktionen steuern.

Arterie
Elastische, muskelwandige Röhre, die Blut aus dem Herzen in alle Körperteile transportiert.

Arteriole
Kleiner Endzweig einer ***Arterie***, der sich in noch kleinere ***Kapillaren*** verzweigt, die die Verbindung zu den ***Venen*** herstellen.

Arteriosklerose
Degenerative Erkrankung der ***Arterien***. Ansammlungen fettiger Substanzen (Plaques) behindern den Blutfluß und verursachen lokale ***Blutgerinnsel***.

Arthritis
Entzündung in einem Gelenk, die unterschiedlich starke Schmerzen, Schwellungen, Rötungen und Bewegungseinschränkungen verursacht.

Articulatio
Gelenk oder Art der Verbindung zwischen zwei oder mehreren Knochen.

ANGIOGRAMM

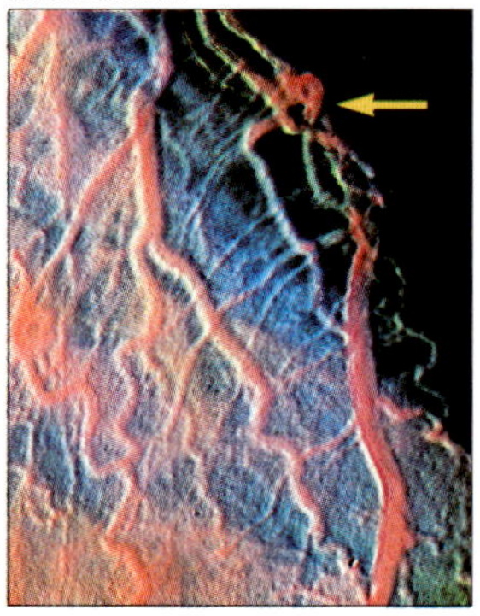

ANGIOGRAPHIE
Methode zur Darstellung von Blutgefäßen, in die ein ***Kontrastmittel*** *injiziert wurde. Das Mittel wird mit Röntgenaufnahmen erfaßt. Im Bild oben eine verengte Koronararterie.*

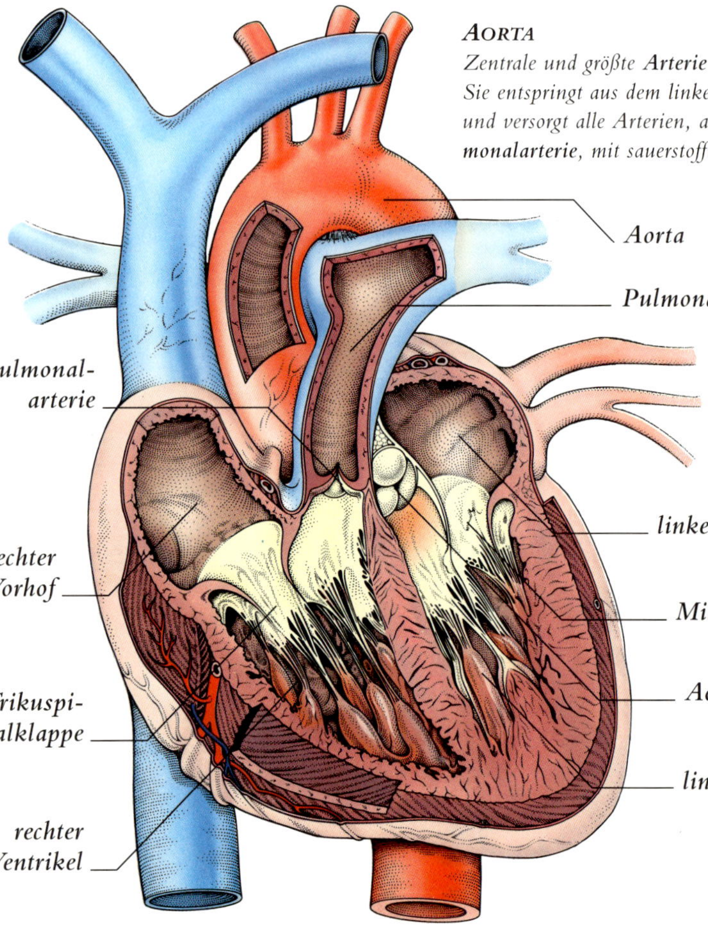

AORTA
Zentrale und größte ***Arterie*** *des Körpers. Sie entspringt aus dem linken Ventrikel und versorgt alle Arterien, außer die* ***Pulmonalarterie***, *mit sauerstoffreichem Blut.*

Asthma
Durch Enge der Atemwege bedingte, wiederkehrende Anfälle von Atemnot.

Atria (Vorhöfe)
Dünnwandige, obere Kammern des Herzens.

Atriumseptumdefekt
Ein Loch in der Wand (Septum) zwischen den beiden oberen Herzkammern.

Autoimmunkrankheit
Immundefekt, bei dem das Immunsystem sich gegen das eigene Körpergewebe richtet.

Autonomes Nervensystem
Der Teil des Nervensystems, der die unbewußten Funktionen wie Herzschlag und Atmung steuert.

Axon
Langer, faserartiger Nervenzellenfortsatz, der Impulse zum oder aus dem Zellkörper leitet; mehrere Axonenbündel bilden ***Nerven***.

B

Bakterie
Einzelliger Mikroorganismus. Es gibt viele Arten, aber nur wenige verursachen Krankheiten.

Ballondilatation
Methode, bei der mit einem Katheder mit einer aufblasbaren Ballonspitze ***Arterien*** geweitet werden können.

Basalganglien
Paarig angeordnete Nervenzellkörper oder Kerne tief im Gehirn, die eine Rolle bei der Bewegungssteuerung spielen.

Becken
Beckenförmiger Knochenring, an dem die untere Wirbelsäule hängt und der mit den Oberschenkelgelenken verbunden ist. Im Becken liegen die Fortpflanzungsorgane.

Beckenentzündung
Anhaltende Infektion des weiblichen Fortpflanzungssystems, meist die Folge einer sexuell übertragenen Krankheit.

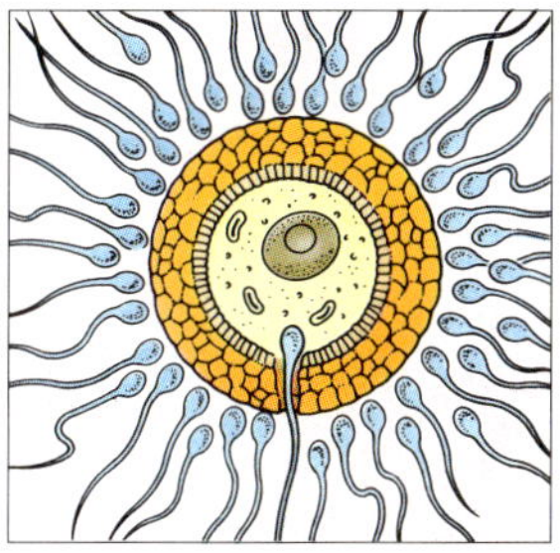

BEFRUCHTUNG
Die Vereinigung eines Spermiums mit einem Ei nach Geschlechtsverkehr, künstlicher Insemination oder in einem Reagenzglas.

Befruchtung
Siehe Darstellung oben.

Benigne
Gutartig. Geschwulste, die sich nicht ausbreiten, im Gegensatz zu ***malignen*** (bösartig).

Beta-Blocker
Präparat, das die Wirkung von Adrenalin blockiert, den Puls verlangsamt und den Blutdruck verringert.

Biopsie
Gewebsprobe aus einem Körperteil, bei dem Verdacht auf eine Erkrankung besteht. Die Probe wird ***mikroskopisch*** untersucht.

Blutgerinnsel
Verklumpung des Proteins ***Fibrin***, von ***Blutplättchen*** und -zellen als Folge eines beschädigten Blutgefäßes.

Blutplättchen
Teil großer Zellen (Megakaryozyten), die in großer Anzahl im Blut vorhanden sind; sie werden für die normale Blutgerinnung benötigt.

Bolus
1. Zerkauter Nahrungsbrocken, der in dieser Form leicht geschluckt werden kann. 2. Medikamentendosis, die in den Blutstrom injiziert wird.

Bradykardie
Verlangsamter Herzschlag, der bei Sportlern normal ist, ansonsten aber auf eine Erkrankung hinweisen kann.

Bronchialbaum
Siehe Darstellung oben rechts.

Bronchitis
Entzündung der Auskleidung der Atemwege. Die Folge ist Husten mit starker Schleimbildung.

Bronchus
Eine der größeren Luftröhren in der Lunge. Jeder Lungenflügel hat einen Hauptbronchus, der sich in kleinere Zweige teilt.

C

Cartilago
Festes, faseriges Bindegewebe (Knorpel).

Cerebellum (Kleinhirn)
Bereich im Gehirn hinter dem ***Hirnstamm***. Reguliert das Gleichgewicht und die Feinmotorik.

Cerebrum (Großhirn)
Der größte Teil des Gehirns, bestehend aus zwei Gehirnhälften. Enthält die Nervenzentren für das Denken, die Persönlichkeit, die Sinne und die willkürlichen Bewegungen.

Chlamydien
Kleine Bakterien, die die Augenkrankheit Trachom sowie ***Beckenentzündung*** auslösen.

Cholestase
Rückstau von ***Galle*** in der ***Leber***.

Cholezystitis
Entzündung der ***Gallenblase***, meist infolge eines ***Gallensteins***, der den Fluß der ***Galle*** behindert.

Cholezystocholangiographie
Röntgenaufnahme der ***Gallenblase***, in die zuvor ein ***Kontrastmittel*** injiziert wurde.

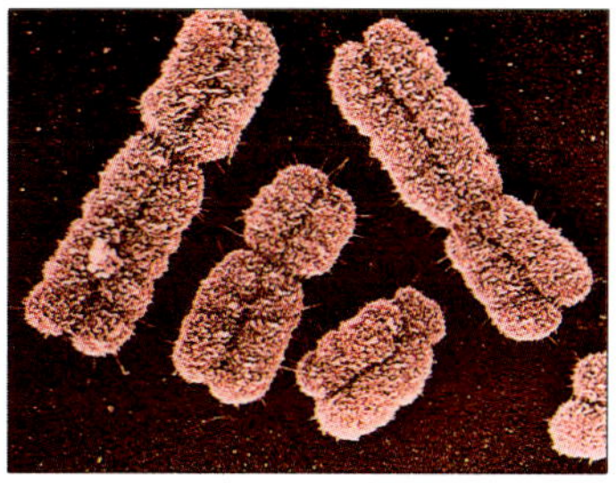

REM

CHROMOSOM
Fadenartiges Gebilde, das in allen Körperzellen mit einem Kern vorhanden ist. Trägt den genetischen Code für die Entwicklung des Organismus.

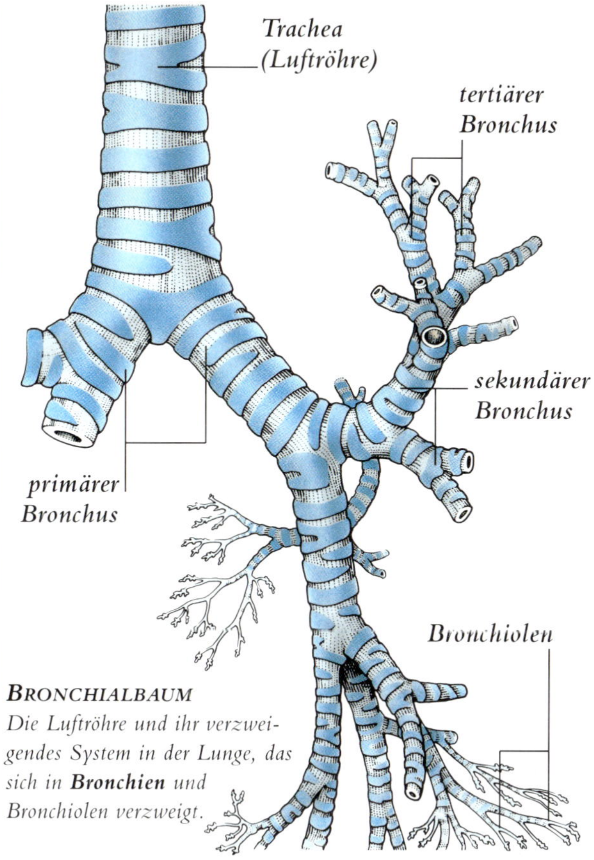

BRONCHIALBAUM
*Die Luftröhre und ihr verzweigendes System in der Lunge, das sich in **Bronchien** und Bronchiolen verzweigt.*

Chorionzottenbiopsie
Entnahme einer kleinen Gewebsprobe aus der ***Plazenta*** zur Chromosomen- oder Genanalyse bei der Früherkennung von Fötusanomalien.

Chromosom
Siehe Darstellung unten.

Chronisch
Anhaltender Zustand, der für gewöhnlich langzeitige Veränderungen im Körper verursacht, im Gegensatz zu einer ***akuten*** Erkrankung.

Cochlea
Schneckenförmiges Organ im Innenohr, das das Corti-Organ enthält. Wandelt Schallschwingungen in Nervenimpulse um, die zum Gehirn weitergeleitet werden.

Cornea (Hornhaut)
Transparente Wölbung am vorderen Augapfel, lichtbrechender Apparat.

Corpus callosum
Ein „Balken" von ca. 20 Millionen Nervenfasern, der die zwei Gehirnhälften des Großhirns (***Cerebrums***) verbindet.

Corpus vitreum (Glaskörper)
Gallert in der Haupthöhle des Auges zwischen dem hinteren Teil der Linse und der Netzhaut (***Retina***).

Crohn-Krankheit
Entzündliche Erkrankung des ***Gastrointestinaltrakts***. Symptome können Schmerzen, ***Fieber*** und Diarrhöe sein.

D

Defibrillation
Ein starker Stromstoß wird zur Wiederherstellung des normalen Rhythmus zum Herzen gesandt. Die Defibrillation wird häufig angewandt, wenn das Herz schnell und ineffektiv zuckt, wie zum Beispiel nach einem Herzinfarkt.

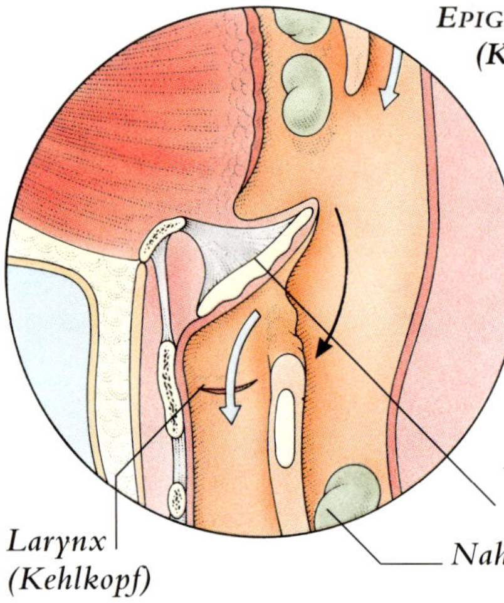

EPIGLOTTIS (KEHLDECKEL)
Blattartige Knorpelplatte am Kehlkopfeingang; verhindert, daß während des Schluckens flüssige oder feste Nahrung in die Luftröhre gelangt.

Demenz
Verfall der geistigen Fähigkeiten und des ***Gedächtnisses*** infolge einer degenerativen Gehirnerkrankung oder verengter ***Arterien***, die das Gehirn mit Blut versorgen sollen.

Dermis
Siehe Darstellung unten rechts.

Dialyse
Trennung gelöster Substanzen. Nur kleine Moleküle können durch eine Membran wandern. Die Dialyse ist die Basis von künstlichen Nierenmaschinen.

Diastole
Zeitraum, in dem die Ventrikel entspannt sind und das Herz sich mit Blut füllt.

Divertikel-Krankheit
Siehe Darstellung oben rechts.

Dopamin
Chemischer Botenstoff (Transmitter) im Gehirn, der für die Kontrolle der Körperbewegungen wichtig ist. Levodopa (Medikament zur Behandlung der ***Parkinson-Krankheit***) wird im Gehirn in Dopamin umgewandelt.

Down-Syndrom
Genetische Störung aufgrund eines überzähligen ***Chromosoms*** 21. Kennzeichen sind typische körperliche Merkmale und geistige Behinderung.

Ductus deferens
Paariger Samenleiter, der vom Hoden die Spermien weitertransportiert, die sich danach mit Flüssigkeit vermischen und in die Harnröhre gelangen.

Duodenum (Zwölffingerdarm)
Ca. 25 Zentimeter langer, C-förmiger, erster Abschnitt des Dünndarms, in den sich der Mageninhalt entleert. Die Gänge der ***Gallenblase***, der ***Leber*** und der Bauchspeicheldrüse (***Pankreas***) treten in den Zwölffingerdarm ein.

Dura mater (Harte Hirnhaut)
Zähe Membran, die äußerste der drei ***Meningen***, die das Gehirn und das Rückenmark bedeckt. Sie liegt über der Arachnoidea und der Pia mater.

E

Eileiter
Eine der zwei offen endenden Röhren, in denen ein Ei zur Gebärmutter wandert, nachdem es von einem Eierstock abgestoßen wurde.

Eiter
Gelbliche oder grünliche Flüssigkeit, die sich bei einem bakteriellen Infektionsherd bildet; enthält ***Bakterien***, abgestorbene ***weiße Blutzellen*** und beschädigtes Gewebe.

Eiterbeule
Entzündeter, eitergefüllter Hautbereich, meist ein infizierter ***Haarfollikel***.

Ektopische Schwangerschaft
Einnistung des befruchteten Eies außerhalb der Gebärmutterschleimhaut.

Elektroenzephalographie (EEG)
Aufzeichnung der Aktionsströme des Gehirns.

Elektrokardiographie (EKG)
Darstellung der Aktionsströme des Herzens.

Embolus
Substanz wie z. B. ein ***Blutgerinnsel***, Luftbläschen, ***Knochenmark***- oder Tumorzellen, die mit dem Blutstrom transportiert werden.

Embryo
Das sich entwickelnde Baby von der Empfängnis bis zur 8. Schwangerschaftswoche.

Endokarditis
Entzündung der Herzinnenhaut oder einer Herzklappe.

Endorphin
Morphium-ähnliche Substanz, die vom Körper bei Streß oder Schmerzen produziert wird.

Enzym
Ein Protein, das als Katalysator eine chemische Reaktion beschleunigt.

Epidermis
Die Außenschicht der Haut; ihre Zellen flachen ab und werden zur Oberfläche hin schuppenartig.

Epiglottis (Kehldeckel)
Siehe Darstellung oben links.

Epilepsie
Anfälle, die u. a. durch unregelmäßige elektrische Entladungen im Gehirn ausgelöst werden.

Eustachio-Röhre
Röhre, die den hinteren Nasenraum mit dem Mittelohr verbindet.

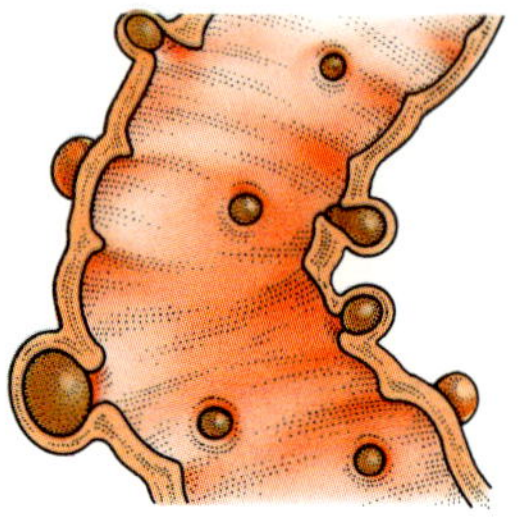

DIVERTIKEL-KRANKHEIT
Auftreten kleiner, sackförmiger Ausstülpungen aus der Darminnenwand.

F

Fehlgeburt
Abruptes Ende einer Schwangerschaft, bevor der ***Fötus*** außerhalb der Gebärmutter überleben kann.

Fibrin
Unlösliches Eiweiß, das bei der ***Blutgerinnung*** aus Fibrinogen entsteht.

Fibromyom
Gutartige Geschwulst aus Faser- und Muskelgewebe in der Auskleidung der Gebärmutter, meistens bei Frauen über 30. Fibromyome können weiterwachsen und Schmerzen verursachen.

Fieber
Körpertemperatur über 37° C, gemessen im Mund, oder 37,7° C, gemessen im Enddarm.

Fistel
Unnatürlicher Kanal zwichen einem inneren Organ und der Hautoberfläche oder zwischen zwei inneren Organen.

Fötus
Siehe Darstellung unten links.

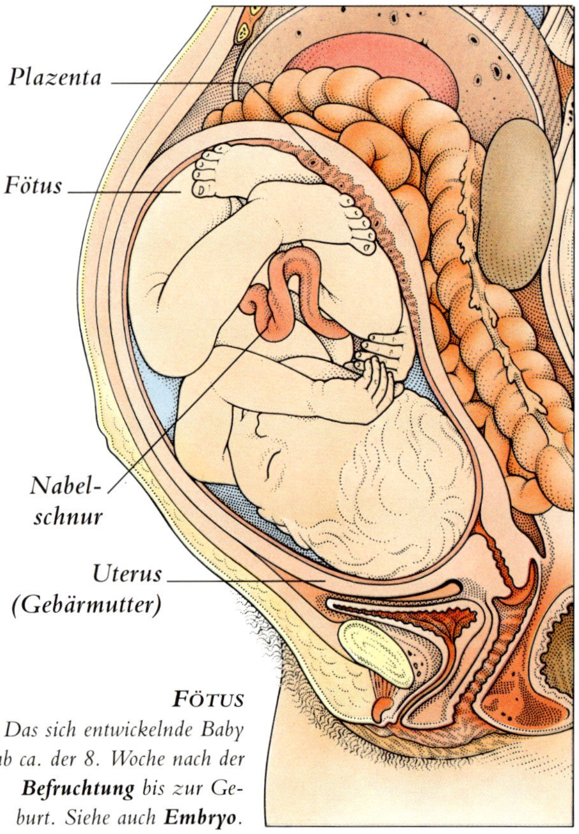

FÖTUS
*Das sich entwickelnde Baby ab ca. der 8. Woche nach der **Befruchtung** bis zur Geburt. Siehe auch **Embryo**.*

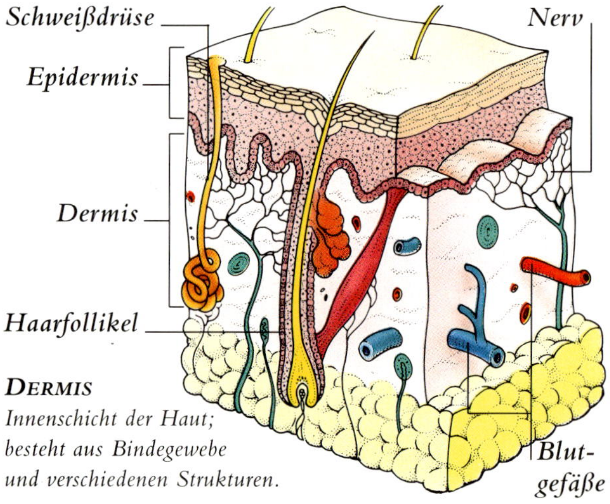

DERMIS
Innenschicht der Haut; besteht aus Bindegewebe und verschiedenen Strukturen.

G

Galle
Grün-bräunliche Flüssigkeit, die von der ***Leber*** produziert und in der ***Gallenblase*** gespeichert wird. Dient der Fettverdauung.

Gallenblase
Kleiner, feigenförmiger Sack unterhalb der ***Leber***, in dem ***Galle*** gespeichert wird, die von der Leber produziert und weitergeleitet wird.

Gallenstein
Ovales oder facettiertes Material unterschiedlicher Größe aus Cholesterin, Kalzium und ***Galle*** in der ***Gallenblase***, v. a. bei Frauen.

Gallensystem
Netzwerk aus Gallengefässen, das von den Leber- und Gallenblasengängen sowie der ***Gallenblase*** selbst gebildet wird.

Gastritis
Entzündung der Magenschleimhaut aufgrund verschiedener Ursachen wie z. B. einer Infektion, durch Alkohol oder unverträgliche Speisen.

Gastrointestinaltrakt
Muskulärer Schlauch, zu dem Mund, Rachen, Speiseröhre, Magen und Darm gehören.

Gedächtnis
Informationsspeicher für kürzliche und weiter zurückliegende Erfahrungen. Das Kurzzeitgedächtnis speichert Ereignisse nur kurz, das Langzeitgedächtnis hingegen für längere Zeit.

Gehirnnerven
Die zwölf Nervenpaare, die dem Gehirn und dem ***Hirnstamm*** entspringen. Zu ihnen gehören der Geruchssinn, das Sehen, die Augenbewegung, die Gesichtsbewegung, der Gesichtssinn, Hör- und Tastsinn sowie die Kopfbewegung.

Gehörknöchelchen
Eines der drei winzigen Knochen im ***Mittelohr***, die Vibrationen vom ***Trommelfell*** zum Innenohr übertragen.

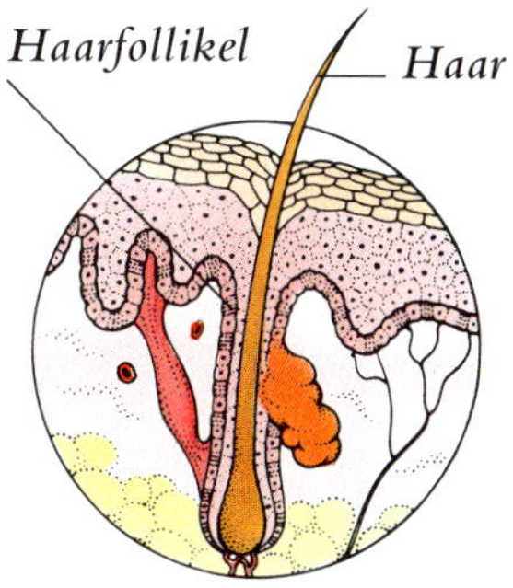

HAARFOLLIKEL
Grube auf der Hautoberfläche, aus der ein Haar wächst.

Gelbsucht
Gelbfärbung der Haut und Augenbindehaut infolge von Bilirubinablagerung, meist aufgrund einer Lebererkrankung.

Gene
Bestimmter Abschnitt auf einem ***Chromosom***; Grundeinheit des Erbmaterials. Jedes Gen enthält den Code, der die Herstellung eines bestimmten Proteins regelt.

Geschlechtshormone
Steroide, die die Entwicklung der körperlichen Geschlechtsmerkmale bewirken, die Spermien- und Eiproduktion sowie den Monatszyklus regulieren.

Geschmacksknospe
Kugelförmige Masse von Rezeptorzellen, v. a. auf der Zunge; jede Zelle reagiert sehr stark auf süßen, salzigen, sauren oder bitteren Geschmack.

Gicht
Stoffwechselstörung, die ***Arthritis***-Schübe auslöst, meist in einem einzelnen Gelenk.

Glandula sublingualis
Speicheldrüsenpaar im Mundboden.

Glandula submandibularis
Speicheldrüsenpaar an der Innenseite des hinteren Unterkieferknochens.

Glaukom
Erhöhter Flüssigkeitsdruck im Auge, der behandelt werden muß, da das Sehvermögen beeinträchtigt wird und innere Schäden entstehen.

Gliazelle
Stützzelle der ***Neuronen***.

Gonorrhöe
Siehe Darstellung rechts.

Graue Substanz
Die Bereiche im Gehirn und dem Rückenmark, die hauptsächlich aus Neuronenzellkörpern bestehen, im Gegensatz zu ihren Faserfortsätzen, die die weiße Substanz bilden.

TEM x 7500

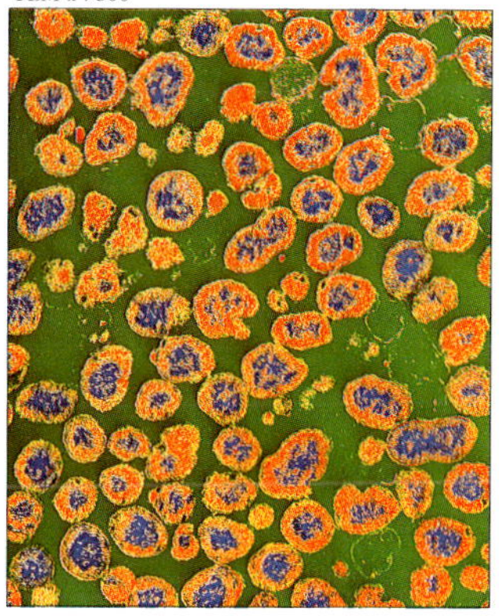

GONORRHÖE
Sexuell übertragene Krankheit, die Beckenentzündung bei Frauen und Verengung des Harnröhrenausgangs bei Männern verursachen kann. Unbehandelt kann sich die Krankheit auch auf andere Körperbereiche ausbreiten. Links im Bild ist eine Kolonie der Bakterien, die die Krankheit auslösen.

H

Haarfollikel
Siehe Darstellung links.

Hämatom
Ansammlung von Blut in einem Körperteil als Folge eines geplatzten Blutgefäßes, die völlig harmlos, u. U. aber auch tödlich sein kann.

Hämoglobin
Protein, das in den ***roten Blutzellen*** enthalten ist und sich mit Sauerstoff verbindet, der dann aus der Lunge zu allen anderen Körperteilen transportiert wird.

Hämophilie
Erbliche Blutkrankheit, die durch Mangel eines bestimmten Blutproteins entsteht.

Hämorrhagie
Austreten von Blut aus einem Blutgefäß, meist als Folge einer Verletzung.

Hämorrhoiden
Ausbuchtung der Venen in der Afterschleimhaut (äußere Hämorrhoiden) oder im unteren Teil des Enddarms (innere Hämorrhoiden).

Harn
Flüssigkeit, die Abfallprodukte enthält, die von der ***Niere*** produziert werden.

Harnstoff
Endprodukt des Eiweißabbaus und stickstoffhaltiger Bestandteil des ***Harns***.

Harntrakt
Das Abfallsystem, in dem ***Harn*** hergestellt und ausgeschieden wird; es besteht aus der ***Niere***, den Harnleitern, der Blase und der Harnröhre (***Urethra***).

Hemiplegie
Lähmung (***Paralyse***) einer Körperseite als Folge einer Schädigung der motorischen Areale in der entgegengesetzten Seite des Gehirns oder der Nervenbahnen, die diese Areale mit dem Rückenmark verbinden.

Hepatitis
Entzündung der ***Leber***, gewöhnlich infolge einer Virusinfektion, durch Alkohol oder toxische Substanzen. Die Symptome sind ***Fieber*** und ***Gelbsucht***.

Hepatozyt
Siehe Darstellung unten rechts.

Herzklappen
Vier Herzstrukturen, durch die Blut nur in eine Richtung fließen kann.

Herz-Lungen-Maschine
Eine Pumpe und ein Oxygenator, die die Funktionen des Herzens und der Lunge übernehmen, so daß operiert werden kann, ohne daß das Herz schlägt.

Hiatushernie
Vorstülpung eines Teils des Magens durch den Spalt im ***Zwerchfell***.

Hippocampus
Bereich im Gehirn, der für das Lernen und das Langzeitgedächtnis zuständig ist.

Hirnstamm
Der untere Teil des Gehirns, in dem die Zentren liegen, die die lebenswichtigen Funktionen wie Atmung und Herzschlag steuern.

Hoden
Im Hodensack hängende, spermienproduzierende Geschlechtsdrüse beim Mann.

Homöostase
Dynamischer Prozeß, durch den ein Organismus trotz äußerer Einflüsse seinen internen Zustand aufrechterhält.

Hormone
Chemische Substanzen, die aus endokrinen Drüsen und einigen Geweben ins Blut abgegeben werden. Hormone wirken an spezifischen Rezeptorstellen in anderen Teilen des Körpers.

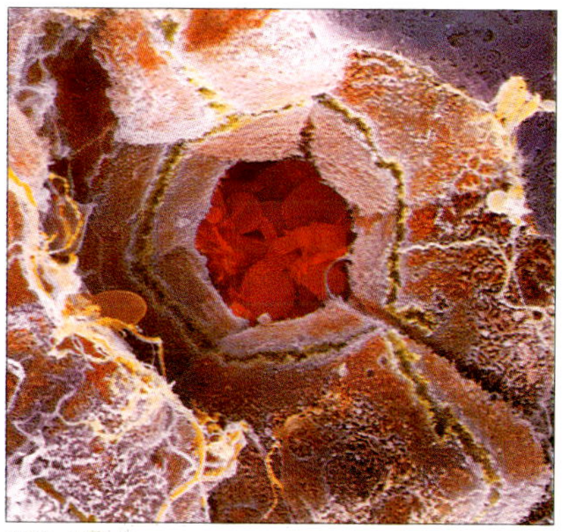

REM x 1550

HEPATOZYT
*Eine Leberzelle, die **Galle** produziert. Im Bild links umgeben Hepatozyten (braun) einen blutgefüllten Kanal.*

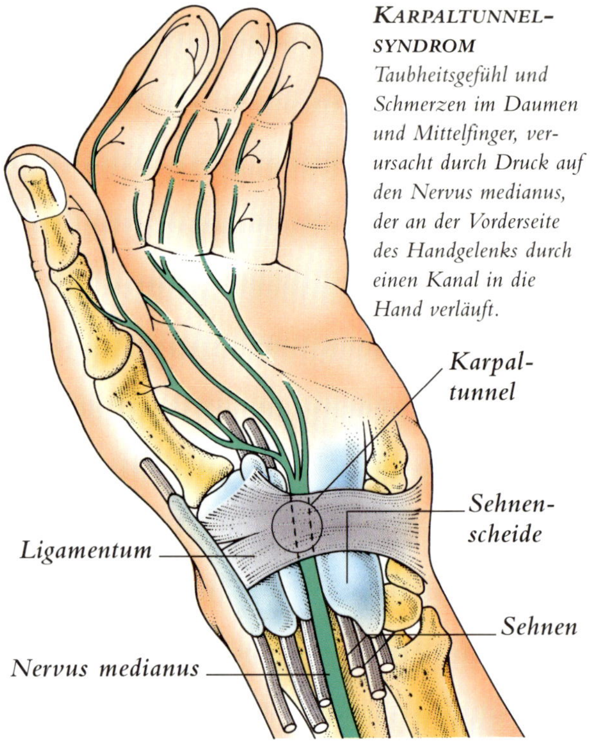

KARPALTUNNEL-SYNDROM
Taubheitsgefühl und Schmerzen im Daumen und Mittelfinger, verursacht durch Druck auf den Nervus medianus, der an der Vorderseite des Handgelenks durch einen Kanal in die Hand verläuft.

Karpaltunnelsyndrom
Siehe Darstellung links.

Karzinom
Krebs in den Deckschichten (Epithelium), meist in der Haut, der Brust, dem Dickdarm, der Auskleidung der Luftwege, der ***Prostata*** und der Gebärmutter (***Uterus***).

Keratin
Hartes Protein, das im Haar, in den Finger- und Fußnägeln und in den Außenschichten der Haut vorkommt.

Killer-T-Zellen
Weiße Blutzellen, die beschädigte, infizierte oder bösartige (***maligne***) Körperzellen zerstören können.

Knochenmark
Rotes oder gelbes Fettgewebe innerhalb der Knochenhöhle. ***Rote Blutzellen*** stammen vom roten Knochenmark ab.

Kollagen
Wichtiges Strukturprotein, das in Knochen, Sehnen, ***Ligamenten*** und anderen Bindegeweben vorhanden ist. Kollagenfasern sind zu Bündeln verdreht.

Kolon
Siehe Darstellung unten.

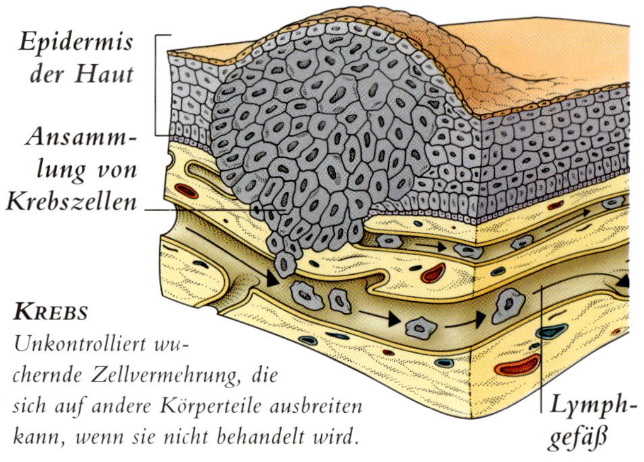

KREBS
Unkontrolliert wuchernde Zellvermehrung, die sich auf andere Körperteile ausbreiten kann, wenn sie nicht behandelt wird.

Kongenital
Von Geburt an vorhanden. Kongenitale Erkrankungen können ererbt sein, aber auch die Folge von Verletzungen oder Erkrankungen während der Schwangerschaft oder bei der Geburt.

Kontrastmittel
Substanz, die für Röntgenstrahlen undurchlässig ist.

Koronar
Kranzartig. Bezieht sich auf die ***Arterien***, die das Herz umgeben und mit Blut versorgen.

Kortikosteroid
Arzneimittel, das den natürlichen Steroidhormonen der Nebennierenrinde ähnlich ist.

Krebs
Siehe Darstellung oben.

Kupffer-Sternzellen
Zellen, die die Leberkapillaren auskleiden und alte ***rote Blutzellen***, ***Bakterien*** sowie andere Fremdstoffe phagozytieren können.

L

Laparoskopie
Direkte Untersuchung des Bauchinneren mit Hilfe eines engen optischen Sichtinstruments, oft unter Einsatz einer Video-Kamera.

Laparotomie
Operative Öffnung des Bauches, um die Ursache einer Krankheit festzustellen.

Human immunodeficiency virus (HIV)
Der Aidsauslöser. Das HI-Virus zerstört bestimmte Zellen des Immunsystems, das dadurch stark geschwächt wird.

Humor aquaeus (Kammerwasser)
Flüssigkeit in der vorderen Augenkammer zwischen dem hinteren Teil der ***Cornea*** und dem vorderen Teil der Iris und ***Linse***.

Hypophyse
An der Hirnbasis hängende, erbsengroße Drüse, die Hormone absondert, die zur Regulierung vieler anderer Drüsen im Körper dienen.

Hypothalamus
Kleine Struktur an der Gehirnbasis, die als Koordinator zwischen Nerven- und Hormonsystem fungiert.

I

Ileum
Letzter Teil des Dünndarms, in dem die Absorption von Nährstoffen vervollständigt wird.

Immunschwäche
Funktionsverlust des Immunsystems aufgrund von Aids, Krebsbehandlung oder des Alterns.

Immunsuppressivum
Arzneimittel, das in die Aktivität des Immunsystems eingreift.

Interferon
Von Zellen produzierte Proteinsubstanz, die Schutz gegen Virusinfektionen und einige Krebsarten bietet.

In-vitro-Fertilisation
Befruchtung eines Eies in einem Laborbehälter, unter Hinzugabe eines Spermiums.

Ischias
Schmerzen im Gesäß und im Oberschenkel, verursacht durch Druck auf den Ischiasnerv.

K

Kalzium-Blocker
Medikament, das verhindert, daß gelöstes Kalzium durch die Zellmembran wandert; zur Behandlung von Bluthochdruck und Herzrhythmusstörungen.

Kapillare
Eines der winzigen Blutgefäße, die die kleinsten ***Arterien*** und ***Venen*** verbinden.

Kaposi-Sarkom
Langsam wachsender ***Tumor*** der Blutgefäße, oft bei Aids-Infizierten; mit blau-braunen Knötchen auf der Haut.

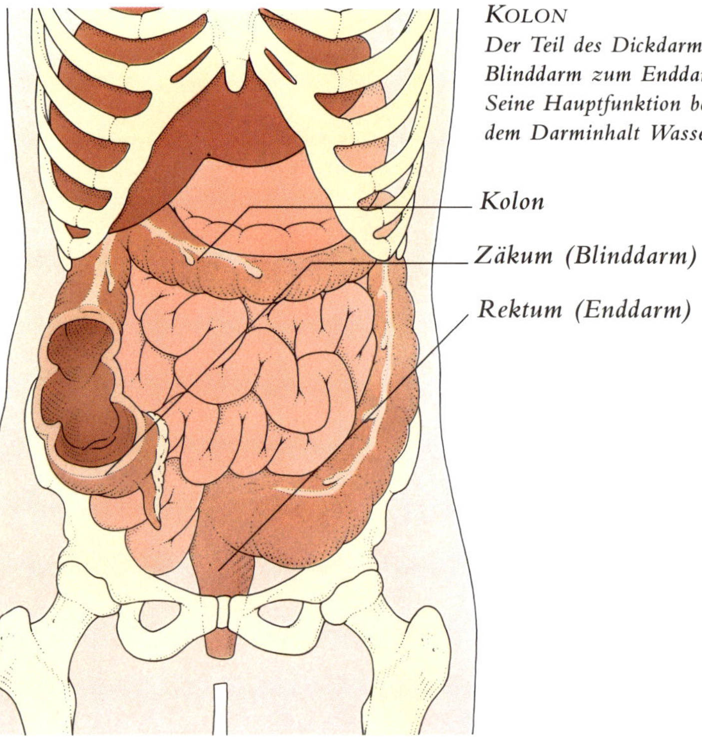

KOLON
Der Teil des Dickdarms, der sich vom Blinddarm zum Enddarm erstreckt. Seine Hauptfunktion besteht darin, dem Darminhalt Wasser zu entziehen.

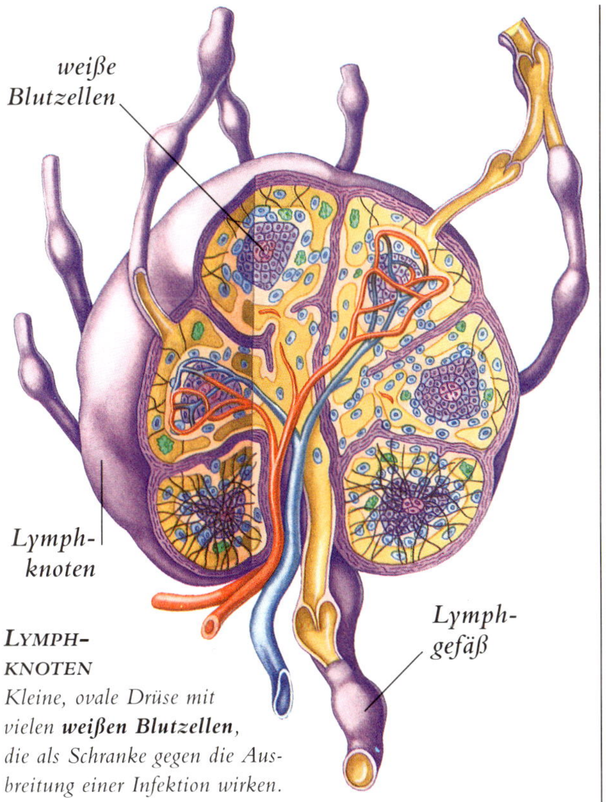

LYMPHKNOTEN
*Kleine, ovale Drüse mit vielen **weißen Blutzellen**, die als Schranke gegen die Ausbreitung einer Infektion wirken. Knoten erscheinen in Gruppen entlang der Lymphgefäße.*

Lappen
Abgerundete Ausstülpung oder Unterteilung, die Teil eines größeren Organs wie Gehirn, Lunge oder ***Leber*** bildet.

Larynx (Kehlkopf)
Struktur im Hals, am oberen Teil der Luftröhre; Stimmorgan, das die Stimmbänder enthält.

Leber
Siehe Darstellung oben rechts.

Leukämie
Gruppe von Blutkrankheiten, bei der sich anormale ***weiße Blutzellen*** im Knochenmark vermehren und gesunde Zellen hinausdrängen.

Ligament
Siehe Darstellung rechts.

Ligamentum vocale
Eine der beiden Schleimhautschichten, die sich über die Innenseite des Kehlkopfs erstrecken. Stimmklang entsteht, wenn durchströmende Luft beide Schichten vibrieren läßt.

Limbisches System
Teil des Gehirns, das bei automatischen Körperfunktionen, bei Emotionen und dem Geruchssinn eine Rolle spielt.

Linse
Innere Augenlinse, die durch Änderung ihrer Krümmung die jeweilige Brennweite einstellen kann. Die äußere Linse ist die Hornhaut (***Cornea***).

Lymphatisches System
Weitreichendes Netzwerk aus durchsichtigen Lymphgefäßen und ***Lymphknoten***. Es bringt überschüssige Flüssigkeit wieder in die Zirkulation ein und unterstützt den Kampf gegen Infektionen und ***Krebs***.

Lymphknoten
Siehe Darstellung oben links.

Lymphoides Gewebe
Lymphozytenreiches Gewebe in den ***Lymphknoten***, der ***Milz***, den ***Adenoiden*** und Mandeln (***Tonsillen***).

Lymphozyt
Kleine ***weiße Blutzellen***, Teil des Immunsystems; sie schützen gegen Virusinfektionen und ***Krebs***.

M

Macula
1. Kleiner flacher, farbiger Fleck auf der Haut. 2. Zentraler Bereich der Netzhaut.

Magensaft
Mischung aus Salzsäure und Verdauungsenzymen, die von den Magenzellen produziert wird.

Maligne
Progressive Verschlechterung einer Krankheit, die ohne wirksame Behandlung tödlich endet; maligne (bösartig) ist das Gegenteil von ***benigne*** (gutartig).

Mammographie
Röntgenaufnahmen von der Brust mit kurzwelligen Röntgenstrahlen; Verfahren zur Früherkennung von ***Krebs***.

Mastektomie
Operative, teilweise oder vollständige Entfernung der Brust, meist zur Behandlung von Brustkrebs, oft mit anschließender Strahlentherapie.

Mastitis
Entzündung der Brust, gewöhnlich aufgrund einer Infektion, die beim Stillen entstehen kann, wenn ***Bakterien*** durch Risse in die Brustwarzen eindringen. Symptome sind ***Fieber***, Rötung, Verhärtung und Empfindlichkeit der Brust.

Medulla
Der innere Teil eines Organs wie die ***Niere*** oder die Nebennierendrüsen. Ebenso der Teil des ***Hirnstamms***, der direkt über dem Beginn des Rückenmarks, genau vor dem Kleinhirn (***Cerebellum***), liegt.

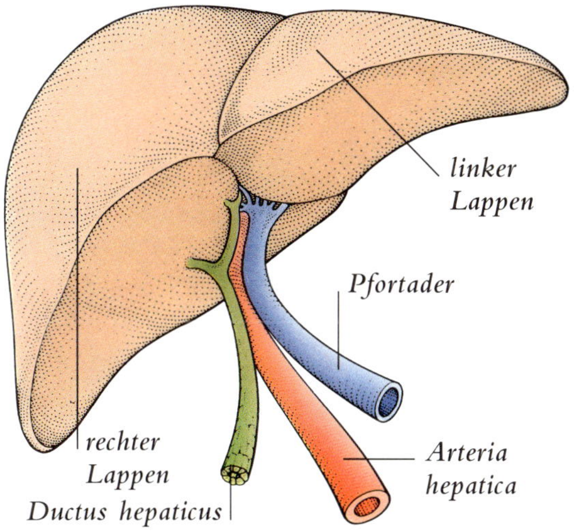

LEBER
*Das große Organ im rechten Oberbauch, das lebenswichtige, chemische Funktionen ausübt wie die Verarbeitung von Nährstoffen aus dem Darm, die Synthese von Zucker, Proteinen und Fetten, Entgiftung von Giftstoffen sowie die Umwandlung von Abfallstoffen zu **Harnstoff**.*

Meiose
Das Stadium in der Bildung der Spermien und Eizellen, in dem das Chromosomenmaterial willkürlich neu verteilt wird und die Anzahl der ***Chromosomen*** auf 23, anstatt der normalerweise 46 Chromosomen, reduziert wird, die sich in den anderen Körperzellen befinden.

Meningen
Die drei Membranschichten, die das Gehirn und das Rükkenmark umgeben. Sie bestehen aus der Pia mater, der Arachnoidea und der ***Dura mater***.

Meningitis
Entzündung einer der ***Meningen***, meist infolge einer Virusinfektion.

Meniskektomie
Operative Entfernung eines gerissenen oder verlagerten Knorpelgewebes (***Meniskus***) aus dem Kniegelenk, für gewöhnlich unter Verwendung eines faseroptischen Sehrohrs, das in das Gelenk eingeführt wird, und eines TV-Monitors.

Meniskus
Halbmondförmige Knorpelscheibe im Knie und einigen anderen Gelenken.

Menopause
Als Menopause wird das Ende der Fortpflanzungsphase der Frau bezeichnet, wenn die Eierstöcke (***Ovarien***) keine Eier mehr produzieren und die Menstruation aufgehört hat.

LIGAMENT
*Gewebeband aus **Kollagen** – ein festes, faseriges, elastisches Protein. Ligamente stützen Knochen, hauptsächlich in oder um Gelenke.*

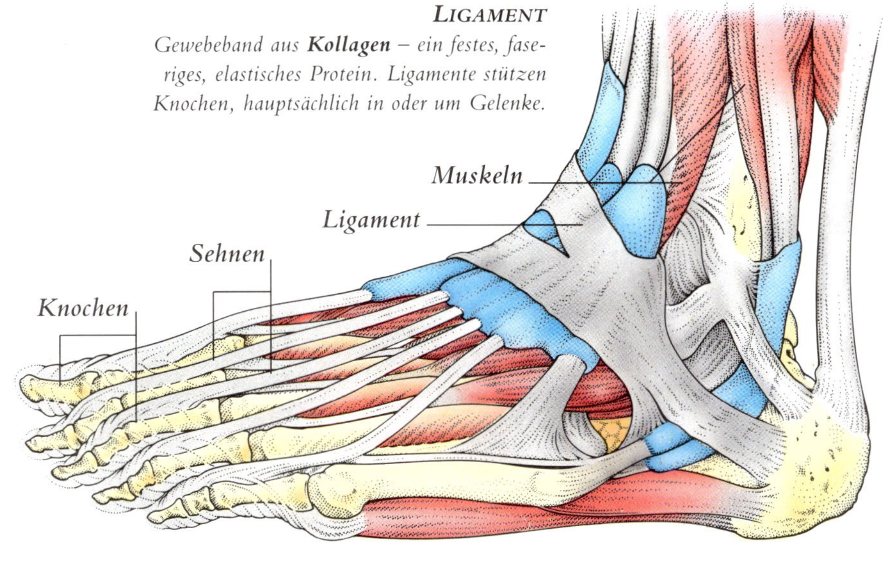

Metastase
Ausbreitung oder Übertragung einer Krankheit, v. a. ***Krebs***, vom Ursprungsort an eine andere Stelle, an der der Krankheitsverlauf weitergeht.

Migräne
Zustand, bei dem sich einige der ***Arterien*** der Kopfhaut und des Gehirns verengen und dann wieder weiten, meist nur auf einer Seite. Symptome sind Sehstörungen, Übelkeit und starke Kopfschmerzen.

Mikroskopie
Siehe Darstellung oben.

Milz
Lymphatisches Organ im linken Oberbauch; entfernt und zerstört überalterte ***rote Blutzellen*** und wirkt bei der Abwehr von Infektionen mit.

Mitochondrien
Klasse mikroskopischer Zellorganellen, die genetisches Material enthalten und die Energie für die verschiedenen Zellfunktionen bereitstellen.

Mitose
Prozeß der Teilung eines Zellkerns. Es entstehen zwei Tochterzellen, die jeweils das identische Genmaterial der Elternzelle besitzen.

Mitralklappe
Klappe auf der linken Seite des Herzens, zwischen der oberen und unteren Kammer.

Mittelohr
Siehe Darstellung unten rechts.

Mittelohrerguß
Ansammlung klebriger Flüssigkeit im ***Mittelohr***, durch die die Bewegung der ***Gehörknöchelchen*** behindert wird.

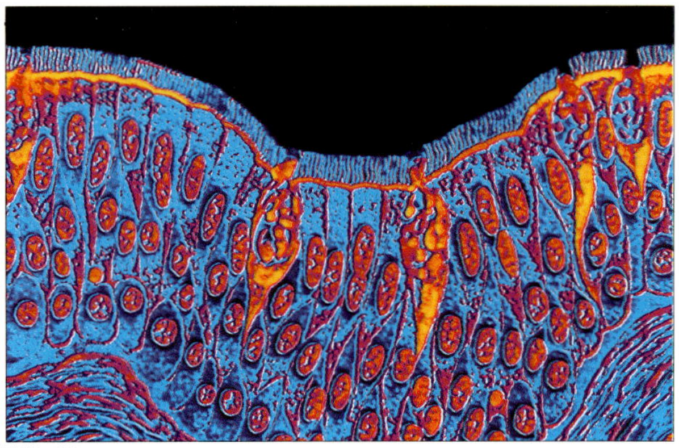

TEM x 890

MIKROSKOPIE
*Untersuchung unter einem Mikroskop, gewöhnlich zur Erstellung einer Diagnose. Einfache Verfahren verwenden fokussierte Lichtstrahlen und Vergrößerungslinsen. Für stärkere Vergrößerungen werden Elektronenstrahlen verwendet. Links im Bild ist eine Elektronenrastermikroskopaufnahme der Auskleidung der Luftröhre (**Trachea**).*

Motoneuron-Erkrankung
Seltene Erkrankung, bei der die motorischen ***Neuronen*** fortwährend zerstört werden; die Folge ist entsprechender Bewegungsverlust.

Motorische Nervenzelle
Nervenzelle, die Impulse an die Muskeln weiterleitet, die sich daraufhin bewegen.

Motorischer Kortex
Der Teil der Oberflächenschicht einer jeden Gehirnhälfte des ***Cerebrums***, in dem willkürliche Bewegungen initiiert werden. Der motorische Kortex kann in Areale eingeteilt werden, die mit bestimmten Körperteilen verbunden sind.

Mucolytikum
Schleimlösende Substanz, die das Abhusten von zähflüssigem Schleim erleichtert.

Mukozele
Zystenartiger, anormaler Hohlraum, gefüllt mit von der ***Schleimhaut*** abgesondertem Schleim.

Muskeldystrophie
Eine von verschiedenen vererbten Muskelerkrankungen mit fortschreitendem Muskelschwund und -schwäche.

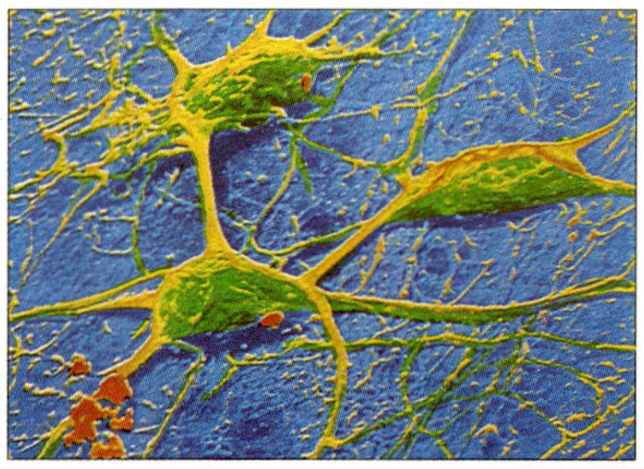

LM x 2600

NEURON
Eine einzelne Nervenzelle, die zur Übertragung von elektrischen Impulsen dient. Links sind drei Neuronen aus der Außenschicht des Gehirns.

Myofibrille
Zylindrische Elemente innerhalb von Muskelzellen (Fasern), die wiederum aus dünneren, kontraktilen Filamenten bestehen.

Myokard
Herzmuskel. Netzwerk aus Fasern, die sich spontan zusammenziehen.

N

Nabelschnur
Schnur, die die ***Plazenta*** mit dem ***Fötus*** verbindet. Immunologische, ernährende und hormonelle Verbindung mit der Mutter.

Naht
Operative Vernähung einer Wunde oder eines Schnitts.

Nävus
Angeborener Hautfleck, Muttermal, Wachstum oder pigmentierter Fleck – flach, erhoben und/oder haarig – auf der Haut.

Nebenschilddrüsen
Zwei Drüsenpaare hinter der Schilddrüse, die den Kalziumspiegel im Blut steuern.

Nephron
Filter- und Reabsorptionseinheit der ***Niere***; sie besteht aus einer Filtrierkapsel (Glomerulus) und einer Reihe von Röhrchen. Jede Niere enthält ca. 1 Million Nephronen.

Nerv
Fadenartige Fortsätze eines einzelnen ***Neurons***, die durch eine Faserscheide zusammengehalten werden. Nerven transportieren elektrische Impulse zum und aus dem Gehirn, dem Rückenmark und anderen Körperteilen.

Nervus olfactorius
Einer der beiden Geruchsnerven, die aus dem Nasendach direkt in die Unterseite des Gehirns verlaufen.

Nervus opticus
Einer der beiden Sehnerven, von denen jeder ca. 1 Million Nervenfasern hat, die von der Netzhaut zum Gehirn verlaufen und visuelle Informationen übermitteln.

Nervus vagus
10. ***Gehirnnerv***; steuert automatische Funktionen wie Herzschlag und Verdauung.

Neuron (Nervenzelle)
Siehe Darstellung unten links.

Nicht-invasiv
Medizinisches Verfahren, bei dem nicht in die Haut oder einen Körpereingang durch eine natürliche Körperöffnung eingedrungen wird.

Niere
Rot-braunes, bohnenförmiges Organ an der Rückseite der Bauchhöhle; die Niere filtert Blut und beseitigt Abfallprodukte.

Nozizeptor
Nervenendigung, die auf schmerzhafte Impulse reagiert.

O

Oesophagitis
Entzündung des ***Oesophagus*** (Speiseröhre), oft infolge eines Rückflusses von Magensäure in die Speiseröhre.

Oesophagus (Speiseröhre)
Muskulärer Schlauch, der Nahrung aus dem Rachen zum Magen weiterleitet.

Osteoarthritis
Degenerative Gelenkerkrankung, bei der die knorpelbedeckten, stützenden Gelenkoberflächen geschädigt sind.

Osteomalazie
Knochenerweichung als Folge von Entmineralisierung, gewöhnlich aufgrund mangelnder Kalziumabsorption bei Vitamin D-Mangel.

Osteon
Zäpfchenförmige Einheit, Havers-Kanäle; Baustein des (harten) Rindenknochens.

Osteoporose (Knochenschwund)
Knochengewebe wird schneller reabsorbiert als gebildet. Die Knochen werden brüchig und brechen leicht.

Osteosarkom
Extrem bösartiger (***maligner***) Knochentumor, v. a. bei Heranwachsenden. Bildet sich meist nahe des Knies.

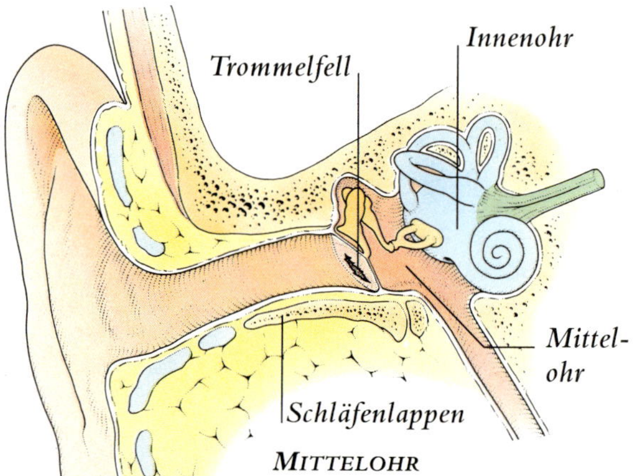

MITTELOHR
Der Spalt innerhalb des Schläfenlappens, zwischen dem Tommelfell und der Außenwand des Innenohrs.

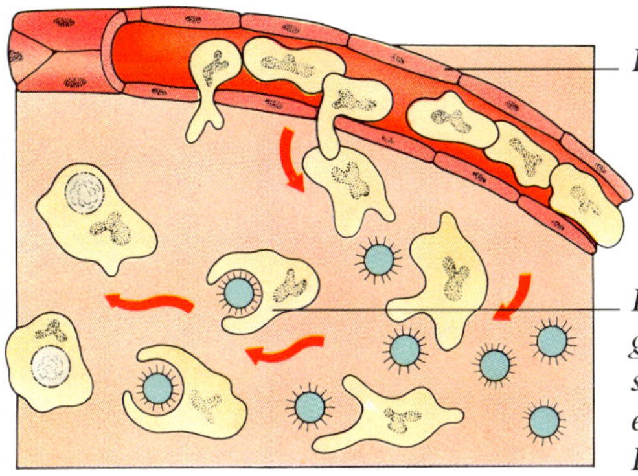

PHAGOZYT (FRESSZELLE)
Amöbenartige Zelle des Immunsystems, die Fremdstoffe umgeben, töten, verdauen und verschlingen kann.

Östrogen
Weibliches Geschlechtshormon, das die Entwicklung der sekundären weiblichen Geschlechtsmerkmale anregt und die Gebärmutterschleimhaut auf die Einnistung eines befruchteten Eies vorbereitet.

Otitis media
Mittelohrentzündung, meistens aufgrund einer Infektion, die sich von der Nase oder dem Rachen her ausgebreitet hat.

Otosklerose
Erbliche Knochenkrankheit, bei der die Grundplatte des inneren ***Gehörknöchelchens*** mit dem umgebenden Knochen zusammenwächst.

Ovar (Eierstock)
Eines der beiden Strukturen auf jeder Seite der Gebärmutter (***Uterus***), die Eier und weibliche ***Geschlechtshormone*** produzieren.

Ovulation (Eisprung)
Monatliche Freigabe eines Eies aus einem Follikel, der innerhalb des Eierstocks herangereift ist; gewöhnlich erfolgt dieser Eisprung in der Mitte des Monatszyklus. Falls es nicht zur Befruchtung kommt, wird das Ei bei der Menstruation ausgestoßen.

Ovum (Eizelle)
Nach der ***Befruchtung*** entwickelt sich die Eizelle zum ***Embryo***.

P

Paget-Syndrom
Erkrankung, bei der die Knochen schwächer, dicker und verformt werden.

Pankreas (Bauchspeicheldrüse)
Drüse hinter dem Magen, die Verdauungsenzyme und ***Hormone*** absondert, die den Blutzuckerspiegel regulieren.

Pankreatitis
Entzündung der Bauchspeicheldrüse (***Pankreas***) mit starken Oberbauchschmerzen.

Paralyse
Bewegungsverlust eines Körperteils aufgrund einer Nerven- oder Muskelerkrankung.

Paraplegie
Paralyse der unteren Gliedmaßen, meist nach einer Verletzung oder Erkrankung des Rückenmarks oder Gehirns.

Parasympathisches Nervensystem
Eines der beiden Unterteilungen des ***autonomen Nervensystems***; es erhält und speichert Energie, indem es z. B. den Herzschlag verlangsamt.

Parietal
Begriff, der sich auf eine Körperhöhlenwand bezieht.

Parkinson-Krankheit
Neurologische Störung, mit unwillkürlichem Muskelnzittern, verlangsamten Bewegungen und Muskelsteife.

Parotis
Das größte Speicheldrüsenpaar beiderseits der Wangen, oberhalb des Unterkieferwinkels sowie unter und vor dem Ohr.

Peptisches Geschwür
Erosion der Schleimhaut der Speiseröhre, des Magens oder Zwölffingerdarms aufgrund überschüssiger Magensäure und Verdauungsenzyme.

Perikard
Zäher, faseriger Beutel, der das Herz und die Wurzeln der Hauptblutgefäße umschließt, die aus ihm entspringen.

Perikarditis
Entzündung des membranösen ***Perikards***, das das Herz umgibt. Symptome können Schmerzen und Flüssigkeitsansammlung (Erguß) sein.

Periost
Zähes Gewebe um einen Knochen, aus dem neues Knochengewebe entstehen kann; es enthält Blutgefäße und ***Nerven***.

Peripheres Nervensystem
Sämtliche ***Nerven*** und ihre Umhüllungen, die sich aus dem Gehirn und dem Rükkenmark ausbreiten und sie mit dem übrigen Körper verbinden; es besteht aus ***Gehirnnerven*** und Spinalnerven.

Peristaltik
Rhythmische Kontraktionen der Muskelwand einer röhrenartigen Struktur (z. B. des Darms), die den Inhalt vorwärtsschieben.

Peritoneum
Doppelschichtige Membran, die die Bauchinnenwand auskleidet, die Bauchorgane überzieht und Flüssigkeit sezerniert, die als Schmiere für deren Beweglichkeit dient.

Peritonitis
Entzündung des ***Peritoneums***, verursacht durch Bakterien, Galle, Enzyme der Bauchspeicheldrüse oder Chemikalien; manchmal ist die Ursache unbekannt.

Phagozyt (Freßzelle)
Siehe Darstellung links.

Pharynx (Rachen)
Durchgang vom hinteren Teil der Nase und des Mundes hin zur Speiseröhre.

Plasma
Flüssiger Teil des Blutes ohne Zellen; enthält Proteine, Salze und verschiedene Nährstoffe, die das Blutvolumen steuern.

Plazenta
Scheibenförmiges Organ, das sich während einer Schwangerschaft in der Gebärmutter bildet.

Pleura
Doppelschichtige Membran; die innere Schicht überzieht die Lunge, die äußere die Brusthöhle. Eine Gleitflüssigkeit vermindert die Reibung zwischen den beiden Schichten.

Pleuraerguß
Ansammlung überschüssiger Flüssigkeit zwischen den Pleuraschichten, wodurch die Lunge zusammengedrückt wird.

Pleuritis
Entzündung der ***Pleura***, für gewöhnlich nach einer Lungeninfektion (z. B. ***Pneumonie***), die eine Adhäsion zwischen den Pleuramembranen verursachen kann.

Plexus
Geflecht aus ***Nerven*** oder Blutgefäßen.

Pneumokoniose
Vernarbung des Lungengewebes durch eingeatmeten Mineralstaub; die Lunge kann das Blut nicht mehr ausreichend mit Sauerstoff versorgen.

Pneumonie (Lungenentzündung)
Entzündung der kleineren Luftwege und ***Alveolen*** infolge einer Infektion, durch eingeatmete Reizstoffe oder giftige Substanzen.

Pneumothorax
Zustand, bei dem Luft zwischen die beiden Schichten der ***Pleura*** eintritt und die Lunge kollabiert.

Pneumozystische Pneumonie
Lungeninfektion, verursacht durch den Mikroorganismus Pneumocystis carinii; tritt hauptsächlich als Folge einer ***Immunschwäche*** auf.

Primär
Erkrankung, die im befallenen Organ oder Gewebe zuerst entstanden ist.

Progesteron
Weibliches ***Geschlechtshormon***; wird von den Eierstöcken (***Ovarien***) und der Plazenta abgesondert, bereitet die Gebärmutterschleimhaut darauf vor, daß sich ein befruchtetes Ei einnistet.

Prostaglandine
Gruppe von Fettsäuren, die auf natürliche Weise vom Körper hergestellt werden und wie ***Hormone*** wirken.

Prostata
Drüse am Blasenboden, die einen Teil der Samenflüssigkeit absondert.

Prothese
Siehe Darstellung unten.

Psoriasis
Verbreitete Hautkrankheit mit rötlichen, entzündeten Erhebungen.

Pulmonalarterie
Arterie, die Blut vom Herzen zur Sauerstoffanreicherung in die Lunge transportiert.

Puls
Rhythmisches Dehnen und Zusammenziehen einer ***Arterie***, durch die Blut gepumpt wird.

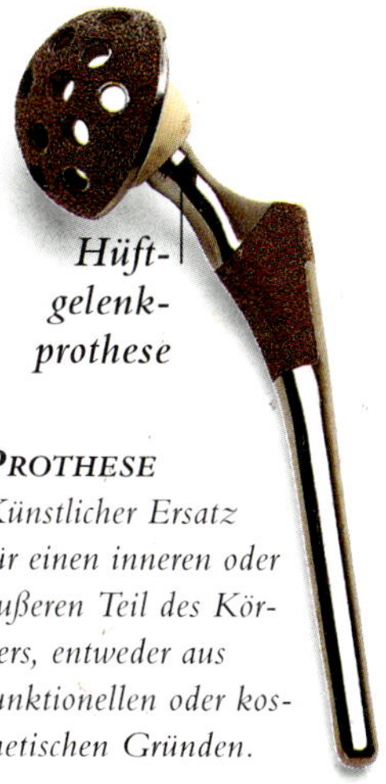

PROTHESE
Künstlicher Ersatz für einen inneren oder äußeren Teil des Körpers, entweder aus funktionellen oder kosmetischen Gründen.

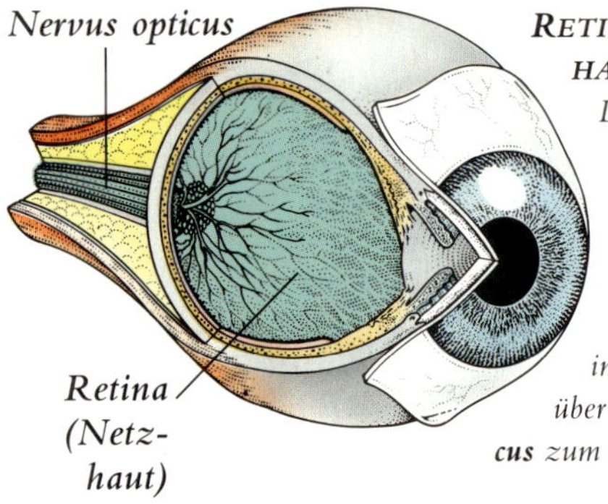

RETINA (NETZHAUT)
Lichtempfindliche Schicht im hinteren Teil des Auges; sie wandelt optische Eindrükke in Nervenimpulse um, die über den ***Nervus opticus*** *zum Gehirn wandern.*

R

Reizkolon
Wiederkehrende Bauchschmerzen, überschüssige Gase und Durchfälle.

Respiration (Atmung)
Vorgang, bei dem Sauerstoff zu den Körperzellen hin- und Kohlendioxid aus den Zellen wegtransportiert wird.

Retikuläre Bildung
Nervenzellen sind im ganzen ***Hirnstamm*** verteilt; sie steuern die Aufmerksamkeit und Wachsamkeit bei äußeren Ereignissen.

Retina (Netzhaut)
Siehe Darstellung oben links.

Rheumatoide Arthritis
Erkrankung, bei der die Gelenke verformt und zerstört werden.

Rote Blutzellen
Kleine, bikonkave Scheiben, die mit ***Hämoglobin*** gefüllt sind und keinen Kern haben. Jeder Kubikmillimeter Blut enthält ca. 5 Millionen roter Blutzellen.

Röteln
Harmlose Viruserkrankung; erkranken jedoch Frauen im Frühstadium einer Schwangerschaft an Röteln, kann dies zu schweren Schäden beim ***Fötus*** führen.

Rückenmarksnerv
31 kombinierte, motorische und sensorische Nervenpaare, die aus dem Rückenmark entstammen und wieder hineinverlaufen.

S

Saccharide
Grundeinheit der Kohlenhydrate.

Sarkom
Krebsart, die im Bindegewebe (z. B. Knochen), Muskeln, Fasergewebe oder den Blutgefäßen entsteht.

Schlaganfall
Schädigung des Gehirns durch mangelnde Durchblutung oder Blutaustritt aus einem geplatzten Blutgefäß: Bewegungsfähigkeit, Empfindungs- und Sehvermögen sowie die Sprache können beeinträchtigt sein.

Schleimhaut
Siehe Darstellung oben rechts.

Schrittmacher
Elektronisches Gerät, das in den Brustraum implantiert wird und dessen elektrische Impulse den Herzschlag anregen oder regulieren.

Sekundär
Begriff, der auf eine Krankheit angewandt wird, die Ergebnis einer anderen Krankheit (***primäre*** Krankheit) ist.

Septumdefekt
Anormale Öffnung in der mittleren Herzwand, durch die Blut aus der rechten zur linken Seite fließen kann oder umgekehrt.

Sinusbradykardie
Anormal langsamer, aber regelmäßiger Herzschlag aufgrund einer Verringerung der elektrischen Aktivität im ***Sinusknoten***.

Sinusknoten
Anhäufung spezialisierter Muskelzellen im rechten Vorhof, die als natürlicher Herzschrittmacher wirken.

Speichel
Wäßrige Flüssigkeit, die von den ***Speicheldrüsen*** in den Mund abgesondert wird und das Kauen, Schmecken und die Verdauung unterstützt.

Speicheldrüsen
Siehe Darstellung unten.

Sphinkter
Muskelring oder lokale Verdickung der Muskelhülle um eine Körperöffnung.

Stapektomie
Operative Behandlung von Taubheit als Folge einer ***Otosklerose***.

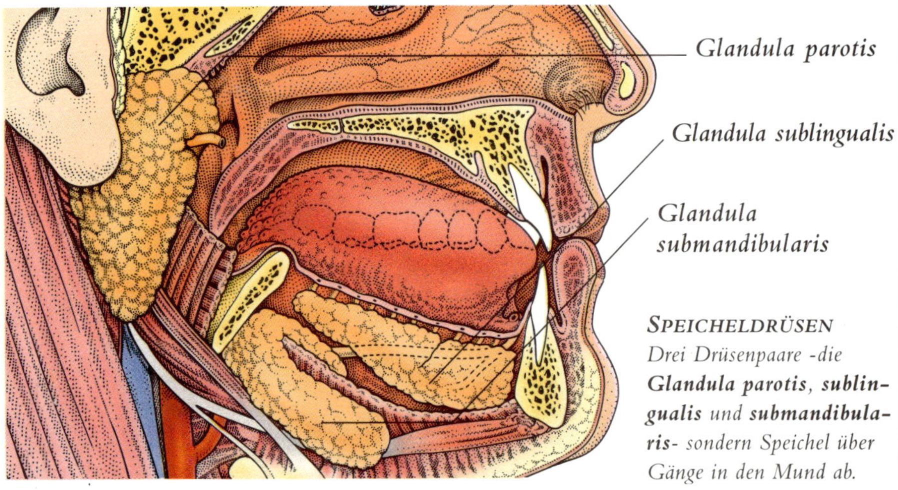

SPEICHELDRÜSEN
Drei Drüsenpaare -die ***Glandula parotis, sublingualis*** *und* ***submandibularis****- sondern Speichel über Gänge in den Mund ab.*

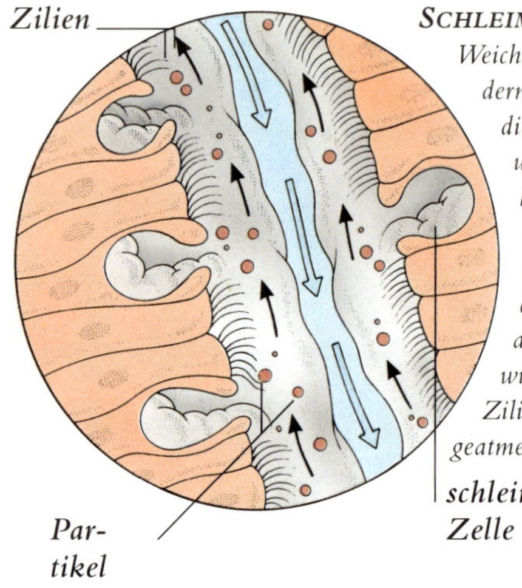

SCHLEIMHAUT
Weiche, schleimabsondernde Schicht, die die Körperröhren und -höhlen auskleidet. Links im Bild ist die Schleimhaut, die die Atemwege auskleidet. Ihre winzigen Härchen, Zilien, entfernen eingeatmete Partikel.

Steißgeburt
Der Steiß des Kindes erscheint zuerst, das Risiko ist gegenüber einer normalen Kopflage leicht erhöht.

Steroid-Präparat
Präparat, das die Wirkungsweise der natürlichen ***Kortikosteroide*** oder der ***Geschlechtshormone*** des Körpers nachahmt.

Stoffwechsel
Summe aller physikalischen und chemischen Körpervorgänge.

Subarachnoidalblutung
Blutung aus einer geplatzten ***Arterie*** oder einem ***Aneurysma*** unterhalb der Arachnoideaschicht der ***Meningen***.

Subduralblutung
Blutung zwischen der ***Dura mater*** und der Arachnoideaschicht der ***Meningen***.

Sympathisches Nervensystem
Eine der beiden Unterteilungen des ***autonomen Nervensystems***; bereitet den Körper auf Tätigkeiten vor, indem es z. B. die Blutgefässe der Haut und des Darms zusammenziehen läßt, die Augenpupillen weitet und den Herzschlag erhöht.

Synapse
Verbindung zwischen zwei Nervenzellen oder zwischen einer Nervenzelle und einer Muskelfaser oder einer Drüse. Chemische Botenstoffe wandern über eine Synapse und rufen eine Reaktion in einer Zielzelle hervor.

Synovialgelenk
Bewegliches, mit einer Membran ausgekleidetes Gelenk, das eine klare Gleitflüssigkeit absondert.

Syphilis
Sexuell übertragene oder ***kongenitale*** Infektion, die unbehandelt drei Stadien durchläuft und schwere Hirnschädigungen verursachen kann. ***Kongenitale*** Syphilis ist heutzutage sehr selten.

T

Tendinitis
Entzündung einer Sehne, meist aufgrund einer Verletzung, die Schmerzen und Empfindlichkeit verursacht.

Tendosynovitis
Sehnenscheidenentzündung, für gewöhnlich infolge übermäßiger Reibung oder durch Überbeanspruchung.

Testosteron
Wichtigstes ***Geschlechtshormon***, das im ***Hoden*** und, in kleinen Mengen, in der Nebennierenrinde und den Eierstöcken (***Ovarien***) produziert wird.

Tetraplegie
Paralyse aller vier Gliedmaßen und des Rumpfes, gewöhnlich infolge einer schweren Schädigung des Rückenmarks im Nackenbereich.

Thalamus
Masse ***grauer Substanz*** tief im Gehirn; empfängt und koordiniert sensorische Informationen.

Thorax
Der Teil des Rumpfes zwischen dem Hals und dem Bauch, der das Herz und die Lunge enthält.

Thrombolytikum
Arzneimittel, das ***Blutgerinnsel*** auflöst und den Blutfluß in einer blockierten ***Arterie*** wiederherstellt.

Thrombus
Blutgerinnsel, das sich gewöhnlich als Folge einer Beschädigung einer Blutgefäßwand bildet.

Tonsillen (Mandeln)
Ovale Massen ***lymphoiden Gewebes*** am Rachendach, beiderseits des weichen Gaumens; tragen zum Schutz gegen Infektionen in der Kindheit bei.

Trachea (Luftröhre)
Muskuläre, mit ***Schleimhaut*** ausgekleidete Röhre, die von ca. 20 Knorpelringen gestützt wird.

Transitorische ischämische Attacke
„Mini-Schlaganfall", der nach 24 Stunden wieder vorbei ist und als Vorläufer eines voll ausgebildeten ***Schlaganfalls*** auftreten kann.

Trommelfell
Membran, die das Außenohr vom ***Mittelohr*** trennt und der Schallübertragung dient.

Tumor
Gut- oder bösartige Schwellung, v. a. eine Zellmasse, die sich nach unkontrollierter Teilung bildet.

TEM x 117 000

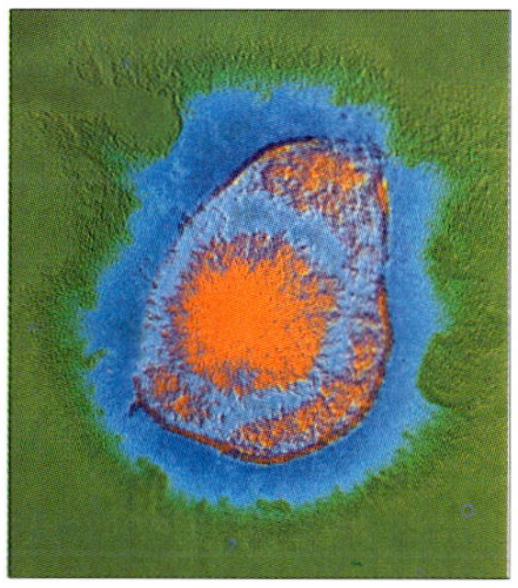

VIRUS
Kleiner Krankheitserreger, der in Körperzellen eindringen, sie zerstören und sich in ihnen vermehren kann. Im Bild oben ist ein Herpes-Virus dargestellt.

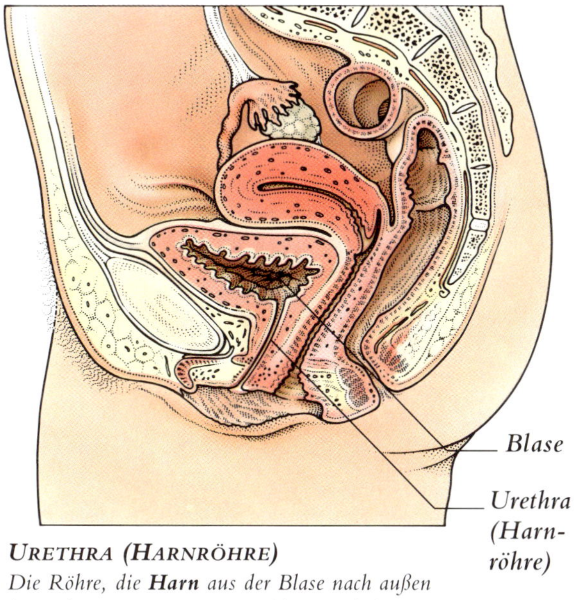

URETHRA (HARNRÖHRE)
*Die Röhre, die **Harn** aus der Blase nach außen leitet; bei Männern ist sie viel länger als bei Frauen.*

U

Urethra (Harnröhre)
Siehe Darstellung oben.

Urethritis
Entzündung der Auskleidung der Harnröhre (***Urethra***), für gewöhnlich aufgrund sexuell übertragener Krankheiten.

Uterus (Gebärmutter)
Hohles, muskuläres Organ, in dem der ***Fötus*** heranwächst und bis zur Geburt ernährt wird.

V

Vagina (Scheide)
Durchgang von der Gebärmutter (***Uterus***) zu den äußeren Genitalien. Beim Geschlechtsverkehr weitet sich die Vagina, so daß der erigierte Penis eindringen kann. Ihr Dehnvermögen ermöglicht es, daß ein Baby bei der Entbindung herausgepreßt werden kann.

Vasektomie
Siehe Darstellung rechts.

Vena cava
Eine der großen Körpervenen, die sich in den rechten Vorhof (Atrium) entleeren.

Vene
Dünnwandiges Blutgefäß, das Blut mit niedrigem Druck zum Herz transportiert.

Verdauungssystem
Mund, Rachen, Speiseröhre, Magen und Darm. Dazugehörige Organe sind die Bauchspeicheldrüse, die ***Leber***, die ***Gallenblase*** und ihre Gänge.

Virus
Siehe Darstellung unten links.

Vorhofflimmern
Extrem schneller Herzschlag in den Vorhöfen.

W–Z

Warze
Ansteckende, harmlose Hautwucherung, verursacht durch den humanen Papilloma-***Virus***.

Weiße Blutzelle
Farblose Blutzelle, die verschiedene Funktionen im Immunsystem hat.

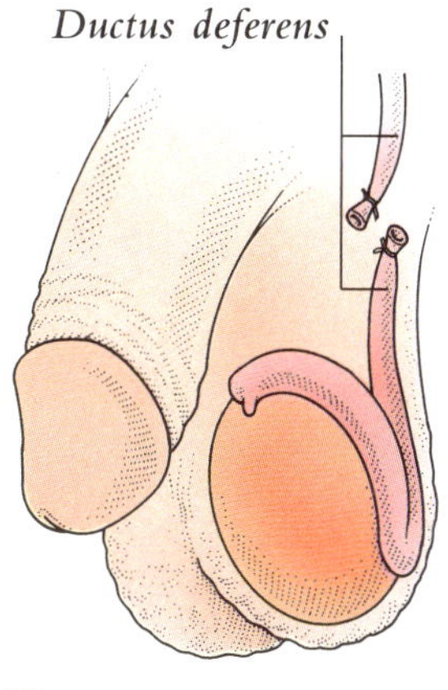

VASEKTOMIE
Sterilisation des Mannes: Eingriff, bei dem beide Samenleiter durchtrennt werden.

Wirbelsäule (Rückgrat)
Siehe Darstellung rechts.

Wirbelsäulenversteifung
Operative Versteifung zweier oder mehrerer benachbarter Wirbelsäulenkörper zur Stabilisierung des Rückgrats.

X-Chromosom
Geschlechtschromosom. Die Körperzellen der Frau haben zwei X-Chromosomen.

Y-Chromosom.
Geschlechtschromosom, das die männlichen Merkmale bestimmt. Die Körperzellen des Mannes haben ein X- und ein Y-Chromosom.

Zentralnervensystem
Gehirn und Rückenmark; empfängt und analysiert sensorische Informationen und löst dann eine Reaktion aus.

Zerebrospinalflüssigkeit
Wäßrige Flüssigkeit, die Gehirn und Rückenmark umspült.

Zirrhose
Gesundes Lebergewebe wird durch Bindegewebsstreifen ersetzt, das Gewebe wird hart, die Funktion ist gestört; oft als Folge exzessiven Alkoholkonsums.

Zwerchfell
Kuppelförmige Muskelplatte zwischen Brust- und Bauchraum. Wenn sich der Muskel zusammenzieht, flacht die Kuppel ab, das Brustraumvolumen steigt.

Zygote
Zelle, die bei der Befruchtung eines Eies durch ein Spermium entsteht; enthält das Genmaterial für ein neues Individuum.

Zystadenom
Harmloses, zystenartiges Wachstum von Drüsengewebe.

Zyste
Umkapselter, normalerweise runder Hohlraum mit dünn- oder dickflüssigem Inhalt. Für gewöhnlich bösartig (***maligne***).

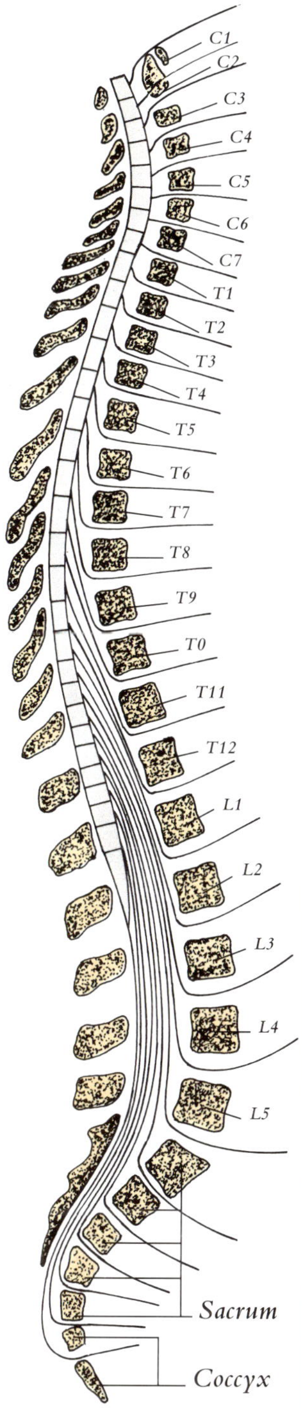

WIRBELSÄULE (RÜCKGRAT)
Säule aus 33 ringförmigen Knochen, den Wirbeln, sie teilt sich in die sieben Hals- (Vertebrae cervicales), 12 Brust-(Vertebrae thoracicae) und fünf Lendenwirbel (Vertebrae lumbales) sowie die verschmolzenen Kreuzbein- (Vertebrae sacrales) und Steißbeinwirbel (Vertebrae coccygeae).

Zystitis
Harnblasenentzündung infolge einer Infektion. Verursacht häufiges, schmerzhaftes Harnlassen, manchmal Inkontinenz.

REGISTER

A

B

C

D

E

L

M

Q

R

S

T

U

V

W

X

Y

Z

Bildquellenverzeichnis

m Mitte; l links; r rechts; o oben; u unten; M mittlerer Seitenbereich; U unterer Seitenbereich; O oberer Seitenbereich; Ulo unterer Seitenbereich links oben; Mlo Mittlerer Seitenbereich links oben; Uro unterer Seitenbereich rechts oben

Biophoto Associates: 11Ur, 13Or, 14Ol, 21Or, 37Ulo, Ul, 57M, Mr, 72Or, 77Mru, 101Or, 104Or, 109Uro, Ur, 168Ulo, Ul, 181Ol, 190Ul, 197Ml, 214Ml. Courtesy Dr Leonard Hayflick, University of California, San Francisco, School of Medicine: 218Ml, Mlo. HNE Healthcare: 205Or; Life Science Images/Ron Boardman: 37Ol, 40O. Living Technology: 171Ul. National Medical Slide Bank: 45Ul, 131Ol, 193M. Northwick Park Hospital: 170M, Um, 173Ulo, Ul. Institute of Orthopaedics, University College, London: 34Or. Barry Richards, St Petersburg, Florida: 114Ul. Reynolds Medical Ltd: 116Ul. Audio Visual Department, St Mary's Hospital Medical School: 164Ml, 188M. Science Photo Library: 34Om, Mr, 81Mru, 107O, 131Ml, 138Ul, 166Ur, 191Ol, Ml, 192Mr, 219Om, Mr; John Durham: 2Or, 13Ur, 26; Professors Motta, Correr & Nottola/University "La Sapienza", Rome: 2Um, 17Or, 23Mr, 94; Bill Longcore: 3Um, 16M, 19Ol; Professor P. Motta, Department of Anatomy, University "La Sapienza", Rome: 3Mr, 14Ul, 23Ul, 33Ol, Ul, 49, 54Ml, 134M, 151Or, 160Ol, 161Ol, 162Or, 174, 179Ul, 226Ml; Alfred Pasieka: 3Ml, Om, 9Ol, 199Ml, 220Or, 227Um; Secchi-Lecaque/Roussel-UCLAF/CNRI: 6Ur, 65Ur, 87Ur, 228Ul; Sandoz/D. Zagury/Petit Format: 7Ol, 127Ul; CNRI: 9Ul, Mru, Mlo, 12Or, 14Ur, 27Ml, 39Um, 45Ml, 62Or, 69Um, 84Ul, 108Ur, 110Ul, 123Ml, 128Ml, 130M, 140Or, 142Um, 161Ur, 167Ml, 171Ol, 172Ol, 175Ml, 180Ur, 183Ml, 194Or, Ur, 195Or, 197Ol, 204Ml, 221Um, 222Ur; Mehau Kulyk: 9Mlu, 36Om, 84Ur; GCa/CNRI: 9Or, 37Or, 83Ol; Tim Beddow: 9Mro, 81Um, Ur; Petit Format/Nestle/Steiner: 9Ur, 68Or; J. C. Revy: 11Or, 58; Francis Leroy, Biocosmos: 11Ol, 122; Don Fawcett: 12Ol, 64Or, 100; Hossler/Custom Medical Stock Photo: 12Ul; Astrid & Hanns Frieder Michler: 13Ml, 86Or, 145Or, 182; Andrew Syred: 13Ul; M.I. Walker: 14Or 195Or; Dr Gopal Murti: 20Ul; David Scharf: 22Or, 135Ml, 147Ul; Biology Media: 23Ur; Dr P. Marazzi: 25Ml, Mlu, Mr; Scott Camazine: 33Ur, 82Ur; Eric Grave: 33Ml; GJLP/CNRI: 35Ml, 47Ul; BSIP, LECA: 35Ul; Biophoto Associates: 37Ml, 66Ul, 144Um, 204Mr, 209Or, 224Ul; Department of Clinical Radiology, Salisbury District Hospital: 44Ur; Princess Margaret Rose Orthopaedic Hospital: 46Or, 47Mr; Manfred Kage: 59Or, 63Um, 179Mr; Hank Morgan: 63Or; Petit Format/C. Edelmann: 66Ur; Dr M. Phelps & Dr John Mazziotta/Neurology: 79Ulo; Dr John Mazziotta: 79Ul; Professor P. Motta/A. Caggiati/University "La Sapienza", Rome: 89Ol; Dr G. Oran Bredberg: 89Ul; Omikron: 90Or; Stanford Eye Clinic: 91Um; Professor Tony Wright, Institute of Laryngology & Otology: 92Om; GEC Research/Hammersmith Hospital Medical School: 92Um; Western Ophthalmic Hospital: 93M; Alexander Tsiaras: 93Ul; Martin Dohrn/Royal College of Surgeons: 105M; Lungagrafix: 105Mr; Frieder Michler: 107Ul; Philippe Plailly: 107Ur; Cardiothoracic Centre, Freeman Hospital, Newcastle-upon-Tyne: 113Ml, M; Adam Hart-Davis: 117Ul; NIBSC: 131Ul, 133Or, 231Ur; Jim Stevenson: 132Or; Barry Dowsett: 143Ur, 164Ur; Morendun Animal Health: 148Ul, 172Ml, 225Or; Cecil H. Fox: 150; John Burbidge: 166Om; King's College School of Medicine: 188Uro; SIU: 192Ul; NIH: 195Ml; Petit Format/Nestle: 201Om; Petit Format/CSI: 200Ul; Peter Menzel: 205Um; Mark Clarke: 212Ul; Mark Clarke and Chris Priest: 210Ur; Professor P. Motta & J. van Blerkom: 217Mr. C. James Webb: 154Or.

Es wurden alle Bemühungen unternommen, die Inhaber des Urheberrechts ausfindig zu machen. D.K. entschuldigt sich im Voraus, falls ein Versäumnis entstanden ist und wird dies in Folgeausgaben berücksichtigen.

Danksagung

Für redaktionelle Mitarbeit: Edda Bohnsack, Edward Bunting, Will Hodgkinson, Sarah Miller, Seán O'Connell und Michael Williams.
Für medizinische und wissenschaftliche Mitarbeit: Philip Fulford, Hrsg., *Journal of Bone and Joint Surgery.*